Gesünder leben –
natürlich heilen

Gesünder leben – natürlich heilen

Bewährte Methoden
Rezepte
Hausmittel

Verlag Das Beste Stuttgart · Zürich · Wien

Mitarbeiter

Fachliche Beratung und Koordination:
Dr. med. Frank R. Bahr

Dr. med. H. Anemueller
Dr. med. Gisela Eberlein
Stephanie Faber
Dr. med. Karl-Heinz Gebhardt
Harry Götte
Prof. Dr. Franz Greiter
Hermann Häfelin
Dr. Otmar Harlfinger
Ulrich Holler
Prof. Dr. med. W. Hollmann
Prof. Dr. med. F. Husmann
Paulus Johannes Lehmann
Dr. Matthias Leipert
Prof. Dr. Claus Leitzmann
Prof. Siegfried Mergel
Dr. med. Heinz-Dieter Neumann
Ursula Niklas
Mannfried Pahlow
Prof. Hannelore Pilss-Samek
Dr. Klaus Christoph Schimmel
Erich Weiß

Dieses Buch ist das Ergebnis intensiver und sorgfältiger Recherchen vieler Mitarbeiter: ein Ratgeber und Nachschlagewerk über naturheilkundliche Vorsorge- und Heilverfahren. Alle Beiträge stammen von Fachleuten, die sich für die Richtigkeit ihrer Angaben verbürgen. Das Buch soll keineswegs den Arzt ersetzen, sondern will dem Leser bewährte Mittel und Methoden an die Hand geben, mit denen er leichte Beschwerden lindern oder ärztliche Maßnahmen unterstützen kann.

Inhalt

Vorwort

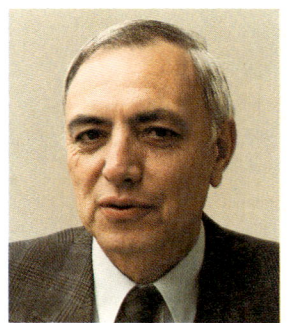

Die allermeisten wünschen sich alle Jahre wieder am allermeisten Gesundheit – noch vor Frieden auf Erden und Glück in der Liebe und Erfolg im Spiel. Nur: Wem es wirklich darum geht, daß dieser Wunsch in Erfüllung geht, der muß einsehen, daß ihn Wünsche allein nicht gesund erhalten und nicht wieder gesund machen, sondern Taten – medizinische Hilfe oder Selbsthilfe. Der erste Weg dazu heißt: sich informieren!

Oft stehen wir vor einer wichtigen Entscheidung. Beispielsweise: Wer raucht, spielt mit dem Feuer, setzt Jahre seines Lebens aufs Spiel. Jeder Zug an einer Zigarette kann ein Atemzug weniger sein. Der ärztliche Arbeitskreis „Rauchen und Gesundheit" errechnete, daß ein starker Raucher sein Leben um durchschnittlich 8,3 Jahre verkürzt. Die Folgerung: Wir müssen unser Risiko kennen, um die richtige Entscheidung treffen zu können.

Am meisten leiden wir heute unter dem unbewältigten Wohlstand unserer Zeit. Die Vereinigung Deutscher Wissenschaftler hat festgestellt, daß wir unsere Gesundheit am stärksten durch Überernährung und Fehlernährung, durch Bewegungsmangel sowie durch Sucht und Streß gefährden. Die Diagnose lautet: „Eine der Hauptquellen unserer derzeit erfaßbaren Gesundheitsschäden sind wir selbst mit unserem Verhalten und unserer Genußsucht." Der Ausweg aus dieser Sackgasse: natürlicher leben mit mehr Rücksicht auf unsere Gesundheit.

Viele vertrauen der modernen Medizin. Zu Recht. Sie bietet heute Leistungen, um die uns unsere Vorfahren beneidet hätten. Schutzimpfungen beugen lebensbedrohenden Krankheiten vor. Hochwirksame Medikamente bekämpfen schwerste Krankheiten. Ersatzteilchirurgie hilft in früher aussichtslosen Fällen. Transplantationen ersetzen ausfallende Organe. Wenige Beispiele für viele. Aber moderne Hilfen haben nicht selten auch unerwünschte Nebenwirkungen. Vielen kann man aus dem Weg gehen.

Eine der wichtigsten Fragen, die jeder Patient vor jeder Therapie stellen sollte, heißt: Welche alternativen Behandlungen bieten sich an? Gibt es zu einer wirksamen modernen Arznei auch eine ebenso wirksame natürliche Heilmethode? Tatsächlich ist das immer wieder der Fall. Leichten Diabetes kann der Zuckerkranke oft schon *durch eine gezielte Diät in den Griff bekommen. Oder bei Bandscheibenbeschwerden heißt die Entweder-Oder-Frage: Will ich eine Operation riskieren, oder mache ich lieber Tag für Tag eine bestimmte Gymnastik, um Muskeln und Bänder vorbeugend zu stärken? Hier steht Einsatz gegen Risiko. Entscheiden kann jeder selbst, muß jeder selbst – nach bestem Wissen und Gewissen.*

Unsere Zeit ist sehr wundergläubig. Allzu leichtgläubig fallen nicht wenige auf Scharlatane und falsche Propheten herein. Und bezahlen das bitter – mit versäumten Chancen. Bevor die Reue zu spät kommt, heißt es besser, sich ein genaues, umfassendes Bild zu machen – über seinen Körper, über Ursachen und Folgen ungesunden Verhaltens, über Notwendigkeiten und Chancen einer gesunden Lebensführung. Je besser man sich informiert, desto zuverlässiger kann man beurteilen, was nützt und was schützt.

So schließt sich der Kreis immer wieder zur gleichen Erkenntnis: Wer wissen möchte, wie er gesünder leben kann, muß zuallererst Bescheid wissen, muß sich dafür interessieren, was Experten uns erklären und nahebrin-

gen. Oder was alte Erfahrungen uns lehren. Denn heute wollen wir – Bürger einer informierten Gesellschaft – auch als Patienten nicht blind gehorchen, sondern verstehen, was wir warum tun sollen. Am Ende ist natürlich entscheidend, daß wir aus unserem besseren Wissen auch die notwendigen Konsequenzen ziehen. Dazu viel Erfolg, wenn Sie mit Hilfe dieses Buches neue Erkenntnisse in die Tat umsetzen wollen.

(Dr. med. h. c. Hans Mohl)

Teil 1

Gesünder leben

Einleitung

Wer heute gesund bleiben will, muß Vernunft besitzen, Einsichten gewinnen, Selbstverantwortung aufbringen und auf bestimmte Genüsse hin und wieder freiwillig verzichten. Man bekommt Gesundheit nicht geschenkt: Sie hat ihren Preis.

Die Zusammenhänge zwischen Lebensweise und Gesundheit sind nicht immer leicht zu erkennen, weil ungesundes Verhalten lange Zeit scheinbar ohne Folgen bleibt. Die Entwicklung zu den großen chronischen Zeitkrankheiten läuft weitgehend untergründig und in entscheidenden Phasen wie hinter einem Vorhang ab. Die Bedrohung ist unmerklich, und der Faktor Zeit spielt eine große Rolle. Stellen sich erste Symptome ein, ist das Geschehen meist schon weit fortgeschritten.

Für die große Mehrheit der sogenannten Zivilisationskrankheiten sind Verhaltensweisen und gesellschaftliche Einflüsse die eigentlichen Ursachen: Überernährung, qualitativ falsche Ernährung, Rauchen, übermäßiger Alkoholkonsum, Genußmittel-, Drogen- und Medikamentenmißbrauch. So werden Tag für Tag von den Ärzten bei scheinbar noch gesunden Menschen soge-

nannte Risikobefunde erhoben – beispielsweise stark erhöhter Blutdruck, erhöhter Gehalt des Blutes an Cholesterin, Fett (Triglyzeride) und Harnsäure oder nicht mehr präzise Regulationen des Blutzuckerspiegels. Diese Erkenntnisse müssen uns einfach beschäftigen.

Und noch eines: Wir beklagen zu Recht die Verschmutzung und Vergiftung unserer Umwelt. Wir reden von Gift in der Nahrung und machen für auftretende gesundheitliche Störungen und Krankheiten vor allem diese Einflüsse verantwortlich. Dies ist jedoch nur zum Teil richtig. Eigenes Fehlverhalten in Bereichen, in denen wir Spielraum hätten, uns anders – besser – zu entscheiden, sind mit Sicherheit in den Auswirkungen ausschlaggebender. Daraus ist zu folgern: Im Bemühen um Gesundheit müssen wir bei uns beginnen und sollten nicht nach Alibis suchen, um eigene Passivität zu rechtfertigen.

Schon die Ärzte des klassischen Altertums wußten, aus welchen Ursachen chronische Krankheiten entstehen und wie sie sich entwickeln. Hippokrates, einer der berühmtesten Mediziner seiner Zeit, schrieb: „Leiden befallen den Menschen nicht sofort, sie sammeln sich allmählich und brechen dann aus. Wir müssen erkennen, was im Menschen vor sich geht, bevor Gesundheit von Krankheit überwältigt wird – auch lernen, in diesem Zustand Gesundheit wiederherzustellen."

Alle Konzepte, die im 19. und 20. Jahrhundert die sogenannten „Naturärzte" wie Vincenz Prießnitz, Sebastian Kneipp, Emanuel Felke oder Maximilian Bircher-Benner zu Gesundheitspflege und natürlicher Heilweise entwickelten, gehen auf die klassische Gesundheitslehre der hippokratischen Medizin zurück. Vernünftigeres, Logischeres, Wirksameres und Besseres zum Thema Gesundheitspflege ist kaum jemals gesagt worden. Deshalb hat auch Heinrich Schipperges, ein derzeit führender Medizinhistoriker der Universität Heidelberg, dazu aufgefordert: „Geht zur Quelle der Lehre gesunder Lebensführung zurück."

Folgen wir doch dieser Aufforderung! Machen wir uns klar, wie wir unser Leben beeinflussen können, um gesund zu bleiben – hiermit auch freier, glücklicher und selbständiger zu sein. Widerstreben wir der Verführung zum bequemen Leben – auch dem Gedanken, daß

Gesundheit mit allerlei Mittelchen zu erkaufen wäre. Den Lebensstil auf aktive Gesundheitspflege auszurichten und persönliche Konsequenzen aus dem zu ziehen, was sich in unserer Umgebung an fehlender Gesundheit und Krankheit zeigt, ist die Aufgabe. Wir dürfen ihr nicht ausweichen.

Wir haben Spielräume, unser Leben zu gestalten. Jeder sollte ausloten, was an individueller Strategie zur Erhaltung der Gesundheit nötig ist. Vollwerternährung, körperliches Training und der Versuch, sich seelisch zu kräftigen, müssen im Vordergrund stehen. Aber auch die richtige Gestaltung von Freizeit und Ferien gehört dazu. Unser Leben wird anders laufen, wenn wir wirklich wollen, daß es anders läuft.

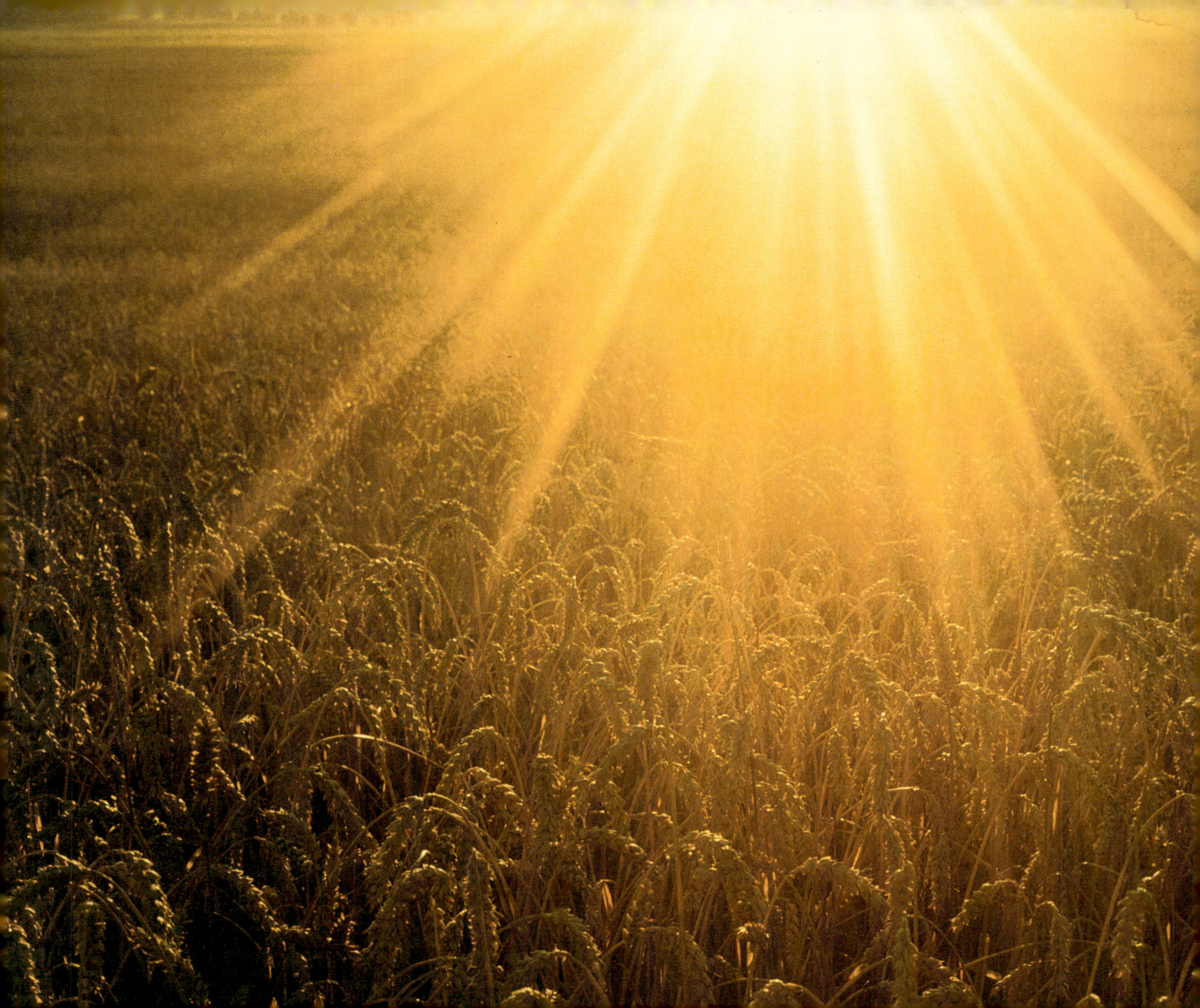

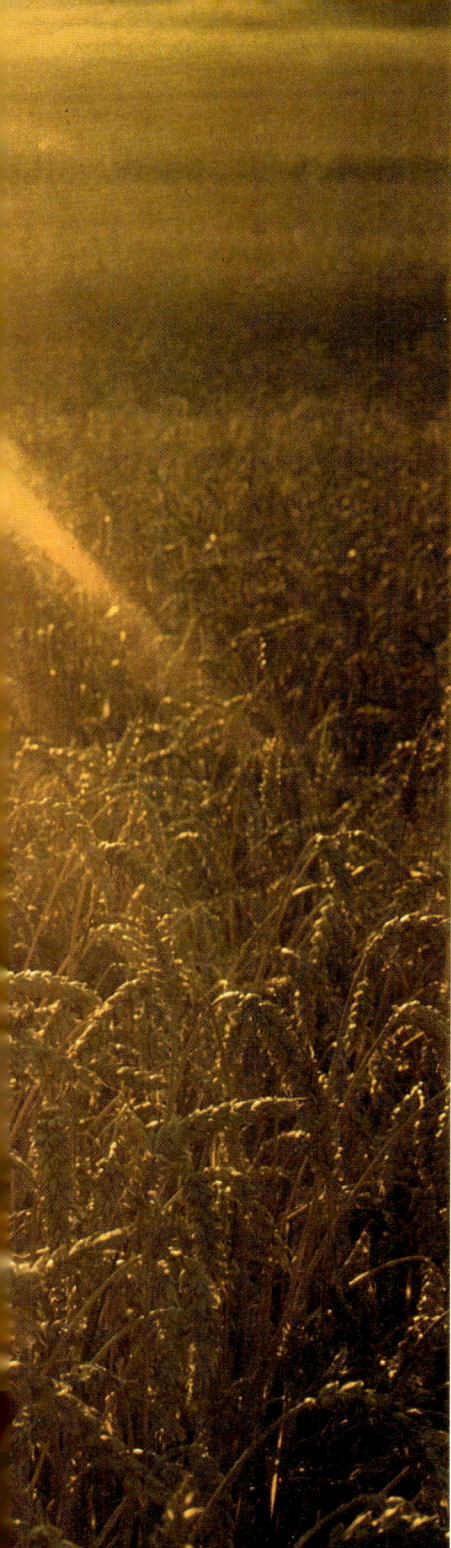

Die richtige Ernährung

Essen und Trinken sind sehr angenehme Genüsse;
sie dienen vor allem aber auch einer
vernünftigen Ernährung. Denn wenn Gesundheit
das höchste Gut ist, wie gesagt wurde, dann
liefert die richtige Ernährung den Schlüssel dazu

Von den zahlreichen Faktoren, die eine gesunde Lebensführung bestimmen, steht die richtige Ernährung an erster Stelle. Indem man ißt und trinkt, nimmt der Körper Stoffe auf, die ihm nützen oder schaden können. Manche Stoffe üben keinen erkennbaren Einfluß aus. Welche Nahrungsmittel Nutzen bringen oder Schaden stiften, hängt von Auswahl, Zusammenstellung und Menge ab.

Solange es überhaupt genug Nahrungsmittel gab, was im Lauf der Menschheitsgeschichte oft nicht der Fall war (und heute in den Entwicklungsländern häufig nicht ist), hing die Auswahl vom Angebot ab, das bis in die jüngste Vergangenheit sehr begrenzt war. Erst seit es ein Überangebot an meist bearbeiteten Lebensmitteln gibt, sind Auswahl und Zusammenstellung zum Problem geworden.

Mit Hilfe von Sonnenlicht und Pflanzengrün werden einfache Kohlenhydrate gebildet, die Grundbausteine des Lebens

Man nimmt täglich mehrmals Nahrung zu sich. Dabei hat man es ja – jedenfalls hierzulande – im allgemeinen weitgehend selbst in der Hand, was und wieviel man ißt und trinkt. Damit gehört unsere Ernährungsweise zu den Umständen des Lebens, die wir – auch gerade in unserer technisierten Welt – noch am stärksten beeinflussen können. Das ist einerseits von Vorteil, bringt jedoch andererseits eine Reihe von Risiken mit sich. Denn nur wer weiß, welche Rolle unsere Nahrung für die körperliche und geistige Leistungsfähigkeit des Menschen spielt, wer ihre Wirkungsweise auf den Stoffwechsel kennt und über ihren gesundheitlichen Wert oder Unwert gut informiert ist, kann sich bewußt richtig und damit gesund ernähren.

Wie die richtige Ernährung unter den modernen Arbeits- und Lebensbedingungen aussehen soll, ist – trotz aller Diskussionen darüber – im Grunde weitgehend bekannt. Die Meinungsverschiedenheiten ergeben

sich zum Teil daraus, daß noch nicht alle Empfehlungen, die auf Erfahrung beruhen, einwandfrei wissenschaftlich bewiesen werden konnten und daß die Ernährungsgewohnheiten je nach Land und individuellen Vorlieben sehr unterschiedlich geprägt sind. Trotz solcher Kontroversen sollte nicht übersehen werden, daß sehr viele Erkenntnisse über unsere Ernährung hinreichend bewiesen sind und daß inzwischen ein reicher Erfahrungsschatz vorliegt.

Die Verbindung von Erfahrungen und wissenschaftlicher Erkenntnis hat zu verläßlichen und anwendbaren Empfehlungen für eine richtige Ernährungsweise geführt. So sind etwa die Gemeinsamkeiten zwischen Erfahrungsheilkunde und wissenschaftlicher Medizin – auch was die Ernährung betrifft – sehr viel größer, als einige, meist hochgespielte Widersprüche ahnen lassen. Viele Einwände gegen die Ergebnisse von Erfahrung und wissenschaftlicher Erkenntnis sind überdies weltanschaulicher Natur. Wegen unsachlicher, weil unbegründeter ideologischer Vorurteile, ferner aus Verunsicherung oder Unwissenheit, aber auch aus Bequemlichkeit wird allzu schnell auf eine richtige Ernährungsweise verzichtet.

Bei vielen bewußt lebenden Menschen bestimmt jedoch schon heute der Gesundheitswert der Lebensmittel die Wahl der Speisen. Diese erfreuliche Entwicklung hat leider bisher erst einen Teil der Bevölkerung erfaßt. Immer noch verhindern unzureichendes Wissen und mangelnde Einsicht oder Erkenntnis bei vielen Menschen den endgültigen Bruch mit nachteiligen oder geradezu schädlichen Ernährungsgewohnheiten. Eine wesentliche Hürde bildet die praktische Umsetzung des theoretischen Wissens. Mangelnde Unterstützung seitens der Mitmenschen oder fehlende Geduld und Behutsamkeit erschweren oder verhindern häufig die Umstellung der Ernährungsgewohnheiten. Leider wirken sich oft auch gesellschaftliche Zwänge ausgesprochen hemmend aus.

Man braucht keineswegs Ernährungsexperte zu sein, um die richtige Nahrungswahl zu treffen, aber die Einsicht in gewisse Zusammenhänge erleichtert und fördert eine Umstellung der Eß- und Trinkgewohnheiten und gibt einer solchen Entscheidung erst ihren Sinn.

Die folgenden Seiten enthalten Informationen zu wichtigen Aspekten unserer Ernährung, Informationen, die man braucht, um sich in die Lage zu versetzen, sich in bewußter und selbstverantwortlicher Entscheidung richtig zu ernähren – eine wichtige Voraussetzung für ein gesundes Leben.

Aufgaben der Ernährung

Die Ernährung versorgt den Körper mit Brennstoffen zur Energiegewinnung und stellt zugleich alle übrigen Stoffe bereit, die das Leben erhalten, das Wachstum fördern und der Fortpflanzung dienen. Schon vor der Geburt beeinflußt die Nahrung die Entwicklung des Menschen, denn über die Nabelschnur erhält der Embryo bereits alle Nährstoffe von der Mutter, die sie ihrerseits mit der Nahrung aufgenommen hat.

Nach dem Verzehr werden Lebensmittel in ihre Nähr- und Inhaltsstoffe zerlegt, in den Körper aufgenommen, mit dem Kreislauf transportiert und im Stoffwechsel verwertet. Stoffwechsel, Kreislauf und Immunabwehr können nur dann funktionieren, wenn alle notwendigen Nährstoffe in der Nahrung enthalten sind. Fehlen längere Zeit bestimmte Nährstoffe in den genossenen Lebensmitteln, dann werden einzelne Organe, aber auch Empfinden, Wahrnehmung, Konzentration und Aufmerksamkeit beeinträchtigt. Anhaltender Mangel eines oder mehrerer Nährstoffe führt zu bleibenden Schäden oder sogar zum Tod.

Pflanzen sind lebenswichtig
Mensch und Tier können nicht, wie die meisten Pflanzen, mit Hilfe des Sonnenlichtes verschiedene Kohlenhydrate (Zuckerarten), Fette und Proteine (Eiweißstoffe) aufbauen (siehe Abb. rechts). Der Mensch ist deshalb gezwungen, sich entweder unmittelbar mit pflanzlicher Kost zu ernähren oder mittelbar, also auf dem

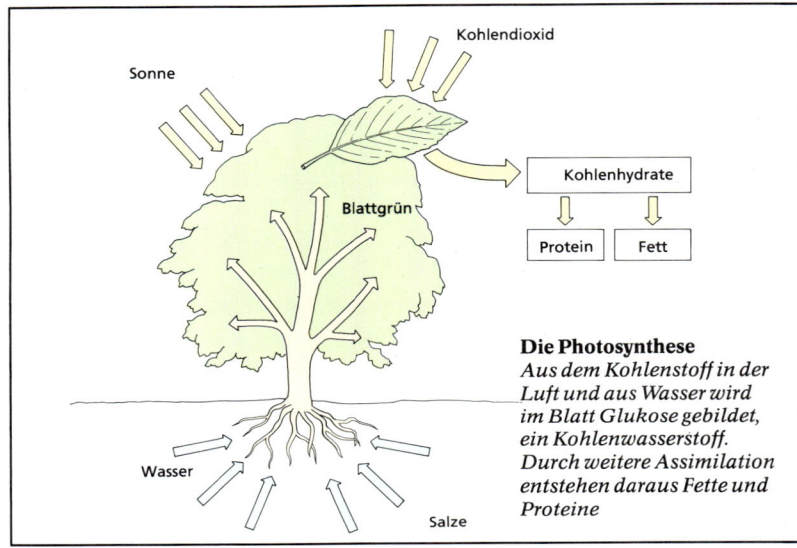

Die Photosynthese
Aus dem Kohlenstoff in der Luft und aus Wasser wird im Blatt Glukose gebildet, ein Kohlenwasserstoff. Durch weitere Assimilation entstehen daraus Fette und Proteine

Umweg über das Tier, mit Fisch oder Fleisch. Lebensmittel, die die Natur bereitstellt, sind immer komplexe Systeme aus Kohlenhydraten, Proteinen, Fetten, Mineralstoffen, Vitaminen und anderen Stoffen.

Vorratshaltung im Körper
Um sich vor plötzlichem Mangel zu schützen, ist der Körper in der Lage, aus dem Überschuß einige Nährstoffe zu speichern. Wieviel der Körper speichern kann, hängt von dem jeweiligen Nährstoff, aber auch von der Speicherfähigkeit des einzelnen Menschen ab. Die Nahrung wird ferner, je nach Art der Lebensmittel, ihrer Zubereitung und aus andern Gründen, im Darm unterschiedlich ausgenutzt. Außerdem bestimmt die Stoffwechsellage, wie und in welchem Maße der Körper die Nährstoffe schließlich verwertet.

Der Körper hat die Fähigkeit, sich an ungewöhnliche Ernährungsbedingungen kurz- und langfristig anzupassen. So werden z. B. bei Nahrungsmangel Fettreserven abgebaut. Gleichzeitig spart der Organismus Energie ein, indem er weniger überlebenswichtige Vorgänge drosselt und seine allgemeine Aktivität verringert. Kinder, aber auch Erwachsene werden apathisch und büßen an Leistungsbereitschaft und -fähigkeit ein.

Fortgeschrittene Mangelversorgung beeinträchtigt bei Kindern das Wachstum und die geistige Entwicklung. Unter solchen Bedingungen steigt gleichzeitig auch die Anfälligkeit gegenüber Infektionskrankheiten. Unterschwellig fortgesetzte Fehlernährung kann genauso wie andauernde Mangelernährung langfristig zu schweren Krankheiten führen.

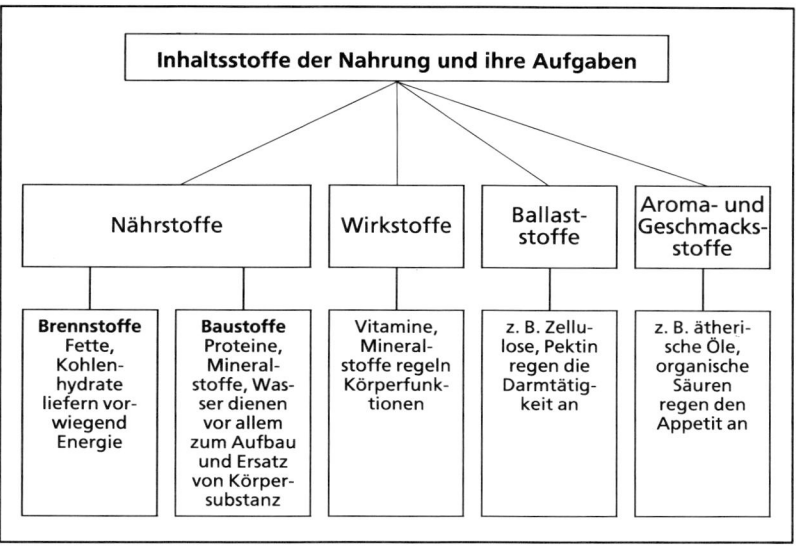

Inhaltsstoffe der Nahrung und ihre Aufgaben

Nährstoffe		Wirkstoffe	Ballast-stoffe	Aroma- und Geschmacks-stoffe
Brennstoffe Fette, Kohlen-hydrate liefern vor-wiegend Energie	**Baustoffe** Proteine, Mineral-stoffe, Was-ser dienen vor allem zum Aufbau und Ersatz von Körper-substanz	Vitamine, Mineral-stoffe regeln Körperfunk-tionen	z. B. Zellu-lose, Pektin regen die Darmtätig-keit an	z. B. ätheri-sche Öle, organische Säuren regen den Appetit an

Die Verwandlung der Nahrung

Die verzehrte Nahrung enthält vor allem Stoffe, die der Körper braucht. Man unterscheidet Nährstoffe, Wirkstoffe und Geschmacksstoffe, ferner Ballaststoffe, die wieder ausgeschieden werden (siehe Abb. links). Damit der Körper die Stoffe nutzen kann, muß er sie aufschließen, also in eine Form bringen, die der Körper absorbiert. Das geschieht auf der Reise der Nahrung durch den Verdauungskanal (siehe Abb. S. 16).

Der Verdauungskanal
Vom Mund aus wird die Nahrung über die Speiseröhre in den Magen befördert, von dort in kleinen Portionen an den Zwölffingerdarm abgegeben und durch viele Windungen von Dünn- und Dickdarm bis zum After bewegt. Beim Durchschleusen wird die Nahrung allmählich zerkleinert und in ihre Bausteine, die Nährstoffe, zerlegt. Nur diese kleinsten Bausteine kann der Körper aus dem Verdauungstrakt resorbieren, also in seine Zellen aufnehmen. Nicht resorbierten Nahrungsbestandteilen wird in den unteren Darmabschnitten das meiste Wasser entzogen, und Mikroorganismen setzen bestimmte Vitamine frei, bevor die unverdaulichen Ballaststoffe aus dem Körper wieder ausgeschieden werden.

Die Darmwand besteht aus einer kreisförmigen und einer in Längsrichtung verlaufenden Muskelschicht. Beide zusammen verursachen wellenartig fortschreitende Bewegungen, die Peristaltik genannt werden. Die Darmbewegung sorgt

dafür, daß der Inhalt weitertransportiert wird. Arbeiten die Muskeln zu schwach, bleibt der Stuhl zu lange im Darm. Es wird ihm sehr viel Wasser entzogen, und er wird hart und trocken. Es kommt zur Verstopfung.

Die Darmflora
Der Verdauungstrakt ist mit einer Vielzahl von Mikroorganismen besiedelt. Diese Darmflora bildet einen wichtigen Teil unseres Abwehrsystems. Allein in Dünn- und Dickdarm befinden sich zehn- bis hundertmal mehr Bakterien, als der Mensch Körperzellen hat. Man kennt 300 bis 500 Bakterienarten im Darm, die zu 90 Prozent ohne Sauerstoff leben.

Die Zusammensetzung der Darmflora hängt stark von der Art der Nahrung ab. Bei überwiegend pflanzlicher Kost finden vor allem Gärungsprozesse und bei tierischer Nahrung meist Fäulnisprozesse statt. Gärungsprozesse gelten eher als günstig, Fäulnisprozesse als weniger günstig.

Der Organismus lebt mit seinen Darmbakterien in enger und nützlicher Wechselbeziehung (Symbiose). Einige dieser Mikroorganismen können Infektionskrankheiten verursachen, der weitaus größte Teil aber ist im Gegenteil geradezu lebensnotwendig, insbesondere bei der Abwehr schädlicher Mikroorganismen. Eine sich im Gleichgewicht befindliche Darmflora kann krankheitserregende Keime unterdrücken und verdrängen. Daher ist es wichtig, nach Darmerkrankungen wie z. B. starkem Durchfall dafür zu sorgen, daß sich wieder eine gesunde Darmflora entwickeln kann. Notfalls muß man dafür spezielle Medikamente einnehmen.

Mangel und Überfluß
Unser Körper ist im allgemeinen besser gegen Nahrungsmangel geschützt als gegen ein ständiges Überangebot an Nahrung. Die Menschheit mußte im Lauf ihrer Geschichte eher Hunger- und Notzeiten überstehen als Zeiten der Fülle, denn Nahrungsüberfluß war die Ausnahme und ist es in vielen Ländern der Dritten Welt noch immer.

Ein ständiges, wenn auch geringes Zuviel an Nahrungsenergie führt langfristig zu Übergewicht, das auf Dauer den Stoffwechsel stark belastet und eine Reihe von Krankheiten begünstigt.

Bei nichtenergieliefernden lebensnotwendigen Nährstoffen wie Vitaminen und Mineralstoffen vertragen die meisten Menschen jedoch eine Zufuhr, die um das Zwei- bis Dreifache über dem wirklichen Bedarf liegt,

und zwar auch über einen längeren Zeitraum. Solche Vitamine und Mineralstoffe, die dem Körper überreichlich zugeführt wurden, werden in der Folge zum Teil in geringeren Mengen als sonst in den Blutkreislauf aufgenommen, verstärkt umgesetzt oder gespeichert. Was übrig bleibt, wird ausgeschieden. Vergiftungen durch solche Nährstoffe treten nur bei extrem hoher Zufuhr auf. Dazu kommt es aber beim Verzehr der üblichen Lebensmittelmengen nicht.

Die Inhaltsstoffe der Nahrung können nicht unmittelbar vom Körper genutzt werden, sondern werden erst nach Zerlegung in ihre Einzelbausteine in den Organismus aufgenommen und entsprechend verwertet. Das Aufschließen der Nahrung in verwertbare Nährstoffe besorgt vor allem die Verdauung im Magen-Darm-Kanal.

Verdauung und Stoffwechsel

Die Verdauung beginnt im Mund. Darauf weist schon ein altes Sprichwort hin: „Gut gekaut ist halb verdaut." Dort werden die Speisen von den Zähnen zerkleinert, mit Speichel durchsetzt, gekostet und auf Körpertemperatur gebracht.

Die Zerlegung der Nahrung in ihre Bestandteile geschieht in erster Linie durch biologische Katalysatoren, die sogenannten Enzyme. Verdauungsenzyme verbinden sich mit einem Nahrungsbestandteil und trennen Bausteine ab.

Enzyme werden von verschiedenen Drüsen des Körpers abgegeben und erfüllen ganz bestimmte Aufgaben. So können einige nur Protein, Fett oder Kohlenhydrate zerlegen. Jedes Enzym paßt zu einer bestimmten Substanz wie ein Schlüssel zu seinem Schloß. Enzyme selbst sind Proteine, also Eiweißkörper. Ihr Anteil am Körperprotein ist jedoch verschwindend gering.

Der Speichel enthält ein Enzym, das bereits im Mund pflanzliche Stärke teilweise in Zuckerbausteine spaltet. Stärkehaltige Speisen wie etwa Brot schmecken deshalb bei ausgiebigem Kauen zunehmend süß. Die Zähne leisten die Grobarbeit, die Verdauungsenzyme die Feinarbeit der Nahrungszerkleinerung. Je besser die von den Zähnen und der Kaumuskulatur geleistete Vorarbeit ist, um so besser ist die Verdauung insgesamt.

Speichelfluß setzt bereits bei der Vorstellung, dem Anblick oder dem Geruch von Speisen ein, wird aber hauptsächlich beim Kauen ausgelöst. Angst, Erregung und Streß dagegen hemmen den Fluß von Speichel, aber auch von Magen- und Darmsäften.

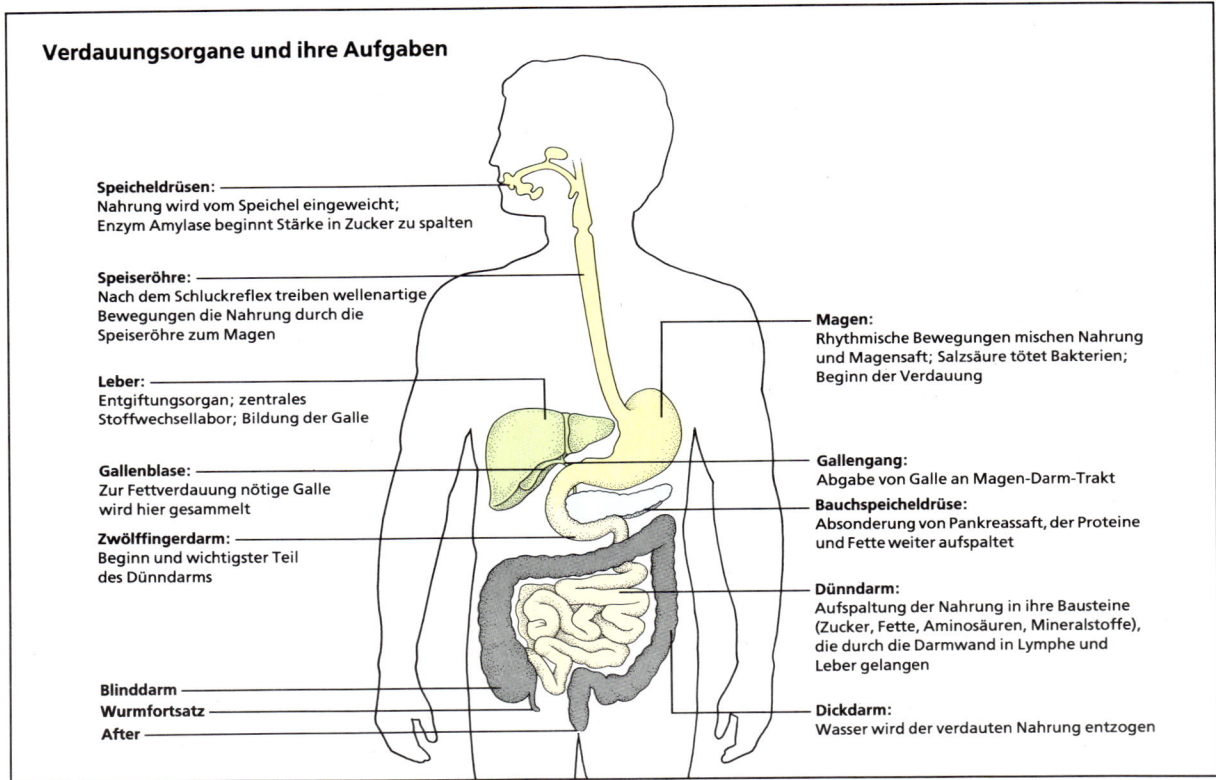

Verdauungsorgane und ihre Aufgaben

Speicheldrüsen:
Nahrung wird vom Speichel eingeweicht;
Enzym Amylase beginnt Stärke in Zucker zu spalten

Speiseröhre:
Nach dem Schluckreflex treiben wellenartige
Bewegungen die Nahrung durch die
Speiseröhre zum Magen

Leber:
Entgiftungsorgan; zentrales
Stoffwechsellabor; Bildung der Galle

Gallenblase:
Zur Fettverdauung nötige Galle
wird hier gesammelt

Zwölffingerdarm:
Beginn und wichtigster Teil
des Dünndarms

Blinddarm
Wurmfortsatz
After

Magen:
Rhythmische Bewegungen mischen Nahrung
und Magensaft; Salzsäure tötet Bakterien;
Beginn der Verdauung

Gallengang:
Abgabe von Galle an Magen-Darm-Trakt

Bauchspeicheldrüse:
Absonderung von Pankreassaft, der Proteine
und Fette weiter aufspaltet

Dünndarm:
Aufspaltung der Nahrung in ihre Bausteine
(Zucker, Fette, Aminosäuren, Mineralstoffe),
die durch die Darmwand in Lymphe und
Leber gelangen

Dickdarm:
Wasser wird der verdauten Nahrung entzogen

Kommt die Nahrung schlecht gekaut im Magen an, ist es beschwerlicher und dauert länger, bis sie temperiert, durchmischt und zerkleinert ist. Hastig verschlungenes Essen belastet daher das Verdauungssystem.

Aufgaben des Magens

Der eingespeichelte Speisebrei gelangt durch den Schluckreflex über die Speiseröhre in den Magen, wo er zunächst gesammelt wird. Der Magen besteht aus Muskelwänden, die sich kräftig zusammenziehen kön-

nen. Die Magenwand ist mit einer Schleimhaut ausgekleidet, die aus Millionen kleiner Drüsen Magensaft absondert. Die im Magensaft enthaltene Salzsäure tötet eine Menge der mit der Nahrung aufgenommenen Bakterien.

Der Magen bereitet den Speisebrei für die eigentliche Verdauung vor, indem er ihn durchmischt und mit Magensaft durchsetzt. Die Enzyme des Magensafts lösen proteinreiche Lebensmittel wie Milch, Käse, Eier, Fisch und Fleisch auf.

Die verschiedenen Speisen verweilen unterschiedlich lange im Magen und gelten entsprechend als leicht oder schwer verdaulich. Wie lange sie im Magen bleiben, hängt von ihrer jeweiligen Menge und Zusammensetzung ab. Eine kleine Zwischenmahlzeit braucht etwa 1 bis 2 Stunden, bis sie den Magen verläßt, ein üppiges Mittagsmahl dagegen etwa 5 bis 6 Stunden. Fette Speisen bleiben länger im Magen als proteinreiche. Am schnellsten werden Kohlenhydrate verdaut.

Die Arbeit des Dünndarms

Der Magen schickt den feinen Speisebrei schubweise in den Dünndarm, wo die Nahrung endgültig in ihre kleinsten Bestandteile zerlegt wird, und zwar durch die Enzyme der Bauchspeicheldrüse. Diese gibt täglich etwa 700 bis 1000 ml Bauchspeichel ab. Insgesamt werden von den Drüsen in Mund, Magen und Darm täglich etwa 8 l Verdauungssäfte abgesondert.

Fette müssen zunächst von der Gallenflüssigkeit zu kleinen Tröpfchen emulgiert werden, ein Vorgang, der ähnlich verläuft wie das Auflösen einer Fettschicht mit Spülmittel. Erst dann können sie von fettspaltenden Enzymen abgebaut werden.

Gestörte Ausscheidung der Galle beeinträchtigt daher die gesamte Verdauung. Unvollständig abgebaute Fette bilden nämlich einen Film um andere Nahrungsteilchen, die deshalb von den jeweiligen Verdauungsenzymen nur schwer angegriffen werden können. Dann gelangt die Nahrung nicht völlig verdaut in den Dickdarm und begünstigt dort das Wachstum unerwünschter Bakterienkulturen, die Blähungen und Durchfall erzeugen.

Im Dünndarm bleibt die Nahrung im Durchschnitt 8 bis 12 Stunden. Die Verdauung ist während der ersten Stunden am stärksten. Blut und Lymphe (Gewebsflüssigkeit) enthalten zu diesem Zeitpunkt erhöhte Mengen an Zucker, Fetten, Aminosäuren, Vitaminen und Mineralstoffen.

Die Wand des Dünndarms hat viele kleine, fingerförmige Ausstülpungen, die in das Darminnere ragen. Diese Darmzotten vergrößern die Oberfläche des Darms und somit die Fläche für die Nährstoffaufnahme ganz erheblich. Durch die wellenförmigen Bewegungen der Darmmuskulatur werden die Zotten ständig neu von dem Nahrungsbrei umgeben, der durch die Verdauungssäfte relativ flüssig ist. Zuckermoleküle gelangen teilweise bereits durch feine Poren in der Darmwand ins Blut. Aminosäuren und Fettsäuren müssen von Trägern aktiv durch die Darmwand transportiert werden, um in die Blutbzw. Lymphbahn zu kommen.

Der Dickdarm

Der Dickdarm gewinnt einen großen Teil des Wassers und der Mineralstoffe aus dem Darminhalt zurück. Der Stuhl wird dadurch eingedickt und nach und nach in den Enddarm vorgeschoben. Andere Nahrungsbestandteile werden hier kaum noch vom Körper aufgenommen. Alle unverdaulichen Reste verlassen den Körper schließlich wieder. Die Ballaststoffe binden neben Wasser auch Nahrungsreste und mögliche Schadstoffe. Außerdem sorgen sie dafür, daß der Darm in Bewegung bleibt und der Kot regelmäßig und leicht abgesetzt werden kann.

Gestillte Säuglinge haben mehrmals am Tag Stuhlgang, und auch Naturvölker mit vorwiegend pflanzlicher Ernährung entleeren ihren Darm mehrmals täglich. Der Gesunde sollte zumindest jeden Tag eine Darmentleerung haben, damit Stoffe, die ausgeschieden werden müssen, nicht zulange im Darm verweilen. Genauso wichtig wie Entleerungsrhythmus und -menge des Stuhls ist auch seine Beschaffenheit. Beim Gesunden sollte der Stuhl voluminös, leicht absetzbar und ohne starken Geruch sein. Von Stuhlträgheit bis hin zu schweren Formen der Verstopfung (Obstipation) ist heute etwa ein Drittel der Bevölkerung betroffen.

Die Aufgabe der Leber

Die Leber ist das am stärksten durchblutete Organ. Dort laufen fast alle lebensnotwendigen Um- und Neubildungsvorgänge ab. Sie ist außerdem Hauptentgiftungsorgan. Als zentrales Stoffwechsellabor hat sie eine grundlegende Bedeutung für Entwicklung und Gesunderhaltung des Körpers.

Alle Organe werden von der Leber mit Nähr- und Wirkstoffen versorgt, damit sie optimal funktionieren. Sie steht in direkter Verbindung mit dem Gehirn, erhält von dort Signale durch verschiedene Hormone und wird fortlaufend über das Stoffwechselgeschehen im Körper informiert. Rückstände oder giftige Zersetzungsprodukte aus dem Darm sowie Giftstofe, die beim Ab- und Umbau von Stoffwechselprodukten in der Leber selbst entstehen, belasten sie. Dies sowie hoher Konsum von Alkohol und Medikamenten, ferner im Körper gespeicherte Umweltgifte schädigen die Leber langfristig.

Nach dem Durchtritt durch die Darmwand gelangen alle Nährstoffe außer einem Teil der Fette über die Pfortader auf direktem Weg in die Leber. Die Leber nimmt nur kurzkettige Fettsäuren mit dem Pfortaderblut auf. Die meisten Fette werden von den Darmzellen in die Lymphbahn abgegeben. Lymphgefäße führen zum Hals und treten dort in die Hauptschlagader ein. Die meisten Fette werden also mit dem Blut zuerst zum Herzen transportiert, bevor sie über den Blutkreislauf die Leber erreichen.

Die Leber ist mehr als andere Organe vor Überforderung geschützt, denn sie besitzt eine außerordentlich hohe Reservekapazität und ist sehr regenerationsfähig. Trotzdem wird bei der heute üblichen Lebensweise ihre Leistungsgrenze oft erreicht oder überschritten. Andauernde Stoffwechselbelastungen verhindern eine ausreichende Erholung der Leber, zusätzlich belastend wirken in heutiger Zeit noch Streß und Ärger. Schädigungen in Form von Fettleber, Leberzirrhose und Leberkrebs sind weit verbreitet. Eine Überlastung der Leber kann sich auch in Gallenbeschwerden äußern.

In Leber und Darmwand werden Proteine zur Umhüllung der Fette gebildet, die sogenannten Lipoproteine, die beim Transport der Fette zu den Zellen der verschiedenen Gewebe beteiligt sind. Sie werden durch die Ernährung beeinflußt und bestimmen teilweise die Konzentration des Cholesterins im Blut.

Kohlenhydrate werden in der Leber in geringen Mengen als Glykogen gespeichert. Diese Reserve reicht zur Energieversorgung etwa für einen Tag und steht kurzfristig bereit. Unter extremer körperlicher Belastung kann das Glykogen aber schon nach wenigen Stunden verbraucht sein.

Proteine werden in der Regel nicht als Brennstoffe, sondern als Baustofe im Körper verwendet. Läßt sich jedoch der Energiebedarf durch Kohlenhydrate und Fette nicht mehr decken, dann werden auch sie als Energielieferanten verwertet. Um- und Abbau der Proteine findet in der Leber statt. Die Abbauprodukte, auch Schlacken genannt, werden ebenfalls in der Leber entgiftet und über den Harn ausgeschieden.

Ernährung und Gesundheit

Krankheiten gab es zu allen Zeiten. Allerdings hat sich die Bedeutung der einzelnen Krankheiten und Todesursachen im Lauf des vergangenen Jahrhunderts grundlegend gewandelt. Standen früher Infektionskrankheiten an erster Stelle, so herrschen heute Krankheiten des Kreislaufsystems, besonders Herzdurchblutungsstörungen, vor. Auch die Häufigkeit der Zuckerkrankheit, des Dickdarmkrebses und der Lebererkrankungen hat stark zugenommen. Krankheitsauslösende Faktoren, die entweder im Körper selbst oder aus der Umwelt auf ihn einwirken und ihn gefährden, nennt man Risikofaktoren. So spielt falsche Ernährung bei einer ganzen Reihe von Erkrankungen oder Gesundheitsstörungen neben anderen Umwelteinflüssen als Risikofaktor eine große Rolle. Oft ist sie zusammen mit individuellen Erbanlagen Mitursache einer Erkrankung. Deshalb gibt es von bestimmten Krankheiten besonders gefährdete Risikopersonen. In früher Kindheit können aber auch Merkmale erworben werden, die einen Menschen zur Risikoperson machen. Die tatsächliche Gefahr, die von einem Risikofaktor ausgeht, hängt stark von der Lebensweise des Betroffenen ab.

Risiken der Ernährung
Der Anteil ernährungsbedingter Erkrankungen an der Gesamtsterblichkeit hat seit 1925 merklich zugenommen. So führt Übergewicht, das derzeit größte Ernährungsproblem, zu Komplikationen bei Operationen,

Verletzungen, Schwangerschaft und Entbindung. Außerdem belastet es Herz und Kreislauf, stört die Atmung und erhöht das Risiko der Gallensteinbildung. Bei einem Übergewicht von mehr als 30 Prozent ist ferner mit Bluthochdruck, Fettstoffwechselstörungen, Störungen der Kohlenhydrattoleranz, Gicht und anderem zu rechnen. Solche Störungen begünstigen wiederum die Entstehung von Herz- und Kreislauferkrankungen. Diese Gesundheitsstörungen gehen zurück oder verschwinden mit dem Rückgang des Übergewichts.

Vier heute bei uns häufige Todesursachen lassen sich mit Sicherheit auf falsche Ernährung, vor allem Überernährung in Verbindung mit Genußmittelmißbrauch, zurückführen, nämlich Durchblutungsstörungen der Gehirnarterien, Herzkrankheiten, Zuckerkrankheit (Diabetes) und Leberzirrhose.

Ursachen der Krankheiten
Meist hat eine Erkrankung mehrere Ursachen, die im einzelnen selten genau bekannt sind. Viele Krankheiten

brechen erst nach 10 bis 30 Jahren aus, so daß der Betroffene den Zusammenhang zwischen Ursache und Erkrankung meist nicht erkennt. Wirklichkeitsnahe Modellvorstellungen gibt es bereits für die Entstehungsursachen des Herzinfarktes. Die wichtigsten der zahlreichen bekannten Risikofaktoren sind erhöhter Cholesteringehalt des Blutes, Inhalation von Zigarettenrauch und Bluthochdruck. Auch bei Personen mit erhöhten Blutzucker- und Harnsäurewerten ist das Risiko eines Herzinfarktes höher. Übergewicht fördert den Herzinfarkt direkt, weil Übergewichtige häufiger erhöhten Blutfettgehalt und Bluthochdruck haben. Weiterhin begünstigen der Kalziumgehalt des Trinkwassers und bestimmte Verhaltens- und Persönlichkeitsmuster das Auftreten dieser Erkrankung.

Wegen der vielen möglichen Ursachen und der Zusammenhänge zwischen ihnen sind eine ganze Reihe vorbeugender Maßnahmen sinnvoll, um eine Krankheit zu verhüten. So kann man Herzinfarkt behandeln

oder verhüten, indem man seine Ernährungsgewohnheiten ändert, das Rauchen aufgibt und sich stärker körperlich betätigt. In der Praxis sollte man am Rande oder an mehreren Stellen des Netzes von Ursachen und Wirkungen eingreifen, etwa durch Änderung der Ernährung. Von einer gesunden Ernährung kann man zwar keine so spektakulären Wirkungen erwarten wie von einer medikamentösen Therapie, aber gerade darin liegt auch ihr Vorteil. Sehr wirksame Medikamente können ein neues Ungleichgewicht auslösen. Dieses Risiko besteht bei der Ernährungstherapie nicht. Sie wirkt langfristig nachhaltig, ist preiswert und bezieht den Kranken selbst mit ein. Konsequent angewandt, wird sie zur Basis einer stabilen Gesundheit, die sich in größerer Ausdauer, Leistungsfähigkeit, Widerstandskraft und schließlich Lebensfreude äußert.

Zivilisationskrankheiten
Man nennt lebensbedrohende Krankheiten, die in einer bestimmten Bevölkerung weit verbreitet, aber im allgemeinen durchaus vermeidbar sind, Zivilisationskrankheiten. Zu den häufigsten zählen heute die Herz- und Kreislauferkrankungen.

Andere weit verbreitete, wenn auch nicht so gefährliche Krankheiten werden Zivilisationsschäden genannt. Unter ihnen rangiert Karies an erster Stelle. Weiterhin zählen dazu Gesundheitsstörungen wie Kopfschmerzen, Schlaflosigkeit, Verstopfung und andere lebensbedingte Spannungszustände sowie rheumatische Beschwerden. Sie sind unter anderem Folge unserer modernen Lebensweise in einer hochtechnisierten Welt.

Richtige Lebensweise fördert die Gesundheit

Um gesund zu bleiben, soll man sich wie folgt verhalten:
- Streß und Lärm vermeiden.
- Auf gutem Fuß mit seinen Mitmenschen leben.
- Günstige Arbeitsbedingungen herstellen.
- Günstige Wohnbedingungen schaffen.
- Gesunde Kleidung tragen.
- Sich ausreichend bewegen.
- Genügend schlafen.
- Sich richtig ernähren: Ausreichend, aber nicht zuviel Energiestoffe und Proteine, genügend Vitamine, Mineral- und Ballaststoffe zu sich nehmen.
- Rauchen einstellen.
- Keine oder mäßig alkoholische Getränke trinken.
- Schädlichen Umwelteinflüssen entgegenwirken.

Was braucht der Körper?

Damit ein Organismus einwandfrei funktionieren kann, verbraucht er Nährstoffe – Brennstoffe als Energiequelle und Baustoffe zum Aufbauen von Körpersubstanz – wie auch Wirkstoffe (siehe Abb. S. 15). Diese Stoffe entzieht er der Nahrung, die er zu sich nimmt.

Bedarf an Nährstoffen

Der Körper benötigt Brennstoffe, also Nahrungsenergie, für Wachstum, Körpertemperatur, Herztätigkeit, Kreislauf, Atmung und Arbeitsleistung. Sein Energiebedarf ist abhängig von Körpergröße, Körpergewicht, Alter, Klima und anderen Faktoren. Er läßt sich für den einzelnen nur annäherungsweise bestimmen (siehe Tab. rechts). Kinder, Jugendliche, Schwangere, Stillende und Genesende verbrauchen für Wachstum und Gewebeneubildung zusätzliche Energie. Der Energiebedarf wird durch Kohlenhydrate, Fette und Proteine gedeckt. Vitamine, Mineralstoffe und Spurenelemente tragen nicht zur Energieversorgung bei.

Nahrung enthält chemisch gebundene Energie, die in körpereigene Energie verwandelt wird. Dabei werden höchstens 25 Prozent der aufgenommenen Brennstoffe in Muskelarbeit umgesetzt. Dennoch arbeitet unser Körper effektiver als jede Maschine. Der größte Teil der Brennstoffe wird zur Aufrechterhaltung der Körpertemperatur und für innere Arbeit genutzt. Selbst bei völliger Ruhe verbraucht der Körper Energie, die als Grundumsatz bezeichnet wird.

Der durchschnittliche Energiebedarf

Alter		Energie kJ/Tag		Energie kcal/Tag	
		männl.	weibl.	männl.	weibl.
Nach dem Alter					
Säuglinge	Bis 6 Monate	2500		600	
	7–12 Monate	3800		900	
Kinder	1–3 Jahre	5000		1200	
	4–6 Jahre	6700		1600	
	7–9 Jahre	8400		2000	
	10–12 Jahre	10000	8800	2400	2100
	13–14 Jahre	11300	10000	2700	2400
Jugendliche	15–18 Jahre	13000	10500	3100	2500
Erwachsene*	25 Jahre	10900	9200	2600	2200
	45 Jahre	10000	8400	2400	2000
	65 Jahre	9200	7500	2200	1800
Nach Schwere der Arbeit und anderen Kriterien					
Mittelschwerarbeiter[1]		bis 15120	bis 12000	bis 3600	bis 2880
Schwerarbeiter[2]		bis 20160	über 12000	bis 4800	über 2880
Schwerstarbeiter[3]		über 20160	–	über 4800	–
Schwangere ab 6. Monat			10900		2600
Stillende			11700		2800

* Die Werte für Erwachsene gelten für sogenannte Leichtarbeiter, also Personen, die bei ihrer Tätigkeit meist sitzen: Büroangestellte, Laboranten, Feinmechaniker, Taxifahrer u. a.
[1] Mittelschwerarbeiter: Autoschlosser, Maler, Verkäuferin, Hausfrauen ohne viel technische Hilfen
[2] Schwerarbeiter: Maurer, Zimmermann, Dachdecker, Masseur, Winzer, andere landwirtschaftliche Berufe u. a.
[3] Schwerstarbeiter: Waldarbeiter, Stahlarbeiter, Hochofenarbeiter, Hochleistungssportler u. a.

Der Gesamtenergiebedarf setzt sich aus Grundumsatz und Leistungszuwachs für körperliche Arbeit zusammen, der je nach Tageszeit und Schweregrad der ausgeführten Tätigkeit schwankt. Körperlich schwer arbeitende Menschen haben einen deutlich höheren Energieumsatz als Personen, die überwiegend im Sitzen arbeiten (siehe Tab. S. 19).

Damit das Körpergewicht konstant bleibt, muß die Energiebilanz ausgeglichen sein, das heißt, die Energieaufnahme muß dem Energieverbrauch entsprechen. Die Regulation der Nahrungsaufnahme wird beim Gesunden durch komplizierte Mechanismen gesteuert. Hierbei spielen Hormone, bestimmte Stoffwechselprodukte, das Nervensystem, ferner physikalische, physiologische und psychologische Einflüsse eine Rolle. Der Gesunde kann sich auf sein Hunger- und Sättigungsgefühl als Maßstab für die richtige Nahrungsmenge bei geeigneter Ernährungsweise verlassen. Jedoch können Streß, falsche Nahrungsauswahl und schlechte Ernährungsgewohnheiten das natürliche Empfinden stören.

Der Körper braucht die verschiedenen lebensnotwendigen Nährstoffe in einem bestimmten Mengenverhältnis. Eine ausgewogene Kost sollte mehr als die Hälfte der Nahrungsenergie in Form von Kohlenhydraten – davon möglichst viel Stärke und wenig Zucker – enthalten und etwa ein Viertel bis ein Drittel Fett; bei Proteinen genügt schon etwa ein Zehntel der zugeführten Energie. Die heute übliche Ernährung enthält aber Kohlenhydrate, Fett und Protein im prozentualen Energieverhältnis von 45:40:14 anstatt des wünschenswerten Verhältnisses von 55:30:15.

Hunger und Sättigung

Der Mensch ißt auch ohne Hunger und trinkt auch ohne Durst, denn seine Nahrungsaufnahme wird – anders als bei freilebenden Tieren – kaum durch Instinkte gelenkt. Auch Appetit, individuelle und soziale Gewohnheiten sowie sein seelischer Zustand beeinflussen sie oft stärker als Hungergefühle.

Hunger ist ein Dauerzustand, der nur durch das Gefühl der Sättigung unterbrochen wird. Das Verlangen nach Nahrung wird neben vielen anderen lebenswichtigen Funktionen vom Gehirn gesteuert. Äußere und innere Reize werden über Nerven- und Blutbahn weitergeleitet und wirken auf das Hunger- oder Sättigungsempfinden ein. Geruch, Geschmack, Textur, Aussehen und Menge der Nahrung beeinflussen Kaudauer, Speichelfluß und Magenfüllung und lösen erste Anzeichen von Sättigung aus. Protein- und Fettgehalt sowie die Art der Kohlenhydrate in der verzehrten Nahrung bestimmen die Dauer der Sättigung und den Zeitpunkt erneuter Hungergefühle. Blutzucker- und Insulingehalt spielen dabei eine wichtige Rolle. Sinkt z. B. die Blutzuckermenge unter einen Schwellenwert ab, setzt Hunger ein. Hohe Zuckermengen im Blut lösen eine starke Insulinausschüttung aus, bewirken nachfolgend eine rasche Beseitigung des Zuckers aus dem Blut und führen deshalb schnell zu erneutem Hungergefühl.

In der Regel werden Nahrungsauswahl und -verzehr vom Appetit bestimmt, der sehr stark äußeren Sinnesreizen unterliegt. Wer falsche Eß- und Trinkgewohnheiten ändern möchte, muß diese Zusammenhänge kennen.

Kohlenhydrate

Kohlenhydrate sind die häufigsten organischen Substanzen. Sie bilden, sieht man von der Zellulose ab, die wichtigste Energiequelle für den tierischen und menschlichen Körper.

Pflanzen nutzen das Sonnenlicht mit Hilfe des Chlorophylls in ihren Blättern, um aus dem Kohlendioxid der Luft und Wasserstoff einfache Zucker zu bilden, die sie in Stärke verwandeln und in Samen und Knollen speichern.

Zucker ist im natürlichen Nährstoffverband anders zu beurteilen als isolierter weißer Zucker (Haushaltszucker) oder Zucker im Blut (Blutzucker), auch wenn es sich um ähnliche chemische Substanzen handelt.

Als Kohlenhydrate faßt man die zahlreichen Formen von Einfach-, Mehrfach- und Vielfachzuckern zusammen. Die verschiedenen Zucker haben auch jeweils eine unterschiedliche Süßkraft (siehe Abb. unten).

Verdauung der Kohlenhydrate

Im menschlichen Körper müssen Vielfachzucker (Stärke) zunächst mit Hilfe der Verdauung in Einfachzucker gespalten werden, denn nur diese können ins Blut gelangen und im Stoffwechsel Energie liefern (siehe auch Abb. S. 16).

Die Verdauung der Kohlenhydrate beginnt bereits im Mund. Ein im Mundspeichel enthaltenes Enzym (Amylase) kann die Stärke in Malzzucker zerlegen, der süß schmeckt. Der Abbau findet im Mund aber nur teilweise statt, da die Enzymmenge gering und die Verweildauer der Speise nur relativ kurz ist. Im Magen kommt die weitere Stärkespaltung bald zum Erliegen und wird erst von Enzymen aus der Bauchspeicheldrüse und der Dünndarmschleimhaut fortgeführt.

Von den drei Grundnährstoffen enthält der menschliche Körper viel Protein und Fett, aber nur etwa 600 bis 700 g Kohlenhydrate: Als Baustoffe finden sich 300 g davon in Kno-

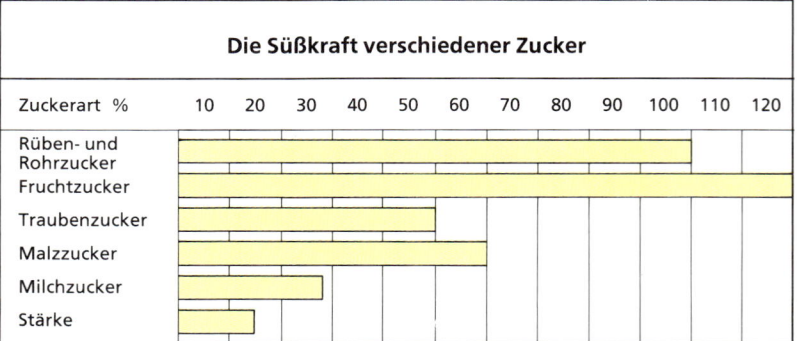

Die Süßkraft ist jeweils auf Rohr- und Rübenzucker (= 100 %) bezogen. Beim Zubereiten der Speisen muß man die unterschiedliche Süßkraft der Zuckerarten kennen. Zu beachten ist, daß die Süßkraft bei Rohr- und Rübenzucker bei gleicher Energiemenge höher ist als bei Traubenzucker

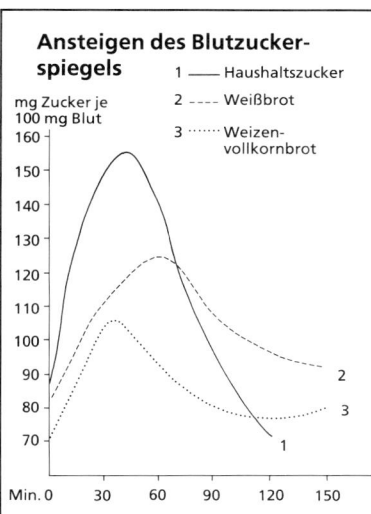

**Ansteigen des Blutzucker-
spiegels**

mg Zucker je
100 mg Blut

1 —— Haushaltszucker

2 - - - - Weißbrot

3 ·········· Weizen-
vollkornbrot

*Reiner Zucker treibt den Blutzuckerspie-
gel rascher hoch als Weiß- oder Vollkornbrot*

chen, Knorpeln und Schleimstoffen, als Brennstoffe 200 g in den Muskeln und 100 g in der Leber sowie 5 g als Betriebsstoff im Blut.

Blutzucker und Insulin
Da Blut nur eine begrenzte Menge Zucker enthalten darf, werden die nicht sofort benötigten Mengen in der Leber und den Muskeln gespeichert. Blutzucker wird zu langen Ketten gebunden und bildet die für Tiere und den Menschen typische Speicherform, das Glykogen.

Sind die Glykogenspeicher aufgefüllt, werden überschüssige Zucker in Fett umgewandelt und im Fettgewebe langfristig festgelegt. Die Aufnahme des Blutzuckers in Körperzellen wird durch das Hormon Insulin gesteuert.

Für die Gewebe ist Blutzucker die wichtigste Energiequelle. Insbesondere Nerven- und Gehirnzellen müssen ständig damit versorgt werden. Deshalb wird der Blutzuckergehalt im Blut durch Regulationsmechanismen möglichst konstant gehalten.

In diesem Zusammenhang ist von Bedeutung, daß die Art der verzehrten Kohlenhydrate einen entscheidenden Einfluß auf die Schwankungen des Blutzuckers hat. Stärke, insbesondere wenn sie, wie in natürlichen Lebensmitteln üblich, von Ballaststoffen begleitet ist, kann nur langsam abgebaut werden. Der abgespaltene Zucker gelangt deshalb kontinuierlich und allmählich ins Blut, so daß der Blutzuckerspiegel relativ konstant gehalten werden kann (siehe Abb. links).

Mit der Nahrung verzehrte isolierte Einfach- und Doppelzucker, z. B. Trauben- und Haushaltszucker, gehen ohne große Vorleistung der Verdauung rasch ins Blut über. Dadurch steigt der Blutzuckerspiegel schnell und stark an, was eine hohe Insulinausschüttung zur Folge hat.

Eine solche Insulinmenge kann andererseits anschließend den Blutzuckerspiegel schnell unter das normale Niveau absinken lassen, wodurch beim Gesunden dann normalerweise Hunger auftritt. Bei Diabetikern hingegen, deren Bauchspeicheldrüse zu wenig oder gar kein Insulin produziert, bleibt zuviel Zucker im Blutkreislauf, was unter Umständen zu Bewußtseinsstörungen und schweren Organschädigungen führt.

Aber auch bei zu niedrigem Blutzuckerspiegel infolge überschießender Insulinproduktion kann es zu lebensbedrohlichen Zuständen (Insulinkoma) kommen.

Fette

Fette werden von Pflanzen und Tieren aus Glyzerin und Fettsäuren gebildet. Fettsäuren sind verschieden lange Ketten aus Kohlenstoffatomen, an die Wasserstoffatome gebunden sind.

Gesättigt sind Fettsäuren, wenn an jedes Kohlenstoffatom zwei Wasserstoffatome gebunden sind. Bei ungesättigten Fettsäuren fehlen ein oder mehrere Paare Wasserstoffatome: Sie sind einfach oder mehrfach ungesättigt.

Die Zahl der Kohlenstoffatome pro Kette und der Grad der Sättigung bestimmen die Art der einzelnen Speisefette, die sich in Schmelzpunkt, Streichfähigkeit und Konsistenz unterscheiden. Langkettige Fettsäuren ergeben bei Raumtemperatur normalerweise harte, kurzkettige geschmeidige Fette. Wenn allerdings langkettige Fettsäuren ungesättigt sind, was häufig der Fall ist, bilden sie in der Regel flüssige Fette, also Öle.

Wert der Pflanzenfette
Die Fettsäuren tierischer Fette sind meist gesättigt, die pflanzlichen Fette können ein- oder mehrfach ungesättigt sein; ihre Moleküle gehen leicht neue Verbindungen ein. Diese Fettsäuren sind sehr wichtig, denn der Körper kann sie nicht selbst aufbauen, sondern muß sie – wie die Vitamine – mit der Nahrung aufnehmen. Das gilt vor allem für die Linolsäure, aus der der Körper die anderen ungesättigten Fettsäuren herstellen kann. Fette liefern übrigens nicht nur Energie, sondern transportieren auch die fettlöslichen Vitamine ins Blut.

Verwertung der Fette
Bleibt der Mensch längere Zeit ohne Nahrung, dann nutzt er die Fettreserven zur Energiegewinnung. Die Fettpolster liegen hauptsächlich unter der Haut und im Bauchraum. Sie schützen vor Kälte, Verletzungen und Druck. Empfindliche Organe wie Herz, Lunge, Leber und Nieren sind im sogenannten Organfett eingebettet.

Unverzichtbar für den Körper sind nur etwa 6 kg Bau- und Organfett, der Rest ist Speicherfett. Der normale Fettanteil des Körpers liegt bei Männern in der Regel zwischen 10 und 20 Prozent und bei Frauen zwischen 20 und 30 Prozent des Körpergewichtes, er kann jedoch bei extremem Übergewicht mehr als die Hälfte des Körpergewichts betragen (siehe auch *Fasten und Diät*, S. 348 bis 363).

Verdauung der Fette
Die Verdauung der meisten Fette beginnt erst, nachdem sie im Dünndarm durch Gallensäuren zu kleinen Tröpfchen emulgiert worden sind. Die dadurch vergrößerte Oberfläche können fettspaltende Enzyme (Lipasen) leichter angreifen. Die Lipase im Magen kann nur bereits fein emulgiertes und kurzkettiges Nahrungsfett (z. B. Milchfett) spalten.

Lipasen trennen die Fettsäuren vom Glyzerinbaustein ab. Die Einzelbestandteile werden größtenteils in der Darmwand wieder zu neuen Fetten zusammengefügt. Die Leber wandelt Glyzerin in Blutzucker um.

Fettsäuren und deren Abbauprodukte dienen allerdings roten Blutkörperchen und Nervenzellen, außer bei längerem Fasten, nicht als Energiequelle, denn diese sind auf Glukose angewiesen.

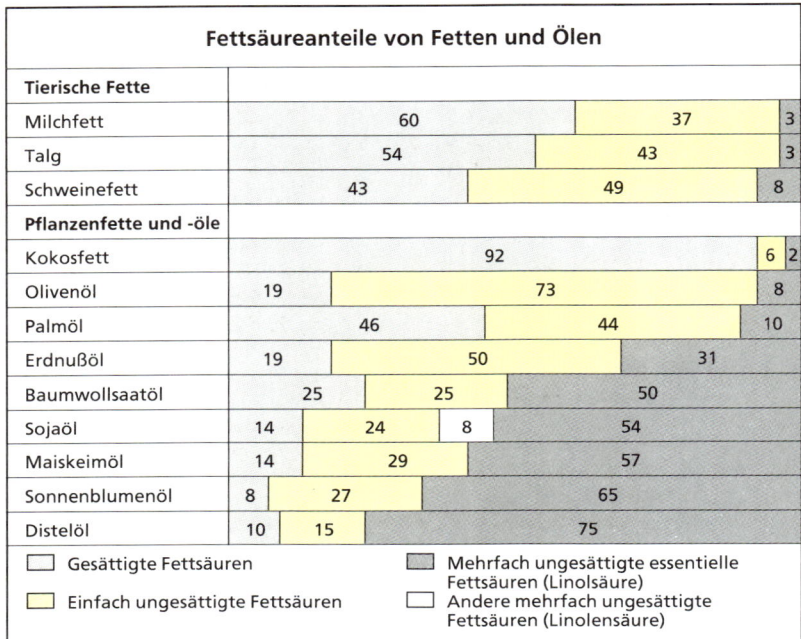

Fettsäureanteile von Fetten und Ölen

Tierische Fette			
Milchfett	60	37	3
Talg	54	43	3
Schweinefett	43	49	8
Pflanzenfette und -öle			
Kokosfett	92		6 2
Olivenöl	19	73	8
Palmöl	46	44	10
Erdnußöl	19	50	31
Baumwollsaatöl	25	25	50
Sojaöl	14	24	8	54
Maiskeimöl	14	29	57
Sonnenblumenöl	8	27	65
Distelöl	10	15	75

☐ Gesättigte Fettsäuren

☐ Einfach ungesättigte Fettsäuren

▨ Mehrfach ungesättigte essentielle Fettsäuren (Linolsäure)

☐ Andere mehrfach ungesättigte Fettsäuren (Linolensäure)

Fette sind Energieträger und steigern den Geschmack. Beim Verzehr sollte man solche bevorzugen, die Linolsäure enthalten, aus der der Körper die übrigen ungesättigten Fettsäuren herstellen kann

Weil Fette lange im Magen bleiben, sättigen sie anhaltend. Fette mit einem Schmelzpunkt über der menschlichen Körpertemperatur (z. B. Hammelfett) werden von den für die Fettverdauung nötigen Gallensäuren nur schwer emulgiert und deshalb unvollständig vom Körper aufgenommen.

Fette als Energieträger
Fette haben einen mehr als doppelt so hohen Energiegehalt (9 kcal/g) wie Kohlenhydrate oder Protein (4 kcal/g), gleichgültig, ob es sich um tierische oder pflanzliche Fette handelt. Sie speichern viel weniger Wasser als Kohlenhydrate und konzentrieren auf engstem Raum sehr viel Energie.

Der Anteil der Nahrungsfette an der Nahrungsenergie sollte nicht mehr als 30 Prozent betragen. Das sind etwa 75 bis 90 g Fett. Bei schwerer körperlicher Arbeit darf der Fettanteil in der Nahrung steigen. Mit zunehmendem Alter braucht der Mensch weniger Fett. Auch in der Schwangerschaft sollte der Fettanteil gering sein. Wer diese Faktoren berücksichtigt, trägt viel zu einer gesunden Ernährung bei.

Fett kommt normalerweise als verstecktes Fett reichlich in Fleisch, Wurst, Käse, Ölsamen, Nüssen und Getreidekeimen vor. Isolierte oder sichtbare Fette sollten nicht in größerer Menge verbraucht werden. Empfehlenswert sind etwa 40 g Brat- und Streichfett pro Tag. Neben der Menge kommt es auch auf die Qualität des Fettes an, denn die einzelnen Speisefette sind unterschiedlich zusammengesetzt (siehe Tab. S. 22).

Cholesterin im Blut
Für viele lebenswichtige Vorgänge, etwa zum Aufbau von Hormonen und Vitamin D sowie zur Verwertung der Fette, braucht der Körper Cholesterin, das er selbst bildet. Wird mit der Nahrung zusätzliches Cholesterin aufgenommen, versucht der Körper einen Ausgleich zu schaffen, indem er weniger produziert oder mehr ausscheidet.

Cholesterin kommt besonders in fettreichen tierischen Lebensmitteln (Fette, Fleisch, Wurst, Eigelb, Käse) vor. Bei Gesunden ist der Cholesterinspiegel des Blutes relativ konstant. Erhöhter Cholesteringehalt des Blutes kann zu Herz- und Gefäßkrankheiten führen. Fettgehalt und Cholesterin in der Nahrung sollten dann gesenkt und der Anteil an mehrfach ungesättigten Fettsäuren erhöht werden.

Eine fettarme, vorwiegend pflanzliche Kost mit reichlich Ballaststoffen und wenig, aber hochwertigen pflanzlichen Ölen erfüllt diese Anforderungen am ehesten. Mindestens ebenso wirksam wie die Zusammensetzung der Nahrung kann auch die Wiederherstellung des normalen Körpergewichtes den Cholesteringehalt senken.

Eiweißstoffe

Proteine, auch Eiweißstoffe genannt, sind Grundbausteine der Zellen. Organe, Muskeln und Gefäße bestehen, sieht man vom Wasser ab, zum größten Teil aus Proteinen. Auch Hormone und Enzyme sind Proteinverbindungen. Jede Tier- und Pflanzenart besitzt andere, arteigene Proteinstrukturen. Proteine setzen sich aus langen Ketten einzelner Bausteine, den Aminosäuren, zusammen. Sie unterscheiden sich lediglich durch die Reihenfolge der einzelnen Bausteine und ihre räumliche Anordnung, die die Eigenschaften und Funktionen eines Proteins festlegt.

Pflanzen können Aminosäuren und Proteine bilden, indem sie Stickstoff in organische Verbindungen einbauen. Mensch und Tier nehmen Proteine mit der Nahrung auf und stellen aus den darin enthaltenen Aminosäuren körpereigenes Protein her. Der Mensch erhält die nötigen Aminosäuren unmittelbar aus pflanzlicher Nahrung oder mittelbar aus tierischen Nahrungsmitteln.

Proteine werden aus bis zu 22 verschiedenen Aminosäuren gebildet, von denen der Körper acht (bei Kindern zehn) nicht selbst herstellen kann, sondern mit der Nahrung aufnehmen muß. Das sind die essentiellen Aminosäuren. Die übrigen werden in der Leber hergestellt. Die verschiedenen Aminosäuren lassen sich mit den Buchstaben des Alphabetes vergleichen. Wie aus den Buchstaben Wörter und aus den Wörtern Sätze gebildet werden können, so fügen sich die Aminosäuren zu Verbindungen und diese zu oft sehr komplizierten Proteinen zusammen.

Deckung des täglichen Proteinbedarfs

Die geringste Eiweißmenge, die ein Mensch pro Tag braucht, beträgt 0,5 g/kg Körpergewicht. Da dieser Wert nur für hochwertige Proteine gilt, muß die Menge auf 1 g erhöht werden. Bei Kindern, Jugendlichen, Schwangeren und Stillenden liegen die Werte entsprechend höher.

Altersklasse	Alter	Eiweiß in g/kg Körpergewicht männl.	weibl.
Kinder	1–3 Jahre	2,2	
	4–6 Jahre	2,0	
	7–9 Jahre	1,8	
	10–14 Jahre	1,5	1,4
Jugendliche	15–18 Jahre	1,2	1,0
Erwachsene		1,0	
Schwangere (ab 6. Monat)			1,5

Folgendes Beispiel zeigt, durch welche Lebensmittel man den täglichen Proteinbedarf decken kann. Dabei wurde von einem Erwachsenen mit 60 kg Körpergewicht ausgegangen, der also einen Bedarf von 60 g Eiweiß pro Tag hat.	Bedarf: 60 g Protein	Ungefährer Proteingehalt in g
	0,5 l Milch	8
	150 g Brot	10
	150 g Joghurt	7
	150 g Fisch	25
	200 g Kartoffeln	4
	150 g Salat	1
	60 g Reis	4
	150 g Obst	1
		60

Nicht jedes Nahrungsprotein ist für den Körper gleich wertvoll. Die biologische Wertigkeit eines Nahrungsmittels hängt davon ab, wieviel körpereigenes Protein aus einem speziellen Nahrungsprotein gebildet werden kann. Sie gibt Aufschluß darüber, inwieweit die Aminosäurezusammensetzung des Nahrungsproteins derjenigen des menschlichen Bedarfs entspricht.

Essentielle Aminosäuren sind in Nahrungsproteinen grundsätzlich in einem anderen Mengenverhältnis vorhanden, als unser Körper sie benötigt. Die am geringsten in einem Nahrungsprotein enthaltene Aminosäure begrenzt die Menge Körperprotein, die aus diesem Nahrungsprotein gebildet werden kann. Man nennt sie die limitierende Aminosäure. Tierische Proteine sind denen des Menschen ähnlicher als pflanzliche. Deshalb ist auch die biologische Wertigkeit tierischer Lebensmittel im allgemeinen höher.

Da jedes Lebensmittel ein anderes Aminosäuremuster hat, verändert sich durch Mischen bzw. durch gleichzeitigen Verzehr mehrerer Lebensmittel die biologische Wertigkeit der gesamten Mahlzeit. Durch den Aufwertungseffekt einer ergänzenden Nahrungsquelle kann man auch mit einer sonst ausschließlich pflanzlichen Kost seinen Proteinbedarf mühelos decken. Oft genügen geringe Beilagen an tierischen Lebensmitteln (z. B. Milchprodukte oder Ei), um die Proteinwertigkeit einer Mahlzeit erheblich aufzuwerten.

Wieviel Protein braucht man?
Der Bedarf an Protein ist vom Alter, aber auch von besonderen Belastungen abhängig. Bei jeder Art der Zellneubildung erhöht sich der Bedarf, also besonders bei Säuglingen, Kleinkindern, Jugendlichen, Schwangeren und Stillenden, aber auch bei älteren Menschen mit geschwächter Verdauungsleistung. Der Bedarf hängt in erster Linie von der fettfreien Körpermasse ab und weniger von körperlicher oder geistiger Tätigkeit. Ob der Proteinstoffwechsel ausgeglichen ist, läßt sich anhand der Stickstoffbilanz ermitteln. Ist die Stickstoffaufnahme genauso groß wie die Ausscheidung, befindet sich der Körper im Stickstoffgleichgewicht.

Verschiedene Einwirkungen verändern die Struktur der Proteine. Hitze kann ein Protein so stark denaturieren, daß die Aminosäuren von den Verdauungsenzymen nicht mehr gespalten werden können. Da der Körper sie nicht aufnimmt, sind sie ohne biologischen Wert. Die Denaturierung durch die Säure des Magens dagegen trägt dazu bei, die Proteine verdaulich zu machen.

Die minimale Proteinmenge, die ein Erwachsener im Durchschnitt braucht, beträgt etwa 0,5 g/kg Körpergewicht am Tag. Dies gilt jedoch nur für hochwertiges Nahrungsprotein. Aus Sicherheitsgründen sollte ein Erwachsener täglich etwa 1 g Protein/kg Körpergewicht verzehren, also das Doppelte des Mindestbedarfs. Mit anderen Worten: Jeder Erwachsene sollte etwa 70 bis 80 g Protein am Tag zu sich nehmen, und zwar auch in Fastenzeiten. Dabei wird davon ausgegangen, daß etwa 75 Prozent des Nahrungsproteins tatsächlich zum Zellaufbau genutzt werden können.

Mangel an Protein äußert sich als Erschöpfung, Infektanfälligkeit, Blutarmut und Muskelschwund. Flüssigkeit, die nicht mehr ins Blut zurückfließt, reichert sich im Gewebe an. Es entstehen sogenannte Ödeme, also Schwellungen an Gliedmaßen und im Bauchraum.

Überhöhte Zufuhr von Protein belastet Niere und Leber, insbesondere bei Säuglingen. Derzeit wird im Durchschnitt etwa doppelt soviel Protein verzehrt wie erwünscht. Beim Verzehr tierischer Proteine nimmt man darüber hinaus in der Regel gleichzeitig mehr Fett, Cholesterin und Purine zu sich. Purine entstehen beim Abbau von Zellkernproteinen, dazu gehört unter anderem die Harnsäure, die in Gelenken Kristalle und in den Nieren Steine bilden kann. Daran sollte man bei Neigung zu Gicht oder Nierensteinen denken und seine Nahrung entsprechend zusammenstellen. Purinreich sind vor allem Innereien, mageres Fleisch, Fisch und Hülsenfrüchte. Aus all den genannten Gründen sollte man den überhöhten Proteinverzehr reduzieren. In der Praxis heißt das meist: Man sollte weniger Fleisch essen.

Mineralstoffe

Wie jedes Lebewesen braucht auch der Mensch Nährstoffe, die keine Energie liefern, aber dennoch für den Aufbau des Körpers und zur Erfüllung seiner Funktionen unbedingt nötig sind. Dazu gehören Mineralstoffe und Vitamine.

Mineralstoffe sind anorganische Stoffe, die von Pflanzen, Tieren oder Mikroorganismen in organische Verbindungen eingebaut werden. Obwohl sie nur etwa 4 Prozent unseres Körpergewichts ausmachen, sind sie unentbehrlich. Alle Lebensprozesse spielen sich in Mineralsalzlösungen ab, die das erforderliche Milieu für die Stoffwechselabläufe bilden.

Mineralstoffe haben folgende wichtige Aufgaben:
- Als Baustoffe sind sie an der Bildung von Knochen und Zähnen beteiligt und verleihen ihnen Festigkeit.
- Als Reglerstoffe halten sie den Wasserhaushalt im Gleichgewicht.
- Als gelöste Elektrolyte sind sie für die physikalisch-chemischen Zustände der Zell- und Körperflüssigkeiten verantwortlich, z.B. für ihren osmotischen Druck, Säuregrad und ihre Puffereigenschaft sowie für den Quellungszustand von Proteinen.
- Als Bestandteil von Enzymen und Hormonen greifen sie regulierend in den Stoffwechsel ein.

Mengen- und Spurenelemente
Mineralstoffe sind also aktiv am Stoffwechsel beteiligt und sorgen dafür, daß Zellen ihre physiologischen Aufgaben erfüllen können. Nach ihrem Anteil an der Körpersubstanz teilt man sie in Mengenelemente und Spurenelemente ein.

Mineralstoffe: Vorkommen, Aufgaben und Mangelerscheinungen

Mineralstoff	Vorkommen	Aufgaben	Mangelerscheinungen
Mengenelemente:			
Kalzium	Milch und Milchprodukte	Bildung von Knochen und Zähnen, Blutgerinnung, Nervenimpulsübertragung	Wachstumsstörungen, Rachitis, Knochenbrüchigkeit, Krämpfe
Phosphor	Milch und Milchprodukte, Hülsenfrüchte	Bildung von Knochen und Zähnen, Säure-Basen-Gleichgewicht	Schwäche, Demineralisierung der Knochen, Kalziumverlust
Kalium	Getreide, Obst, Gemüse	Säure-Basen-Gleichgewicht, Flüssigkeitshaushalt, Nervenfunktionen	Muskelschwäche, Lähmungen
Schwefel	Eier, Fleisch	Bestandteil von stoffwechselaktiven Geweben und von Knorpel	Symptome wie bei Schwefel-Aminosäure-Mangel
Chlor	Kochsalz	Bildung von Magensäure, Säure-Basen-Gleichgewicht	Muskelkrämpfe, Konzentrationsschwäche, Appetitlosigkeit
Natrium	Kochsalz	Säure-Basen-Gleichgewicht, Flüssigkeitshaushalt, Nerven	Muskelkrämpfe, Konzentrationsschwäche, Appetitlosigkeit
Magnesium	In allen grünen Gemüsen (Chlorophyll)	Aktivierung von Enzymen, Proteinsynthese	Wachstumsstörungen, Verhaltensstörungen, Schwäche, Krämpfe, Herzrhythmusstörungen
Spurenelemente:			
Eisen	Leber, Fleisch, Eigelb, Gemüse, Getreide	Bestandteil von Hämoglobin und Enzymen des Energiestoffwechsels	Eisenmangelanämie (Schwäche, Kurzatmigkeit)
Zink	Getreide, Rindfleisch, Leber	Bestandteil von Verdauungsenzymen	Gestörtes Wachstum, Ausbleiben der Geschlechtsreife, Appetitlosigkeit, abnormale Glukoseintoleranz
Kupfer	Roggen, Eigelb, Fisch, Leber	Bestandteil von für Stoffwechsel und Blutbildung wichtigen Enzymen	Anämie, Veränderung der Knochen, Schäden der Wirbelsäule
Mangan	Getreide, Hülsenfrüchte, Spinat	Bestandteil von Enzymen der Fettsynthese	Keine nachgewiesen
Jod	Salat, Milch, Fisch, Fleisch	Bestandteil der Schilddrüsenhormone	Verlangsamter Stoffwechsel (Schilddrüsenunterfunktion)
Fluor	Meeresfrüchte, Tee, Trinkwasser	Erhalt der Struktur von Knochen und Zähnen	Vermehrte Zahnkaries
Chrom	Vollkornflocken, Pflanzenöle, Fleisch	Glukose- oder Energiestoffwechsel	Leicht verlangsamter Glukosestoffwechsel
Selen	Gemüse (je nach Selengehalt im Boden), Getreide, Milch, Fisch, Geflügel, Fleisch	Kann zusammen mit Vitamin E wirksam sein	Keine nachgewiesen
Molybdän	Getreide, Nüsse, Hülsenfrüchte	Bestandteil von einigen Enzymen	Keine nachgewiesen

Mengenelemente sind Kalzium, Phosphor, Kalium, Schwefel, Chlor, Natrium und Magnesium. Sie müssen in Mengen zwischen 0,2 bis 3 g pro Tag mit der Nahrung aufgenommen werden.

Zu den Spurenelementen gehören Eisen, Zink, Kupfer, Mangan, Jod, Kobalt, Molybdän, Vanadium, Chrom, Fluor, Nickel, Silizium, Zinn und Blei. Sie sind bereits in sehr geringen Konzentrationen wirksam (unter 50 mg/kg Körpermasse).

Verluste ersetzen

Mangel an Mineralstoffen führt zu Ausfallerscheinungen. Mit den Ausscheidungen des Körpers – Harn, Stuhl, Schweiß – gehen Mineralstoffe verloren, die mit der Nahrung ersetzt werden müssen. Innerhalb von 30 Tagen wird etwa die Hälfte der Mineralstoffmenge des Körpers ausgetauscht. Dieser Austausch findet in Blut und Zellen rasch, im Skelett dagegen relativ langsam statt.

Große Mineralstoffverluste treten bei Erbrechen, Durchfall, Mißbrauch von Abführmitteln, starkem Schwitzen, nach Einnahme bestimmter Medikamente oder infolge radikaler Schlankheitskuren ein. Ein Mineralstoffmangel kann aber auch ernährungsbedingt sein, denn bei der industriellen Verarbeitung von Lebensmitteln und bei ihrer Zubereitung im Haushalt gehen Mineralstoffe verloren. Raffination, Ausmahlung, Wässern und Kochen entfernen Mineralstoffe. So geht beim Kochen von Gemüse und Hülsenfrüchten bis zur Hälfte des Kaliums in das Kochwasser über. Bei der Herstellung von Auszugsmehl liegen die Verluste an Mineralstoffen und Vitaminen zwischen 50 und 85 Prozent.

Vitamine

Im Lauf der Evolution haben höhere Lebewesen fast ganz die Fähigkeit verloren, Vitamine selbst zu bilden. Vitamine bleiben aber lebensnotwendige Katalysatoren des Stoffwechsels und müssen dem Körper mit der Nahrung ständig zugeführt werden. Vitamine werden entweder selbst oder als Vorstufen (Provitamine) mit der Nahrung aufgenommen.

Pflanzen, Mikroorganismen und einige Tierarten bauen bestimmte Vitamine auf. Vitamin D kann auch vom Menschen in der Haut unter Einwirkung von Sonnenlicht aus Cholesterin gebildet werden. Ferner stellt der Körper Niacin (Nikotinsäure) aus der Aminosäure Tryptophan her.

Vitamine liefern weder einen nennenswerten Beitrag zur Energieversorgung noch zum Aufbau von Zellen. Sie wirken – und zwar auch schon in kleinsten Mengen – vorwiegend als Regulator im Stoffwechsel der Proteine, Kohlenhydrate und Fette. Mangel an auch nur einem Vitamin kann die Gesundheit schwerwiegend beeinträchtigen. Schädlich kann auch eine stark überhöhte Zufuhr sein, wie sie in der Regel nur mit Tabletten erreicht wird.

Aufgrund ihrer Löslichkeit werden Vitamine in fettlösliche (A, D, E und K) und wasserlösliche (B-Gruppe, C) eingeteilt. In welchen Lebensmitteln die einzelnen Vitamine vorkommen, welche Aufgaben sie haben und wie sich Vitaminmangel auswirkt, ist aus unzähligen Beobachtungen am Menschen und aus Tierversuchen bekannt (siehe Abb. rechts und Tab. S. 26).

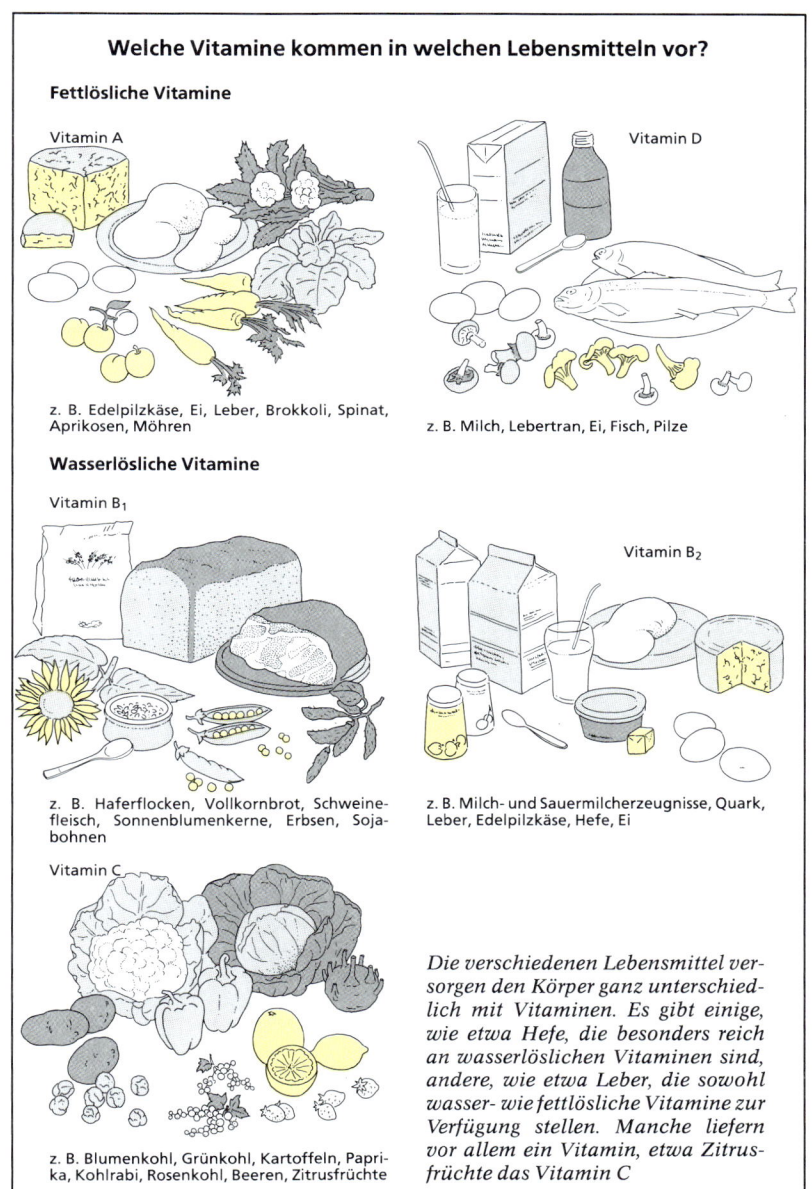

Welche Vitamine kommen in welchen Lebensmitteln vor?

Fettlösliche Vitamine

Vitamin A

z. B. Edelpilzkäse, Ei, Leber, Brokkoli, Spinat, Aprikosen, Möhren

Vitamin D

z. B. Milch, Lebertran, Ei, Fisch, Pilze

Wasserlösliche Vitamine

Vitamin B₁

z. B. Haferflocken, Vollkornbrot, Schweinefleisch, Sonnenblumenkerne, Erbsen, Sojabohnen

Vitamin B₂

z. B. Milch- und Sauermilcherzeugnisse, Quark, Leber, Edelpilzkäse, Hefe, Ei

Vitamin C

z. B. Blumenkohl, Grünkohl, Kartoffeln, Paprika, Kohlrabi, Rosenkohl, Beeren, Zitrusfrüchte

Die verschiedenen Lebensmittel versorgen den Körper ganz unterschiedlich mit Vitaminen. Es gibt einige, wie etwa Hefe, die besonders reich an wasserlöslichen Vitaminen sind, andere, wie etwa Leber, die sowohl wasser- wie fettlösliche Vitamine zur Verfügung stellen. Manche liefern vor allem ein Vitamin, etwa Zitrusfrüchte das Vitamin C

Vitamine: Vorkommen, Aufgaben und Mangelerscheinungen

Vitamin	Vorkommen	Aufgaben	Mangelerscheinungen
Wasserlösliche Vitamine:			
Vitamin B$_1$ (Thiamin)	Hefe, Vollkornbrot, Sojabohnen, Fleisch	Freisetzung der Energie aus Kohlenhydraten, Synthese einiger für die Nerven wichtiger Substanzen	Beriberi, geistige Verwirrung, Muskelschwäche, Herzvergrößerung, Krämpfe in den Beinen, Neuropathie
Vitamin B$_2$ (Riboflavin)	Hefe, Vollkornmehle, Eier, Milch, Schweinefleisch	Freisetzung der Energie aus Kohlenhydraten, Proteinen und Fetten, Erhaltung der Schleimhäute	Hautkrankheiten, besonders um Nase und Lippen, Lichtempfindlichkeit der Augen
Niacin	Leber, Hefe, Erdnüsse, Fleisch	Zusammen mit Thiamin und Riboflavin an den Zellreaktionen zur Energiefreisetzung beteiligt	Pellagra, Hauterkrankungen besonders von der Sonne ausgesetzten Hautteilen, glatte Zunge, Durchfall, geistige Verwirrung, Erregbarkeit
Vitamin B$_6$ (Pyridoxin)	Hefe, Leber, Walnüsse, Schweinefleisch	Absorption und Stoffwechsel der Proteine, Verwertung der Fette, Bildung von roten Blutkörperchen	Erkrankung der Haut, eingerissene Mundwinkel, glatte Zunge, Krämpfe, Schwindel, Anämie, Nierensteine
Vitamin B$_{12}$ (Cobalamin)	Leber, Eigelb	Bildung des Erbmaterials und roter Blutkörperchen, Nervenfunktion	Blutarmut, Verkümmerung der peripheren Nerven
Folsäure	Leber, Hefe, dunkelgrüne Gemüse	Bildung von Körpereiweiß und Erbmaterial, Bildung von roten Blutkörperchen	Anämie durch zu große rote Blutkörperchen, glatte Zunge, Durchfall
Pantothensäure	Leber, Hefe, Eigelb, Weizenkeime	Stoffwechsel von Kohlenhydraten, Proteinen und Fetten, Bildung von Hormonen und Stoffen zur Steuerung der Nerven	Sind keine bekannt, außer in Experimenten mit Menschen: Erbrechen, Bauchweh, Müdigkeit, Schlafprobleme
Biotin	Leber, Hefe, Blumenkohl	Bildung von Fettsäuren, Freisetzung von Energie aus Kohlenhydraten	Sind keine bekannt, außer in Experimenten: Müdigkeit, Depression, Übelkeit, kein Appetit, Schmerzen
Vitamin C (Askorbinsäure)	Zitrusfrüchte, Paprika, Sanddorn, Kartoffel, Petersilie	Gesunderhaltung von Zähnen, Knochen und Blutgefäßen, Bildung von Bindegewebe, Antioxidans	Skorbut, Zahnfleischbluten, Muskeln schwinden, Wunden heilen nicht, rauhe braune und trockene Haut, die Zähne lockern sich
Fettlösliche Vitamine:			
Vitamin A (Retinol)	Lebertran, Leber, Eigelb	Bildung und Erhaltung von Haut und Schleimhaut, Knochenwachstum, Sehvermögen, Zellersetzung, Zähne	Nachtblindheit, Verhornung der Haut und Schleimhäute, kein Knochenwachstum, Zahnkaries, Austrocknen der Augen
Vitamin D (Calciferol)	Kuhmilch, Butter, Eigelb, Leber	Lebenswichtig für Wachstum und Erhaltung von gesunden Knochen	Rachitis (bei Kindern): verzögertes Wachstum, krumme Beine, vorstehender Bauch. Knochenerweichung (bei Erwachsenen): Knochen werden weich, verbiegen sich und brechen leicht; Muskelzucken und Krämpfe
Vitamin E (Tocopherol)	Weizenkeimöl, Margarine, Rinderleber, Eier	Verhindert die Oxidation der mehrfach ungesättigten Fettsäuren	Leichte Schädigung der Blutzellen
Vitamin K	Spinat, Grünkohl, Leber	Unentbehrlich für die normale Blutgerinnung	Blutungen (besonders bei Neugeborenen)

Unbeständige Stoffe

Die Wirksamkeit eines Vitamins hängt stark von seiner Struktur ab. Schon geringe Veränderungen der Molekülstruktur beeinträchtigen seine Wirkung. Vitamine sind besonders empfindlich gegen Sauerstoff, Hitze und Licht. Bei der Lagerung, Verarbeitung und Zubereitung der Lebensmittel geht ein hoher Prozentsatz vieler Vitamine verloren. Grundsätzlich gilt: je frischer, um so vitaminreicher. Einige Nahrungsmittel enthalten auch Antivitamine, also Stoffe, die die Wirkung der Vitamine aufheben. Dadurch erhöht sich der Bedarf an Vitaminen und die Menge, die in der Nahrung enthalten sein muß.

Vitaminmangelkrankheiten

Einige Vitamine wurden erst durch ihre entsprechende Mangelkrankheit entdeckt. Ausgeprägte Mangelkrankheiten treten meistens nur nach langfristiger Unterversorgung auf, was in Entwicklungsländern leider noch häufig, bei uns jedoch nur selten vorkommt. Bei einer ständig unzureichenden Zufuhr eines oder mehrerer Vitamine treten im Frühstadium eines Mangels sehr unspezifische Symptome auf, z. B. psychische Veränderungen, Niedergeschlagenheit, Depressionen, erhöhte Ermüdbarkeit, Konzentrationsschwäche, Infektanfälligkeit. Solche Anzeichen können aber auch durch andere Umweltfaktoren ausgelöst und begünstigt werden. Sie lassen sich deshalb selten auf einen Mangel an einem einzelnen Vitamin zurückführen, sondern sind Folge einer insgesamt unausgewogenen Ernährung in Zusammenhang mit einer ungesunden Lebensführung.

Wasser

Wasser hat keinen Nährwert. Es ist aber lebensnotwendig. Eine Person mit normalem Gewicht kann zwar bis zu 2 Monate ohne Nahrung auskommen, aber höchstens 3 bis 4 Tage ohne Wasserzufuhr. Ein Wasserverlust des Körpers von nur 10 Prozent führt schon nach kürzester Zeit zu schweren Störungen, ein Verlust von 20 Prozent zum Tod.

Die Körpermasse eines Erwachsenen besteht zu 60 Prozent aus Wasser. Vom Körperwasser entfallen etwa 10 Prozent auf Blutflüssigkeit, 20 Prozent auf Gewebsflüssigkeit und 70 Prozent auf Zellflüssigkeit. Diese Werte verschieben sich je nach Alter, Geschlecht und Konstitution. Bei Übergewicht verringert sich der Wassergehalt des Körpers zugunsten des Körperfetts, bei Untergewicht tritt das Gegenteil ein. Die gesamte Wassermenge des Körpers wird alle 20 Tage vollständig ausgetauscht. Dabei bleiben Menge und prozentuale Verteilung konstant.

Wozu man Wasser braucht
Wasser übernimmt als Baustoff, Wärmeregulator, Lösungs- und Transportmittel zahlreiche wichtige Aufgaben. Als Baustoff ist es an allen Körperstrukturen beteiligt. Als Lösungs- und Transportmittel ist Wasser unentbehrlich, da Nährstoffe nur in gelöster Form ins Körperinnere gelangen und transportiert werden. Auch Endprodukte des Stoffwechsels (z. B. Harnstoff) werden nur in Wasser gelöst ausgeschieden.

Bei anstrengender körperlicher Arbeit und bei erhöhter Umgebungstemperatur sondert die Haut Schweiß ab, der Verdunstungskälte erzeugt und den Körper vor Überhitzung schützt. Auf diese Weise hält Wasser die Körpertemperatur gleichmäßig auf etwa 37 °C.

Welchen Flüssigkeitsbedarf eine Person hat, hängt vom Alter, vom Gesundheitszustand und dem Ausmaß der körperlichen Belastung ab. Außerdem spielen der Wasser-, Säure-, Basen-, Elektrolyt- und Energiehaushalt des Körpers eine Rolle sowie äußere Gegebenheiten wie Luftfeuchtigkeit, Temperatur oder Windgeschwindigkeit. Normalerweise liegt er zwischen 20 und 45 ml/kg Körpergewicht oder 1,5 bis 2,5 l pro Tag. Ein gesunder Säugling (7 kg) setzt täglich etwa 700 ml um, das sind 50 Prozent seiner Zwischenzellflüssigkeit, ein Erwachsener (70 kg) etwa 2000 bis 2500 ml, das sind 14 bis 18 Prozent. Säuglinge und Kinder haben deshalb einen größeren Flüssigkeitsbedarf und sind bei Verlusten stärker gefährdet als Erwachsene. Etwa die Hälfte des benötigten Wassers ist bereits in unserer Nahrung enthalten, so daß man nur noch 0,7 bis 1,25 l Wasser pro Tag mit Getränken zu sich nehmen muß.

Über den Schweiß gehen mit dem Wasser auch Mineralstoffe verloren, die über die Wasserzufuhr und den Mineralsalzgehalt der Nahrung ersetzt werden. In der Regel ist unsere Wasserbilanz ausgeglichen, ohne daß wir bewußt darauf achten müssen. Über Urin, Stuhl, Haut und Lunge geben wir unter üblichen Bedingungen so viel Wasser ab, wie mit fester und flüssiger Nahrung sowie Getränken aufgenommen wird. Die Flüssigkeitsaufnahme wird über den Durstmechanismus vom Gehirn gesteuert.

Ballaststoffe

Ballaststoffe bilden das Gerüst pflanzlicher Zellwände. Sie bestehen überwiegend aus langen Ketten von Zuckermolekülen, gehören also zu den Kohlenhydraten. Obwohl der Mensch mangels entsprechender Enzyme sie nicht verdaut, sind sie keineswegs nutzloser Ballast, denn als Füllstoffe regen sie die Darmtätigkeit an, sorgen für einen regelmäßigen und leicht absetzbaren Stuhl und einen gesunden Darm.

Außer den Ballaststoffen, die man mit Getreideprodukten, Hülsenfrüchten, Gemüse, Nüssen und Obst zu sich nimmt, enthält unsere Nahrung auch isolierte Ballaststoffe, sogenannte Quellstoffe, die aus tropischen Pflanzen gewonnen werden. Man verwendet sie als Emulgatoren, Stabilisatoren, Gelier-, Binde- und Dickungsmittel in der Lebensmittelindustrie, zunehmend aber auch im Haushalt oder bei der Herstellung bestimmter Medikamente.

Ballaststoffreiche Lebensmittel erfordern wegen ihrer Faserstruktur einen erhöhten Kauaufwand, wobei mehr Speichel abgesondert wird. Intensiveres Kauen und größere Magenfüllung unterstützen das Gefühl der Sättigung. Ballaststoffarme, zerkleinerte, gekochte und raffinierte und damit konzentrierte, energiereiche Nahrung kann in kurzer Zeit mit wenig Aufwand und mit wenig Speichel in großer Menge gegessen werden. Die Nährstoffe von Äpfeln oder Möhren lassen sich z. B. als Mus oder Saft sehr viel schneller und in größerer Menge verspeisen als in roher, unverarbeiteter Form.

Ballaststoffe, insbesondere die Quellstoffe, binden Wasser und bilden Gele. Zerkleinern, Kochen, Trocknen und Einweichen beeinträchtigen dagegen die Wasserbindungsfähigkeit.

Ferner verzögern Ballaststoffe die Magenentleerung und Dünndarmpassage und damit auch die Nährstoffaufnahme. Die Wasserbindung vergrößert das Stuhlvolumen. Der Darminhalt wird so leichter im Dickdarm transportiert und schnell ausgeschieden. Die normale Durchgangszeit der Nahrung sollte etwa 1 Tag betragen. Bei der heute üblichen Kost sind jedoch 2 bis 3 Tage die Regel.

Ferner binden Ballaststoffe Cholesterin und Gallensäuren, wodurch der Rückfluß dieser Stoffe in den Organismus gebremst wird. Die Leber muß dann Gallensäuren aus Cholesterin neu bilden, und der Cholesterinspiegel des Blutes sinkt entsprechend. Außerdem werden Abbauprodukte der Gallensäuren, die im Verdacht stehen, krebsfördernd zu sein, gebunden. Wegen der unterschiedlichen Eigenschaften ihrer Ballaststoffe sollte man täglich sowohl Getreideprodukte wie auch Gemüse und Obst essen.

In den vergangenen 100 Jahren ist der Verzehr pflanzlicher Lebensmittel, besonders aber von Kartoffeln, Vollkornmehl, Hülsenfrüchten und Gemüsearten wie Kohl und Wurzelgemüse, stark zurückgegangen. Die durchschnittliche Ballaststoffaufnahme liegt heute bei 25 g pro Tag und Person. Über ihre wünschenswerte Höhe liegen bisher keine wissenschaftlich abgesicherten Empfehlungen vor, doch darf man davon ausgehen, daß eine gesund erhaltende Ernährung etwa 50 g pro Tag an Ballaststoffen enthalten soll.

Aromastoffe

Natürliche Aromastoffe kommen fast ausschließlich in Pflanzen vor. Duft- und Geschmacksstoffe in Lebensmitteln tierischer Herkunft entstehen in der Regel erst nach Veränderungen durch Mikroorganismen, z. B. bei der Reifung von Käse oder während der Nahrungszubereitung. Aromastoffe regen die Verdauungssäfte, z. B. den Speichelfluß, an und wirken direkt im Stoffwechsel.

Zum Geschmack natürlicher Lebensmittel tragen meist sehr viele Aromastoffe bei. Nur bei wenigen Lebensmitteln, besonders bei Gewürzen und Früchten, lassen sich die charakteristischen Aromastoffe herausfinden. Isolierte Aromastoffe haben einen anderen Geruch oder Geschmack als ihre Kombination mit anderen. Künstliche Aromastoffe wirken meist intensiver als natürliche. Unser Geruch und Geschmack reagieren normalerweise sensibel auf schwache Reize, es sei denn, die Gewöhnung an Überreizung hat sie abgestumpft.

Die moderne industrielle Verarbeitung von Lebensmitteln führt häufig zu einer Aromaminderung. Andererseits hat die junge Aromaforschung neue, bisher nicht bekannte Aromen entwickelt, z. B. Cola oder Ketchup, die sehr beliebt sind. Sie verleiten allerdings zu Überkonsum, da durch sie vor allem der Appetit angeregt wird. Letztlich führt leider auch der Aromaverlust, z. B. bei Brot, zu Überkonsum, denn um für den nötigen Geschmack zu sorgen, verwendet man mehr Bei- oder Auflagen, die viel Fette oder Zucker, also mehr Energiestoffe, enthalten.

Gifte und Schadstoffe

Im allgemeinen ist nicht die Tatsache, daß ein Lebensmittel einen Giftstoff enthält, von Bedeutung, sondern die Konzentration des Giftes. Hierbei gilt die Erkenntnis des Paracelsus: „Jedes Ding ist Gift, nichts ist ohne Gift, allein die Dosis macht, daß ein Gift ein Gift ist."

Zahlreiche Giftstoffe können durch entsprechende Verarbeitung und Zubereitung unwirksam gemacht, in ihrer Entstehung gehindert oder auf ein unbedenkliches Maß reduziert werden. Beim Verzehr üblicher Lebensmittel besteht daher kein gesundheitliches Risiko.

Es gibt allerdings auch Giftstoffe, z. B. in Giftpilzen, der Tollkirsche, der Vogelbeere, die – selbst in kleinsten Mengen genossen – zu Vergiftungserscheinungen, in vielen Fällen sogar zum Tod führen können.

Phytinsäure
Sie geht mit Kalzium, Magnesium, Zink und Eisen Verbindungen ein, so daß der Körper diese Mineralstoffe nicht aufnehmen kann. Unter anderem kommt Phytinsäure in den Randschichten des Getreidekorns und in Ölsamen vor. Im Korn befinden sich jedoch Enzyme, die im Sauer- oder Hefeteig diesen Komplex spalten. Bei einer ausgeglichenen Ernährung wird es deshalb durch Phytinsäure nicht zu Mangelerscheinungen kommen.

Oxalsäure
Auch sie verbindet sich mit Kalzium. Außerdem kann sie an der Nieren-

steinbildung beteiligt sein. Oxalsäurereich sind Spinat, Mangold, Rhabarber, Sauerampfer und Tomaten. Damit die Zähne durch Oxalsäure nicht stumpf werden, bereitet man diese Gemüse mit einer Milch- oder Käsesoße zu.

Antienzyme und Antivitamine
Bei der Verdauung vermindern die Antienzyme die Freisetzung von Aminosäuren und Kohlenhydraten. Sie verschlechtern dadurch die biologische Wertigkeit des Nahrungsproteins oder die Ausnutzung der Stärke. Ferner verursachen sie starke Gasbildung. Antienzyme kommen in beachtenswerten Mengen in Bohnen und Ei und in geringen Mengen im Getreidekorn vor. Erhitzen senkt ihre Wirksamkeit.

Nahezu zu jedem Vitamin ist auch ein Antivitamin bekannt, das die Wirksamkeit bestimmter Vitamine hemmt. Durch Avidin in rohem Eiklar ist z. B. das Vitamin Biotin nicht frei verfügbar. Erhitzen zerstört dieses Antivitamin.

Hämagglutinine
Etwa 500 Pflanzenarten, darunter Hülsenfrüchte, enthalten Hämagglutinine. Sie können rote Blutkörperchen verklumpen und Thrombose auslösen, was bei normaler Ernährung allerdings nicht vorkommt. Ferner verringern sie die Nährstoffaufnahme im Darm und die Stickstoffverwertung, wodurch sich übermäßig Darmgas bildet. Kochen macht sie unwirksam.

Goitrogene
In Kohl, Senf, Meerrettich, Rettich, Zwiebeln, bitteren Mandeln und Sojabohnen sind Goitrogene enthalten.

Sie beeinträchtigen die Aufnahme von Jod in die Schilddrüse und begünstigen Kropfbildung. Diese Gefahr besteht nur bei geringer Jodzufuhr und regelmäßigem, reichlichem Genuß dieser Lebensmittel.

Nitrat
Aus Nitrat, das sich in stickstoffüberdüngtem Spinat, roten Beten, Möhren und Blattgemüse anreichert, kann Nitrit entstehen. Dieses behindert den Sauerstofftransport im Blut und kann Übelkeit, Magenbeschwerden und bei Säuglingen sogar Atemnot und lebensbedrohliche Zustände auslösen. Deshalb sollte man diese Gemüse nicht aufwärmen.

Nitrat und Nitrit werden auch in Pökelsalz verwendet, damit Fleisch und Wurstwaren ihre rote Farbe behalten. Aus Nitrit können beim Erhitzen oder in saurer Umgebung, z. B. im Magen, Nitrosamine entstehen, die stark krebserregend sind.

Saponine
In Sojabohne, Erdnuß, Zuckerrübe, Tee, Spinat, Hafer und Gewürzpaprika kommen Saponine vor. Sie gelten als Schutzstoffe von Pflanzen gegen mikrobiellen Verderb oder Insektenbefall. Beim Menschen hemmen sie Entzündungen. Sie bewirken, daß Ballaststoffe im Darm verstärkt Gallensäuren binden und so den Cholesterinspiegel im Blut senken. Manche Saponine reizen Schleimhäute oder hemmen Verdauungsenzyme.

Blausäure
Dieses Gift ist in gebundener Form in einigen Nahrungspflanzen enthalten. Es kann in beträchtlichen Mengen vor allem in bitteren Mandeln und Leinsamen freigesetzt werden, ferner

Wie man sich vor Schadstoffen schützt

Man sollte folgende Tips beachten:

• Obst und Gemüse vor dem Verzehr stets unter fließendem heißem Wasser waschen und abbürsten.

• Obst und Gemüse nicht nach Größe und Schönheit kaufen.

• An verkehrsreichen Straßen offen ausgestelltes Obst und Gemüse nicht kaufen.

• Zubereiteten Spinat nicht wieder aufwärmen.

• Grüne Kartoffelteile und -keime vor dem Kochen entfernen.

• Konservendosen sofort nach dem Öffnen entleeren.

• Konservendosen mit gewölbtem Deckel nicht kaufen.

• Leber und Nieren nicht zu häufig verzehren.

• Wildpilze nicht öfter als ein- bis zweimal pro Woche (zusammen 200 bis 250 g) essen.

• Rosinen und Trockenobst vor dem Verzehr heiß abwaschen.

• Lebensmittel nicht in Zeitungs-, Alt- oder Umweltpapier verpacken.

• Gepökelte Fleischwaren nicht grillen oder braten.

• Gekochten Schinken nicht zusammen mit Käse erhitzen.

• Schalen von Zitrusfrüchten nur verwenden, wenn sie als „unbehandelt" bezeichnet sind.

• Angeschimmelte Lebensmittel wegwerfen.

• Gefrorenes Geflügel stets im Kühlschrank auftauen lassen, sorgfältig säubern und durchgaren lassen.

• Grillgut nicht dem Rauch aussetzen.

• Beim Grillen kein Fett auf die heiße Kohle tropfen lassen.

• Säurehaltige Waren, z. B. Essig, nur in Glasflaschen kaufen.

in tropischen Nahrungspflanzen wie Maniok, Jamswurzel, Süßkartoffel, Zuckerhirse, Bambus und einigen Bohnenarten, die in den Anbauländern regelmäßig und in größeren Mengen verzehrt werden. Die Toleranz für Blausäure ist altersabhängig und individuell verschieden.

Solanin

Früchte, Blätter, Stengel und Knollen von Nachtschattengewächsen (Kartoffel, Tomate) enthalten das Gift Solanin. Grüne Tomaten, Kartoffeln mit grünen Schalen und Kartoffelkeime sind deshalb ungenießbar.

Ihr Verzehr führt zu Übelkeit, Erbrechen, Magen- und Darmreizungen, Nierenentzündungen und Durchfall. In schweren Vergiftungsfällen kommt es zu Kreislauf- und Atemstörungen, Krämpfen und Lähmungen. Die Menge an Solanin in nicht grünen Kartoffeln ist unschädlich. Erhitzen zerstört Solanin nicht.

Schimmelpilzgifte

Mykotoxine werden von Schimmelpilzen gebildet und sind teilweise sehr giftig. Die bekanntesten Schimmelpilzgifte sind Aflatoxine und Patulin, die in verschimmelten Lebensmitteln, und zwar nicht nur an offensichtlich befallenen Stellen, entstehen und durch Erhitzen nicht zerstört werden. Sie schädigen die Leber und können Krebs hervorrufen.

Nahrungsmittel sind praktisch immer von Schimmelpilzen oder ihren Sporen besiedelt. Nur geeignete Verarbeitung oder Lagerung der Lebensmittel kann Wachstum oder Mykotoxinbildung verhindern. Besonders gefährdet sind Paranüsse, die daher grundsätzlich nicht gegessen werden sollten, in geringerem Maße aber auch Erdnüsse und Getreide.

Schad- und Fremdstoffe

Fremdstoffe werden bewußt bei der Erzeugung von Nahrungsmitteln eingesetzt. Sie verbleiben als Rückstände (z. B. Pestizide) oder als Zusatzstoffe (z. B. Konservierungsstoffe) darin oder gelangen als Verunreinigungen (z. B. Schwermetalle) in die Nahrung.

Natürliche wie auch synthetische Zusatzstoffe (Konservierungsmittel, Aromastoffe, Bleichmittel usw.) werden den Lebensmitteln zugesetzt, um sie haltbarer zu machen oder ihren Geschmack, ihre Farbe und Konsistenz zu verändern. Da sie nur in begrenzten Mengen verwendet werden, da ferner ihre Wirkung seit langem erforscht ist und überwacht wird, darf man im allgemeinen davon ausgehen, daß sie für die Gesundheit relativ unbedenklich sind.

Anders verhält es sich mit Rückständen. Die Entwicklung von Hochertragssorten, Monokultur und Massentierhaltung, um den landwirtschaftlichen Ertrag ständig zu steigern, hat es mit sich gebracht, daß außer Düngemitteln auch zahlreiche synthetische Pilz-, Insekten-, Un-kraut- und andere Bekämpfungsmittel sowie Tierarzneimittel (z. B. Hormone, Antibiotika) verwendet werden.

Obwohl diese Stoffe und ihre Auswirkungen selten ausreichend erforscht sind, werden sie dennoch in großen Mengen eingesetzt.

Ihre Verwendung stellt einen drastischen Eingriff in die Natur dar, dessen Tragweite für das biologische Gleichgewicht heute und in Zukunft kaum abzusehen ist. Negative Auswirkungen sind bereits so offensichtlich geworden, daß einige dieser Stoffe nicht mehr benutzt werden dürfen.

Der Einsatz von Pflanzenschutz- und Tierarzneimitteln muß nicht zwangsläufig zu überhöhten Rückständen führen, wenn sie fachgerecht verwendet und die vorgeschriebenen Wartezeiten eingehalten werden, was in der Praxis leider nicht immer der Fall ist.

Verunreinigungen sind Stoffe, die unter anderem durch Industrie, Verkehr und Müll in die Umwelt und auf Umwegen auch in die Nahrung gelangen, wie z. B. Quecksilber, Kadmium, Dioxin. Sie reichern sich in der Umwelt, in der Nahrungskette und damit auch im Körper von Mensch und Tier an. Besonders deutlich zeigt sich das am Beispiel der Muttermilch, die inzwischen mit langlebigen chlorierten Kohlenwasserstoffen und Schwermetallen deutlich belastet ist.

Der einzelne kann sich vor dieser Schadstoffbelastung kaum schützen. Hier sind der Gesetzgeber und die Kontrollorgane gefordert, wenn es bei Herstellung, Handel und Anwendung dieser Stoffe an Verantwortung fehlt. Grundsätzlich sollte ihr Einsatz möglichst vermieden werden.

Geschichte der Ernährung

Nicht immer stand dem Menschen diese Fülle an Lebensmitteln zur Verfügung wie heutzutage. Und doch bereitet ihm gerade die Fülle ernste Probleme bei seiner Gesunderhaltung

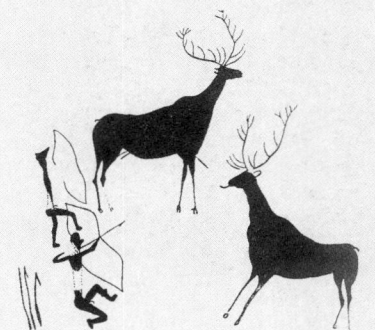

Für die Jäger der Steinzeit war Wildfleisch ein wichtiges Nahrungsmittel

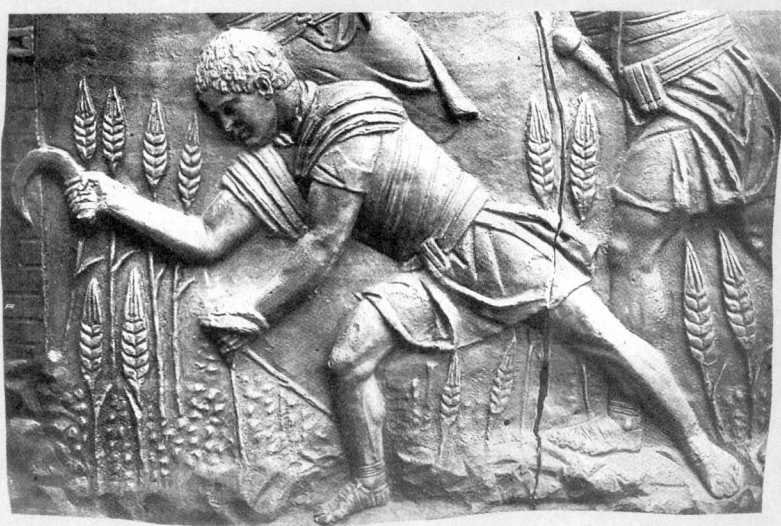

Dieser römische Schnitter versinnbildlicht die Rolle des Getreides für den Menschen seit Einführung des Ackerbaus

Der Mensch hat sich im Lauf seiner Entwicklung mehrfach drastisch veränderten Lebensbedingungen anpassen müssen, wodurch sich seine Nahrung jeweils grundlegend wandelte. Er ist daher auch heute noch in der Lage, sich auf vielfältige Weise gesund zu ernähren.

Während der Altsteinzeit, der weitaus längsten Geschichtsepoche, lebten unsere Vorfahren als Sammler von Kräutern, Wurzeln, Früchten und Samen und als Jäger vom Fleisch des erlegten Wildes. Ob die tierische oder die pflanzliche Kost überwog, hing von Umwelt und Klima ab. Unter den extremen Bedingungen des Eiszeitalters hat zweifellos Fleisch eine Hauptrolle gespielt. Bei dieser Wirtschaftsweise brauchten wenig Menschen unverhältnismäßig viel Platz. Das änderte sich mit der Ein-

führung der Landwirtschaft vor rund 10 000 Jahren. Der Mensch begann mit Ackerbau und Viehzucht seine Nahrungsmittel selbst zu produzieren. Mit dem wachsenden Angebot daran stieg die Zahl der Menschen.

Anatomie und Verdauungsenzyme des Menschen sind sowohl Nahrungsmitteln tierischer wie pflanzlicher Herkunft angepaßt. Gebiß und Darmlänge zeichnen ihn als Allesesser aus. Zähne und Dickdarm deuten auf einen typischen Pflanzenesser hin. Heute lebt der überwiegende Teil der Menschheit von einer gemischten, hauptsächlich aber pflanzlichen Kost.

Die Landwirtschaft hatte den Menschen seßhaft gemacht und damit abhängiger von lokalen Bedingungen. Bei Dürre, Heuschreckenplagen und anderen Naturereignissen brachen Hungersnöte aus. Das war auch in Mitteleuropa bis Mitte des 19. Jahrhunderts der Fall. Hier war das späte Mittelalter eine besonders schlimme Zeit, als einerseits die Bevölkerung stark anstieg, andererseits die Erträge der Landwirtschaft teilweise zurückgingen und die beginnende Verstädterung schwierigere Lebensbedingungen schuf.

In normalen Zeiten lebte man auf dem Land von Getreidebrei, Hülsenfrüchten, Gemüse, getrockneten Früchten und Milch. Fleisch und Brot kamen nur selten auf den Tisch, noch am ehesten bei den großen Fe-

sten. Das wohlhabende Bürgertum der Städte konnte sich eine Ernährung leisten, die nicht so eintönig und kärglich war.

Während der frühen Neuzeit schuf die Erweiterung landwirtschaftlicher Nutzflächen mehr Platz für den Getreideanbau, insbesondere von Roggen und Hirse. Der Viehbestand sank dagegen. Dadurch und durch die Einführung des Kartoffelanbaus im 18. Jahrhundert wurde die Ernährungsgrundlage etwas sicherer. Nach der Befreiung der Bauern Anfang des 19. Jahrhunderts wurde mehr Brachland unter den Pflug genommen. Auch die Bereitschaft, ertragreiche Kulturpflanzen aus fremden Ländern anzubauen, wuchs.

Obwohl durch die Abschaffung der Dreifelderwirtschaft, die Einführung der Sommerfütterung und die Ver-

wendung mineralischer Dünger die Erträge der heimischen Landwirtschaft stiegen, mußten schon in der zweiten Hälfte des 19. Jahrhunderts aus den Vereinigten Staaten Getreide, Futtermittel und Fleisch eingeführt werden, so stark hatte die Bevölkerung, die durch die wachsende Industrie Arbeit fand, zugenommen.

Die Industrialisierung und der damit verbundene soziale Wandel brachten die Ernährungsgewohnheiten stark in Bewegung. So traten etwa neben die alten Konservierungsverfahren wie Kochen, Räuchern, Einsäuren, Salzen und Trocknen neue wie die Dosen-, Glas- und Kältekonservierung. Um 1900 wurden die ersten Konserven in Deutschland eingeführt, nach dem 1. Weltkrieg bereits Kühlschränke in Serienproduktion hergestellt.

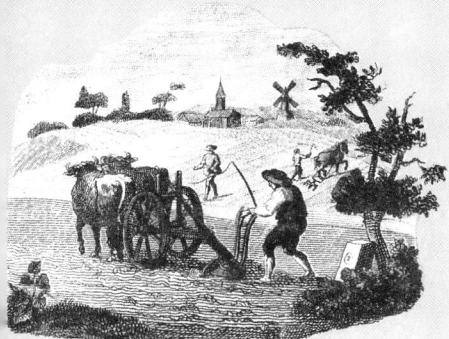

Der Bauer und sein Pflug – die Voraussetzung für eine gute Ernte

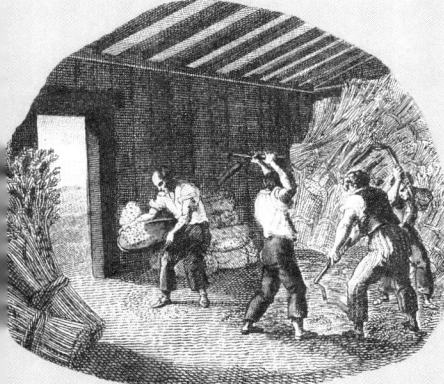

Pflügen, Säen, Ernten, Dreschen – Kreislauf des bäuerlichen Jahres

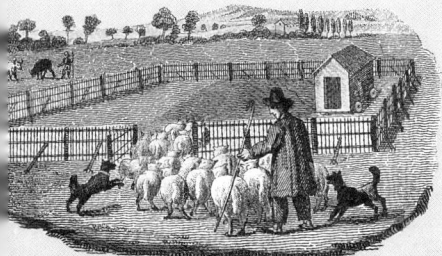

Der Hirt und die Herde – auch die Viehzucht sorgt für Nahrung

Industrialisierung und Verstädterung, Frauenarbeit und räumliche Trennung von Wohn- und Arbeitsstätte, alle diese veränderten Lebensumstände stellten neue Anforderungen an die Ernährungsweise. Die Nahrung sollte billig und rasch zuzubereiten sein. Vorgefertigte Nahrungsmittel wie Margarine, Suppenmehl, Fleischextrakt, Erbswurst und Trockenkartoffeln wurden erfunden und industriell hergestellt. Oft wurden dafür minderwertige Rohstoffe verwendet. In der Stadt gingen regionale ländliche Traditionen verloren, auch was Küche und Vorratshaltung angeht. Und mit steigender Kaufkraft wurden zunehmend die Eßgewohnheiten der Oberschicht nachgeahmt und übernommen, am Ende auch von der noch bäuerlichen Bevölkerung.

Im Lauf der Zeit trat an die Stelle einer voluminösen, stärkereichen, vorwiegend pflanzlichen und weitgehend unbearbeiteten Nahrung eine konzentrierte, protein- und fettreiche Ernährung. Mit anderen Worten: Es wurden weniger Kartoffeln, Breimahlzeiten, dunkles Brot und Hülsenfrüchte gegessen, und stattdessen kamen mehr Feingebäck, Süßigkeiten, Fleisch, Fettgebackenes und -gebratenes auf den Tisch.

Dabei ist die körperliche Arbeit für viele leichter und geringer geworden. Auch bewegt man sich weniger und ißt mehr aus Appetit als aus Hunger. Und der Appetit wird durch das reiche Lebensmittelangebot noch zusätzlich verstärkt.

Den drastischen Veränderungen der Lebens-, Arbeits- und Ernährungsweise innerhalb einer kurzen Zeitspanne konnten sich weder Verdauung noch Stoffwechsel des

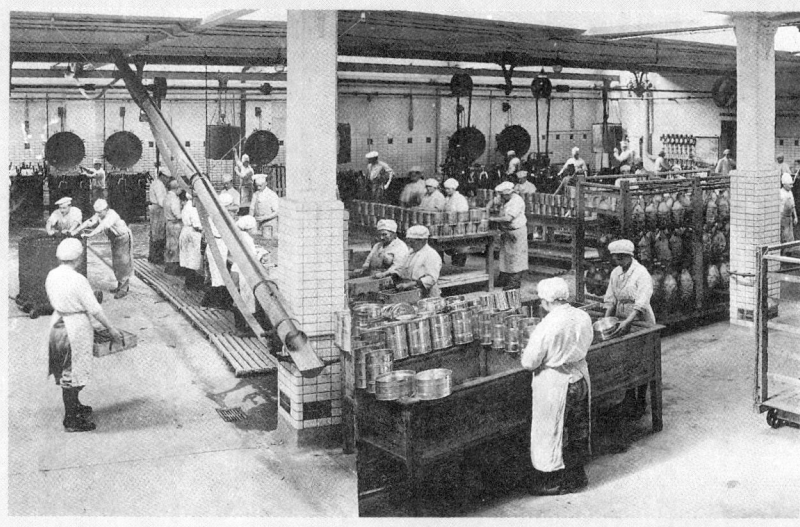

Um 1900 entwickelt sich die Lebensmittelindustrie in Nordamerika und Europa. Im Bild: Arbeiter beim Kochen und Eindosen von Schinken im Jahr 1925

Menschen anpassen. Ein moderner Mitteleuropäer nimmt heute täglich noch immer fast 3000 kcal (= 12500 kJ) wie vor 100 Jahren zu sich, obwohl er nur noch etwa 2400 kcal (= 10000 kJ) braucht.

Mit dem Zuviel an Nahrungsenergie wie Zucker, Fett und Stärke sowie an Protein geht ein Mangel an lebensnotwendigen Begleitstoffen (Vitamine, Mineral- und Ballaststoffe) einher, die bei der Verarbeitung und Verfeinerung (Raffination) der Lebensmittel teilweise entfernt oder zerstört werden. So widersprüchlich es klingen mag, aber Überernährung kann daher häufig von einem Mangel an essentiellen Nährstoffen begleitet sein. Man muß diese Zusammenhänge kennen, wenn man sich richtig ernähren und ein gesundes Leben führen will.

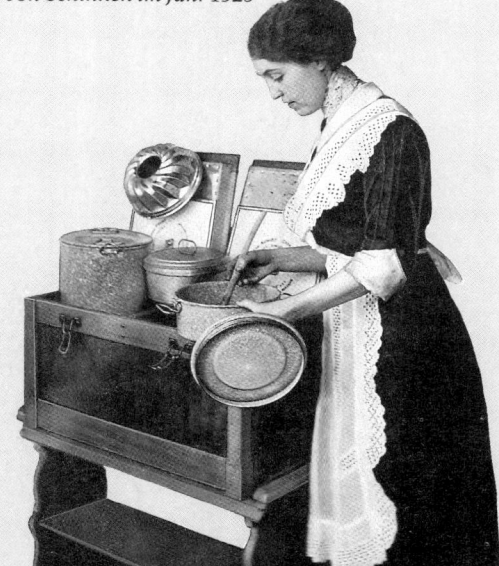

Um 1900 wird die Kochkiste populär, in der Speisen schonend garen

Was soll man essen?

Der Mensch braucht viele verschiedene Nährstoffe, um seine Körper- und Geistesfunktionen optimal zu entwickeln oder aufrechtzuerhalten. Diese Stoffe und ihre jeweils nötigen Mengen sind wissenschaftlich untersucht worden und weitgehend bekannt. Daraus lassen sich praktische Empfehlungen ableiten.

Im allgemeinen fehlen dem einzelnen diese Kenntnisse. Er kauft und verzehrt Lebensmittel nach Appetit, Geschmack, Tradition und Gewohnheit. Auch das Aussehen, Angebot und der Preis der Lebensmittel spielen eine Rolle. Es liegt jedoch auf der Hand, daß es sinnvoll ist, Ernährungsgewohnheiten daraufhin zu überprüfen, ob sie eine optimale Versorgung des Körpers mit allen lebenswichtigen Nährstoffen sichern.

Außer Muttermilch gibt es kein Lebensmittel, das schon von Natur aus zur menschlichen Ernährung vorgesehen ist. Daher sollte man aus dem reichhaltigen Nahrungsangebot eine Vielzahl von Lebensmitteln miteinander kombinieren, um sich vollwertig zu ernähren. Jede Einseitigkeit schadet langfristig der Gesundheit. Da die Inhaltsstoffe der Nahrungsmittel weitgehend bekannt sind, kann man anhand des Nährstoffbedarfs Kostformen zusammenstellen, die den ernährungsphysiologischen Erfordernissen gerecht werden.

In den folgenden Kapiteln werden Herkunft, Anbau, Inhaltsstoffe, ernährungsphysiologischer Wert und Verwendungszweck der Lebensmittel nach Gruppen dargestellt.

Getreide

Die verschiedenen Getreidearten sind untrennbar mit unserer Kulturgeschichte verbunden. Seit Beginn der Jungsteinzeit vor rund 10 000 Jahren wird Weizen angebaut. Roggen, Gerste, Hafer, Reis, Hirse und Mais folgten im Lauf der Zeit und sind die wichtigen Grundnahrungsmittel der Menschheit geblieben. Denn Getreide und daraus hergestellte Nahrungsmittel liefern noch heute mehr als die Hälfte der Nahrungsenergie der Welt und fast die Hälfte des verfügbaren Proteins. Vor 200 Jahren war das auch bei uns der Fall. Heute stellt Getreide bei uns nur noch etwa ein Fünftel der Nahrungsenergie. Als Vollkorn ist Getreide auch eine wichtige Quelle für Mineralstoffe, Vitamine und die unverzichtbaren Ballaststoffe.

Der Mehlkörper im Inneren des Getreidekorns besteht zum größten Teil aus Stärke und Protein, der Energiereserve des Samens. Er wird von der proteinreichen Aleuronschicht abgeschlossen, die zahlreiche Mineralstoffe, Vitamine und Enzyme enthält. Der Keim, die Samenanlage für die neue Pflanze, ist reich an Proteinen, Fetten, Vitaminen, Mineralstoffen und Enzymen. Samen- und Fruchtschale, die hauptsächlich Ballaststoffe enthalten, umgeben das ganze Korn.

Was ist im Mehl?
Schon vor etwa 2000 Jahren versuchte man aus gemahlenem Getreide die Randschichten des Korns zu entfernen. Der weitaus größte Teil des Getreides wurde jedoch wie eh und je als Vollkornprodukt verarbeitet.

Das änderte sich in der westlichen Welt erst in den vergangenen 200 Jahren mit der Entwicklung der modernen Mühlentechnik: Durch Hintereinanderschalten mehrerer Walzenstühle und Sichten konnte man nun Keime und Schalen abtrennen und helle Mehle gewinnen. Dabei gehen viele lebensnotwendige und wertvolle Inhaltsstoffe verloren. Die so gewonnenen Mehle haben eine niedrige Typenbezeichnung, also einen niedrigen Ausmahlungsgrad.

Die Mehltype gibt den Mineralstoffgehalt der Mehltrockensubstanz an. Je niedriger er ist, desto geringer ist der Nährstoffgehalt des Mehls.

Vollkornmehl oder Vollkornschrot – der Feinheitsgrad eines Mehls hat nichts mit seinem Ausmahlungsgrad zu tun – sind zu 100 Prozent ausgemahlen und haben keine Typenbezeichnung, weil der natürliche, nicht unerhebliche Mineralstoffgehalt schwankt. Bei Weizen liegt er im Vollkorn je nach Sorte, Klima, Boden und übrigen Wachstumsbedingungen zwischen 1800 und 2000 mg in 100 g Mehltrockenmasse. Zur Herstellung von Haushaltsmehl der Type 405 (Kuchenmehl) werden lediglich etwa 60 Prozent des ganzen Korns verwendet. Der Rest, also Kleie und Keime, wird als Tierfutter verbraucht oder zu Lebensmitteln wie Speisekleie, Weizenkeimen und Keimölen verarbeitet.

Eine natürliche Reserve
Vollkorn hat nicht nur den höchsten Nährstoffgehalt. Als natürliche Konserve bleibt es auch viele Jahre lang lager- und keimfähig. Bei feuchter Lagerung kann es zu Schimmelbefall kommen. Getreide sollte man deshalb kühl und trocken lagern und

größere Mengen gelegentlich umschütten, damit das Korn atmen kann. Sobald auf das gelagerte Getreide Luft, Licht oder Hitze stärker einwirken kann, kommen Abbauprozesse in Gang, und die Keimfähigkeit geht verloren.

Getreide kann bereits nach Ankeimen oder Schroten und Einweichen verzehrt und verdaut werden. Dabei bleiben auch Vitamine am besten erhalten. Kochen und Backen schließen jedoch Stärke und Protein besser auf, und die Mineralstoffe lassen sich dann teilweise besser ausnutzen. Manche Vitamine werden allerdings dabei zerstört, und Ballaststoffe verlieren einen Teil ihrer günstigen Wirkung. Täglich eine Frischkornmahlzeit mit Milch und frischem Obst oder Gemüse leistet einen wertvollen Beitrag für eine gesunde Ernährung.

Weizen
Unter den Getreiden wird gegenwärtig Weizen am meisten angebaut. Er stammt vermutlich aus Vorderasien, wo heute noch verschiedene Wildarten wachsen. Man unterscheidet Weichweizen mit hohem Klebergehalt, der sich zum Backen von lockeren und elastischen Teigen eignet, von Hartweizen, aus dem Grieß und Teigwaren hergestellt werden.

Dinkel, ein anspruchsloser, winterharter Weichweizen, der schon in der Jungsteinzeit bei uns angebaut wurde, ist nicht so ertragreich wie neuere Züchtungen. Trotz seiner guten Backeigenschaften wird er nur noch auf kargen, steinigen Böden in höheren Lagen Süddeutschlands, im Odenwald, in der Schweiz, in Vorarlberg und in Tirol angebaut. Milchreif geerntet, über Holzfeuer gedarrt, mit nußartig-pikant rauchigem Ge-

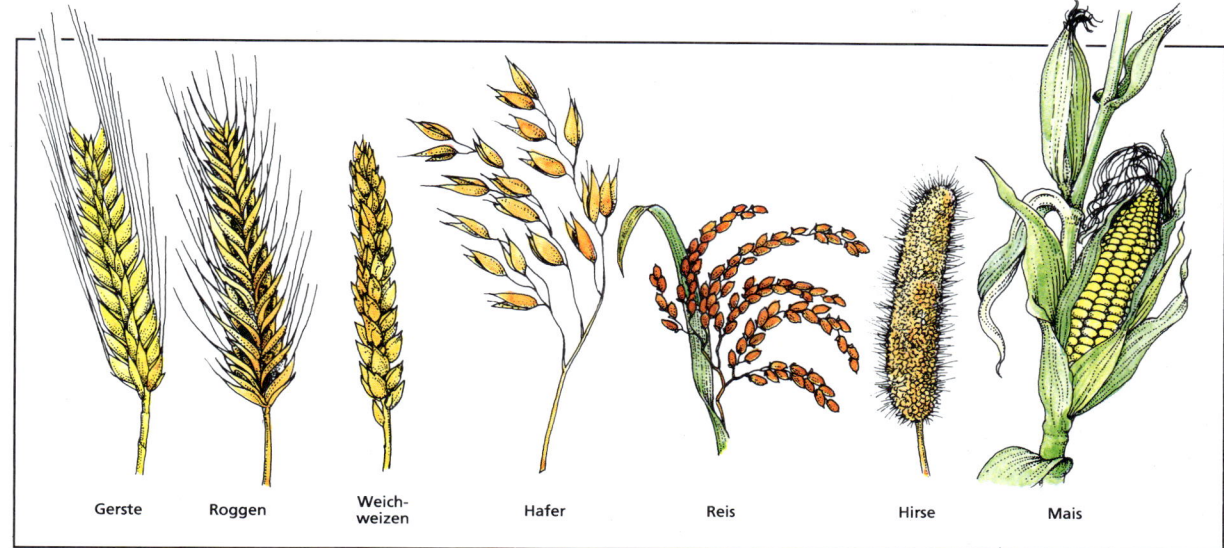

Gerste Roggen Weich- Hafer Reis Hirse Mais
weizen

Seit vor etwa 10 000 Jahren aus schweifenden Jägern und Sammlern die ersten seßhaften Bauern wurden, gehören überall auf der Erde die verschiedenen Getreidearten zu den Grundnahrungsmitteln der Menschheit

schmack und entspelzt, verwendet man ihn in Suppen, Aufläufen und Füllungen als Grünkern.

Da sich Weizen wegen seiner besonderen Backeigenschaften für die Herstellung von Kuchen und anderen Gebäcken besonders gut eignet, hat er inzwischen Roggen, Hafer, Gerste und Hirse weitgehend verdrängt. Die moderne Pflanzenzüchtung stellt heute verstärkt Weizensorten mit hohem Klebergehalt und damit guten Backeigenschaften bereit.

Roggen

Roggen wurde vermutlich als Unkraut des Weizens aus dem Kaukasus über Kleinasien nach Europa eingeschleppt, wo er etwa 1000 v. Chr. in Kultur genommen wurde. Er gedeiht in gemäßigten und kälteren Klimazonen und stellt geringere Ansprüche an die Bodenqualität und den Standort als Weizen.

Moorroggen wächst nur auf Moorböden; Gebirgsroggen bringt auch noch in hohen Lagen, wo Weizen nicht angebaut werden kann, und in rauhem Klima gute Erträge; Sandroggen ist sehr ertragreich und auf sandigen Böden dem Weizen überlegen.

Roggen verlangt weniger Düngemittel und ist weniger krankheitsanfällig als Weizen. Er wird heute in der Welt weniger angebaut als andere Getreide. Dennoch ist er in Nord- und Osteuropa immer noch eine wichtige Nahrungspflanze und wird hier besonders als Brotgetreide verwendet.

Roggen enthält weniger Kleberprotein als Weizen. Seine Backeigenschaften beruhen auf besonderen Quell- und Schleimstoffen, den Pen-

tosanen. Diese können nur in saurem Milieu vollständig wirken, so daß der Roggen seine Backfähigkeit erst nach der Säuerung erhält.

Roggensauerteigbrot hat ein volles, herzhaftes Aroma und hält die Feuchtigkeit im Teig lange fest. Dadurch bleibt das Brot länger frisch und schmackhaft und trocknet nicht so stark aus wie Weizenbrot. Die Säure schützt Sauerteigbrot zudem vor Schimmelbefall und konserviert es auf natürliche Weise.

Durch die Wirkung des Sauerteigs werden auch die Mineralstoffe aus dem Roggen besser freigesetzt, so daß der Körper sie gut verwerten kann. Roggen ist nicht nur ein ideales Brotgetreide, sondern eignet sich gut als Suppengrundlage und für deftige Getreidegerichte, aber nicht zur Herstellung feiner Backwaren.

Gerste

Gerste stammt wie Roggen und Weizen aus Vorderasien und wurde bereits um 5000 v. Chr. von den Sumerern angebaut. Heute ist sie rund um die Erde zu finden. Sie gedeiht sowohl im hohen Norden als auch in den Subtropen und in tropischen Hochländern.

Gerste ist ein anpassungsfähiges, schnell wachsendes und anspruchsloses Getreide. In Altbabylon war sie bereits die Grundlage der Ernährung.

Doch zu allen Zeiten wurde die Gerste auch verachtet. Römische Soldaten, die in einer Schlacht nicht standgehalten hatten, bekamen als Strafe Gerste statt Weizen. Sie war von jeher Armeleutekost und wird heute fast nur noch in Entwicklungsländern mit extremem Klima als Brotgetreide verwendet. Bei uns baut man sie vor allem an, um den Bedarf an Futtermitteln und der Brauereien zu decken. Geringe Mengen werden zu Rollgerste (Graupen) oder Grütze verarbeitet.

Je nach Verwendungszweck werden spezielle Sorten gezüchtet, für Brauerei- und Mälzereizwecke solche mit hohem Stärkegehalt, für Futter- und Nahrungsmittelzwecke solche mit hohem Proteingehalt. Neben den bespelzten Formen gibt es Nacktformen, die sich für die menschliche Ernährung besser eignen.

Gerste ist eine wohlschmeckende Zutat in Suppen und Eintöpfen. Ein hoher Anteil an stärkeabbauendem Enzym verleiht ihr einen angenehm süßlichen Geschmack. In gekeimter Form ergänzt sie alle Frischkostgerichte. Aufgrund ihrer schleimbildenden Quellstoffe eignet sie sich auch besonders als Krankenkost und Säuglingsnahrung.

Hafer

Wilder Flughafer gelangte vermutlich als Unkraut aus Asien nach Mitteleuropa. Der älteste Nachweis von Saathafer stammt aus der Bronzezeit. Damals verdrängte er in Mitteleuropa den Weizen und war viele Jahrhunderte lang als Brei und Mus Hauptnahrung. Erst als der Kartoffelanbau sich im 17. und 18. Jahrhundert allgemein verbreitete, verlor er an Bedeutung.

Bei den Germanen galt Hafer als Kraftnahrung. Die Römer stellten den Anbau dieses Barbarenfraßes unter Strafe. Hafer wird heute hauptsächlich als Pferdefutter verwendet. In angelsächsischen Ländern behauptet sich Frühstücksbrei aus Haferflocken, die auch bei uns als Bestandteil von Müsli an Bedeutung gewinnen.

Mit seinen Inhaltsstoffen nimmt Hafer eine herausragende Stellung unter den Getreiden ein. Er enthält mehr Fett, mehr Protein und ist reicher an Mineralstoffen (Kalzium, Eisen, Mangan und Zink) als die übrigen Getreide. Milch verbessert die biologische Wertigkeit des Haferproteins wie auch anderer Getreideproteine erheblich.

Aufgrund seiner günstigen Zusammensetzung und seiner besonderen Ballaststoffe ist der Hafer in der Lage, den Cholesterinspiegel des Blutes zu senken. Von Bedeutung, besonders bei Diät, sind seine charakteristischen Schleimstoffe, die im Magen-Darm-Trakt eine Schutzschicht auf der Schleimhautoberfläche bilden.

Obwohl sich Hafer vorzüglich für die menschliche Ernährung eignet, wird er relativ wenig verzehrt. Ein Teil wird zu Haferflocken verarbeitet und bevorzugt in der Kranken-, Säuglings- und Kinderernährung verwendet. Vom ernährungsphysiologischen Standpunkt aus ist roher Hafer den hitzebehandelten Flocken überlegen.

Hafer kann bereits nach einigen Stunden Einweichzeit roh verzehrt werden und hat ähnlich wie Reis eine relativ kurze Kochzeit. Für den direkten Verzehr und die Zubereitung im Haushalt eignet sich besonders die Nacktform des Hafers (Srieskornhafer). Geschroteter Hafer kann nicht lange gelagert werden, da der rasche Fettabbau einen unangenehmen Geschmack verursacht.

Hafer eignet sich vorzüglich für Müsli, süße oder pikante Breie, Aufläufe, als Gemüsebeilage, Brotzugabe und vieles andere mehr.

Hirse

Hirse ist der Sammelbegriff für verschiedene Getreidepflanzen mit kleinen, runden Körnern. In Europa baute man vorwiegend Rispenhirse als Speisehirse an. Wie Hafer wurde sie

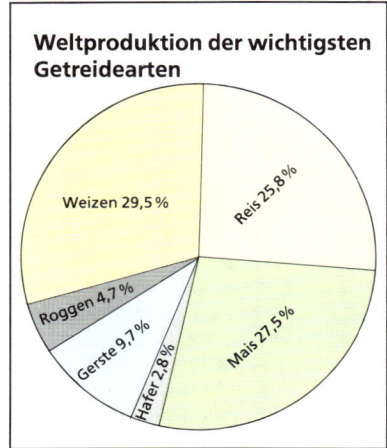

Weltproduktion der wichtigsten Getreidearten

Weizen 29,5 %
Reis 25,8 %
Mais 27,5 %
Roggen 4,7 %
Gerste 9,7 %
Hafer 2,8 %

allerdings mit zunehmender Industrialisierung von den ertragreichen Weizen-, Mais- und Kartoffelsorten verdrängt.

Kolbenhirse wird in Europa als Vogelfutter verwendet. Perlhirse ist die wichtigste Getreidepflanze im Sudan und in Vorderindien. Am weitesten verbreitet ist die Sorghumhirse (Kaffernkorn). Sie wird sowohl in Afrika, wo sie in vielen Teilen seit langem die Hauptnahrung bildet, als auch in den Vereinigten Staaten angebaut und als Brei gegessen, aber auch als Futtermittel und Industrierohstoff verwertet.

Anbau und Zusammensetzung der Hirse sind ähnlich wie bei den übrigen Getreiden. Der Proteingehalt schwankt je nach Sorte und Bodenqualität. Die biologische Wertigkeit des Hirseproteins ist etwas geringer als die des Weizens. Im Vergleich mit anderen Getreiden nimmt der Fettgehalt der Hirse eine Zwischenstellung ein, während sie weniger Stärke und Ballaststoffe enthält. Auffallend ist dagegen ihr hoher Mineralstoffgehalt (Fluor, Silizium, Kalzium, Eisen und Zink).

Beim Kochen nimmt Hirse reichlich Wasser auf und quillt sehr stark. Ähnlich wie Reis oder Hafer läßt sie sich mit Milch und Obst zu einem süßen Brei kochen oder als pikante Beilage zu Gemüse reichen. Außerdem eignet sie sich gut für Aufläufe oder kann als Fladen und Schnitten gebacken werden.

Reis

Für mehr als die Hälfte der Erdbevölkerung ist Reis das Grundnahrungsmittel. Die ältesten Aufzeichnungen über den Reis stammen aus China und Indien. Vermutlich wurde er um 5000 v. Chr. in Kultur genommen. Von Südostasien breitete sich der Reisanbau zunächst nach Japan und Persien aus und gelangte um 1000 n. Chr. an die afrikanische Küste und später nach Europa. In der Po-Ebene wird Reis seit dem 15. Jahrhundert angebaut. Spanier und Portugiesen brachten ihn schließlich nach Mittel- und Südamerika. In Nordamerika ist er seit dem 17. Jahrhundert bekannt.

Es gibt 20 Arten mit rund 5000 Formen, wovon 1400 angebaut werden. Die Grundsorten sind Langkorn-, Mittelkorn- und Rundkornreis. Neben den ertragreichen Naßreissorten baut man auch Berg-, Land- oder Trockenreissorten an. Langkornreis kocht glasig, weiß und klebt nicht, Rundkornreis ist dagegen weicher, mehlig, milchig und klebriger und wird deshalb für Süßspeisen bevorzugt. In der Blütezeit benötigt Reis intensive Wärme, weshalb er nördlich der Alpen nicht mehr gedeiht.

Bei weißem Reis wird außer Spelzen und Keim durch Schleifen und Polieren die Fruchtschale, das sogenannte Silberhäutchen, entfernt. Weißer Reis ist deshalb ärmer an Vitaminen, Mineralstoffen und Ballaststoffen als brauner Reis oder Naturreis (Vollkornreis).

Wird Rohreis vor dem Entspelzen und Schleifen gedämpft, wandert ein Teil der Vitamine und Mineralstoffe ins Korninnere. Es entsteht der sogenannte parboiled Reis. Im Gehalt an Vitaminen und Mineralstoffen nimmt er eine Zwischenstellung zwischen braunem und weißem Reis ein, jedoch fehlt ihm der größte Teil der Ballaststoffe. Vollreis enthält im Gegensatz zu Bruchreis unbeschädigte ganze Körner, er muß aber kein Vollkornreis sein.

Nur etwa ein Zehntel der Menge an Vitamin B_1 des ganzen Korns steckt im Mehlkörper des Reises. Der weitaus größte Teil befindet sich im Keim und der Aleuronschicht. Wird weißer Reis gewässert oder mit einem Überschuß an Wasser gekocht, geht nahezu der gesamte Vitamin-B_1-Gehalt verloren. Beriberi, die klassische Vitamin-B_1-Mangelerkrankung, konnte bei der ärmeren Bevölkerung asiatischer Länder, die sich fast ausschließlich von poliertem Reis ernährt, als Folge dieser Wertminderung zum erstenmal beobachtet werden.

Reis ist ein relativ fett- und proteinarmes Getreide, hat dafür einen etwas höheren Kohlenhydratanteil. Auch der Mineralstoffgehalt ist geringer als der anderer Getreidearten. Er enthält wenig Natrium, aber relativ viel Kalium und wirkt daher entwässernd.

Reis ist gut verdaulich, leicht verträglich und schleimbildend. Er wirkt leicht stopfend, weshalb er bei Erkrankungen des Magen-Darm-Traktes (Durchfällen) und in der Säuglingsernährung verwendet wird. Auch eignen sich Reistage zur Entwässerung und Entschlackung.

Wegen seines relativ neutralen Geschmacks läßt sich Reis sowohl pikant als auch süß zubereiten. Er kann als ganzes Korn oder zu Brei gekocht werden, als Salatgrundlage dienen, zu Nudeln verarbeitet oder zu flachen Fladen gebacken werden.

Mais

Mais liegt nach Weizen an zweiter Stelle in der Weltnahrungsmittelproduktion. Allerdings gehen fast drei Viertel davon in die Viehfütterung, Stärke- und Ölgewinnung sowie in

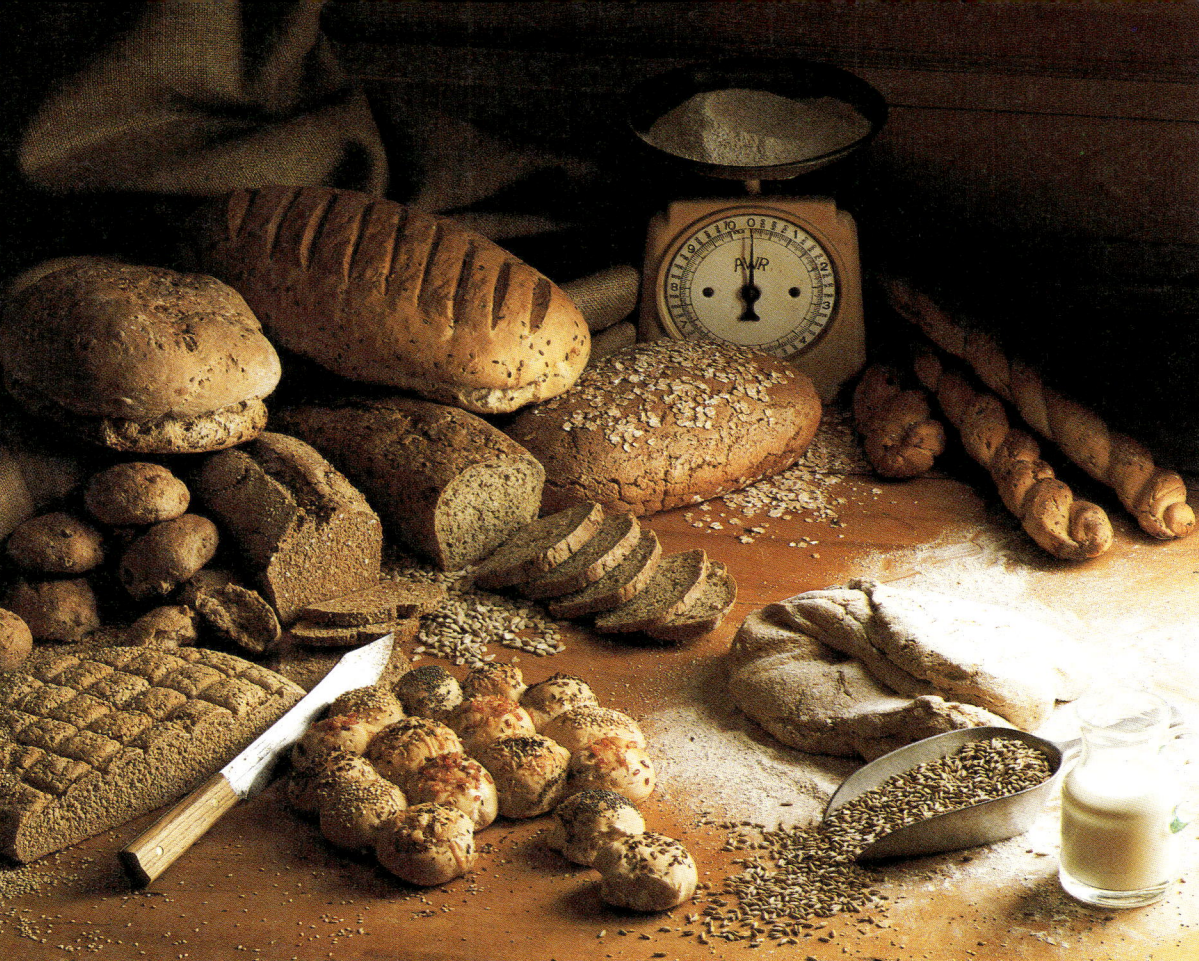

Brot und Gebäck aus Vollkorn versorgen den Menschen nicht nur mit Nahrungsenergie, sondern auch mit den lebensnotwendigen Mineralstoffen, Vitaminen und Ballaststoffen

die Alkoholbrennerei. Mais wurde bereits vor 7000 Jahren in Mexiko angebaut und war im vorkolumbischen Amerika ein Grundnahrungsmittel. Kolumbus fand den Mais um 1500 auf Kuba und brachte ihn mit nach Europa. Allmählich gelangte er über Italien, den Balkan und Rußland nach Indien und China. Seit dem 2. Weltkrieg wird er zunehmend in Afrika, Frankreich und neuerdings auch in Deutschland angebaut.

Aus Maiskeimen preßt man hochwertiges Maiskeimöl, denn Mais ist relativ fettreich. Als einziges Getreide enthält er bemerkenswerte Mengen Karotin, das Vorstufe von Vitamin A ist. Maisprotein besitzt die geringste biologische Wertigkeit unter den Getreiden. Das fest gebundene und deshalb sonst nicht verwertbare Niacin (siehe Tab. S. 26) im Mais wird durch Erhitzen in Kalkwasser, wie bei der traditionellen Zubereitung von Tortillas in Mexiko üblich, gelöst und dadurch für den menschlichen Organismus verwertbar.

Auch bei uns wird Mais zum größten Teil industriell verarbeitet: Maisstärke, Maiskeimöl, Maisgrieß und Corn-flakes sind bekannte Teilprodukte. Mais (Körnermais) wird traditionell in Südamerika zu Brei gekocht (Polenta) oder als Fladen gebacken (Tortillas). Unreifen Zuckermais ißt man als Gemüse.

Kartoffeln

Die Kartoffel wurde als Kulturpflanze in Südamerika, und zwar in den zentralen Anden, wahrscheinlich schon vor der Zeitwende gezüchtet und im heutigen Bolivien und Peru bis in 4000 m Höhe als Hauptnahrungsmittel angebaut. Francisco Pizarro lernte sie schon 1526 bei den Inka kennen. Die spanischen Eroberer brachten sie im Lauf des 16. Jahrhunderts nach Europa.

Mitteleuropa erreichte das Knollengewächs über Italien, worauf schon der deutsche Name der Kartoffel (von italienisch *tartufolo*, was eigentlich Trüffel heißt) hinweist. In Deutschland wird ihr Anbau erstmals 1621 erwähnt. Man pflanzte sie allerdings mehr ihrer hübschen Blüten und ihres Blattwerkes wegen als Kuriosität in botanischen und anderen Gärten an.

Ein neues Volksnahrungsmittel
In Europa entdeckte man dann im 17. Jahrhundert, und zwar zunächst in Irland, den Wert der Kartoffelknolle als Volksnahrungsmittel. In Deutschland geschah das erst um die Mitte des 18. Jahrhunderts. Das ist wesentlich Friedrich dem Großen zu verdanken, der ihren Anbau in seinen Landen nach der Abschaffung der Dreifelderwirtschaft mit Nachdruck förderte und es verstand, ihr durch sein persönliches Beispiel ein positives Image zu verschaffen.

Da die neue Feldfrucht pro Flächeneinheit doppelt soviel Stärke wie Getreide und fast gleich viel Protein erzeugt, konnten durch ihren Anbau die in Europa immer wieder bis tief ins 19. Jahrhundert hinein auf-

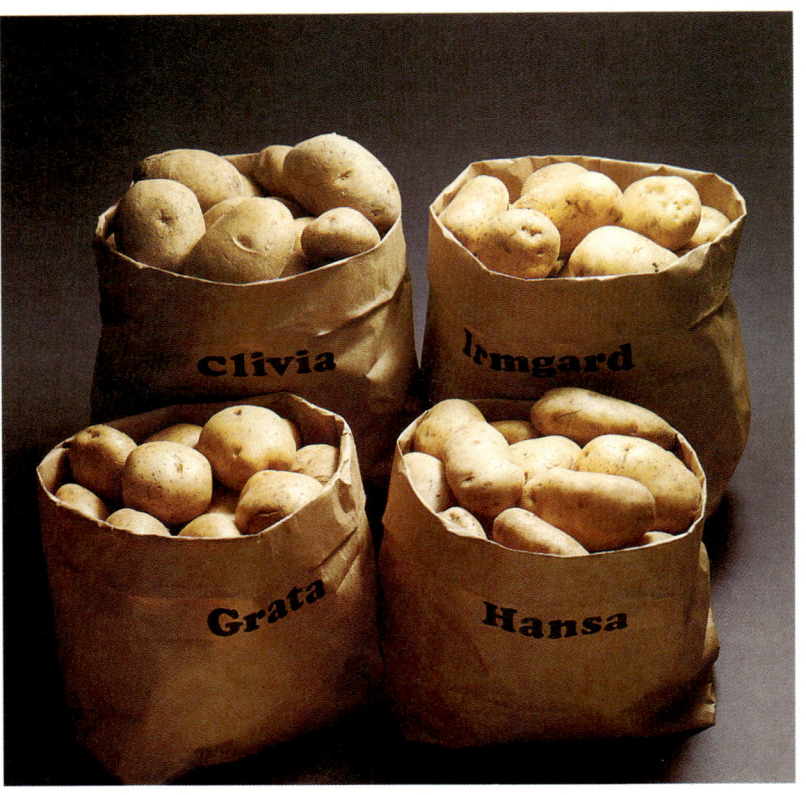

Erst im 18. Jahrhundert wurde die Kartoffelpflanze in Mitteleuropa heimisch und half, den Nahrungsenergiebedarf zu sichern

tretenden Hungersnöte gemildert werden. Im vorigen Jahrhundert wurde die Kartoffel in den Industrieländern West- und Mitteleuropas, aber auch in Osteuropa und Teilen Nordasiens zum Hauptnahrungsmittel.

In den letzten Jahrzehnten ist der Kartoffelverbrauch im Zuge steigenden Wohlstands ständig gesunken. Zu Unrecht ist sie als Dickmacher in Mißkredit geraten. In der Mitte der 50er Jahre wurden im Durchschnitt noch etwa 100 kg Kartoffeln pro Person im Jahr verzehrt, derzeit sind es nur noch etwa 75 kg. Heute wird die Kartoffel vorwiegend als veredeltes Erzeugnis (Püree, Chips usw.) konsumiert.

Ein erheblicher Teil der Kartoffelernte geht in die Schweinemast, wird zu Alkohol, Stärke, Dickungsmittel oder Klebstoff verarbeitet oder dient in der Textilindustrie und Papierfabrikation als Rohstoff. Trotzdem

nimmt die Kartoffel bei uns als Grundnahrungsmittel noch immer eine Sonderstellung ein, während sie in den Mittelmeerländern als Gemüse verzehrt wird.

Die Kartoffelpflanze ist – wie die Tomate und der Tabak, die beide ebenfalls aus Amerika stammen – ein Nachtschattengewächs. Nicht ihre übrigens giftigen Früchte, die grünen Beeren, deren Samen bei der Züchtung neuer Sorten eine Rolle spielen, sondern ihre Knollen, also die eigentlichen Kartoffeln, volkstümlich auch Erdäpfel, Erd- oder Grundbirnen genannt, machen sie zur Nutzpflanze.

Eigenschaften der Kartoffel
Die Kartoffel enthält viel Stärke und kaum Fett. Ihr Gehalt an Protein ist etwas geringer als bei Getreide, aber das Kartoffelprotein ergänzt besonders gut Ei- und Milchprotein. Die Kartoffel ist reich an Vitamin C, Kalium, Magnesium und enthält beachtlich viel Vitamin B_2, B_6, Phosphor und Eisen. Da sie relativ energiearm ist und gut sättigt, können größere Mengen davon verzehrt werden, die gleichzeitig einen erheblichen Beitrag zur Deckung des Nährstoffbedarfs leisten.

Die Kartoffel muß vor dem Verzehr erhitzt werden, da der Mensch Kartoffelstärke in roher Form nicht verdauen kann. Damit bei der Zubereitung die wertvollen Inhaltsstoffe möglichst erhalten bleiben, sollte man Kartoffeln in der Schale in einem gut schließenden Topf mit möglichst wenig Wasser dünsten. Die Schale bietet beim Kochen einen natürlichen Schutz vor Auslaugung, was besonders wichtig für die Bewahrung der wasserlöslichen Vitamine der B-Gruppe, des Vitamins C und

Kartoffelsorten: Erntezeit und Eigenschaften

Sorte	Form	Schale	Fleisch-farbe	Mängel im Geschmack	Kochtyp und sonstiges
Sehr frühe Sorten: zum Sofortverbrauch nach der Ernte					
Hela	Langoval bis lang	Genetzt, ocker	Gelb	Gering	Vorwiegend festkochend; Oberfläche matt; springt etwas auf. Gute Speiseeigenschaften auch noch einige Zeit nach der Ernte
Atica	Langoval bis lang	Hellgelb, Augen flach bis mitteltief	Gelb bis tiefgelb	Mild bis kräftig	Vorwiegend festkochend
Prima	Rund bis langoval	Ocker, glatt, genetzt, Augen mitteltief	Hellgelb	Kräftig	Vorwiegend festkochend
Saskia	Rund- bis langoval	Hell, Augen flach	Hellgelb	Mild bis kräftig	Vorwiegend festkochend
Frühe Sorten					
Sieglinde	Langoval bis lang, mitteltiefäugig	Glatt, ocker	Gelb	Gering	Festkochende, formbehaltende Salatkartoffel; nicht länger einkellern
Mittelfrühe Sorten: zur Einkellerung geeignet					
Hansa	Langoval bis lang	Genetzt, gelb	Gelb	Sehr gering bis gering	Festkochende Salatkartoffel; fest und glatt, nach dem Kochen feucht. Besonders für Kartoffelsalat und Salzkartoffeln geeignet
Grandifolia	Rundoval bis langoval	Rauh, hellgelb bis ocker	Gelb bis tiefgelb	Gering	Vorwiegend festkochend
Granola	Rundoval bis langoval	Rauh, gelb bis tiefgelb	Gelb	Gering bis mittel	Vorwiegend festkochend
Grata	Rund bis rundoval, mitteltiefäugig	Rauh, matt, ocker	Gelb bis tiefgelb	Sehr gering bis gering	Vorwiegend festkochend, springt wenig auf; formbehaltende Kartoffel
Clivia	Rundoval bis langoval, flachäugig	Genetzt, ocker	Gelb bis tiefgelb	Gering	Vorwiegend festkochend; springt wenig auf. Nach dem Kochen matt
Bintje	Langoval, flachäugig	Hell bis weißlich	Hellgelb	Gering bis mittel	Mehligfestkochend; besonders für Pommes frites geeignet
Selma	Langoval bis lang	Glatt, gelb, Augen flach	Tiefgelb	Gering	Festkochende Salzkartoffel
Ulla	Langoval bis lang	Glatt, genetzt, ocker, Augen flach	Gelb	Gering	Vorwiegend festkochend
Jetta	Rundoval bis langoval	Glatt, hellgelb, Augen mitteltief	Gelb	Gering	Vorwiegend festkochend
Mittelspäte bis sehr späte Sorten: zur Einkellerung gut geeignet					
Aula	Rundoval bis lang-oval, Augen flach	Rauh, gelb bis ocker	Gelb bis tiefgelb	Gering bis mittel	Mehligfestkochend; springt etwas auf
Datura	Rundoval bis oval, Augen tief	Genetzt, ocker	Gelb	Gering	Mehligfestkochend; springt oder zerfällt etwas. Matt und trocken
Maritta	Rundoval, Augen tief	Ocker, meistens glatt, auch matt	Hellgelb	Kräftig	Mehligfestkochend, zerfällt leicht; besonders für Eintopf geeignet

der Mineralstoffe ist. Viele Vitamine und Mineralstoffe gehen auch beim Schälen verloren, da diese Bestandteile direkt unter der Schale angereichert vorliegen. Geschälte Kartoffeln sollten niemals unnötig gewässert und gekochte Kartoffeln nicht länger als unbedingt nötig warm gehalten werden, denn die Verluste von Vitamin C beim Kochen können bis zu 95 Prozent betragen.

Ob eine Kartoffel festkochend, vorwiegend festkochend oder mehlig-festkochend ist, hängt im wesentlichen von ihrem Stärkegehalt ab. Diese Eigenschaften geben jedoch keinen Hinweis auf die geschmackliche Qualität. In Norddeutschland werden festkochende, in Süddeutschland mehlige Sorten bevorzugt. Die Qualitätseinstufung nach Handelsklassen erfolgt nach dem Anteil an Erde, losen Keimen, braun-, naß- und trockenfaulen Knollen, Frost-, Hitze- und Salzschäden, Oberflächenschorf und dem Anteil fremder Sorten in der angebotenen Packung, sagt jedoch nichts aus über den gesundheitlichen oder Nährwert der Kartoffel. Es ist deshalb ratsam, aus handelsüblichen Sorten nach persönlichem Geschmack gezielt auszuwählen (siehe Sortenbeschreibung links).

Für die Einkellerung sind nur schalenfeste und ausgereifte Kartoffeln geeignet. Diese sollten stets kühl (bei etwa 4 °C) und dunkel gelagert werden und Luftzufuhr haben, auch von unten, weshalb man sie auf Lattenroste schüttet. Grüne Stellen und Keime müssen vor der Zubereitung entfernt werden, da sie den Giftstoff Solanin enthalten. Bei sachgemäßer Lagerung bleiben Verluste von Vitamin C relativ gering.

Gemüse und Pilze

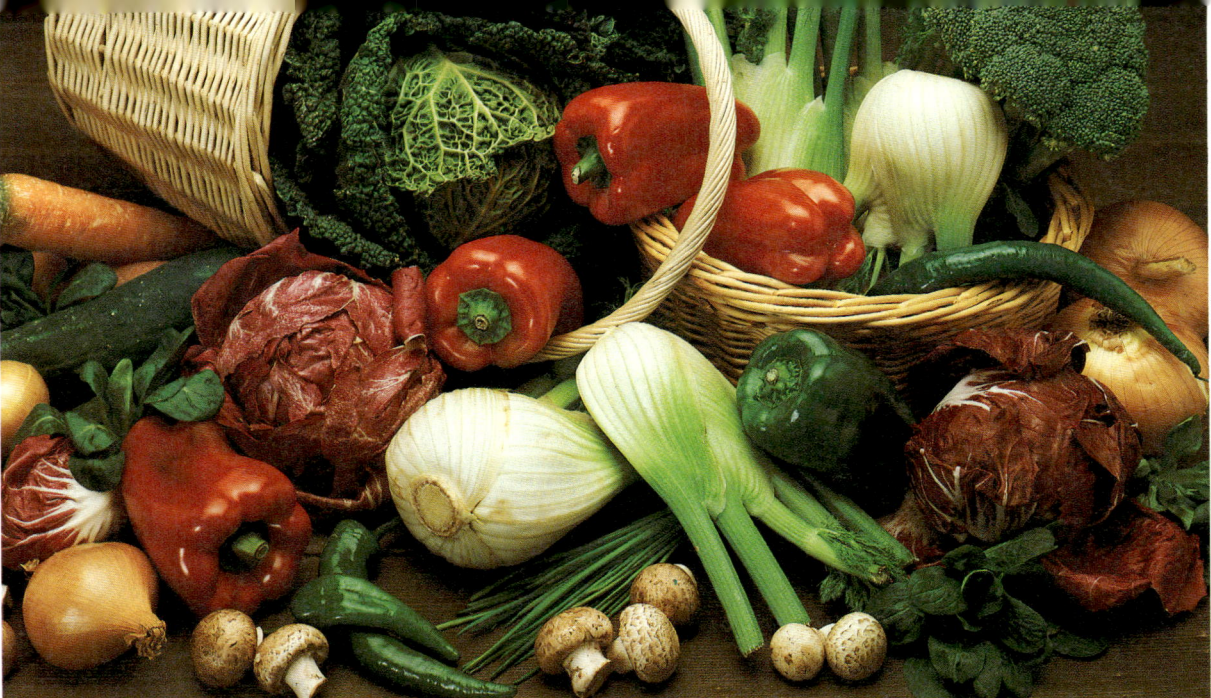

Dank des lebhaften Handels mit Gemüse ist heutzutage das Angebot überaus abwechslungsreich. Beim Einkauf sollte man allerdings daran denken, daß frisches Gemüse stets vorzuziehen ist

Was wäre unsere Nahrung ohne die Vielfalt an Gemüsen, die heute angeboten werden? Sie wäre jedenfalls nicht so schmackhaft und auch nicht so gesund. In früheren Jahrhunderten war die Auswahl sehr viel kleiner, und man mußte sich mit weit weniger Arten begnügen, denn die meisten Gemüsepflanzen stammen aus fernen Ländern. So ist etwa grüner Salat in Kleinasien zu Hause; Auberginen kamen mit den Arabern nach Spanien und von dort nach Mitteleuropa; Gurken und Linsen stammen aus den slawischen Ländern.

Nach der Entdeckung Amerikas brachten die Spanier außer Kartoffeln auch Paprika und Tomaten nach Europa. Landwirte, Gärtner und wissenschaftliche Institute haben überall auf der Welt durch gezielte Maßnahmen ständig neue Gemüsearten sowie wohlschmeckende und ertragreiche Sorten gezüchtet.

Obgleich meist mehrere Teile einer Pflanze genießbar sind, bevorzugt man jeweils nur einen bestimmten. Die Gemüse werden danach in Wurzelgemüse (z. B. Möhre, Rettich), Knollengemüse (z. B. Kartoffel, Sellerie), Blattgemüse (z. B. Kohl, Spinat), Stengelgemüse (z. B. Spargel, Kohlrabi), Blütengemüse (z. B. Blumenkohl, Artischocke), Fruchtgemüse (z. B. Tomate, Gurke), Zwiebelgemüse (z. B. Zwiebel, Lauch) und Speisepilze (z. B. Champignon, Austernseitling) eingeteilt.

Diese Vielfalt hilft, Eintönigkeit bei der Zusammenstellung der Mahlzeiten zu vermeiden. Natürliche Farb- und Aromastoffe regen den Appetit und die Absonderung von Verdauungssäften an. Die meisten Gemüsearten sind leicht zu verdauen und gut bekömmlich.

Gemüse besteht zu 80 bis 90 Prozent aus Wasser. Neben unverdaulichen Ballaststoffen enthält es etwa 2 bis 5 Prozent Kohlenhydrate in Form von Zucker. Die lebenswichtigen Vitamine und Mineralstoffe liegen in den Zellen bereits gelöst vor. Trotz ihres geringen eigenen Proteingehaltes erhöhen Gemüse durch ihre Aminosäuren den Wert des Gesamtproteins in einer Mahlzeit.

Gemüse enthalten verhältnismäßig wenig Energiestoffe, dafür meist aber sehr viel mehr Mineralstoffe (Kalium, Magnesium, Kalzium, Eisen, Mangan, Molybdän und Kobalt), Vitamine (A, K, C, B_1, B_6, Folsäure, Niacin und Pantothensäure), Ballaststoffe und zahlreiche andere wichtige Stoffe als andere Lebensmittel außer Obst. Diese nicht energieliefernden Nährstoffe sind zur Erhaltung der Gesundheit unverzichtbar.

Schon im Alten Testament wird darauf hingewiesen, Gemüse entsprechend des jahreszeitlichen Angebotes zu verzehren, ein Grundsatz, den fähige Köche auch jetzt noch beachten (siehe Tab. rechts). Heute sorgen moderne Anbaumethoden und Verkehrsmittel dafür, daß Gemüse fast das ganze Jahr über angeboten werden. Die Auswahl ist deshalb zwar reichhaltiger als früher, aber dafür ist gekauftes Gemüse heutzutage auch selten erntefrisch.

Gemüse, das nach der Ernte lange lagert, verliert nicht nur an Aroma und Festigkeit, sondern auch einen beachtlichen Teil seines Nährwertes. Von der Ernte bis zum Verzehr beeinflussen Erntemethode, Transport, Lagerung und Zubereitung im Haushalt die Qualität entscheidend.

Pflanzen leben auch noch nach der Ernte. Sie atmen und bauen dabei auch Nährstoffe ab. Sobald Pflanzenzellen verletzt werden, Luft und Licht in die Zellen eindringen, werden beschleunigt Vitamine zerstört. Je schonender man Lebensmittel behandelt und je frischer sie sind, um so höher ist auch ihr Gesundheitswert.

Schon bei kurzfristiger Lagerung in Vorratskammer, Keller oder Kühlschrank ist mit einer deutlichen Abnahme des Gehaltes an Vitamin C zu rechnen. Die Verluste nehmen mit der Lagertemperatur und -zeit zu. Besonders zarte Blatt- und Fruchtgemüse der Sommermonate können nur kurze Zeit gelagert werden. Generell begünstigt Wärme die Abbauprozes-

Erntetabelle heimischer Gemüsearten

Sorte	Jan.	Feb.	März	April	Mai	Juni	Juli	Aug.	Sept.	Okt.	Nov.	Dez.
Rettich					▓	▓	▓					
Zwiebeln	▓	▓						▓	▓	▓	▓	
Porree	▓	▓	▓	▓					▓	▓	▓	▓
Champignon	▓	▓	▓	▓	▓	▓	▓	▓	▓	▓	▓	▓
Goldmais								▓	▓	▓		
Kopfsalat				▓	▓	▓	▓	▓	▓			
Endiviensalat								▓	▓	▓		
Feldsalat	▓	▓	▓							▓	▓	▓
Spinat			▓	▓	▓				▓	▓	▓	
Rhabarber				▓	▓	▓						
Spargel				▓	▓	▓						
Salatgurken					▓	▓	▓	▓	▓			
Einlegegurken							▓	▓	▓			
Tomaten							▓	▓	▓	▓		
Erbsen						▓	▓					
Buschbohnen							▓	▓	▓			
Stangenbohnen							▓	▓	▓			
Dicke Bohnen						▓	▓	▓				
Weißkohl								▓	▓	▓	▓	
Rotkohl								▓	▓	▓	▓	
Wirsing								▓	▓	▓	▓	
Chinakohl									▓	▓	▓	
Spitzkohl					▓	▓	▓					
Grünkohl											▓	▓
Rosenkohl										▓	▓	▓
Blumenkohl						▓	▓	▓	▓	▓		
Kohlrabi					▓	▓	▓	▓				
Möhren						▓	▓	▓	▓	▓		
Rote Bete								▓	▓	▓		
Sellerie									▓	▓	▓	▓
Bleichsellerie									▓	▓	▓	
Radieschen				▓	▓	▓	▓					

se in den Zellen, und Feuchtigkeit fördert das Wachstum von Mikroorganismen. Die unempfindlicheren Wintergemüse kann man dagegen ohne nennenswerte Nährstoffverluste aufbewahren.

Durch Sonnenlicht, Hitze, Luft und Wasser gehen bei üblicher Zubereitung allein in der Küche 20 bis 50 Prozent der Vitamine verloren. Gemüse sollte unzerkleinert, also vor der Zubereitung, gewaschen werden. Verunreinigungen mit Blei lassen sich dadurch beträchtlich vermindern. Dies ist besonders bei Pflanzen mit rauher, gekräuselter oder behaarter Oberfläche zu beachten, wie z. B. bei Salat, Grünkohl und anderen. Gemüse sollte man stets zudecken, auch beim Garen.

Eine Zugabe von Essig oder Zitrone kann die Verluste an Vitamin C deutlich verringern. Bei Frischkostsalaten sollte man das Gemüse deshalb möglichst unmittelbar in die vorbereitete Salatsoße schneiden. Ferner dürfen Gemüse nur kurzzeitig in wenig Wasser bei geschlossenem Topf gedünstet werden. Kochen unter Dampfdruck eignet sich mehr für Hülsenfrüchte und Knollengemüse, weniger jedoch für zarte Gemüse.

Pilze

Im weitesten Sinn rechnen auch die Speisepilze zum Gemüse. Die meisten von ihnen wachsen wild, aber einige werden kultiviert. Am beliebtesten sind die verschiedenen Zuchtchampignons, zu denen neuerdings der ebenfalls sehr schmackhafte Austernseitling getreten ist. Pilze sind reich an Eiweiß, aber arm an Kohlenhydraten, Eigenschaften, die sie in der modernen Küche sehr willkommen machen.

Obst

Schon seiner sprachlichen Herkunft nach bezeichnet der Begriff Obst eine Speise, die zur eigentlichen Nahrung hinzukommt, also eine Zukost ist. Dabei waren Obst und Gemüse vermutlich die ersten Lebensmittel, von denen sich der Mensch ernährt hat. Aus Wildformen entwickelte man allmählich die Kulturformen.

Heute spielen Wildfrüchte wie Heidelbeeren, Hagebutten, Sanddornbeeren und andere nur noch eine untergeordnete Rolle. Unsere Kulturobstsorten sind entweder fleischig-saftige, zuckerhaltige Früchte, die reichlich Fruchtsäuren und Pektine enthalten, oder öl- und stärkehaltige Samen, die man Schalenobst oder Nüsse nennt.

Man unterscheidet folgende Obstarten: Steinobst, Kernobst, Beerenobst, Schalenobst und Südfrüchte.

Steinobst (Pfirsich, Mirabelle, Süß- und Sauerkirsche, Zwetschge, Pflaume und andere) sind Früchte mit weichem, saftigem Fruchtfleisch. Steinobst kann man nicht lange lagern. Einige Arten enthalten Karotin. Ihr Gehalt an Vitamin C ist nicht so bedeutend, wie weithin angenommen wird.

Kernobst (Apfel, Birne, Quitte und andere) sind mehrsamige Scheinfrüchte. Ihre Samen liegen in einem Kerngehäuse. Der Gehalt an Vitamin C schwankt besonders bei Äpfeln erheblich zwischen den verschiedenen Sorten. Hartobstsorten von Äpfeln und Birnen lassen sich bis ins Frühjahr hinein ausgezeichnet lagern.

Beerenobst (Weintraube, rote und schwarze Johannisbeere, Stachel-

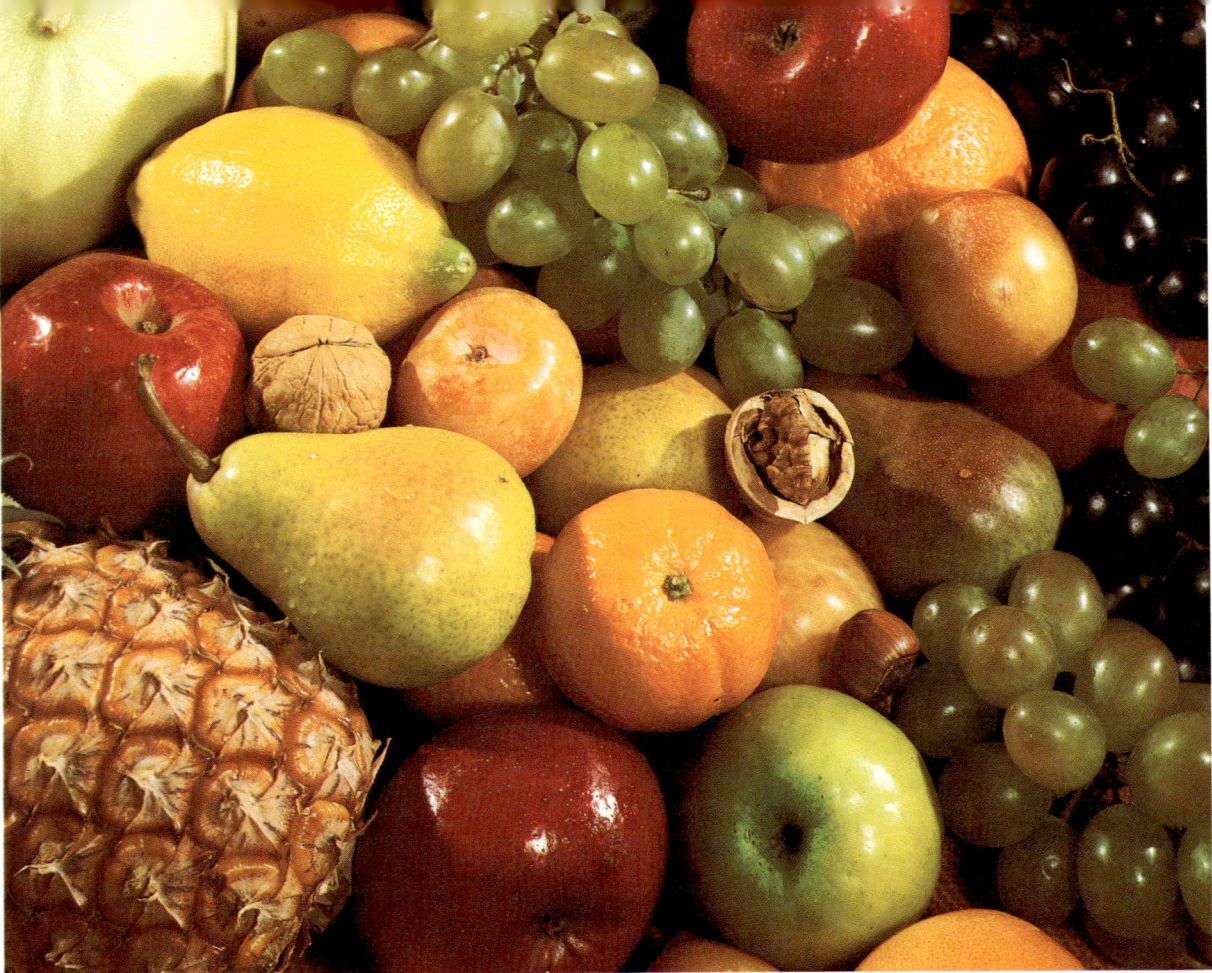

Schon die steinzeitlichen Sammler nährten sich von Wildfrüchten. Zu den einheimischen Äpfeln, Birnen, Kirschen, Pflaumen und dem Beerenobst treten heute die Südfrüchte hinzu

beere, Heidelbeere, Himbeere, Brombeere, Erdbeere und andere Beeren) ist ausgesprochenes Frischobst und eignet sich vorzüglich zum Direktverzehr. Es hält sich nicht lange und leidet beim Transport. Beeren gehören zu den Obstsorten, die besonders reich an Vitamin C sind.

Schalenobst (Walnuß, Haselnuß, Edelkastanie, Mandel und andere Arten) ist im Gegensatz zum übrigen Obst sehr energiereich, also reich an Kohlenhydraten, Fett und Protein, aber wasserarm. Nüsse enthalten wichtige Aminosäuren und Vitamine und eignen sich zur Abrundung und Ergänzung von Rohkost, Müsli und als energiereiche Sportlernahrung.

Südfrüchte (Orange, Mandarine, Zitrone, Grapefruit, Ananas, Banane und andere) werden aus wärmeren Ländern importiert und enthalten viel Vitamin C. Sie sollten nicht im Kühlschrank gelagert werden.

Der Energiegehalt von Obst besteht im wesentlichen aus Frucht- und Traubenzucker. Aus rohen, ganzen Früchten gelangen diese Zuckerarten bei der Verdauung langsamer ins Blut als isolierter Zucker. Einige Obstsorten enthalten reichlich Vitamin C und Karotin.

Die wichtigsten Ballaststoffe des Obstes sind Pektine, die Gallensäuren binden können. Wegen der Fruchtsäuren und anderer aromati-

Wie sich Obst haltbar machen läßt							
Obstart	Gefrieren	Einkochen	Saft	Gelee	Marmelade	Rumtopf	Dörren
Beerenobst							
Brombeeren	O	O	O	O	O	O	O
Erdbeeren	O	O	O	O	O	O	O
Heidelbeeren	O	O	O	O	O	O	O
Himbeeren	O	O	O	O	O	O	O
Johannisbeeren	O	O	O	O	O	O	O
Stachelbeeren	O	O	O	O	O	O	O
Kernobst							
Äpfel	Stück/Mus O O	O	O	O	O	O	O
Birnen	Stück/Mus O O	O	O	O	O	O	O
Steinobst							
Aprikosen	O	O	O	O	O	O	O
Kirschen, sauer	O	O	O	O	O	O	O
Kirschen, süß	O	O	O	O	O	O	O
Mirabellen	O	O	O	O	O	O	O
Pfirsiche	O	O	O	O	O	O	O
Pflaumen/Zwetschen	Stück/Mus O O	O	O	O	O	O	O

Gut geeignet O   Geeignet O   Nicht geeignet O

Um es haltbar zu machen, sollte man nur frisches Obst verwenden, das man ungeschält und unzerkleinert sorgfältig gewaschen hat

scher Stoffe sowie des hohen Wassergehalts wirkt Obst erfrischend und belebend. Es regt ferner Appetit, Magen- und Darmtätigkeit an.

Obst trägt weniger zur Nährstoffversorgung des Körpers bei als Gemüse. Man ißt es in erster Linie wegen seines guten Geschmacks.

Man sollte Obst möglichst roh verzehren. Beim Zubereiten entstehen ähnliche Verluste wie bei Gemüse. Auch hier gilt: kurz, aber sehr gründlich waschen, möglichst grob zerkleinern und schnell verzehren. Zitronensaft kann die Braunfärbung der Schnittflächen und den Abbau von Vitamin C verhindern.

Obst sollte nicht gemeinsam mit Gemüse gelagert werden, da dabei das Gemüse schneller altern kann. Falls das nicht möglich ist, muß man beide mit Folie umhüllt aufbewahren und für genügend Kühle und gute Lüftung sorgen.

Qualität von Gemüse und Obst

Die Qualität von Lebensmitteln läßt sich nach äußeren und inneren Merkmalen bestimmen, ferner nach ihrem Gesundheits-, Genuß- und Gebrauchswert.

Für die ernährungsphysiologische Qualität eines Lebensmittels sind Eigenschaften wie Beschaffenheit, Inhaltsstoffe und Verdaulichkeit maßgebend. Dagegen berücksichtigen Handelsklassen nur die äußere Beschaffenheit einer Ware, also ihre Größe, Farbe, Form usw.

Grundsätzlich muß man zwischen Nahrungsqualität und Lebensmittelqualität unterscheiden. Für die richtige, d. h. gesunde Ernährung ist nämlich die Zusammensetzung der gesamten Nahrung über einen längeren Zeitraum, also die Nahrungsqualität, ausschlaggebend und nicht nur die Qualität einzelner Produkte, also die Lebensmittelqualität.

Für den Käufer bestimmen vor allem äußere Merkmale wie Aussehen, Größe, Frische und Verwendungszweck die Qualität. Meist kommt der Gesundheitswert einer Ware bei der Kaufentscheidung zu kurz, denn er ist mit den Sinnen allein nicht festzustellen.

Geschmack, Farbe, Größe, Lager- und Transportfähigkeit von Obst und Gemüse, aber auch ihr Gehalt an Nährstoffen und unerwünschten Inhaltsstoffen ist stark von der jeweiligen Sorte abhängig.

Bei Apfelsorten sind die Unterschiede im Vitamin-C-Gehalt sehr ausgeprägt. Für volles und sortentypisches Pflanzenwachstum sind aber auch Bodenverhältnisse und Witterung entscheidend. Äpfel der gleichen Sorte aus nördlichen Anbaugebieten können einen höheren Säuregehalt, ein besseres Zucker-Säure-Verhältnis und damit einen würzigeren Geschmack haben als solche aus dem Süden.

Ernte und Reife

Ferner beeinflussen Erntetermin und Reifezustand Zucker- und Vitamingehalt, Festigkeit, Geschmack und auch die Mengen unerwünschter Inhaltsstoffe wie Oxalsäure und Nitrat. Wie reif Obst ist, erkennt man meist leicht. Bei Gemüse ist das schwerer. Weil Früchte aus fernen Ländern unreif geerntet werden müssen und oft noch chemisch behandelt sind, um sie haltbarer zu machen, sollte man möglichst erntefrischer Ware aus lokalem Anbau den Vorzug geben.

Sinne und Bekömmlichkeit

Richtige Ernährung muß den Bedürfnissen der Sinne und der Verdauung genauso gerecht werden wie dem späteren Stoffwechsel. Langfristig schadet es der Gesundheit, wenn der Körper zwar alle notwendigen Nährstoffe erhält, aber die Sinnesorgane – also das Auge, die Nase und die Zunge – sowie die Bekömmlichkeit der Speisen nicht ausreichend berücksichtigt werden.

Obst und Gemüse erfüllen ihre Aufgaben am besten, wenn sie die für ihre jeweilige Art und Sorte typischen Merkmale haben und zur richtigen Zeit geerntet worden sind. Alle wesentlichen Eigenschaften werden durch eine Verarbeitung verändert. Jede Verfeinerung der Kost mindert in der Regel ihren ernährungsphysiologischen Wert.

Hülsenfrüchte

Hülsenfrüchte (Leguminosen) sind getrocknete Samen von Bohnen, Erbsen, Linsen, Kichererbsen, Sojabohnen und Erdnüssen. Es gibt nur wenige Völker, die keine Hülsenfrüchte verzehren. In Asien ißt man vor allem Reis mit Sojabohnen oder Linsen, in Amerika Mais mit Bohnen, in Afrika Weizen oder Hirse mit Kichererbsen und in Europa Kartoffeln mit Bohnen, Erbsen oder Linsen.

Hülsenfrüchte sind reich an Protein, Stärke und Ballaststoffen. Sojabohnen und Erdnüsse enthalten außerdem Fett und werden zur Fettgewinnung genutzt. Der Beitrag der Hülsenfrüchte zur Deckung des Proteinbedarfs der Weltbevölkerung ist erheblich. Sie bringen auf begrenzter Landfläche relativ hohe Proteinerträge und reichern den Boden gleichzeitig mit Stickstoff an.

Mit Getreide (Brot), Milch oder Ei kombiniert, können Hülsenfrüchte Fleisch in der Ernährung ersetzen. Ferner sättigen sie gut und liefern reichlich die nötigen Ballaststoffe. Daß sie für manche Menschen schwer verdaulich sind, ist nicht zwangsläufig von Nachteil, weil so die Kohlenhydrate sehr langsam ins Blut gelangen, was besonders für Diabetiker gut ist.

Weil Hülsenfrüchte neben wichtigen Nährstoffen (Kalium, Magnesium, Schwefel, Eisen, Zink, Mangan, Vitamin E, Vitamin B_1 und Vitamin B_6) auch unerwünschte Begleitstoffe (Trypsininhibitor, Hämagglutinine, Goitrogene) enthalten, die erst durch Erhitzen unwirksam gemacht werden, sollten sie – außer junge Erbsen – auf jeden Fall gekocht werden.

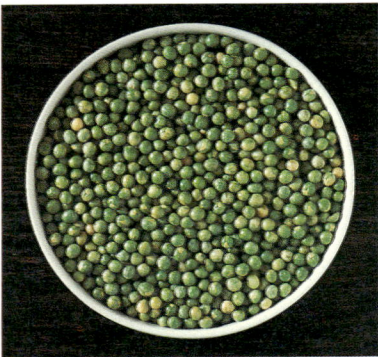

Erbsen

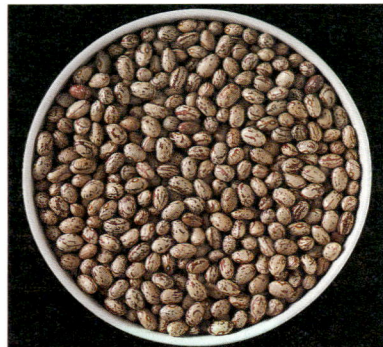

Bohnen

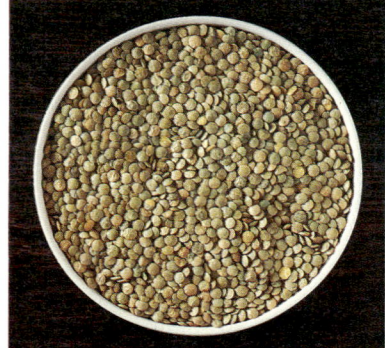

Linsen

Sprosse von allen keimfähigen Körnern und Samen können roh verzehrt werden. Der Keimprozeß setzt die Inhaltsstoffe für das Wachstum der Pflanze frei. Dabei werden Enzyme aktiviert, Stärke, Proteine und Fette gespalten, Vitamine (besonders Vitamin B_2) neu gebildet und Mineralstoffe in eine verwertbare Form gebracht.

Bohnen, Erbsen und Linsen

Am bekanntesten von den etwa 500 verschiedenen Bohnensorten ist die Garten- oder Stangenbohne. Sie stammt vermutlich aus den Anden Südamerikas, wo sie bereits von den Indianern kultiviert wurde. Heute spielen verschiedene Bohnenarten noch eine wichtige Rolle in Indien und Ostafrika. Weiße, große Bohnen haben eine relativ dünne Schale und kochen im allgemeinen weicher als bunte Bohnen. Perlbohnen behalten ihre Form besonders gut und eignen sich vorzüglich für Salate; Schmalzbohnen werden beim Kochen sämig.

Erbsen baut man heute in Europa, Nordamerika, Indien und vielen Teilen Afrikas an. Unreife, grüne Erbsen kocht man als Gemüse; die reifen, gelben oder graugrünen Samen verwendet man für Eintopf, Brei oder als Suppengrundlage. Es gibt etwa 250 Erbsensorten. Angeboten werden meistens Pal-, Schäl- oder Rollerbsen. Sie werden halbreif (grün), reif (gelb), ungeschält oder geschält gehandelt. Bei geschälten Erbsen wurde, um sie verdaulicher zu machen, die zellulosereiche Schale von der Samenschale getrennt.

Linsen waren schon im alten Ägypten und in Kleinasien bekannt und werden heute vor allem in der Sowjetunion, in Rumänien, Spanien und Chile angebaut. In Indien sind sie ein fester Bestandteil der täglichen Mahlzeit. Kleine Linsen schmecken besser als große, da sich in ihrem größeren Schalenanteil die typischen Geschmacksträger befinden. Es gibt Riesenlinsen, Teller- oder Hellerlinsen, Mittellinsen sowie Zucker- oder kleine Linsen, die sich in Größe, Form und Geschmack unterscheiden.

Die Sojabohne

Die Sojabohne wurde schon 3000 v. Chr. in China kultiviert. Ihre Samen enthalten bis zu 50 Prozent hochwertiges Protein, aber auch reichlich Fett mit vielen essentiellen Fettsäuren. In den vergangenen Jahrzehnten wurde die Welterzeugung der Sojabohnen erheblich gesteigert. Sie wird heute vor allem in den Vereinigten Staaten, Ostasien, Brasilien, Kanada und der Sowjetunion angebaut und in großem Maßstab in der Tiermast verwendet. Aus Sojaöl stellt man Margarine her. Sojamehl dient als Grundlage für Suppen und Soßen, als Zusatz zu Brot und Backwaren oder als Fleischersatz. Soja wird zu Sojamilch und mit Hilfe von Pilzen und Bakterien zu pflanzlichem Käse (Tofu), Sojaquark und Sojajoghurt verarbeitet.

Zur Herstellung von Sojafleisch wird Sojaprotein chemisch gelöst und anschließend durch Spinndüsen gepreßt. Zusätze von Bindemitteln, Aroma- und Farbstoffen sowie Nährstoffen verwandeln es in TVP (texturiertes Pflanzenprotein), das als Fleischersatz gehandelt wird.

Die Keimlinge der kleinen grünen Mungbohne, irrtümlich Sojasprosse genannt, verwendet man für Salate oder als Gemüse.

Milch und Milchprodukte

Milch ist neben Eiern und Honig bereits von Natur aus als Nahrungsmittel vorgesehen. Sie wird in den Milchdrüsen der Muttertiere erzeugt und bildet die einzige Nahrung junger Säuger nach der Geburt.

Nur der Mensch nutzt die Milch verschiedener Tierarten für seine Ernährung über das Säuglingsalter hinaus. Ursprünglich handelte es sich vor allem um Ziegen- und Schafmilch, heute versteht man unter Milch im allgemeinen Kuhmilch. Obwohl Milch zu 87,5 Prozent aus Wasser besteht, ist sie kein Getränk, sondern ein flüssiges Nahrungsmittel und sollte deshalb in kleinen Portionen, also schluckweise, getrunken werden. Da das Kasein der Milch Magensäure bindet und zusätzliches Wasser benötigt, eignet sie sich zum Durststillen nicht.

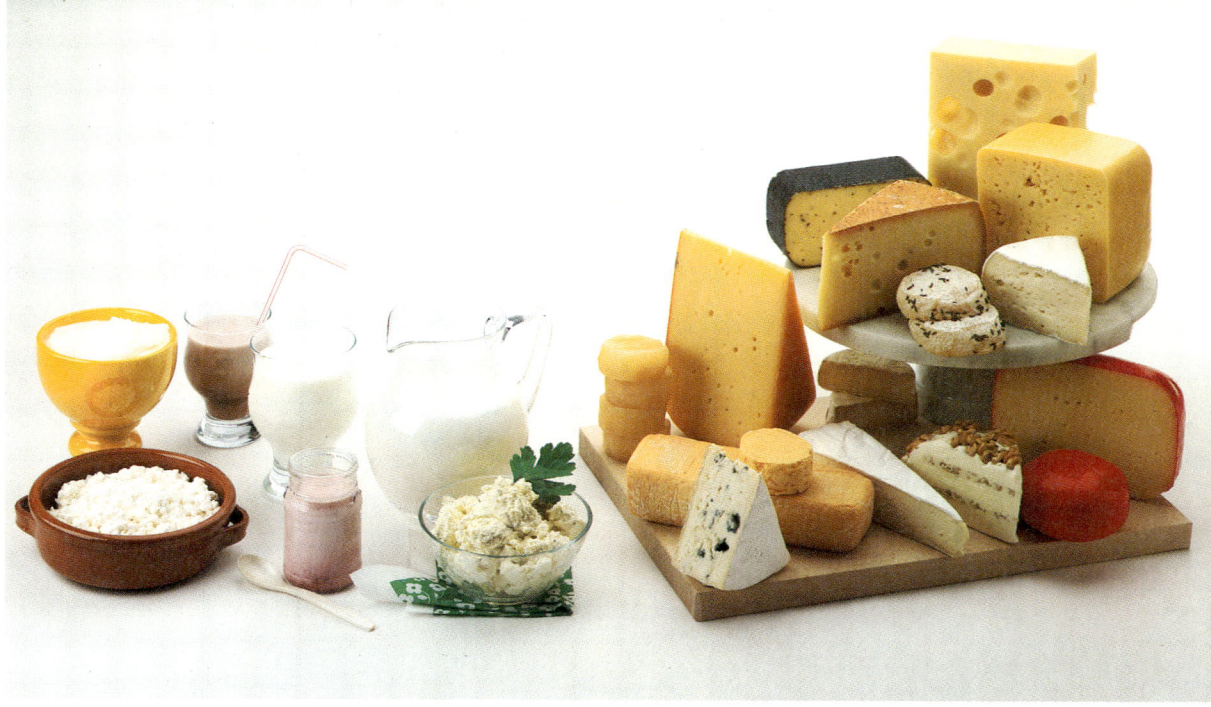

Milch und Milchprodukte, besonders Quark, Weich- und Hartkäse, gehören zu den verbreitetsten Nahrungsmitteln. Da Milchfett leicht zu verdauen ist, sind sie auch sehr bekömmlich

Nährstoffe der Milch

Vollmilch enthält im Durchschnitt 3,3 Prozent Protein, 3,5 Prozent Fett, 5 Prozent Kohlenhydrate und 0,7 Prozent Mineralstoffe.

Milchprotein ist biologisch hochwertig und außerdem eine der billigsten tierischen Eiweißquellen. Mit Milch ernährte Kinder gedeihen besser als Kinder bei milchfreier Ernährung. In der Ernährung des Erwachsenen wertet Protein aus Milch und Milchprodukten das Protein aus Getreide und Hülsenfrüchten auf.

Das Protein der Milch setzt sich aus Molkenprotein und Kasein zusammen. Kasein ist schwer verdaulich. Es verändert sich beim Kochen nicht. Labenzym oder Säure, die bei der Käseherstellung eingesetzt werden, machen es verdaulicher.

Milchfett zählt zu den Nahrungsfetten, die besonders leicht zu verdauen sind. Es hat einen niedrigen Schmelzpunkt und wird schon bei Körpertemperatur flüssig. Milch ist eine Emulsion, in der Fettkügelchen gleichmäßig in der Wasserphase verteilt sind. Die Fettkügelchen haben einen Proteinmantel und sind deshalb wasserlöslich. Milchfett enthält allerdings im Vergleich zu pflanzlichen Fetten Cholesterin. Da das Milchfett als Emulsion vorliegt, kann die Verdauung bereits im Magen beginnen. Ein großer Teil des Fettes gelangt direkt zur Leber und nicht über die Lymphbahnen ins Blut.

Milchzucker ist das Kohlenhydrat in der Milch, das bei der Gärung den Milchsäurebakterien und Hefen als Nahrung dient. Diese bilden daraus Milchsäure, die Lebensmittel vor Verderb und den Menschen vor Schadorganismen schützt. Diese Bakterien begünstigen außerdem die Aufnahme von Nährstoffen und unterbinden Fäulnisprozesse im Darm.

Viele Erwachsene vertragen frische Milch nicht, weil sie Milchzucker nur unzureichend verdauen. Solche Personen können Milch durch Sauermilchprodukte oder Käse leicht ersetzen. Allerdings soll man auch Sauermilchprodukte nicht im Übermaß zu sich nehmen. Säuglinge dürfen in den ersten Monaten überhaupt keine gesäuerten Milchprodukte wie Joghurt bekommen. Eine 70 kg schwere Person sollte täglich nicht mehr als 500 g bis 1 kg Joghurt, ein Kind von 10 kg Gewicht möglichst nicht mehr als 50 bis 70 g Joghurt essen.

Kalzium ist auffallend reich in der Milch enthalten. Dieser Mineralstoff ist besonders für die Bildung und Festigkeit von Knochen und Zähnen erforderlich und kommt in allen Organen und im Blut vor. Milch und Milchprodukte können zwar Fleisch und Eier in der Ernährung ersetzen, selbst aber wegen der Kalziumversorgung durch kein anderes Lebensmittel ersetzt werden. Milch ist arm an Magnesium, Eisen, Kupfer und Mangan. Die Vitamine B_2, B_{12} sowie A und E sind in der Milch reichlich vorhanden. Vitamin B_1 und Vitamin C liegen dagegen nur in Spuren vor und müssen mit anderen Nahrungsmitteln aufgenommen werden.

Milch sollte man vor Luft, Wärme und Licht schützen, am besten, indem man sie in lichtundurchlässigen, verschlossenen Behältern und im Kühlschrank aufbewahrt.

Milchsorten

Milch ist mit unterschiedlichem Fettgehalt und unterschiedlich erhitzt im Handel. Der natürliche Fettgehalt schwankt nach Rasse der Kühe, Fütterung und Jahreszeit. Er wird von den Molkereien auf einen festgelegten Wert gebracht. Konsummilch ist meist homogenisiert, das heißt, das Milchfett ist in kleinste Kügelchen zerteilt und steigt nicht als Rahmschicht nach oben. Die Milch schmeckt dann voller und ist leichter verdaulich.

Vorzugsmilch behält ihren natürlichen Fettgehalt. Bei ihrer Herstellung werden Viehbestand, Milch und Personal hygienisch streng überwacht. Sie wird nach dem Melken gekühlt und direkt verpackt.

Rohmilch darf mit dem Hinweis, sie vor Genuß abzukochen, in kleinen Mengen direkt ab Hof verkauft werden. Da sie Bakterien einen idealen Nährboden bietet, muß sie hygienisch gemolken und sofort abgekühlt werden.

Frischmilch ist sonst stets pasteurisiert. Sie wird als Vollmilch mit einem Fettanteil von mindestens 3,5 Prozent, als teilentrahmte oder fettarme Milch mit mindestens 1,5 Prozent Fett angeboten und ist homogenisiert. Rohe Milch enthält fettspaltende Enzyme, die bei 25 °C aktiv werden und zu einem allmählichen Fettabbau in der Milch führen. Bei Erhitzung über 55 °C wird der Vorgang gestoppt.

Die Pasteurisation ist ein schonendes Verfahren, bei dem die Milch 40 bis 45 Sekunden lang auf 71 bis 74 °C erhitzt wird. Proteine werden dadurch kaum geschädigt, und Vitaminverluste bleiben gering. Die Pasteurisation begünstigt die Verdaulichkeit eher. Pasteurisierte Milch ist ein keimvermindertes und dennoch hochwertiges Lebensmittel, das gekühlt etwa 3 bis 5 Tage hält.

H-Milch wird ultrahocherhitzt (2,6 Sekunden lang auf 135 bis 150 °C). Dabei treten stärkere Hitzeschädigungen auf als bei der Pasteurisation. Sie enthält keine vermehrungsfähigen Keime mehr und ist in ungeöffneter Verpackung mindestens 6 Wochen haltbar.

Sterilisierte Milch ist frei von lebenden Keimen und verdirbt selbst bei Zimmertemperatur innerhalb eines halben Jahres nicht. Für die Säuglingsernährung ist sterilisierte Milch ungeeignet.

Sauermilcherzeugnisse

In Molkereien wird die Milch für Sauermilcherzeugnisse stets erhitzt, anschließend gezielt mit bestimmten milchsäurebildenden Kulturen geimpft und unter kontrollierten Bedingungen gesäuert. Die Milchsäure fällt das Kasein des Milchproteins aus und legt die Milch dick, bringt sie also zum Gerinnen. So werden je nach Fettgehalt der Ausgangsmilch Trinksauermilch, saure Sahne, Dickmilch, Joghurt und Kefir in den Fettgehaltsstufen vollfett, fettarm und mager hergestellt.

Joghurt kann aus Kuh-, Ziegen-, Schaf- oder Büffelmilch hergestellt werden. Kefir und Kumys sind Produkte aus Kuh- oder Stutenmilch, die durch den Zusatz von Milchsäurebakterien und Hefepilzen entstehen. Sie enthalten Kohlensäure und einen geringen Anteil Alkohol. Buttermilch, ebenfalls ein Sauermilchprodukt, fällt bei der Butterherstellung an. Sie ist besonders fettarm.

Trotz verschiedener Meinungen über die nötige Milchmenge bleibt unbestritten: In den ersten beiden Lebensjahren bildet Milch das Hauptnahrungsmittel. Erwachsene können statt Milch auch Milcherzeugnisse zu sich nehmen. Empfehlenswert ist 0,5 l Milch pro Tag oder die entsprechende Menge anderer Milchprodukte, z. B. 30 bis 40 g Käse.

Käse

Käse kann aus pasteurisierter, roher, vollfetter oder entrahmter Milch, aus Rahm, Buttermilch oder Molke durch Zusatz von Lab oder Säure hergestellt werden. Er wird geformt, gepreßt, gesalzen, gewürzt, mit Farbstoffen und Pilzkulturen versetzt.

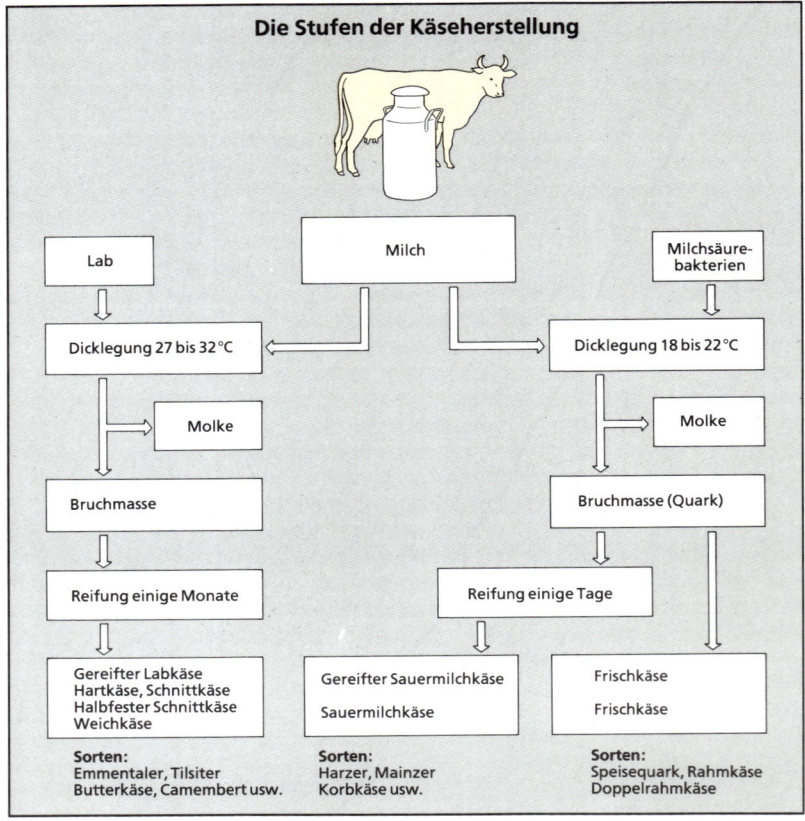

Die Stufen der Käseherstellung

Lab	Milch	Milchsäurebakterien
Dicklegung 27 bis 32 °C		Dicklegung 18 bis 22 °C
Molke		Molke
Bruchmasse		Bruchmasse (Quark)
Reifung einige Monate		Reifung einige Tage
Gereifter Labkäse Hartkäse, Schnittkäse Halbfester Schnittkäse Weichkäse	Gereifter Sauermilchkäse Sauermilchkäse	Frischkäse Frischkäse
Sorten: Emmentaler, Tilsiter Butterkäse, Camembert usw.	**Sorten:** Harzer, Mainzer Korbkäse usw.	**Sorten:** Speisequark, Rahmkäse Doppelrahmkäse

Ausgangsprodukt der Käseherstellung ist verschieden temperierte dickgelegte Milch, der entweder Lab oder Milchsäurebakterien zugesetzt werden

Geschmack, Form und Aussehen hängen von der Ausgangsmilch, den zugesetzten Hilfsstoffen und dem Herstellungsverfahren ab. Bei der Labkäseherstellung versetzt man pasteurisierte Milch (Rohmilch nur bei Emmentaler und anderem Hartkäse) mit Mikroorganismen und bringt sie durch Zugabe von Labenzym zum Gerinnen. Diese dickgelegte Milch wird langsam erhitzt, wobei sich die Molke aus dem Käseeiweiß, dem Bruch, abscheidet. Für Hart- und Schnittkäse füllt man den Bruch in Formen, preßt ihn und legt ihn je nach Sorte für bestimmte Zeit in ein Salzbad. Bei einigen Käsesorten impft man den gepreßten Bruch mit Schimmelpilzkulturen. Nach der Trocknung lagert der Käse in klimatisierten Reifungskellern.

Die Herstellung dauert bei nichtreifenden Käsesorten 2 Tage, bei Weichkäse 3 bis 6 Wochen und bei Hartkäse 3 bis 10 Monate. Herstellungsmethode, Ausgangsmilchart und Zusätze bestimmen die Käsesorten, von denen es die reiche Auswahl von mehr als 4000 gibt.

Während der Käsereifung hat sich der weiße, relativ geschmacklose Käsebruch in einen gelblichen, geschmackvollen und geschmeidigen Teig verwandelt. Die Vorreifung verläuft für alle Käsesorten ähnlich, erst die Hauptreifung verleiht der jeweiligen Käsesorte ihre Eigenart. Es entstehen dabei die sortentypischen Geruchs-, Geschmacks- und Farbstoffe. Bakterien erzeugen Gase, die im Käse Löcher auftreiben. Durch Impfen mit eßbaren Schimmelpilzkulturen entstehen Schimmelpilzkäse. Die charakteristischen Geschmacksstoffe stammen hier vorwiegend aus Abbauprodukten des Milchfettes.

Käse enthält Protein und Fett der Milch in konzentrierter Form. Der größte Teil des Milchzuckers ist bei der Käsereifung von den Bakterien zu Milchsäure abgebaut worden.

Wird Kasein mit Labenzym gefällt, ist Kalzium fest an Kasein gebunden und bleibt in der Bruchmasse, also im Käse. Bei Sauermilchkäse wird Kasein mit Milchsäure zum Gerinnen gebracht, wobei ein Großteil des Kalziums in der Molke gelöst bleibt, mit der es verlorengeht. Quark ist ungereifter Sauermilchkäse und daher kalziumarm. Die übrigen Käsesorten enthalten dagegen reichlich Kalzium.

Ernährungsphysiologisch ist Käse ähnlich wie Milch zu bewerten. Bei der Zusammenstellung einer Mahlzeit steht er gleichrangig neben Hülsenfrüchten, Eiern, Fleisch oder Wurst und ergänzt Getreideprodukte, Kartoffeln und Gemüse. Käse ist eisenarm, enthält wenig Kalium und Vitamin B_1, kaum Vitamin C und Kohlenhydrate, aber reichlich Fett, Protein und Speisesalz.

Das biologisch hochwertige Milchprotein ist im Käse bereits aufgeschlossen und deshalb leicht verdaulich und gut bekömmlich. Der Fettgehalt des Käses wird generell auf die jeweilige Käsetrockenmasse (Prozent Fett i. Tr.) bezogen. Der tatsächliche Fettgehalt liegt jedoch je nach Wassergehalt erheblich niedriger. So enthalten Camembert mit 60 Prozent Fett i. Tr. und Emmentaler mit 45 Prozent Fett i. Tr. jeweils 30 Prozent Fett, dagegen Sahnequark mit 40 Prozent Fett i. Tr. lediglich 11 Prozent Fett.

Käse ist ein auf natürliche Weise aus Milch gewonnenes, gut lagerfähiges und lange haltbares Lebensmittel, das den Speiseplan bereichert.

Eier

Heute versteht man unter Eiern Hühnereier. Andere Eier werden kaum noch gehandelt. In modernen Legebatterien legt ein Huhn etwa 300 Eier im Jahr, früher waren es 20 bis 25.

Eiprotein hat die höchste biologische Wertigkeit. Während Eiklar eine Proteinlösung mit Mineralsalzen ist, enthält Eidotter reichlich Protein, mit Lezithin emulgiertes Fett, Mineralstoffe und einige Vitamine. Die Verdauung des linolsäurereichen Dotterfettes kann bereits im Magen beginnen. Eier enthalten wenig Kohlenhydrate und kein Vitamin C. Sie ergänzen – wie Milch und Käse – Getreideprodukte, Kartoffeln und Gemüse ausgezeichnet.

Ein Ei enthält im Dotter fast die gesamte, täglich empfohlene Cholesterinmenge. Eier sollten deshalb nur gelegentlich verzehrt werden. Sie tragen dann sehr gut zu einer ausgewogenen Ernährung bei. Weichgekochte Eier kann man leichter verdauen als rohe oder hartgekochte, denn Hitzeeinwirkung verändert die Struktur des Proteins so, daß die Verdauungsenzyme es leichter angreifen können.

In größeren Mengen kann rohes Eiklar die Magen- und Darmschleimhaut reizen. Es enthält außerdem Avidin, das das Vitamin Biotin in einer Mahlzeit unwirksam macht. Eidotter dagegen ist roh leichter zu verdauen als gekocht. Grundsätzlich sind weichgekochte Eier verträglicher für Magen und Darm als rohe oder hartgekochte. Während weichgekochte Eier in etwa 2 Stunden in den Zwölffingerdarm gelangen, verweilen hartgekochte etwa 3 bis 3,5 Stunden im Magen.

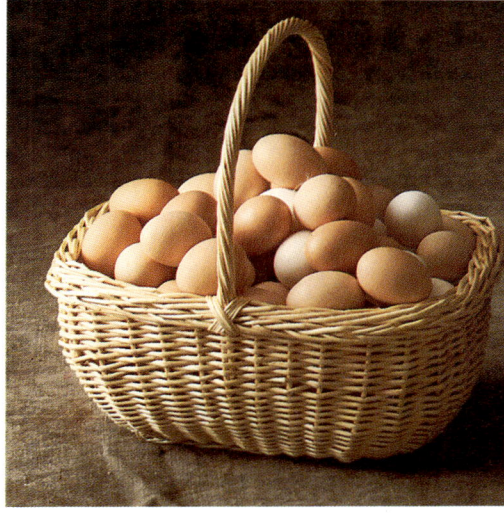

Eier, obwohl ein wertvolles Nahrungsmittel, sollten wegen des Cholesteringehalts nur sparsam verzehrt werden

Das Ei ist eine Keimzelle. Deshalb bleibt seine Zusammensetzung ziemlich konstant und wird durch die Fütterung nur wenig beeinflußt. Allerdings können Fremdgeschmack, etwa nach Fisch, und Schadstoffe aus der Umwelt vom Futter ins Ei gelangen. Die Dotterfarbe sagt nichts aus über Geschmack oder Nährwert.

Äußerlich zeichnen sich gute Eier durch eine mattglänzende, reine Schale aus. Die Frische eines Eies erkennt man nach dem Aufschlagen. Bei frischen Eiern ist der Dotter im Profil hochgewölbt und vom zähflüssigen Eiklarmantel umgeben; alte Eier dagegen fließen flach auseinander. Eier mit verschmutzten Schalen verderben rasch, da Bakterien durch die poröse Schale in das Innere des Eies eindringen können.

Fleisch und Fleischwaren

Seiner Herkunft nach war der Mensch ursprünglich ein Pflanzenesser. Erst im Lauf einer Entwicklung, die sich über viele Jahrhunderttausende erstreckte, wurde er zum Allesesser. Dabei hing das Verhältnis von pflanzlicher zu tierischer Nahrung, die er zu sich nahm, von Umwelt und Klima ab, wie das jetzt noch bei Naturvölkern der Fall ist. Wie bei Wildbeutern auch heute, wurde während der ganzen Altsteinzeit die Ernährung des Menschen von der Verfügbarkeit der Nahrungsmittel in der Natur bestimmt. So haben die arktischen und subarktischen Jäger während der letzten Eiszeit überwiegend von Fleisch gelebt, wie es die Eskimo noch heute tun oder jedenfalls bis vor kurzem taten.

Sobald der Mensch gelernt hatte, den Boden zu bebauen und Vieh zu halten und zu züchten, also vor rund 10 000 Jahren, änderte sich auch seine Ernährung grundlegend. Die angebaute pflanzliche Nahrung, besonders die Körner der verschiedenen Getreidearten, bestritt den Hauptteil der Ernährung. Im allgemeinen kam Fleisch lediglich hinzu, etwa als Opferfleisch an Festtagen. Der Fleischgenuß zeigte auch den sozialen Rang an. Das galt noch bis tief ins 19. Jahrhundert hinein. Fleisch war wertvoll und wurde vom Großteil der Bevölkerung nur selten genossen.

Inzwischen hat sich, jedenfalls in den hochindustrialisierten Ländern, das Blatt grundsätzlich gewendet. Betrug der Fleischverbrauch pro Jahr und Kopf noch um 1850 bei uns etwa

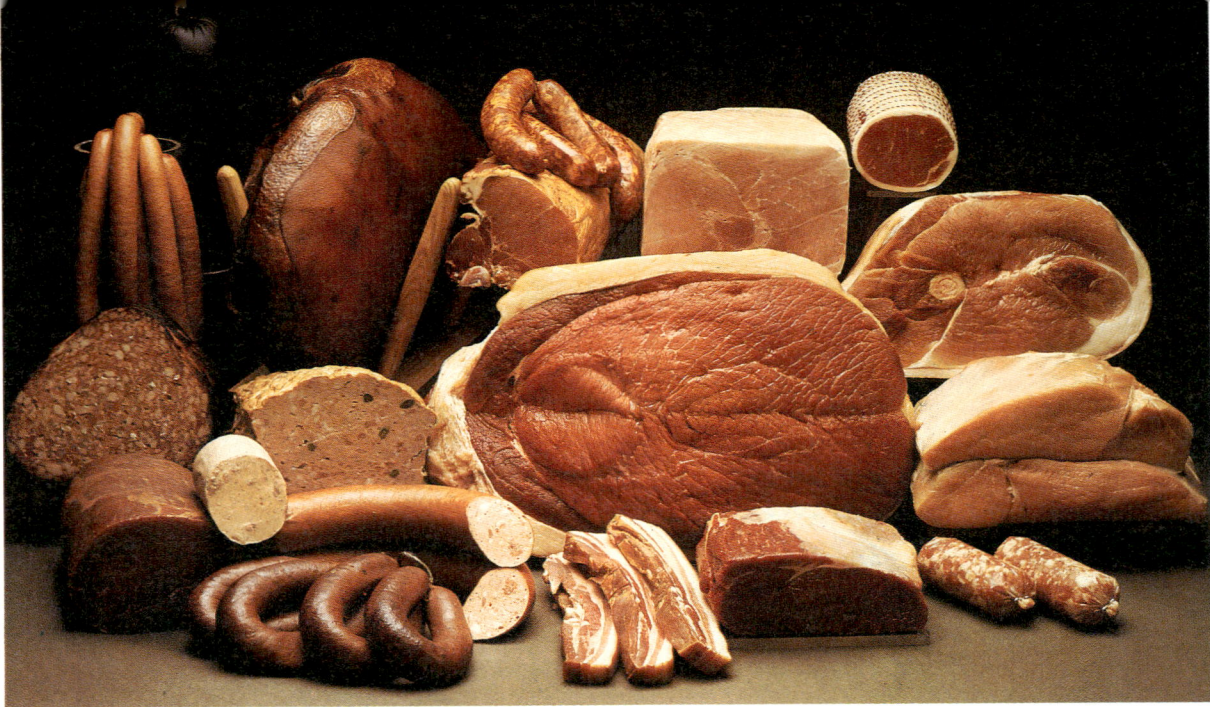

Massentierhaltung und Kraftfutter haben es möglich gemacht, daß das Angebot an Fleisch und Fleischwaren in den Industrieländern größer ist als je zuvor. Dadurch hat der Fleischkonsum erheblich zugenommen

16,8 kg, so stieg er bis zum Jahr 1938 auf 52,8 kg. Seit 1948, wo er zeitbedingt bei 18,1 kg lag, hat er sich laufend erhöht und erreichte 1980 rund 90 kg pro Kopf und Jahr. Seither sinkt er geringfügig.

Wie wertvoll ist Fleisch?

Nach dem Gesetz gelten als Fleisch warmblütiger Tiere, das sich für den Genuß des Menschen eignet, und die daraus hergestellten Fleisch- und Wurstwaren als Fleisch.

Die Nährstoffzusammensetzung von Fleisch hängt von der Art, dem Alter und dem Ernährungszustand der Tiere ab und vor allem vom Körperteil (Muskelfleisch, Innereien usw.). Der besondere Wert des Fleisches liegt wie bei Milch und Ei in der hohen biologischen Wertigkeit des Proteins. Muskelfleisch ist nach Ei-

und Milchprotein dem menschlichen Protein am ähnlichsten.

Fett kommt im Fleisch als Fettgewebe, als sichtbare Speckschicht oder als sogenannte Marmorierung im Muskelfleisch vor. Der Anteil an Kohlenhydraten (als Glykogen) ist unbedeutend.

Ferner enthält Fleisch Vitamine der B-Gruppe und vor allem in Fett gelöstes Vitamin A. An Mineralstoffen liefert es reichlich Eisen, das vom Körper zu 30 Prozent aufgenommen wird. Es verbessert ferner die Ausnutzung des Eisens in pflanzlicher Nahrung bei einer Mahlzeit. Besonders wichtig für den Menschen sind außer Eisen die im Fleischeiweiß enthaltenen essentiellen Aminosäuren.

Warum man Fleisch trotzdem nur in Maßen verzehren sollte, wird im folgenden erläutert.

Übermäßiger Fleischgenuß

Angesichts unserer heute sehr vielseitigen Ernährung, in der tierisches Eiweiß in Eiern, Käse und anderen Milchprodukten eine große Rolle spielt und pflanzliches Protein reichlich vorhanden ist, liegt der Fleischkonsum wahrscheinlich zu hoch. Verschiedentlich zeigen sich bereits entsprechende gesundheitliche Schäden infolge mangelhafter Versorgung mit einzelnen Nährstoffen wie etwa Folsäure und Ballaststoffen. Muskelfleisch enthält zwar nur wenig Fett, bei seiner Zubereitung wird jedoch zusätzlich Fett als Geschmacksträger verwendet.

Tierische Fette bestehen zum größten Teil aus gesättigten Fettsäuren. Sie enthalten wenig Linolsäure und viel Cholesterin. Mit Fleisch, besonders aber mit Innereien, nimmt der menschliche Körper auch Purine auf, die er in Harnsäure umwandelt. Bei erblich gefährdeten Personen oder übermäßigem Fleischverzehr steigt der Harnsäurespiegel im Blut an, was zu Gicht führt. Wie alle anderen tierischen Lebensmittel (Milch und Eier) hat Fleisch keine Ballaststoffe. Es enthält hingegen verschiedene Begleitstoffe, die bei entsprechend Veranlagten Allergien auslösen. Aromastoffe, die die Verdauung anregen, entstehen beim Fleisch in der Regel erst durch die Zubereitungsweise.

Wie gesetzlich vorgeschrieben, wird bei jedem Schlachttier vor der Schlachtung eine Lebendbeschau und nach der Schlachtung die Fleischbeschau durchgeführt. Dabei kommt es vor allem darauf an, Krankheitskeime wie Salmonellen, Trichinen usw. zu erkennen oder Rückstände nachzuweisen. Das Fleisch wird je nach seiner Qualität in tauglich, bedingt tauglich, minderwertig oder untauglich eingestuft.

Fleisch ist genußtauglich, wenn es von gesunden Tieren stammt. Es darf dann roh, zubereitet und verarbeitet zum Verkauf gebracht werden. Als bedingt tauglich oder minderwertig gilt Fleisch mit erheblich herabgesetztem Nahrungs- und Genußwert. Es ist zwar nicht gesundheitsschädlich, weist aber Abweichungen in bezug auf Zusammensetzung, Farbe, Geruch und Geschmack oder Haltbarkeit auf. Es wird als Freibankfleisch verkauft und muß gekocht, gedämpft, gepökelt oder gefroren werden, bevor man es verzehren kann. Untaugliches Fleisch wird vernichtet.

Die Fleischarten

Schafe, Ziegen, Rinder, Schweine, Enten, Gänse, Wachteln und Tauben wurden schon von den alten Ägyptern gezüchtet. Zu diesen Nutztieren kam aus Indien noch das Haushuhn hinzu. Welche Tiere gehalten werden, hängt nicht nur von Umwelt und Klima ab, sondern auch von religiösen Vorstellungen, Sitte und Herkommen. Während bei uns das Schwein als Symbol für Glück, Erfolg und Fruchtbarkeit gilt, war der Genuß von Schweinefleisch bereits den alten Hebräern verboten. Der Islam hat dieses Verbot übernommen, weshalb im Orient nirgends Schweine gehalten werden. Hauptlieferant tierischen Proteins ist dort das Schaf.

Obwohl inzwischen die Menschen mehr als 100 Tierarten zu Nahrungszwecken nutzen, sind in den meisten Ländern der Erde doch Schwein, Rind, Schaf und Haushuhn die Hauptfleischlieferanten. Bei uns – und nicht nur bei uns – steht Schweinefleisch mit 56,5 Prozent des Fleischkonsums an erster Stelle, gefolgt von Rindfleisch mit 22 Prozent (plus Kalbfleisch mit 1,7 Prozent) und Geflügel mit 10,9 Prozent, während Schaf- und Ziegenfleisch hierzulande im Verzehr nur auf knapp 1 Prozent kommt.

Rindfleisch hat eine ziegelrote bis dunkelrote Farbe und ist vielfach durch Fetteinlagerungen marmoriert. Es soll beim Anfassen und Einschneiden Festigkeit und eine glänzende Schnittfläche aufweisen. Es muß nach dem Schlachten noch einige Tage reifen. Nicht abgehangenes Rindfleisch bleibt zäh.

Kalbfleisch ist hellrosa, häufig etwas zäh, die Muskulatur schlaff und leicht klebrig. Die Schnittfläche bleibt feucht. Das Fleisch sehr junger Tiere hat einen sehr hohen Wassergehalt und ist arm an Eisen.

Schweinefleisch ist blaßrosa bis rosa und von Fett durchsetzt. Es hat eine weiche bis feinfaserige Konsistenz und verfärbt sich beim Erhitzen grauweiß.

Beim Abhängen und bei der Kühllagerung des Fleisches, besonders bei Rindfleisch, findet ein biochemischer Reifungsprozeß statt, der das Fleisch mürber macht und seinen Genußwert steigert. Die Teilstücke geschlachteter Tiere werden nach Qualitätsmerkmalen und Standards klassifiziert (z. B. als Filet, Bauch, Bug, Roastbeef usw.), die sich jeweils für bestimmte Verwendungszwecke besonders eignen.

Fleisch- und Wurstwaren

Bevor es Konserven und Gefriertruhen gab, hat der Mensch eine ganze Reihe von Methoden erfunden, Lebensmittel haltbarer zu machen. Fleisch – im Stück oder als Fleischmasse – konservierte man durch Trocknen, Pökeln und Räuchern. Das tut man noch heute. Das Ergebnis sind Fleischerzeugnisse wie roher oder gekochter Schinken, Sülze, Eisbein und die zahllosen Wurstwaren.

Durch diese Verarbeitung wird das Fleisch ernährungsphysiologisch verändert. Beim Pökeln etwa sind die Wasserverluste mehr oder weniger stark und mit ihnen die Verluste an wasserlöslichen essentiellen Aminosäuren und Vitaminen. Durch Pökeln und Räuchern können Vitamine auch gänzlich zerstört werden. Günstig ist hingegen, daß durch diese Verarbeitung das Eiweiß des Fleisches verdaulicher wird. Da beim Pökeln und Räuchern auch gesundheitsschädliche Stoffe gebildet werden, sollte man solche Waren nur in Maßen verzehren.

Bei Wurstwaren unterscheidet man Rohwürste, Kochwürste und Brühwürste. Rohwürste sind aus rohem grob- oder feingekuttertem Fleisch durch Trocknen, Pökeln und Räuchern hergestellte Dauerwürste. Die Würste werden nochmals gekocht und sind nur wenige Tage haltbar. Brühwürste (z. B. Bierschinken, Jagdwurst, Bockwurst und andere) sind Würste, deren Masse, das Brät, aus feingekuttertem Fleisch, Gewürzen und Wasser besteht. Durch Brühen werden sie schnittfest.

Wichtig ist der Fettanteil der Wurstwaren. Er ist im allgemeinen um so niedriger, je heller die Wurst ist. Schinkensülze etwa enthält nur 5 Prozent Fett, Bierschinken 15 Prozent, Salami zwischen 40 und 45 Prozent Fett.

Wild

Wild war die erste vom Menschen genutzte tierische Nahrung. Man unterscheidet Haarwild (Rotwild, Schwarzwild, Hasen) von Federwild (Rebhühner, Wildenten, Fasanen). Heute ist Wildbret zu einer seltenen und teuren Spezialität geworden.

Im Inland erlegtes Wild wird größtenteils von den Jägern selbst verzehrt. Gehandeltes Wild stammt häufig aus Freigehegen oder wurde importiert. Das Wildbret ist in der Regel stark mit Umweltgiften belastet und sollte deshalb nicht regelmäßig oder in größeren Mengen verzehrt werden. Vom Genuß der Innereien muß abgeraten werden.

Wildbret hat eine fasrige Struktur, ist arm an Binde- und Fettgewebe und fester als das Fleisch der Nutz- oder Masttiere. Seine dunkle Farbe zeigt, daß das Fleisch wenig ausgeblutet und sehr eisenreich ist.

Der charakteristische Geruch und Geschmack wird von Futter, Jahreszeit, Geschlechtszyklus und Alter der Tiere stark beeinflußt. In den Wintermonaten erlegtes Wild ist besonders schmackhaft. Wildbret legt man vor dem Verzehr häufig in eine Beize mit Sauermilch, Rotwein oder Essig zusammen mit Gewürzen ein. Dadurch wird das Fleisch zart und nimmt einen aromatischen und milden Geschmack an.

Geflügel

Unter Geflügel faßt man Hühner, Tauben, Enten, Gänse und Puten zusammen. Der Verzehr von Geflügel hat sich im Lauf der Jahre erheblich verändert. Während früher Kapaune, fette und schwere Gänse oder Suppenhühner Festtafeln zierten, bevorzugt der Käufer heute Brathähnchen, Poularden, Puten und magere Suppenhühner. Dabei hat sich der Verzehr von Geflügelfleisch in den letzten 30 Jahren verzehnfacht. Heute herrscht die Großmast besonderer Geflügelrassen vor. Erst durch den Wandel in der Geflügelhaltung ist die Produktion so großer und billiger Fleischmengen möglich geworden. Dabei deckt die inländische Erzeugung die Nachfrage nicht.

Es gibt Geflügel mit überwiegend dunklem Fleisch (z. B. Gans, Ente) und solche mit hellem Fleisch (z. B. Huhn). Seine Konsistenz hängt vom Alter ab und ist bei männlichen Tieren kräftiger als bei weiblichen.

Geflügel liefert heute fettarmes, leicht verdauliches Fleisch mit relativ neutralem Geschmack. Puten werden meistens als Teilstücke angeboten oder zu fettarmen Wurstwaren verarbeitet, die vor allem für Schonkost verwendet werden.

Fisch

Fische wurden vom Menschen schon in der Altsteinzeit gefangen und verzehrt. An fischreichen Flüssen und Seen sowie an den Meeresküsten blieb Fisch stets die Haupteiweißquelle. Im Mittelalter wurde der in großen Schwärmen in der Nord- und Ostsee auftretende Hering auch für die Bevölkerung des Hinterlandes von Bedeutung, da man gelernt hatte, ihn mit Salz haltbarer zu machen.

Heute kommt der Hochseefischerei eine erhebliche wirtschaftliche Bedeutung zu, denn die Nahrungsmittelreserven der Meere müssen verstärkt zur Ernährung einer ständig wachsenden Bevölkerung beitragen. Der Weltfischfang hat sich seit Beginn dieses Jahrhunderts vervielfacht. Wurden um 1910 etwa 4 000 000 t Fisch auf der Welt gefangen, so beträgt der Ertrag heute über 77 000 000 t Fisch, wovon nur 10 Prozent auf die Binnenfischerei kommen. Der fangfrische Fisch wird sofort an Bord verarbeitet und tiefgefroren. Nur ein geringer Teil wird mit Eis frisch gehalten und so vermarktet.

Fett- und Magerfische

Mit Milch und Fleisch gehört Fisch zu den wichtigsten Proteinlieferanten. Der Fettgehalt der Fische ist sehr verschieden. Man unterscheidet Fett- und Magerfische voneinander. Fettfische sind z. B. Aal, Lachs, Hering, Sardelle, Makrele und Thunfisch. Zu den Magerfischen gehören Forelle, Hecht, Kabeljau, Rotbarsch und Seelachs. So enthält der genießbare Teil des Aals 15 Prozent Eiweiß und 25 Prozent Fett, während ein Kabeljaufilet einen Eiweißgehalt von 17 Pro-

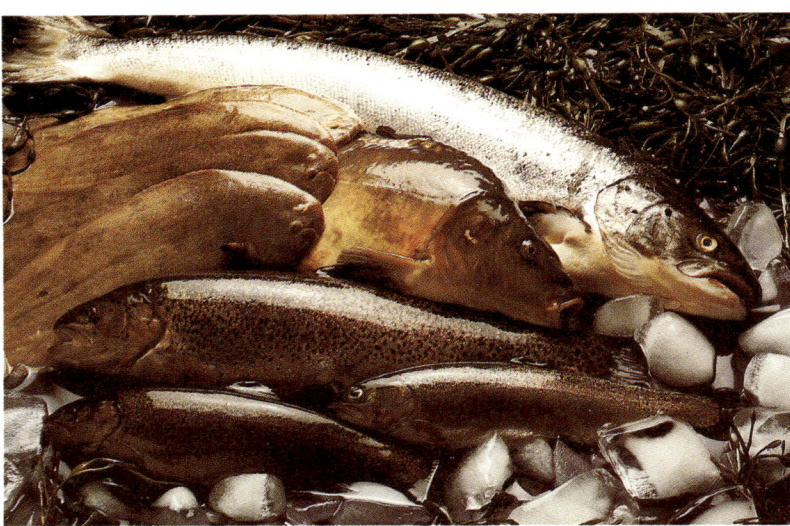

Fische und Meeresfrüchte versorgen verstärkt auch die binnenländische Bevölkerung mit hochwertigem und leichtverdaulichem Eiweiß

zent hat und nur Spuren von Fett. Wichtig ist auch der Gehalt der Fische an Mineralstoffen und Vitaminen. Seefisch ist das einzige Nahrungsmittel, das in beachtlichen Mengen Jod enthält. Mit einer Seefischmahlzeit pro Woche beugt man Jodmangel und damit der Kropfbildung vor. Ferner hat Fischfleisch wenig Bindegewebe und läßt sich daher leichter und schneller verdauen als das Fleisch von Warmblütlern. Fischfett enthält reichlich essentielle Linolsäure und die Vitamine A und D.

Wegen seines hohen Wassergehaltes und seiner lockeren Struktur verdirbt Fisch rasch und muß deshalb bald nach dem Fang verzehrt oder gekühlt werden. Im Kühlschrank (bei 2 bis 3 °C) hält roher Fisch nur 6 bis 8 Stunden und zubereiteter Fisch 2 bis 3 Tage.

Andere Nahrung aus dem Meer

Außer Fisch stammen auch Weich- und Krustentiere aus dem Wasser. An Weichtieren werden hierzulande vor allem Miesmuscheln und Austern verzehrt. Unter den Krustentieren sind Krabben die bekanntesten. Sie werden geschält und mit Kochsalz haltbar gemacht. Krebse verderben leicht. Ein besonders geschätztes Schalentier ist der Hummer. Ernährungsphysiologisch sind Weich- und Krustentiere ähnlich zu beurteilen wie Fisch. Miesmuscheln haben einen hohen Gehalt an Vitamin A und B. Beim Verzehr von Muscheln und Austern besteht aber die Gefahr, Erreger der Leberentzündung (Hepatisviren) mit aufzunehmen. Darum sollte man sich erkundigen, ob diese Meeresnahrung aus sauberen Gewässern stammt.

Fette und Öle

Früher verwendete man bei uns vor allem Butter, Speck und Schmalz als Speisefette. Insgesamt wurde jedoch erheblich weniger Fett verzehrt als heute. In der zweiten Hälfte des 18. Jahrhunderts waren das etwa 25 g pro Tag und Person, heute sind es rund 140 g.

Noch vor einer Generation verwendete man genausoviel pflanzliche wie tierische Fette. Heute sind etwa zwei Drittel der verbrauchten Speisefette pflanzlicher Herkunft. Es handelt sich vorwiegend um Soja- und Sonnenblumenöl. Ölsaaten zur Herstellung von Pflanzenfetten werden größtenteils aus den Vereinigten Staaten und Osteuropa eingeführt.

Wie man Speisefette gewinnt

Speisefette und -öle sind konzentrierte und energiereiche Nährstoffe. Sie werden aus dem Speicherfett und dem Milchfett von Tieren sowie aus Samen und Fruchtfleisch von Pflanzen gewonnen. Die meisten Pflanzenfette enthalten viel ungesättigte Fettsäuren, sind also bei Raumtemperatur flüssig und damit Öle.

Da Fett in den Pflanzenzellen fester eingeschlossen ist als in tierischen Geweben, ist seine Gewinnung aufwendiger. Fett von Schlachttieren läßt sich dagegen leicht ausschmelzen, Milchfett durch Zentrifugieren abtrennen.

Schon im Alten Testament und auf ägyptischen Urkunden wird Olivenöl erwähnt. Aus dem Altertum sind die Überreste von Ölmühlen und Beschreibungen der Herstellung von Pflanzenölen bekannt. In den verschiedenen Ländern der Erde waren

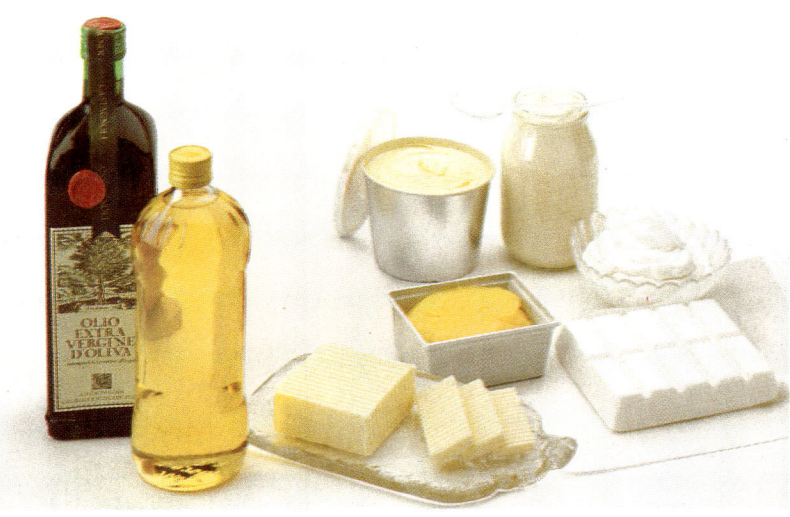

Oliven- und Sonnenblumenöl, Butter und Schmalz, Margarine und Kochfette – alle diese Öle und Fette erhöhen den Geschmack der Speisen

es die Früchte oder Samen von Oliven, Sojabohnen, Erdnüssen, Mohn, Rübsen und Leinsamen, aus denen traditionell Öl gepreßt wurde.

Heute gewinnt man Pflanzenöle meist durch Heißpressen oder Extraktion mit organischen Lösungsmitteln. Durch die anschließende Raffination werden ölfremde Bestandteile und Schadstoffe abgetrennt. Dabei beseitigen Lauge, Kalk oder Soda die freien Fettsäuren. Bleicherde oder Aktivkohle entfärbt das Öl, und Wasserdampf entfernt Geruchsstoffe. Das so gereinigte, farb- und geschmacksneutrale Öl wird entweder direkt vermarktet oder für andere Zwecke, z. B. zur Margarineherstellung, gehärtet.

Bei der Raffination wird ein Teil der lebenswichtigen Linolsäure biologisch unwirksam gemacht. Die Lin-

olsäureverluste können bei nicht schonend verarbeiteter Margarine bis zu 25 Prozent betragen. Bei traditionell in Ölmühlen kalt gepreßten und nicht raffinierten Speiseölen treten diese Verluste an biologisch hochwertigen Stoffen nicht ein.

Speicherfette von See- und Landtieren wie Talg und Tran gewinnt man durch Ausschmelzen des zerkleinerten Fettgewebes oder durch chemische Lösungsmittel.

Die Fettsäurezusammensetzung ist bei den verschiedenen Tierarten und deren Körperteilen unterschiedlich. Ernährung und Klima beeinflussen die Zusammensetzung des Speicherfettes. Tierische Fette wie etwa Hammeltalg enthalten im Gegensatz zu pflanzlichen Fetten neben Cholesterin auch bestimmte schwerverdauliche Fettsäuren.

Fett kann verderben

Isolierte Fette können durch Luftsauerstoff, Licht, Hitze, Spurenelemente oder Bakterien leicht verderben. Chemisch verdorbene Fette schmecken seifig. Bei der Oxidation durch Luftsauerstoff werden sie rasch ungenießbar, denn sie bekommen einen unangenehmen, oft ranzigen Geschmack.

Öle verderben wegen ihrer reaktionsfreudigen ungesättigten Fettsäuren schneller als harte Fette. Mikrobieller Verderb kann nur in wasserhaltigen Fetten wie Rahm, Butter und Margarine auftreten, da Mikroorganismen Wasser zum Wachstum brauchen.

Bei starker Hitze (z. B. beim Fritieren) bilden sich im Fett sogenannte Polymerisationsprodukte, die in größeren Mengen zu Erbrechen und Durchfall führen, längerfristig die Leber schädigen und krebserzeugend sein können. Sie sind besonders gefährlich, da man sie weder riecht noch schmeckt. Bei mehrfachem Gebrauch des Fettes reichern sie sich stark an. Besonders gefährliche krebserzeugende Stoffe entstehen, wenn beim Grillen Fett auf die Grillstäbe oder die Holzkohle tropft und verbrennt oder wenn das Fett über 400°C heiß wird. Dünsten und Kochen sind deshalb ernährungsphysiologisch günstiger als Braten, Fritieren und Grillen.

Nahrungspflanzen enthalten einerseits Stoffe wie Chlorophyll, die eine Oxidation von Ölen beschleunigen, andererseits auch Stoffe wie Vitamin E, die vor Verderb schützen. Naturbelassene, kaltgeschlagene Öle verderben wegen ihres hohen Gehaltes an natürlichen Antioxidantien nicht schneller als raffinierte Öle, wenn sie keine Verunreinigungen enthalten und nicht unsachgemäß aufbewahrt werden. Speisefette sollten kühl und trocken gelagert und vor Licht oder Sauerstoff geschützt werden.

Margarine und Butter
Margarine wurde auf ein Preisausschreiben Napoleons III. hin von H. Mège-Mouriès 1869 als billiger Butterersatz aus Rindertalg und Magermilch erfunden. Das neue streichfähige und haltbare Speisefett ließ sich ebenso verwenden wie Butter, war aber erheblich billiger. Fabriken entstanden, die im Großverfahren Margarine herstellten. Bald wurden die Rohstoffe knapp, und selbst hohe Einfuhrmengen an Talg, Schmalz und Speck aus den USA deckten die Nachfrage nicht mehr. Mit der Entwicklung der Fetthärtung konnten dann auch Pflanzenöle zur Margarinegewinnung verwendet werden.

Durch die Mischung der verschiedenen, meist pflanzlichen Fette läßt sich die Streichfähigkeit beeinflussen. Außerdem werden der Margarine die Vitamine A, D und E, Karotin, Salz und etwas Stärke zugesetzt.

Margarine wird vor allem in Nord- und Westeuropa hergestellt. In der Bundesrepublik Deutschland macht sie mehr als ein Viertel des gesamten Fettverbrauchs aus. Im Durchschnitt wird bei uns genausoviel Butter wie Margarine verzehrt.

Im Altertum wurde Butter als Salbengrundlage zur Hautpflege und als Heilmittel verwendet. Sie blieb bis ins frühe Mittelalter eine Kostbarkeit. Im 15. Jahrhundert setzte eine bescheidene Butterherstellung ein, die erst im vorigen Jahrhundert beträchtlich zunahm.

Butter enthält wenigstens 82 Prozent Milchfett (Rahm, Sahne) und im übrigen vorwiegend Wasser. Vor der eigentlichen Butterung pasteurisiert man den Rahm und läßt ihn etwa 16 Stunden reifen. Für Sauermilchbutter setzt man dem Rahm Milchsäurebakterien zu, die die charakteristischen Aromastoffe bilden. Bei Süßrahmbutter dauert die Rahmreifung nur 3 Stunden. Der gesäuerte oder ungesäuerte Rahm wird mit Knetwalzen geschlagen. Dabei fällt neben dem sogenannten Butterkorn auch Buttermilch als Nebenprodukt an. Süß- und Sauerrahmbutter werden in den Güteklassen Marken-, Molkerei- und Kochbutter vermarktet. Als Zusatz ist Kochsalz erlaubt.

Außer Fett und Wasser enthält Butter etwa 1 Prozent Protein, Spuren von Mineralstoffen und Vitaminen sowie Geschmacksstoffe. Butter setzt sich größtenteils aus leicht verdaulichen Fettsäuren zusammen, die über die Pfortader direkt zur Leber gelangen. Sie ist aber arm an Linolsäure und reich an Cholesterin. Der Anteil einiger Stoffe hängt von der Fütterung und damit von der Jahreszeit ab. So ist Sommerbutter reicher an Vitamin A und D oder an Linolsäure und dadurch streichfähiger als Winterbutter. Butter hat den gleichen Energiegehalt wie Margarine. Durch Luft, Licht, Wärme und Sauerstoff kann sie ranzig werden.

Der steigende Fettverbrauch
Bereits geringe Fettmengen erhöhen den Geschmack von Speisen. Sie verweilen im Magen länger und sättigen daher mehr. Sichtbare Fette werden weniger wegen ihres Nährwertes als vielmehr wegen ihrer besonderen Eignung zum Backen und Braten verwendet. Der starke Anstieg im Verbrauch von Streich- und Bratfetten ist unter anderem eine Folge veränderter Lebens- und Ernährungsweisen in modernen Industriegesellschaften. Heute ißt man mehr Brot mit Wurst oder Käse und Butter oder Margarine. Ferner zieht man gebratene und gebackene Speisen den gekochten vor.

Eine ausgewogene Ernährung sollte sowohl Milchfett als auch pflanzliches Fett enthalten. Schonend gewonnene Speiseöle eignen sich als Salatöl und ungehärtete Pflanzenfette oder kaltgeschlagenes Olivenöl zum Braten, wozu Butter wegen der hohen Temperaturen nicht taugt.

Die lebensnotwendige Linolsäure kann außer über Fette auch mit den Keimen des Vollgetreides und mit Nüssen zugeführt werden. Die Verwendung spezieller linolsäurereicher Produkte ist nicht notwendig.

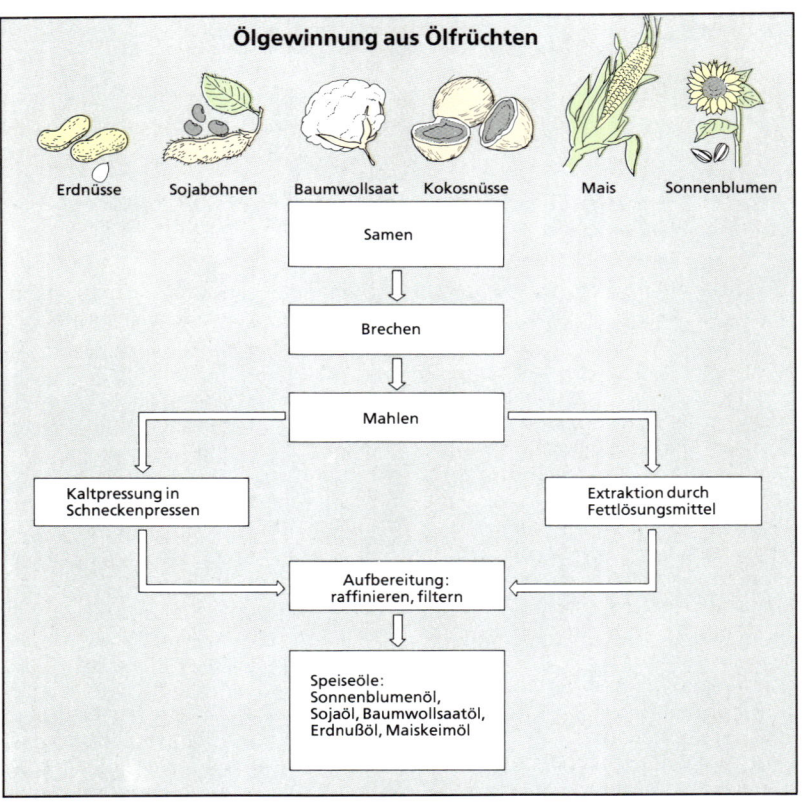

Bei der Extraktion von Pflanzenölen durch Fettlösungsmittel gehen etwa 25 Prozent der Linolsäure verloren, die bei Kaltpressung erhalten bleiben

Zucker und Honig

Vermutlich wurde bereits um 500 v. Chr. in Indien Zucker aus Zuckerrohr gewonnen, wenn auch noch nicht in reiner Form. Von raffiniertem Roh- und Weißzucker aus Zukkerrohr ist erst um 300 n. Chr. die Rede. Mit den Kreuzzügen gelangte Zucker erstmals ins Abendland.

Obwohl Zuckerrohr seit dem 15. Jahrhundert in Plantagen auf Madeira, den Kanarischen Inseln und später in Westindien angebaut wurde, blieb Zucker in Europa ein ausgesprochener Luxusartikel. Das änderte sich erst, als Anfang des 19. Jahrhunderts die Zuckerrübe gezüchtet und aus ihr in industrieller Produktion Zucker gewonnen wurde.

Hoher Zuckeranteil der Nahrung
Heute ist Zucker eines der billigsten Nahrungsmittel. Im Durchschnitt verzehrt jeder Bundesbürger davon täglich etwa 100 g. Während die in den Haushalten verbrauchten Zukkermengen in den letzten 20 Jahren stetig abnahmen, steigt der Anteil des in der Lebensmittelindustrie verarbeiteten Zuckers weiter an.

Billigen Zucker kann man in großen Mengen Nahrungsmittelprodukten zusetzen, ohne daß sie abgelehnt werden. Marmelade und Schokolade etwa bestehen zur Hälfte aus Zucker. Ferner hemmt oder verhindert hoher Zuckergehalt das Wachstum von Mikroorganismen, konserviert also Lebensmittel.

Weißer Zucker ist chemisch nahezu reine Saccharose. Er enthält nur Energie und lediglich Spuren essentieller Stoffe. Unser Organismus ist auf so hochkonzentrierte Nährstoffe

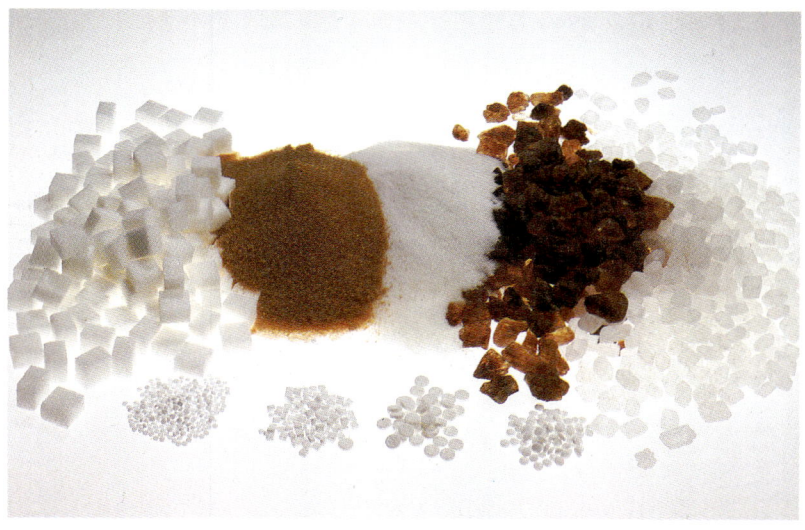

Ob in Würfeln, Kristallen oder als Puder, ob weiß oder braun, fein oder grob, Zucker bleibt Zucker – fast reine Saccharose, ein hochkonzentrierter Energienährstoff

nur unzureichend eingestellt. Da die Verdauungsarbeit praktisch vorweggenommen wurde, treten die Zukkerbausteine rasch ins Blut über. Der Körper braucht reinen Zucker nicht. Manche Naturheilkundler sind der Ansicht, daß der Verzehr von weißem Zucker die Abwehrkräfte des Körpers negativ beeinflußt, was z. B. für Honig nicht zutrifft. Daher empfehlen sie, zum Süßen natürlichen Honig zu verwenden.

Indem Zucker Wachstum und Säurebildung der Mundflora fördert, verursacht er Karies: Freigesetzte Säuren lösen den Zahn allmählich von außen auf. Süßigkeiten zerstören die Zahnsubstanz selbst dann noch, wenn der Körper ausreichend Vitamine und Mineralstoffe erhält. Die Zerstörung durch Karies ist um so stärker, je öfter und je mehr man zuk-

kerhaltige Speisen verzehrt, je klebriger diese sind und je länger sie im Mund bleiben oder an den Zähnen haften.

Bei natürlich süßen Lebensmitteln wie frischem Obst und Gemüse ist der Zucker sozusagen gut verpackt. Ballaststoffe und Fruchtsäuren fördern dann den Speichelfluß und damit die sofortige Reinigung der Zahnoberfläche.

Süß ist für den Menschen die angenehmste Geschmacksempfindung. Das gilt, anders als bei salzig, bitter oder sauer, selbst noch für eine hohe Konzentration. Süßes wird von Säuglingen und Kleinkindern deutlich bevorzugt. Häufiger Verzehr süßer Lebensmittel fördert das Verlangen danach. Die Reizschwelle steigt noch an. Sie läßt sich nur durch stete Verringerung an Süßstoffen senken.

Das Verlangen nach Süßem befriedigt auch reifes und getrocknetes Obst mit natürlichem Zuckergehalt.

Honig
Bienen nehmen Nektar und Honigtau von Pflanzen auf und sammeln sie zusammen mit einem enzymhaltigen Kopfdrüsensekret in ihrer Honigblase. Die Enzyme spalten Zucker zu einem Gemisch aus Trauben-, Frucht- und Rohrzucker. Die mit dem Nektar aufgenommenen Pflanzenstoffe enthalten geringe Mengen an Protein, Mineralstoffen und Vitaminen sowie über 100 bisher identifizierte Aromastoffe. Honig wird von den Bienen in Waben abgefüllt und mit einem Wachsdeckel verschlossen. Er dient als Vorrat und als Nahrung für die Brut.

Honig wird ähnlich wie Zucker vom Körper leicht und schnell aufgenommen und haftet an den Zähnen. Früher gebrauchte man Honig in der Krankenernährung. Seine Heilwirkungen sind umstritten, obwohl man seit Jahrhunderten gute Erfahrungen mit ihm als Hausmittel gemacht hat. Honig kann ebenso wie Zucker Karies verursachen, ist also in dieser Hinsicht kein Zuckerersatz.

Höchste Qualität haben Scheiben-, Leck- und Schleuderhonige, die ohne Erhitzen und schonend gewonnen werden. Mit der Lagerung wird dieser Honig trüb und kristallisiert aus. Je nach Art des gesammelten Nektars oder Honigtaus wird zwischen Heide-, Linden-, Klee-, Blüten-, Tannen- und Waldhonig unterschieden.

Honig erfreut sich großer Beliebtheit, da er den Geschmack vieler Speisen verstärkt und als besonders gesund und wertvoll gilt.

Getränke

Durchschnittlich verzehrt der Mensch im Lauf eines Tages etwa 2 kg Nahrungsmittel. Darin sind 1 bis 1,5 l Flüssigkeit enthalten. Das entspricht nahezu der Menge, die täglich als Harn ausgeschieden wird. Zusätzlich braucht der Organismus nochmals etwa 1 bis 1,5 l Trinkflüssigkeit, um das Volumen an Wasser, das über Haut, Lunge und Darm ausgeschieden wurde, zu ersetzen.

Außerdem ist zu bedenken, daß jedes Gramm Kochsalz, das mit der Nahrung aufgenommen wird, etwa 100 ml Wasser als Lösungsmittel erfordert. Auch der Zuckergehalt der Nahrung hat Einfluß auf den Wasserhaushalt, weil Zucker Durst erzeugt.

Wenn die Nahrung nicht genug Flüssigkeit enthält, hat der Mensch so lange Durst, bis er die nötige Flüssigkeitsmenge aufgenommen hat. Selbst eine sehr hohe Flüssigkeitszufuhr kann kaum die Ausscheidungskapazität der Nieren erschöpfen. Trotzdem belastet natürlich übermäßiges oder zwanghaftes Trinken den Körper. Denn die Nieren werden nicht einfach durchgespült, wie vielfach behauptet wird, sondern sie müssen jeden Tropfen Flüssigkeit aktiv ausscheiden.

Schutzkolloide in der Niere verhindern, daß harnsaure, phosphorsaure oder oxalsaure Salze im Harn als Nierensteine auskristallisieren. Zur Bildung dieser Kolloide sind unter anderem Vitamin A, D, E und Linolsäure notwendig.

Säfte und Erfrischungsgetränke stillen nicht nur den Durst, sie tragen mehr oder weniger auch zur Ernährung bei

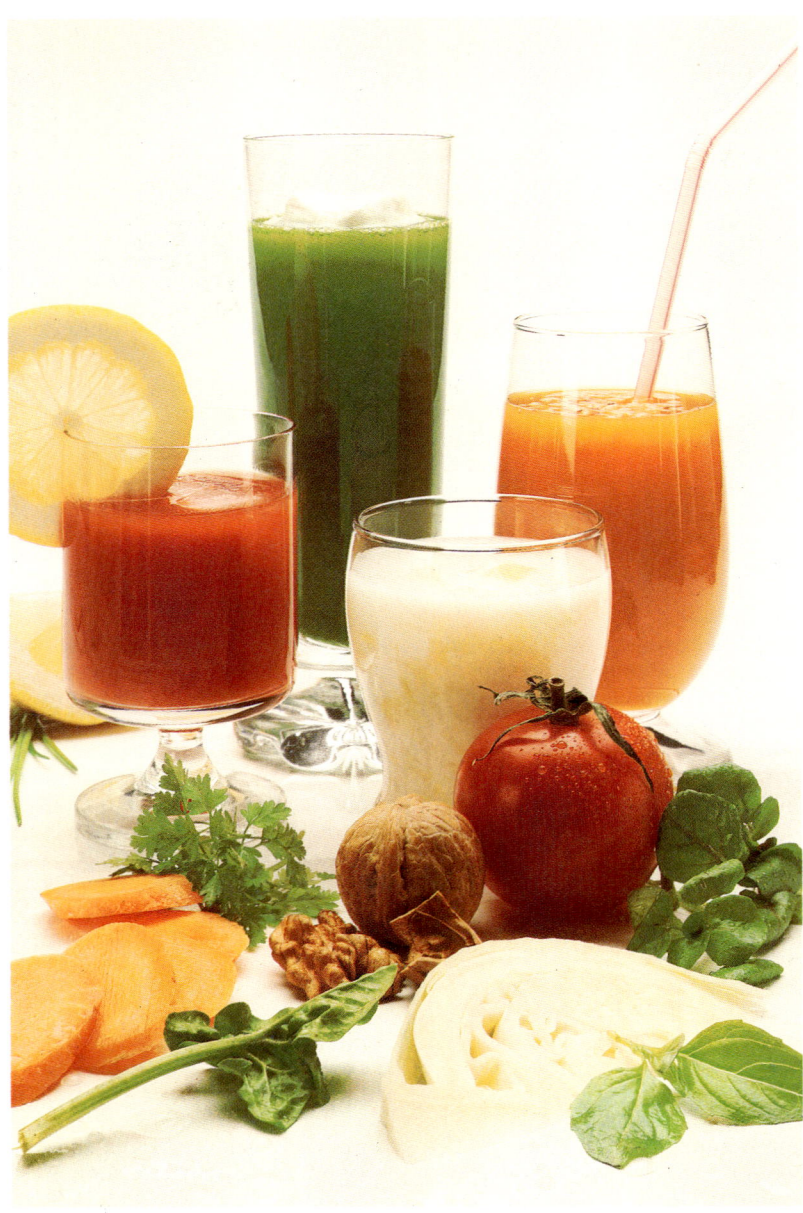

Zwar muß genügend Flüssigkeit als Lösungsmittel für alle auszuscheidenden Stoffe vorhanden sein, aber Fehler in der Ernährung können nicht durch vermehrtes Trinken ausgeglichen oder gar aufgehoben werden.

Womit man den Durst stillt

Man muß zwischen echten Getränken und flüssigen Nahrungsmitteln unterscheiden. Echte Getränke stillen ausschließlich den Durst, während flüssige Nahrungsmittel außerdem oder vor allem den Körper mit Nährstoffen versorgen.

Die meisten Erfrischungsgetränke liegen irgendwo zwischen diesen beiden Extremen. Auf jeden Fall darf man nicht vergessen, daß stark salz- und nährstoffhaltige Flüssigkeiten Durst nur wenig oder überhaupt nicht stillen können. Im Gegenteil, manche erzeugen sogar noch mehr Durst wie etwa Seewasser oder überaus süße Getränke.

Obwohl flüssige Nahrungsmittel (z. B. Suppen, aber auch Trink-, Butter- oder Sauermilch) wie fast alle übrigen Nahrungsmittel zum Ausgleich des Wasserhaushalts beitragen, fallen sie im Grunde nicht unter die Getränke. Als solche werden hier die Wässer, die verschiedenen Kräuter- und Gewürztees, aber nicht die Genußmittel Kaffee und Tee, ferner auch die Säfte und Erfrischungsgetränke angesehen.

Wässer und Tees

Echte Getränke sind die verschiedenen Wässer (Leitungs-, Mineral-, Quell- und Heilwasser) und die Kräutertees. Mineralwässer müssen bei uns pro Liter 1000 mg gelöste Salze bzw. 250 mg freie Kohlensäure enthalten. Sie gelten mit Recht als besonders erfrischende, durststillende Getränke, die außerdem die beim Schwitzen eingetretenen Mineralsalzverluste ausgleichen können. Mineralwässer, deren Heilkraft medizinisch nachgewiesen ist, nennt man meist Heilquellen (siehe S. 273 bis 277). Aber auch das normale Leitungs- oder Trinkwasser enthält gelöste Mineralstoffe wie Natrium, Kalium, Kalzium, Magnesium, ferner Metalle wie Eisen, Mangan und Zink je nach Herkunft in ganz unterschiedlichen Mengen.

Je höher der Gehalt an gelösten Stoffen, um so härter ist das Wasser. So wenig man hartes Wasser gern zum Baden und Waschen gebraucht, so sehr kann es sich zum Trinken eignen. Das aus hygienischen Gründen dem Leitungswasser zugesetzte Chlor hat zwar Einfluß auf den Geschmack, aber nicht auf die sonstige Qualität des Wassers.

Die verschiedenen Kräuter- und Gewürztees bestehen vornehmlich aus Wasser und tragen entsprechend zum Wasserhaushalt des Körpers bei. Allerdings ist bei den eigentlichen Arzneitees zu beachten, daß sie chemische Bestandteile enthalten, die in größeren Dosen, also auf die Dauer genossen, dem Körper schaden können. Viele dieser Bestandteile sind medizinisch noch nie auf ihre Wirkungen untersucht worden. Arzneitees sollten nur zur Behandlung einer Krankheit und auf ärztlichen Rat hin, vor allem aber nie über einen längeren Zeitraum getrunken werden.

Lindenblüten-, Kamillen- und Pfefferminztee kann man jedoch in mäßigen Mengen unbedenklich trinken. Das gilt auch für andere Hausmittel unter den Kräuter- und Ge-

würztees wie Fenchel-, Anis- und Malventee. Sie alle haben ein angenehm erfrischendes Aroma.

Säfte und Erfrischungsgetränke

Säfte sind Flüssigkeiten aus Früchten ohne den Preßrückstand. Sie liefern außer Wasser schnell verfügbare und meist konzentrierte Nährstoffe in Form von Zucker, Mineralstoffen und wasserlöslichen Vitaminen.

Beim Genuß von Säften nimmt der Körper in kurzer Zeit große Mengen Zucker auf, der rasch ins Blut gelangt, wodurch die Blutzuckerkurve steil ansteigt, was unerwünscht ist. Von rohen Äpfeln oder Möhren kann man in einem bestimmten Zeitraum nur eine begrenzte Menge essen, während beim Trinken von Saft in kurzer Zeit mühelos die Nährstoffe mehrerer Kilogramm Gemüse oder Obst dem Körper zugeführt werden.

Obst- und Gemüsesäfte sind besonders reich an Vitamin C und gelten deshalb als gesund. Ihnen fehlen jedoch die Ballast- und manche Mineralstoffe. Bei empfindlichen oder kranken Menschen können Säfte die Verträglichkeit von Vollkornbrot und Frischkost stören. Vom Gesunden werden sie meist problemlos vertragen.

Saftfasten oder Säftekuren helfen als Heilmittel bei Krankheiten. Die Säfte sollten dann langsam schluckweise, verdünnt und in Abständen getrunken werden.

Als Erfrischungsgetränke werden am meisten Fruchtsaftgetränke, Limonaden und koffein- und chininhaltige Getränke (z. B. Cola) getrunken. Trotz ihres im allgemeinen recht hohen Zuckergehaltes sind sie, maßvoll genossen, nicht gesundheitsschädlich.

Genußmittel

Genußmittel wie alkoholische Getränke, Kaffee, Tee, Kakao, aber auch Tabak und andere Suchtgifte regen meist die Verdauungsorgane und das Nervensystem an. Regelmäßig und in größeren Mengen genossen, schädigen sie jedoch den Organismus.

Alkoholische Getränke wie Bier, Wein und Spirituosen werden aus Getreide oder Früchten hergestellt. Alkohol hat einen relativ hohen Brennwert. Sein Energiegehalt liegt mit 7 kcal/g (= 30 kJ/g) zwischen Kohlenhydraten oder Protein mit je 4 kcal/g (= 17 kJ/g) und Fett mit 9 kcal/g (= 38 kJ/g). Erwachsene, die nur mäßig Alkohol trinken, decken damit häufig bereits 5 bis 10 Prozent ihres Energiebedarfs.

Alkoholhaltige Getränke nehmen als Genußmittel eine besondere Stellung in der Ernährung ein. In kleinen Mengen regt Alkohol den Appetit an, er kann beruhigend auf das Nervensystem wirken und den Kreislauf stimulieren.

Übermäßiger oder andauernder Alkoholkonsum schädigt hauptsächlich die Leber, aber auch Gehirn und Herzmuskel. Bei regelmäßiger Zufuhr von 80 g Alkohol pro Tag bei Männern bzw. 30 g bei Frauen besteht langfristig die Gefahr der Leberzirrhose, der dritthäufigsten Todesursache nach Herzinfarkt und Krebs.

Besonders schädlich ist Alkohol während der Schwangerschaft und der Stillzeit, da er über das Blut direkt auf das Ungeborene bzw. über die Muttermilch auf den Säugling einwirkt. Für beide ist Alkohol ein starkes Gift, da ihre Entgiftungsfunktionen noch nicht voll entwickelt sind.

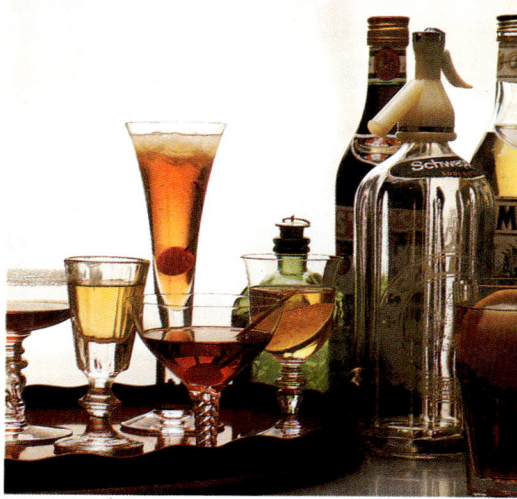

Auch bei mäßigem Alkoholgenuß deckt man damit 10 bis 15 Prozent seines täglichen Energiebedarfs

Kaffee und Tee

Die Genußmittel Kaffee und Tee enthalten den besonders die Herztätigkeit und den Kreislauf stimulierenden Wirkstoff Koffein. Sie haben im übrigen fast keinen Nährwert, wirken aber auf hormonellem Weg harntreibend und anregend oder beruhigend auf das Nervensystem. Dem Körper können sie durch ihre entwässernde Wirkung mehr Flüssigkeit entziehen, als sie zuführen.

Bei Tee verzögert die enthaltene Gerbsäure die Koffeinaufnahme, so daß die anregende Wirkung weniger stark einsetzt und länger anhält als bei Kaffee. Bedenken sollte man, daß die in Kaffee und besonders in Tee enthaltenen Begleitstoffe (Tannine) die Eisenaufnahme aus der Nahrung beeinträchtigen.

Wie man sich richtig ernährt

Der Mensch ernährt sich richtig, wenn er weder unzureichend wenig noch übermäßig viel ißt und wenn ferner die Zusammenstellung seiner Nahrung ausgewogen ist. Im ersten Fall kommt es sonst zu Unterernährung, im zweiten zu Überernährung (Fettsucht) und im dritten zu Mangelerscheinungen wegen unzureichender Zufuhr an essentiellen Nährstoffen, die keine Energie liefern (Vitamine, Mineralstoffe und andere).

Unterernährung ist die Folge ungenügender Eiweiß- und Energiezufuhr. Früher kamen Hungersnöte von Zeit zu Zeit in allen Ländern vor. Die Ursachen dafür waren meist Mißernten und Kriege, gelegentlich auch Katastrophen, die die Ernten vernichtet hatten.

In Europa konnten Mißernten seit der Mitte des 19. Jahrhunderts durch Getreideeinfuhren ausgeglichen werden. Die Möglichkeit dazu haben die modernen Verkehrsmittel wie Eisenbahn und Dampfschiffahrt geschaffen, die in der Lage waren, Massengüter wie Getreide über große Entfernungen zu transportieren. Die beiden Weltkriege und die Folgen der russischen Revolution forderten allerdings noch viele Opfer des Hungers.

Heute treten trotz aller Hilfsmaßnahmen Nahrungsmittelknappheit und damit Hunger in den nicht industrialisierten Ländern auf, besonders in Asien und Afrika.

Die Überernährung war dagegen einst lediglich das Problem einer kleinen Oberschicht und betraf einzelne

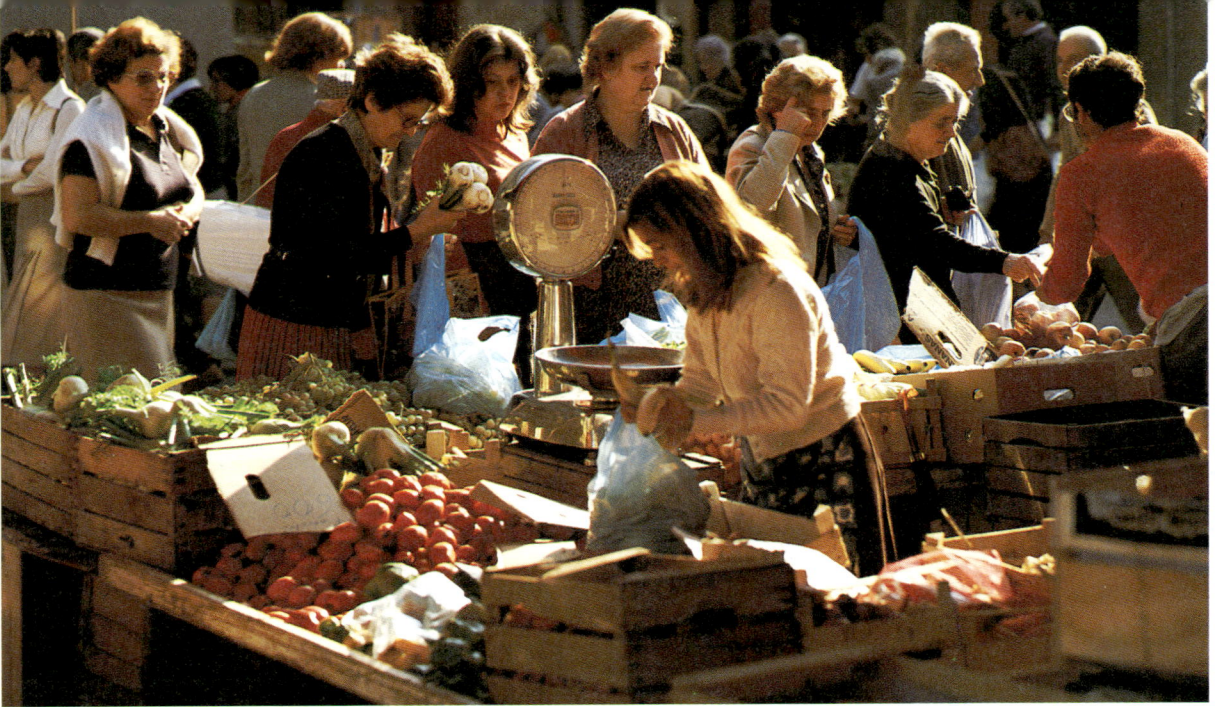

Das heute überreiche Angebot an Lebensmitteln erfordert genaue Kenntnisse, um sich trotz des Überflusses vom ernährungswissenschaftlichen Standpunkt aus richtig und damit gesund zu ernähren

Individuen. Heute ist Überernährung, also ein Zuviel an Energie- und Eiweißstoffen, das vielfach mit dem Mangel an lebensnotwendigen Mineralstoffen, Vitaminen, Ballaststoffen und Spurenelementen einhergeht, eine in den Industrieländern weit verbreitete Volkskrankheit. Dazu ist es gekommen, weil gerade in diesen Ländern die Lebensmittel stark weiterverarbeitet, reich an Energiestoffen, aber arm an Nährstoffen sind, die keine Energie liefern.

Ernährungsstörungen treten darüber hinaus bei einzelnen Menschen aufgrund außergewöhnlichen Nährstoffbedarfs, krankhafter Nährstoffspeicherung oder ebenfalls krankhaften Nährstoffverlusten auf. Sie müssen mit Hilfe einer vom Arzt verordneten strengen Diät behandelt werden.

Das Fließgleichgewicht

Grundlegende Voraussetzungen für eine ausreichende Nährstoffversorgung sind die Ausgewogenheit zwischen aufgenommenen und verbrauchten Nährstoffen sowie eine ausreichende Speichermöglichkeit im Körper. Eine gesunde und optimale Ernährungsform für alle gibt es nicht, denn Menschen können sich auf die verschiedenste Art und Weise gesund ernähren oder ihre Gesundheit wiederherstellen. Auch vegetarische Kost kann grundsätzlich genauso vollwertig sein wie jede andere Ernährungsweise.

Dabei muß man bedenken, daß sich jeder Organismus, solange er gesund ist, in einem sogenannten Fließgleichgewicht befindet, also seine innere und äußere Stabilität bestehenbleibt, obwohl sich sein Zustand bei

stets wechselnden äußeren Bedingungen immerfort verändert und die dabei ablaufenden Prozesse irreversibel, also nicht mehr umkehrbar sind.

Die Ernährung soll dieses natürliche Fließgleichgewicht des Körpers nicht stören, sondern erhalten, indem sie ihn mit allen lebensnotwendigen Stoffen versorgt. Der Organismus kann dann nach Krankheiten aus eigener Kraft wieder ein stabiles Fließgleichgewicht herstellen oder eine Bedrohung der Gesundheit, z. B. eine Infektion, frühzeitig abwehren.

Vernünftige Auswahl

Bei der Auswahl der Lebensmittel spielen nicht nur ernährungsphysiologische Gesichtspunkte eine Rolle, sondern auch die geographische Lage, das Klima, die Jahreszeiten, ferner die religiösen und kulturellen Gegebenheiten eines Landes oder Volkes sowie die wirtschaftliche Lage des einzelnen. Die jeweilige Lebensmittelauswahl legt schließlich fest, wie vernünftig, sinnvoll oder zeitgemäß eine Ernährungsweise ist.

Die Ernährung wird nicht nur durch Hunger und verfügbare Lebensmittel, durch Verdauung und Stoffwechsel geregelt, sondern ist auch eine Frage der geistigen Haltung und Lebenseinstellung, kurz, sie ist immer auch Ausdruck des Lebensstils. Aufgrund unterschiedlicher Religion und Weltanschauung sind verschiedene Ernährungsformen entstanden.

Eine Ernährungsweise kann günstig genannt werden, wenn sie den jeweiligen Lebens- und Arbeitsbedingungen der Menschen gerecht wird und vernünftig mit den natürlichen Hilfsmitteln haushält. Sie wird aus Lebensmitteln bestehen, deren Gesundheits- und natürlicher Genußwert weitestgehend erhalten sind. Eine solche Ernährung wird abwechslungsreich sein, das Angebot der Natur auf sinnvolle Weise nutzen, aber auch neue ernährungswissenschaftliche Erkenntnisse einbeziehen und berücksichtigen.

Vollwerternährung
Vollwerternährung versucht Altbewährtes mit Neuem, das als sinnvoll und notwendig erkannt worden ist, zu verbinden. Bei einer Vollwerternährung werden hauptsächlich Lebensmittel verwendet, die möglichst wenig Nährstoffe durch langen Transport und lange Lagerung, industrielle Verarbeitung, küchentechnische Zubereitung und übertriebene Verfeinerung verloren haben. Mit den zu ihrer Herstellung nötigen na-

türlichen Hilfsmitteln wie etwa fossilen Energieträgern (z. B. Erdöl), Lebens- und Futtermitteln sollte sparsam gewirtschaftet werden.

In den letzten 100 Jahren nahm das Angebot an industriell gefertigten Nahrungsmitteln laufend zu, während man unverarbeitete Lebensmittel immer weniger verwendete. Heute sind 85 bis 90 Prozent der angebotenen Lebensmittel in irgendeiner Weise schon industriell behandelt oder verarbeitet worden. Meist, aber nicht ausschließlich wurden sie durch die Verarbeitung haltbarer gemacht. Jede Verarbeitung beeinträchtigt jedoch in der Regel den ernährungsphysiologischen Wert eines Lebensmittels. Deshalb muß stets abgewogen werden, inwieweit gewisse Nährwertverluste hingenommen werden müssen, um erwünschte Eigenschaften wie längere Haltbarkeit, bessere Bekömmlichkeit usw. zu schaffen.

Vollwerternährung geht davon aus, daß die Nahrung mit großer Wahrscheinlichkeit dann alle lebensnotwendigen Nährstoffe enthält, wenn sie wenig behandelt, also möglichst naturbelassen ist. Dabei bleibt die Eigenart eines Lebensmittels weitgehend erhalten, besonders wenn keine Fremdstoffe zugesetzt werden. Lebensmittel sollten ferner so frisch wie möglich verzehrt werden.

Einige Empfehlungen
Lebensmittel, die unverändert, nur gewaschen, geschält oder entspelzt, verzehrt werden oder durch Zerkleinern, Tiefgefrieren, Fermentieren oder Trocknen haltbar gemacht wurden, sind besonders zu empfehlen.

Einige Lebensmittel, wie etwa Kartoffeln, darf man ausschließlich er-

Umstellung auf Vollwertkost

Bei der Umstellung auf Vollwertkost sollte man in folgenden sieben Schritten vorgehen:
1. Vollkornmehl und Vollkornprodukten den Vorzug vor Auszugmehl und Auszugmehlprodukten geben, also:
● Vollkornbrot statt Weiß- oder Graubrot essen,
● Vollkornkuchen statt herkömmlichen Kuchen essen,
● Naturreis statt polierten weißen Reis verwenden.
2. Haushalts- und Industriezucker vermeiden, möglichst mit naturreinem Honig süßen.
3. Kaltgepreßte Fette statt extrahierter Fette verwenden.

4. Vor jeder warmen Mahlzeit Frischkost essen.
5. Täglich Frischkornmüsli essen.
6. Speisen wertschonend und werterhaltend zubereiten.
7. Fette und Öle sparsam verwenden.

Vollwertkost bietet die Chance:
● Krankheiten vorzubeugen;
● im Vorstadium vieler Krankheiten durch Ernährungsumstellung eine Verschlimmerung zu verhüten;
● eine vorhandene ernährungsabhängige Krankheit grundlegend zu bessern und zu heilen.

hitzt verzehren, da sie erst in dieser Form verdaulich, bekömmlich oder gesundheitlich unbedenklich sind.

Stark verarbeitete Nahrungsmittel sowie isolierte Produkte wie etwa Zucker oder synthetische Nährstoffe können nicht empfohlen werden, denn ihr Verzehr ist ernährungsphysiologisch nicht sinnvoll. Verzehrt ein gesunder Mensch solche Produkte gelegentlich, wird er jedoch seiner Gesundheit keinen Abbruch tun.

Außer diesen Empfehlungen, die sowohl langjährige Erfahrungen als auch neue wissenschaftliche Erkenntnisse berücksichtigen, sind bei einer vernünftigen Ernährung immer dringlicher die weltweiten ökologischen Zusammenhänge in der Nahrungskette zu beachten. Die Kost soll so beschaffen sein, daß sie einerseits der Gesundheit dient, andererseits

auch ökologisch gerechtfertigt ist und die Zusammenhänge in der Welternährungswirtschaft berücksichtigt.

Weltweite Zusammenhänge
Der direkte Verzehr geeigneter pflanzlicher Lebensmittel würde die weltweite Nahrungsmenge beträchtlich erhöhen und dazu führen, daß die landwirtschaftlichen Nutzflächen weniger intensiv bewirtschaftet werden müßten.

Besonders die Erzeugung tierischer Nahrungsmittel durch Getreidemast von Rindern und Schweinen ist eine große Verschwendung wertvoller Nahrungsmittel. Mit Getreide von der gleichen Fläche Land könnten etwa fünfmal mehr Menschen ernährt werden als über den Umweg Rind- oder Schweinefleisch.

Tagesspeiseplan bei Vollwerternährung

Für diesen Speiseplan sind die verschiedenen Nahrungsmittel sechs Gruppen zugeordnet. Zu jeder Gruppe gehören vergleichbare Quantitäten einzelner Lebensmittel, die jeweils austauschbar sind. Jede dieser Quantitäten wird hier Einheit genannt. Auf die drei oder vier täglichen Mahlzeiten entfallen aus jeder Gruppe eine bestimmte Zahl von Einheiten. Auf diese Weise können nach diesem Plan ausgewogene Mahlzeiten zusammengestellt werden, die dennoch individuellen Wünschen Raum lassen. Einige besonders fettreiche, aber proteinhaltige Lebensmittel müssen als jeweils halbe Einheit zur Protein- und zur Fettgruppe gezählt werden. Nicht berücksichtigt sind die Extras, also Süßigkeiten, Alkoholika und Erfrischungsgetränke. Sie tauchen zwar gelegentlich in einem Speiseplan auf, sollten aber nicht regelmäßiger Bestandteil der Ernährung sein.

Die Gesamtzahl der Einheiten (24 bis 25) entspricht etwa 2200 kcal (9200 kJ); das ist etwa der Bedarf, den eine erwachsene Frau bei leichter körperlicher Tätigkeit täglich hat.

Lebensmittelgruppe	Getreide-Kartoffel-Gruppe	Gemüsegruppe	Obstgruppe	Milchgruppe	Gruppe proteinreicher Lebensmittel	Fettgruppe
	1 Einheit = 30 g Vollkornschrot oder -mehl 30 g Vollkornteigwaren 50 g Vollkornbrot (1 Scheibe) 150 g Kartoffeln	1 Einheit = 85 g Gemüse, roh 50 g Erbsen oder Gemüsemais	1 Einheit = 150 g Obst 125 g Obstsaft 25 g Trockenobst	1 Einheit = 125 g Vollmilch 125 g Joghurt, Dickmilch oder Kefir 200 g Buttermilch	1 Einheit = 35 g Hülsenfrüchte, trocken 20 g Käse (45 % Fett i.Tr.) 50 g Quark 1 Ei 20 g Wurst 35 g Hackfleisch 50 g mageres Fleisch 50 g Fisch	1 Einheit = 10 g Butter oder Öl 10 g Speck (Rückenspeck) 30 g Schlagsahne (1 EL) 75 g saure Sahne (10 % Fett)
Mahlzeit						
Frühstück	⊠ ⊠		⊠	⊠		☐
Mittagessen	⊠ ⊠ ☐	⊠ ⊠ ⊠⊠		☐	⊠ ⊠	⊠ ☐
Abendbrot	⊠ ⊠ ☐	⊠			⊠ ⊠	⊠ ☐
Zwischenmahlzeit oder Nachtisch	☐		☐	☐ ☐		☐
Insgesamt	⊠ ⊠ ⊠ ⊠ ⊠ ⊠ ⊠ ⊠	⊠ ⊠ ⊠ ⊠ ⊠	⊠ ⊠	⊠ ⊠	⊠ ⊠ ⊠ ⊠	⊠ ⊠ ⊠ ☐

⊠ Feste Einheit   ⊠ ½ feste Einheit   ☐ Variable Einheit (innerhalb einer Gruppe austauschbar)   ☐ ½ variable Einheit

In der Europäischen Gemeinschaft sind heute weniger als 5 Prozent der Erwerbstätigen in der Landwirtschaft beschäftigt. Durch intensive Bewirtschaftung erzielen sie erhebliche Überschüsse. Die Kosten für Butterberge, Milchseen, Weinmeer und Obst- und Gemüsehalden belasten öffentliche Haushalte und damit jeden Steuerzahler und Verbraucher.

Verschwendung von Energie
Die Verarbeitung von Nahrungs- und Genußmitteln und der Lebensmittelhandel gehören heute zu den größten Wirtschaftszweigen. Man verarbeitet Lebensmittel in zahlreichen energieaufwendigen Schritten bis hin zu Fertiggerichten. Dabei werden große Mengen an Energie verbraucht, nur um Lebensmittel in moderner, aber weniger natürlicher Form auf den Tisch zu bringen. Zur Herstellung von Weißbrot verwendet man beispielsweise etwa doppelt soviel Energieeinheiten, wie das fertige Brot dann Nahrungsenergie enthält.

Verglichen mit anderen Nahrungsmitteln, ist der Energieaufwand zur Brotherstellung dabei noch relativ gering. Bei Rindfleisch akkumuliert er sich bis zum verzehrfertigen Gericht zu einem vielfachen seines Nährwertes.

Unsere moderne Wirtschaftsweise wendet im Durchschnitt zwei Energieeinheiten auf, um eine Einheit an Nahrungsenergie herzustellen. Im Vergleich dazu werden in Indien mit einer Energieeinheit 16 Nahrungsenergieeinheiten erzeugt.

Vernünftig handeln
Auch diese Zusammenhänge legen nahe, was man vernünftigerweise tun sollte, nämlich:

● vermehrt pflanzliche Nahrungsmittel, insbesondere Getreide, in Form von Vollkornprodukten verzehren;
● weniger verarbeitete Nahrungsmittel den stark verarbeiteten vorziehen;
● Nahrung nur erhitzen, wo es sinnvoll und erforderlich ist;
● den Verzehr tierischer Produkte einschränken.

Ernährung und Politik
Ernährung hat stets auch ihre politische Seite. Ein wichtiger Beitrag zur längerfristigen Sicherung der Nahrungsmittelversorgung in der Welt könnte darin bestehen, kontrollierte biologische Anbauweisen zu fördern und gleichzeitig Lebensmittel pflanzlicher Herkunft in der alltäglichen Ernährung zu bevorzugen.

Bei der Auswahl der Lebensmittel sollte ein vernünftiges Maß eingehalten werden, wobei es sinnvoll ist, das natürliche Angebot je nach Gebiet und Jahreszeit zu berücksichtigen. Außerdem müssen dringend Überschuß und Mangel an Nahrung durch vernünftige Vorratshaltung und andere langfristige Maßnahmen weltweit ausgeglichen werden.

Die Lebensmittelauswahl
Aus allen diesen Überlegungen lassen sich einfache und praktikable Empfehlungen ableiten:
● Getreide kann man als unverzichtbaren Bestandteil einer ausgewogenen Mahlzeit reichlich verzehren, einen Teil davon gekeimt oder geschrotet und eingeweicht als Frischkorn.
● Gemüse kann man ebenfalls als unverzichtbaren Bestandteil einer ausgewogenen Mahlzeit reichlich verzehren. Einen wesentlichen Teil

davon sollte man ausgewählt nach dem Angebot der Jahreszeit und der Region als Frischkost zu Beginn der Mahlzeit essen.
● Obst je nach Jahreszeit bietet eine süße und wohlschmeckende Abwechslung, darf das Gemüse jedoch nicht ersetzen.
● Milch und Milchprodukte mit natürlichem Fettgehalt und Käse sind eine wichtige Ergänzung pflanzlicher Lebensmittel. Vorzugsmilch und pasteurisierte Frischmilch sind vorzuziehen.
● Fleisch, Fisch und Ei sind keine lebensnotwendigen Nahrungsmittel und sollten nur gelegentlich eine Mahlzeit ergänzen. Dagegen sollten Hülsenfrüchte vermehrt im Speiseplan auftauchen.
● Fette und Öle sollte man stets sparsam verwenden. Kalt gepreßte, unraffinierte Fette und Öle sind den extrahierten, raffinierten und gehärteten Produkten vorzuziehen.

Folgende Nahrungsmittel haben in der Vollwerternährung keinen Platz und sollten gemieden werden:
● Alle Auszugsmehlprodukte wie Teigwaren, Mehlspeisen, helle Brotsorten, Kuchen, Gebäck.
● Veredelte Produkte der Kartoffel wie Kartoffelpüree, Kartoffelpulver, Chips.
● Zucker und daraus hergestellte Süßwaren wie Schokolade, Bonbons.
● Raffinierte Fette und Öle, insbesondere gehärtete Fette und viele Margarinesorten.
● H-Milch und Milchmixerzeugnisse.
● Eier und Fleisch aus Intensivtierhaltung.
● Sterilisierte Gemüse- und Obstkonserven.

Zusammenstellung von Mahlzeiten
Für die Vollwerternährung wird bewußt auf Empfehlungen von Kalorienangaben und Nährstoffmengen verzichtet und die Orientierung an Hunger und Sättigung in den Vordergrund gestellt.

Teilweise ist damit jedoch keine bedarfsgerechte Nahrungsaufnahme gewährleistet, da unsere Wahrnehmung oft von mangelnder körperlicher Bewegung, psychischen Störungen, dem Verzehr von verfeinerten und rasch verdaulichen Lebensmitteln und schlechten Gewohnheiten überlagert ist. So können etwa Streß und Reizüberflutung zu übermäßigem Essen und damit zu Übergewicht führen, aber auch zu Appetitlosigkeit oder Essensverweigerung und damit zu Untergewicht.

Vielfach ist uns das Gefühl für ein normales Maß in der Nahrungszusammensetzung abhanden gekommen. Aufgrund der Vielfalt des Angebots müssen heute mehr als früher Bedeutung, Wert und Qualität der einzelnen Lebensmittel richtig eingeschätzt werden. Außerdem ist ein fundiertes Wissen nötig, um eine richtige Auswahl aus dem Nahrungsmittelangebot zu treffen und Mahlzeiten sinnvoll zu gestalten.

Die empfohlenen Lebensmittel sollte man in angemessener Menge verzehren. Bewußtes Essen wird so lange notwendig sein, bis eine vernünftige Ernährungsweise zur alltäglichen Gewohnheit geworden ist.

Wie ausgewogene Mahlzeiten entsprechend den Empfehlungen zusammengesetzt sein können, veranschaulicht die Tabelle (siehe S. 56). Sie läßt individuellen Wünschen bei der Zubereitung genügend Spielraum.

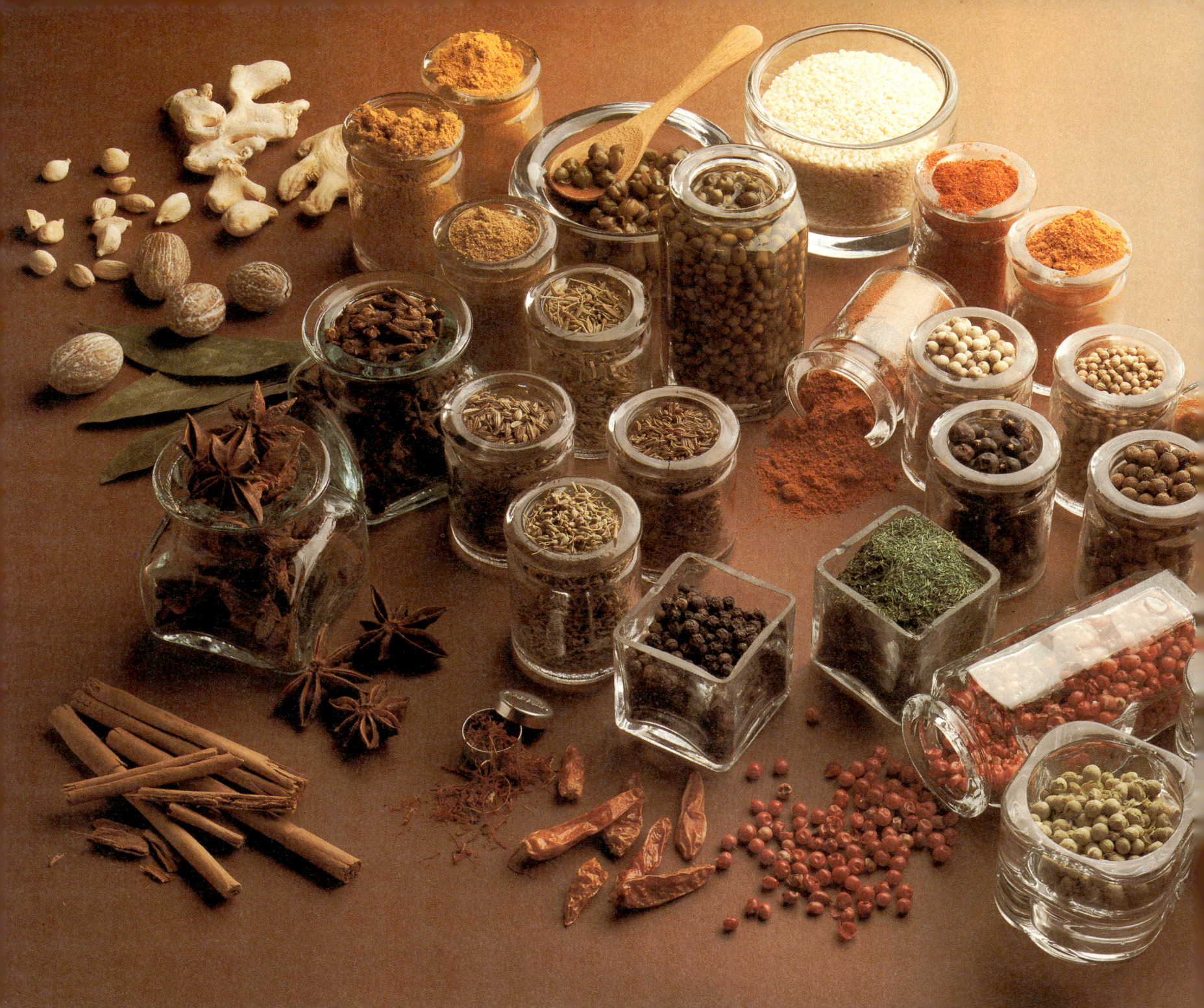

Gewürze halten gesund

Sie sind mehr als nur Geschmacksverbesserer, die vielen Kräuter und Gewürze, die den Speisen oft erst den richtigen Pfiff geben. Wer geschickt würzt, tut damit auch einiges für seine Gesundheit und sein Wohlbefinden

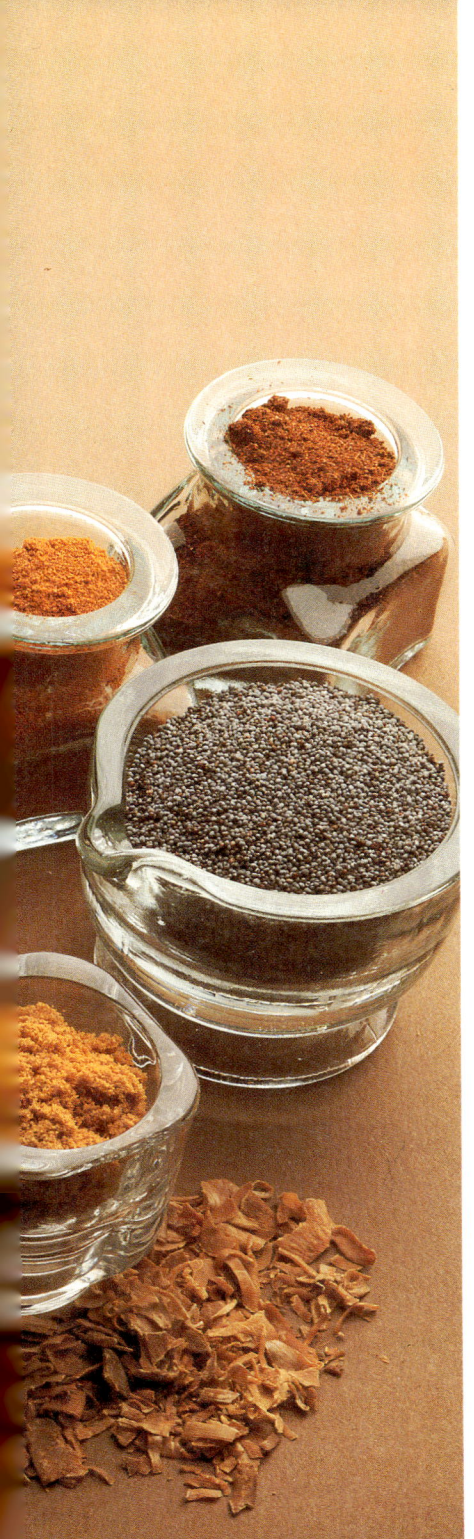

Für viele Menschen geben Gewürze den Speisen „nur" einen besonderen Duft, einen typischen Geschmack, ein verlockendes Aussehen, oder sie werden als Garnierung verwendet. Daß sie außerdem eine gesunde Ernährung aufwerten, wird wenig beachtet. Eine ausgewogene, schonend zubereitete Speisenfolge muß nämlich auch verdaut, das heißt vom Körper aufgenommen werden, und diese Aufgabe unterstützen eine Reihe von Gewürzen.

Beim Anblick von wohlriechendem, hübsch angerichtetem Essen läuft einem im wahrsten Sinne des Wortes das Wasser im Munde zusammen, und das ist schon der erste Schritt zur Verdauung. Im Speichel sind Enzyme, die mit dem Kohlenhydratabbau beginnen. Gut durchfeuchtete Nahrung rutscht zudem besser in den Magen. Der vermehrte

Ein solches verlockendes Angebot lädt zu immer wieder neuen, phantasievollen Gewürzkombinationen ein

Speichelfluß ist aber noch nicht alles – der ganze Körper stellt sich auf Essen ein. Wenn die Gerichte jedoch unappetitlich anzusehen sind oder übel riechen, vergeht uns auch bei großem Hunger der Appetit.

Eine andere, jedem bekannte Situation: Man sitzt bei Tisch und hat keinerlei Appetit. Nach dem Genuß einiger Löffel würziger Suppe bekommt man aber richtig Lust auf das Essen. Der Körper beginnt mit Speichel- und Magensaftproduktion, angeregt durch die Gewürze in der Suppe, und wird jetzt sozusagen eßbereit.

Das Essen in fremden Ländern ist oft ungewohnt und sehr fettreich, und man glaubt, es würde wie ein Stein im Magen liegen. Die Überraschung ist dann groß, daß einem fette Gerichte, nach Landessitte gewürzt, ausgezeichnet bekommen. Auch hier sind es die Gewürze, die den Gallefluß oder die Produktion des Gallensaftes erhöhen und die Fettverdauung erleichtern. Ebenso regen sie die Magensaftproduktion an.

Ein weiteres Beispiel: Es ist völlig falsch, älteren Menschen zur Schonung nur mild gewürzte Speisen vorzusetzen. Da ihr Geschmacksempfinden an Intensität verloren hat und Speicheldrüsen und Magensaftproduzenten schon einen stärkeren Anstoß brauchen, um ihre für die Verdauung wichtigen Säfte zu produzieren, ist diesen Menschen mit würzigem Essen mehr gedient. Der Stoffwechsel und die Durchblutung beim älteren Menschen ziehen zusätzlich noch Nutzen aus den Gewürzen.

Die ätherischen Öle, die wohl in jedem Gewürz, wenn auch in unterschiedlichen Mengen, vorhanden sind, verleihen ihm in erster Linie seinen starken Duft und den aromatischen Geschmack. Sie sind mannigfach zusammengesetzt – bis zu 50 verschiedene Stoffe wurden schon im ätherischen Öl eines Gewürzes nachgewiesen. Häufig überwiegt ein Ölbestandteil, der dem Gewürz den typischen Geruch und Geschmack sowie seine Wirkung verleiht.

Aromatische Gewürze gehören fast alle in Pflanzenfamilien, die sehr reich an ätherischen Ölen sind, z. B. Lippenblütler (Thymian), Doldengewächse (Kümmel) und Ingwergewächse. Die Ölzellen sind entweder in Blüten, Blättern, Früchten und/oder Wurzeln zu finden. Ätherische Öle leiten durch ihren starken, angenehmen Duft die Verdauung ein, verbessern und verändern den Geschmack der Speise, und einige wirken aktivierend auf die Verdauungsorgane, die auf den Reiz mit besonderer Saftsekretion antworten. Das gleiche gilt für die Bewegungen (Motorik) von Magen und Darm, die angeregt und verstärkt werden.

Außerdem haben die ätherischen Öle eine desinfizierende Wirkung; Gärungs- und Fäulniserreger werden abgetötet. Ätherische Öle sind auch als krampflösend bekannt; sie verhindern dadurch Blähungen und Koliken.

Die Bitter- und Scharfstoffe kommen in ihrer Bedeutung gleich hinter den aromatischen ätherischen Ölen. Sie wirken weder durch Wohlgeschmack noch durch Duft oder spezielle Wirkstoffe, sondern nur der bittere Geschmack macht die Gewürzpflanze wirksam. Reich an Bitterstoffen sind Vertreter der Enziangewächse und Korbblütler (Beifuß). Bitterstoffe regen den Appetit an, und solche Gewürze sind in einem mehrgängigen Menü damit beinahe unentbehrlich. Sie wirken zudem auf die Galle ein und helfen bei der Fettverdauung. Die scharfen Gewürze wie Pfeffer, Chili oder Paprika regen Magen und Darm an, reizen sie aber, wie oft angenommen wird, nicht.

Neben aromatischen ätherischen Ölen, Bitter- und Scharfstoffen gibt

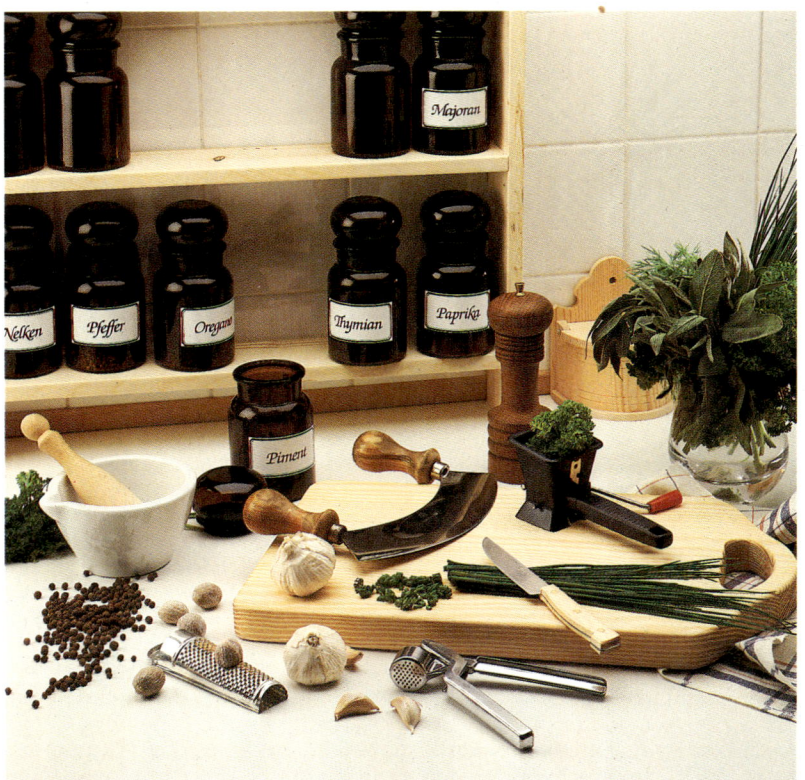

Nützlich zum Zerkleinern der Gewürze sind Geräte wie Mörser, Reibe, Wiegemesser, Knoblauchpresse, Kräuter- und Gewürzmühlen

es auch Kombinationen, wie aromatische Bitterstoffe und aromatische Scharfstoffe, die ätherisches Öl und Bitterstoffe bzw. Scharfstoffe enthalten und mehrfach wirken. Und nicht zuletzt enthalten Gewürze auch Vitamine, Mineralstoffe und Spurenelemente, die der Körper nötig braucht (siehe auch S. 24 und 26).

Zum Schluß noch ein Wort zum Salz: Im allgemeinen nimmt jeder Mensch heute zu viel Kochsalz auf, denn obwohl es ein essentieller Nährstoff ist, braucht der Körper davon kaum 1 g pro Tag. Durchschnittlich verzehrt aber jeder täglich 12 g Salz, und dies oft in versteckter Form wie Fertigsoßen, Konserven, Käse, Wurst und Brot. Vor allem ältere Menschen mit hohem Blutdruck sollten deshalb ihre Speisen lieber mit weniger Salz abschmecken. Die mit niedrigem Blutdruck sollten ihr Essen dagegen eher reichlich salzen.

Aufbewahrung und Umgang

Da die Inhaltsstoffe der meisten Gewürze flüchtig, licht-, wärme- und feuchtigkeitsempfindlich sind, empfiehlt sich als Behältnis ein gut schließendes, getöntes Glasgefäß, das kühl aufbewahrt wird.

Körnergewürze wie Pfeffer oder Kümmel sollte man nicht zerkleinert, sondern ganz lagern. Will man sie zum Würzen zerkleinert verwenden, so kann man sie unmittelbar vor Gebrauch zermahlen, zerstoßen oder zerreiben. Dazu benutzt man eine Gewürzmühle (möglichst für jedes Gewürz eine). Ideal zum Pulverisieren oder Zerkleinern sind außerdem Mörser aus Porzellan oder Marmor. In kleinen Mengen, für den baldigen Verbrauch bestimmt, kann man Gewürze auch als Pulver vorrätig halten. Gewürzblätter (Lorbeer) werden ganz gelagert; so bewahren sie ihre Würzstoffe am besten. Wenn man sie zerkleinert braucht, zerdrückt man sie mit der Hand. Wurzeln oder harte Samen (Muskatnuß) reibt man am besten auf einer Reibe. Küchenkräuter werden erst unmittelbar vor Gebrauch aus dem Garten geholt. Besitzt man keinen Garten oder Balkonkasten (siehe S. 69), so kann man die gekauften frischen Kräuter in einem Glas Wasser oder im Gemüsefach des Kühlschranks für kurze Zeit aufbewahren.

Von der Art des Gewürzes und auch von der Art des Gerichtes hängt es ab, ob die Gewürze mitgekocht werden, ob man sie kurz vor Fertigstellung des Essens oder erst direkt vor dem Servieren beigibt. Wird ein

Gewürz wie Wacholder, Kümmel oder Lorbeer mitgekocht, gibt man es meist unzerkleinert hinzu, eventuell in einem Kräutersäckchen, das man während des Kochens mehrfach umbettet und vor dem Servieren wieder entfernt.

Kurz vor Ende der Garzeit schmeckt man mit gemahlenem Pfeffer, Paprika oder anderen Gewürzen ab. Frische Küchenkräuter werden selten mitgekocht. Sie werden nachträglich fein gewiegt oder geschnitten darüber gestreut. Küchenkräuter kann man selbstverständlich auch getrocknet verwenden, dann gibt man sie aber schon kurz vor Fertigstellung zum Essen, damit sie noch etwas ziehen können.

Gewürze sollte man niemals direkt aus dem Vorratsgefäß in den dampfenden Kochtopf geben. Der Wasserdampf verdirbt leicht das im Gefäß verbleibende Gewürz. Gibt man die Würze zuerst in die hohle Hand, läßt sich die benötigte Menge auch besser abschätzen, und das restliche Gewürz wird geschont. Da viele Gewürze ihre Würzkraft nicht sofort entfalten, sollte man stets einige Minuten abwarten, bevor man abschmeckt. Damit vermeidet man ein Überwürzen.

Wie stark gewürzt wird, ist Sache des Geschmacks. Wenn man den individuellen Geschmack, etwa bei Gästen, nicht genau kennt, sollte man weniger stark würzen.

Honig für Süßspeisen und Beeren wie Johannisbeeren zu Rotkohl dienen wie die eigentlichen Gewürze der Geschmacksverbesserung, der Bekömmlichkeit oder der Gesundheit. Pilze, getrocknet oder frisch, sind wegen ihres Aromas geschätzt und bereichern viele Gerichte.

Kleine Gewürzkunde

Eine kleine Auswahl an Küchenkräutern und Gewürzen ist im folgenden in alphabetischer Reihenfolge näher beschrieben. Neben der Verwendung in der Küche steht dabei vor allem der gesundheitliche Nutzen im Vordergrund.

Anis

Seine Heimat ist der Orient, doch wird er auch in Europa, Asien und Nordafrika kultiviert. Die Größe der Früchte, ihr Aussehen und der Ölgehalt dieses einjährigen Doldengewächses sind je nach Herkunftsland etwas verschieden. Zur Vorratshaltung eignen sich nur ganze Früchte. In der Antike schon schätzte man Anis als ein Gewürz, das Magen- und Darmbeschwerden linderte oder gar nicht erst aufkommen ließ. Schwere Speisen wurden früher weit mehr als heute mit Anis gewürzt, obwohl auch heute noch gilt, daß Anis das Essen leichter verdaulich macht und Blähungen verhindert.

Anis sollte man stets sparsam verwenden, denn dieses Gewürz erschlägt bei einer zu großen Dosis viele Speisen. Ausgenommen sind Anisplätzchen. Diese dürfen und sollen kräftig schmecken, damit sie ihrer Aufgabe, an den fetten Weihnachtstagen Magen und Darm zu entlasten, gerecht werden können. Als Ganzdroge riecht Anis nur leicht würzig, gemahlen oder gepulvert würzig-süßlich. Er schmeckt erfrischend, aromatisch. Will man Anis einmal ausprobieren, beginnt man am besten mit Rotkohl oder mit selbstgebacke-

nem Brot. Man erhält eine neue Geschmackskomponente und vermeidet Blähungen. Auch Geflügel, mit Anisschnaps begossen, bekommt ein unerwartetes Aroma.

Sternanis hat mit Anis nichts zu tun; er ist ein Baum aus der Familie der Magnoliengewächse. Beide haben aber ein in seiner Zusammensetzung fast völlig gleiches ätherisches Öl, und auch der Sternanis wird als Gewürz verwendet. Der „normale" Anis wirkt jedoch wesentlich besser. Wer in alten Rezepten Sternanis findet, kann statt dessen auch Anis verwenden, sollte dann aber die Menge reduzieren.

Basilikum

Dieses gut verträgliche Gewürz sollte in keiner Küche fehlen, vor allem nicht in der Diätküche. Basilikum, auch Königs- oder Pfefferkraut genannt, ersetzt den Pfeffer, den Galle- und Leberleidende nicht so gut vertragen, hilft bei salzarmer oder salzfreier Kost, ein schmackhaftes Essen auf den Tisch zu bringen, und regt die Produktion der Verdauungssäfte in Magen und Darm an. Es schmeckt scharf aromatisch und wirkt appetitanregend.

Das in Südasien beheimatete einjährige Kraut gelangte schnell in die Mittelmeerländer. Es gibt mehrere Sorten Basilikum, die in ihrer Würzkraft kaum Unterschiede aufweisen und sich auch bei uns im Garten oder im Topf am Fenster ziehen lassen (siehe S. 69). Man verwendet Basilikum häufig getrocknet, wobei man seine Blätter bei Bedarf zwischen den Fingern zerreibt. Das frische Kraut, das aromatischer schmeckt und stärker würzt, wird kurz vor seiner Verwendung für Salat, Fleisch usw.

frisch geschnitten. Wer Basilikum noch nicht kennt, sollte vorsichtig würzen und eventuell mit einer Fleischbrühe beginnen. Sagt der Geschmack zu, bieten sich eine Fleischsoße für Nudeln, Rührei, Käse usw. als nächste Testobjekte an.

Als Tee leistet Basilikum gute Dienste bei Magenbeschwerden, Appetitlosigkeit, nervöser Unruhe und Schlaflosigkeit (1 bis 2 Teelöffel Basilikumblätter mit ¼ l kochendem Wasser übergießen und 10 bis 15 Minuten ziehen lassen).

Beifuß

Dieses Gewürz gedeiht fast überall an Wegrändern, Böschungen oder Schutthalden. Beifuß ist die Bitterstoffdroge schlechthin, die in hervorragender Weise die Verdauungsdrüsen aktiviert und die Fettverdauung erleichtert.

Die getrocknete Blütenrispe mit ihren noch kaum geöffneten Blüten und den Blättern wird zum Würzen verwendet. In den Blättern ist ein sehr hoher Anteil an Bitterstoffen enthalten. Will man eine mildere Würze, entfernt man die Blätter.

Um Beifuß und sein Aroma kennenzulernen, gibt man, wenn das nächstemal Schweinebraten auf dem Speiseplan steht, ein wenig zerriebenen Beifuß zu und prägt sich den Duft ein, der bald die Küche erfüllt. Bei Enten- oder Gänsebraten wird Beifuß als Sträußchen zugefügt.

Hier eine Gewürzmischung, die man über frisches Schwarzbrot mit Gänseschmalz streuen kann: 1 Teil Beifuß, je ½ Teil Basilikum und Thymian sowie ¼ Teil Rosmarin werden fein gewiegt und gemischt. Diese Mischung schmeckt auch zu mildem Käse oder Quark und Eiern.

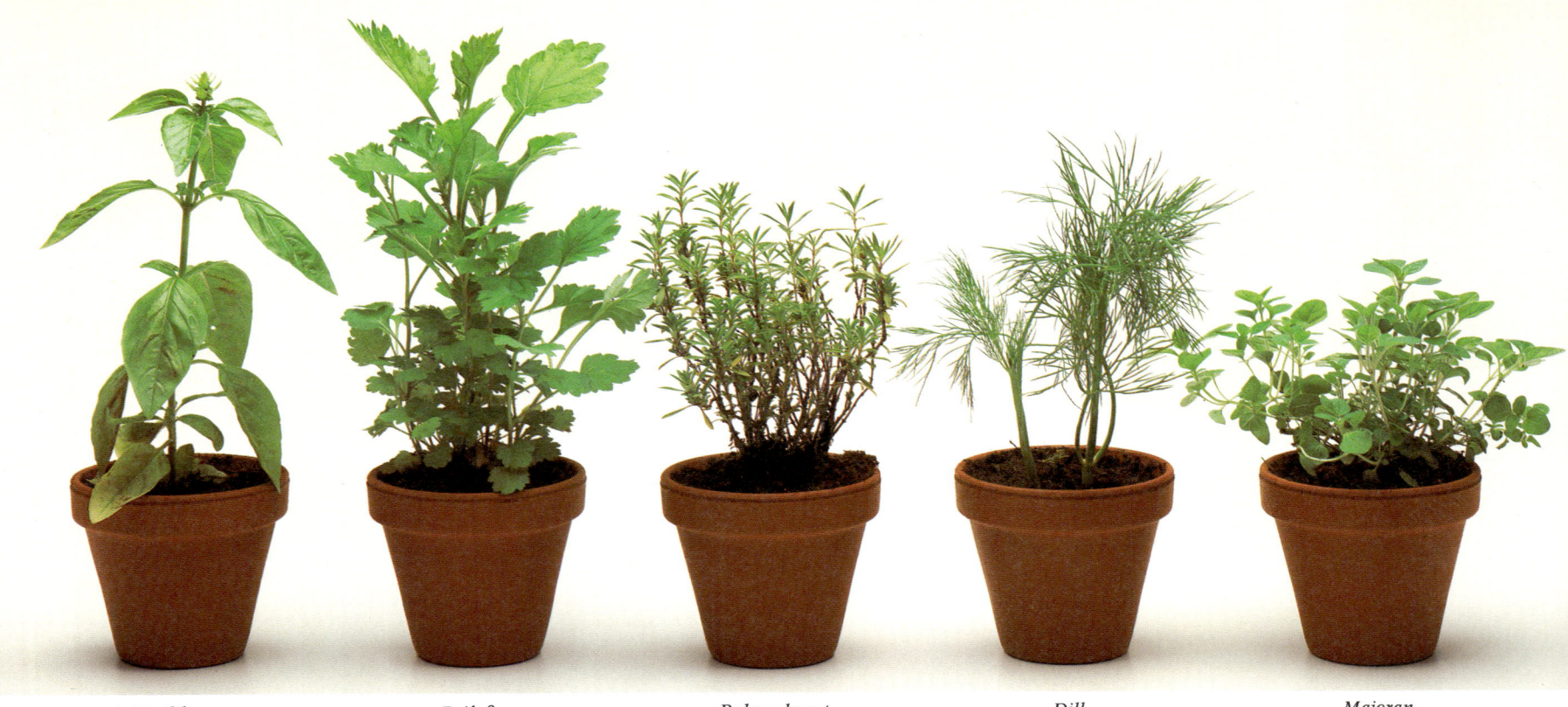

Basilikum *Beifuß* *Bohnenkraut* *Dill* *Majoran*

Bohnenkraut

Zur Zeit der Buschbohnenernte hat auch das Bohnenkraut seine volle Würzkraft. Kauft man dann in einer Gärtnerei Bohnen, findet man häufig ein Sträußchen dieses lilablühenden Krauts in der Tüte.

Bohnenkraut mit Bohnen mitzukochen ist wohl seine gebräuchlichste Verwendung. Man kann aber auch ein Bauernfrühstück, eine Kartoffel- oder eine Gemüsesuppe damit hervorragend würzen. Bohnenkraut ist also hauptsächlich für deftige Gerichte geeignet und weniger für Salate.

Es schmeckt pfeffrig scharf und fördert die Magensaftsekretion, regt die Bauchspeicheldrüse an, verhindert Blähungen, wirkt bei Koliken und beseitigt Appetitlosigkeit. Es gibt zwei Arten von Bohnenkraut, das einjährige Garten- oder Sommerbohnenkraut und das mehrjährige Berg- oder niedrige Winterbohnenkraut. Beide lassen sich im Hausgarten kultivieren und unterscheiden sich nur im Aussehen voneinander.

Am besten wählt man Samen, die einen hohen Blattanteil versprechen; die Stengel verholzen schnell und sind dann wenig wohlschmeckend.

Bohnenkraut kann man frisch oder getrocknet verwenden. Ein Wintervorrat läßt sich leicht selbst herrichten: Während der Vollblütezeit grüne Stengel abschneiden und gebündelt an einem schattigen Ort oder auf ein Tuch gebreitet trocknen.

Chili

Chilies entstammen der Familie der Nachtschattengewächse und daraus der Gattung *Capsicum*; daher ergibt sich ihre Verwandtschaft zu Paprika *(Capsicum annuum)*. Chilies haben sich aus einer großen Zahl von Unterarten und Varietäten der Stamm-pflanze *Capsicum longum* entwickelt und sind heute in Hunderten von Sorten auf dem Markt. Schärfe, Größe und Farbe der Schoten sind unterschiedlich; es gibt große, kleine, grüne, gelbe, rote, orangefarbene usw. Die Auswahl mag verwirren, doch am besten probiert man einige Sorten, bevor man sich entscheidet.

Die kleinste Chiliart ist nur bohnengroß und extrem scharf. Eine andere kleine grüne Sorte ist so mild, daß sie vorwiegend als Gemüse verzehrt wird. Beheimatet sind die Chiliarten in den tropischen und subtropischen Zonen Amerikas.

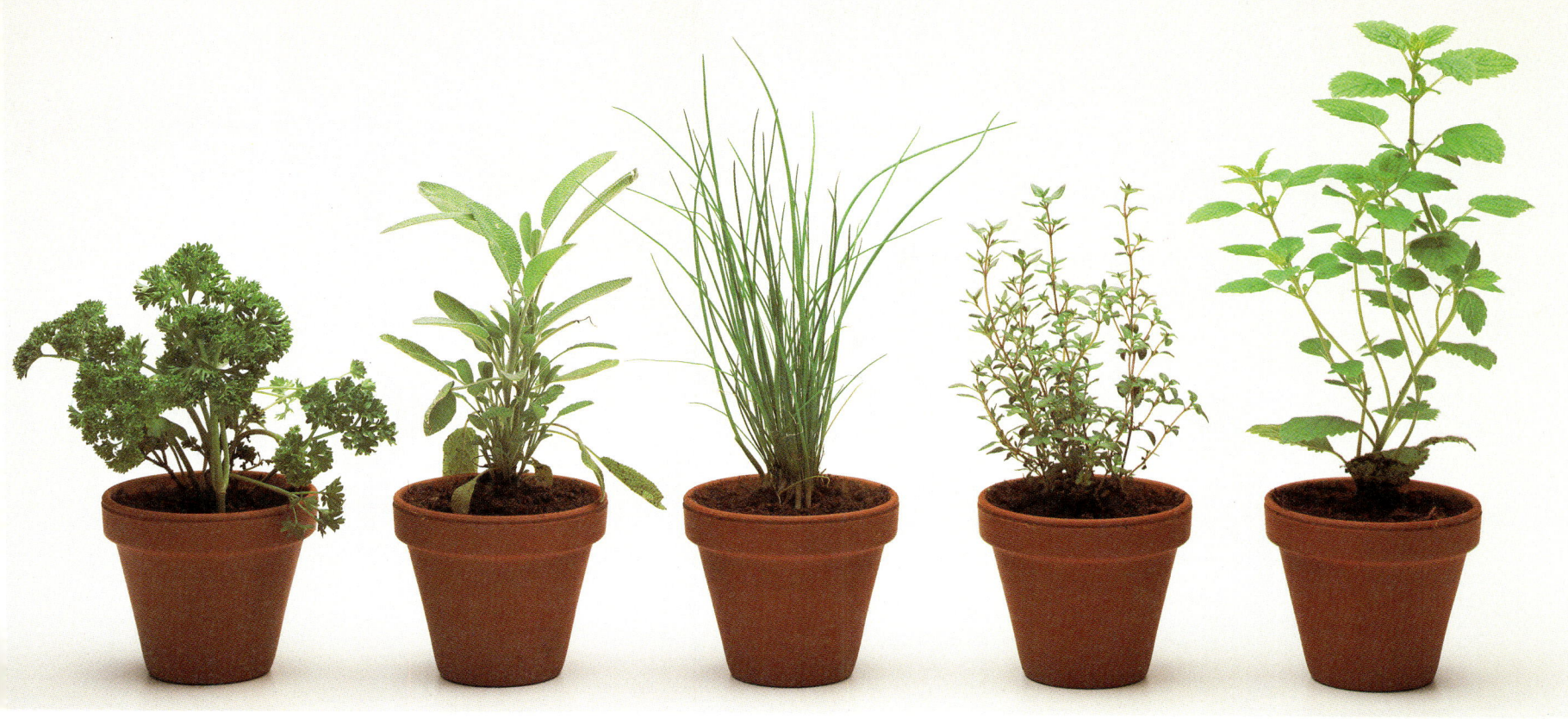

Petersilie   *Salbei*   *Schnittlauch*   *Thymian*   *Zitronenmelisse*

Chili ist als Gewürz mit größter Vorsicht zu genießen, es ist sehr scharf und zerstört leicht den Geschmack eines Gerichts. Die Schärfe ist aber von gesundheitlichem Nutzen, sie mobilisiert die Produktion der Verdauungssäfte und aktiviert den Kreislauf. Es gibt Chilies eingelegt wie Mixed Pickles zu kaufen, getrocknet oder gemahlen als Pulver (Cayennepfeffer).

Alle Gerichte, die Paprika vertragen, lassen sich auch trefflich mit Chili würzen; mit Chili zubereitete Gemüse, Suppen oder Soßen haben ebenfalls ihren Reiz.

Curry
Das beliebte Currypulver ist eine Gewürzmischung, die aus Indien stammt. Sie wirkt verdauungsfördernd und macht fette Speisen bekömmlicher. Currypulver kann aus bis zu 30 verschiedenen Gewürzen bestehen. Fast immer im Curry enthalten sind Gewürznelken, Koriander, Kurkuma, Kardamom, Pfeffer, Ingwer, Paprika, Kümmel, Muskatblüte und Zimt.

Das scharf aromatisch schmeckende Currypulver zum Reis zu geben ist besonders empfehlenswert. Im übrigen sollte man Curry nur in kleineren Mengen zusätzlich verwenden, weil die Speisen sonst leicht einfallslos schmecken können. Alle fetten Gerichte wie Gänse-, Hammel- oder Schweinebraten vertragen Curry. Fisch, Geflügel oder auch Ei und Käse passen ebenfalls zu dieser Gewürzmischung.

Dill
Der Dill kam vor langer Zeit aus dem Orient zu uns nach Europa und hat sich hier einen festen Platz unter den Küchenkräutern erobert. Seine frischen Blätter, besonders die Blattspitzen, besitzen ein feines Aroma mit wesentlich größerer Würzkraft als getrocknete Blätter. Deshalb ist der Anbau im eigenen Garten oder Balkonkasten, wenn irgend möglich, zu empfehlen (siehe S. 69). Ist frischer Dill nicht zu haben, erzielt man auch mit getrockneten Blättern eine recht gute Würzung. Getrocknete Früchte und Blütenstände sollte man jedoch nur als Beigabe zu Dillessig oder zum Einlegen von Gurken oder anderem süßsauren Gemüse verwenden.

Dill wirkt beruhigend, magenstärkend und windtreibend, ist in jeder Diätküche erlaubt und Galle- und

Leberpatienten besonders zu empfehlen. Sein ätherisches Öl bekämpft auch krankheitserregende Darmbakterien, die im Darm die Gärung unverdauter Speisen hervorrufen.

Mit Dill zu würzen ist ein wahres Vergnügen. Ob Fisch, Salate jeder Art, Suppen, helle Soßen, Käse und Quark – alles bekommt mit Dill ein feines Aroma.

Fenchel

Fenchel ist ein Doldengewächs mit kleinen, gelben Blüten. Aus ihnen bilden sich Spaltfrüchte, die den Gewürzfenchel liefern (siehe auch S. 310). Schon die Ägypter und Römer würzten mit Fenchel.

Er ist, wie Anis, nicht jedermanns Sache, da ein Gewürz, das zunächst süßlich schmeckt, oft als unpassend empfunden wird. Seine hervorragende Wirkung bei Blähungen sollte aber für alle, die Kraut und Kohl der Blähungen wegen nicht essen können, ein Grund zur Würzprobe sein. Gemüsesuppen, Eintöpfe, eingelegte Gurken oder rote Bete vertragen Fenchel und werden bekömmlicher.

Den Gemüsefenchel, auch Florentiner oder Bologneser Fenchel genannt, baut man wegen seiner Wurzelknollen an. Roh oder als Gemüse ist er eine Beilage, die Abwechslung bringt und sehr gesund ist.

Gewürznelken

Die getrockneten, dunkelbraunen Blütenknospen des Gewürznelkenstrauchs kommen ganz oder zu Pulver zermahlen auf den Markt. Nelken werden weltweit zum Würzen verwendet, und man schätzt sie vor allem wegen ihres ätherischen Öls. Gute Ware muß mindestens 15 bis 20 Prozent enthalten.

Jeder kennt sicher die aromatisierende Wirkung von Gewürznelken bei Glühwein oder Punsch. Gut eignen sich Nelken auch als Beigabe zu einer Beize für Wild oder – in Kombination mit Zwiebel und Lorbeer – zu Rotkohl und Sauerkraut. Sparsam verwendet, können gemahlene Nelken Fisch- und Fleischgerichten eine besondere Note verleihen.

Gar nicht wegzudenken sind Gewürznelken zur Weihnachtszeit, wenn man Lebkuchen, Gewürzplätzchen oder andere Leckereien backen will.

Ingwer

Als scharf aromatisches, bitteres Gewürz ist Ingwer ein sehr wertvolles Magenmittel, das die Verdauungsdrüsen leicht reizt und damit zur besseren Saftproduktion anregt.

Ingwer ist der von der Korkschicht befreite und getrocknete Wurzelstock des in Westindien beheimateten und besonders auf Jamaika kultivierten *Zingiber officinale*, eines Ingwergewächses (siehe auch S. 335). Die Stammpflanze besitzt einen kriechenden, sich geweihartig verzweigenden Wurzelstock mit kurzen Gliedern, die zumeist seitlich zusammengedrückt sind. Diese Wurzelstockstücke sollte man kaufen, will man Ingwer im Stück oder frisch geraspelt verwenden. Weniger inhaltsstoffreich ist Ingwerpulver.

Suppen oder Soßen sollte man also besser mit Ingwerstückchen würzen, die am Ende der Garzeit wieder entfernt werden. Fleisch reibt man mit einem Gemisch aus Salz und Ingwer (1:1) ein. Süßsauer eingelegte Früchte wie Kürbis vertragen Ingwer ebensogut wie Geflügel, Reisgerichte oder Wild.

Kardamom

Kardamomen sind die getrockneten, braunen Kapselfrüchte der in Indien beheimateten *Elettaria cardamomum*, eines Ingwergewächses. Im Handel sind sie als Früchte oder als bereits ausgelöste Samen erhältlich.

Wie gesund Kardamom ist, wußte man schon im Mittelalter: Es regt die Magensaftsekretion an und fördert die Eßlust.

Leider kennt man Kardamom meist nur als Bestandteil des Currypulvers und der Lebkuchengewürzmischungen und weniger als Einzelgewürz. Dabei kommt es bei diesem scharfen Gewürz nur darauf an, daß man es sparsam verwendet. Dann kann man alle Suppen damit verfeinern, Soßen abrunden und Fisch-, Fleisch- und Geflügelgerichten eine besondere Würze geben.

Knoblauch

Knoblauch senkt den Blutdruck, verbessert die Sauerstoffzufuhr des Herzmuskels, kräftigt die Darmmuskulatur, regt die Darmbewegungen an, beseitigt erfolgreich Krankheitserreger in Magen und Darm und lindert Beschwerden bei altersbedingter Arteriosklerose. Schließlich gilt er als Vorbeugungs- und Heilmittel bei Bleivergiftung.

Als Heimat des Knoblauchs nimmt man die Steppen Innerasiens an; die Urform soll wesentlich schärfer gewesen sein. Er ist eng mit unserer Küchenzwiebel verwandt und gehört in die Familie der Liliengewächse. Sein wichtigster Bestandteil ist das Ölglykosid Alliin, das für den scharf brennenden Geschmack und besonders für seinen intensiven Geruch verantwortlich ist. Dieser Duft ist es, der die Gemüter erregt und das Knob-

lauchessen bei uns fast unmöglich macht. Nicht jeder Mensch reagiert gleich auf den Genuß von Knoblauch, der eine verträgt mehr, der andere weniger.

Salate kann man dezent mit Knoblauch würzen, indem man die Salatschüssel mit einer Knoblauchzehe ausreibt. Frisch geröstetes Toastbrot mit Knoblauch leicht einreiben und dann buttern wäre ein Geschmackstest für Knoblauchanfänger. Ansonsten eignet sich Knoblauch für Fleisch, Fisch, Soßen, Suppen oder Eintöpfe. Ob man die Gerichte mit ganzem, gehacktem, zerdrücktem oder pulverisiertem Knoblauch würzt, ist Geschmackssache.

Koriander

Wie Kümmel, Fenchel und Anis ist der Koriander ein Doldengewächs, das wegen seiner ätherischen Öle verdauungsfördernd, windtreibend und antiseptisch wirkt (siehe auch S. 305).

Manche kennen Koriander vielleicht als Brotgewürz oder als Zugabe zu eingemachten roten Beten. Auch Lebkuchen werden meist mit Koriander gewürzt, und er ist stets Bestandteil der verschiedenen Currypulver. Empfehlenswert ist Koriander außerdem für Wild- und Fleischbeizen, für Hülsenfruchtgerichte, Kraut und Eintöpfe.

Koriander wird auch manchmal als Wanzendill bezeichnet. Das rührt daher, daß das ganze Kraut und die unreifen Früchte unangenehm nach Wanzen riechen. Erst die voll ausgereiften Früchte, die dann getrocknet in den Handel kommen, entfalten den pikanten, würzigen Geruch und Geschmack. Koriander gibt es ganz, geschrotet und pulverisiert.

Kostbarkeiten des Orients für Europa

Im Altertum und im Mittelalter stellten die aus fernen Ländern über Handelsstraßen nach Europa gebrachten Gewürze noch wahre Kostbarkeiten dar. Pfeffer, Zimt, Nelken und Ingwer beispielsweise wurden mit Gold und Silber aufgewogen; die Römer kannten Pfeffer sogar als Zahlungsmittel. Die Germanen lernten die orientalischen Gewürze von den Römern kennen, die sie ihrerseits von den Arabern bezogen.

Der Kampf um die Vorherrschaft im Gewürzhandel hielt über Jahrhunderte die Welt in Atem. Die Araber mußten ihr Monopol an die Venezianer abgeben. Doch nachdem Vasco da Gama den Seeweg nach Indien entdeckt hatte und auf 13 Schiffen 5 000 000 kg Gewürze nach Portugal zurückbrachte, übernahmen die Portugiesen 1503 das Monopol. Bald vermittelte die Hanse Portugals kostbare Importware nach Mittel- und Nordeuropa.

Mit demselben Eifer, mit dem die Nationen um das Handelsmonopol kämpften, betrieben sie auch ihre Geschäfte mit der begehrten Importware. Die Gewinnspannen waren ungeheuer groß, und nicht selten wurden Spottverse auf die „Pfeffersäcke", wie man die Gewürzkaufleute im Mittelalter nannte, gedichtet.

Als die Niederländer im 17. Jahrhundert in grausamen Er-

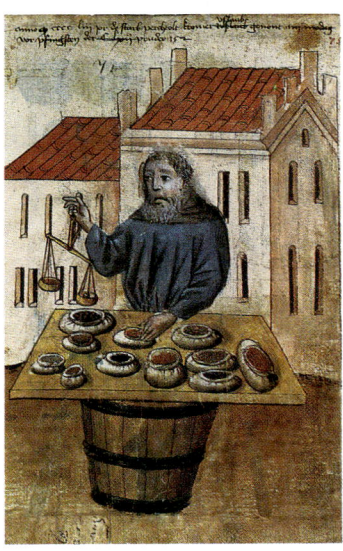

Auf dieser Darstellung aus dem 15. Jahrhundert preist ein Nürnberger Händler die begehrten Gewürze an

oberungszügen die Gewürzinseln unterwarfen, übernahmen sie auch das Gewürzmonopol und konnten es 100 Jahre lang halten. Sie wurden schließlich von den Briten verdrängt, bis man auf dem Wiener Kongreß (1814/15) übereinkam, daß Großbritannien und die Niederlande sich den Gewürzhandel teilen konnten.

Diese Zeiten sind vorbei. Ein Gewürzmonopol gibt es nicht mehr, und die meisten Gewürze werden heute außer in ihrer Heimat auch noch in vielen Ländern mit ähnlichem Klima angebaut.

Kümmel

Seine Urform dürfte der Kreuzkümmel sein, der unserem Kümmel sehr ähnlich ist, aber herber im Geschmack. Die Stammpflanze *Carum carvi* ist ein Doldengewächs, das bis zu 1 m hoch wird. Aus seinen vielstrahligen Blütendolden entwickeln sich die dunkelbraunen gerippten Früchte, die als Spaltfrüchte in sichelförmige Teilfrüchte zerfallen und Kümmelkörner genannt werden. Kümmel wird überall angebaut und wächst auch wild. Er verdankt die verdauungsfördernde, entkrampfende und blähungstreibende Wirkung seinem ätherischen Öl (siehe auch S. 302).

Manche Menschen haben eine unüberwindliche Abneigung, auf ein Kümmelkorn zu beißen. Ihnen sei empfohlen, den Kümmel in ein Stoffsäckchen zu füllen, das nach der Garzeit wieder entfernt wird. Alle wertvollen Inhaltsstoffe gehen in das Gericht über, ohne daß die Körner nachher darin zu finden sind. Brot, Braten, dunkle Soßen, Bratkartoffeln, Käse und anderes mehr kann man gut mit frisch gemahlenem Kümmel würzen.

Noch ein Tip: Neben Kümmel sollte man keine weiteren stark aromatischen Gewürze verwenden, sie „beißen" sich; Salz und Pfeffer genügen häufig.

Kurkuma

Meist kommt das gelbe Kurkumapulver nur in Würzmischungen vor, obwohl es als Einzelgewürz durchaus seine Berechtigung hat.

Verwendet werden von dieser tropischen Gewürzpflanze, die mit dem Ingwer nahe verwandt ist, die Wurzelstöcke.

Kurkuma bekämpft Krankheitserreger im Darm, fördert den Gallefluß und regt die Ausscheidung anderer Verdauungssäfte an (siehe auch S. 307). Sein gelber Farbstoff (daher auch der andere Name Gelbwurz) verleiht vielen eher blassen Gerichten eine frische, gelbe Farbe. Cremesuppen, helle Soßen oder Salatdressings für Meeresfrüchte werden, mit Kurkuma gewürzt, vollkommener. Auch hier gilt, daß man lieber weniger als zuviel nehmen sollte. Wer dies beherzigt, hat mit Kurkuma eine echte Bereicherung im Gewürzregal.

Lorbeer

Der Lorbeer stammt aus Kleinasien, doch heute ist er im ganzen Mittelmeerraum zu finden. Er ist ein stattlicher Strauch oder Baum, der sehr alt wird. Seine weißlichen Blüten bilden Ende April büschelige Scheindolden oder kurze Rispen. Nach der Befruchtung reifen sie zu eiförmigen Beeren aus, die bei voller Reife schwarz gefärbt sind. Man verwendet sie nur gelegentlich zum Würzen, üblicherweise nimmt man die Blätter oder Triebspitzen.

Lorbeer gehört zur Standardwürzung etlicher Gerichte wie Sauerkraut, Rotkohl, Marinaden, Fischsud oder Essiggurken und wird vor dem Servieren entfernt. Aufbewahrt wird er meist als ganze Blätter. Allerdings sollte man sie nicht einfach in einer Tüte lagern, sondern lieber ein gut schließendes Glasgefäß wählen. Dann bleiben das ätherische Öl und die Bitterstoffe besser und über längere Zeit erhalten. Seine gesundheitliche Bedeutung sollte man nicht überbewerten; Lorbeer regt wie alle aromatischen Gewürze den Appetit an und damit die Verdauung.

Majoran

Wer sich vom Majoran eine Verdauungshilfe erhofft und auf seine krampflösende und windtreibende Wirkung setzt, wird nicht enttäuscht. Sein ätherisches Öl, der Bitterstoff und in gewisser Weise auch der Gerbstoff sind für seine wohltuende Wirkung verantwortlich.

Majoran läßt sich mit wenig Mühe im Hausgarten selbst anbauen und ernten. Der günstigste Zeitpunkt zur Ernte ist vor und während der Blüte. Getrocknet in einem gut geschlossenen Gefäß, halten sich die Majoranblätter über Jahre. Die Würzkraft und das Aroma von frischen und getrockneten Majoranblättern sind fast gleich, weshalb Majoran zumeist getrocknet gekauft und verwendet wird. In manchen Gegenden wird er auch Wurstkraut genannt, da man fette Wurst gern damit würzt.

Würzanfänger sollten Kartoffelsuppe oder Bratkartoffeln mit in der Hand zerkrümeltem Majoran verfeinern. Fette Braten, Gänse oder Enten duften und schmecken nicht nur köstlicher, sondern werden auch leichter und schneller verdaut, reibt man sie vor dem Braten mit Majoran ein. Eintöpfe, besonders mit hohem Hülsenfruchtanteil, vertragen ebenfalls Majoran – und die lästigen Blähungen entfallen. Mit Majoran als Grundlage kann man sich leicht seine eigene Gewürzmischung zubereiten, indem man Basilikum, Beifuß und Thymian zugibt.

Melisse

Vor allem als Heilpflanze ist die Melisse wohl jedem bekannt (siehe S. 318). Doch auch als Küchenkraut hat sich die Melisse oder Zitronenmelisse ihren Stammplatz erobert, und jemand, der sich Kräuter im Garten oder Balkonkasten selber zieht (siehe S. 69), hat meist Zitronenmelisse mit im Sortiment.

Ein im Duft an Zitronen erinnerndes ätherisches Öl und Bitterstoffe sorgen für das frische und angenehme Aroma der damit gewürzten Speisen. Melisse macht Suppen, Soßen, Salate und Gemüse bekömmlich und anregend. Einer Bowle und vielen Longdrinks kann man gut frische Melisse beifügen, und bei selbstgemachtem Gewürzessig sollte sie ebenfalls nicht fehlen.

Am besten verwendet man Melisse stets frisch. Will man sie dennoch einmal trocknen, muß man sie unbedingt vor der Blütezeit ernten. Das Trocknen soll schnell gehen, und anschließend sollte man sie gleich in ein gut schließendes Gefäß geben.

Muskat

Der Muskatnußbaum ist ein immergrünes Tropengewächs, das bis 20 m hoch wird. Seine Heimat dürfte Indonesien sein, große Kulturen gibt es auf den Molukken, in Westindien und Südafrika. Aus den weiblichen Blüten, die an Maiglöckchen erinnern, entwickeln sich längliche, pfirsichähnliche Früchte mit je einem Samen. Erst wenn die Früchte aufplatzen, sind die Samen reif und brauchbar, und das dauert etwa

Der Inhalt des Gewürzkastens von oben nach unten: weißer Pfeffer, Zimt, Muskatblüte, Muskatnüsse, Kümmel; schwarzer Pfeffer, Koriander, Chili, Piment, Kurkuma, Ingwer; Lorbeerblätter, Gewürznelken, Knoblauchpulver, Paprika, Anis; Senfkörner, Vanille, Wacholder; Cayenne, Safran, Kardamom, Fenchel, Pimentkörner, Curry

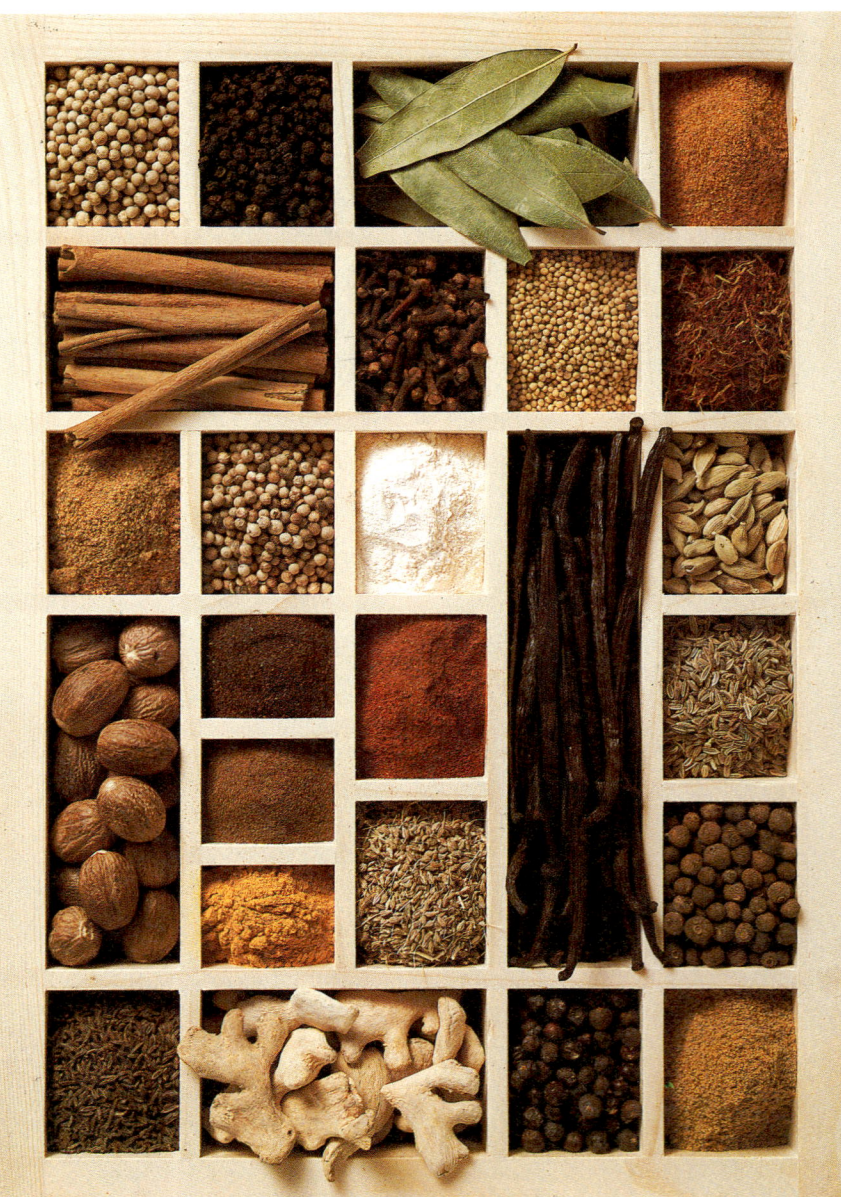

9 Monate. Hat man das Fruchtfleisch entfernt, stößt man auf den von einem roten Samenmantel (Macis) umhüllten Samen.

Macis ist die sogenannte Muskatblüte, die nach dem Trocknen gelb wird. Bekommt man Macis von guter Qualität, besitzt sie ein feineres Aroma als Muskatnuß. Die Samen werden über Holzkohlenfeuer getrocknet und dann erst geöffnet. Der Kern, die Muskatnuß, wird noch zur weiteren Trocknung in Kalkmilch getaucht (daher die weißen Streifen).

Die Muskatnuß, die man, um ihr ätherisches Öl zu erhalten, als Ganzes kauft, wird zum Würzen auf einer Muskatreibe gerieben. Aber man muß sie vorsichtig einsetzen, etwas zuviel, und das Essen ist verwürzt. Muskat ist in der Diätküche erlaubt, und auch Galle- und Leberempfindliche vertragen es gut. Es verfeinert viele Gerichte, gerade auch einfache Speisen. Grießklößchen oder Kartoffelgerichte, Fisch, Soßen, Wirsinggemüse z. B. kann man mit Muskat raffiniert abschmecken.

Paprika

Es ist wissenschaftlich belegt, daß Paprika, als Gewürz oder Gemüse regelmäßig gegessen, die Arterioskleroseanfälligkeit bei älteren Menschen verringert, die Bildung von Blutgerinnseln hemmt, die Stärkeverdauung erleichtert, die Absonderung der verschiedenen Verdauungssäfte erhöht, Durchfallerkrankungen vorbeugt, die Nebennieren anregt und schweißtreibend wirkt. Zusätzlich ist noch Kalium und Eisen enthalten. Wer also reichlich Paprika verwendet, macht sich seine Wirkstoffe zunutze und bringt schmackhaftes Essen auf den Tisch.

Der Delikateßpaprika ist der wertvollste Gewürzpaprika, der edelsüße ist nicht ganz so würzig, er wird an Schärfe noch vom halbedelsüßen und vom Rosenpaprika übertroffen. Weniger beliebt ist der Scharfpaprika. Für Gerichte, die aromatische Schärfe vertragen, steht also eine große Gewürzpalette von Paprika zur Verfügung. Gulasch, Schnitzel, Fleischspeisen überhaupt und Geflügel, Soßen, auch Fisch und Eier vertragen in unterschiedlichen Mengen Paprika. Er vermag Patienten, die salzlos oder salzarm essen müssen, das Salz zu ersetzen.

Paprika ist lichtempfindlich (getöntes Gefäß) und darf nicht in siedendes Fett gegeben werden, da sonst sein Zucker karamelisiert und einen unangenehmen Geschmack hinterläßt.

Die Paprikaarten sind, je nach Zuchtform, groß, schlank, dick, rot, grün, gelb, und ihre Schärfe, für die Capsaicin verantwortlich ist, ist ebenso unterschiedlich. Werden vor dem Mahlen der getrockneten Früchte die Scheidewände und Samen entfernt, wird die jeweilige Sorte milder. Der Gemüsepaprika ist eher süß aromatisch.

Petersilie

Schon der würzige Duft der Petersilie regt die Verdauungsdrüsen zur Produktion an und fördert den Appetit. Dieser Duft stammt von einem ätherischen Öl, das in der Hauptsache in den Früchten vorkommt und stark harntreibend wirkt. Die Ölmenge im Blatt und in der Wurzel ist aber gerade so groß, daß sie der Gesundheit förderlich ist. Nicht unwichtig ist der Vitamin- und Mineralstoffgehalt der Petersilie.

Die Petersilie stammt aus dem Mittelmeergebiet, ist aber schon lange als Anbaupflanze in unseren Gärten. Von der Petersilie werden Wurzel und Blatt verwendet. Die Wurzel kocht man mit bei Suppen, Eintöpfen oder Braten; die Blätter, ob glatt oder kraus, dienen fein gehackt der Aufwertung und Abrundung fast aller Gerichte. Kartoffeln, Salate, Gemüse, Eintöpfe, Braten, Wurst und Käse (als Garnierung) vertragen Petersilie, die gerade im Winter die weniger vitaminreiche Kost verbessert. Petersilie ist in der Diätküche erlaubt und wird auch von Galle- und Leberkranken gut vertragen.

Pfeffer

Piper nigrum ist die botanische Bezeichnung des Pfefferstrauchs. Seine Heimat sind Indien und die angrenzenden tropischen Gebiete. Der gleiche Strauch bringt weißen und schwarzen Pfeffer hervor, nur die Aufbereitung ist verschieden.

Die Früchte sind im reifen Zustand rot. Beim ersten Anflug von Rot werden die Früchte für schwarzen Pfeffer geerntet und in der Sonne getrocknet. Sie werden schwarz und runzlig, und das ergibt den schwarzen Pfeffer. Für weißen Pfeffer verwendet man nur vollreife Früchte. Die dünne braune Außenhülle wird nach dem Trocknen abgerieben, und der mildere, aromatischere weiße Pfeffer ist das Endprodukt.

Zur Bereitung des grünen Pfeffers erntet man die unreifen grünen Beeren, gibt sie in eine Salzlake und legt sie später in Essig.

Grüner Pfeffer wird zerquetscht verwendet, schwarzer oder weißer am besten erst bei Bedarf mit der Mühle, die den Pfefferstreuer ersetzt, über die Speisen gemahlen. Die Pfefferschärfe stammt vom Piperin und sein Aroma vom ätherischen Öl. In Maßen verwendet, kommt seine Würzkraft am besten zur Geltung.

Pfeffer regt die Verdauungssaftdrüsen an, so daß genügend Ferment für die Verdauung geliefert wird, entlastet den Kreislauf und erhöht die Beweglichkeit der Darmzotten; die Nahrung wird dadurch besser ausgenutzt. Diese Tatsache kommt gerade älteren Menschen zugute. Vom Salat über Eintöpfe, Fleisch, Fisch, Eier, Käse läßt sich, wie jeder Koch schon erfahren hat, alles vortrefflich mit Pfeffer würzen.

Piment

Die getrockneten Beerenfrüchte des Nelkenpfefferbaumes sind auch unter den Namen Nelkenpfeffer, Gewürzkörner, Jamaikapfeffer und Allerleigewürz bekannt. Die letztere Bezeichnung ist wohl darauf zurückzuführen, daß Geruch und Geschmack dieses Gewürzes an Zimt, Nelken und Muskat erinnern.

Am meisten wird Piment bei uns als Einmachgewürz benutzt, doch sollte man es ruhig auch als Direktwürze für Fleisch, Fisch und Soßen versuchen.

Allerdings würzt Piment sehr stark, und so sollte man die Körner entweder ganz oder zerdrückt verwenden und sie vor dem Servieren wieder entfernen.

Vorsichtig verwendet, so daß der Pimentgeschmack nicht überwiegt, paßt Piment sogar zu einem Gemüseeintopf oder zu Spinat. Experimentierfreudige werden schnell feststellen, daß Piment nicht nur würzt, sondern Speisen auch bekömmlicher macht.

Safran

Vermutlich nicht zuletzt wegen seines sehr hohen Preises ist der Verbrauch an Safran in den vergangenen Jahren zurückgegangen. Weshalb dieses Gewürz so teuer ist, wird schnell deutlich, wenn man erfährt, daß es sich bei Safran um die getrockneten Narbenschenkel einer bestimmten Krokusart, des *Crocus sativus*, handelt, von denen etwa 80 000 Stück erst 1 kg liefern.

Die Meinungen über den Nutzen von Safran sind geteilt. Die einen sagen, er verleihe durch seinen Gehalt an intensiv gelbem Farbstoff, dem Crocin, den Speisen lediglich ein appetitliches Aussehen, seine Würzkraft sei jedoch unbedeutend. Andere halten Safran mit seinem bitteren Geschmack für ein Feinschmeckergewürz und loben seine positive Wirkung auf Magen und Darm.

Wer Safran ausprobieren will, sollte ihn zuerst einmal in Blumenkohlsuppe, Spargelsuppe und im Reis versuchen.

Salbei

Salbei, *Salvia officinalis* ist sein botanischer Name, gehört zu den Lippenblütlern. Seine Heimat ist der Mittelmeerraum, wo er wild wächst und auch in großen Mengen kultiviert wird. Von seinen vielen Unterarten sind drei als Arzneipflanze (siehe S. 326) und Küchengewürz geeignet. Verwendet werden die filzigen Blätter, und zwar frisch oder getrocknet.

Die Wirkstoffe des Salbeis sind sein reichliches ätherisches Öl und seine Gerbbitterstoffe. Er wirkt deshalb wohltuend bei Magenbeschwerden, Halsentzündungen und übermäßigem Schwitzen. Wer Salbei nicht kennt, koste ihn auf einem kleinen Naturschnitzel, das mit Schinkenspeck abgedeckt ist. Hackbraten, Fleischspieße, Eintöpfe und Gemüse vertragen Salbei bestens. Hühnerleber mit Salbei ist eine besondere Delikatesse.

Schnittlauch

Schnittlauch wird wie Petersilie frisch geschnitten und gehackt den Speisen zugegeben. Vor allem Salate, herzhafte Suppen, Eintöpfe, Gemüse und Fleisch erhalten durch Schnittlauch Geschmack und Vitamine sowie Mineralstoffe. Sein Geruch verrät seine Verwandtschaft mit der Zwiebel.

Schnittlauch ist mehrjährig und läßt sich etwa 4 Jahre nutzen. Wer keinen Garten hat, zieht ihn auf dem Balkon im Kasten (siehe S. 69) oder kauft für das Fensterbrett in der Küche Schnittlauch im Topf.

Da es Schnittlauch fast immer gibt, wird Vorratshaltung beinahe überflüssig. Fallen jedoch große Mengen im Garten an, die verbraucht werden sollen, empfiehlt es sich, Schnittlauch einzufrieren. Am besten schneidet man ihn mit der Schere in Röllchen und gibt ihn in Portionsbecher.

Senf

Alle kennen Senf als fertige Zubereitung von hell- bis dunkelbraunem Aussehen und mit scharfem, mildem oder süßlichem Geschmack. Das Ausgangsmaterial sind schwarze oder weiße Senfkörner. *Brassica nigra* heißt die Stammpflanze des Schwarzen Senfs. Die einjährige Pflanze gehört zu den Kreuzblütlern und wird in fast allen europäischen Ländern angebaut. Aus ihren gelben Blüten entwickeln sich aufrechte Schotenfrüchte, die zur Reifezeit schwarze Samen enthalten. *Brassica alba* trägt hellgelbe Früchte – den Weißen Senf, der weniger scharf schmeckt.

Senf ist für seine verdauungsfördernde und appetitanregende Wirkung bekannt. Man hat sogar anhand von Röntgenbildern festgestellt, daß beispielsweise fette Schweinshaxen mit Senf gewürzt viel gründlicher verdaut werden.

Die Senfzubereitung, den sogenannten Speisesenf, kann man wie jedes andere Gewürz auch verwenden. Ganze Senfkörner müssen zerquetscht und mitgekocht werden. Das ist bei Eintöpfen, Fleischfüllungen, Marinaden oder Suppen möglich. Für süßsauer Eingemachtes wie Gurken nimmt man ganze Körner. Mit Speisesenf kann man fette Braten einreiben, man kann ihn in Eiergerichte geben oder ihn einfach zum Selbstwürzen auf den Tisch stellen.

Thymian

Thymian ist ein Gewürz, dessen Verwendung besonders für die Mittelmeerländer typisch ist. Bei uns ist er vermutlich aber auch schon seit dem 11. Jahrhundert bekannt. Sein ätherisches Öl verhindert Blähungen, stoppt Gärungsvorgänge im Darmbereich und macht fettes Essen auch für empfindliche Menschen bekömmlicher (siehe auch S. 329).

Thymian ist daher bei fetten Gerichten wie Bratkartoffeln, Schmalz, Speck und fettem Fleisch angebracht, auch für Pizza oder Fleischsoße ist er ideal. Er schmeckt sehr aromatisch und würzig und variiert alltägliche Gerichte auf interessante Art. Die getrockneten Blätter zerbröselt man vor dem Würzen in der Hand, um so vorsichtiger dosieren zu können.

Will man Thymian im eigenen Garten anbauen oder im Balkonkasten anpflanzen (siehe S. 69), wählt man den mehrjährigen Winterthymian. Er ist winterfest und so für unser Klima besser geeignet. Thymian ist nicht sehr anspruchsvoll und kann 4 Jahre stehenbleiben, dann erst läßt sein Aroma nach. Die Haupternte ist kurz vor der Blüte. Mit Bohnenkraut zusammen kann er Pfeffer ersetzen.

Thymus vulgaris ist die Stammpflanze des Küchenthymians. Daneben gibt es noch den Wilden Thymian (siehe S. 70), auch Quendel oder Feldthymian genannt, der an sonnigen Hängen wächst. Er ist dem Echten Thymian (siehe S. 329) sehr ähnlich, doch weniger würzig.

Vanille

Als edelstes aller Gewürze bezeichnet man diese Frucht einer tropischen Orchideenart. Die bis zu 25 cm langen grünen Vanilleschoten werden kurz vor der Reife gepflückt, dann für ein paar Minuten in heißes Wasser getaucht und anschließend abwechselnd in die Sonne gelegt und in wollene Tücher gepackt. Die Behandlung wird mehrfach wiederholt. Dann bildet sich das eigentliche Vanillearoma, und die Schote wird dunkelbraun. Bei uns kommen die Schoten meist in Glasröhrchen verpackt in den Handel.

Der unvergleichliche Aromastoff Vanillin ist vor allem für Süßspeisen, Backwaren und andere Leckereien begehrt. Am bekanntesten sind sicher Vanillepudding, Vanilleeis und Vanillelikör.

Da sich Vanillin auch synthetisch herstellen läßt, ist Vanillearoma oft

Küchenkräuter – immer frisch zur Hand

Viele Kräuter sind in frischem Zustand aromatischer und schmecken besser als in getrocknetem. Wer glücklicher Besitzer eines Gartens ist, kann sich hier eine Gewürzecke einrichten. Aber auch im Balkonkasten oder sogar auf dem Fensterbrett kann man mit gutem Erfolg Küchenkräuter selbst ziehen. Auf dem Balkon sieht so ein Kräuterkasten (rechts) zudem noch sehr dekorativ aus.

Am besten kauft man Jungpflanzen, die oft auch schon in Lebensmittelgeschäften angeboten werden, und pflanzt sie dann in den Balkonkasten um. Ab Mitte Mai kann man den fertigen Gewürzkasten an seinen endgültigen Platz auf dem Balkon stellen. Kräuter mit gleichen Standortansprüchen sollten auch in denselben Kasten gepflanzt werden. Schnittlauch, Dill, Petersilie, Basilikum, Majoran und Zitronenmelisse passen gut zusammen.

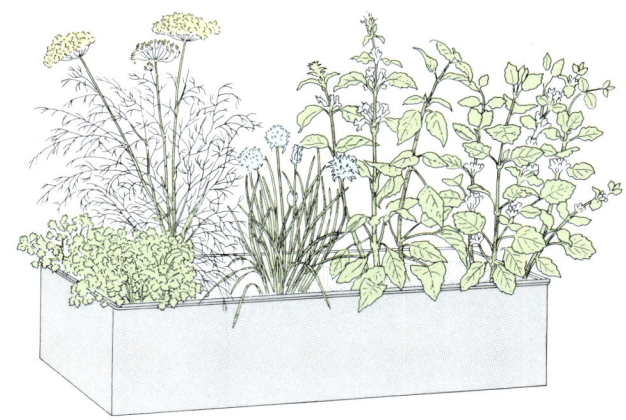

Nützlich und auch dekorativ ist so ein Balkonkasten mit Kräutern

Auf einem sonnigen Fensterbrett können ebenfalls viele Küchenkräuter wie Petersilie, Schnittlauch, Dill, Bohnenkraut oder Majoran gut gedeihen. Da die Anzucht aus Samen zu aufwendig wäre, kauft man auch hier ein Sortiment von Jungpflanzen. Sie sollten keine Zugluft bekommen und regelmäßig gegossen werden. Gut ist es, wenn man die Tontöpfe in eine flache Schale mit Kies stellt und diesen ständig feucht hält.

Nach Bedarf schneidet man sich nun die gewünschte Menge Kräuter mit der Küchenschere ab.

künstlichen Ursprungs. Auf den Lebensmittelpackungen muß dann aber der Begriff Vanillin stehen. Die Angabe Vanille ist nur zulässig, wenn ausschließlich das Naturprodukt und kein künstlicher Aromastoff enthalten ist.

Wacholderbeeren

Das ätherische Öl der Wacholderbeeren wirkt leicht harntreibend, regt die Galle an und fördert die Bildung von Verdauungssäften. Durchfällen und Blähungen wird vorgebeugt, da

ihr ätherisches Öl desinfiziert und unerwünschte Darmbakterien beseitigt (siehe auch S. 315).

Sauerkraut, dunkle Soßen und Fleischgerichte werden durch Würzen mit Wacholder geschmacklich verbessert und die Gerichte bekömmlicher. Man kann die Beeren ganz oder zerdrückt beigeben oder im Kräutersäckchen mitkochen.

Um ein Überwürzen zu vermeiden, sollte man pro Person nicht mehr als zwei zerquetschte bzw. drei ganze Beeren verwenden.

Der Wacholderstrauch gehört wie auch der Holunder als Hausbaum zu Bauerngehöften oder Bauerngärten. Aber auch auf Heideland oder im Gebirge wächst der Wacholder mit seiner charakteristischen, zypressenähnlichen Gestalt. Er ist von Grund auf mit dornenartigen graugrünen Nadeln besetzt. Er wird bis 11 m hoch, und seine Beeren, die botanisch eigentlich Zapfen sind, bilden sich in 3 Jahren zur Reife aus.

Sie sollten nur ganz reif, also wenn sie von schwarzblauer Farbe sind, ge-

erntet werden. Erntet man selbst, legt man ein Tuch unter den Strauch und klopft die Beeren mit den Händen ab. Dabei sollte man Handschuhe anziehen.

Zimt

Der Stangenzimt, auch Kaneel genannt, wird aus der Rinde verschiedener Zimtbaumarten hergestellt, die vor allem auf den Inseln des Indischen Ozeans angebaut werden. Eine führende Rolle nimmt hier die Insel Sri Lanka (Ceylon) ein, denn der sogenannte Ceylon-Kaneel gilt als feinste Qualität.

Die Gewürzdroge, die man schon im alten Rom kannte, wird in einem aufwendigen Verfahren gewonnen. Schößlinge des Zimtbaums werden von den Blättern befreit und in Abständen rundherum eingeschnitten. Diese Einschnitte verbindet man mit Längsschnitten. Nun wird die Rinde mit falzbeinartigen Messern abgelöst und anschließend mit einem stumpfen Schälmesser abgeschabt, während man sie über einen Stock aus Zimtholz zieht. Mehrere so präparierte Rindenstücke steckt man ineinander und hängt sie zum Trocknen meist in die Sonne. Nach dem Sortieren kommen die Rinden dann als Zimtstangen in den Handel.

Ob zur Weihnachtsbäckerei, für die Glühwein- oder Punschbereitung, für den Milchreis mit Zucker vermischt – Zimt ist in mancher Hinsicht ein beliebtes Gewürz, nicht zuletzt deshalb, weil er sich mit vielen anderen gut verträgt.

Man kann mit Zimtpulver auch vorzüglich gekochtes Rind- oder Schweinefleisch, Füllungen für Geflügel und sogar Kurzgebratenes würzen. Ein Versuch lohnt.

Wildwachsende Gewürze

Die kleine Auswahl der hier vorgestellten Pflanzen soll die Bestimmung in freier Natur erleichtern und kurze Hinweise auf die Verwendung in der Küche geben.

Bibernelle
Dieses Kraut findet sich auf Wiesen, Weiden und Hügeln. Es gibt die Große und die Kleine Bibernelle. Aus der grundständigen Blattrosette erhebt sich ein leicht gerillter Stengel mit unten langgestielten, unpaarig gefiederten und oben dreiteilig linearen Blättern. Als Beigabe zu Salat, Suppen, Gemüse und Fischgerichten sind die frischen Blätter ideal.

Borretsch
Borretsch kommt auf Schutt, Ödland und freien Plätzen verwildert vor, ist aber auch in Gärten zu Hause.

Das bis zu 80 cm hohe Kraut mit der großen Blattrosette hat einen behaarten Stengel, an dessen oberem Teil von Juni bis August gestielte, himmelblaue Blüten blühen.

Borretsch erinnert im Aroma an Gurken und sollte stets frisch verwendet werden. Die jungen Blätter verfeinern Salate und Gemüse; mit den Blüten kann man Speisen verzieren.

Brunnenkresse
Auf sehr feuchten Wiesen und an Bachläufen mit sauberem Wasser ist sie zu Hause. Man erntet die dunkelgrünen, rundlich bis eiförmigen Keimblättchen, die zu Fiedern zusammengesetzt sind; wenn sich Blü-

---

Gewürzkräuter selber sammeln

Wenn man ein paar Dinge beachtet, kann das Sammeln von Gewürzkräutern auf Spaziergängen viel Spaß machen, und zudem verleihen die Kräuter den Speisen zu Hause eine besondere Note. Die folgenden Tips gelten übrigens auch für den Hausgarten.

• Nie bei feuchter Witterung sammeln und auch keine Pflanzen verwenden, die noch feucht sind vom Tau.

• Der frühe Vormittag gilt als günstigster Sammelzeitpunkt, da der Wirkstoffgehalt der Pflanzen zu dieser Zeit besonders hoch ist.

• Verschmutzte und staubige Pflanzen stehenlassen, man kann sie nämlich nicht waschen. Wegränder sind deshalb zum Sammeln besser geeignet als Straßenränder.

Die besten Plätze liegen fernab von Großstädten, Fabriken oder Feldern, die mit chemischen Mitteln eingesprüht werden.

• Junge Blätter sammeln; Blühtriebe dann, wenn sie gerade aufblühen; Früchte erst völlig reif ernten; das ganze Kraut zu Beginn der Blüte sammeln. Wurzeln müssen kräftig und gut entwickelt sein; das ist zur Blüte, manchmal aber auch erst später der Fall.

• Getrocknet wird am besten an einem schattigen, luftigen, warmen Ort. Das Trockengut entweder gebündelt aufhängen (siehe auch S. 295) oder auf einem Sieb ausbreiten.

Wurzeln vor dem Auslegen spalten, das beschleunigt den Trockenvorgang. Man kann auch im Backofen trocknen; Temperaturen über 40 °C bei Blüten, Blättern und Samen vermeiden, Wurzeln nicht über 60 °C trocknen. Wegen der Luftzirkulation die Backofentür offenlassen.

---

terschiedlich großen Blättern. Die kleinen rosaroten Blüten blühen von Juni bis September.

Dies ist auch die Sammelzeit für Blüten und Blätter. Oregano liebt Kalk- und Kiesböden. Er wächst an trockenen, steinigen Abhängen, an Rainen, Hecken und im Gebüsch. Auffallend ist der stark aromatische Geruch. Man verwendet Oregano zu fetten Gerichten, Pizza oder Salat (ganz junge Blätter).

Pastinak
Etwas aus der Mode gekommen ist dieses Doldengewächs mit den gelben Blüten und dem gerillten Stiel. Die Blätter, die verwendet werden, sind unpaarig gefiedert mit großen Fiederblättchen. Auf Wiesen und an Wegrändern findet man ihn im Frühjahr. Pastinakblätter sind für Salat oder Suppen geeignet.

Quendel
Der Wilde Thymian (siehe S. 68 und 329) wird von Mai bis August geerntet, und zwar das gerade erblühte Kraut. Seine aufsteigenden Blühtriebe mit kleinen ovalen Blättern und den rosaroten Blüten werden 2 bis 15 cm hoch. An trockenen, steinigen Abhängen und Wegrändern bildet er oft dichte Rasen. Er paßt zu Fisch, Fleisch, Gemüse, Suppen, Soßen und Salaten.

Sauerampfer
Dieses Wiesenunkraut findet man vorwiegend auf feuchten Wiesen, an feuchten Gebüschen und Wegrändern. Die spießförmigen, spitzen Blätter sammelt man kurz vor oder zu Beginn der Blütezeit. Kleingehackt eignen sie sich für Frühlingssuppen, Salate und Fischsoßen.

---

ten entwickelt haben, nicht mehr verwenden. Verwechslung mit dem bitteren Schaumkraut ist möglich, aber ungefährlich. Die Brunnenkresse schmeckt rettichartig und bitter scharf. Sie eignet sich gut als Beigabe zu Salaten.

Kerbel
Es ist nicht leicht, Kerbel zu beschreiben, denn wenn man das Doldengewächs als solches erkennt, ist es für die Küche nicht mehr empfehlenswert. Am besten läßt man sich des-

halb von einem Kundigen Plätze zur Ernte zeigen und merkt sich diese. Wald- und Wegränder, jedoch auch Wiesen sind Fundstellen. Frisch oder getrocknet kann man mit Kerbel Suppen, Fleischgerichte, Salate und Gemüse würzen.

Oregano
Oregano, auch Dost genannt, ist eine ausdauernde, kräftige, etwa 60 cm hohe Pflanze. Aus dem kriechenden Wurzelstock wachsen vierkantige, rötlich angelaufene Stengel mit un-

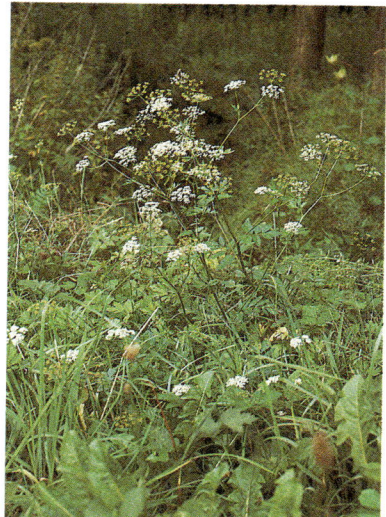

Die Große Bibernelle wird je nach Standort über 1 m hoch

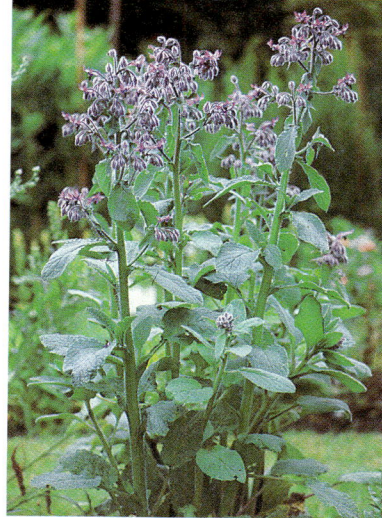

Der reich beblätterte Borretsch heißt mit Volksnamen auch Gurkenkraut

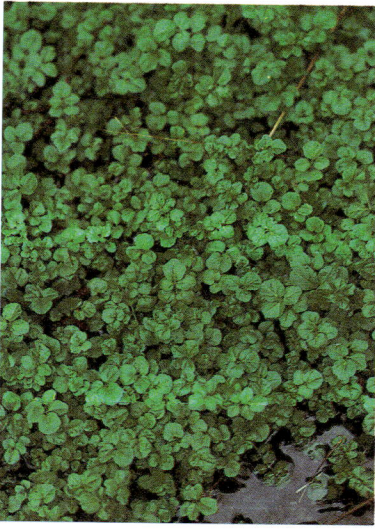

Die ausdauernde Brunnenkresse bildet an sauberen Bächen dichte Rasen

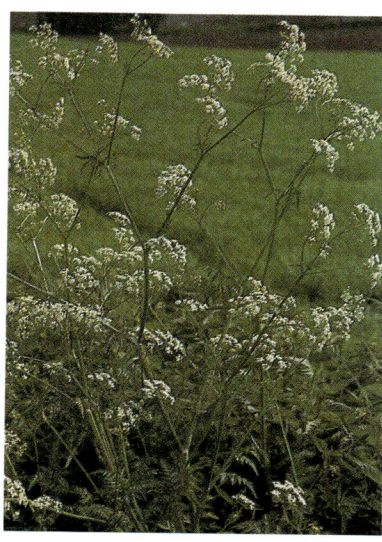

Die Blätter des Kerbels haben beim Zerreiben einen anisartigen Geruch

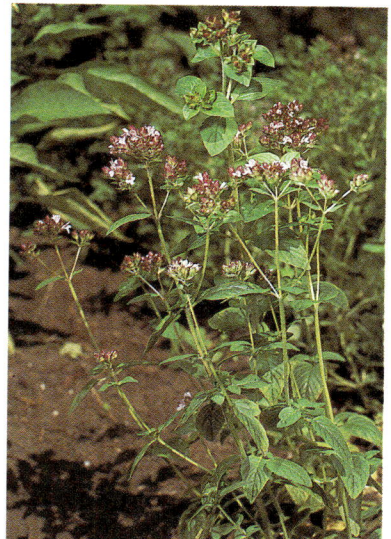

Den bis zu 60 cm hohen Oregano kennt man auch unter dem Namen Dost

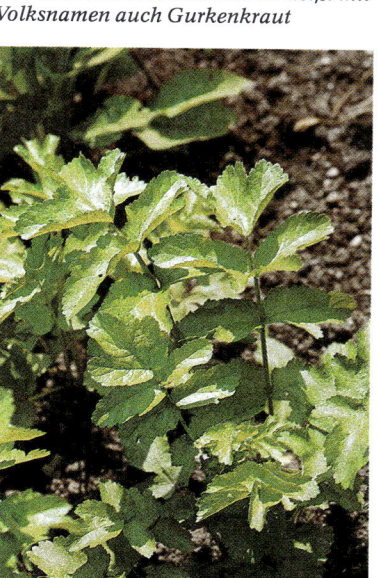

Die grünen Blätter des Pastinaks haben einen leicht gelblichen Stich

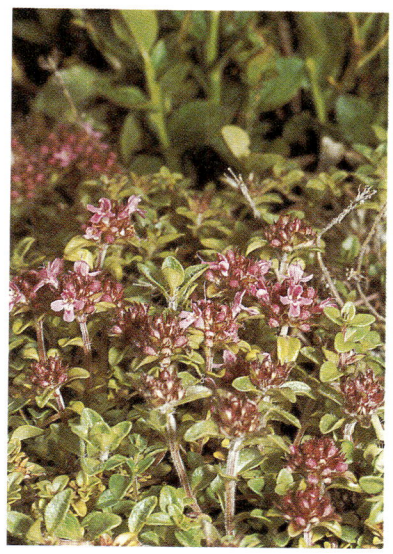

Auf Heideland macht sich der Quendel oder Wilde Thymian oft polsterartig breit

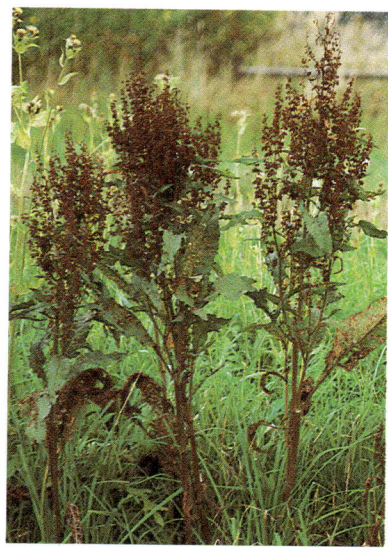

Die Blätter des Sauerampfers pflückt man einzeln und verwendet sie frisch

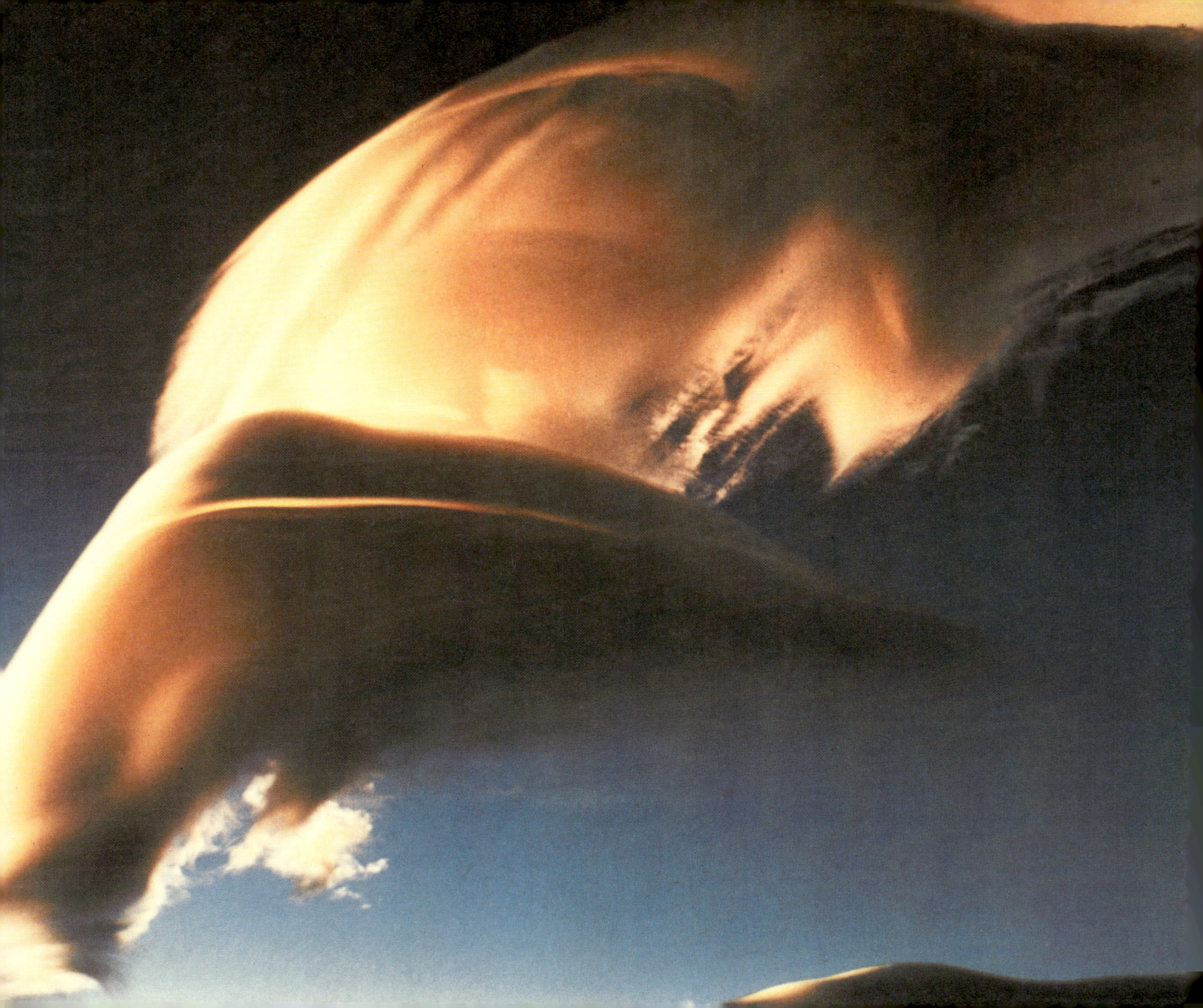

Mensch und Wetter

Viele Beschwerden werden nur allzu gerne dem Wetter zugeschrieben: Kopfweh, Nervosität, Müdigkeit, Kreislaufstörungen und anderes mehr. Macht das Wetter wirklich krank, oder was hat es mit der Wetterfühligkeit auf sich?

In irgendeiner Form beeinflußt das Wetter jeden Menschen, auch wenn uns das viel zu selten bewußt wird. Je extremer sich unser Wetter gebärdet, desto eher nimmt man es zur Kenntnis. Als außergewöhnlich werden Wetterereignisse wie Hagelgewitter, Dürre- und Hitzeperioden, extreme Kälte oder Stürme empfunden.

Im Alltag müssen aber gar nicht so spektakuläre Wetterlagen auftreten, um für Gesprächsstoff zu sorgen. Ein sonntäglicher Badeausflug oder eine Grillparty im Freien, die dem Regen zum Opfer fielen, genügen bereits – schon macht man seinem Ärger über das Wetter Luft.

Dieses äußere Erscheinungsbild des Wetters, von dem jedermann unmittelbar betroffen ist, kann wohl störend oder willkommen sein, ist aber nicht der einzige Grund, warum

Es sind nicht immer sichtbare Wettervorgänge, die Stimmung und Gesundheit des Menschen beeinflussen

man so gerne über das Wetter spricht. Denn neben den meßbaren Wettereinflüssen üben noch andere Kräfte eine Wirkung auf den Menschen aus. Sie sind allerdings umstritten und gaben von jeher viel Raum zur Spekulation.

Seit undenklich langen Zeiten besteht die Volksmeinung, daß sich Wetterumschwünge auf die menschliche Gesundheit auswirken. Auch wird in alter medizinischer Literatur gelegentlich über Wetterschmerzen berichtet. Es heißt dort, daß die betroffenen Menschen gewöhnlich 1 bis 2 Tage vor Eintritt des schlechten Wetters über Reißen, Ziehen oder auch andere Schmerzempfindungen klagen.

Zahlreiche berühmte Persönlichkeiten aus früheren Jahrhunderten zählten sich zu den Wetterfühligen. Geniale Philosophen, Forscher, Staatsmänner, Literaten und Künstler fühlten sich in ihrer Schaffenskraft beeinträchtigt. Die Reihe der Wetterfühligen reicht von Kolumbus

über Dante, Goethe, Humboldt, Leonardo da Vinci, Luther, Michelangelo, Mozart, Napoleon, Schiller bis zu Wagner. Johann Wolfgang von Goethe stellte fest, daß „gerade die feinsten Köpfe am meisten von den schädlichen Wirkungen der Luft zu leiden haben".

Natürlich hat sich auch die Wissenschaft dieser Thematik angenommen. Die Biometeorologie, ein eigenständiger Zweig der Meteorologie, befaßt sich allerdings erst seit kurzer Zeit systematisch mit dem Einfluß des Wetters auf den Organismus. Bis jetzt ist es nicht gelungen, den sogenannten biologischen Wettereinfluß restlos zu klären. Dies liegt einmal daran, daß jeder Mensch sein eigenes Reaktionsmuster besitzt, das sich zudem im Lauf eines Lebens häufig ändert. Zum andern ist es äußerst schwierig, die Wirkung des Wetters von den zahlreichen anderen Umwelteinflüssen zu trennen, denen man ständig ausgesetzt ist. Vielfach beeinträchtigen berufliche oder familiäre Angelegenheiten unser Befinden weitaus stärker, als es das Wetter jemals vermag. Im übrigen müssen sich Wettereinflüsse nicht nur nachteilig auswirken, sondern können auch positive Reaktionen auslösen.

Jeder reagiert auf das Wetter
Das Wetter an sich erzeugt keine Krankheiten. Es kann allenfalls gesundheitliche Beschwerden verstärken, die bereits im Körper angelegt sind. Nur dort, wo eine Schwachstelle im Organismus vorhanden ist, wird der Wettereinfluß den Betroffenen sein Leiden deutlich spüren lassen. Jeder Mensch reagiert letztlich auf das Wetter. Doch nur der Gesunde kann die Reize so verarbeiten, daß er in seinem Befinden nicht spürbar beeinträchtigt wird. Wird der Wetterreiz nicht mehr ausgeglichen, kommt es zu den typischen Anzeichen der Wetterfühligkeit. Hingegen spricht man von Wetterempfindlichkeit, wenn die Reaktion so heftig ausfällt, daß sich die Symptome von versteckten oder akuten Krankheiten in verstärkter Form einstellen.

Wetterfühligkeit kann sich durch die verschiedensten Beschwerden bemerkbar machen. Am weitesten verbreitet sind Kopfschmerzen, meist in Verbindung mit einer allgemeinen Abgeschlagenheit. Aber auch Gereiztheit, Konzentrationsschwäche und selbst Schlafstörungen gehören zu den typischen Erscheinungen.

Zu den Erkrankungen, die bei einer Wetterempfindlichkeit ausbrechen können, zählen neben Herz- und Kreislaufbeschwerden auch Thrombosen, Infarkte und Koliken. Dasselbe gilt für verschiedene Atemwegserkrankungen, grippale Infekte und asthmatische Leiden.

Immer mehr Wetterfühlige

Nach diesen Ausführungen könnte man durchaus der Meinung sein, daß die Wetterfühligkeit eigentlich gar nicht so negativ zu werten ist. Das Wetter macht uns schließlich meist früher als der Arzt darauf aufmerksam, daß unser Organismus geschädigt und daher nicht mehr voll belastungsfähig ist. Der Betroffene erhält die Chance, seinen Körper rechtzeitig vor Schlimmerem zu bewahren, vorausgesetzt, er stellt seine Lebensweise um. In der Praxis ist das offensichtlich kaum der Fall, denn die Wetterfühligkeit hat in den letzten 30 Jahren bemerkenswert zugenommen. Sie ist damit ein Gradmesser für die schlechte gesundheitliche Verfassung der Bürger in den Industrieländern.

Während noch 1950 in Mitteleuropa nur zwischen 10 und 20 Prozent der Bevölkerung über Wetterbeschwerden klagten, waren es 1970 bereits an die 30 Prozent. Ende der 70er Jahre litt schon fast die Hälfte an Wetterfühligkeit (siehe Abb. S. 75).

Eine Untersuchung 1978 in Freiburg bestätigte die alte Erkenntnis, daß Frauen in allen Altersstufen stärker durch das Wetter beeinträchtigt werden als Männer. Während sich über die Hälfte der befragten Frauen für wetterfühlig hielt, sah sich lediglich ein Drittel der Männer durch Wetterfühligkeit beeinträchtigt. Durch spezielle Tests konnte inzwischen bewiesen werden, daß die Frau vom Wettergeschehen tatsächlich heftiger betroffen ist. Am anfälligsten gegenüber Wettereinflüssen ist die

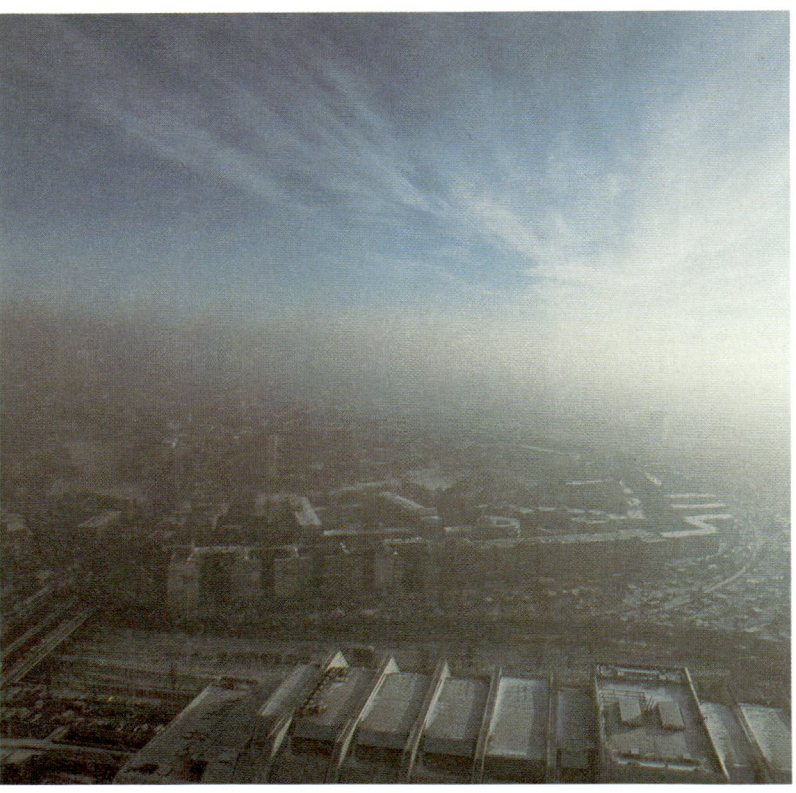

Je länger der Smog anhält, desto mehr Schadstoffe sammeln sich in den bodennahen Luftschichten. Kreislauf und Atemwege werden schwer belastet

Frau in den Wechseljahren, was aus der Freiburger Untersuchung durch die großzügige Altersabstufung allerdings kaum zum Ausdruck kommt.

Noch eine andere Gesetzmäßigkeit zeigt das Schaubild: Mit steigendem Lebensalter nimmt auch die Wetterfühligkeit zu. Daneben fällt auf, daß selbst junge Menschen schon vom Wetter beeinträchtigt werden. Besonders ab dem Schulalter macht sich der Wettereinfluß bemerkbar.

Ungesunde Lebensweise
Die erschreckende Zunahme der Wetterfühligkeit in allen Altersstufen muß natürlich ihre Ursachen haben. Wenn auch nicht alle Zusammenhänge klar sind, so kann doch unsere insgesamt ungesunde Lebensweise dafür verantwortlich gemacht werden.

Einer der entscheidenden Fehler, die begangen werden, ist der Hang zur Bequemlichkeit. Ein großer Teil der Bevölkerung leidet heute unter

Bewegungsmangel. Dazu hat nicht zuletzt die moderne Technik mit ihren vielfältigen Einrichtungen beigetragen, die unser Leben so komfortabel gestalten. So gibt es heute kaum mehr ein Kaufhaus ohne Rolltreppen oder ein Mehrfamilienhaus ohne Fahrstuhl.

In medizinischen Fachkreisen wird angenommen, daß der Bewegungsmangel etwa 30 Prozent aller Krankheiten direkt oder indirekt auslöst. Offensichtlich ist unsere bewegungsarme Lebensführung eben mit daran schuld, daß Wettereinflüsse überhaupt als Beschwerden wahrgenommen werden.

Ganz ähnlich verhält es sich mit einer anderen Begleiterscheinung unserer modernen Zivilisation. Ob zu Hause oder am Arbeitsplatz, man entzieht sich das ganze Jahr über den natürlichen Witterungseinflüssen. Die Außentemperatur wird als unangenehm empfunden, sobald sie von den Temperaturen in den beheizten oder klimatisierten Räumen abweicht, in denen man sich die meiste Zeit aufhält. Die natürliche Thermoregulation des Körpers ist bei vielen Menschen zumindest zeitweise erheblich beeinträchtigt.

Ein Organismus, der natürlichen Kälte- und Hitzereizen systematisch entwöhnt wird, kann Witterungseinflüsse nicht mehr verarbeiten. Die Entwöhnung geht nicht selten so weit, daß selbst noch nachts im sterilen Raumklima geschlafen wird. Geschlossene Fenster verhindern, daß Frischluft ins Schlafzimmer dringt.

Wer dagegen tagaus, tagein einer Arbeit unter freiem Himmel nachgeht, setzt seinen Organismus voll dem Wettergeschehen aus und wird lediglich extreme Wettererscheinun-

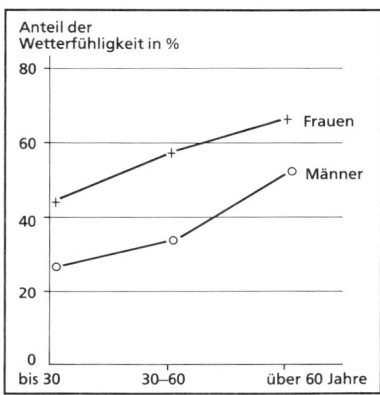

Wetterfühligkeit nach Alter und Geschlecht (Befragung in Freiburg 1978)

gen wahrnehmen. Der Körper erhält seine Widerstandsfähigkeit.

Zuviel Wärme macht anfällig
Zu den neuartigen Verhaltensweisen, die in den letzten Jahrzehnten aufgekommen sind, gehört zweifellos auch die veränderte Urlaubsplanung. Früher entfloh man der größten Hitze des Hochsommers und wählte ein Urlaubsziel, das Erholung bei kühlem und erfrischendem Klima versprach. Dafür bürgerte sich die Bezeichnung Sommerfrische ein. Heute zieht es Millionen von Urlaubern im Sommer in den heißen Süden. Von ärztlicher Seite wird ständig auf die nachteiligen Wirkungen von Hitze und Schwüle in Verbindung mit intensiver Sonnenstrahlung hingewiesen. Dieser Trend ist dennoch ungebrochen. Neben Sonnenhunger ist dafür auch das veränderte Temperaturempfinden mit verantwortlich.

Begnügte man sich ursprünglich mit einer Raumtemperatur von 19 °C, so fühlen sich heute viele Menschen

erst bei 23 bis 25 °C wohl. Die Schwelle zum Behaglichkeitsgefühl hat sich offensichtlich erhöht, die Widerstandsfähigkeit dagegen ist gesunken. Warum also kühlere Klimate aufsuchen, wenn man sich dort ohnehin unbehaglich fühlen würde? So gesehen, ist der Wunsch nach Wärme und Sonne durchaus verständlich, führt uns aber immer tiefer in die Anfälligkeit gegenüber Erkältungskrankheiten und anderen Leiden. Hinzu kommt, daß dem Organismus in der Regel kaum Gelegenheit geboten wird, sich in der Kürze der Zeit auf das ungewohnt warme Klima einzustellen. Der Klimawechsel kann in Klimastreß ausarten.

Schlechtere Luftqualität
Ein völlig anderer Grund für die Zunahme wetter- oder besser umweltbedingter Beschwerden liegt in der Verschlechterung der Luftqualität. Diese Gefahr muß sehr ernst genommen werden, weil der einzelne selbst nur wenig dazu beitragen kann, daß sich die Situation verbessert. Schließlich muß man die Luft so einatmen, wie sie einem geboten wird, gleichgültig, ob sie mehr oder weniger Schadstoffe enthält.

Die Auswirkungen der Luftverschmutzung reichen von sauren Niederschlägen bis zur gesundheitlichen Beeinträchtigung, ohne daß die Zusammenhänge bis ins letzte Detail geklärt werden konnten. Eine amerikanische Studie kommt zu dem Schluß, daß der saure Regen nicht nur mit für das Waldsterben, sondern auch für rund 50 000 Tote jährlich verantwortlich zu machen sei. Abgesehen von diesem nicht leicht beweisbaren Ergebnis steht fest, daß unter hoher Luftverschmutzung insbesondere

Atemwegs- und Kreislauferkrankungen zunehmen.

Die extremste Form der Luftverschmutzung ist der gefürchtete Smog. Das Wort ist aus den englischen Begriffen *smoke* (Rauch) und *fog* (Nebel) zusammengesetzt. Smog entsteht bevorzugt bei Wetterlagen mit Temperaturumkehr, also Inversionen. Die auf der bodennahen Kaltluft lagernde Warmluft wirkt wie eine Sperrschicht und verhindert, daß sich ein Luftaustausch einstellen kann. Schadstoffe wie Schwefeldioxid aus Schornsteinen und Autoabgase ziehen sich nicht mehr ab, sondern reichern sich in der unbewegten Kaltluftschicht stark an.

Zu trauriger Berühmtheit gelangten die Smogkatastrophen von Los Angeles und London, die mehrere tausend Todesopfer forderten. In der Bundesrepublik Deutschland kam es seit Bestehen der Smogwarnpläne erstmals 1979 im Ruhrgebiet zu einer Smogsituation, der weitere folgten und noch folgen werden. Glücklicherweise hatte bei uns bisher kein Smog die verheerenden Wirkungen der Londoner Smogkatastrophe. Immerhin aber zeigten die Smogtage in Berlin im Winter 1981/82, daß Bewohner der Innenstadt sowie alte und kreislaufkranke Menschen besonders gefährdet sind. Am stärksten betroffen ist die Altersstufe über 70.

Die Erkenntnisse über die zunehmende Wetterfühligkeit lassen sich auf folgenden Nenner bringen: Die Ursachen sind letztlich in der modernen Zivilisation selbst begründet. Fortschritt – sofern nicht in sinnvolle Bahnen gelenkt und bewußt genossen – wird zum Bumerang für unsere Gesundheit. Es wird nun an uns liegen, etwas dagegen zu unternehmen.

Wie beeinflußt uns das Wetter?

Von der Atmosphäre, in der das Wettergeschehen abläuft, gehen zahlreiche Reize aus, die über die Sinnesorgane des Menschen aufgenommen und verarbeitet werden. Selbst bei gleichbleibenden Wetterlagen ändern sich bekanntlich im Tagesverlauf die Temperatur, die Luftfeuchtigkeit, die Windgeschwindigkeit sowie die luftelektrischen Kräfte, um nur die wichtigsten zu nennen.

Wirksamer werden diese Schwankungen natürlich bei wechselhafter Witterung, so z.B., wenn Wetterfronten durchziehen. Einen solchen Wetterwechsel kann man selbst herbeiführen, wenn man sich mit dem Flugzeug innerhalb weniger Stunden in einen anderen Klimaraum begibt. Sowohl in dem einen als auch im anderen Fall wird der Körper einer Belastungsprobe ausgesetzt. Je nach körperlicher Verfassung und Ausgangslage kann diese vorteilhaft, aber ebenso auch schädlich sein.

Jedes Wetterelement, das sich verändert, wirkt wie ein Impuls auf unsere inneren Regelkreise. Die empfangenen Reize werden zunächst vom vegetativen Nervensystem ausgesteuert. Es hat die Aufgabe, je nach Reizstärke und Reizabfolge alle notwendigen Reaktionen zu veranlassen. Sie zielen stets darauf ab, ein inneres Gleichgewicht herzustellen.

Das Wetter – eine Nervensache?

Zum Verständnis muß man wissen, daß das vegetative Nervensystem aus zwei Teilen besteht. Der eine Teil, Sympathikus genannt, übt eine aktivierende Wirkung auf die Funktionen des Körpers aus; der andere, der Parasympathikus, eine dämpfende Wirkung. Solange nun die wetterbedingten Reize in der Summe die individuelle Reaktionsschwelle nicht übersteigen, können sie dem Menschen auch nicht gefährlich werden. Wird aber einer der beiden Teile des Nervensystems über das verträgliche Maß hinaus mit Wetterreizen überflutet, ohne daß der andere Teil zu Gegenreaktionen veranlaßt wird, ist die Grenze der Anpassungsfähigkeit rasch überschritten. Wer keine organische Krankheit hat, verspürt dann mehr oder minder ausgeprägte Beschwerden. Anders verhält es sich, wenn bereits ein Organ oder Gewebe erkrankt ist. Dann können die Witterungseinflüsse den Anstoß dafür geben, daß die Erkrankung ausbricht

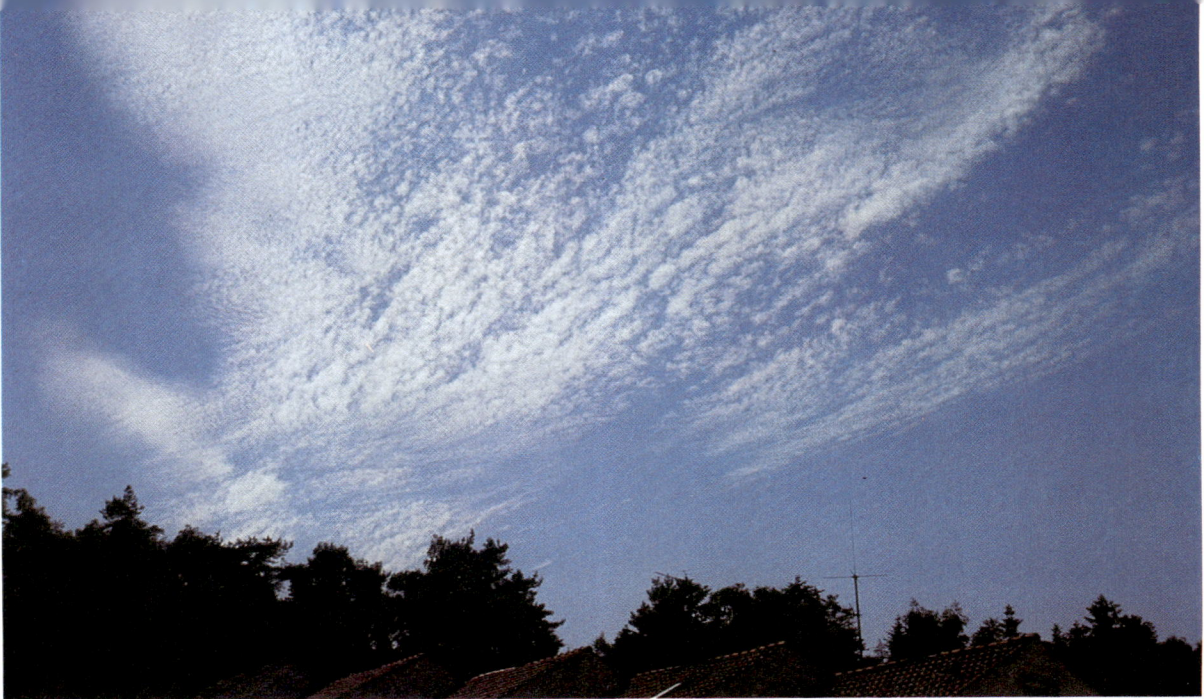

Solche harmlosen Zirren ziehen auf, wenn Warmluft auf kühlere Luft aufgleitet. Ein Wetterumschlag kündigt sich an. Besonders wetterfühlige Menschen spüren jetzt die ersten Beschwerden

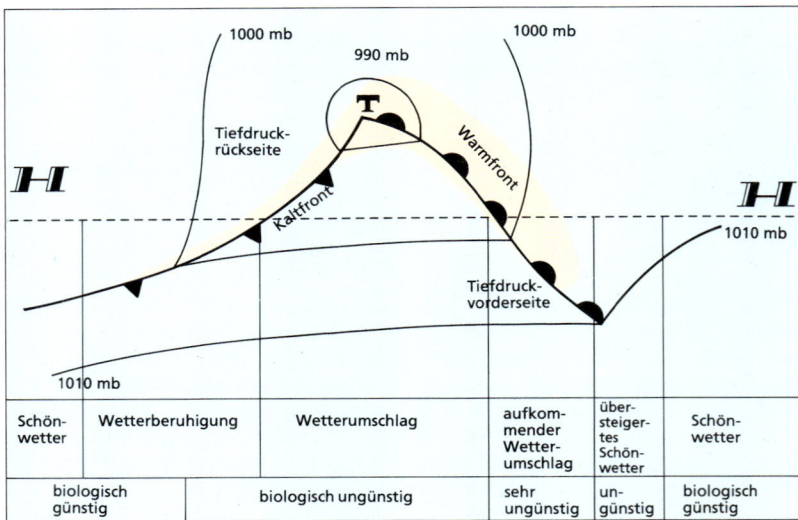

Die Wetterphasen beim Durchzug eines Tiefdruckgebiets, in der Abfolge von rechts nach links (schematisierte Darstellung)

oder verstärkt wird. In diesem Fall spricht man nicht mehr von einem Wetterreiz, der ja durchaus willkommen wäre, sondern vom Wetterstreß. Diese Art von Streß ist den anderen bekannten Beanspruchungen in ihrer unangenehmen Wirkung durchaus gleichzusetzen.

Der Ablauf vom Reiz zur Reaktion läßt sich durch folgendes Beispiel leicht verdeutlichen. Man muß sich nur vergegenwärtigen, wie man beim Duschen vorgeht. Man betätigt sowohl den Kaltwasser- als auch den Warmwasserhahn, und zwar so lange, bis das Wasser in der gewünschten Temperatur austritt. Das ist bei funktionierenden Installationen kein Problem, denn man kann sofort nachregulieren, falls erforderlich. Sind die Hähne eingerostet oder verkalkt, läßt sich die richtige Wassertemperatur nur mit Mühe einstellen.

Und ähnlich geht es auch dem überlasteten Nervensystem. Denn das Wetter ändert sich oft sprunghaft, und mit der gleichen Geschwindigkeit müßte sich das vegetative Nervensystem anpassen, um das innere Gleichgewicht zu erhalten. Bei wetterfühligen Personen hinkt die Reaktion jedoch hinter dem Wettergeschehen her, man spricht deshalb auch von einer Anpassungskrankheit. Etwas Ähnliches passiert bei der sogenannten Frühjahrsmüdigkeit. Monatelang hat sich der Körper auf winterliche Verhältnisse eingestellt. Kürzere Tage, wenig Sonnenlicht und nur kurze Aufenthalte an der frischen Luft haben ihn in eine Art Schongang versetzt, aus dem ihn das Frühjahr wieder herauszureißen versucht. Bis das gelungen ist, kämpft man mit Ermüdungserscheinungen und Abgeschlagenheit.

Auf die Wetterlage kommt es an

Die Hintergründe für den biologischen Wettereinfluß sind noch lange nicht bis in alle Einzelheiten bekannt. Eine Reihe von Untersuchungen hat aber zumindest eines erwiesen: Es gibt einen klaren Zusammenhang zwischen verschiedenen Wetterlagen und dem Auftreten bestimmter Krankheiten.

Um zu verstehen, was damit gemeint ist, muß man sich etwas mit der Wetterkunde befassen. Üblicherweise ändert sich das Wetter in Mitteleuropa recht häufig und in unregelmäßigen Abständen. Einem Hochdruckgebiet mit schönem Wetter folgen ein oder mehrere Tiefausläufer, die wechselhaftes Wetter bringen. Schließlich setzt sich wieder Hochdruckeinfluß durch. Dieses Auf und Ab, das besonders im Luftdruckgang sichtbar wird, läßt sich in acht typische Phasen unterteilen. Aus der Abbildung auf S. 76 geht hervor, wie die einzelnen Phasen im Idealfall aufeinanderfolgen, während ein Tiefdruckgebiet durchzieht.

Die stärkste biologische Belastung (Biotropie) herrscht auf der Vorderseite des Tiefdruckgebiets, wenn die ersten Wolken aufziehen und warme Luftmassen eindringen. In den Alpen und im Alpenvorland kündet häufig der Föhn schlechtes Wetter an. Er gilt als besonders biotrop (siehe auch S. 78). In diesem Stadium häufen sich Herz- und Kreislaufbeschwerden, Infarkte, Embolien, Thrombosen, entzündliche Prozesse, aber auch Betriebs- und Verkehrsunfälle. Die Konzentrationsfähigkeit und der Leistungswille lassen nach. Wissenschaftler verzeichnen auch psychische Fehlreaktionen wie Gewalttaten oder Selbstmorde.

Auf die Kaltfront folgt die Rückseite des Tiefdruckgebiets. Wohl empfinden Wetterfühlige das „Rückseitenwetter" auch nicht als besonders angenehm, doch geht zumindest die Zahl der Beschwerden gegenüber der Tiefdruck-Vorderseite zurück. In dieser Phase nehmen insbesondere Erkrankungen des spastischen Formenkreises wie Koliken und *Angina pectoris* überhand. Ebenso leiden Rheumakranke unter dieser Wetterlage, denn ihre Wärmeregulation ist nachweislich eingeschränkt. Gesunde Menschen empfinden die Zufuhr kühlerer Luftmassen dagegen eher als belebend und leistungsfördernd.

Wenn ruhiges Hochdruckwetter mit geringem Luftmassenwechsel, nicht zu hoher Luftfeuchtigkeit und angenehmen Temperaturen herrscht, ist der Zustand der Witterungsharmonie erreicht. Bei dieser Wetterlage unterliegt der Organismus der geringfügigsten biologischen Belastung. Allerdings können sich bei anhaltenden Hochdrucklagen in abgeschlossenen Tal- und Beckenlagen bioklimatische Nachteile einstellen. Im Sommer kann es zu einer starken Überhitzung und Schwüle kommen. Im Spätherbst und Winter neigen solche Gebiete zu Inversionswetterlagen (siehe Abb. oben) und sind damit smoggefährdet. Nebel und Naßkälte können in Verbindung mit den bekannten Luftschadstoffen durch ihre Reizwirkung die Schleimhäute schädigen und Katarrhe vorbereiten. Hinzu kommt, daß die Dunsthaube die ultraviolette Sonneneinstrahlung mindert.

Frischer Wind erhöht Tatendrang

Auch zwischen der Windrichtung und dem Stimmungsbefinden verspü-

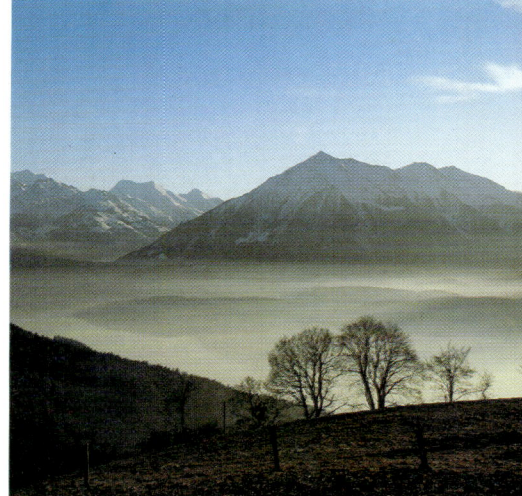

Inversion: Über der Kaltluft im Tal (Nebel) lagert besonnte Warmluft

ren manche Menschen einen Zusammenhang. So wirken die frischen, oft schneidenden Nord- und Ostwinde eher aktivierend als ein milder Südwind. Man fühlt sich tatkräftig, geht die Arbeit und anstehende Aufgaben leichter als an anderen Tagen an. Eher das Gegenteil bewirken linde, als weich empfundene Süd- und Westwinde. Ein Gefühl der Mattigkeit und Schlaffheit kann sich einstellen.

Eine kräftige Reizwirkung geht von rauhen, unwirtlichen Nordwestwinden aus, die meist mit kühlem Schauerwetter einhergehen. Die Menschen reagieren mit einer erhöhten Reizbarkeit, die Stimmung wird geladen. Eine Sonderrolle spielen regional begrenzte, kalte Fallwinde, z.B. der Mistral im unteren Rhonetal, die wetterempfindlichen Personen ebenfalls Probleme bereiten können.

Der Föhn

Zu den am meisten diskutierten Wettervorgängen im Alpenraum gehört der Föhn, nicht nur wegen seiner Wirkung auf das menschliche Befinden, sondern auch wegen seiner eindrucksvollen atmosphärischen Begleiterscheinungen. Wer einmal selbst erlebt hat, wie nach strenger Winterkälte der Föhn mit Macht den Schnee zum Schmelzen bringt und einen trügerischen Frühling herbeizaubert, wird dieses Naturschauspiel nicht so schnell vergessen.

Der Föhnsturm bläst nicht selten mit weit über 100 km/h über die Gipfelhöhen und durch die Täler. Die Luft ist klar und trocken. Am stahlblauen Himmel erscheinen lediglich ein paar zigarrenförmige, schillernde Wölkchen. Die Gipfelkette rückt unwirklich nah. Sie ist durch eine mächtige Wolkenmauer gekrönt, von der man meinen könnte, daß sie jederzeit wie eine Lawine ins Tal stürzen müßte.

Wenn man vom Alpenföhn spricht, denkt man in erster Linie an den Föhn der Alpennordseite, obwohl natürlich auch südlich der Alpen Föhnerscheinungen auftreten, wenn die Luft in umgekehrter Richtung über die Alpen strömt. Nur ist dieser sogenannte Nordföhn weniger deutlich wahrzunehmen, weil auf der Alpensüdseite höhere Ausgangstemperaturen herrschen.

Der Föhn läßt die Temperaturen auf der Alpennordseite fühlbar ansteigen. Die Luftmassen erwärmen sich, während sie nach der Überquerung des Alpenhauptkamms in die Täler hinabfallen. Temperatursprünge von 10 °C und mehr sind keine Sel-

tenheit. Mit der Erwärmung geht auch die relative Feuchte der Luft zurück. Weil sich die Luftmassen schon zuvor auf der Alpensüdseite abgeregnet haben, trocknen sie nun regelrecht aus. Die Meßwerte für die relative Luftfeuchtigkeit fallen durchaus auf 20 Prozent und weniger.

Die theoretischen Fragen über die Entstehung des Föhns sind weitgehend geklärt. Dagegen mangelt es heute noch an großangelegten Untersuchungen über die Häufigkeit und den räumlichen Wirkungsbereich des Föhneinflusses. Die bisherigen Untersuchungen lassen darauf schließen, daß die Zentralalpen mit 50 bis 70 Föhntagen im Jahr am stärksten betroffen sind. Im übrigen Alpenraum treten etwa nur noch halb so viele Föhntage auf, und im Alpenvorland sind es weniger als 15. Das Föhnwetter hält in der Regel 1 Tag an, kann sich aber im Extremfall auch über 5 bis 6 Tage erstrecken. Ebenso kann der Föhn schon nach wenigen Stunden wieder abflauen.

Der Föhneinfluß reicht im Norden etwa bis zur Donau. Für die Urlaubsplanung ist es wichtig zu wissen, daß der Föhn nicht gleichmäßig über das Jahr verteilt auftritt, sondern bestimmte Jahreszeiten bevorzugt. Vor allem im Winterhalbjahr – speziell gegen Winterende und im Frühjahr – stellt sich gerne Föhneinfluß ein. Im Hoch- und Spätsommer sind Föhnwetterlagen eher selten. Das wäre auch der Zeitraum, den föhnempfindliche Menschen für ihren Alpenaufenthalt bevorzugen sollten.

Daß der Föhn biologische Auswirkungen hat, steht außer Frage. Seelische und körperliche Beschwerden wie Herz- und Kreislaufstörungen, Infarkte, Thrombosen und Embolien

häufen sich bei Föhnwetter in auffälliger Weise. Diese Erscheinungen sind oft schon vor dem eigentlichen Föhndurchbruch zu beobachten, was vermuten läßt, daß elektromagnetische Wellen oder rasche Luftdruckschwankungen die Beschwerden auslösen.

Tatsache ist auch, daß es keine Föhnkrankheit im eigentlichen Sinne gibt, also ein charakteristisches Krankheitsbild, das speziell bei Föhn auftritt. Wohl aber kann der Föhn als besonders auffälliges Wetterereignis

gelten, das den Organismus an die Grenze der Anpassungsfähigkeit bringt. Die biologischen Wirkungen unterscheiden sich aber grundsätzlich nicht von den üblichen Symptomen der Wetterfühligkeit.

Es gilt als gesichert, daß der Föhn auch das menschliche Verhalten erheblich beeinträchtigen kann. Die Kurve der Selbstmorde sowie Betriebs- und Verkehrsunfälle zeigt bei Föhnwetter nach oben. Selbst bestimmte Verbrechen werden eher begangen als sonst.

Wie entsteht Föhn?

Warme Fallwinde gibt es überall dort, wo sich Gebirge erheben und Luftströmungen zum Aufsteigen zwingen. Der Alpenföhn tritt auf, wenn sich Luftmassen aus südlicher Richtung über die Alpen hinweg nach Norden bewegen. Die Luft wird an der Alpensüdseite angehoben, wird kälter und regnet sich ab. Während sie sich bis zur Gipfelhöhe weiter aufwärts bewegt, kühlt sie sich um etwa 0,5 °C auf 100 m Höhenunterschied ab. Hinter dem Hauptkamm fällt die Luft abwärts, erwärmt sich dabei aber um rund 1 °C auf 100 m Höhe. Sie kommt deshalb deutlich wärmer im Norden an, als sie den Süden verlassen hat, und das, obwohl das Alpenvorland rund 500 m höher als die Po-Ebene liegt.

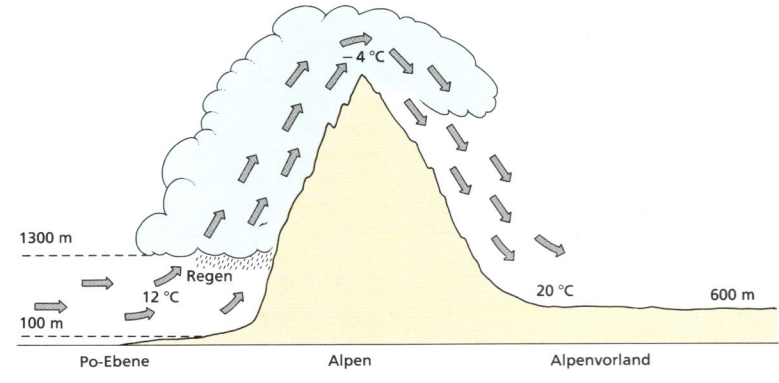

Der biotrope Faktor

Noch immer besteht keine volle Klarheit darüber, welche meteorologischen Kräfte letztlich unser Befinden beeinflussen. Offensichtliche Zusammenhänge gibt es z. B. zwischen einer hohen Luftverschmutzung und Atemwegserkrankungen oder zwischen Schwüle und Kreislaufstörungen. Diese Beziehungen sind vor allem deshalb nicht umstritten, weil sich die Untersuchungen jederzeit in einer Klimakammer nachvollziehen lassen.

Anders sieht es hingegen bei den sogenannten echten Wetterfühligkeitsbeschwerden aus. Sie treten nämlich in Erscheinung, bevor sich das Wetter ändert. Diese Vorfühligkeit ist zweifellos das Kernproblem der Medizinmeteorologie schlechthin. Dabei ist der Begriff Vorfühligkeit nicht ganz richtig, denn man fühlt eben doch erst dann eine Befindensänderung, wenn in der Atmosphäre eine Umstellung vor sich geht. Dabei ist es völlig unerheblich, ob diese Wetteränderung optisch wahrzunehmen ist oder nicht.

Die Suche nach den Auslösern

Die Einflüsse, die hier wirksam werden, hängen zweifellos mit Vorgängen in der Atmosphäre zusammen, die dem sichtbaren Wettergeschehen vorauseilen. Außerdem müssen sie nahezu unverändert in Räume eindringen, denn die Vorfühligkeit macht sich innerhalb und außerhalb von Gebäuden bemerkbar.

Damit bleiben eigentlich nur zwei Einflußkräfte, die als Auslöser für die

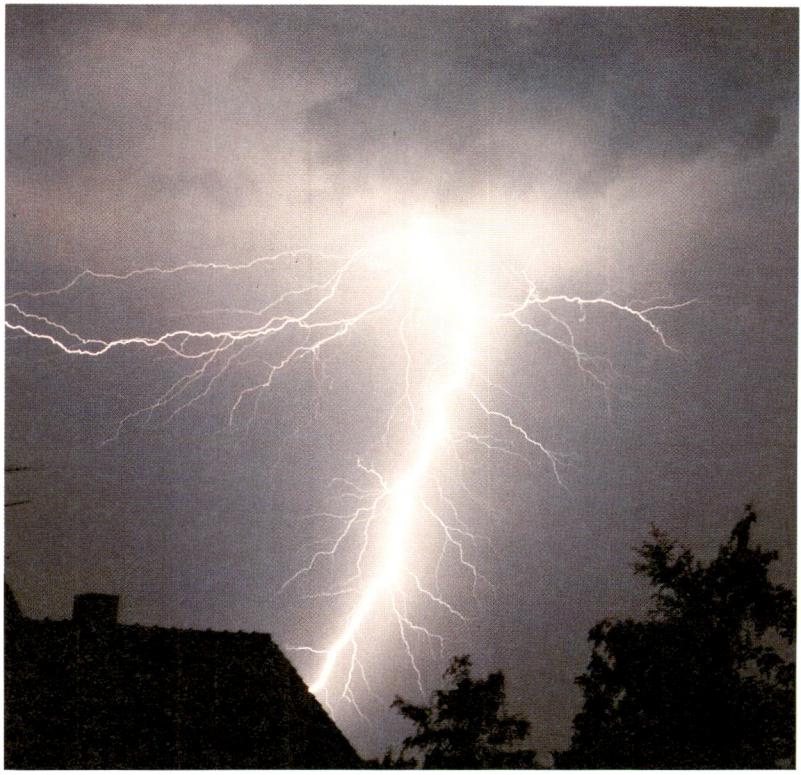

Gewitter setzen Reibungselektrizität frei: die sogenannte atmosphärische Impulsstrahlung – auch ein ernst zu nehmender Wetterreiz

Wetterfühligkeit in Frage kommen: Änderungen des elektromagnetischen Feldes sowie rasche Luftdruckschwankungen.

Unter den elektrischen Wettereinflüssen wirkt sich die atmosphärische Impulsstrahlung (Atmospherics oder Sferics) wohl am nachhaltigsten aus. Hierbei handelt es sich um eine elektromagnetische Strahlung von großer Wellenlänge. Sie stammt aus Blitzen und anderen elektrischen Entladungen in der Atmosphäre und gelangt entweder direkt aus den Wolken oder von hohen, ionisierten Atmosphärenschichten gespiegelt auf die Erdoberfläche. Nähert sich ein Tiefdruckgebiet, dann nehmen die Atmospherics-Impulse zu. Sie wirken am heftigsten, wenn sich die Kaltluft unter die Warmluft schiebt, wobei auch Gewitter auftreten können. Dagegen ist die Impulsstrahlung dann am schwächsten, wenn Luftmassen unter Erwärmung rasch absteigen, wie es z. B. bei Föhn der Fall ist.

Man muß wissen, daß sich ein Reizmangel, also ein Mindestmaß an Impulsstrahlung, regeltechnisch ähnlich auswirkt wie ein Reizüberschuß. In beiden Fällen unterliegt der Organismus besonderen Angriffsmöglichkeiten. Es werden biologische Reaktionen ausgelöst, die wahrscheinlich in erster Linie die Zellmembranen und den Stoffwechsel beeinflussen. Versuche haben ergeben, daß die elektromagnetische Strahlung Änderungen bei Blutgerinnung, Blutbild, Blutdruck und Puls hervorrufen kann.

Die zweite Möglichkeit, die als biotroper Faktor in Betracht kommt, sind rasche Luftdruckschwankungen. Sie überlagern die bekannten Druckänderungen, die mit dem Barometer zu messen sind. Es handelt sich bei ihnen um Schwankungen mit Periodenlängen von 4 bis 20 Minuten, wie sie vor allem in der Nähe von Fronten und bei Föhn beobachtet werden. Eine Schweizer Untersuchung zeigt, daß die Ausschläge der Druckschwankungen um so größer sind, je ausgeprägter der Temperaturunterschied zwischen den beiden übereinanderliegenden Luftmassen ist. Außerdem wachsen sie in Abhängigkeit von der Geschwindigkeit, mit der sich die beiden Luftmassen bewegen.

Theoretisch könnten Beschwerden dadurch hervorgerufen werden, daß das Regelsystem unseres Organismus instabil wird, wenn es ihm nicht gelingt, die einwirkenden Druckkräfte auszugleichen. Man hat ermittelt, daß nur Druckschwankungen mit bestimmten Periodenlängen den Organismus beeinflussen.

Das Stadtklima

Klimatische Unterschiede gibt es nicht nur im großen Maßstab, also z. B. zwischen unseren Breiten und dem Mittelmeergebiet, sondern schon auf verhältnismäßig kleinem Raum. Die Höhenlage, die Entfernung zum Meer, Vegetation und Bebauung können den für unsere Klimazone „normalen" Witterungsablauf spürbar abwandeln. Aus der Sicht der Biometeorologie haben alle jene Gebiete Nachteile aufzuweisen, die häufig von bioklimatischen Belastungsfaktoren betroffen werden. Dazu zählen eine hohe Luftverschmutzung, Boden- und Hochnebel, eine häufige Hitze- und Schwülebelastung und ein Mangel an ultraviolettem Licht. Treten diese Belastungsfaktoren gar in den Vordergrund, dann spricht man von einem Belastungsklima. Für die besonderen Witterungsverhältnisse in größeren Städten hat sich ein eigener Begriff eingebürgert: das Stadtklima.

Künstlich geschaffenes Klima

Im Gegensatz zu allen anderen Klimaformen, die weitgehend von den natürlichen Gegebenheiten bestimmt werden, ist das Stadtklima ein künstlich geschaffenes Sonderklima. Die Städte mit ihren großen Steinmassen speichern die Wärme weit besser als das freie Land. Infolgedessen können sich über ihnen regelrechte Wärmeinseln bilden. In den mitteleuropäischen Städten liegt die Temperatur im Zentrum etwa 1 bis 1,5 °C höher als in den Außenbezirken. An heißen Sommertagen nimmt die Überhitzung im Zentrum noch weit krassere Formen an. Der Wär-

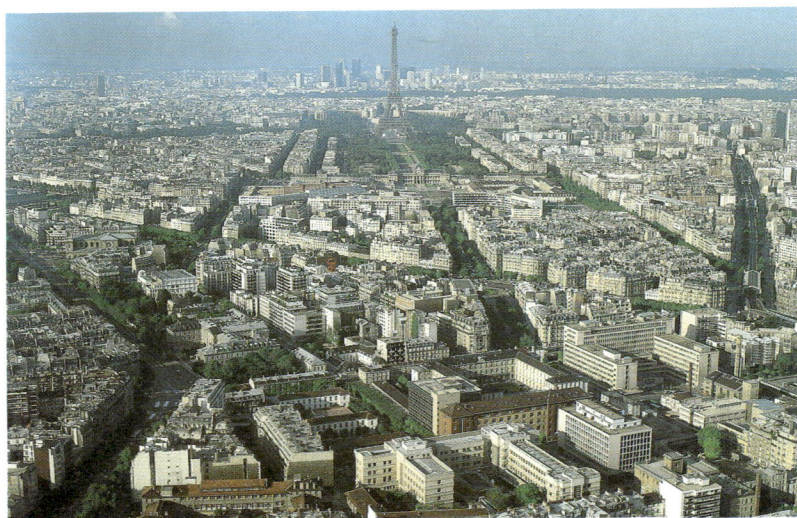

Dicht bebaute Stadtgebiete heizen sich stärker auf als ihr freies Umland. Grünzonen sind lebenswichtig, sie sorgen für Frischluft

meüberschuß hält sich bis in die Nacht hinein. Unser Organismus hat es schwer, seine wohlverdiente Erholung zu finden. Um für eine Belüftung der Städte zu sorgen, müssen unsere Grünanlagen erhalten, nach Möglichkeit noch vermehrt werden. Sie sind für die Produktion kühler Frischluft unentbehrlich.

Weitere Züge des Stadtklimas treten bei winterlichen Verhältnissen zutage. Sie können durchaus willkommen sein, denn die erhöhten Temperaturen verkürzen die Heizperiode und senken damit die Energiekosten. Als Pluspunkt ist auch zu werten, daß weniger Schnee als im Freiland fällt und die Schneedecke rascher abtaut. Die Ausnahme bilden nur die sogenannten Industrieschneefälle, die unter Hochdruckeinfluß auftreten können. Bei diesem

Phänomen handelt es sich um Schneefälle auf engem Raum. Sie werden aus einer Hochnebeldecke gespeist und können mehrere Stunden anhalten. Ihre Entstehung hängt sicherlich mit Staubabgaben (Emissionen) aus Industrieanlagen oder Kraftwerken zusammen, ohne daß bisher alle Details geklärt werden konnten.

Nebel und Dunstglocke

Zum Stadtklima gehört nicht zuletzt die höhere Zahl von Nebel- oder Hochnebeltagen. Die Ursache liegt in der verstärkten Abgabe von Kondensationskernen, vorwiegend Staubteilchen, an denen sich der Wasserdampf niederschlagen kann. Daß ein derart mit Schadstoffen angereicherter Nebel für die Atemwege nicht gerade vorteilhaft ist, liegt auf der

Hand. Der Nebel und die Dunstglocke über der Stadt mindern die Sonneneinstrahlung zudem ganz erheblich. Die Strahlung verliert dadurch beträchtlich an Qualität, denn speziell das UV-Licht erfährt eine nachhaltige Abschwächung. Seine biologische Bedeutung ist ganz wesentlich, sorgt es doch z. B. für die Aktivierung des für den Körper so wichtigen Vitamins D.

Unter den Eigenheiten des Stadtklimas ist die Luftverunreinigung wohl diejenige mit den schwerwiegendsten Auswirkungen auf die menschliche Gesundheit. Deshalb ist es nicht verwunderlich, daß heute in allen größeren Städten die Luftqualität laufend überwacht wird, damit man einer gefährlichen Anreicherung von Schadstoffen rechtzeitig vorbeugen kann. Doch mit der Erfassung der Luftqualität ist es nicht getan. Vielmehr müssen die Ursachen der Luftverschmutzung mit Maßnahmen bekämpft werden, die eine Verschärfung der gesetzlichen Bestimmungen voraussetzen. Zu den Quellen der Luftverschmutzung zählen neben Autoverkehr, Kraftwerken und bestimmten Industriebetrieben eben auch die privaten Einzelheizungen. Unter Umständen wird es notwendig sein, ganze Stadtteile von den Kohle- und Ölheizungen zu befreien und die Beheizung auf Gas, Fernwärme oder Strom umzustellen. Aber auch die Stadtplanung sollte bei jedem Bauvorhaben prüfen, ob es nicht die ausgleichenden Luftströme zwischen Stadtgebiet und freier Umgebung blockieren würde. Trotz aller Bemühungen wird das Stadtklima aber auch in Zukunft zu den ungesündesten Sonderklimaten zählen.

Das Seeklima

Der riesige Wasserkörper des Ozeans beeinflußt das Klima bis weit ins Binnenland hinein. Das herausragende Charakteristikum der Küstengebiete sind die ausgeglichenen Temperaturverhältnisse. Das bedeutet, daß zwischen Tag und Nacht sowie zwischen Sommer und Winter weitaus geringere Temperaturunterschiede auftreten als weiter landeinwärts. Für diesen eindeutig schonklimatischen Effekt ist die Fähigkeit des Wassers verantwortlich, Wärme zu speichern. Wasser erwärmt sich zwar langsamer als Luft, dafür aber hält es die aufgenommene Wärme länger.

Wenn dem Seeklima im allgemeinen ein rauher Charakter bescheinigt wird, dann wohl auch weniger wegen der kühleren Durchschnittstemperatur, sondern in erster Linie wegen der lebhaften Winde. Sie üben eine starke Reizwirkung auf den menschlichen Organismus aus. Die Küsten unterliegen insgesamt recht unterschiedlichen Windeinflüssen. Am kräftigsten und beharrlichsten blasen die Seewinde in unseren Breiten an den nach Westen und Nordwesten offenen Küstenabschnitten. Diese Bedingung ist an der gesamten Atlantikküste und der Nordseeküste gegeben, nicht jedoch an der deutschen Ostseeküste. Das Ostseeklima gilt deshalb auch als reizschwächer.

Bekanntlich weht an der See auch bei ausgesprochen ruhigem Wetter immer eine Brise. Einige Kilometer landeinwärts verliert sie sich. Auch dafür gibt es eine Erklärung. Es handelt sich um das kleinräumige Land-See-Windsystem und kommt zustande, weil sich Land und Meer unter-

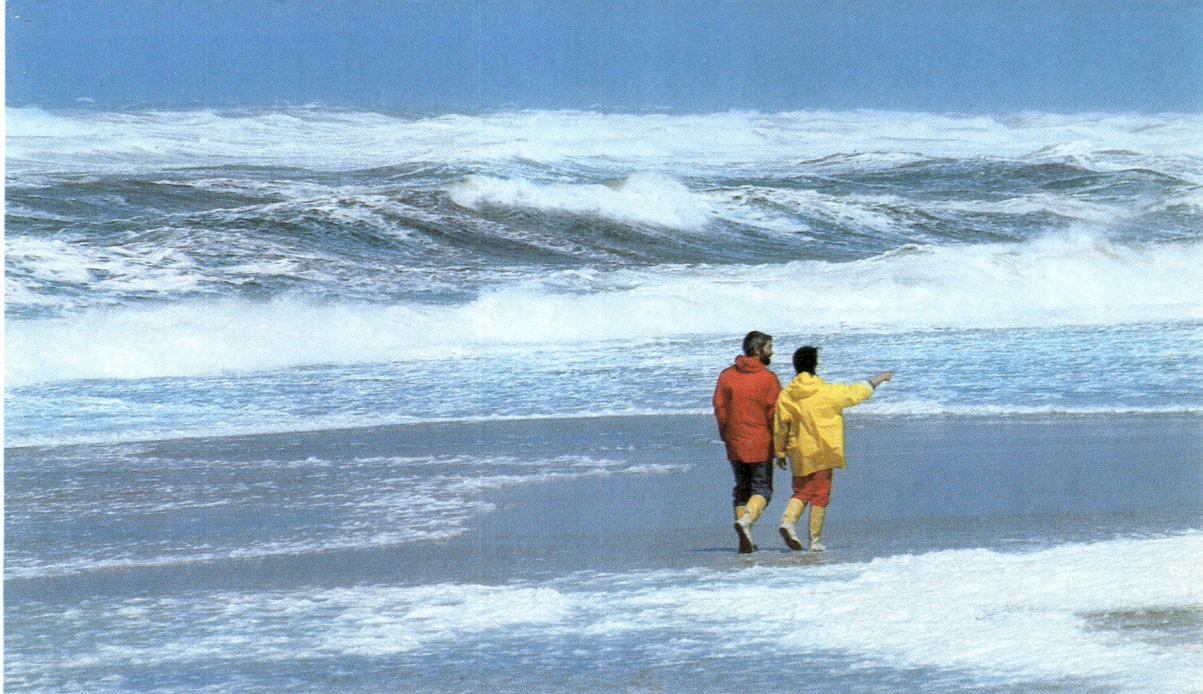

Das Seeklima verspricht vor allem bei Atemwegserkrankungen, Allergien und Hautkrankheiten Besserung. Die reine, jodreiche Luft, der ständige Wind, die intensive Strahlung, das alles reizt den Organismus

schiedlich erwärmen. Der kühlere Seewind ersetzt die vom Land aufsteigende, stärker erhitzte Luft. Dagegen kommt Landwind auf, wenn sich die Luft über dem Festland auf ein niedrigeres Niveau abgekühlt hat als über dem Meer mit seinem besseren Wärmespeichervermögen.

Natürliche Belüftung
Die ständige Luftbewegung hat durchaus ihre Vorteile. Vor allem in wärmeren Breiten, etwa im Mittelmeerraum, sorgt sie dafür, daß die Schwüle vermindert wird. Außerdem verhindert sie, daß sich in der Luft die unwillkommenen Schadstoffe anreichern. Die Lufthygiene spielt für die Erholung und die Klimatherapie eine zentrale Rolle. Nicht alle Küstenstriche profitieren gleichermaßen von der natürlichen Belüftung. Küstenab-

schnitte mit abgeschwächtem Seewindeinfluß und vermehrtem Landwind können mitunter benachteiligt sein, wenn nämlich Schadstoffe vom Festland her verfrachtet werden.

Die Seeluft zeichnet sich nicht nur durch ihre Reinheit aus, sondern enthält auch das sogenannte Brandungsaerosol. Das sind zerstäubte Wasserteilchen, denen Spuren von Meersalz, Jod, Brom und anderen Wirkstoffen beigemengt sind. Man kann es allerdings nur bei einem Aufenthalt in der unmittelbaren Brandungszone aufnehmen, etwa auf einer Strandwanderung oder einem Deichspaziergang. Unter den willkommenen Besonderheiten des Seeklimas ist ferner der verstärkte Einfluß der UV-Strahlung hervorzuheben. Die Strahlungsmenge ist um 5 bis 30 Prozent erhöht. Die über den

weiten Horizont einfallende Strahlung wird in einem hohen Maß von der Wasseroberfläche und dem Sand reflektiert.

Seine vielfältigen Wirkungen machen das Seeklima zu einem besonders reizstarken Klima, das den Organismus zu den unterschiedlichsten Reaktionen veranlaßt. Am ausgeprägtesten kommen die Reizfaktoren auf den Inseln vor dem Festland zur Geltung. Landeinwärts entfalten sie noch bis in etwa 15 km Entfernung ihre Wirkung.

Eine große Heilwirkung wird dem Seeklima bei Krankheiten der Atemwege bescheinigt. Außerdem garantiert der kräftige Wind in Kombination mit der verstärkten UV-Strahlung Erfolge bei einer ganzen Reihe von Hautkrankheiten (siehe auch S. 272).

Das Mittelgebirgsklima

Wer in einem städtischen Ballungsraum mit all den bekannten Umweltbelastungen lebt, weiß die erholsame Atmosphäre in den bewaldeten Mittelgebirgen ganz besonders zu schätzen. Nicht von ungefähr werden die Bergländer in der Umgebung der großen Wirtschaftszentren an jedem schönen Wochenende von einem regen Ausflugsverkehr heimgesucht. Daß die Mittelgebirge mit einem angenehmen Schonklima gesegnet sind und sich damit als Erholungsräume vor der Haustür anbieten, verdanken sie ihrer Höhenlage und ihrem Waldreichtum.

Der Wald ist in erster Linie deshalb so wertvoll, weil er ganz entscheidend zur Reinhaltung der Luft beiträgt. Waldgebiete erzeugen keinerlei Schadstoffe, im Gegenteil, der Wald mindert den Schadstoffgehalt der Luft. Staub und Rußteilchen werden von Blättern, Nadeln und Geäst aufgefangen. Die Waldluft ist nachweislich reiner als die Luft im umliegenden Freiland. Bei allen Vorzügen darf eines nicht übersehen werden: Während die festen Luftbeimengungen vom Wald aufgefangen werden, strömen schädliche Gase fast ungehindert durch die Wälder und rufen so die berüchtigten Vergiftungserscheinungen am Baumbestand hervor.

Irrig ist die Volksmeinung, die der Waldluft einen besonderen Sauerstoffreichtum zuschreibt. Diese Annahme beruht auf der Tatsache, daß Pflanzen während ihres Assimilationsvorgangs Sauerstoff produzieren. Diese Sauerstoffmenge ist jedoch

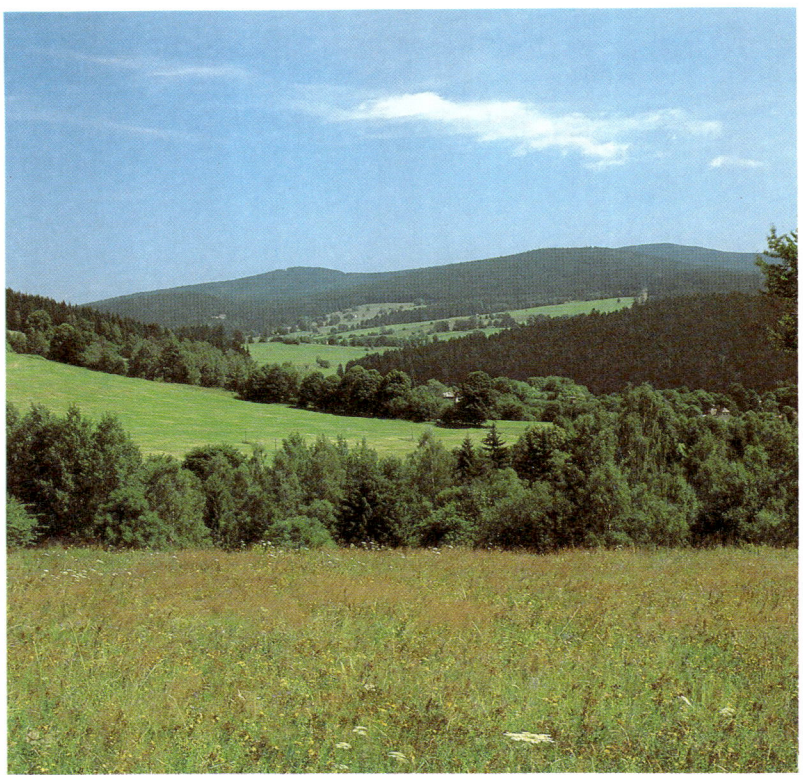

In den waldreichen Mittelgebirgen finden herz- und kreislaufkranke Menschen ihr ideales Schonklima, weil die Temperaturverhältnisse ziemlich ausgeglichen sind

im Verhältnis zum atmosphärischen Vorrat an Sauerstoff so unbedeutend, daß selbst genaueste Messungen in der Waldluft keinen erhöhten Sauerstoffgehalt nachweisen konnten.

Ganz sicher aber beeinflußt der Wald die einfallende Strahlung. Einen Teil der Strahlungsmenge hält er von vornherein ab, wobei der Grad der Lichtschwächung je nach Dichte und Artenzusammensetzung des Baumbestands recht verschieden

ausfallen kann. Blätter und Nadeln bewirken außerdem eine mehrfache Reflexion und Streuung der Strahlung. Dadurch kommt es zu Verschiebungen im Wellenspektrum des Lichts. So erklärt sich, daß im Wald eine ganz charakteristische Licht- und Farbstimmung herrscht, die die Psyche günstig beeinflussen kann.

Die bewaldeten Mittelgebirge bilden zwar keine eigenständige klimatische Einheit, immerhin aber treten

charakteristische biometeorologische Einflüsse in Erscheinung, denen sich der menschliche Organismus nicht entziehen kann. Die Temperaturverhältnisse sind ziemlich ausgeglichen – ähnlich wie an der See. Die Höchsttemperaturen bleiben unter, die Tiefsttemperaturen über den Werten der waldarmen Niederungen. Zusammen mit der verminderten ultravioletten Einstrahlung erzeugen sie ein angenehmes Schonklima. Auch an heißen Sommertagen laden die Wälder herz- und kreislaufkranke Menschen zum Spazierengehen ein.

Waldlichtungen weniger gesund
Dieser bioklimatische Vorzug gilt jedoch keinesfalls für abgeschlossene Waldlichtungen. Wer sich dort in der Mittagshitze aufhält, setzt sich einer erheblichen Belastung aus. Dann stellt sich nämlich eine ungesunde Schwüle ein, weil der Wald ringsum für Windstille und erhöhte Luftfeuchtigkeit sorgt. Insgesamt aber übt der Wald einen günstigen Einfluß auf die Windverhältnisse aus. Größere Waldflächen dämpfen nicht nur die Geschwindigkeit, sondern auch die Böigkeit des Windes. So lädt der Wald auch bei einer stürmischen Gesamtwetterlage zu einem erholsamen Aufenthalt in der freien Natur ein.

Alles in allem überrascht es nicht, daß die Luftkurorte im waldreichen Mittelgebirge bei zahlreichen Krankheiten Heilwirkungen versprechen. Dazu gehören chronische Erkältungskrankheiten,   insbesondere feuchte Katarrhe, nervöse Beschwerden, Entzündungen der Luftwege, Herz- und Kreislauferkrankungen, aber auch Rheuma, Arthritis und anderes mehr (siehe auch *Gesundheit aus der Erde*, S. 266 bis 289).

Das Hochgebirgsklima

Das Hochgebirgsklima bildet sich in unseren Breiten oberhalb einer Höhe von 1000 bis 1500 m aus. Folglich ragen schon die Gipfellagen der Mittelgebirge in diese Klimastufe hinein. Flachlandbewohner, die solche Höhenlagen aufsuchen, müssen ihrem Organismus bereits eine gewisse Umgewöhnungszeit zugestehen. Dafür ist in erster Linie der verringerte Sauerstoffpartialdruck verantwortlich. Der Sauerstoffanteil in der Luft verändert seinen Druck mit der Höhe im gleichen Maß wie der Gesamtluftdruck. Er nimmt also ab. In einer Höhe von 3000 m liegt der Sauerstoffpartialdruck schon um ein Drittel unter dem Wert, den er in Meereshöhe hat. Daher muß man im Gebirge mehr Luft einatmen, damit der Körper genügend Sauerstoff erhält.

Im Hochgebirgsklima entfalten aber noch andere Einflüsse ihre Reizwirkung, die teilweise zuwenig Beachtung finden. Dazu gehört sicher die ausgeprägte Lufttrockenheit. Schon in 2000 m Höhe ist der Wasserdampfanteil gegenüber Meereshöhe etwa um die Hälfte herabgesetzt. Infolge der verringerten Luftfeuchte trocknen die Schleimhäute aus, woher das verstärkte Durstgefühl rührt, das häufig in den ersten Tagen des Höhenaufenthaltes auftritt.

Eine ganz wesentliche Rolle spielt ferner die hohe Strahlungsintensität. Das UV-Licht verstärkt sich um bis zu 30 Prozent auf 1000 m Höhenunterschied. Bei Schneebedeckung kann die UV-Strahlung unter Umständen doppelt so kräftig zunehmen.

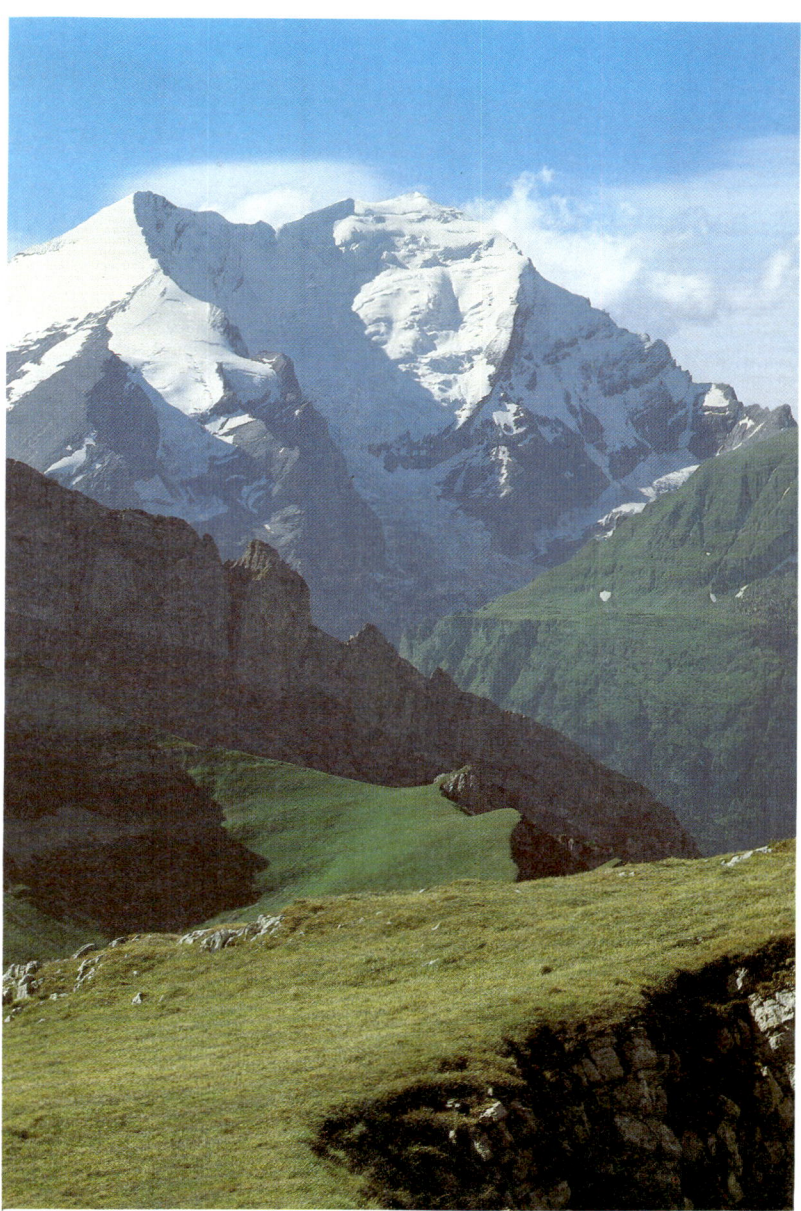

Zu den unersetzbaren Vorzügen des Hochgebirgsklimas gehört die Reinheit der Luft. Großstadtluft kann 20mal mehr Schwebstaub enthalten als Gebirgsluft. Die hohe Luftqualität im Gebirge wird besonders im Winter sehr geschätzt, weil sich in dieser Jahreszeit in den Niederungen gerne Inversionen ausbilden, also Sperrschichten, die den Austausch der verschmutzten Luft gegen saubere Luftmassen unterbinden.

Wägt man die bioklimatischen Eigenheiten des Hochgebirgsklimas gegeneinander ab, so bleibt ein sehr günstiger Eindruck. Während belastende Einflüsse wie Schwüle, Hitze und verschmutzte Luft fehlen, kommt ein um so reichhaltigeres Angebot an klimatischen Reizfaktoren voll zur Geltung.

Vielversprechende Heilerfolge

Kuren im Höhenklima sind ratsam bei chronischen Erkrankungen der Atemwege einschließlich Bronchialasthma und bei Allergien. Auch bei Kreislauferkrankungen werden beachtliche Heilerfolge erzielt.

Ebenso verspricht ein Höhenaufenthalt bei bestimmten Formen der Blutarmut, bei Wachstumsstörungen, verschiedenen Hauterkrankungen und bei der Zuckerkrankheit Erfolg. Darüber hinaus haben Untersuchungen ergeben, daß Rheumaerkrankungen durch die Lufttrockenheit günstig beeinflußt werden, allerdings nur in geschützten Hanglagen auf der Alpensüdseite (siehe auch *Gesundheit aus der Erde*, S. 266 bis 289).

Im Hochgebirge herrscht ein ausgeprägtes Reizklima. Die Bergluft ist ganz besonders rein

Wo erholt man sich am besten?

Wer einen Erholungsurlaub plant, sollte sein Reiseziel bewußt auswählen, und zwar unter Berücksichtigung klimatherapeutischer Erkenntnisse. Ein Urlaub bietet erholungsbedürftigen oder kränklichen Menschen die Chance, das Belastungsklima am Wohnort zumindest für einige Zeit gegen ein gesünderes Klima einzutauschen.

Das geschieht sicher nicht, wenn man im Hochsommer noch heißere Gegenden aufsucht. Dagegen kann ein Aufenthalt im Mittel- oder Hochgebirge, also in Gebieten mit günstigen lufthygienischen Verhältnissen, jederzeit empfohlen werden. Wer im südlichen Seeklima, etwa auf Mallorca oder den Kanarischen Inseln, überwintert, entgeht ebenfalls den nebelträchtigen und smoganfälligen Monaten. Die gefährliche Zeit folgt dann allerdings nach der Rückkehr in das noch winterliche Mitteleuropa, weil der Organismus zunächst Anpassungsschwierigkeiten überwinden muß, die nicht selten zu Erkältungskrankheiten führen. Deshalb sollte sich die Überwinterung nach Möglichkeit auch über die gesamte Länge des Winters ausdehnen. Zumindest empfiehlt es sich nicht, ausgerechnet im Hochwinter nach Mitteleuropa zurückzukehren.

Langsam eingewöhnen

Die Erholungswirkung hängt also nicht nur vom Klima am Urlaubsort ab, sondern auch davon, wie sehr sich das Urlaubsklima vom Heimatklima unterscheidet. Die Umstellung

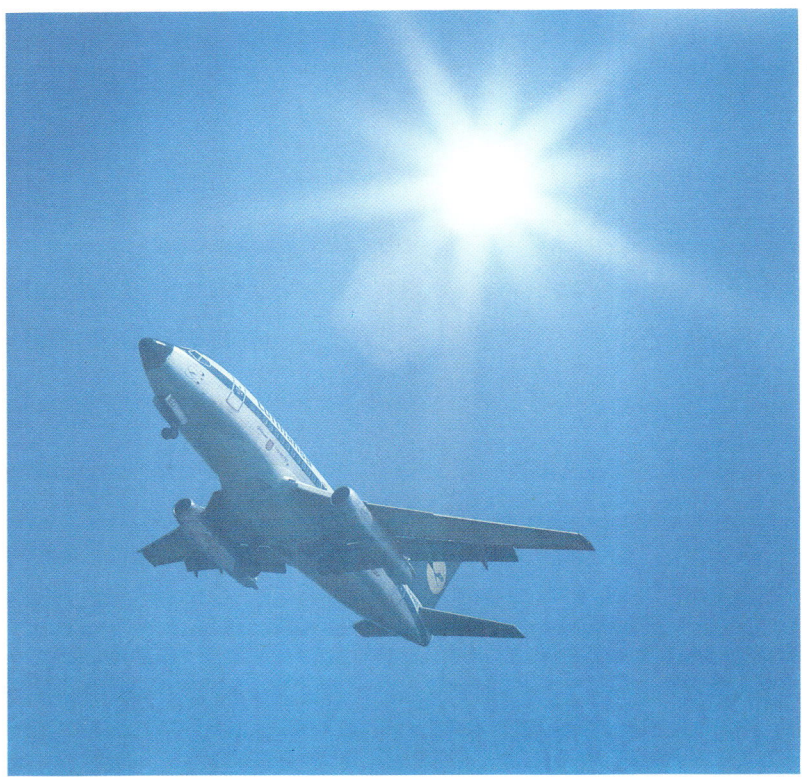

Wer mit dem Flugzeug in einen völlig anderen Klimaraum reist, setzt seinen Körper einer enormen Belastungsprobe aus

wird den Organismus um so stärker in Mitleidenschaft ziehen, je krasser die klimatischen Verhältnisse voneinander abweichen.

Der Klimawechsel kann sich besonders in den ersten Urlaubstagen störend bemerkbar machen. Die typischen Anzeichen sind Kopfschmerzen und Schlafstörungen. Deshalb muß davor gewarnt werden, den Körper gleich zu Anfang des Urlaubs übermäßigen Beanspruchungen auszusetzen. Ähnlich wie bei der Klimakur gilt auch im Urlaub die Regel, den Aufenthalt mit Ruhe und Entspannung zu beginnen und erst nach und nach auf dosiertes Körpertraining überzugehen. Der Urlaub sollte daher nicht zu kurz bemessen werden, denn die Erholung erstreckt sich über mehrere Phasen, und der körperliche Anpassungsprozeß, die sogenannte Akklimatisation, dauert kaum weniger als 2 Wochen.

Die richtige Jahreszeit wählen

Das Urlaubsziel sollte man unbedingt in Abhängigkeit von der Jahreszeit auswählen. Klimatische Jahreszeiten gibt es in allen Breiten mit Ausnahme des immerfeuchten tropischen Klimagürtels. Das bedeutet, daß die meisten Urlaubsorte irgendwann im Jahr klimatische Verhältnisse bieten, die eine Belastung für den Organismus mit sich bringen.

Auch im Mittelmeerraum unterscheiden sich Temperaturen, Wind- und Sonnenscheinverhältnisse im Jahresablauf ganz beachtlich. So herrschen behagliche Temperaturen und genügend Sonnenschein in den Hochwintermonaten Dezember und Januar nur weit im Süden. Hier kommen Ägypten, Israel, Südtunesien oder auch die Kanarischen Inseln in Frage. Auch im Februar und März wird man sich dort noch wohl fühlen, könnte aber ebenso einen Urlaub im Süden der Türkei, von Spanien oder auf Inseln wie Zypern oder Malta ins Auge fassen. Im April steigen die Temperaturen im Süden schon ganz kräftig, und es dürfte ratsam sein, auf nördlichere Ziele auszuweichen. Im Früh- und Spätsommer versprechen am ehesten Portugal, die Riviera- und Adriaküste, die Costa Brava und die Schwarzmeerküste einen gesunden Erholungsaufenthalt.

In den Hochsommermonaten sollte man die Atlantikküste in unseren Breiten vorziehen. Der Herbst bringt im Norden Wolken und Regenschauer, anderswo hält noch die sommerliche Überhitzung an. Besonders vorteilhafte Bedingungen sind dagegen an der nordafrikanischen Küste, im Süden Portugals, Griechenlands und der Türkei sowie auf südlichen Inseln anzutreffen.

Mit Abhärtung vorbeugen

Bei vielen Menschen bringt die Wetterfühligkeit zum Ausdruck, daß ihre Anpassungsfähigkeit an die verschiedenen Umweltreize herabgesetzt ist. Das Übel läßt sich am besten an der Wurzel packen, indem man zunächst prüft, welche persönlichen Verhaltensweisen zu diesem Umstand geführt haben. Meist sind es langjährige Gewohnheiten, die mit einer gesunden Lebensweise unvereinbar sind und so den Organismus für die Wetterreize allmählich anfällig gemacht haben.

Zu den wichtigsten Ursachen zählt ganz sicher der Bewegungsmangel. Ob man sich bei Sport, Spiel oder Waldlauf betätigt, bleibt jedem selbst überlassen. Zum Erfolg führt letztlich nur ein wohldosiertes, regelmäßiges Körpertraining (siehe auch *Fit bleiben mit Sport*, S. 98 bis 139).

Zur gesunden Lebensweise gehört es genauso selbstverständlich, auf den übermäßigen Genuß von Alkohol und Nikotin zu verzichten und sich richtig zu ernähren (siehe auch *Richtige Ernährung*, S. 12 bis 57). Übergewichtige leiden nachweislich weit mehr unter witterungsbedingten Beschwerden als Normalgewichtige.

Eine weitere Ursache für wetterbedingte Beschwerden liegt in der mangelnden Abhärtung des Körpers. Das müßte nicht so sein. Denn bereits im häuslichen Bereich gibt es eine Reihe von Möglichkeiten, dagegen anzugehen. Zu den geeigneten Maßnahmen zählen Wechselduschen, Saunagänge, kleinere kneippsche Anwendungen (siehe *Wasser hilft heilen*, S. 234

bis 265), Hautbürstungen und selbst das Schlafen bei offenem Fenster. Die Wohnung darf nicht überheizt werden, und einzelne Zimmer – z. B. das Schlafzimmer – sollten kühler gehalten werden, um den Körper Temperaturschwankungen auszusetzen, die seiner Thermoregulation förderlich sind. In jedem Fall gehört der tägliche Spaziergang zu den vorbeugenden Maßnahmen gegen die Wetterfühligkeit.

Wer in einem städtischen Ballungsraum mit ausgeprägtem Belastungsklima lebt, sollte zumindest an den Tagen mit Smog, Nebel, Hitze oder Schwüle seinem Wohnort den Rücken kehren. Ein Wechsel ins höhere Mittelgebirge oder an die See, auch wenn es nur über das Wochenende ist, wirkt bereits entlastend. Bei der Urlaubsplanung steht es außerdem jedem frei, das Klima gebührend zu berücksichtigen. Vor allem ältere, anfällige sowie wetterfühlige Menschen tun gut daran, wenn sie den bioklimatischen Verhältnissen mehr Beachtung schenken. Denn ein günstiges Bioklima trägt wesentlich zur Gesundung bei, wie man aus der Klimatherapie weiß. Allerdings ist Geduld angebracht, denn die therapeutische Wirkung des Klimas zeigt sich oft erst nach Wochen oder Monaten. So gesehen kann man die Wetterfühligkeit praktisch mit den eigenen Waffen schlagen.

Alles in allem muß man sich darüber im klaren sein, daß der Wetterfühligkeit nicht durch Wundermittel beizukommen ist, sondern nur durch eine gesundheitsbewußte Lebensweise, die unter dem Leitgedanken stehen sollte: Gesund ist man nicht, man wird es, indem man sich täglich aufs neue dazu entschließt.

Wetterfühlig – ja oder nein?

Wer sich nicht im klaren ist, ob er zu der Gruppe der Wetterfühligen zählt, sollte es mit Hilfe der folgenden Testfragen feststellen. Die Antworten sollten spontan kommen; am Schluß werden die Punkte zusammengezählt.

	Ja	Nein
1. Sind Sie häufig müde, ohne einen Grund angeben zu können?	3	1
2. Verspüren Sie mitunter Schmerzen, die plötzlich auftauchen und nach einigen Stunden wieder verschwinden?	3	1
3. Gibt es bei Ihnen unerklärliche Stimmungsschwankungen?	2	0
4. Spüren Sie einen Wetterwechsel etwa 6 bis 18 Stunden im voraus?	5	0
5. Spüren Sie einen Wetterwechsel mehr als 2 Tage im voraus?	0	4
6. Leiden Sie unter Schwüle?	2	1
7. Belastet Sie anhaltender Nebel?	2	1
8. Haben Sie einen niedrigen Blutdruck?	3	1
9. Fühlen Sie sich gesundheitlich beeinträchtigt, wenn Sie mit dem Auto oder mit der Seilbahn rasch größere Höhenunterschiede überwinden?	2	1
10. Empfinden Sie einen Sommerurlaub in den Mittelmeerländern als Erholung?	0	2
11. Gibt es Jahreszeiten, in denen Sie sich schlechter fühlen?	2	1
12. Hören Sie regelmäßig den Wetterbericht?	2	1

Testergebnis

8–14   Bei Ihnen gibt es keine Anzeichen für eine Wetterfühligkeit.

15–21   Das Wetter beeinflußt Ihr gesundheitliches Wohlergehen. Auch Ihre Stimmung und Ihre Leistungsfähigkeit sind wetterabhängigen Schwankungen unterworfen.

über 22   Sie leiden unter einer ausgeprägten Wetterfühligkeit.

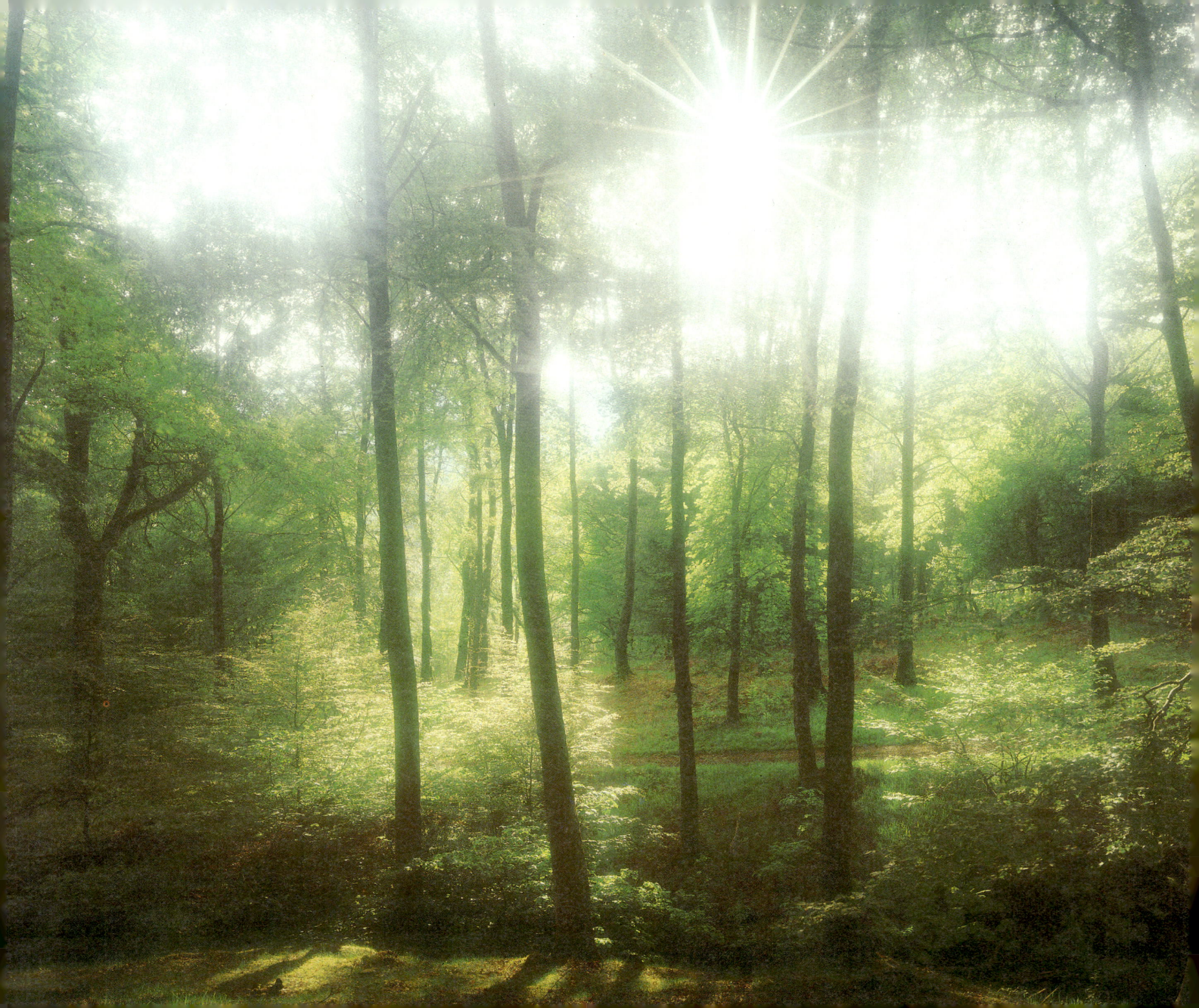

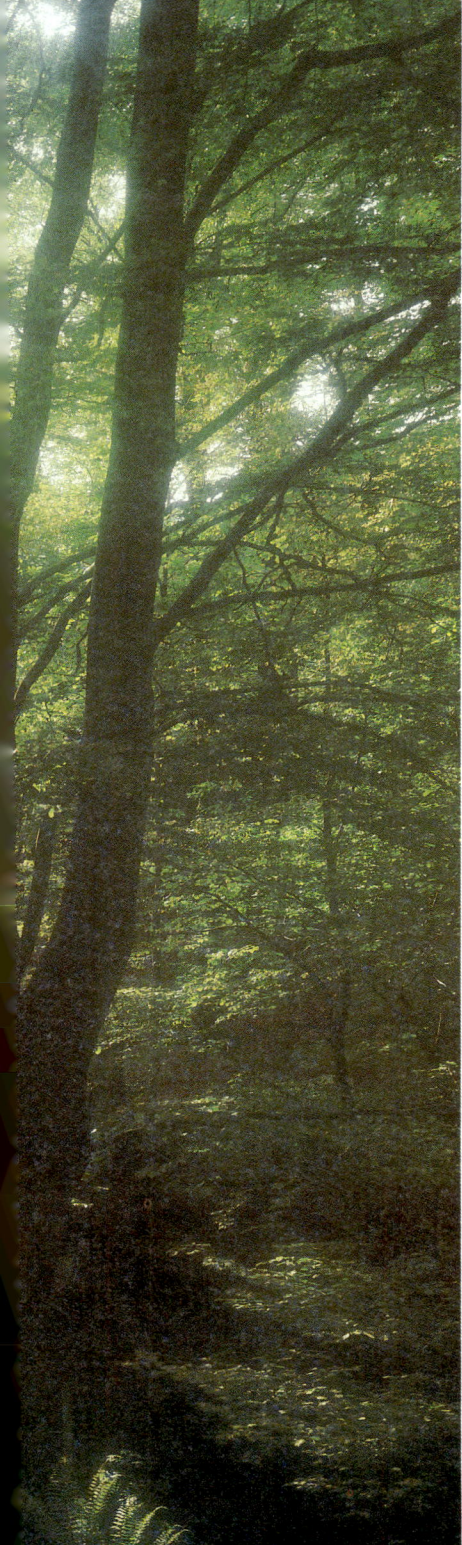

Sonnenlicht kann, wie auf diesem Bild, die Natur verzaubern und das satte Grün des Waldes zum Leuchten bringen

Sonne und Gesundheit

Die Sonne ist für Pflanze, Tier und Mensch allgegenwärtig. Ihre Strahlung ermöglichte die Entstehung des Lebens, und sie erhält es. Für die Gesundheit des Menschen ist sie – in richtiger Dosis – unverzichtbar

Die Sonne beeinflußt das Leben der Menschen so offensichtlich, daß sie seit alters von vielen Völkern als Gott verehrt wurde. Von ihr und dem durch sie verursachten Kreislauf des Wassers hing und hängt die Fruchtbarkeit der Erde ab. Das Gedeihen von Pflanzen und Tieren war – schon für unsere Vorfahren – augenscheinlich ihr Werk.

Die Einteilung der Zeit in Tag und Nacht, in Jahre und Jahreszeiten wird vom Lauf der Sonne bestimmt, und unser Kalender ist ihre Schöpfung. Der Mensch hat ihn – im Lauf der Zeit – nur zu berechnen gelernt. Auf die Zeit der Sonnenwenden fielen seit eh und je hohe Feste. Auch die Tagundnachtgleichen wurden bemerkt und gefeiert.

Um den Aufgang und den Untergang der Sonne, um ihre Wanderung über das Himmelszelt und ihre scheinbare nächtliche Fahrt durch die Unterwelt ranken sich zahllose Mythen in fast allen Kulturen. Sonnenfinsternisse waren Zeiten der Furcht, denn man glaubte, ein Ungetüm sei dabei, den lebenspendenden Gott zu verschlingen. Oft galt die Sonne auch als göttlicher Held, der gegen die Finsternis kämpft.

Nutzen und Schaden

Daß die Strahlung der Sonne auch für das Leben und die Gesundheit der Menschen unmittelbar notwendig ist, hat man früh erkannt und selbstverständlich zugleich bemerkt, wie gefährlich sie sein kann.

Der Mensch spürt einen Teil der Sonnenstrahlung, nämlich die Infrarotstrahlung, unmittelbar als Wärme, besonders auf der Haut. Ein anderer Teil, vor allem die Ultraviolettstrahlung, sorgt für die Rötung und Bräunung der Haut, kann sie aber auch verbrennen.

Das Auge des Menschen erkennt seine Umwelt dank der sichtbaren Strahlung. Und über die Sinneseindrücke des Auges wird zugleich durch das zentrale Nervensystem die Bildung von Hormonen veranlaßt, die lebensnotwendige Vorgänge im Körper steuern.

Wie sehr die Sonnenstrahlung dem Menschen nutzt oder schadet, hängt von der Art der Strahlung und der jeweiligen Dosis ab. In einer Zeit, wo – jedenfalls im Westen – jährlich Millionen von Menschen, die Sonne suchend, in entsprechende Urlaubsgebiete strömen, hat sich die Medizin vor allem mit den schädlichen Auswirkungen der Sonnenstrahlung beschäftigt. Denn die stellten sich bei den aus dem Urlaub Heimkehrenden oft ein. Doch das Übermaß ist zu vermeiden, ohne daß man auf die wohltätigen Wirkungen der Sonnenstrahlung verzichten muß.

Auf den folgenden Seiten geht es vor allem darum, zu zeigen, was eigentlich Sonnenstrahlung ist, wie sie wirkt und was sie für die Gesundheit bedeutet.

Was ist Sonnenstrahlung?

Wenn sich Energie im Raum ausbreitet, spricht man von Strahlung. Diese räumliche Ausbreitung von Energie läßt sich entweder als Wellenvorgang verstehen oder als Strom von unvorstellbar kleinen Materieteilchen oder Quanten beschreiben.

Der überwiegende Teil der Energie, die die Erde aus dem Kosmos erreicht, ist Sonnenstrahlung, und nur von ihr soll hier die Rede sein. Diese Strahlungsenergie wird bei der im Inneren der Sonne vor sich gehenden Umwandlung von Wasserstoff in Helium freigesetzt.

Wirksamkeit der Strahlung

Je nach Wellenlänge gehört die Sonnenstrahlung verschiedenen Bereichen an (siehe Kasten rechts). Die Wirksamkeit einer Strahlung hängt von ihrer Wellenlänge ab. Dabei gilt: Je kürzer die Wellenlänge einer Strahlung, um so höher ihre Wirksamkeit, die als Quanteneffektivität angegeben wird. So beträgt bei einer Wellenlänge von 280 nm (= Nanometer, der milliardste Teil eines Meters) die Quanteneffektivität 1, bei 290 nm etwa 0,5 und bei 300 nm nur noch etwas mehr als 0,2.

Allerdings ist zu bedenken, daß der Anteil langwelliger sichtbarer und Infrarotstrahlung mit 95 Prozent wesentlich höher ist als der der kurzwelligen Ultraviolettstrahlung, von der überdies neun Zehntel auf UVA-Strahlung und nur ein Zehntel auf die kurzwelligere UVB-Strahlung entfallen. Diese Angaben gelten für die Einstrahlung bezogen auf Meereshöhe.

Mit zunehmender Höhe steigt der Ultraviolettanteil der Sonnenstrahlung, und zwar im UVB-Bereich pro 1000 m um jeweils 20 Prozent. Das sind in 2000 m Höhe bereits 40 Prozent. Bei strahlend schönem Wetter spürt man diesen Unterschied. Dagegen unterschätzt man bei bedecktem Himmel und kalter Brise die Intensität dieser Strahlung.

Überdies kommt zu der direkten die indirekte Strahlung, die in großen Höhen bei Nebel und Schnee bis zu zusätzlich 70 Prozent ausmachen kann, also besonders gefährlich ist. Durch Wasser, Sand, Steine, weiße Flächen usw. reflektierte Strahlung spielt natürlich auch in geringeren Höhen eine nicht zu unterschätzende Rolle.

Die Ultraviolettstrahlung

Die keimtötende UVC-Strahlung wird durch die Ozonschicht der Atmosphäre absorbiert und gelangt nicht auf die Erde. Ob durch Treibgase von Aerosoldosen und Auspuffgase von hochfliegenden Überschallflugzeugen die Ozonschicht verändert und dadurch für UVC-Strahlung durchlässiger wird, konnte bisher nicht nachgewiesen werden.

Die UVB-Strahlung macht sich auf der menschlichen Haut als Rötung bemerkbar. Diese Hautrötung, in der Fachsprache Erythem genannt, entsteht durch eine strahlungsbedingte Erweiterung der Gefäße. Dabei erhöht sich der Blutdurchfluß.

Sobald UVB-Strahlung in den menschlichen Organismus eindringt, werden die natürlichen Abwehrmechanismen der Haut mobilisiert. Die Melanozyten im unteren Teil der Oberhaut (siehe Kasten S. 91) bilden vermehrt Pigment.

Die Bereiche der Sonnenstrahlung

Die Sonnenstrahlung wird nach ihrer jeweiligen Wellenlänge in mehrere Bereiche unterteilt. Maßeinheit für Wellenlängen dieser Strahlung ist das Nanometer (nm), der milliardste Teil eines Meters. Bei der Einteilung und Benennung dieser Strahlungsbereiche ging man von der Wahrnehmung des Menschen aus, der ja nur einen Teil der Strahlung sieht, nämlich das Licht. Diese sichtbare Strahlung verteilt sich auf das Sonnenspektrum zwischen Violett und Rot, wobei die Wellenlänge zwischen diesen beiden Spektralfarben ständig zunimmt.

Unsichtbare Strahlung mit einer kürzeren Wellenlänge als Violett nennt man Ultraviolett, das heißt jenseits von Violett. Unsichtbare Strahlung, deren Wellenlänge länger ist als Rot, bezeichnet man als Infrarot, das heißt diesseits von Rot.

Bei dieser im Grund willkürlichen, weil nach rein mechanischen Gesichtspunkten vorgenommenen Einteilung ergeben sich folgende Bereiche:

- Ultraviolettstrahlung (UVS) im Bereich von 200 bis 400 nm, die weiter unterteilt wird in:

  Ultraviolett-C (UVC) zwischen 200 und 290 nm, das auch fernes oder kurzwelliges Ultraviolett bzw. keimtötende Strahlung genannt wird,

  Ultraviolett-B (UVB) zwischen 290 und 320 nm, das mittlere Ultraviolett, das man auch als Sonnenbrandstrahlung bezeichnet, und

  Ultraviolett-A (UVA) zwischen 320 und 400 nm, das langwellige oder nahe Ultraviolett;

- sichtbare Strahlung (SS) oder Licht im Bereich von 400 bis etwa 760 nm, die das Sehen und die Kohlendioxidassimilation der Pflanzen ermöglicht;

- Infrarotstrahlung (IRS) im Bereich von 760 bis etwa 3000 nm, die vom Menschen vor allem als Wärme empfunden wird.

Bezogen auf Meereshöhe sind rund 75 Prozent der gesamten Sonnenstrahlung, die die Erdoberfläche erreicht, sichtbare Strahlung; 20 Prozent entfallen auf die Infrarotstrahlung und nur 5 Prozent auf die Ultraviolettstrahlung, da der größte Teil dieser Strahlung in den dichteren Schichten der Atmosphäre herausgefiltert wird.

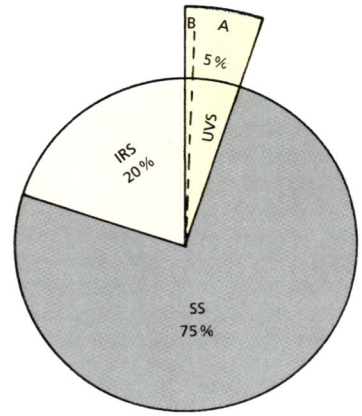

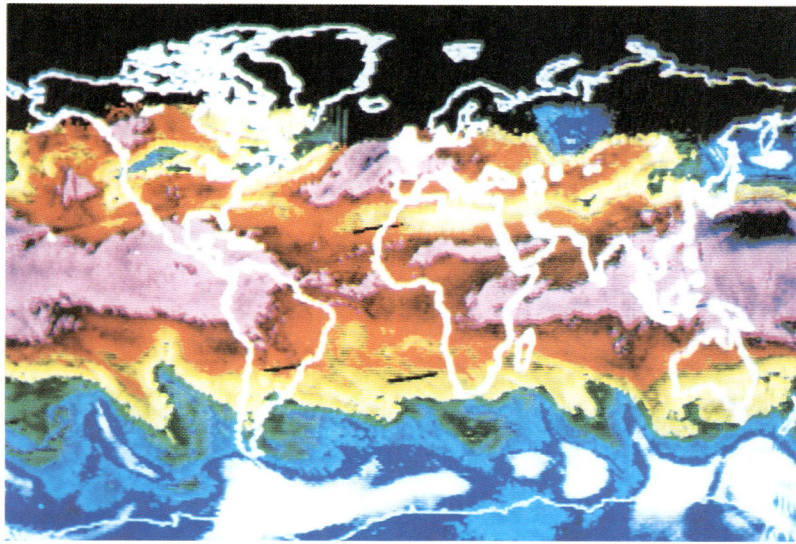 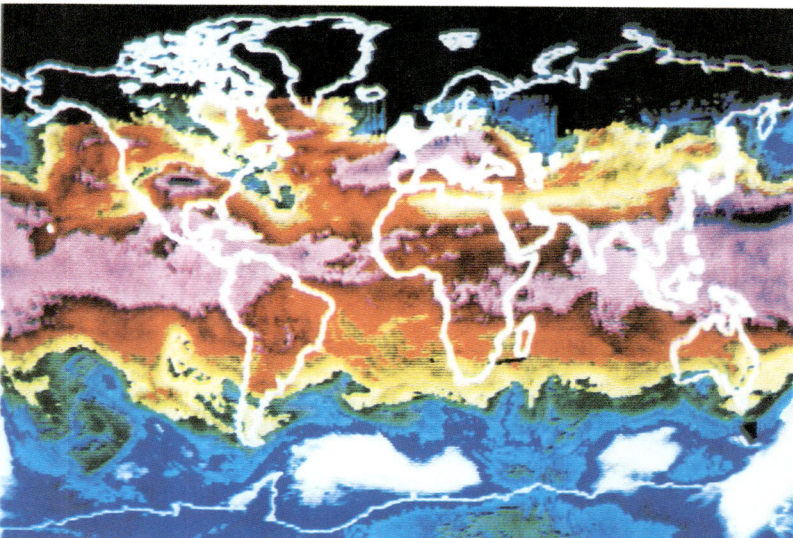

In 30 bis 50 km Höhe umgibt die Erde eine Ozonschicht, die einen großen Teil der UV-Strahlung absorbiert, die UVC-Strahlung so gut wie vollständig. Die beiden Aufnahmen des Wettersatelliten Nimbus VII vom 22. und 24. November 1978 zeigen, daß der

Ozongehalt nicht überall und stets gleich ist. Der steigende Ozongehalt wird auf den Bildern von Schwarz über Violett, Rot, Gelb, Grün, Dunkel- und Hellblau bis Weiß wiedergegeben

Nach gewisser Zeit ist die Haut gebräunt (außer bei Hauttyp I – siehe S. 94), wodurch sich der Eigenschutz um das Drei- bis Vierfache erhöht. Die gleichzeitige Verdickung der Hornhaut verlängert außerdem die natürliche Eigenschutzzeit.

UVA-Strahlung ist wesentlich weniger wirksam als UVB-Strahlung. Erst mit der 1000fachen Menge erzielt man auf der Haut eine ähnliche Wirkung wie mit UVB-Strahlung. Durch die zunehmende Verwendung der Phototherapie (Behandlung mit künstlicher Strahlung) in den letzten Jahren wurde bekannt, daß hohe Dosen von UVA-Strahlung die Haut bräunen, ohne daß zuvor ein Erythem entsteht. Diesen Umstand machen sich Solarien zunutze.

Die Wirkung jedes Strahlungsbereichs ist im Grunde nur eine Frage der Intensität. So können nach sehr langer Behandlung mit UVA-Strahlung die gleichen Schäden eintreten wie nach entsprechend kürzerer UVB-Bestrahlung.

Inwieweit bestimmte Wellenbereiche der UVA-Strahlung eine Ausnahme bilden, muß noch eingehend erforscht werden.

Licht hilft heilen

Sichtbare Strahlung ist für die Photosynthese der Pflanzen und damit für den Fortbestand des Lebens überhaupt unentbehrlich. Daß sie auch die Heilung von Schäden durch UV-Strahlung fördert, weiß man erst seit kurzem.

Werden Chromosomen durch UV-Strahlung beschädigt, repariert ein gesunder Organismus den Schaden automatisch. Wie schnell das geschieht, hängt von der Menge an sichtbarer Strahlung ab, der der Körper ausgesetzt ist.

Im übrigen kann auch sichtbare Strahlung, wenn sie intensiv genug ist, ein Erythem bzw. eine Pigmentbildung hervorrufen.

Infrarotstrahlung nimmt der Mensch vor allem als Wärme wahr. Bekannt ist, daß sich durch Wärme die Reaktionsfähigkeit eines Moleküls verändert. Je höher die Infrarotstrahlung, um so größer die Bereitschaft eines Moleküls, sich zu verändern. Molekülveränderung bedeutet aber das Zustandekommen von neu-

en Stoffen, die unter Umständen zu sichtbaren Reaktionen am menschlichen Körper führen.

Auf das Ganze kommt es an

Weil die kurzwellige UV-Strahlung zu Erythemen und Veränderungen an Chromosomen führen kann, hat man früher die Wirkung langwelliger Strahlungsbereiche unterschätzt. Inzwischen weiß man, daß alle Strahlungsbereiche, je nach Intensität, wirksam sind. Dabei ist die Wirkung des gesamten Sonnenbandes anders als die einzelner Bereiche. Wird einer dieser Bereiche weggelassen, treten andere Wirkungsmechanismen auf, die in der Regel gefährlicher sein können als die der Sonnenstrahlung insgesamt.

Wohltaten der Sonnenstrahlung

Die positive Wirkung der Sonnenstrahlung auf den Körper hängt vor allem von der Strahlungsdosis ab. Die erwünschte Dosis äußert sich in einem leichten Erythem, wie die Rosatönung der Haut genannt wird. Man spricht von einer minimalen Erythemdosis (1 MED).

Wie lange man den Körper der Sonnenstrahlung aussetzen muß, um 1 MED zu erzielen, hängt von dem jeweiligen Hauttyp ab (siehe S. 94). Auf jeden Fall wirkt Sonnenstrahlung auf den Körper am wohltuendsten, wenn 1 MED erreicht, aber nicht überschritten wird.

Sonne und Knochenbau

Außer der Bräunung der Haut, die bei sehr hellhäutigen Menschen nicht auftritt (siehe S. 94), und der Verdickung der Haut, beides natürliche Schutzmaßnahmen des Körpers gegen ein Übermaß an Strahlung, bewirkt die Sonnenstrahlung die Bildung von Vitamin D_3 in der Haut, ein Vorgang von außerordentlicher Wichtigkeit, besonders dann, wenn die Nahrung nicht genügend Vitamin D enthält.

Vitamin D_3 reguliert nämlich den Kalzium-Phosphor-Stoffwechsel, der für die Stabilität des Knochengerüstes verantwortlich ist. Deshalb soll man Säuglinge und Kleinkinder hinreichend der Sonnenstrahlung aussetzen, denn diese verhütet und heilt durch die Bildung von Vitamin D_3 Rachitis.

Auch älteren Menschen ist zu empfehlen, Sonnenschein maßvoll zu nutzen, denn dadurch wirken sie der Neigung des Körpers, mit zunehmendem Alter weniger Kalzium zu resorbieren, entgegen.

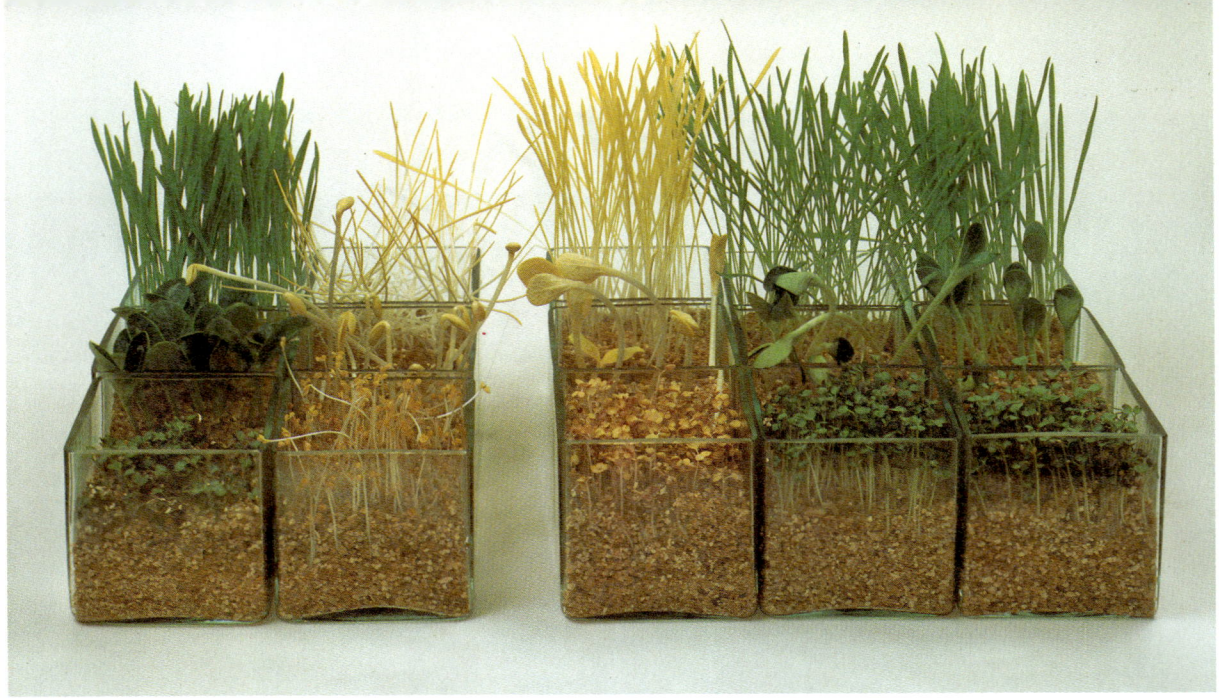

Pflanzen brauchen für ihr Wachstum nicht den ganzen Farbenreichtum des Sonnenlichts: Dieses Experiment der Universität Freiburg zeigt, daß die Photosynthese in den Blättern außer bei Weißlicht (links) auch bei hellrotem (2. von rechts) oder blauem Licht (ganz rechts) in Gang kommt. Im Dunkeln oder bei dunkelrotem Licht (Mitte) hingegen verkümmern sie

Sonne ermöglicht das Sehen

Die Wirkung der Sonnenstrahlung ist nicht auf die Haut begrenzt. Vor allem können wir dank der Sonne sehen. Die sichtbare Strahlung – wie übrigens auch die Infrarotstrahlung – dringt in das Auge ein und produziert fotografisch alles Gesehene auf der Netzhaut. Diese Sinneseindrücke werden über den Sehnerv dem Gehirn übermittelt, wo es mit Hilfe komplizierter Mechanismen zur Sehwahrnehmung kommt.

Auf diesem Wege wird auch der Hormonhaushalt wirksam beeinflußt und möglicherweise zugleich das Wohlbehagen, das man bei einer adäquaten Sonnendosis spürt, hervorgerufen.

Wirkung über Blut und Blutgefäße

Infrarote und sichtbare Strahlung durchdringen die menschliche Haut und wirken, wie die UV-Strahlung, auf Blut und Blutgefäße ein. Vorausgesetzt, daß die richtige Sonnendosis (1 MED) nicht überschritten wird, ist mit folgenden günstigen Eigenschaften der Sonnenstrahlung zu rechnen:
● In der Lunge verbessert sich der Austausch von Sauerstoff und Kohlendioxid.
● Die Blutflußgeschwindigkeit in den Blutgefäßen nimmt zu. Dadurch wird die Haut schneller und besser mit allem Notwendigen versorgt und von allem Überflüssigen und Schädlichen rascher befreit.

● Durch Sonnenstrahlung werden die Blutgefäße weiter, wodurch der Blutdruck sinkt. Durch ärztlich überwachte Sonnentherapie, bei der wiederum 1 MED nicht überschritten werden darf, kann es zu einer Senkung des Blutdrucks um bis zu 15 Prozent kommen.

Sonne, Hormone und Streß

Einige Hormone wie Adrenalin und Noradrenalin werden dem Blut in Abhängigkeit von der Strahlungsdosis vermehrt oder verringert zugeführt. Adrenalin wirkt auf den Kohlenhydratstoffwechsel, Noradrenalin auf das Nervensystem, beide auf das Herz-Kreislauf-System. Zwischen diesen Hormonen besteht eine enge Beziehung.

Bei richtiger Sonnendosis nimmt der Gehalt an Adrenalin und Noradrenalin im Blut ab, bei zuviel Sonnenstrahlung nimmt er erheblich zu, wodurch eine Streßsituation entsteht, die schließlich zu Unbehagen führt.

Es ist allerdings nicht zu bestreiten, daß sich durch eine leichte Steigerung des Gehalts an beiden Hormonen im Blut auch die Leistungsfähigkeit des Organismus erhöht, was in manchen Situationen, etwa beim Sport, erwünscht ist.

Andererseits wird in einer Streßsituation vermehrt β-Endorphin, ein Opiat, ins Blut ausgeschüttet. Solche Opiate haben die Aufgabe, den Organismus zu beruhigen.

In diesem Zusammenhang ist es interessant zu erfahren, daß sich bei richtiger Sonnendosis der Gehalt des Blutes an β-Endorphin nicht erhöht, daß er dagegen bei zuviel Sonnenstrahlung deutlich gesteigert wird, ein Hinweis darauf, daß im zweiten Fall des Guten zuviel getan wurde, weshalb der Körper zur Selbsthilfe greifen mußte.

Diese Zusammenhänge sind sehr kompliziert. Im Zweifelsfall fragt man einen mit der Materie vertrauten Arzt, bis zu welcher Sonnendosis man gehen soll.

Als Faustregel gilt: Deutliches Wohlbefinden ohne negative Nebenerscheinungen ist sicher eine Indikation für die richtige Sonnendosis. Außerdem ist zu beachten, daß auch hier die Menschen sehr verschieden reagieren.

Der Einfluß auf die Psyche
Adäquate Sonnenbestrahlung fördert einerseits Entspannung und Wohlbefinden, steigert andererseits auch die Leistungsfähigkeit. Offenbar erholt sich der Körper bei entsprechend großer Entspannung und speichert dabei Energie, die dann bei Beanspruchung reichlich vorhanden ist und genutzt werden kann.

Diese Zusammenhänge sind bei der Behandlung psychisch labiler Menschen wichtig, die – wie beobachtet wurde – in der sonnenarmen Jahreszeit besonders anfällig sind. Eine Sonnentherapie könnte auch ihnen helfen. Es versteht sich von selbst, daß dabei die individuell verschiedene minimale Erythemdosis nicht überschritten werden darf.

Da es durch moderne Sonnenschutzmittel (siehe S. 94 bis 95) möglich ist, die Zeit bis zum Erreichen dieser minimalen Erythemdosis ganz erheblich zu verlängern, ist vor allem bei längerer Sonnenbestrahlung darauf zu achten, daß nur solche Mittel verwendet werden, die den Körper auch vor dem UVA-Anteil der Sonnenstrahlung entsprechend stark abschirmen. Gegen zuviel sichtbare und Infrarotstrahlung schützen Sonnenbrillen und vor allem wirksame Kopfbedeckungen. Das gilt im Grunde für alle, besonders aber für psychisch labile Menschen, die Sonnenstrahlung als Therapie verwenden.

Sonne liefert Energie
Aus dem Gesagten ergibt sich, daß Sonnenbestrahlung die Leistungsfähigkeit des Organismus verbessern kann. In einer Reihe von Untersuchungen wurde wiederholt gezeigt, daß der Sauerstoffbedarf, aber auch die Herzfrequenz nach einer minimalen Erythemdosis geringer sind als ohne sie. Das gilt für jede Form von Sonnenstrahlung, also auch für sichtbare und Infrarotstrahlung.

Das heißt, vereinfacht ausgedrückt, daß Sonnenenergie, die in

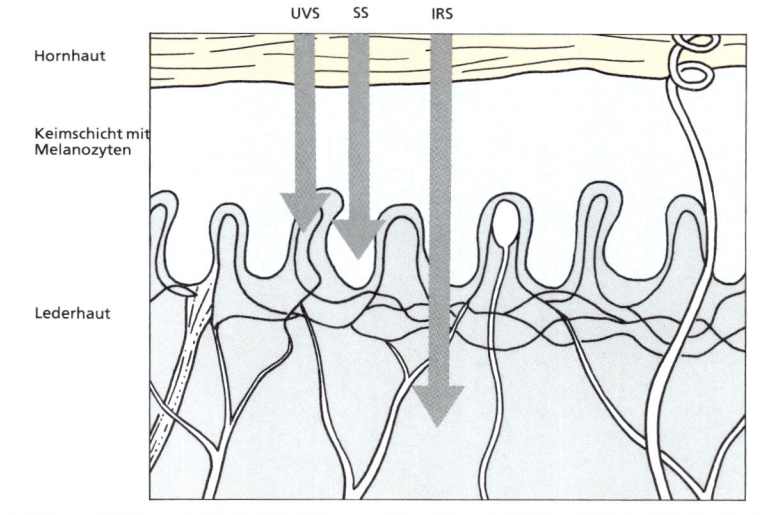

Strahlung und Haut

Während die Infrarotstrahlung (IRS) den ganzen Körper durchdringt und die sichtbare Strahlung (SS) tief in das Gewebe vorstößt, erreicht die UV-Strahlung nur die Haut, und zwar UVA noch die Lederhaut, UVB lediglich die Keimschicht der Oberhaut, wo sie die Melanozyten zur Bildung von Pigment anregt, das in die Hornhaut vordringt und dort das erwünschte Braun ergibt.

den Körper eintritt, einen Teil der körpereigenen Energie zu ersetzen vermag. Das kann im Mittel bis zu 10 Prozent ausmachen. Beim Laufen ist z. B. eine mittlere Sonnenbestrahlung bei einer Außentemperatur von 24 bis 27 °C besonders leistungsfördernd, wie nachgewiesen wurde.

Auch hierbei sind die Unterschiede von Individuum zu Individuum sehr groß. So konnten bei Versuchspersonen bei sonst gleichen Bedingungen Leistungsunterschiede von bis zu 20 Prozent festgestellt werden. Die Bestrahlung entsprach jeweils dem Hauttyp, wobei bei dem einen die minimale Erythemdosis bereits nach 6 Minuten erreicht war, bei dem anderen erst nach 12 Minuten.

Deshalb muß man die persönlichen Reaktionen im Hinblick auf die Leistungsfähigkeit nach Sonnenbestrahlung sorgfältig überprüfen, um die Sonnendosis herauszufinden, die dem einzelnen besonders guttut. Ferner kann der einzelne Organismus, je nachdem wie sehr er „in Form" ist, verschieden reagieren.

Der Mensch und die Sonne

Unter allen Naturgewalten, deren Einfluß der Mensch ausgesetzt ist, wurde die Sonne in vielen Kulturen als mächtigste empfunden und als lebenspendende Kraft, ja als große Gottheit verehrt

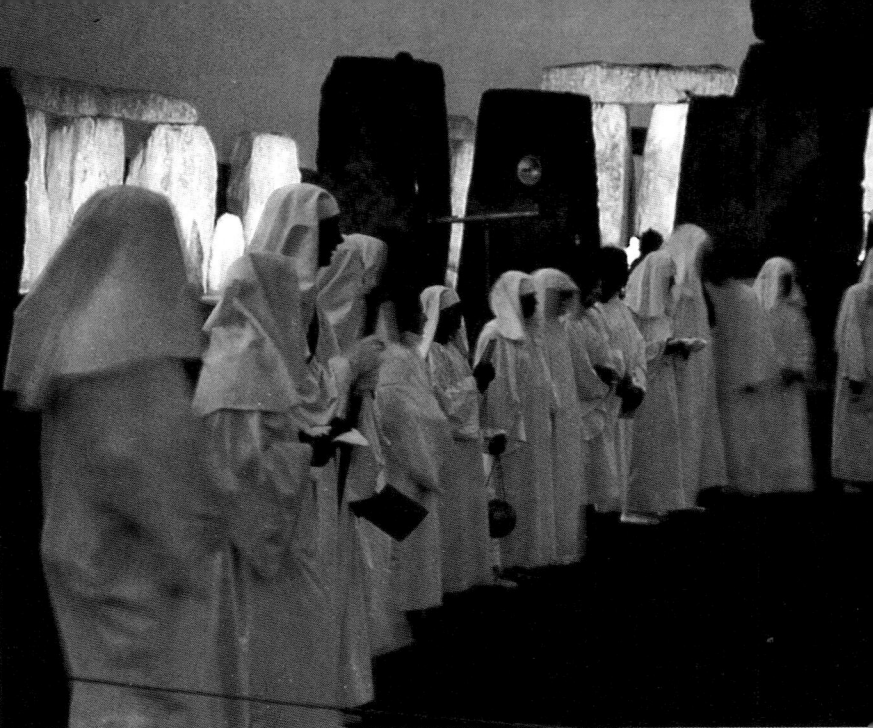

In seinem berühmten Sonnengesang, den er im Sommer 1225 dichtete, pries der heilige Franz von Assisi die Werke Gottes, allen voran „den edlen Herrn, Bruder Sonne, der uns den Tag herauführt und Licht mit seinen Strahlen, der Schöne, spendet, gar prächtig in mächtigem Glanze: Von Dir, Höchster, ist er ein Gleichnis". Die Erfahrung der Allgewalt der Sonne hatten Jahrtausende vor dem christlichen Heiligen, der in der Sonne ein Gleichnis Gottes erblickte, viele Menschen gemacht: Sie sahen in der Sonne, die in den meisten Sprachen männlichen Geschlechts ist, eine überragende Gottheit.

Das tat – mehr als zweieinhalb Jahrtausende früher – auch Pharao Amenophis IV. (1365–1348 v. Chr.), der die Verehrung der Sonnenscheibe (Aton) einführte, sie als einzigen Gott an die Stelle der Göttervielfalt des alten Ägyptens setzte und sich nach ihr Echnaton (Aton hat Wohlgefallen) nannte. Dieser sogenannte Ketzerkönig schrieb ebenfalls einen Sonnengesang, in dem es von Aton heißt: „Die Welt befindet sich in deiner Hand, wie du sie geschaffen hast. Wenn du aufgeleuchtet bist, leben sie; wenn du zur Rüste gehst, sterben sie. Du bist die Lebenszeit selbst. Man lebt in dir."

Im Grunde war die Verehrung der Sonne in Ägypten uralt. Schon Pharao Chephren, der die zweite der großen Pyramiden von Gise erbauen

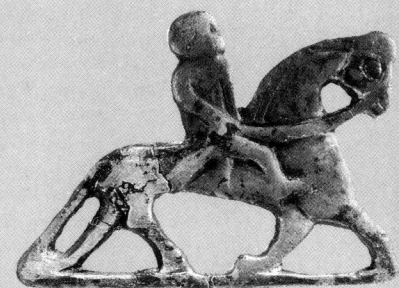

Der tragische germanische Lichtgott Baldr reitet über den Himmel (oben)

Die japanische Sonnengöttin Amaterasu kommt aus der Höhle hervor, in der sie sich vor ihrem gewalttätigen Bruder Susanowa versteckt hatte: Unter ihren Strahlen kann das Leben wieder beginnen (rechts). Amaterasu ist Ahnengottheit des japanischen Kaiserhauses

ließ, nannte sich „Sohn der Sonne", ein Titel, den später jeder Pharao führte. Sonne und Sonnengott hießen Re. Mit diesem Namen wurde der des später höchsten Gottes, Amun, zu Amun-Re verbunden. Dadurch verlor er den unmittelbaren Bezug zur Sonne, weshalb Echnaton den Namen Aton einführte.

Als Sohn der Sonne wurde – über Zeit und Raum hinweg – im alten Peru auch der jeweils regierende Inka verehrt, denn die Sonne galt als höchste Gottheit im Inkareich.

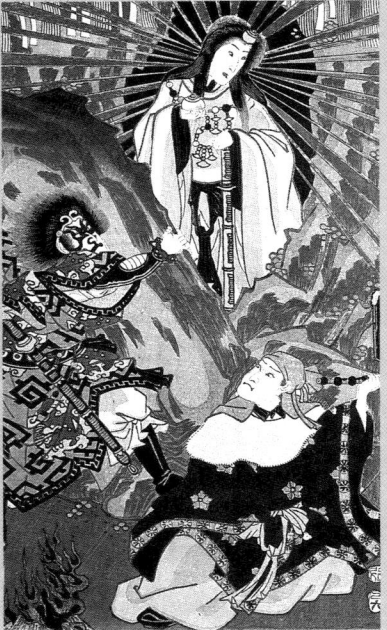

Und im Land der aufgehenden Sonne, in Japan, dessen Nationalflagge die Sonnenscheibe schmückt, gilt der Herrscher als Abkömmling der Sonnengöttin Amaterasu.

So gibt es überall auf der Welt Zeichen der Sonnenverehrung, angefangen mit den Sonnenheiligtümern und -observatorien von Stonehenge und Avebury in Südengland, deren Ursprünge bis in die Jungsteinzeit zurückreichen, über die Sonnenwagen der nordischen Bronzezeit bis hin zu dem Sonnentanz der nordamerikanischen Prärieindianer, der noch heute praktiziert wird.

Die Griechen verehrten den Sonnengott Helios. Dessen lateinische Entsprechung, Sol, wurde unter den spätrömischen Kaisern als *Sol invictus* Mittelpunkt eines Staatskultes. Zusammen mit dem Kult des persischen Lichtgottes Mithras, der besonders unter römischen Soldaten

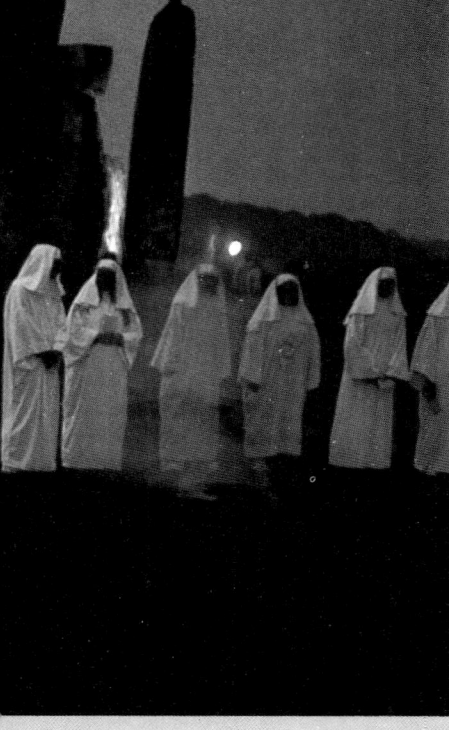

Im Sonnenheiligtum von Stonehenge in Südengland feiern alljährlich moderne Sonnenanbeter, die sich Druiden nennen, die Sommersonnenwende (oben)

Aton – die Sonnenscheibe – schickt ihre lebengebenden Strahlen, die in Händen enden, auf Pharao Echnaton (links), seine Frau Nofretete und deren kleine Töchter

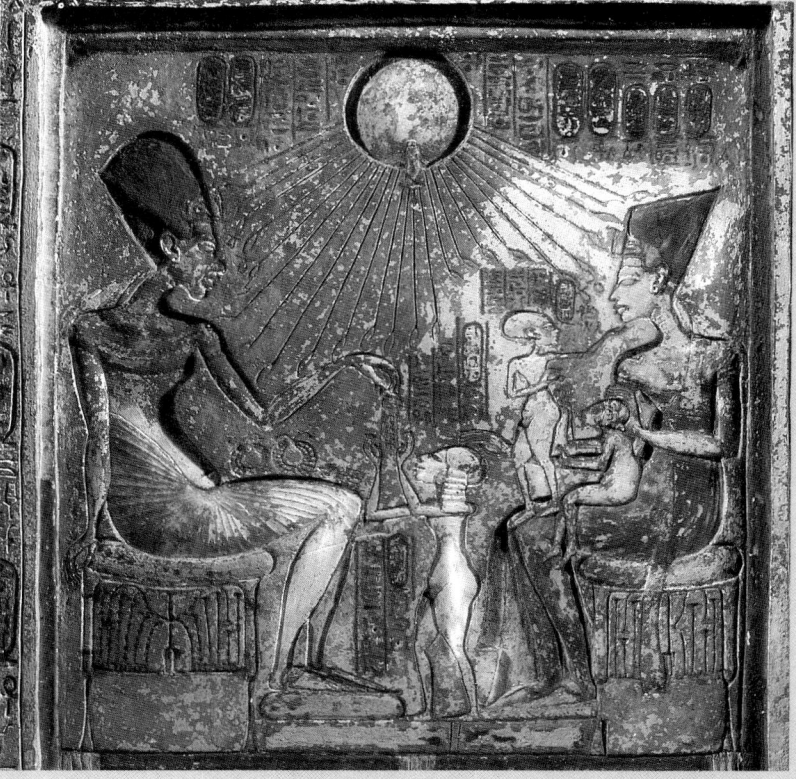

viele Anhänger fand, bildete er die letzte große religiöse Bewegung der Antike vor dem Sieg des Christentums.

In der klassischen Antike blieb man jedoch nicht bei der göttlichen Verehrung der Sonne stehen, man beobachtete auch wissenschaftlich, welche Wirkungen die Sonnenstrahlung auf den Menschen hat.

So berichtete Herodot (484–425 v. Chr.), der Vater der Geschichte, daß die Schädel der in einer Schlacht gefallenen Ägypter und Perser unter-

schiedlich dick seien. Die Schädel der Perser seien so dünn, daß man sie mit einem einzigen Steinchen durchlöchern könne, die der Ägypter jedoch so dick, daß ein großer Stein sie kaum zu zerschmettern vermöge. Der Grieche meinte dazu, die Ägypter ließen sich von Kindheit an den Kopf scheren. Deshalb bekämen sie keine Glatze, und das Sonnenlicht mache die Schädeldecke hart, während die persischen Kopfbedeckungen aus Filz das Sonnenlicht abhielten.

Bekannt ist, daß die Griechen Lei-

besübungen nackt trieben. Das zeigt noch heute das Wort Gymnastik, das – wie auch Gymnasium – von dem griechischen Wort für nackt – *gymnos* – kommt. Der große griechische Arzt Hippokrates, ein ausgezeichneter Beobachter, empfahl Sonnenstrahlung als therapeutisches Mittel bei Knochenbrüchen. Er wies auch darauf hin, daß ein Arzt den Einfluß der Lage einer Stadt auf die Gesundheit seiner Bewohner im Auge behalten müsse. Damals wußte man, daß die Lage zur Sonne über die Lebens-

qualität eines Ortes entscheidet. Trockene, klare Luft, die nach entsprechender Sonneneinstrahlung entsteht, wurde einem feuchten, schwülen Klima vorgezogen.

Ein anderer griechischer Arzt, Antyllos, der im 2. Jahrhundert n. Chr. lebte, hielt Sonnenorientierte für kräftiger und geistig aufgeweckter. Er verordnete Sonnenbäder und körperliche Übungen als Therapie für einen geschwächten Organismus.

Mit dem Untergang der klassischen Antike verschwand nicht nur die Sonnenverehrung, auch das Wissen von der Sonne als heilender Kraft ging verloren. Im Mittelalter und in der Neuzeit bis zu Beginn unseres Jahrhunderts wandte man sich von der Sonne ab, und die gefährlichen Aspekte der Sonnenstrahlung wurden fast ausschließlich hervorgehoben, eine Tendenz, die heute wieder verstärkt zu bemerken ist.

Der moderne Mensch liebt die Sonne so sehr, daß er zu Übertreibungen neigt. Aber nicht nur deshalb werden die schädlichen Seiten der Sonnenstrahlung so stark betont. Das hat auch damit zu tun, daß seit dem 18. Jahrhundert Millionen von Menschen aus Nordwesteuropa, die auf Sonnenstrahlung empfindlicher reagieren als dunkelhäutige, in Gebiete mit intensiver Sonnenstrahlung ausgewandert sind, wie in die südlichen Vereinigten Staaten, nach Australien, Neuseeland und Südafrika. Den neuen Umweltbedingungen wurde ihr Organismus nicht immer gerecht, und sonnenbedingte Hautschäden waren die Folge. Das gleiche ist der Fall bei vielen Menschen, die heute der Flugverkehr in subtropische und tropische Regionen bringt.

Sonnenbaden

Das richtig dosierte Sonnenbad ist Voraussetzung dafür, daß die Sonnenbestrahlung gesundheitlich eine optimale Wirkung hat. In einer Serie von sieben Versuchsreihen wurde während der letzten 10 Jahre festgestellt, daß eine leichte, gerade wahrnehmbare Rötung der Haut (1 MED) die Menge an Sonnenenergie anzeigt, die für den menschlichen Organismus am vorteilhaftesten ist. Diese optimale Sonnendosis hängt vom Hauttyp und der Dauer der Sonnenbestrahlung ab. Zum Verständnis der Zusammenhänge folgen einige Erläuterungen.

Verschiedene Hauttypen
Unter Menschen weißer Hautfarbe (Europiden) kommen vor allem die Hauttypen I, II und III vor. Davon gehören etwa 20 Prozent zu den Hauttypen I und II, der Rest, also 80 Prozent, zu Hauttyp III.

Die Haut von Menschen des Typs I reagiert auf Sonnenstrahlung grundsätzlich mit einem Sonnenbrand und wird danach, mangels Pigmentierung, nicht braun, sondern wieder genauso hell, wie sie vor der Rötung war. Menschen vom Hauttyp II reagieren ähnlich, werden aber mitunter ein wenig braun, während solche vom Hauttyp III zwar auch einen Sonnenbrand bekommen, danach aber in jedem Fall mehr oder weniger stark bräunen.

Da vor allem Menschen der Hauttypen I und II, die nicht oder nur sehr schwer bräunen, sonnenorientiert sind, kann die Sonnenstrahlung für sie zum Problem werden. Denn die strahlungsbedingte Vermehrung der Pigmente, die einen wesentlichen natürlichen Schutz vor weiterem Sonnenbrand bildet, findet nicht oder kaum statt. Auch ein weiterer natürlicher Schutzmechanismus der Haut gegen zuviel Sonnenstrahlung, die Verdickung der obersten Hautschicht, der Hornhaut, setzt nicht in dem Maße ein wie bei Hauttyp III.

Was zu beachten ist
Die Sonnenstrahlung wirkt auf die Haut stets dann, wenn man sich außerhalb geschützter Räume befindet. Außerdem sollte man daran denken, daß Glas nicht einen vollständigen Sonnenschutz gewährt. Auch Kleidung läßt mitunter Sonnenstrahlung durch.

Wenn man auch während der Ferienzeit die Wirkung der Sonne am meisten sucht und spürt, so darf man nicht vergessen, daß selbstverständlich während des übrigen Jahres stets mit Sonnenstrahlung zu rechnen ist.

Die Haut des Gesichts, des Dekolletés, der Arme, Hände und Beine wird in der Regel von der Sonne viel stärker strapaziert als der Rest des Körpers, der meist bedeckt ist. Deshalb sollten sich gerade die empfindlichen Menschen der Hauttypen I und II während der gesamten sonnenintensiveren Zeit entsprechend schützen. Sonnenschutzmittel, die man bereits morgens aufträgt, sind dazu eine nützliche Hilfe.

Grenzen des Sonnenbades
Das Sonnenbad soll nur so lange genossen werden, bis eine minimale Erythemreaktion erreicht ist. Bei jeder stärkeren Rötung handelt es sich um einen Sonnenbrand, der, entsprechend oft wiederholt, irreparable

Wie die Haut auf Sonnenbestrahlung reagiert

Je nachdem, zu welchem Hauttyp man gehört, reagiert man mehr oder weniger empfindlich auf Sonnenbestrahlung.

Eine amerikanische Untersuchung der Harvard Medical School aus dem Jahr 1973 verdeutlicht diese Zusammenhänge (siehe Abb.). Nach 24 Stunden reagiert Hauttyp I mit einer starken Rötung, nach 7 Tagen wird sie schwächer, und danach wird die Haut wieder weiß. Bei Hauttyp II gibt es die gleiche Rötungsreaktion, und mitunter wird die Haut ein bißchen braun. Bei Hauttyp III kann es auch eine Hautrötung geben, aber als Folge davon wird die Haut immer braun. Hauttyp IV zeigt nahezu nie eine Rötung, und die Haut wird immer tiefbraun.

Andere Untersuchungen von F. Greiter/Institut für Angewandte Physiologie in Österreich aus den Jahren 1979 bis 1982 haben ergeben, daß es auch in bezug auf Augenfarbe und Haarfarbe eine gewisse Übereinstimmung zwischen Sonnen- und allgemeiner Hautempfindlichkeit gibt.

So zeigte sich z.B. bei Menschen mit kastanienbraunen Haaren eine völlige Übereinstimmung zwischen Sonnenempfindlichkeit und Hautempfindlichkeit (jeweils 66,7 Prozent). Auch die Augenfarbe ermöglicht entsprechende Empfindlichkeitszuordnungen. So weisen blau-graue Augen mit großer Wahrscheinlichkeit sowohl auf sonnen- als auch auf allgemein hautempfindliche Menschen hin. Die Sonnenempfindlichkeit betrug hier 66,7 Prozent; die allgemeine Hautempfindlichkeit 70,8 Prozent.

HAUTTYP											
I			II			III			IV		
Hautrötung	Hautrötung	Pigmentbildung	Hautrötung	Hautrötung	Pigmentbildung	Hautrötung	Hautrötung	Pigmentbildung	Hautrötung	Hautrötung	Pigmentbildung
4	1	0	4	1	1	3–4	1	2–3	0	0	3–4
nach 24 Std.	nach 7 Tagen	nach 24 Std.	nach 7 Tagen	nach 24 Std.	nach 7 Tagen	nach 24 Std.	nach 7 Tagen	nach 24 Std.	nach 7 Tagen	nach 24 Std.	nach 7 Tagen

Schäden zur Folge hat. Dazu gehören vor allen Dingen der schwere Sonnenbrand, der wie eine Verbrennung wirkt, die strahlungsbedingte vorzeitige Hautalterung (Elastose) sowie der Hautkrebs. Diese sichtbaren Zeichen von zu intensiver Sonnenexposition werden von verringerter Leistungsfähigkeit, einer Störung des Immunsystems und starker Ermüdung und Schlaffheit begleitet.

Der richtige Sonnenschutz

Nach einem richtig dosierten Sonnenbad, also nachdem 1 MED erreicht ist, entwickelt der Körper den Schutz, den er aufgrund seines Hauttyps hat, eine mehr oder weniger starke Bräunung – mit Ausnahme von Hauttyp I und eingeschränkt von Hauttyp II – und eine entsprechende Verdickung der Hornhaut.

Um die Dauer eines solchen Sonnenbades, die je nach Hauttyp verschieden ist, zu verlängern, verwendet man eine Reihe von Sonnenschutzmitteln, deren Wirksamkeit der darauf vermerkte Sonnenschutzfaktor angibt, ein Begriff, den Franz Greiter in die Kosmetik einführte (siehe Kasten S. 97).

Er gibt an, um wievielmal länger man mit dem betreffenden Mittel an der Sonne bleiben kann als ohne Sonnenschutzmittel.

Menschen mit dem sehr sonnenempfindlichen Hauttyp I dürfen je nach Intensität der Strahlung nur etwa 10 bis 20 Minuten an der Sonne bleiben. Dank eines Sonnenschutzmittels mit dem Faktor 12 können sie ihren Körper unter Umständen bis 240 Minuten, also 2 bis 4 Stunden, der Sonne aussetzen. Dabei ist allerdings zu bedenken, daß sich der Son-

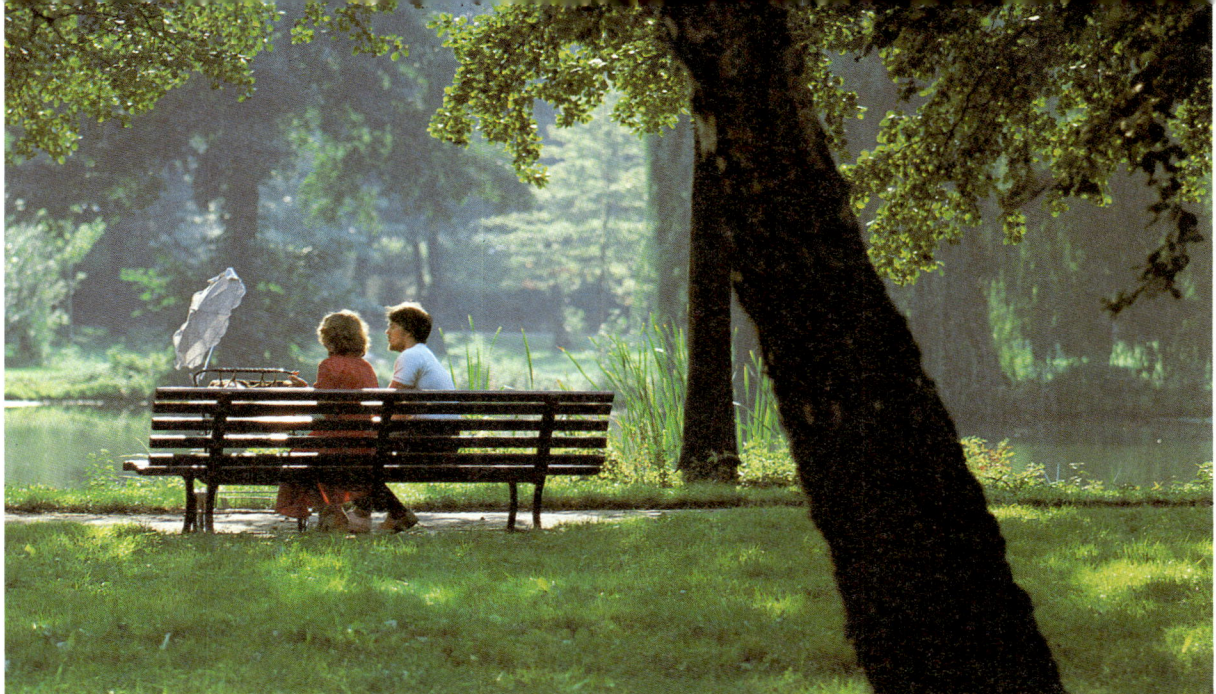

Die Sonne genießen kann man auf viele Art und Weisen. Es muß nicht immer das Sonnenbad am Sandstrand sein. Wesentlich bekömmlicher ist so eine Ruhepause auf einer Bank unter schattenspendenden Bäumen

Medikamente und andere Stoffe

Wer Medikamente nimmt, muß mit Sonnenbaden vorsichtig sein. Einige chemische Substanzen können sich nämlich durch die Sonnenstrahlung so verändern, daß unmittelbar (phototoxisch) oder später (photoallergisch) Hautentzündungen auftreten.

Substanzen	Anwendungsform	Wirkung bei Sonnenstrahlung	
		toxisch	allergisch
Sulfonamide	Chemotherapeutika	X	X
Sulfonylharnstoff	Antidiabetika	X	X
Chlorothiazide	Diuretika (harntreibende Mittel)		X
Halogenierte Salicylanilide	Antimykotika (Pilzmittel)	X	X
Antiseptika	Seifen	X	X
Triacetyldiphenylisatin	Abführmittel	X	X
Blankophore	Waschmittel		X
Cyclamate	Süßstoffe		X

nenschutzfaktor nur auf den Schutz vor UVB-Strahlung bezieht, also vor der Strahlung, die Hautrötung und Sonnenbrand verursacht.

Da neben der UVB-Strahlung die sichtbare und die Infrarotstrahlung wirksam sind, müssen beim Sonnenschutz unter Umständen auch diese Bereiche, speziell die UVA- und die sichtbare Strahlung, jedenfalls zum Teil, berücksichtigt werden. Dazu wurden UVB- und UVA-Tiefenschutzfilter entwickelt. Teilweise enthalten solche Präparate auch noch Pigmente, die einen Teil der sichtbaren Strahlung herausfiltern.

Sport in der Sonne

Ein Sonnenbad soll stets wohltuend wirken. Zuviel Hitze belastet den Körper. So führt etwa unbewegtes Liegen an der Sonne zu Hitzestau

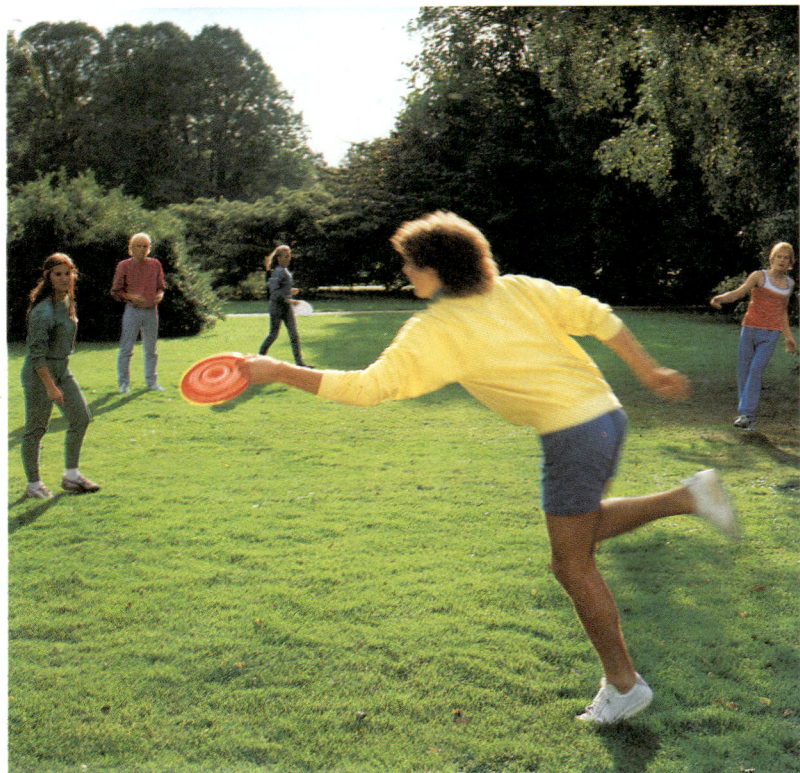

Bei sportlicher Betätigung im Freien ist die Verwendung von Sonnenschutzmitteln besonders wichtig, damit man nicht unbemerkt einen Sonnenbrand bekommt

und damit zu einer immensen Kreislaufbelastung. Leichte sportliche Tätigkeit ist für den Organismus zuträglicher.

Die Bräunung erhöht, abgesehen von ihrer ästhetischen Wirkung, die Eigenschutzzeit des Organismus infolge der verstärkten Pigmentproduktion und der dicker werdenden Hornhautschicht. Extremer Sport an der Sonne schadet dagegen, weil er zusätzlich belastet.

Leichte Bewegung, angenehme Spiele oder Ausruhen unter einem Sonnenschirm, vor allem auch wiederholtes Schwimmen sind ideale Formen eines erholsamen Sonnenbades. Stark stimulierende Mittel wie Alkohol, Kaffee oder Tee soll man an der Sonne möglichst wenig genießen. Für Menschen mit labilem Kreislauf ist es besser, darauf ganz zu verzichten. Mineralwasser oder Säfte sind geeignete Durstlöscher.

Vorsicht mit Medikamenten

Wer Medikamente nimmt, muß auf jeden Fall den Arzt fragen, ob er überhaupt sonnenbaden darf. Eine Reihe von Medikamenten verstärken nämlich die Wirkung der Sonnenstrahlung. Ferner können ganz alltägliche Stoffe, wie Zitrusextrakte, Süßstoffe, Feigen, Waschmittelzusätze, in Verbindung mit Sonnenstrahlung Hautschäden verursachen (siehe Kasten S. 95). Braune Flecken oder Entzündungen können die Folge sein.

Auch manche Wiesengräser enthalten Substanzen, die sich in der Haut festsetzen und bei Sonnenstrahlung zur sogenannten Wiesengräserentzündung führen. Bei Kindern, die im Gras herumtollen, sollte man an diese Gefahr denken.

Künstliche Bestrahlung

Künstlicher Bestrahlung soll man sich nur dann aussetzen, wenn ihre Zusammensetzung der natürlichen Sonnenstrahlung möglichst ähnlich ist. Strahlungsquellen, die nur einen Bereich abstrahlen, sind nicht immer ungefährlich, denn ihre Wirkung auf den Organismus kann nicht abgesehen werden, denn er kommt sonst nicht mit isolierten Strahlungsbereichen in Berührung. Grundsätzlich gilt aber auch hier die Regel, daß nur mäßiger Strahlungskonsum zu empfehlen ist.

Während man sich unter natürlicher Sonne mit Sonnenschutzmitteln entsprechend zuverlässig schützen und die Dauer des Sonnenbades verlängern kann, sollen in Solarien keine Sonnenschutzmittel benutzt werden, die ja die Expositionszeit nur erhöhen. Dagegen empfiehlt sich die Anwendung von eher fetteren Emulsionen des Typs Balsam oder Wasser-

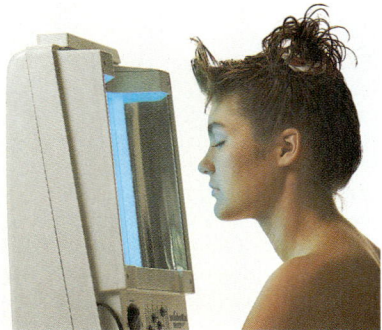

Künstliche Strahlung sollte möglichst ähnlich wie Sonnenstrahlung zusammengesetzt sein

in-Öl-Präparaten zur Hautpflege, weil Sonnen- oder sonnenähnliche Strahlung der Haut Fett und Wasser entzieht.

Wenn man die Wirkung jeder natürlichen oder künstlichen Bestrahlung als Summe vieler Einzelwirkungen auffaßt, darf generell die Empfehlung gelten, sich möglichst maßvoll zu verhalten. Dann bleiben Schäden, falls sie auftreten, klein und können von einem gesunden Organismus problemlos repariert werden, während es bei einem Übermaß zu bleibenden Schäden kommen kann.

Mehr über Sonnenschutzmittel

Die Verwendung von Sonnenschutzmitteln erhöht die Sicherheit unter natürlicher Sonne. Dies gilt insbesondere für Sportarten, die im Freien ausgeübt werden. Die Wirksamkeit der einzelnen Präparate ist durch den Sonnenschutzfaktor angegeben.

Das jeweils optimale Sonnenschutzmittel hat man dann gewählt, wenn sich der Sonnenschutzfaktor nach der Zeit richtet, während der man an der Sonne sein wird. Im

Zweifelsfalle ist der höhere Faktor immer der bessere. Die Berechnungsgrundlage bildet die Eigenschutzzeit. So kann ein Mensch mit dem Hauttyp III ohne Sonnenschutzmittel etwa 30 Minuten an der Sonne bleiben. Nimmt er ein Mittel mit dem Faktor 8, kann er 4 Stunden sonnenbaden.

Während solcher langer Zeiten wird natürlich geschwommen und gebadet. Deshalb müssen Sonnenschutzmittel unbedingt wasserbeständig sein. Dies auch deshalb, weil nicht wasserfeste Sonnenschutzmittel durch Schweiß abgelöst werden.

Wasserbeständig sind nur wenige Mittel. Selbst dann, wenn sie wasserbeständig genannt werden, sind sie es in den meisten Fällen nur unter Laborbedingungen. Man muß sich vergewissern, ob das Produkt auch unter natürlichen Sonnenbedingungen getestet wurde. Entsprechende Hinweise auf den Packungen sollten vorhanden sein. Im übrigen weiß auch der Fachhändler Bescheid. Wasserlösliche Mittel verunreinigen außerdem das Wasser, weil sie immer wieder aufgetragen werden müssen.

Der Sonnenschutzfaktor

Der Sonnenschutzfaktor wurde und wird manchmal heute noch fälschlicherweise als Lichtschutzfaktor bezeichnet. Man schützt sich jedoch mit einem Sonnenschutzmittel gegen die gesamte Sonnenstrahlung, von der nur ein Teil, nämlich die sichtbare Strahlung, Licht genannt wird.

Der Sonnenschutzfaktor gibt an, um wievielmal der körpereigene Schutz durch die Anwendung eines Sonnenschutzmittels verlängert wird. Wenn z. B. dieser Eigenschutz 10 Minuten beträgt, bis der Körper mit einer gerade sichtbaren, strahlungsbedingten Rötung der Haut (1 MED) reagiert, wird diese Reaktion nach dem Auftragen eines Mittels mit dem Sonnenschutzfaktor 15 erst nach 150 Minuten (10 mal 15) eintreten.

Dabei ist allerdings zu beachten, daß die Rötung der Haut nicht sofort zu sehen ist, sondern sich erst nach 6 bis 12 Stunden zeigt.

Die Reaktionen der einzelnen Hauttypen und die richtige Zuordnung der Sonnenschutzfaktoren sind der Tabelle zu entnehmen.

Wiederholtes Auftragen
Das wiederholte Auftragen von Sonnenschutzmitteln ist nicht sehr wirkungsvoll. Ein Sonnenschutzfaktor von 6 erhöht sich bei sofortigem zweimaligem Auftragen auf 9. Wenn man das Auftragen erst nach 30 Minuten wiederholt, erhöht sich der Sonnenschutzfaktor nur auf 7,5. Bei einer Eigenschutzzeit von 10 Minuten kann man also im ersten Fall 90 Minuten (statt 60), im zweiten nur 75 Minuten (statt 60) an der Sonne bleiben.

Wenn man das Sonnenschutzmittel erst nach Ablauf der Schutzzeit von 60 Minuten erneut aufträgt, hat bereits die Entwicklung eines Sonnenbrandes eingesetzt, den man hätte vermeiden können.

Hauttyp	Sonnenbrand	Bräunung	Eigenschutzzeit in Minuten	Sonnenschutzfaktor bei Sonnenstärke: normal	extrem
I	nur	nie	5–10	8–6	Block–15
II	immer	leicht	10–20	8–6	Block–15
III	selten	tief	20–30	6–4	8–6
IV	kaum	sehr tief	40	4–2	6–4

Gebrauch der Präparate
Das wiederholte Auftragen von Sonnenschutzmitteln ist im übrigen nicht sehr sinnvoll, weil der Schutz dadurch nur geringfügig verlängert wird. Man sollte je nach Hauttyp und Sonnenbadezeit ein Präparat mit einem Sonnenschutzfaktor wählen, bei dem ein Auftrag für den ganzen Tag ausreicht. Es muß wenigstens ½ Stunde vor dem Sonnenbad aufgetragen werden.

Da die Sonne der Haut Fett und Feuchtigkeit entzieht, sollte man während des Sonnenbades zusätzlich ein Sonnenpflegemittel verwenden. Es gibt neuerdings Produkte mit geringem UVB-Schutz, aber starkem UVA-Schutz. Dadurch wird die natürliche Pigmentbildung kaum behindert und die UVA-Strahlung, die für die bleibende Bräunung keine große Rolle spielt, herausgefiltert. Das ist deshalb wichtig, weil besonders die UVA-Strahlung für die vorzeitige, sonnenbedingte Hautalterung verantwortlich ist. Da eine Reihe von Medikamenten und Umweltstoffen, die in die Haut gelangen, durch diese Strahlung unangenehm verändert werden, beugt man auf diese Weise entsprechenden unerwünschten Reaktionen des Körpers vor oder verringert sie.

Sonnenschutzmittel des Typs Balsam, oft auch cremige Milch oder Wasser-in-Öl-Präparate genannt, sind deshalb vorzuziehen, weil sie der Haut sowohl Fett wie Feuchtigkeit vermitteln. Da sie außerdem die obersten Hautschichten mit einem feinen, kaum wahrnehmbaren Film überziehen, schützen sie vor dem Verlust hauteigener Feuchtigkeit und sorgen auch dafür, daß die Feuchtigkeit, die sie in die Haut bringen, möglichst lange dort verbleibt.

Sonnenschutzmittel sind eine nützliche Hilfe, um die Haut bei Sonnenbestrahlung gut zu pflegen, und sie tragen dazu bei, daß keine sonnenbedingten Schäden auftreten. Werden sie – möglichst von frühester Jugend an – regelmäßig angewendet, sorgen sie auch dafür, daß die Haut nicht vorzeitig altert.

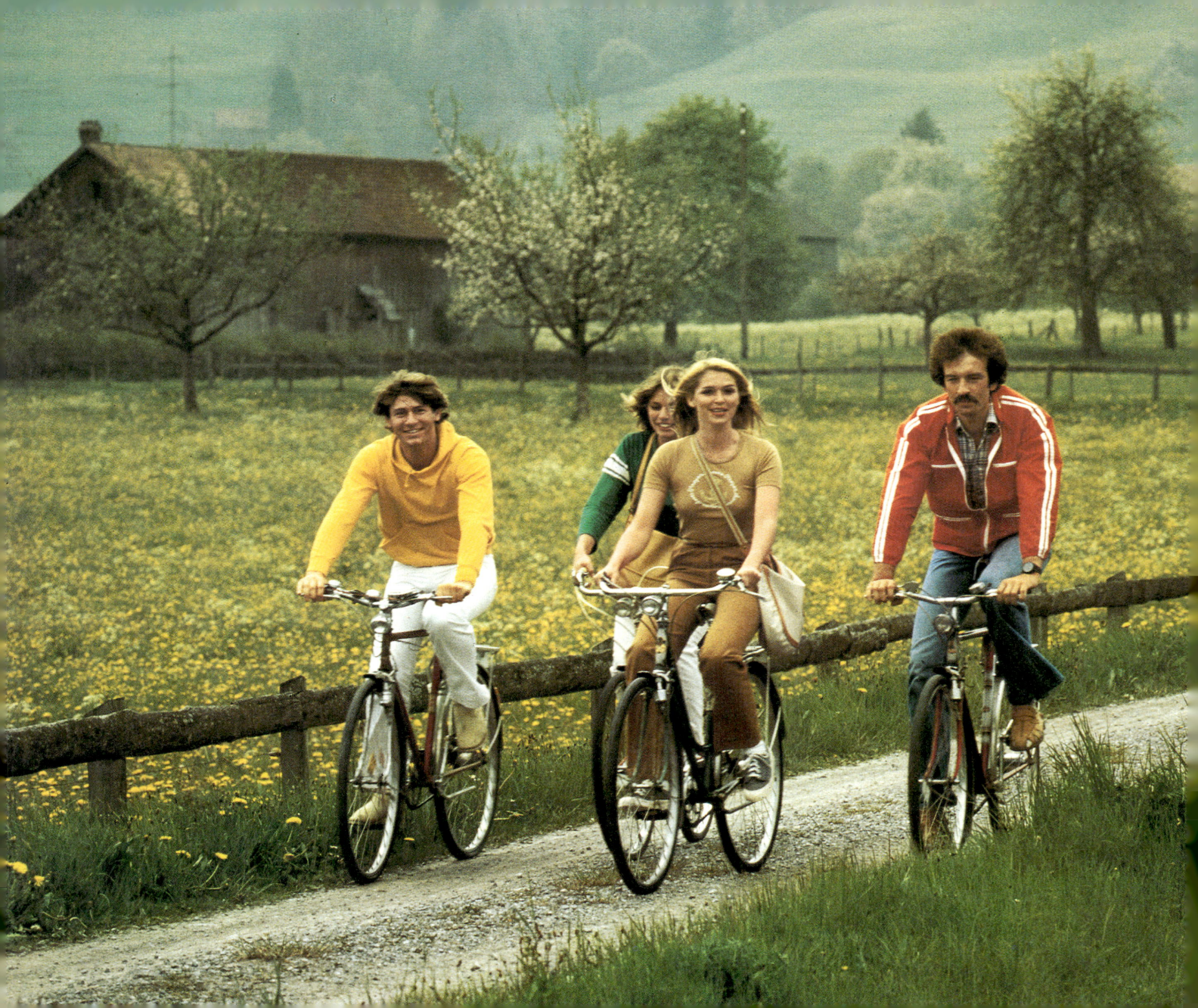

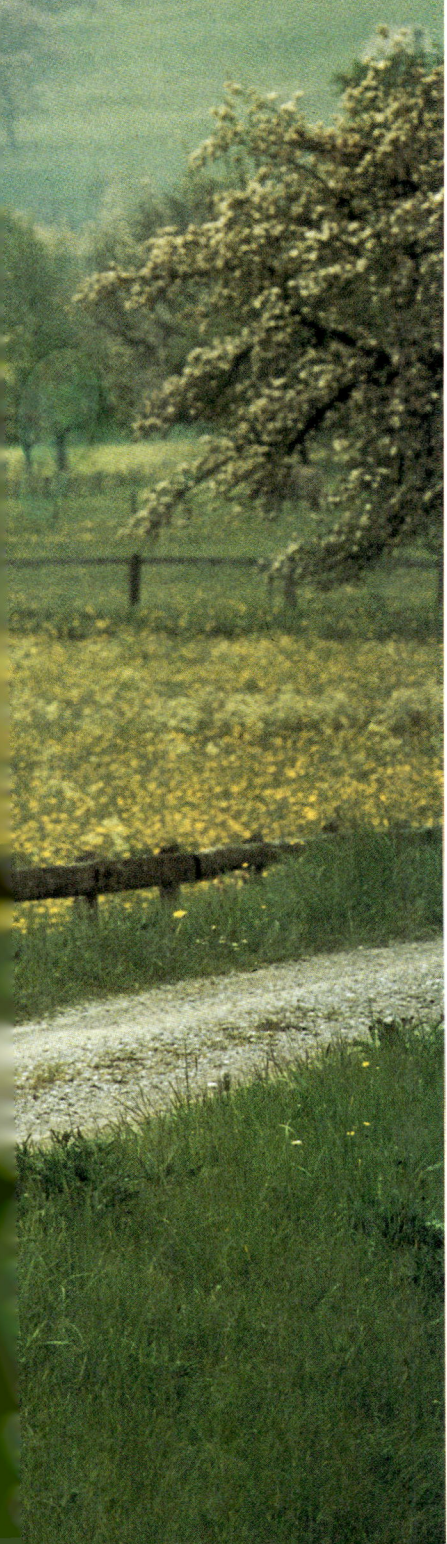

Fit bleiben mit Sport

Immer mehr technische Hilfsmittel nehmen den
Menschen heute viele körperliche Anstrengungen
ab. Der damit verbundene Mangel an Bewegung
kann krank machen. Richtiges sportliches
Training aber schafft den Ausgleich

Das menschliche Dasein hat sich besonders in den vergangenen Jahren schneller und auch grundsätzlicher verändert als jemals zuvor in der Menschheitsgeschichte. Immer neue Methoden und Möglichkeiten wurden ersonnen, anstrengende muskuläre Belastungen durch technische Maßnahmen zu ersetzen. Auto, Fahrstuhl und Rolltreppe entheben uns des Gehens und des Treppensteigens, Fließband und Automation haben weitgehend körperliche Anstrengungen aus der Industriearbeit verdrängt. Selbst die Tätigkeit im Haushalt hat sich durch heute selbstverständlich gewordene Geräte wie Waschmaschine, automatische Heizung, Staubsauger und Spülmaschine stark gewandelt.

Unser moderner Lebensstil hat zwar unsere Umwelt verändert, aber nicht unser Erbgut. Die Menschen

Viele Sportarten bieten die Möglichkeit, dem Bewegungsmangel im Alltag auf angenehme Weise zu begegnen

unterliegen heute wie vor Jahrtausenden denselben biologischen Gesetzen. Eines dieser Grundgesetze sagt, daß Struktur und Leistungsfähigkeit eines Körperorgans vom Erbgut bestimmt werden, aber auch von der Qualität und der Quantität seiner Beanspruchung. Zum einen ist also wichtig, wie die Anforderung an das Organ beschaffen ist, ob es sich z. B. um eine Bewegungs- oder eine Haltearbeit handelt (siehe S. 101). Zum anderen spielt eine Rolle, in welchem Umfang und mit welcher Intensität man das Organ belastet.

Damit Herz, Kreislauf, Atmung, Stoffwechsel und Skelettmuskulatur ihre Leistungsfähigkeit entwickeln und erhalten können, müssen große Muskelgruppen dynamisch beansprucht werden. Bleibt dies aus, so entstehen zunächst Leistungs- und Funktionsverluste, denen später Gewebeschwund folgt.

Solche Auswirkungen von Bewegungsmangel können zusammen mit Veränderungen im Körper, die durch

Altern oder Krankheit – z. B. an den Arterien – entstanden sind, die Lebenserwartung des einzelnen verkürzen. Frühzeitig treten Beschwerden auf, die klinisch behandelt werden müssen.

Mehr Bewegung tut not
Es gilt deshalb, dem Bewegungsmangel im Alltag durch ein sinnvolles körperliches Training entgegenzuwirken. So kann man Herz-Kreislauf-Erkrankungen wie z. B. dem Herzinfarkt vorbeugen, aber auch Alterungsvorgänge positiv beeinflussen.

Dank der Fortschritte der Medizin ist es gelungen, die mittlere Lebenserwartung von etwa 50 Jahren im Jahr 1900 auf heute 70 Jahre beim Mann und 77 Jahre bei der Frau zu erhöhen. Es handelt sich aber sicherlich nicht um eine absolute Zunahme der Lebenserwartung, sondern um eine relative. Der im wesentlichen gesund bleibende Mensch erreicht heute durchschnittlich kein höheres Alter als früher auch. Die statistisch ausgedrückte Verlängerung der Lebenserwartung ist das Ergebnis einer geringeren Säuglingssterblichkeit und einer Abnahme der Todesfälle durch Infektionskrankheiten.

Die wachsende Zahl von Menschen mittleren und höheren Alters stellt die Medizin vor neue Probleme. Es gilt ja nicht, eine Rekordzahl an Jahresringen anzusetzen, dabei aber nur noch dahinzuvegetieren, sondern jeder sollte die hinzugewonnenen Lebensjahre lebenswert gestalten können. Dazu gehört eine genügende körperliche Leistungsfähigkeit, damit man den Alltagsanforderungen gewachsen ist.

Der Mensch: ein Muskelwesen
In keinem Land der Welt ist ein so plötzlicher Wechsel von einer Notstands- zu einer Wohlstandsgesellschaft eingetreten wie in der heutigen Bundesrepublik Deutschland. Vor der Währungsreform im Jahr 1948 starben hier noch Menschen an Hunger; schon wenige Jahre später herrschte ein nie geahnter Wohlstand, und schließlich hatte sich eine Überflußgesellschaft herausgebildet. Damit verbunden nahmen Motorisierung und Automation wie sonst kaum in einem anderen Land auf der Welt zu. Das nach außen hin gute Leben forderte jedoch seinen Preis: In unerhört kurzer Zeit wuchsen die nervlich-seelischen Belastungen, während die muskulären durch den eingangs beschriebenen Bewegungsmangel abnahmen.

Der Mensch ist konstruiert als ein Muskelwesen mit nervaler Steuerung. In wenigen Jahrzehnten hat man ihn umfunktioniert zu einem „Nervenwesen" mit muskulärem An-

hang. Das mußte zwangsläufig gesundheitliche Folgen mit sich bringen. Von 1952 bis 1982 hat sich bemerkenswerterweise die Zahl der Herzinfarkttoten verzehnfacht. Wer kann sich schon dem täglichen Nervenverschleiß mit Telefonen, Terminen, Ärger und Hetze entziehen? Und stundenlanges abendliches Sitzen vor dem Fernsehschirm, womöglich mit Alkohol und Appetithäppchen, ist ungeeignet, um dem vorangegangenen Streß zu begegnen.

Krankmachende Lebensumstände
Im Zuge dieser Lebensweise hat sich die Art der Erkrankungen, die den Menschen bedrohen, radikal gewandelt. Noch in der ersten Hälfte dieses Jahrhunderts standen die Infektionskrankheiten wie z. B. die Tuberkulose ganz an der Spitze. Das hat sich durch Fortschritte in der Medizin und in der Hygiene entscheidend geändert. Heute bedrohen uns nicht mehr in erster Linie Infektionskrankheiten, sondern krankmachende Lebensumstände. So paradox es klingt: Die Auskostung des Wohlstands in der sogenannten Wohlstandsgesellschaft gefährdet unser Leben am meisten. Im wesentlichen sind es vier Dinge, mit denen der moderne Mensch seine Gesundheit aufs Spiel setzt: Unausgewogene Ernährung, Genußmittelmißbrauch (insbesondere Rauchen und Alkohol), der sogenannte Distreß, also der nicht bewältigte Streß, und Bewegungsmangel. Wie man letzterem erfolgreich begegnen kann, soll im folgenden näher erläutert werden. Eine Reihe von Vorschlägen zur sportlichen Freizeitgestaltung erleichtert die Wahl des persönlichen Fitnessprogramms.

Sport – heute ein weiter Begriff

Anfang unseres Jahrhunderts hatte man noch eine einheitliche Vorstellung von dem, was Sport darstellte. Im Lauf der Jahrzehnte hat sich dieser Begriff zu einem bunten Strauß von großer Vielfalt entwickelt. Man unterscheidet heute vier Hauptkategorien; dabei gibt es natürlich fließende Übergänge.

Breitensport
Hierunter versteht man den Sport, der von allen Bevölkerungsschichten vornehmlich in der Freizeit betrieben wird. Im Vordergrund stehen die Freude an der Bewegung, der Reiz der betriebenen Sportart, vielleicht auch soziale Gesichtspunkte wie das Mitmachen in einer Gruppe oder die gemeinsame Freizeitgestaltung in der Familie. Die erreichte Leistung ist von untergeordneter Bedeutung.

Es wird auch kein Trainingsprogramm erstellt, um die Leistungsfähigkeit zu fördern, und man nimmt nicht an offiziellen Sportwettbewerben teil.

Gesundheitssport
Die Absicht, gesund zu bleiben oder verlorene Gesundheit wiederzugewinnen, steht in dieser Kategorie an erster Stelle. Welche Leistung der einzelne dabei erbringen kann, spielt keine Rolle.

Leistungssport
Natürlich darf auch hier die Freude an der betriebenen Sportart nicht fehlen, ohne die ja keine Leistung möglich wäre. Es wird aber gezielt eine Leistungssteigerung angestrebt. Dazu nimmt man ein Trainingsprogramm zu Hilfe, nach dem man systematisch vorgeht.

Auf Wettkämpfen mißt man seine Leistung mit der anderer. Die erreichte Leistung entspricht aber nicht nationalen oder internationalen Maßstäben.

Hochleistungssport
Diese Sportler haben ihr gesamtes Alltagsleben dem einen Ziel unterworfen, möglichst gut im nationalen oder internationalen Wettbewerb abzuschneiden. Dafür wird täglich mehrere Stunden trainiert.

Gesundheitliche Gesichtspunkte spielen dabei im Sinne der Gesundheitsförderung überhaupt keine Rolle. Im Gegenteil – ärztliche Betreuungsmaßnahmen dienen dem Zweck, gesundheitliche Schäden zu vermeiden.

Mit den klassischen Maßstäben der Ethik läßt sich diese Kategorie des Sports nicht mehr fassen.

Training ohne Leistungsdruck
In diesem Kapitel wird ausschließlich von den Kategorien Breiten- und Gesundheitssport die Rede sein. Hinweise, wie man aus sportmedizinischer Sicht seinen Körper durch vernünftiges Training gesund erhalten kann, sind wichtiger als der Ansporn zur Leistung.

Den Körper beanspruchen

Man kann seinen Körper auf viele Arten beanspruchen und wird, je nachdem, welche Beanspruchungsform man wählt, unterschiedliche Wirkungen damit erzielen.

Krümmt und streckt man z. B. abwechselnd den Zeigefinger 30- oder 40mal pro Minute, so kann dies der eine kürzer, der andere länger durchhalten. Es leuchtet aber ohne weiteres ein, daß eine eventuell vorhandene unterschiedliche Leistungsfähigkeit des Herzens für das Durchhaltevermögen keine Bedeutung haben kann. Dazu ist eben die beanspruchte Muskelgröße zu gering. Nimmt man jedoch das Beispiel Laufen und den damit verbundenen Einsatz großer Muskelgruppen, so wird klar, daß hier der Leistungsfähigkeit des Herzens eine maßgebliche Rolle zukommt, da ja die arbeitende Muskulatur mit genügend Blut versorgt werden muß.

Noch größer sind die Unterschiede in der Wirkung auf den Körper, wenn es sich um eine Halte- oder eine Bewegungsarbeit handelt. Versucht man, einen schwereren Gegenstand mit ausgestreckten Armen möglichst lange zu halten, so ermüdet man nach überraschend kurzer Zeit, läßt schließlich die Arme sinken und bricht die Belastung ab. Wenn man aber mit demselben Gegenstand eine Bewegungsarbeit verrichtet, indem man mit nicht zu hohem Tempo abwechselnd die Arme beugt und streckt, so läßt sich die betreffende Arbeit viel länger durchhalten (siehe Abb. rechts).

Anaerobe und aerobe Leistung

Der Grund: Bei der Haltearbeit ist der entstehende Druck in der beanspruchten Muskulatur so hoch, daß dort keine Durchblutung mehr stattfinden kann. Infolgedessen muß die notwendige Energie ohne Inanspruchnahme von Sauerstoff freigesetzt werden; man nennt dies anaerob (ohne Sauerstoff). Wenn Energie jedoch mit Sauerstoff freigesetzt wird, bezeichnet man dies als aerob (mit Sauerstoff).

Bei einer anaeroben Leistung entsteht Milchsäure (Laktat), welche nur langsam die Muskelzelle verlassen kann. Somit kommt es bei Fortsetzung dieser Arbeit zu einer Anhäufung von Milchsäure mit einer zunehmenden Übersäuerung der Muskelzelle, was uns buchstäblich „sauer" werden läßt und zum Arbeitsabbruch zwingt. Das ist nicht der Fall bei aerober Arbeit. Die Stoffwechselendprodukte von diesem energieliefernden Mechanismus sind Kohlendioxid und Wasser, welche beide schnell die Muskelzelle verlassen können und sie damit nicht belasten.

Fünf Beanspruchungsformen

Um die Wirkung einzelner Sportarten besser zu verstehen, muß man die verschiedenen sogenannten motorischen Beanspruchungsformen im Sport kennen. Es gibt deren fünf: Koordination, Flexibilität (Gelenkigkeit), Kraft, Schnelligkeit und Ausdauer. Im einzelnen versteht man darunter folgendes:

Koordination

Zentrales Nervensystem und Skelettmuskulatur wirken hier innerhalb eines gezielten Bewegungsablaufs

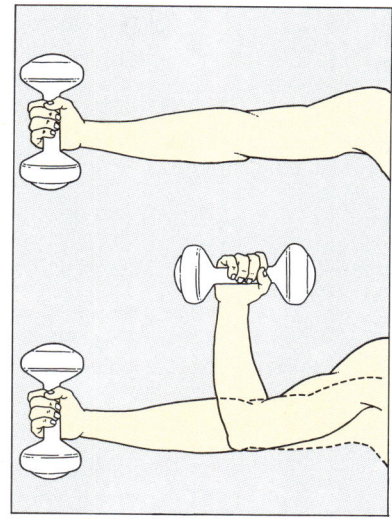

Mit ausgestrecktem Arm kann man einen schwereren Gegenstand nicht so lange halten, wie wenn man ihn abwechselnd beugt und streckt

zusammen. Man spricht auch von Gewandtheit (bei Einsatz größerer Muskelgruppen), Geschicklichkeit (bei Einsatz kleiner Muskelgruppen) und von Technik (bei Gewandtheit oder Geschicklichkeit in Verbindung mit einem Gerät).

Im Lauf des Lebens erreicht die Koordination ihre besten Werte zwischen dem 20. und 25. Lebensjahr, wenn nicht schon im frühen Kindesalter spezifische Übungen hierfür gemacht werden. Ohne spezielle Übungen geht die koordinative Qualität jenseits des 30. bis 40. Lebensjahres zurück. Eine Verschlechterung dieses Wertes bedeutet eine vergrößerte Verletzungsanfälligkeit. Darüber hinaus können durch unsichere Bewegungsausführungen im Alter die Alltagsanforderungen

schwerer bewältigt werden. Darum ist es wichtig, daß Bewegungsabläufe zumindest nach dem 50. Lebensjahr regelmäßig geschult werden. Gymnastische Übungen (siehe S. 132 bis 137), Spiele wie Volleyball (siehe S. 125) oder Golf (siehe S. 126) sind dazu auch im Alter geeignet.

Daß es möglich ist, selbst im überdurchschnittlich hohen Alter noch über eine gute koordinative Qualität zu verfügen, beweisen Weltklassepianisten wie Rubinstein, die sogar noch jenseits des 85. bis 90. Lebensjahres hervorragende Leistungen als Pianisten erbrachten. Klavierspielen stellt ein hohes Maß an koordinativer Beanspruchung dar.

Gelenkigkeit

Schon im Zeitraum vor der Pubertät wird bei Mädchen und Jungen die maximale Gelenkigkeit oder Flexibilität erreicht; jenseits des 30. Lebensjahres geht sie zurück. Ein Durchschnittsmaß an Gelenkigkeit ist erforderlich, um Alltagsanforderungen nachkommen zu können, wie etwa Strümpfe anziehen und Schnürsenkel binden. Da besonders nach dem 55. bis 60. Lebensjahr die Gelenkigkeit abnimmt, sind morgendliche gymnastische Übungen zur Vorbeugung besonders wichtig. Ein fünf- bis sechsmaliges Beugen und Strecken in allen großen Gelenken unter besonderer Betonung der Dehnung wirkt z. B. altersbedingten Verlusten entgegen.

Vor sportlichen Belastungen aller Art sollte man sich mit einigen wenigen Streckübungen aufwärmen. Sie können einem Muskelriß bei plötzlichen Bewegungen vorbeugen und fördern die sportliche Leistungsfähigkeit.

Kraft

Für alle Übungen zur Verbesserung der Flexibilität gilt, daß man hiermit keinerlei Trainingseffekte auf das Herz-Kreislauf-System und auf die Atmung erzielen kann. So ist es auch bei allen gymnastischen Übungen, die ohne eine Laufbelastung vonstatten gehen.

Kraft
Es gibt statische und dynamische Kraft. Statische Kraft ist diejenige Muskelanspannung, die willkürlich in einer bestimmten Position gegen einen fixierten Widerstand entfaltet werden kann (Haltearbeit). Dynamische Kraft hingegen ist die innerhalb eines gezielten Bewegungsablaufes entfaltete Kraft. Dynamische Kraft, die in einer bestimmten Zeit entwickelt wird, nennt man auch Schnellkraft.

Bei ein und demselben Menschen erreichen im Lauf des Lebens unterschiedliche Muskelgruppen zu verschiedenen Zeiten ihre maximale Kraft. Weibliche Personen gelangen durchschnittlich schon mit dem 15. bis 16. Lebensjahr, männliche erst mit dem 19. bis 22. Lebensjahr zur Maximalkraft. Im Lauf der Alterungsvorgänge nimmt die Kraft ab. Jenseits des 50. Lebensjahres geht die Beinkraft schneller verloren als die Armkraft. Bei Männern geht der Verlust an Muskelkraft rascher vonstatten als bei Frauen.

Hauptursache für den Verlust an Muskelkraft ist die altersbedingte Abnahme an Muskelmasse. Durch ein geeignetes Krafttraining kann diesem Verlust weitgehend entgegengewirkt werden. Gesundheitlich wünschenswerte Einflüsse auf innere Organe wie Herz und Kreislauf sind mit Krafttraining nicht zu erzielen.

Selbst Weltklassesportler in Kraftsportarten weisen ein untrainiertes Herz-Kreislauf-System auf.

Gesundheitliche Schäden durch Krafttraining sind bei gesunden Menschen weitaus seltener, als man vermutet. Gefahren birgt in erster Linie ein Hanteltraining und hier insbesondere die sogenannte Über-Kopf-Arbeit. Junge Menschen sollten sie erst bei weitgehend ausgereifter Wirbelsäule betreiben.

Die Verletzungsgefahren an den sogenannten Kraftmaschinen sind hingegen sehr gering, beim apparativ gesteuerten sogenannten isokinetischen Krafttraining praktisch nicht vorhanden. Auch ein Krafttraining im Liegen ist relativ ungefährlich, weil die Wirbelsäule hierbei nicht belastet wird.

Vorsicht vor Preßatmung
Stets sollte man allerdings darauf achten, daß bei einem Krafttraining länger dauernde Preßatmung vermieden wird.

Sie entsteht dann, wenn größere Muskelgruppen mit mehr als 80 bis 85 Prozent ihrer Maximalkraft belastet werden. Bei derart intensiven statischen Kraftleistungen schließt sich der Kehlkopfdeckel, und man kann nicht mehr atmen. Gleichzeitig steigt der Druck im Brust- und Bauchraum so stark an, daß das venöse Blut aus dem Kopfbereich sowie aus Armen und Beinen nicht zurückfließen kann.

Besonders nach Beendigung der Preßatmung treten oft kurzfristige Herzrhythmusstörungen auf, die zwar für den jungen, gesunden Menschen ohne Bedeutung sind, beim älteren bzw. vorgeschädigten jedoch einmal bedrohlich werden könnten.

Ältere oder vorgeschädigte Personen sollten daher keine Übungen machen, die länger als 5 bis 6 Sekunden mit einer Preßatmung verbunden sind. Bei den einzelnen Sportarten (S. 106 bis 129) wird dies jeweils erwähnt.

Schnelligkeit
Vornehmlich zwei Schnelligkeitsformen sind zu unterscheiden: die Grundschnelligkeit und die Schnelligkeitsausdauer.

Unter Grundschnelligkeit versteht man die höchstmögliche Geschwindigkeit bei Bewegungsabläufen wie etwa dem 100-m-Lauf. Schnelligkeitsausdauer ist hingegen diejenige Zeitspanne, über die man eine nicht maximale Geschwindigkeit durchhalten kann.

Wegen der hohen Belastungsintensität kommt es bei beiden Formen zu anaeroben Stoffwechselvorgängen (siehe S. 101). Das Herz-Kreislauf-Atmungs-System wird sehr stark beansprucht, und ein ausschließliches Sprinttraining wirkt nicht einmal leistungsfördernd auf die inneren Organe. Darum sind Beanspruchungen dieser Art für den vorgeschädigten oder älteren Menschen abzulehnen.

Im Lauf des Lebens erreichen weibliche Personen etwa mit dem 16., männliche mit dem 20. Lebensjahr ihre größte Leistungsfähigkeit hinsichtlich Schnelligkeit. Durchschnittlich nimmt sie schon mit dem 30. Lebensjahr wieder ab. Auch die Reaktionszeit erreicht ihre besten Werte bereits um das 20. Lebensjahr.

Ausdauer
Man versteht hierunter die Fähigkeit, eine Leistung über einen möglichst langen Zeitraum durchzuhalten. Die

gesundheitlich wichtigste ist die allgemeine aerobe dynamische Ausdauer. Damit ist eine Bewegungsarbeit großer Muskelgruppen gemeint, die länger als 3 bis 5 Minuten dauert. Jenseits einer solchen Zeitspanne beginnen mehr und mehr jene Anpassungserscheinungen der inneren Organe und des Stoffwechsels einzusetzen, die zum einen Herz-Kreislauf- und auch Stoffwechselkrankheiten vorbeugen und zum anderen altersbedingte Leistungsverluste bekämpfen.

Als Maßstab für die größte Leistungsfähigkeit von Herz, Kreislauf, Atmung und Stoffwechsel gilt die maximale Sauerstoffaufnahme pro Minute. Man erfaßt sie durch Messung der Sauerstoffaufnahme während einer ansteigenden, bis zur Leistungsgrenze führenden Arbeit, z. B. im Sitzen auf dem Fahrradergometer (siehe S. 138) oder auf einem Laufband, das über einen Motor angetrieben wird.

20 Jahre lang 40 Jahre alt
Mädchen erreichen die diesbezüglichen Maximalwerte schon mit 14 bis 16 Jahren, junge Männer im 18. bis 20. Lebensjahr. Etwa bis zum 30. Lebensjahr bleiben die Werte konstant, dann beginnt eine Abnahme, welche teils altersbedingt, teils aber auch durch ein ungenügendes Training ausgelöst ist. Durch ein Ausdauertraining kann ein Leistungswert, der im 3. Lebensjahrzehnt gerade den Durchschnittswerten entspricht, über 2 bis 3 Jahrzehnte weitgehend unverändert erhalten bleiben. Es gelingt hierdurch gewissermaßen, 20 Jahre lang 40 Jahre alt zu bleiben.

Eine wesentliche Ursache für die altersbedingte Abnahme der maximalen Sauerstoffaufnahme pro Minute ist die geringere maximale Herzschlagzahl. Während der gesunde Durchschnittsmensch im 25. Lebensjahr etwa 195 ±10 Herzschläge pro Minute erreichen kann, gilt für den 65jährigen nur noch ein Wert von 170 ±10. Damit aber kann das Herz nicht mehr soviel Blut wie früher durch die Gefäße pumpen. Das gilt um so mehr, als gleichzeitig das sogenannte Schlagvolumen abnimmt, also diejenige Blutmenge, die bei jedem Herzschlag durch die linke Herzkammer in die große Körperschlagader ausgeworfen wird.

Zugleich verändert sich die innere und mittlere Schicht in den arteriellen Gefäßen; sie verlieren an Elastizität, was zusätzlich die Herzarbeit belastet und die Leistungsfähigkeit reduziert.

Auch die Zahl der feinen Haargefäße (Kapillaren) in der Skelettmuskulatur verringert sich, wodurch weniger Sauerstoff an die einzelne arbeitende Muskelzelle herangebracht werden kann. Hinzu kommen chemische Prozesse in der Muskelzelle, welche sich ebenfalls leistungsmindernd auswirken.

Die Lunge und damit die Atmung ist von der Alterung ebenso betroffen. Der knöcherne Teil des Brustraumes und die zugehörigen Gelenke verlieren an Elastizität. Dies gilt auch für das Lungengewebe selbst. Die Zahl der Lungenbläschen, in denen sich der Austausch von Sauerstoff und Kohlendioxid mit dem Blut abspielt, nimmt ab. Es wird mit ein und derselben eingeatmeten Luftmenge weniger Sauerstoff in das Blut geschleust. Dadurch ist der Sauerstoffgehalt des Bluts beim älteren Menschen geringer als beim jüngeren.

Das Training beginnen

Wie soll man nun vorgehen, wenn man z. B. zwischen 30 und 60 Jahre alt ist und schon lange kein Ausdauertraining mehr betrieben hat? Als erstes sollte man sich sportärztlich untersuchen lassen, um festzustellen, ob man normal belastbar ist. Das Ergebnis dieser Untersuchung kann auch entscheidend sein für die zu wählende Sportart. Liegen z. B. bei einer stark übergewichtigen Person schon erhebliche Schäden an Knie- oder Hüftgelenken vor, wäre ein Lauftraining denkbar unzweckmäßig. Hier wäre vielmehr Radfahren oder Schwimmen zu empfehlen, falls nicht wiederum andere Gründe gegen diese Sportarten sprechen.

Die Qual der Wahl

Wenn der Arzt zu dem Ergebnis kommt, daß man sich normal belastbar ist, sollte man sich für eine Sportart entscheiden, die einem dem Gefühl nach am meisten liegt. Es gibt Menschen, denen Laufen, Radfahren oder Schwimmen allein oder auch gemeinsam mit anderen nicht liegt, weil sie von Natur aus „Spielertypen" sind. Das ist beispielsweise einer der Gründe dafür, daß die Zahl der Tennisspieler in der Bundesrepublik Deutschland so stark zunimmt. Man sollte aber natürlich darauf achten, eine solche Spielsportart zu wählen, die tatsächlich die gesundheitlich wünschenswerten Anpassungserscheinungen vermittelt. Für den gesunden Menschen zählt Tennis dazu.

Entscheidet man sich für ein Dauerlauftraining (Jogging), sollte

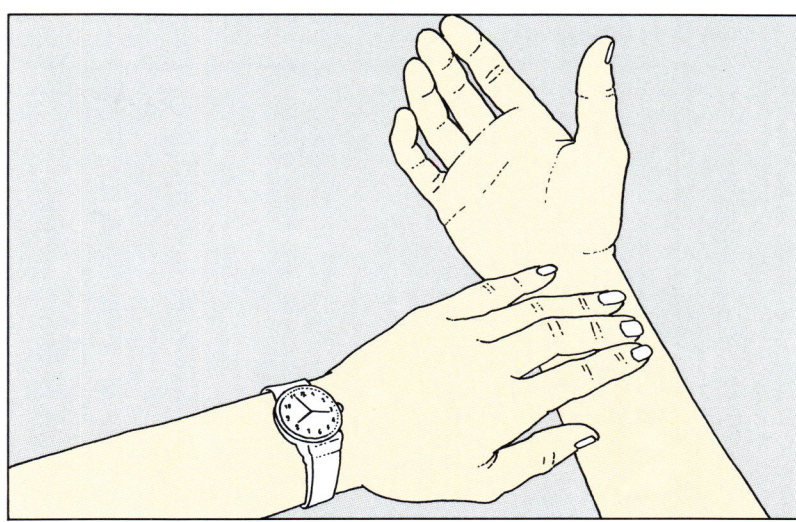

Pulsmessung *Von der Daumenseite her kommend, den Puls etwa 2 bis 3 cm unterhalb des Handgelenks mit den Fingerbeeren von Zeige-, Mittel- und Ringfinger tasten. Die Schläge innerhalb von 10 Sekunden zählen und mit 6 multiplizieren*

man folgendermaßen vorgehen: In ganz leichtem Trab legt man probeweise eine Strecke von beispielsweise 100 m zurück. Danach geht man in ein normales Gehtempo über und mißt seine Pulszahlreaktion. Das geschieht z. B. durch Auflegen von Zeige- und Mittelfinger auf die *Arteria radialis* („Pulsschlagader") oberhalb des Handgelenkes. Sie ist leicht auffindbar, und man kann an dieser Stelle die Herzschlagzahl gut beurteilen. Ähnliches gilt für die Halsschlagader seitlich des Kehlkopfes. Hierbei ist allerdings darauf zu achten, daß die Ader nicht zugedrückt wird. Dann kann nämlich unter Umständen über bestimmte Nervenzellen eine starke Verringerung der Herzschlagzahl ausgelöst werden, die Gefahren mit sich bringt. Zum Zählen genügt der

Sekundenzeiger einer Armbanduhr (siehe Abb.). Man registriert direkt nach Beendigung des Laufens, aber im Weitergehen über eine Zeitspanne von 10 Sekunden und multipliziert den erhaltenen Wert mit 6, um so den Minutenwert zu erhalten. Eine kürzere Meßzeit als 10 Sekunden ist unzweckmäßig, weil sich dann in der Umrechnung auf eine Minute jede Ungenauigkeit beim Zählen zu stark auswirkt.

Andererseits sollte man auch nicht länger als 10 Sekunden messen, weil die vom Laufen erhöhte Pulszahl sehr schnell absinkt und dann zu niedrige Werte ergibt. Optimal wäre daher das Messen während des Laufens selbst, was aber nur dem Erfahrenen oder mit Hilfe eines Spezialgerätes gelingt.

Belastung langsam steigern

Wenn man zwischen 30 und 60 Jahre alt ist, sollte man auf Pulszahlen von 130 bis 140 pro Minute kommen, dann war das gewählte Trabtempo genau richtig. Nun kann man erneut eine Laufdistanz von 50 bis 100 m in dem vorherigen Tempo zurücklegen und die Messung wiederholen. Fühlt man sich danach stärker belastet, sollte man das Training für diesen ersten Tag beenden. An den nachfolgenden Trainingstagen kann man von Mal zu Mal die Laufstrecke um beispielsweise 100 oder 200 m usw. verlängern. Auf diese Weise kommt man schon nach 4 Wochen bei z. B. dreimal wöchentlichem Training auf längere Laufdistanzen. Es ist jetzt natürlich nicht mehr nötig, das Laufen so häufig zu unterbrechen, um den Puls zu messen. Statt dessen sollte man sich darum bemühen, immer längere Strecken ohne Pause mit unvermindertem Tempo entsprechend den genannten Pulszahlen durchzuhalten. So lernt man schon nach kurzer Zeit, 5 bis 10 Minuten ununterbrochen durchzulaufen. Das Endziel sollte schließlich sein, ohne Pause im gemächlichen Trabtempo z. B. 30 Minuten durchstehen zu können.

Dieses Grundprinzip gilt auch für Sportarten wie Radfahren, Schwimmen oder Skilanglauf. Im Wasser dürfen Pulszahlen etwas niedriger liegen, während sie sich z. B. beim Skilanglauf auch um 20 Schläge darüber befinden dürfen.

Natürlich lassen sich diese Pulsleitzahlen nicht auf Spielsportarten übertragen. Hier liegen bei Belastungsspitzen die Pulsfrequenzen zwangsläufig höher und sinken bei eintretenden Pausen unter die angestrebten Werte.

Faustregeln für Ausdauertraining

Wenn ein Ausdauertraining sinnvoll und den eigenen Lebensumständen angepaßt sein soll, muß man folgendes beachten:

- Es muß sich um dynamische Beanspruchungen großer Muskelgruppen handeln, z. B. Laufen, Radfahren, Skilanglauf, Bergwandern, Schwimmen, Fußball, Handball, Hockey, Tennis.
- Die Belastungsdauer muß bei gesunden männlichen und weiblichen Personen, die unter 50 Jahre alt sind, so hoch sein, daß Pulsfrequenzen von 130 pro Minute überschritten werden, jedoch nicht 160 pro Minute.

In dem genannten Bereich treten durchweg die optimalen Anpassungserscheinungen der inneren Organe und Skelettmuskulatur ein. Höhere Pulszahlen sind keineswegs schädlich, erreichen aber bei den weitaus meisten Personen nicht denselben Effekt. Bleibt man in niedrigeren Pulszahlen, ist die Reizintensität zu gering.

Ist der Betreffende älter als 50 Jahre und nach ärztlicher Aussage normal belastbar, so sollte man sich nach der Faustregel halten: 180 minus Lebensalter in Jahren gleich Pulszahl im Training. Das hieße z. B. bei einem 70jährigen: 180 − 70 = Pulszahl 110 pro Minute als Mindestpulszahl während des Trainings.

- Man sollte wenigstens dreimal wöchentlich, besser viermal wöchentlich trainieren. Die Belastungsdauer sollte dabei 30 bis 40 Minuten betragen. Für das Herz-Kreislauf-System allein würde auch schon eine Belastungsdauer von 10 Minuten ausreichen. Verschiedene der heute bekannten Schutzmechanismen im Stoffwechselbereich und im Blut können jedoch mit einer derartig kurzfristigen Belastungsdauer nicht erzielt werden.

Aufwärmen und abkühlen

Grundsätzlich sollte jedem Training und jedem Spiel ein Aufwärmen vorangehen. Je höher das Alter, desto größer die Bedeutung der Aufwärmphase (siehe S. 132 bis 137). Sie hat die Aufgabe, die Muskulatur für die spätere Leistung vorzuwärmen. Dehnungsübungen sind hierbei von besonderer Bedeutung zur Vorbeugung von Muskelzerrungen und -rissen. Herz, Kreislauf, Atmung und Stoffwechsel benötigen sowieso einige Minuten, um sich voll auf eine Leistung schon von mittlerer Intensität einzustellen.

Nach dem Training sollte eine Abkühlphase folgen, in der man die vorangegangene Arbeitsintensität reduziert und erst langsam die Belastung ganz einstellt.

Falscher Ehrgeiz schadet

Besonders beim älteren Menschen ist es wichtig, keinen Leistungsehrgeiz zu entwickeln und einen eventuellen Ansporn durch andere zu erhöhter Leistung nicht zu beachten. Entscheidend muß allein die persönliche Leistungssituation sein. Hingegen ist auf Symptome aus dem eigenen Körper zu achten. Schwindelgefühl, Kopfschmerz, Unwohlsein oder Brechreiz sowie Schmerzen sollten Anlaß geben zur Verringerung oder vorzeitigen Beendigung der Trainingseinheit. In jedem Falle ist bei Beschwerden ein Arzt aufzusuchen.

Was im Körper passiert

Schon nach wenigen Trainingswochen sind in der trainierten Skelettmuskulatur chemische und kreislaufmäßige Anpassungen zu beobachten. Die Zahl der Kraftwerke (Mitochondrien) in der Skelettmuskelfaser nimmt zu. Damit ist eine Steigerung der aeroben Leistungsfähigkeit (siehe S. 101) verbunden. Ebenfalls steigt der Gehalt an rotem Muskelfarbstoff (Myoglobin), der die Aufgabe hat, den Sauerstoff von der Zellmembran bis zur Mitochondrie zu transportieren. Damit wird die Sauerstoffversorgung der Zelle verbessert. Die Glykogendepots in der Muskelzelle, die Speicherform der energieliefernden Kohlenhydrate, wachsen ebenfalls an. Die Zahl der Haargefäße (Kapillaren) in der Skelettmuskulatur nimmt zu; dies erleichtert den An- und Abtransport von Nahrungs- bzw. Schlackenstoffen.

Wie günstig sich eine ausdauertrainierte Skelettmuskulatur auf die Gesundheit von Herz und Atmung auswirkt, kann man experimentell leicht untersuchen. Dazu trainiert man im Sitzen auf dem Fahrradergometer (siehe S. 138) nach dem erwähnten Trainingsschema z. B. dreimal wöchentlich ein Bein, belastet aber das andere dabei nicht. Schon nach wenigen Trainingswochen stellt man bei

Wann man nicht trainieren darf

• Auf gar keinen Fall trainieren darf man bei Fieber infolge einer Infektion, weil dann bleibende organische Schäden drohen. Es gab schon mehrfach Todesfälle, weil bei höherem Fieber trainiert wurde.

• Mit vollem Magen sollte kein Ausdauertraining betrieben werden. Ein voluminös gefüllter Magen kann in Verbindung mit mechanischen Erschütterungen, z. B. beim Laufen, auf dem Nervenwege zu Störungen der elektrischen Aktivität im Herzmuskel führen. Dies kann im Extremfall sogar einen sogenannten Sekundenherztod zur Folge haben.

• Besondere Vorsicht – vor allem für ältere Menschen – ist geboten, wenn die Umgebungstemperatur hoch ist. Das gilt speziell für Temperaturen von 28 °C und darüber. Durch die muskuläre Arbeit und die damit verbundene Energiefreisetzung entsteht auch mehr Wärme. Eine hohe Umgebungstemperatur verhindert nun eine schnelle Ableitung der vom Körper erzeugten Wärme. Hitzestau, Hitzekollaps, Hitzschlag oder Sonnenstich können die Folge sein.

Auch eine hohe Luftfeuchtigkeit behindert die Temperaturregulation des Körpers. Der produzierte Schweiß kann kaum noch verdampfen. Nur die Schweißverdampfung aber bringt dem Körper die gewünschte Kühle.

• Wenn man gerade in einer Höhe von mehr als 2000 bis 2500 m eingetroffen ist (z. B. mit dem Lift), sollte man seinem Organismus mindestens 10 bis 15 Minuten Zeit zur Gewöhnung geben. Beachten muß man auch, daß die Pulszahl für ein und dieselbe Laufbelastung in mittlerer Höhe schon deutlich höher liegt. Man muß deshalb das gewohnte Lauftempo reduzieren.

dem trainierten Bein fest, daß bei ein und derselben Belastung die Herzschlagzahl deutlich geringer wird. Das bedeutet, die Herzarbeit ist kleiner geworden und somit auch der Sauerstoffbedarf des Herzmuskels, der den Engpaß bei Durchblutungsstörungen der Herzkranzgefäße darstellt. Auch die Atmung wird erheblich sparsamer.

Im Herzen selbst wächst bei Ausdauertraining die Blutmenge, die pro Herzschlag in die Blutbahn ausgeworfen wird (Schlagvolumen). Dementsprechend kann die Herzschlagzahl (Pulszahl) verringert werden. Gleichzeitig nimmt auch die Kontraktionskraft des Herzens ab, verbunden mit einer Herabsetzung der „Streßhormone" (Adrenalin und Noradrenalin) im Blut. Alle genannten Mechanismen führen zu ein und demselben Resultat: Der Herzmuskel benötigt weniger Sauerstoff. Sollte hier sowieso ein Engpaß vorliegen, so kann die Gefahr einer ungenügenden Sauerstoffbelieferung des Herzmuskels gewissermaßen in eine höhere Belastungsstufe verschoben werden – es entsteht eine relative Schutzzone. Gleichzeitig verlängert sich die Erschlaffungsphase des Herzens (Diastole). Dabei handelt es sich um diejenige Herzphase, in der der Herzmuskel am stärksten durchblutet wird. Dauert dies länger, kann der Sauerstoff besser zur einzelnen Herzmuskelzelle transportiert werden.

Auch im Blut wirkt sich das Training vorteilhaft aus. Die roten Blutkörperchen vergrößern ihre Elastizität, werden damit in den kleinsten Blutgefäßen leichter verformbar und können diese somit besser passieren. Die für die Blutgerinnung und eventuell eintretende Thrombose (Blutgerinnsel in den Blutgefäßen) verantwortlichen Blutplättchen haben im ausdauertrainierten Zustand weniger die Neigung, zusammenzuklumpen oder an Gefäßwänden hängenzubleiben. Damit nimmt die Gefahr einer Thrombose ab.

Ein letztes Beispiel für die positive Wirkung des Ausdauertrainings: Bekannt ist, daß das sogenannte Cholesterin (ein Fettstoffwechselprodukt) arteriosklerotische Veränderungen an den Gefäßwänden hervorrufen kann. Seit etwa einem Jahrzehnt weiß man darüber hinaus, daß gewissermaßen zwischen einem „guten" und einem „schlechten" Cholesterin unterschieden werden muß. Das erstere kürzt man ab mit den drei Buchstaben HDL (High Density Lipoprotein), das letztere mit LDL (Low Density Lipoprotein). Ausdauertraining ist nun in der Lage, in erheblichem Maße HDL zu vergrößern und LDL zu vermindern. Hierdurch kann Ausdauertraining arteriosklerotischen Veränderungen, also der „Arterienverkalkung", entgegenwirken.

Sport im Alltag

Nach den allgemeinen Ausführungen über die Wirkung sportlicher Aktivitäten auf den menschlichen Körper werden auf den folgenden Seiten nun die volkstümlichsten Sportarten vorgestellt.

Dabei stehen nicht so sehr die Ausrüstung und die Technik im Vordergrund, sondern stets die gesundheitlichen Aspekte.

So kann sich jeder nach seinem persönlichen Befinden, das, wie schon mehrfach betont, zunächst vom Sportarzt beurteilt werden muß, den Sport heraussuchen, der ihm am meisten liegt. Hinzu kommt ein gymnastisches Übungsprogramm (S. 132 bis 137), das man auch alleine in den eigenen vier Wänden ausüben kann. Gymnastik ist einerseits geeignet, den Körper für die gewählte Sportart fit zu machen; andererseits bietet ein sinnvoll zusammengestelltes Gymnastikprogramm all denen, die wenig Zeit haben, schon einen guten Ausgleich für den Bewegungsmangel im Alltag. Man kann damit hervorragend seine Koordination, Gelenkigkeit, Muskelkraft und Schnellkraft verbessern. Wenn man entsprechende Ausdauerbelastungen einbaut, wird außerdem noch die Leistungsfähigkeit des Herz-Kreislauf-Systems größer. Ergänzen läßt sich das häusliche Training mit Geräten wie Fahrradergometer, Baligerät, Trockenrudergerät usw. (siehe S. 138).

Das breite Angebot, das uns heute im Sport zur Verfügung steht, macht es jedem leicht, das für ihn passende Training zu finden. Schon nach wenigen Wochen wird man feststellen, wieviel wohler man sich fühlt.

Laufen

Das Dauerlaufen oder Jogging ist die schnellstwachsende Sportart unserer Zeit. Lag sie in der Bundesrepublik Deutschland 1960 nach Schätzwerten bei 50 000, so sind es heute etwa zwei Millionen, die zweimal oder öfter in der Woche laufen. In den Vereinigten Staaten waren es 1960 etwa 200 000, heute sind es zwischen 30 und 40 Millionen, die den Laufsport betreiben.

Schon in den letzten zwei Jahrzehnten des vergangenen Jahrhunderts tauchte in den Vereinigten Staaten das Wort „Jogging" auf. Man versteht darunter das Laufen in einem als angenehm empfundenen Tempo. Es soll der körperlichen Kräftigung und der geistigen Entspannung dienen.

Der Lauf ist neben dem Gehen die natürlichste Bewegungsform des Menschen. Dennoch ist der Dauerlauf im Sinne des Joggings nicht für jedermann geeignet. Wer gerne schnell laufen will, ist kein Joggertyp, und wer beim Laufen Langeweile empfindet, ebenfalls nicht. Darüber hinaus sollten die gesundheitlichen Voraussetzungen stimmen.

Das wichtigste Werkzeug des Läufers ist verständlicherweise das Schuhwerk. Trainingsschuhe mit hartem Oberleder oder dünnem Leinenstoff können nach kurzer Zeit zu Fußbeschwerden führen. Nur spezielle Laufschuhe bieten den entsprechenden Komfort (siehe S. 107).

Heute wird zwar eine ganze Palette modischer Kleidungsstücke für Jogger angeboten, aber es wäre falsch zu meinen, man müsse sich zunächst eine kostspielige Ausrüstung an-

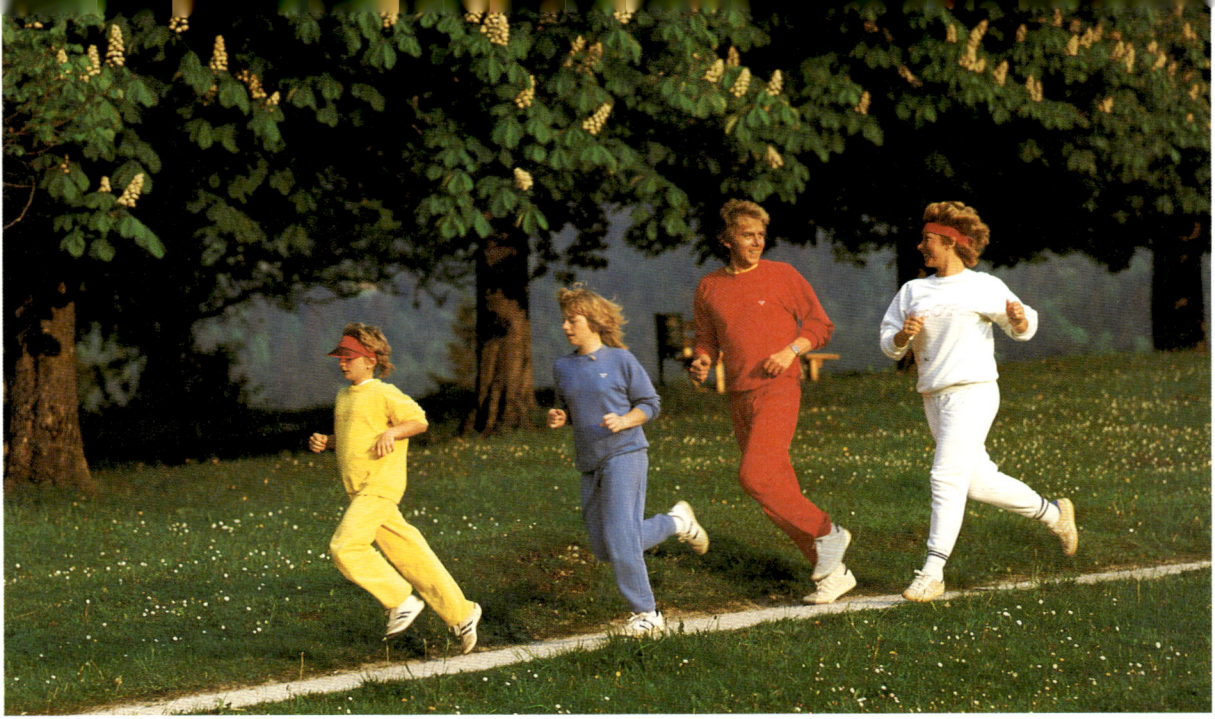

Für den gesundheitlichen Gewinn ist es gleich, zu welcher Tageszeit man läuft. Ideal ist jedoch, 2 bis 3 Stunden nach der letzten Mahlzeit mit dem Training zu beginnen

schaffen, um überhaupt trainieren zu können. Sparen sollte man lediglich nicht bei den Schuhen, denn hier sind die guten Modelle leider oft auch die teuersten.

Für die übrige Kleidung gilt, daß sie bequem und der Witterung angepaßt sein muß. Schweißaufsaugende Unterwäsche aus Baumwolle und gut sitzende, nicht zu dünne Socken aus Baumwolle oder Wolle bilden sozusagen die Basis. Je nach Außentemperatur empfehlen sich dann Turnhose, T-Shirt mit kurzen oder langen Ärmeln oder Trainingsanzug, ergänzt durch Stirnband oder Mütze und Handschuhe.

Wo soll man laufen?

Ein Stadtpark mit weichem Boden in Form von Gras- oder Sandwegen ist der ideale Ort zum Laufen. Die An-

wesenheit anderer Jogger verleiht sensiblen Naturen das Gefühl, nicht aufzufallen. Ein großer Nachteil von Stadtparks sind jedoch die herumstreunenden Hunde. Aschenbahnen von Schulen und Sportplätzen haben den Vorteil, daß man Geschwindigkeit und Entfernung genau einschätzen kann. Ein Nachteil ist jedoch die Langeweile, die beim Laufen auf derartigen Bahnen leicht aufkommt.

Beim Laufen auf Straßen sollte man bedenken, daß Asphalt elastischer ist als Beton. Grundsätzlich ist auf der linken Straßenseite zu laufen, um entgegenkommende Autos besser sehen und ihnen ausweichen zu können. Besondere Vorsicht ist in der Dunkelheit geboten. Lichtreflektierende Kleidung ist notwendig, und dennoch muß man sich über eine vergrößerte Unfallgefahr im klaren sein.

Deshalb sollte man solche Situationen vermeiden.

Das Wetter läuft mit

Erfahrene Läufer lassen sich nicht vom Wetter entmutigen und genießen es oft sogar, im Regen zu laufen. Hitze und Feuchtigkeit können allerdings gefährlich sein, wenn man nicht auf die Zeichen des Körpers achtet und sich selbst immer weiter antreibt (siehe S. 103 bis 105). Viele raten zu Trainingshosen nur, wenn die Temperatur unter 10 °C sinkt. Joggen kann bei kaltem Wetter kräftigend und angenehmer sein als eine sportliche Betätigung in der warmen Jahreszeit, da sich der Körper nun keine besondere Mühe machen muß, um überschüssige Wärme abzugeben. Es gibt keinerlei Hinweise dafür, daß Laufen bei niedrigen Temperaturen Erkältungen fördert. Wer nach dem Training eine längere Strecke mit dem Auto fahren muß, sollte die verschwitzten Kleidungsstücke wechseln. Schnell umziehen sollte man sich auch, wenn man im Regen gejoggt hat.

Individuelle Trainingszeiten
Die ideale Zeit zum Joggen liegt 2 oder 3 Stunden nach der letzten Mahlzeit. Läuft man vor dem Essen, kann man sicher sein, daß die vorangegangene Mahlzeit inzwischen verdaut ist und die nunmehr einsetzende Belastung den Appetit zügeln hilft. Das ist natürlich für jemanden interessant, der abnehmen möchte.

Für den gesundheitlichen Gewinn ist es gleich, zu welcher Tageszeit man läuft. Manche Leute lieben es, direkt nach dem Aufstehen noch nüchtern einen Dauerlauf zu absol-

vieren. Anderen liegt dieser Zeitpunkt deshalb nicht, weil der Blutzuckerspiegel morgens vor dem Frühstück am niedrigsten liegt und die muskuläre Beanspruchung eine zusätzliche Blutzuckersenkung bewirken kann. Der Trainingsgewinn aber ist für den Breitensportler zu jeder Tageszeit praktisch der gleiche.

Geringe Verletzungsgefahr
Laufen ist eine äußerst verletzungsarme Sportart. Am häufigsten sind Überlastungsschäden, die man vermeiden kann, wenn man sie rechtzeitig erkennt. Ursachen für Fußbeschwerden können sein: schlechtes Schuhwerk, Laufen auf hartem Untergrund, zu hohe Laufgeschwindigkeit, zu großer Laufumfang.

Meist spürt man zunächst Härten und ein unangenehmes Ziehen in den Beinen, was bis zum Schmerz

anwachsen kann. Bei Schmerzen im Bereich der unteren Wadengegend oder oberhalb des Fersenbeines handelt es sich oft um Reizungen oder Entzündungen der Achillessehne. Die Entzündung entsteht meist langsam, und besonders wichtig ist, daß schon bei den ersten Warnzeichen etwas unternommen wird. Man muß also unbedingt den Arzt aufsuchen. Die Ursachen sind oftmals einseitig abgelaufene Schuhe, Schuhe mit zu flachem Fersenteil und auch Training auf Sandboden, bei dem die Ferse tief einsinkt. Sehr starke Sehnenschmerzen können auf einen Sehnenanriß zurückzuführen sein. Hier muß gegebenenfalls sogar eine chirurgische Behandlung vorgenommen werden.

Ein anderer Überlastungsschaden kann eine Knochenhautentzündung des Schienbeins sein, die durch Eigenarten im Laufstil oder aber auch durch die Art der Bodenbeschaffenheit ausgelöst werden kann. Auch hier muß der Arzt weiterhelfen.

Schließlich kann es passieren, daß man sich Blasen läuft. Sie dürfen eigentlich nur bei ganz neuen, noch nicht eingelaufenen Schuhen auftreten. Gutes Schuhwerk paßt sich dem Fuß sauber an und verhindert Blasenbildungen. Man kann die Haut vorsorglich mit Hirschtalg einreiben oder aber Heftpflaster ohne Gazeeinlage auf die gefährdeten Stellen kleben. Stets sollte man die Socken auf harte Nähte untersuchen.

Treten Muskelkrämpfe auf, so hat man sich oftmals vor dem Laufen nicht genügend aufgewärmt oder aber unwillkürlich eine falsche Lauftechnik benutzt, etwa wegen Druckstellen im Schuh oder Blasen. Zu lange dauerndes Joggen kann ebenfalls in Verbindung mit Kochsalz- und

Magnesiumverlusten Muskelkrämpfe auslösen.

Wenig Aufwand – großer Nutzen
Abschließend sei noch vermerkt, daß der Dauerlauf (Jogging) diejenige Belastungsform darstellt, die trotz geringer organischer Belastung Bestwerte an gesundheitlich wünschenswerten Anpassungen erzielt. Keine andere Sportart weist so geringe Blutdruckanstiege im Vergleich zur Größe des Sauerstoffverbrauchs auf, und gleichzeitig liegt wiederum in bezug zur Größe der Sauerstoffaufnahme pro Minute der Beginn unerwünschter Milchsäureproduktion (siehe S. 101) erst im Bereich schon recht hoher Laufgeschwindigkeiten. Aus dieser Sicht rangiert der Dauerlauf eindeutig vor dem Radfahren, Bergwandern und Skilanglaufen sowie Schwimmen und Ballspielen.

Der richtige Laufschuh

Die Füße haben beim Lauftraining einiges auszuhalten, deshalb sollte man beim Schuhkauf auf ein paar Dinge achten, die einen guten Schuh auszeichnen.

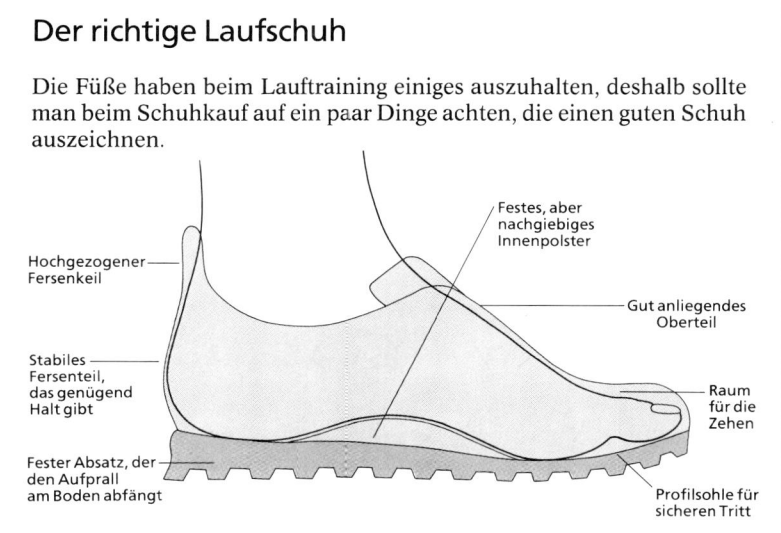

Hochgezogener Fersenkeil

Stabiles Fersenteil, das genügend Halt gibt

Fester Absatz, der den Aufprall am Boden abfängt

Festes, aber nachgiebiges Innenpolster

Gut anliegendes Oberteil

Raum für die Zehen

Profilsohle für sicheren Tritt

Tips für Läufer

Eine unverkrampfte Körperhaltung ist beim Laufen besonders wichtig. Nur dann fühlt man sich auch als Anfänger wohl und vermeidet Verletzungen.
● Kopf und Oberkörper beim Laufen gerade halten.
● Keine zu langen oder verkrampften Schritte machen.
● Den Fuß immer mit der Ferse aufsetzen und nach vorne abrollen.
● Die Arme nicht zu stark anwinkeln, sondern locker mitschwingen lassen.
● Gleichmäßig atmen.

Radfahren

Radfahrer kann man in zwei Gruppen einteilen: Die einen fahren das solide Tourenrad und die anderen die sogenannten Rennmaschinen. Ersteren geht es um die echte Radwanderung, letzteren um die sportlichen Qualitäten des Radfahrens. Selbst in den Vereinigten Staaten, dem klassischen Autoland, gibt es heute mehr als 100 Millionen Fahrräder, von denen etwa eine halbe Million für den Berufsverkehr benutzt werden.

Das Fahrrad ist ein handliches Fahrzeug für schnelle Wege zum Einkaufen, zum Arbeitsplatz oder für Familienausflüge. Wer einmal radfahren kann, verlernt es nicht mehr. Die meisten von uns fangen mit 5 bis 6 Jahren an radzufahren, und es gibt Leute, die sich dieses Beförderungsmittels noch jenseits des 90. Lebensjahres bedienen. Ob in der Ebene oder in den Bergen, das Fahrrad kann überall seinen Dienst tun und Freude machen.

Das richtige Rad

Bevor man sich ein Fahrrad kauft, muß man grundsätzlich überlegen, ob man es aus praktischen Gründen, zum Vergnügen oder für sportliche Zwecke braucht. Sowohl das Tourenrad als auch die Rennmaschine haben ihre Vorteile. Zwar besticht das leichte Gewicht und die Lauffreudigkeit des Rennrades, aber auf nicht asphaltierten Wegen hat dieses Rad nichts zu suchen. Für Radwanderungen – abseits vom Straßenrand – ist daher ein robustes Tourenrad notwendig.

Das Tourenrad alten Stils gibt es heute fast nicht mehr; es war zwar

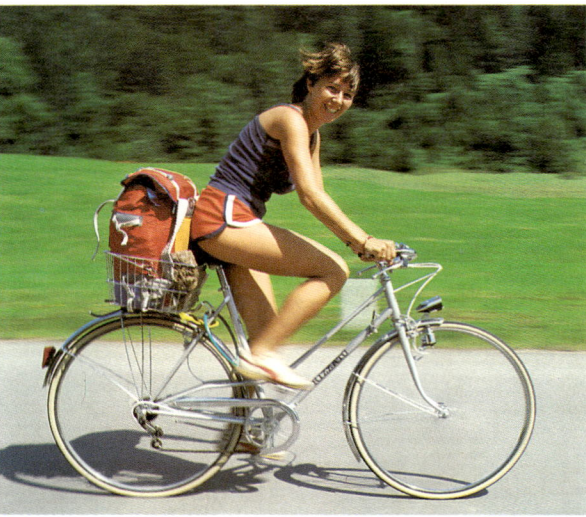

Wer gerne Radwanderungen macht, ist mit einem solchen Tourenrad mit Gepäckträger gut bedient

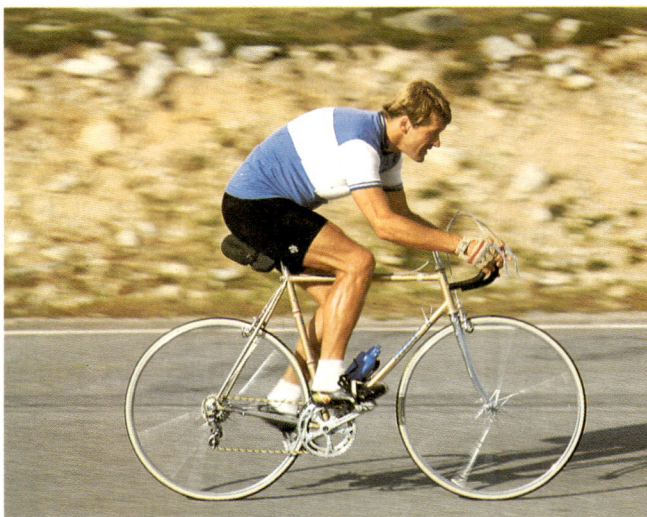

Das Rennrad eignet sich nur für asphaltierte Wege, wird aber wegen seiner Lauffreudigkeit geschätzt

sehr widerstandsfähig, hatte jedoch ein hohes Gewicht und keine Gangschaltung. Die heutigen Modelle sind leicht und laufen gut. Die Bequemlichkeit wird durch einen guten Sattel und Lenker vervollständigt.

Das Leichtbaurad bringt große Vorteile für den Radtouristen. Der Rahmen besteht aus besonders leichten Spezialrohren, das Tretlager aus Leichtmetall. Heute gibt es Touristenräder mit einem Rahmen aus Aluminium, die nur ein Gewicht von 13 kg auf die Waage bringen.

Für sportliche Paare ist das Tandem ideal. Leistungsunterschiede zwischen den Partnern werden so ausgeglichen, was bei Benutzung von zwei getrennten Rädern nicht der Fall ist. Das Tandem gibt es nicht nur in Tourenausführung, sondern auch als Rennmaschine.

In die Kategorie Halbrenner fallen alle Radtypen, die sehr leicht, aber trotzdem noch robust sind und auch auf Sandwegen benutzt werden können. Schmalere Reifen als beim Tourenrad und eine Fünf-, Acht-, Zehn- oder Zwölfgangschaltung sind charakteristisch. Besonders für Jugendliche kann der Halbrenner ideal sein. Benutzt man anstelle des Rennlenkers – der zwangsläufig zu der Katzenbuckelhaltung führt – einen gemütlicheren Tourenlenker, hat man ein schnelles Tourenrad zur Verfügung.

Je leichter die Lauffräder, um so leichter bewegt sich das Rad. Der Hobbysportler muß auf einen guten Kompromiß zwischen Gewicht und Stabilität achten. Die normale Felge wiegt zwischen 300 und 400 g und hat 36 Löcher für die Speichen. Von Rennfahrern werden auch Felgen mit

32, 28 oder 24 Speichen benutzt, womit natürlich die Stabilität sinkt.

Der Sitz am Gebrauchsfahrrad ist ein breit gefederter Sattel, der für kurze Fahrten gut geeignet ist. Seine Breite beschränkt aber die Beinkraft, und über längere Distanzen kann dies zu Hautaufreibungen führen. Sportlichere Modelle haben einen längeren und schmaleren Sattel. Kunststoffsättel sind billig und bequem, aber luft- und feuchtigkeitsundurchlässig, und verursachen gelegentlich Hautausschlag und Blasen. Ledersättel müssen durch Fetten und Kneten geschmeidig gemacht werden.

Am Fahrrad maßnehmen

Die meisten Verletzungen im Zusammenhang mit dem Fahrrad – abgesehen von einem Sturz – kommen zustande, weil die Ausrüstung falsch

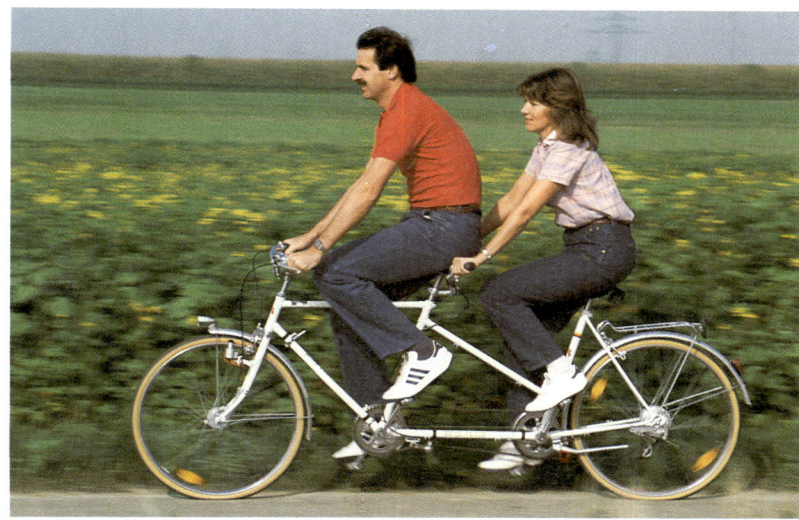

Zu zweit in die Pedale treten kann man auf dem Tandem. Wenn man erst einmal aufeinander eingeübt ist, macht das viel Spaß

angepaßt oder die Fahrtechnik schlecht ist. Darum ist es wichtig, daß der Rahmen in der richtigen Größe gekauft wird und der Sitz, die Lenkstange und die Pedale den Bedürfnissen des einzelnen entsprechen. Wenn die obere Stange des Rahmens bei einem Herrenrad 2 bis 2,5 cm unter dem Schritt ist, wenn man mit bloßen Füßen auf dem Boden steht, dann paßt das Fahrrad. Nun richtet man den Sitz ein, und zwar bei vertikalen Pedalen. Eine Ferse muß flach auf dem unteren Pedal ruhen und das Bein in gerader Stellung sein.

Was zieht man an?

Für kurze Radwanderungen sind Turnschuhe ausreichend. Bei langen Strecken gibt es bei diesen Schuhen allerdings gelegentlich Druckstellen im Ballenbereich. Radsportler tragen deshalb Spezialschuhe mit weichem Oberleder und harter, steifer Sohle. Von ihnen bekommt man keine Druckstellen und verbessert auch die Kraftübertragung auf das Pedal. Damit man nicht vom Pedal abrutscht, werden Pedalklammern auf die Sohle genagelt. Es gibt auch Schuhmodelle mit schon aufmontierten, verstellbaren Klammern. Anfänger fahren jedoch bis zur Gewöhnung mit offenen Riemen. Aber auch der erfahrene Sportler muß vor Ortschaften oder Abfahrten die Riemen öffnen.

Wegen des hohen Fahrtempos und dem dadurch entstehenden Zugwind machen sich beim Radsport Bekleidungsfehler unangenehm bemerkbar. Erkältungen, Muskelverhärtungen und Entzündungen können die Folge sein. Darum sollte man im Hochsommer ein kurzärmeliges Tri-

kot und eine kurze Fahrradhose tragen. Unter das Trikot gehört ein Unterhemd. In Übergangsjahreszeiten ist es oft in der Sonne warm und im Schatten kalt. Dann braucht man meist ein langärmeliges Trikot und eine lange Fahrradhose. Bei kühler Witterung wird zwischen Unterhemd und Trikot noch ein dünner Baumwollpulli getragen.

Im Winter sind warmhaltende, gefütterte Handschuhe, eine dicke Trainingsjacke über dem Trikot und eine Wollmütze außer den übrigen Utensilien unerläßlich. Generell zu vermeiden ist lose Kleidung, die sich in den Speichen oder Übersetzungsrädern verfangen kann. Bei langen Hosen muß man Klammern benutzen oder die Hosenbeine aufrollen.

Gesund und umweltfreundlich

Das Besondere beim Radfahren ist, daß das Körpergewicht vom Sattel getragen wird. So werden die Hüft-, Knie- und Fußgelenke entlastet. Das ist besonders bei übergewichtigen Personen von Bedeutung. Darum wird diesem Personenkreis, falls er aus gesundheitlichen Gründen ein Training aufnehmen soll, oft das Radfahren anstelle des Laufens empfohlen.

Im ebenen Gelände kann man die individuelle Trainingsbelastung sehr gut dosieren. Schwieriger wird es beim Bergauffahren. Die bereits früher genannten Pulszahl-Richtlinien gelten auch für das Radfahren. Nur ist es oft schwer, an sich selbst während des Fahrens die Pulszahl zu messen. Hier bleibt gegebenenfalls nichts anderes übrig, als abzusteigen und möglichst rasch danach in der früher beschriebenen Weise vorzugehen (siehe Seite 103). Meistens hat

man aber schon nach recht wenigen Trainingseinheiten ein gutes Empfinden für die individuell richtige Belastung.

Der Energieverbrauch kann beim schnellen Radfahren sehr groß sein. Infolgedessen kann auch das Radwandern in Verbindung mit einer entsprechenden Diät gut zur Gewichtsreduktion beitragen. Mit dem Radfahren wird in hervorragender Weise das innere Organsystem wie Herz, Kreislauf, Atmung und Stoffwechsel trainiert und ferner die Kraft in der Bein- und Beckengürtelmuskulatur erhöht.

Radwandern, z. B. am Wochenende, ist ein echter Familiensport. Daher kommen hier gesundheitliche und soziale sowie umweltfreundliche Gesichtspunkte in einer Sportart zusammen.

Tips für Radfahrer

Übliche Leiden sind starre Hände und Finger. Dies rührt von den Stößen her, die über die Lenkstange übertragen werden. Hier einige Tips:
● Bei längeren Fahrten auf unebenem Gelände gepolsterte Handschuhe tragen und auch die Lenkstange polstern.
● Die Handstellung während der Fahrt oft wechseln und die Lenkstange gegebenenfalls höher machen, damit das Gewicht weiter nach hinten verlagert wird.
● Den Luftdruck im Vorderreifen leicht verringern, damit Stöße aufgefangen werden.

Wandern

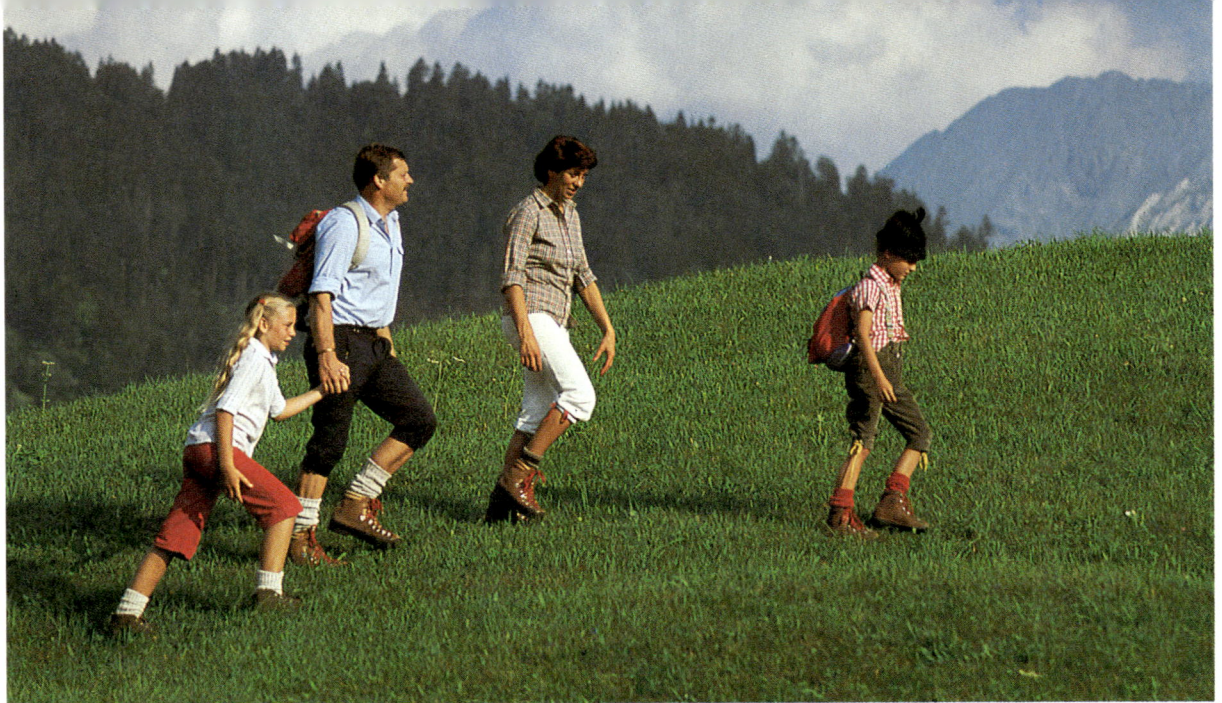

Beim Wandern steht neben der körperlichen Betätigung vor allem die Freude am Naturerlebnis im Vordergrund. In welchem Gelände man wandert, bleibt dem persönlichen Geschmack überlassen

Gerade im deutschsprachigen Raum ist das Spazierengehen eine beliebte Freizeitbetätigung. So angenehm entspannend es wirken kann und sosehr es geeignet ist, Naturschönheiten wahrzunehmen, hat es doch einen Nachteil: Die Belastungsintensität ist zu gering, um eine Reizschwelle zu überschreiten, die in den inneren Organen und im Stoffwechsel gesundheitlich wünschenswerte Anpassungserscheinungen erzielen könnte (siehe S. 101 bis 103). Aus gesundheitlicher Sicht verbleibt also beim Wandern lediglich ein Antistreßeffekt, der natürlich auch schon wichtig genug ist. Und den Umstand, daß man beim Wandern mit der Natur vertrauter wird, sollte man nicht unterbewerten.

Bewußt gehen

Darüber hinaus kann Gehen in jedem Alter betrieben werden, gegebenenfalls auch von kranken oder vorgeschädigten Personen. Beim Gehen im Sinne von Wandern sollte man lange Schritte machen, die Beine aus den Hüften schwingen und die Fußspitzen genau nach vorne richten. Der Gang soll aufrecht sein und durch das Schlenkern der Arme unterstützt werden.

Die Wandergeschwindigkeit soll bis zu 6 km/h betragen. Wenn man mehr Übung hat, sollte man zunächst die Entfernung und dann erst die Gehgeschwindigkeit vergrößern. Bewußtes Gehen läßt sich auch gut in die tägliche Routine einbauen. Man kann z. B. ein paar Stationen früher aus dem Bus oder aus der Straßenbahn aussteigen, zu Fuß zum Einkaufen gehen und auch sonst jede Möglichkeit zum Gehen ausnutzen.

Steigungen sind gesund

Können bei einer Wanderung Höhenunterschiede im Mittel- oder gar Hochgebirge überwunden werden, stellen sich dazu noch die gewünschten Wirkungen auf das Herz-Kreislauf-System und den Stoffwechsel ein. Dann rückt dieses Bergwandern nach dem Dauerlauf sogar an die zweite Stelle der anzuratenden sportlichen Aktivitäten, gemeinsam mit Radfahren und Skilanglaufen.

Man gehe Steigungen, vor allem lange, immer langsam an, mit möglichst gleichmäßigem Schritt, und bleibe im Anstieg nur stehen, wenn es unbedingt nötig ist. Andererseits: Gewalttouren zahlen sich nie aus, schon gar nicht im Alter!

Training mit Treppensteigen

Eine besondere Form des Gehens ist das Treppensteigen – die stärkste körperliche Beanspruchung in unserem heutigen Alltagsleben.

Das Treppaufsteigen benötigt etwa dreimal so viele Kalorien wie das Treppabsteigen. Mit einer positiven Einstellung zum körperlichen Training kann aus der täglichen Notwendigkeit, die Höhe von mehreren Stockwerken zu überbrücken, ein nützliches Trainingsprogramm entstehen. Man verzichtet auf den Lift und geht in gleichmäßigem Tempo die Stufen hinauf. Für die Gehgeschwindigkeit gelten wiederum die Pulsfrequenzregeln (siehe S. 103 bis 105). Man kann langsam die Zahl der Stufen erhöhen. Ein Angestellter mit sitzender Tätigkeit, der täglich z. B. 8 Minuten Treppen steigt, absolviert damit ein ausgezeichnetes Trainingsprogramm für das Herz-Kreislauf-System. Es ist allerdings immer noch nicht ausreichend, um auch die wertvollen Anpassungen im Stoffwechsel zu erreichen.

Tips für Wanderer

● Je nach Gelände leichte Laufschuhe, Wanderstiefel oder Bergwanderschuhe anziehen.

● Dünne Wollsocken oder Wanderstrümpfe mit Frotteesohle und bequeme, schweißaufsaugende Kleidung wählen. Auch den Regenschutz nicht vergessen.

Badminton

Diese Sportart ist für Frauen und Männer gleichermaßen geeignet. Das gilt vor allem dann, wenn es nicht in der streng sportlichen Form, sondern als Federball gespielt wird.

In sportlicher Form als Badminton kommt es dem Squash (siehe S. 113) sehr nahe. Koordination (Technik), Gelenkigkeit, Schnellkraft und allgemeine aerobe wie auch zum Teil anaerobe Ausdauer werden abverlangt (siehe S. 101 bis 103). Die Trainingsreize auf Herz, Kreislauf, Atmung und Stoffwechsel sind allerdings relativ gering. Infolge der hohen Konzentrationsbeanspruchung und des großen Schnellkrafteinsatzes sowohl beim Schlag wie bei der Beinarbeit sind auch hier hohe Streßhormonspiegel (Adrenalin und Noradrenalin) zu verzeichnen. Das mindert die gesundheitliche Bedeutung des Spiels. Ohne diesen Streß als Freizeitspiel betrieben, wächst dementsprechend die gesundheitliche Bedeutung.

Federball: ein Familienspiel

Ein besonderer Vorzug des Spiels ist die breite Skala der Spielmöglichkeiten. Man kann den Ball nur einfach hin- und herschlagen, wobei die Entfernungen wie die Härte der Schläge wechseln können. Man kann auch die Zahl der hin- und herfliegenden Bälle zählen und versuchen, immer neue „Rekorde" aufzustellen. Es läßt sich über eine Schnur oder über ein Netz spielen, zu zweit oder zu viert. Und schließlich kann man wirklich Badminton spielen, das schnelle, kräfteraubende Spiel mit seinen hohen Ansprüchen an Reaktionsfähig-

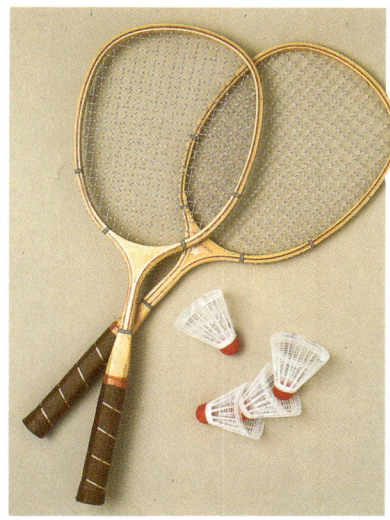

So ein Federballspiel paßt als sportlicher Begleiter in jedes Urlaubsgepäck

keit, Wendigkeit, Start- und Sprungvermögen.

Mit Federball oder Badminton schult man sein Reaktionsvermögen und die Skelettmuskulatur im Hinblick auf Schnellkraft und Schnelligkeit. Nachteilig hingegen ist der geringe Trainingseffekt für das Herz-Kreislauf-System und den Stoffwechsel.

Vorsicht bei Herzschäden

Von der Art und Weise, in der das Spiel betrieben wird, hängt ab, für wen es in Frage kommt. Für Personen mit Herzschäden oder zu hohem Blutdruck ist es keinesfalls empfehlenswert. Die häufigsten Verletzungen sind Muskel- und Sehnenzerrungen oder Sehnenrisse und Verrenkungen. Am meisten betroffen sind die Fußgelenke.

Tischtennis

Aus dem einstigen Pingpongspiel hat sich eine hochkarätige Sportart entwickelt. China hat den größten Tischtennisverband der Welt, und es gibt 50 Millionen aktive Tischtennissportler. Auch in der Bundesrepublik Deutschland zählt der Deutsche Tischtennis-Bund zu den stärksten Sportverbänden.

Tischtennis hat den Vorteil, daß man es unabhängig von Wind, Wetter und Tageszeit allerorten spielen kann. Man benötigt lediglich einen genügend großen Raum – mindestens 5 m Platz nach jeder Seite hinter dem Plattenrand – und die vorgeschriebene Tischtennisausrüstung.

Spiel für Reaktionsschnelle

Gefordert werden beim Tischtennis vor allem Koordination (Technik), Konzentrationsvermögen, Schnellkraft und Schnelligkeit sowie im beschränkten Umfang lokale und allgemeine aerobe Ausdauer (siehe S. 101 bis 103). Allerdings sind die Laufbelastungen beim Tischtennis weitaus geringer als beim Tennis, dafür die Erholungspausen kürzer.

Der Spieler ist fast ununterbrochen auf einem Platz von rund 20 m² in Bewegung. Noch mehr als beim Tennis spielt das Zusammenziehen einzelner Muskelabschnitte mit entsprechenden Durchblutungsbehinderungen in dieser Muskulatur eine Rolle. In Verbindung mit diesem Vorgang sowie der sehr intensiven psychischen Anspannung sind Herzschlagzahlen von 180 pro Minute keine Seltenheit.

Der Tischtennisspieler sollte ein kurzärmeliges Hemd oder T-Shirt,

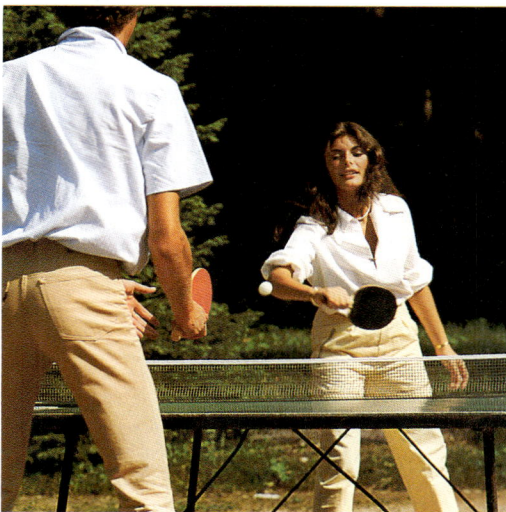

Konzentration und Schnelligkeit sind beim Tischtennis gefordert

Turnhose, gut ansitzende Socken und rutschfeste Turnschuhe mit gutem Fußbett tragen. Für die Spielpausen braucht man einen Trainingsanzug, um Abkühlung und Erkältungen zu vermeiden.

Die Kraft geht in die Beine

Tischtennis hat den Vorteil, daß es das Konzentrations- und Reaktionsvermögen hervorragend schult, verbunden mit schnellen muskulären Bewegungen. Vor allem die Beinmuskulatur wird gekräftigt, dagegen bleibt jedoch die übrige Muskulatur, abgesehen von der des Schlagarmes, weitgehend unberührt. Man kann mit Tischtennis auch keine nennenswerten Ausdauertrainingsreize auf die inneren Organe setzen. Wenn in der Halle gespielt wird, entfallen außerdem klimatische Reize.

Tennis

Tennis ist ein eleganter, rassiger Sport, für Frau und Mann gleichermaßen geeignet und kann vom Kindes- bis zum hohen Alter betrieben werden. Von besonderer Bedeutung ist hier die Koordination, also das Feingefühl im Umgang mit dem Ball über den verlängerten Arm, den Schläger. Daneben braucht man aber, wegen der Größe des Tennisplatzes, auch eine allgemeine aerobe Ausdauer (siehe S. 101 bis 103). Das feinste Ballgefühl, die beste Schlagtechnik können nicht zum Tragen gebracht werden, wenn man nicht auch noch in der 2. und 3. Stunde des Spiels über genügend Ausdauerleistungsfähigkeit verfügt, um vom Gegner klug plazierte Bälle erlaufen zu können.

Geringe Milchsäureproduktion

Früher glaubte man einmal, daß durch die schnellen, kurzen Antritte, die vielen Richtungswendungen und das schnelle Laufen zwangsläufig eine hohe Milchsäureproduktion (siehe S. 101) eintreten müßte. Dementsprechend war man in der Sportmedizin überrascht, bei den ersten Untersuchungen über das Verhalten des Milchsäurespiegels im Blut während des Tennisspiels nur geringe Mengen dieser Substanz entdecken zu können.

Nur bei außergewöhnlich langdauernden Ballwechseln, verbunden mit viel Laufarbeit, kann einmal der Milchsäurespiegel ausnahmsweise deutlich ansteigen. Das ist aber, wie die entsprechenden Untersuchungen zeigten, sowohl bei Spitzenspielern als auch bei durchschnittlich lei-

stungsfähigen Tennisspielern sehr selten der Fall. Was ist der Grund für die geringe Milchsäureproduktion beim Tennisspiel trotz der intensiven, ruckartigen Schnellkraftbelastungen? Grundlage für jede Muskelan- und -entspannung ist der Zerfall von Adenosintriphosphat (ATP). Dabei werden große Energiemengen freigesetzt, die das Zusammenziehen und Erschlaffen des Muskels bewirken. Von diesem ATP hat die Muskelzelle jedoch nur so geringe Vorräte, daß dieses Depot nach 2 bis 3 Sekunden aufgebraucht ist. Andererseits aber ist ATP lebensnotwendig – sonst könnten wir weder atmen noch sprechen oder die Augenlider bewegen. Infolgedessen sorgt die Natur dafür, daß ununterbrochen abgebautes ATP neu aufgebaut wird. Der hierfür zuständige Speicher heißt Kreatinphosphat (KP). Aber auch er ist im Muskel nur in begrenzter Menge vorhanden. Bei maximaler Leistung wie z. B. beim 100-m-Lauf reicht die Kombination von ATP und KP für höchstens 6 bis 8 Sekunden aus. Deshalb muß das KP seinerseits ständig neu aufgebaut werden, um die lebensnotwendige Funktion des ATP aufrechtzuerhalten. Wenn die hohe Belastung anhält, geschieht das durch den Abbau von Kohlenhydraten bis zur Milchsäure.

Die Milchsäurebildung erreicht bei einer Belastungsdauer von 40 bis 45 Sekunden ihren Gipfelwert. Da Milchsäure nur sehr langsam die Muskelzelle verlassen kann, häuft sie sich dort an und führt als Säure zu einer Übersäuerung. Je nach Stärke

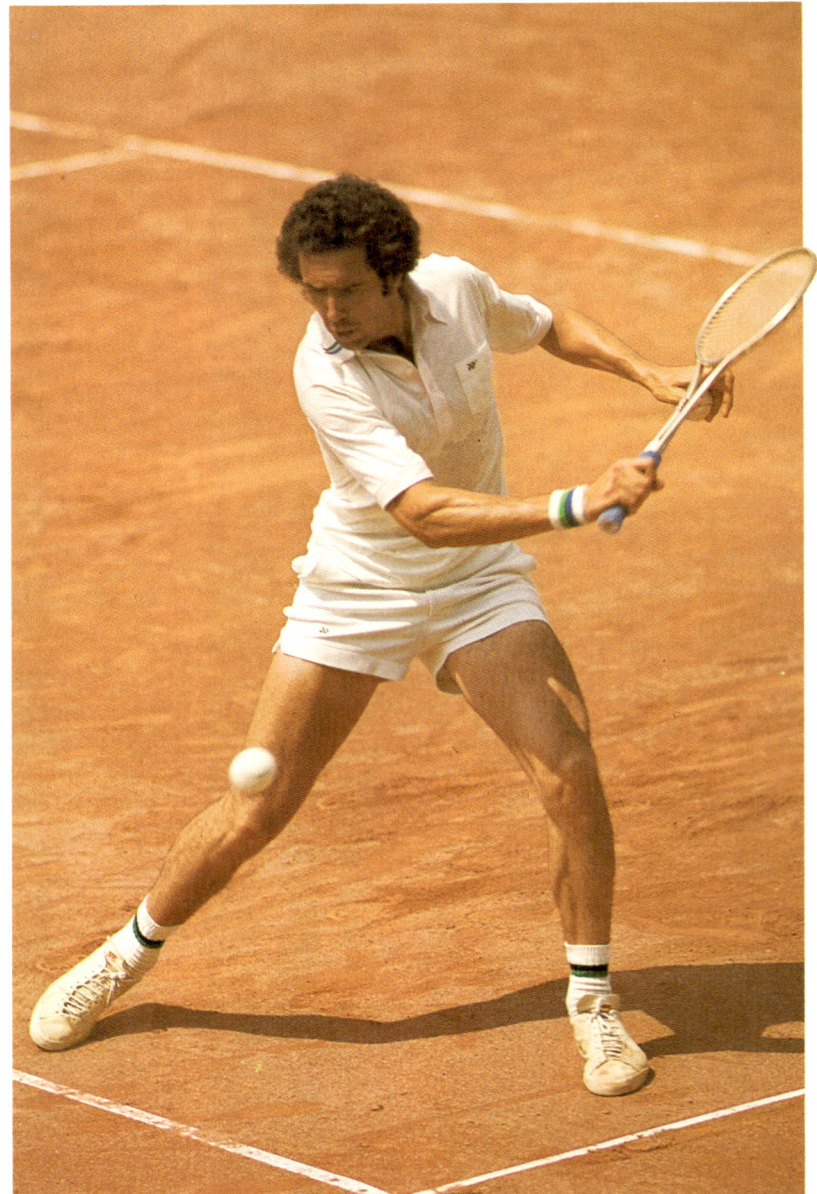

Zum guten Tennisspiel gehören Ballgefühl und Schlagtechnik. Beides kann man bei einem Trainer erlernen

der Übersäuerung bedeutet dies, daß man die Belastung ganz abbrechen oder verringern muß. In letzterem Fall werden die energieliefernden Prozesse mehr und mehr auf die Nutzung von Sauerstoff umgestellt, wobei keine Milchsäure entsteht. Es handelt sich dann um die sogenannte aerobe Leistung (siehe S. 101).

Kaum Übersäuerung

Beim Tennisspiel sind die einzelnen Ballwechsel selten länger als 8 bis 12 Sekunden. Infolgedessen entsteht hierbei keine oder nur eine ganz geringe Menge von Milchsäure. Die vielen Spielunterbrechungen reichen aber weitgehend aus, um in Anbetracht der langen Spieldauer die Energiebelieferung über die Sauerstoffnutzung (aerob) voll zum Tragen zu bringen. Deshalb können ATP und KP auf dem Wege des aeroben Stoffwechsels wieder aufgebaut werden. Das ist der Grund, warum so wenig Milchsäure entsteht.

Steigt bei langdauernden Ballpassagen (20 bis 30 Sekunden oder mehr) der Milchsäurespiegel an, leidet die Präzision der Schläge. Darum ist es wichtig, als Tennisspieler einen guten Ausdauertrainingszustand zu haben. Zweckmäßig ist ein zusätzliches Dauerlauftraining mit eingeschobenen kurzen, schnellen Antritten (siehe S. 106 bis 107).

Männer sind überlegen

Wie bereits erwähnt wurde, spielt die dynamische Kraft im Sinne der Schnellkraft beim Tennis eine entscheidende Rolle. Das Antrittsvermögen, die Spurtschnelligkeit, die Geschwindigkeit beim Richtungswechsel im Lauf und die Schlagkraft sind spielentscheidende Faktoren.

Hierin ist natürlicherweise der Mann der Frau überlegen, weil der männliche Körper durchschnittlich zu 40 Prozent aus Muskelmasse besteht, der weibliche Körper nur zu 25 Prozent. Die Frau verfügt über eine dementsprechend größere Fettmenge. Eine gute Tennisspielerin ist durchweg einem nur befriedigend spielenden Mann im Spielergebnis unterlegen.

Nicht verbissen kämpfen

Der gesunde Mensch kann durch ausreichendes wöchentliches Tennisspielen Herz, Kreislauf, Atmung, Stoffwechsel und Skelettmuskulatur hervorragend beanspruchen. Eine psychische Streßbelastung ist allerdings der Kampf um Punkte. Gerade ältere Personen sollten Tennis zwar mit Einsatz, aber nicht verbissen spielen. Man kann auch ein reizvolles Spiel machen, ohne sich psychisch zu verkrampfen.

Nicht Tennis spielen sollte man nach einem Herzinfarkt. Die plötzlichen, intensiven Muskelbeanspruchungen können bei vorgeschädigtem Herzen Rhythmusstörungen bewirken mit unter Umständen lebensgefährlichen Folgen.

Bei richtiger Schlagtechnik ist die Verletzungsgefahr im Tennis relativ gering. Falsche Schlagtechnik kann zum sogenannten Tennisarm führen, einer chronischen Entzündung am äußeren oder inneren Ellbogen. Sie muß vom Arzt behandelt werden. Sonst kann man allenfalls stürzen oder mit dem Fuß umknicken. Bei älteren Menschen können zusätzlich Überlastungsschäden auftreten, wenn bereits degenerative Gelenkveränderungen vorliegen. Dann muß vor dem Spiel auf harten Böden, etwa auf Zementböden, gewarnt werden.

Squash

Wie beim Tennis handelt es sich um ein sogenanntes Rückschlagspiel. Es wird meist zu zweit, kann jedoch auch alleine gespielt werden.

Squash stellt besonders hohe Anforderungen an Koordination (Technik), Schnellkraft, Schnelligkeit sowie auch an das Konzentrations- und Reaktionsvermögen. Als Hallensportart kann Squash ganzjährig und wetterunabhängig betrieben werden; es entfallen dadurch jedoch die klimatischen Reize.

Wer Squash spielen will, braucht einen Schläger mittlerer Preislage mit synthetischer Bespannung und einen Ball mit einem blauen oder roten Punkt. Für den Anfänger ist es meist leichter, mit einem schnellen (blaugepunkteten) Ball zu beginnen. Die Schuhe müssen rutschfest sein und einen guten Halt geben.

Spielzeit langsam steigern

Wegen der hohen Belastung sollte man als Anfänger am ersten Tag nicht länger als 10 bis 15 Minuten schlagen. Immer wieder sollten Spielpausen eingelegt und die Spielzeit dann allmählich gesteigert werden.

Zum Abschluß sollte man allein Schattensquash spielen. Man startet auf der T-Position im Zentrum, um dann ohne Ball die Stirnwand, rechte Seitenwand, Rückwand und linke Seitenwand zu berühren. Nach jeder Berührung kehrt man zur T-Position zurück.

Squash ist auch aus gesundheitlicher Sicht dem Tennisspiel sehr ähnlich. Wegen der größeren Spielgeschwindigkeit ist jedoch die nervale Anforderung weitaus höher, was zu

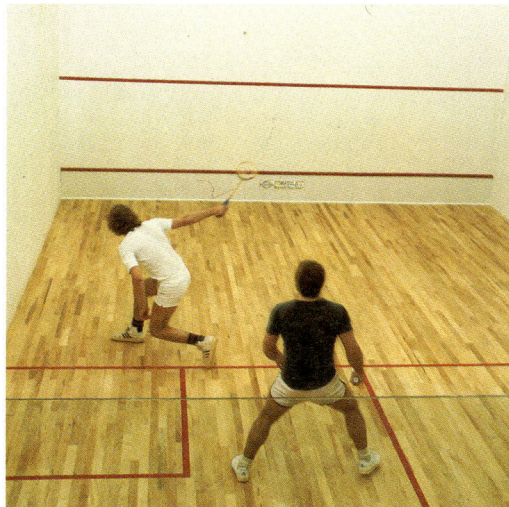

Squash ist ein sehr schnelles Spiel. Man sollte die Spieldauer langsam steigern

verstärkter Ausschüttung der sogenannten Streßhormone (Adrenalin und Noradrenalin) und einem starken Ansteigen des Milchsäurespiegels wegen der hohen Belastungsintensität führt (siehe S. 101). Deshalb ist Squash als vorbeugende Sportart für Herz-Kreislauf-Erkrankungen weniger empfehlenswert.

Bei zu hohem Blutdruck oder Herzschäden ist diese Sportart ungeeignet. Von Squash ist ebenfalls bei nicht ausgeheilten Verletzungen oder vorgeschädigten Gelenken abzuraten. Verletzungen können durch Racketschlag des Gegners oder des eigenen Schlägers entstehen. Außerdem kann es zu Zerrungen und Verrenkungen sowie Muskel- und Sehnenrissen kommen. Der Squashball kann ernst zu nehmende Augenverletzungen verursachen.

Schwimmen

Schwimmen ist, dank der zahlreichen Hallenschwimmbäder, nicht mehr an die sommerliche Jahreszeit gebunden, und so kann man diese Sportart ganzjährig betreiben.

Die meisten Menschen erlernen zuerst das Brustschwimmen. Dabei hält der Anfänger den Kopf zunächst dauernd über Wasser, was nicht richtig ist. Hier setzt auch die Kritik der Orthopäden an. Längeres ununterbrochenes Brustschwimmen mit stets über dem Wasser gehaltenem Kinn führt zu einer unphysiologischen Abknickung der Halswirbelsäule, was bei regelmäßig in dieser Form durchgeführtem Schwimmtraining altersbedingte Veränderungen in diesem Bereich begünstigen kann. Daher sollte man häufiger innerhalb ein und desselben Trainings den Schwimmstil ändern.

Die heute gebräuchlichsten übrigen Schwimmstile sind das schwierigere Kraulschwimmen, das Rückenkraulschwimmen bzw. Rückenschwimmen, wobei man bei dieser Technik ungestört atmen kann, und das Delphinschwimmen.

Trainingsprogramm nach Wahl
Ein Schwimmtraining sollte mit einem „Einschwimmen" von etwa 5 Minuten Dauer beginnen. Man schwimmt in mäßigem Tempo, z. B. mit etwa 50 Prozent der Leistungsfähigkeit. Einige Bein-, Armbeugungs- und Streckbewegungen sollten schon an Land vorangegangen sein.

Schwimmen ist ein gutes Ausdauertraining. Delphinschwimmen (rechts) zählt zu den schwierigeren Stilen

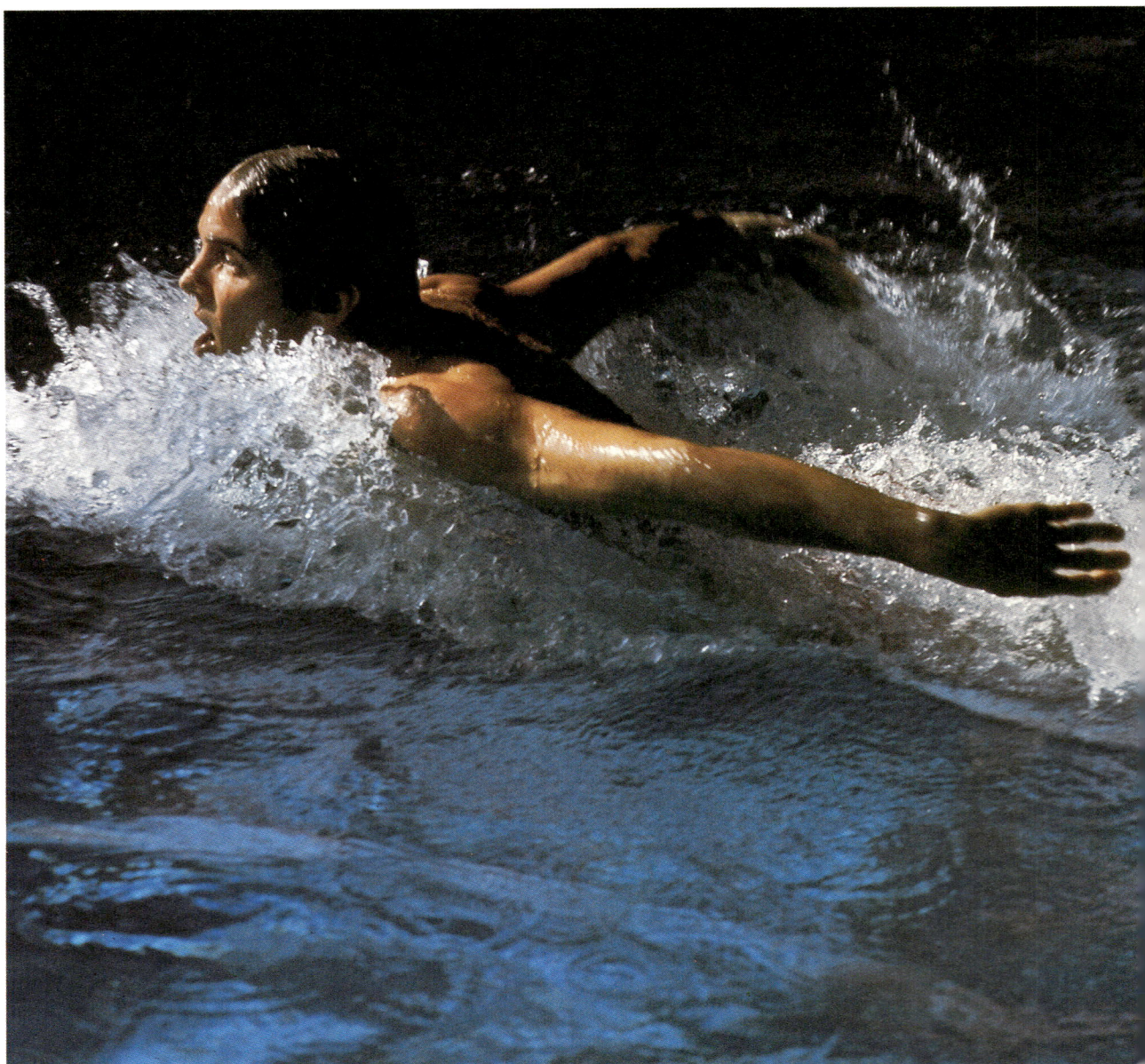

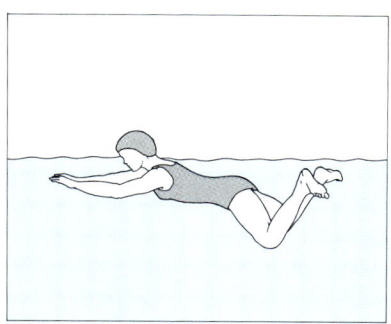

Brustschwimmen ist die gebräuchlichste Schwimmtechnik. Der Kopf darf nicht dauernd über Wasser gehalten werden

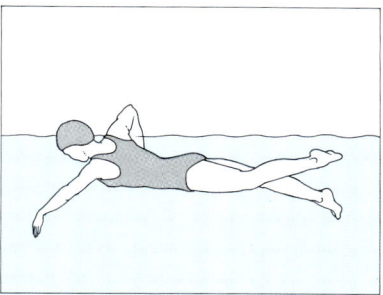

Beim Kraulschwimmen wechseln sich Arme und Beine im Vortrieb ständig ab; es ist der schnelle Schwimmstil

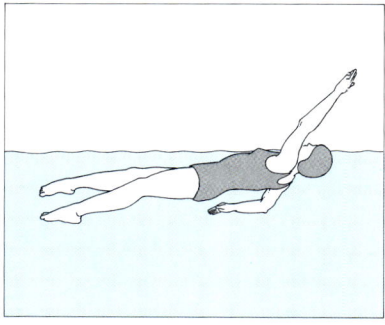

Den gleichen Bewegungsablauf hat das Rückenkraulschwimmen, bei dem man allerdings ungestörter atmen kann

Das eigentliche Trainingsprogramm kann man in der Form von ununterbrochenem Schwimmen oder einem Intervallschwimmen absolvieren. Bei ersterem bleibt die Schwimmgeschwindigkeit weitgehend konstant und richtet sich nach der Pulszahl (siehe S. 103). Beim Intervallschwimmen wechselt man alle 30 bis 60 Sekunden die Geschwindigkeit. Beide Methoden sind zur Leistungssteigerung geeignet, wobei aus gesundheitlicher Sicht die erstere vorzuziehen ist, aus der Sicht der Kraftentwicklung letztere.

Abschluß eines jeden Trainings ist ein „Ausschwimmen". Erneut wird einige Minuten lang wie zum „Einschwimmen" mit mäßiger Geschwindigkeit das Training beendet.

Ziel eines solchen Ausdauerschwimmens ist es, irgendwann eine Strecke von 1 bis 2 km mühelos durchschwimmen zu können. Man beginnt mit Strecken von 300 bis 500 m Länge. Wie beim Laufen wird später die Distanz, nicht aber das Tempo gesteigert. Der Betreffende sollte gleichmäßig mit 60 bis 70 Prozent seiner maximalen Schwimmgeschwindigkeit arbeiten. In den ersten Wochen reichen 10 Minuten Dauerschwimmen aus, besonders für den schwachen Schwimmer.

Was im Körper passiert

Wer ununterbrochen über mehr als 5 bis 10 Minuten schwimmt, beansprucht seinen Körper auf allgemeine aerobe Ausdauer (siehe S. 101 bis 103). Demgemäß können alle gesundheitlich wichtigen Anpassungserscheinungen im Bereich von Herz, Kreislauf, Atmung und Stoffwechsel mit Schwimmen auf angenehme Weise erzielt werden.

Da das Körpergewicht praktisch vom Wasser getragen wird, entstehen keine gewichtsbezogenen Belastungen in Hüft- und Beingelenken. Dadurch ist Schwimmen besonders geeignet für stark übergewichtige Personen. Der verstärkte Auftrieb durch das Fettgewebe erleichtert ihnen zusätzlich das Schwimmen. So können die notwendigen Trainingsreize erzielt werden, ohne daß der Halte- oder Bewegungsapparat bei schon vorhandenen Verschleißerscheinungen zusätzlich geschädigt wird.

Wird unter Beachtung der Pulsfrequenzregeln geschwommen, kann mit Schwimmen ein echtes Ausdauertraining betrieben werden. Darüber hinaus werden die Koordinationsfähigkeit der Muskulatur, die Muskelkraft und die örtliche Muskelausdauer verbessert. Da auch der Energieverbrauch sehr hoch ist – beim Schwimmen mit Durchschnittsgeschwindigkeiten schon etwa fünfmal so hoch wie beim Gehen – und durch die gute Wärmeleitfähigkeit des Wassers dem Körper zusätzlich Wärme entzogen wird, können beim Schwimmen viele Kalorien verbrannt werden. So kommt es allein durch den Aufenthalt im Wasser von 25 °C zu einer Stoffwechselsteigerung zwischen 20 und 100 Prozent, je nach Dicke des Fettpolsters. Man tut also etwas für seine Figur.

Andererseits ist zu beachten, daß bei genügendem Kalorienangebot und regelmäßigem langen Aufenthalt in kaltem Wasser die Natur leicht mit der Anlage einer verdickten Fettschicht zum Schutz vor der Wasserkälte reagiert. Daher ist also ein langsames „Dahinpaddeln" in kaltem Wasser zum Abnehmen bei einer Schlankheitskur ungeeignet.

Vorsicht vor kaltem Wasser

Bei besonders kaltem Wasser, z. B. auch im Meer, ist übrigens Vorsicht geboten. Menschen mit vorgeschädigten Herzkranzgefäßen neigen bei Berührung mit kaltem Wasser zu Herzrhythmusstörungen, gegebenenfalls sogar zu *Angina-pectoris-*Anfällen (Herzschmerzen, Luftnot). Infolge des Kaltwasserreizes kommt es nämlich zunächst zu einer Verengung der Hautgefäße. Dadurch wächst der Gefäßwiderstand, gegen den das Herz anpumpen muß. Hierdurch steigt der Sauerstoffbedarf des Herzmuskels, was bei Menschen mit ungenügender Durchblutung der Herzkranzgefäße gerade den Engpaß darstellt. Daher sind Wassertemperaturen um 26 bis 28 °C stets zu bevorzugen.

Dieser Hinweis gilt nicht nur für ältere und vorgeschädigte, sondern auch für übergewichtige Personen und Kinder.

Tips für Schwimmer

● An sehr heißen Tagen und bei relativ niedriger Wassertemperatur erst vorher langsam abkühlen, bevor man losschwimmt.

● Nie einen Kopfsprung in unbekanntes oder flaches Gewässer machen.

● Bei Defekten im Trommelfell nie Springen und Tauchen. Dringt kaltes Wasser durch das Trommelfell ins Mittelohr ein, treten Gleichgewichtsstörungen auf, und man verliert die Orientierung.

Rudern

Rudern kann sowohl im Einer-, Zweier-, Vierer- als auch im Achterboot betrieben werden. Die Rudertechnik muß man lernen, aber auch den Umgang mit dem Boot völlig beherrschen. Es versteht sich fast von selbst, daß Ruderer schwimmen können müssen.

Aus sportmedizinischer Sicht fällt Rudern durch eine besondere Eigentümlichkeit auf: die hierbei sehr stark ausgeprägte Kombination von Kraft und aerober Ausdauerleistungsfähigkeit. Beide stehen sich nämlich von Natur aus gegenseitig im Wege.

Für eine hohe aerobe Ausdauerleistungsfähigkeit ist es notwendig, eine große Menge Blut pro Zeiteinheit an die arbeitende Muskelzelle heranzuführen. In der Muskelzelle selbst müssen jene chemischen Voraussetzungen vorhanden sein, die geeignet sind, eine große Menge von Sauerstoff pro Zeiteinheit in die Muskelzelle aufzunehmen und dort zu verarbeiten.

Eine hohe Kraftleistungsfähigkeit setzt aber einen großen Muskelfaserquerschnitt voraus. Mit einem ausschließlichen Krafttraining vergrößert man den Querschnitt der einzelnen Muskelfaser, ohne den geringsten fördernden Einfluß auf das Herz-Kreislauf-System und auf jene chemischen Vorgänge in der Muskelzelle zu bewirken, die dort den Sauerstoff verarbeiten helfen.

Der Sauerstoff kann um so leichter an das Kraftwerk (Mitochondrium) in der Muskelzelle gelangen, je geringer die Wegstrecke ist, die er von den kleinsten Blutgefäßen bis zur Zellmembran und von dort in der Zelle

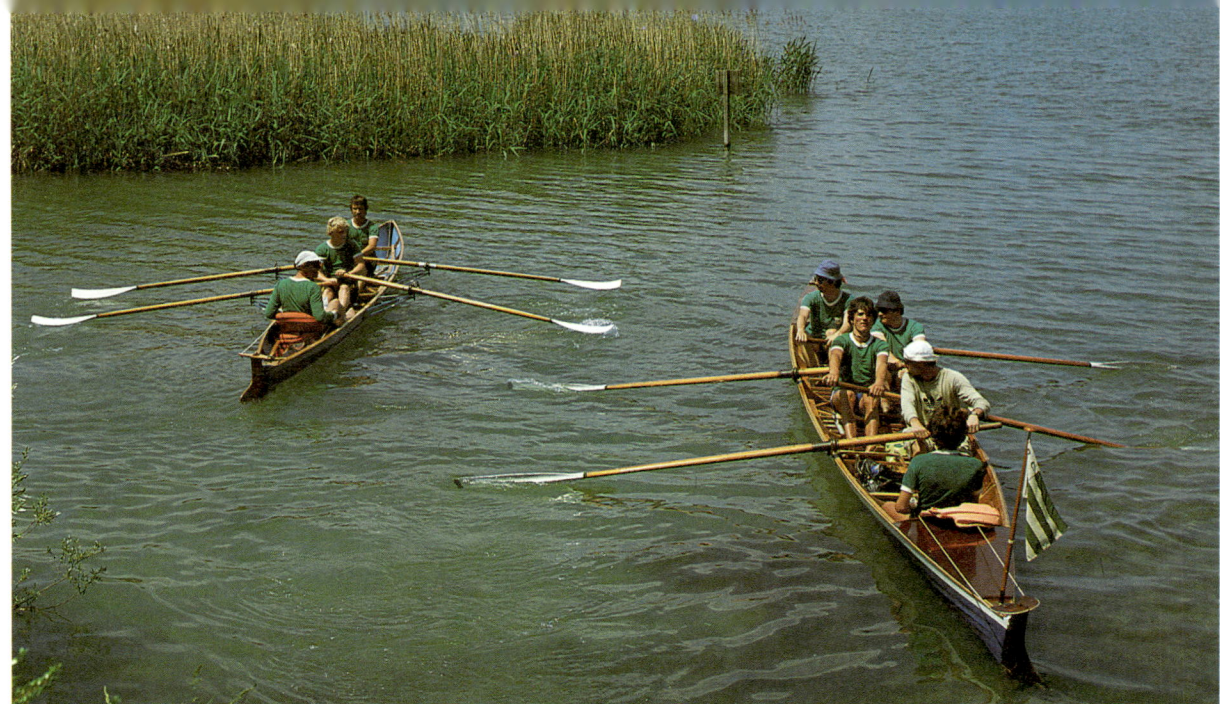

Bei gutem Wetter lassen sich herrliche Ausflüge in solchen Wanderbooten unternehmen. Die sogenannten Gigs sind mindestens 80 cm breit; Leihboote sind aus Sicherheitsgründen am breitesten

bis zum Kraftwerk zurücklegen muß. Ein Ausdauertraining verkürzt die Wegstrecke und vermehrt die chemischen Voraussetzungen zur Sauerstoffnutzung in der Zelle, ein Krafttraining verlängert die Wegstrecke und reduziert – relativ gesehen – die chemischen Voraussetzungen zur Sauerstoffausnutzung in der Muskelzelle.

Kraft und Ausdauer gefordert
Rudern ist damit eine Sportart, bei der sich notwendige Anpassungserscheinungen im Training gegenseitig behindern. Es bleibt nichts anderes übrig, als beides zu trainieren. Im Hochleistungssport macht man es so, daß in der Wintersaison vornehmlich die Kraft trainiert wird, in der Sommersaison, also zur Wettkampfzeit, besonders die Ausdauer.

Mit dem Training der allgemeinen aeroben Ausdauer fördert man die Gesundheit von Herz, Kreislauf, Atmung und Stoffwechsel.

Mit dem Krafttraining wird ein Teil dieser wünschenswerten Veränderungen in der Skelettmuskulatur gewissermaßen gelähmt, so daß sie aus gesundheitlicher Sicht nicht mehr voll zum Tragen kommen.

Noch zwei andere gesundheitliche Aspekte sind bei Ruderern zu beachten. Die starke Beanspruchung der Arm- und Schultergelenkmuskulatur bei der Riemenarbeit, verbunden mit der Art der Sitzhaltung, ist für eine gesunde Entwicklung der Wirbelsäule nicht immer zuträglich. Das gilt speziell für den Leistungs- und Hochleistungssportler. Auch die Atmung kann nicht frei vonstatten gehen, sondern ist durch die sich rhythmisch

wiederholende Kraftarbeit beeinträchtigt.

Betrachtet man alle diese Gesichtspunkte miteinander, so wird verständlich, daß Rudern unter den gesundheitlich wünschenswerten Ausdauersportarten erst nach Laufen, Radfahren, Skilanglauf, Bergwandern, Schwimmen, Tennis und Fußball rangiert.

Ruderwandern – ein Naturgenuß
Eine gemächlichere Form des Rudersports stellt das Ruderwandern dar. Auf einem ruhigen See oder einem breiten, langsam strömenden Fluß zu rudern und dabei die Landschaft zu genießen ist ein großartiger Ausgleichssport.

Rudern ist nichts für Kreislauflabile und Menschen mit chronischen Rückenbeschwerden.

Kanusport

Ähnlich wie beim Rudern steht man auch bei dieser Wassersportart in ständigem Kontakt mit der Natur. Fahrten auf ruhigen Seen und Flüssen können sich abwechseln mit abenteuerlichen Touren durch enge Flußtäler und rasante Wildwasser.

Im Kanusport werden hauptsächlich allgemeine aerobe Ausdauer, Kraft und Koordination (Technik) gefordert (siehe S. 101 bis 103). Kanuspitzensportler können über eine überraschend große Herz-Kreislauf-Leistungsfähigkeit verfügen. Darüber hinaus ist die Ausdauerkapazität der Arm- und Schultermuskulatur weit überdurchschnittlich entwickelt.

Dementsprechend ist besonders das Wasserwandern für gesundheitliche Zwecke empfehlenswert. Es entspannt und steigert die Leistungsfähigkeit des Herz-Kreislauf-Systems. Die Technik ist relativ leicht erlernbar. Nur eine Sportart muß der Kanute ebenso wie der Ruderer unbedingt beherrschen – das Schwimmen.

Das richtige Boot
Vor dem Kauf eines Bootes ist zu überlegen, ob man in erster Linie auf stillem Wasser und ruhig fließenden Flüssen oder auf Wildwasser fahren will. Ferner muß bedacht werden, ob es ein Einer oder Zweier sein soll. Der erstere bietet größere Unabhängigkeit, wenn man doch mal auf sich allein gestellt ist.

Zwei Bootstypen sind beim Kanusport zu unterscheiden: der Kanadier und das Kajak. Der erstere entstammt dem *Canoe*, dem Rindenkanu der nordamerikanischen Indianer. Man benutzt ein sogenanntes Stechpad-

del. Im Wanderkanadier sitzt man beim Paddeln auf den Sitzbrettern oder nimmt eine Knie-Sitz-Stellung ein. Dieser Bootstyp ist wegen seines großen Gepäckraums als Familienwanderboot geeignet.

Das Kajak ist dem Eskimoboot nachgebaut. Es ist bis auf die Sitzluke vollkommen geschlossen und wird durch ein Doppelpaddel angetrieben. Der Fahrer sitzt im Boot.

Bei kühler Witterung braucht man eine lange Trainingshose, einen dünnen Pullover und einen wasserdichten Anorak sowie eventuell eine Wollmütze. Wenn die Sonne scheint, sind ein Jerseyhemd und eine Turnhose zu empfehlen. Die Nierenpartie sollte stets bedeckt sein. Eine Spritzdecke hält Wasserspritzer ab.

Kleine Gewässer für den Anfang
Der Anfänger sollte auf kleinen und stillen Gewässern beginnen. Zunächst einmal muß man das Geradeausfahren lernen. Als nächstes gilt es, das Bremsen z. B. mit einem Paddel zu beherrschen, ohne daß das Boot dabei unerwünscht reagiert. Diese Voraussetzungen müssen erfüllt sein, bevor man sich an einen größeren Fluß heranwagen darf. Die Begleitung eines erfahrenen Kanusportlers ist immer empfehlenswert.

Als Trainingsmittel ist diese Sportart besonders für Menschen mit krankhaften Veränderungen an den Hüft- und Beingelenken anzuraten, falls sie in entsprechender Entfernung von ihrer Wohnung über ausreichende Wassersportmöglichkeiten verfügen.

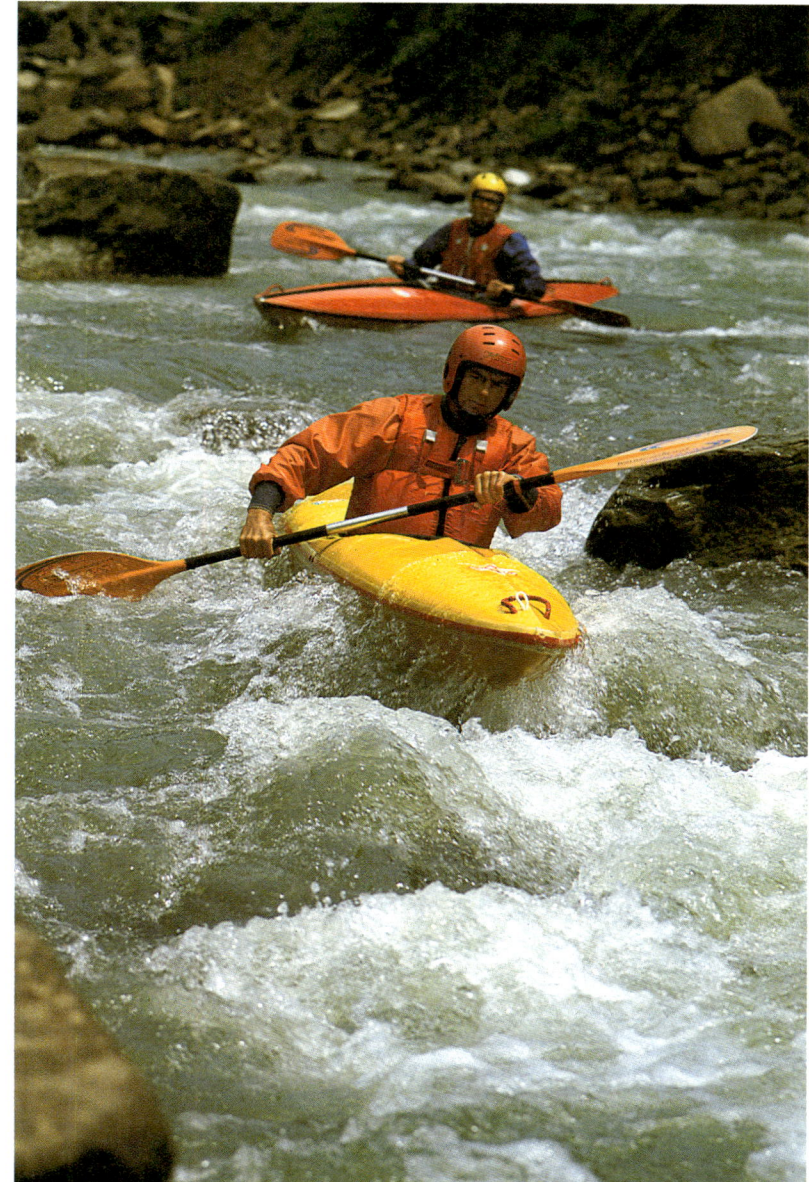

An solche Wildwasserfahrten sollte man sich erst als geübter Kanufahrer wagen. Sie erfordern viel Routine

Windsurfen

Sehr schnell hat sich Windsurfen seinen Platz unter den Freizeitsportarten erobert. Entstanden ist das Windsurfen aus dem Surfen mit einem Brett Ende der 60er Jahre. Der Reiz dieser Sportart liegt in der Auseinandersetzung mit Wind und Wasser. Was die körperliche Leistungsfähigkeit angeht, so sind beim Windsurfen vornehmlich statische Kraft und Koordination (siehe S. 101 bis 103) gefordert. Beanspruchungen hinsichtlich der allgemeinen aeroben Ausdauer kommen nicht vor.

Infolgedessen ist Windsurfen für die Schulung von Gewandtheit und Beweglichkeit nützlich, man kann jedoch Herz, Kreislauf, Atmung und Stoffwechsel damit nicht trainieren. Der gesundheitliche Wert ist also gering einzustufen.

Für Windsurfen eignen sich alle Gewässer, die für die entsprechenden Manöver groß genug sind. Der Surfer muß sich jedoch auf dem Wasser an bestimmte Regeln halten, die auch für Segelboote oder Jachten gelten. Es ist wichtig, daß man sich zunächst mit den bestehenden Verordnungen vertraut macht, wenn man sich und andere nicht in Gefahr bringen will.

Beim Üben nichts riskieren

Generell sollten sich Anfänger von Fahrrinnen und Schiffahrtstraßen fernhalten, die von der Berufs- und Linienschiffahrt benutzt werden. Auch auf küstennahen Gewässern an der See bestehen Gefahren durch Strömung, Wind und Wetter, die der Anfänger oft unterschätzt. Auf gar keinen Fall darf man allein bei ab-
landigem Wind (Wind vom Land aufs Wasser) üben. Achtgeben muß man auch auf Badende, so daß man in typischen Badereviern nicht surfen sollte.

Bei mäßigen Wassertemperaturen, die ja in unseren Breiten die Regel sind, empfiehlt es sich, einen Surfanzug zu tragen. Mit speziellen Surfstiefeln hat man einen sicheren Stand auf dem Brett, man kann sich für den Anfang aber auch mit Turnschuhen behelfen.

Zur Sicherheitsausrüstung eines Surfers gehört ferner eine Schwimmweste. Für fortgeschrittene Anfänger gehört ein Trapez, das ist ein Gurt, in den man sich einhängen kann, zu den Hilfsmitteln, die auch längere Ausflüge erlauben. Nur der Ordnung halber sei erwähnt, daß ein Surfer selbstverständlich schwimmen können muß.

Als Anfänger muß man zunächst das Gleichgewichtsempfinden auf dem Brett schulen. Man macht dazu Drehungen, Schritte und Sprünge auf dem Brett, das ohne Segel im Wasser liegt. Die nächste Phase ist das Segelhochholen; dazu sollte das Segel immer auf der windabgewandten Seite (Lee) im Wasser liegen.

Wenn man diese Technik beherrscht, hat man die Grundstellung erreicht, aus der heraus man das Drehen üben kann. Erst wenn die Drehung des Brettes wirklich klappt, kann man zum erstenmal starten.

Gefahren des Surfens

Wenn das Segel mit einer falschen Technik, nämlich mit rundem Rücken, aufgeholt wird, kann es zu Überbelastungen der Wirbelsäule im Lendenbereich kommen. Erkältungen besonders im Blasenbereich lassen

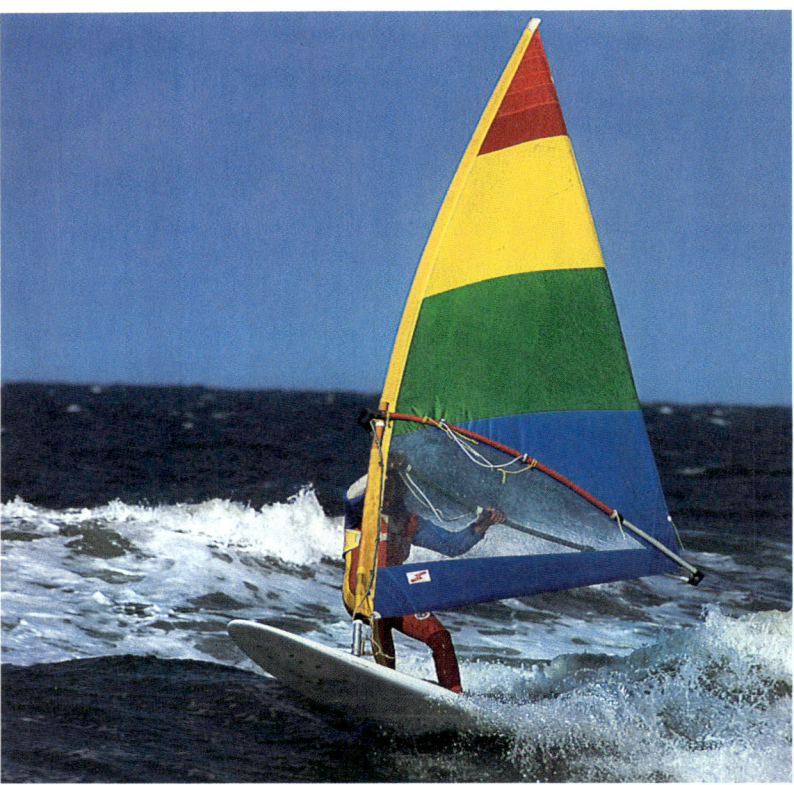

Windsurfer müssen nicht nur ihr Surfbrett beherrschen, sondern auch die Gefahren durch Strömung, Wind und Wetter kennen

sich vermeiden, wenn man sich ausreichend gegen Kälte schützt. Ebenso gefährlich kann auch die Sonne sein; man muß sich also unbedingt mit einer Sonnencreme mit hohem Lichtschutzfaktor einreiben. Bei Stürzen können Prellungen, Zerrungen, Verrenkungen, Verstauchungen und sogar Brüche entstehen.

Die hohe statische Kraftbeanspruchung kann bei ungenügender Technik zeitweise eine Preßatmung (siehe S. 102) auslösen, die vor allem bei vorgeschädigten oder älteren Personen zu Herzrhythmusstörungen führen kann. Diabetiker sollten bedenken, daß die Kraftbeanspruchung einen starken Abfall des Blutzuckerspiegels auslösen kann mit den Gefahren des Schocks durch Unterzuckerung. Das plötzliche Eintauchen in kaltes Wasser läßt den Blutdruck stark ansteigen, was wiederum eine intensive Herzbelastung auslöst.

Reiten

Reiten ist längst kein exklusiver Sport mehr. Überall in unserem Land sind in den letzten 15 Jahren Reitställe eingerichtet worden, bei denen man sich Pferde ausleihen kann.

Reiten stellt Ansprüche an Koordination, statische und dynamische Muskelkraft sowie an anaerobe Ausdauer (siehe S. 101 bis 103). Beim Springreiten und bei Galopprennsportlern kann man Pulszahlen von 170 bis 190 pro Minute registrieren. Trotz dieser hohen Pulszahlen gelingt es jedoch nicht, in erwähnenswertem Umfang gesundheitlich nennenswerte Reize auf die inneren Organe zu setzen.

Erholung und Entspannung

Das Reiten ohne Wettkampfteilnahme zur Erholung und Entspannung oder auch zum Vergnügen kann von jedem betrieben werden, wenn er sich gesund fühlt und den Aufgaben des Alltags und des Berufslebens gewachsen ist. Dennoch sollte er sich vorher einer ärztlichen Untersuchung unterziehen; dies gilt vor allem für ältere Menschen. Vor der ersten Reitstunde sollte man sich mit der Körperbeschaffenheit und Psyche des Pferdes beschäftigen.

Mit der entsprechenden Ausrüstung, bestehend aus Reitstiefeln, Reithose, Reitrock und -pulli sowie sturzfester Reitkappe, kann man zu jeder Jahreszeit und bei jedem Wetter reiten. Reithallen ermöglichen zusätzlich einen ganzjährigen Übungsbetrieb.

Ausdauertraining für Herz, Kreislauf, Atmung und Stoffwechsel wird mit keiner Form des Reitens in genü-

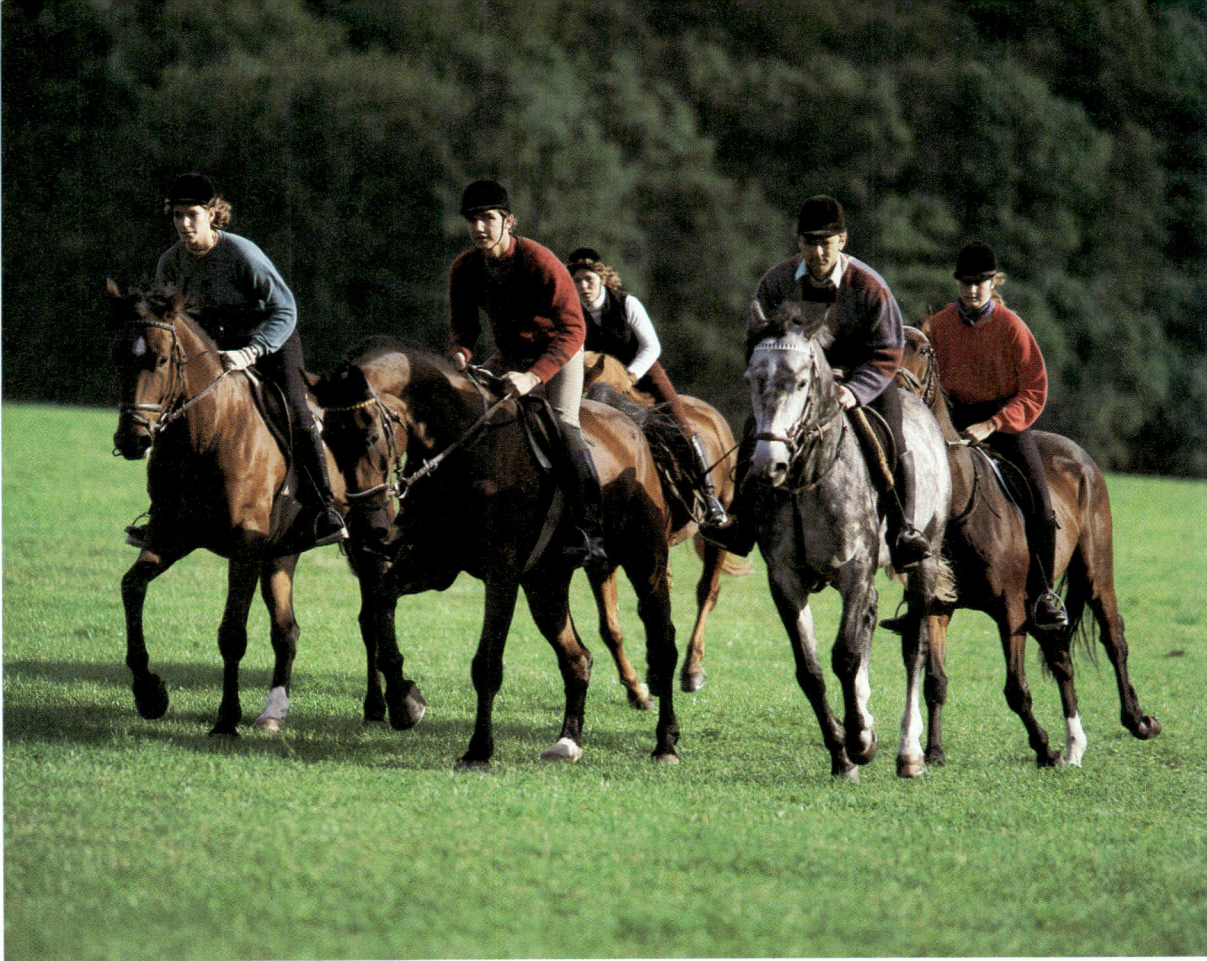

Vor allem in der Gruppe macht es Freude auszureiten. Reitstiefel und eine sturzfeste Reitkappe sollten auch bei Freizeitreitern selbstverständlich zur Grundausrüstung gehören

gendem Umfang erreicht. Reiten fördert jedoch ein gutes Gleichgewichtsgefühl.

Eine gesunde Wirbelsäule wird beim Reiten vorausgesetzt. Die Muskulatur, speziell an der Innenseite der Oberschenkel, erfährt über einen längeren Zeitraum meist eine anpassende Veränderung.

Dadurch, daß hier ein Tier mit im Spiel ist, gibt es naturgemäß nicht nur Verletzungen, die man sich selbst zu-

zieht, sondern auch solche, die vom Pferd ausgehen, z. B. Stürze, Bisse oder Hufschläge. Am häufigsten sind Prellungen und Schürfwunden, danach kommen Rippenbrüche sowie Arm- und Beinbrüche. Ein besonderes Reiterleiden kann das sogenannte Aufreiten sein, das sind Scheuerverletzungen über den Sitzbeinhöckern und an der Innenseite der Oberschenkel. Sie betreffen in erster Linie ungeübte Freizeitreiter.

Tips für Reiter

● Aufsitzen, Grundhaltung, Sicherheit im Sattel und Bewegungsempfinden sollten beobachtet und nachempfunden und dann unter erfahrener Anleitung erlernt werden. In der Regel erfordert dies etwa 10 bis 20 Reitstunden.

Skilanglauf

Erst seit etwa 15 Jahren ist der Skilanglauf zum Volkssport geworden.
Wegen seiner hervorragenden gesundheitlichen Auswirkungen wurde
er von der Sportmedizin empfohlen
und fand auch entsprechend An-
klang, nicht zuletzt deshalb, weil
man ihn von Kindesbeinen an bis ins
hohe Alter ausüben kann.

Skiwandern kann jeder, der gehen
kann. Es übt hervorragende Trainingseffekte im Sinne der allgemeinen aeroben Ausdauer auf Herz,
Kreislauf, Atmung und Stoffwechsel
aus und kräftigt gleichzeitig die
gesamte Körpermuskulatur (siehe
S. 101 bis 103). Darum wird es heute
als Therapie- und Rehabilitations-
mittel in Herz- und Kreislaufkliniken
erfolgreich angewandt. Schließlich
ist die Verletzungsgefahr sehr gering,
verglichen z. B. mit dem gesundheitlich sehr wenig einbringenden Skiabfahrtslauf. Das wunderbare Erleben
winterlicher Natur abseits von der
Hektik des Großstadtverkehrs tut ein
übriges, das Skiwandern zu einer
echten Volksbewegung zu machen.

Muskeln vorbereiten

Zum Skilanglaufen – womit hier stets
das Skiwandern gemeint sein soll –
braucht man zweckmäßigerweise
vorbereitete Muskeln. Deshalb sollte
schon 5 oder 6 Wochen vorher Skigymnastik betrieben werden. Zusätzlich zum Joggen (siehe S. 106) oder
schnellen Gehen konzentriert man
sich darauf, die Bauch-, Arm- und

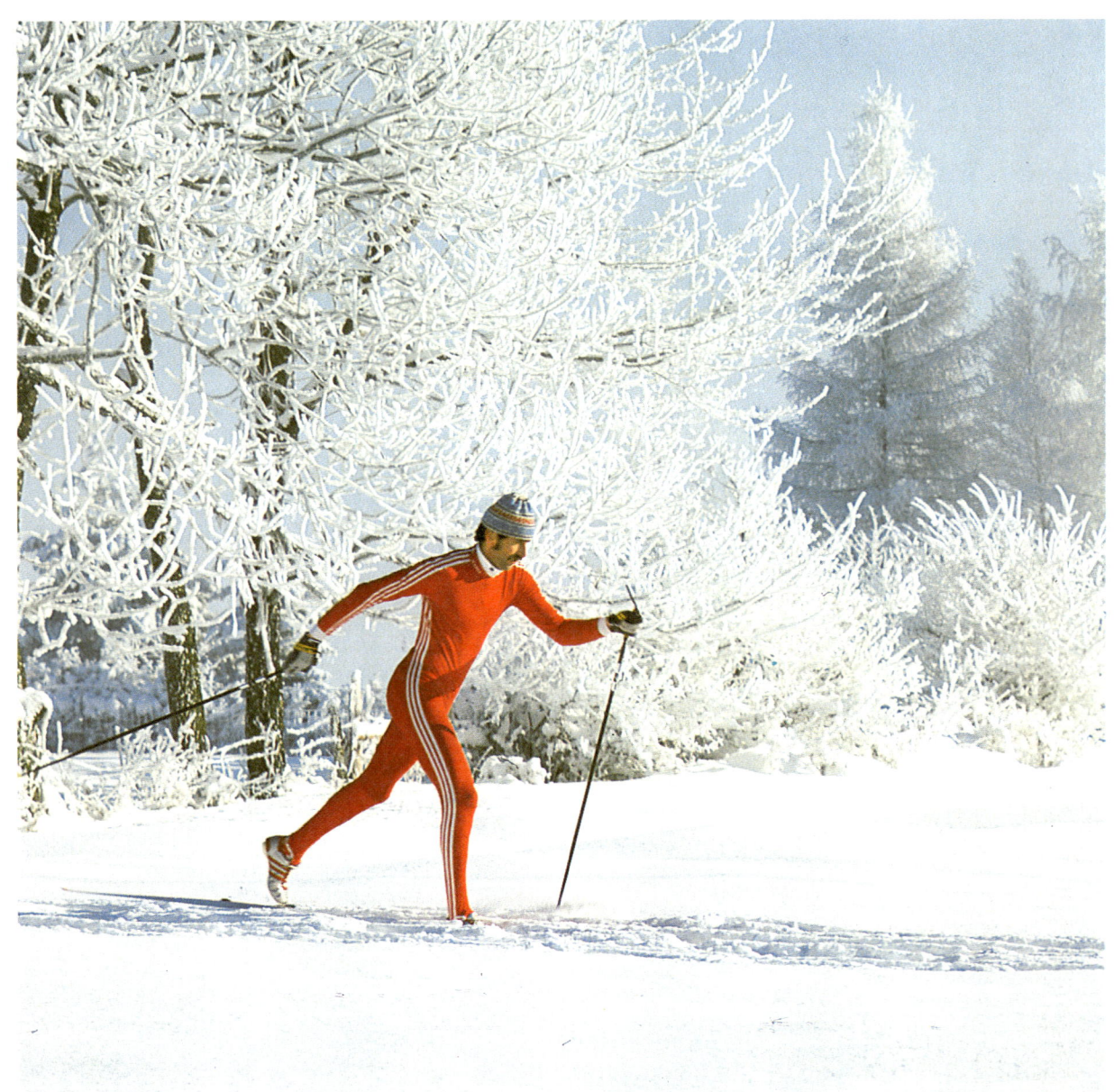

*Im verschneiten Wald auf der Loipe mit
den Langlaufskiern dahinzugleiten ist
ein schöner Ausgleichssport im Winter*

Beinmuskeln durch spezielle Gymnastik zu kräftigen.

Skiwandern und Skilanglauf sind im Grunde qualitativ dasselbe und unterscheiden sich nur durch das Lauftempo. Der Wanderski und meist auch der Allroundski müssen nicht gewachst werden. Sie haben eine „Steighilfe" in Form von Schuppen, Stufen, Fellstreifen oder ähnlichem. Für den Wanderer ist ein breiterer, stabiler Ski geeignet. Durch die größere Berührungsfläche hat man einen besseren Stand. Für den sportlichen Läufer gibt es dann schmalere Versionen.

Die genormten Bindungen sind der Sohle des Langlaufschuhs exakt angepaßt. Wanderer und Tourenläufer nehmen eine Bindung nach Nordic-Norm oder Touring-Norm, während sportliche Läufer und Rennläufer eine Bindung nach Racing-Norm verwenden.

Schuhsohle und Bindung müssen zusammenpassen. Ein zu großer Schuh bedingt eine schlechte Skiführung, ein zu kleiner Schuh verursacht Druckstellen und Blasen. Schuhe für den Skiwanderer oder Anfänger sind höher geschnitten, damit sie mehr Halt und Sicherheit geben.

Schwitzen gehört dazu
Skiwandern und -langlauf sind schweißtreibende Sportarten. Mehrere dünne Kleidungsstücke sind daher besser als ein dickes; direkt auf der Haut trägt man schweißaufsaugende Unterwäsche. Skiwanderer sind mit Bundhose und Popelineanorak praktisch gekleidet. Eine Wollmütze saugt den Schweiß auf und schützt empfindliche Kopfpartien vor Unterkühlung. Langlaufhandschuhe halten die Hände warm

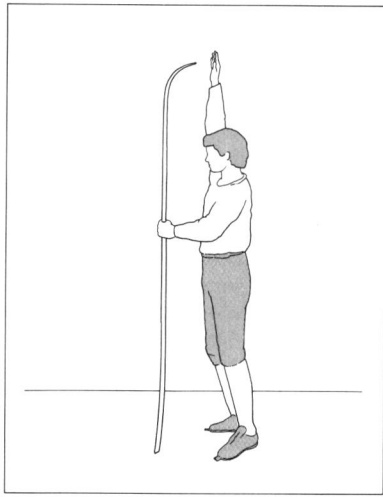

Für die Länge der Langlaufskier gilt folgende Faustregel: Die Skispitze soll leicht in den Handteller des nach oben ausgestreckten Arms passen

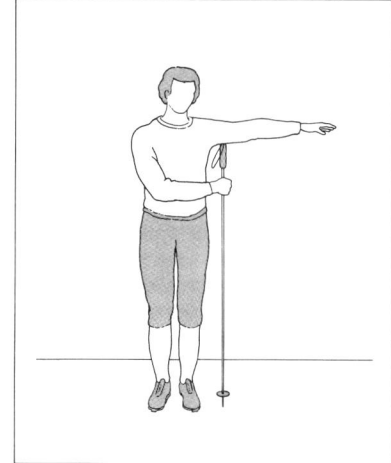

Für den Kauf der Langlaufstöcke gilt, daß bei nach außen gestrecktem Arm der Stock genau darunter passen muß. Dabei Schuhe ohne Absätze tragen

und verhindern Blasen sowie Hautabschürfungen bei Stürzen. Sonnenbrillen oder Schutzbrillen bewahren vor Schneeblindheit.

Ein kleiner Rucksack ist zwar nicht unbedingt notwendig, erweist sich aber oft als nützliche Ergänzung auf der Ausrüstungsliste für den Skiwanderer. Man kann hierin z. B. Kompaß und Karten, Hautcreme, einen Imbiß und zusätzliche Kleidung verstauen.

Wenig Aufwand – große Wirkung
Hinter dem Laufen steht das Skilanglaufen gemeinsam mit dem Radfahren an zweiter Stelle aller optimalen Ausdauersportarten, weil man mit einem Minimum an Belastungsaufwand ein Maximum an gesundheitlichen Wirkungen erzielen kann. Darüber hinaus setzt der Skilanglauf auch Krafttrainingsreize. Neben der Bein- und Beckenmuskulatur werden vor allem die Rumpfmuskeln und die Muskeln des Schultergürtels ausgebildet. Ferner wird die Koordination hervorragend geschult.

Vorsicht ist lediglich geboten bei längeren Steigungen. Erfahrungsgemäß neigt mancher dazu, den Belastungsaufwand hier zu unterschätzen. Für gesunde Menschen spielt das noch keine Rolle. Ist man aber schon älter als 50 Jahre, so daß bereits Organveränderungen vorliegen könnten, muß man sich hier vor einer Überforderung hüten. Auch aus diesem Grunde sollten Skiwanderungen in hügeligem Gelände speziell von wenig erfahrenen Personen nicht allein angetreten werden. Das gilt besonders für Zuckerkranke.

Wo kann man fahren?
Der Skilangläufer oder Skiwanderer ist im Gegensatz zum Abfahrtsläufer

nicht auf die traditionellen Wintersportgebiete angewiesen. Selbst in Großstadtnähe finden sich heute gute Langlaufmöglichkeiten, vorausgesetzt natürlich, es liegt Schnee.

Viele Gemeinden legen sinnvoll geplante Anlagen an, die sogenannten Loipen. Als Anfänger ist man hier genau richtig, denn in einer gut präparierten Gleitspur kann man die Technik am besten lernen. Außerdem kann man in den Loipen die Bewegungen anderer Läufer studieren und findet Hinweistafeln mit Entfernungsangaben, so daß man die Strecke stets überblicken kann.

Wenn man schon geübter ist, kann man auch abseits der Spur auf Entdeckungsreise gehen. Dann ist es aber wichtig, daß man sich vorher über die Strecke genau informiert und Unterschiede im Gelände gleich richtig einplant. Ratsam ist, mit einem größeren Abschnitt durch die Ebene zu beginnen, um den Körper langsam in Schwung zu bringen. Danach kann ein leichtes Bergauf und Bergab folgen, und als Schluß kann man eine längere Abfahrt wählen.

Tips für Langläufer

● Bevor man zum Skilanglaufen geht, sollte man sich mit Hilfe einer Karte mit dem Gelände vertraut machen.
● Bereits gespurte Anlagen, die sogenannten Loipen, sind nach Schwierigkeitsgraden eingeteilt. Vor allem als Anfänger sollte man dies beachten und sich nicht zu schwere Strecken zumuten.

Skiabfahrtslauf

In der Bundesrepublik Deutschland betreiben alleine 5 bis 6 Millionen Menschen den alpinen Skilauf. Der so beliebte Abfahrtslauf steht jedoch dem Skilanglauf aus gesundheitlicher Sicht um einiges nach.

Die Wirkung des alpinen Skilaufs auf den Organismus richtet sich nach der Art (z. B. Pistenskilauf, Tourenskilauf, Rennsport und Trickskilauf) sowie nach der Intensität und den technischen Ausgangsbedingungen. Von den motorischen Beanspruchungsformen (siehe S. 101 bis 103) sind besonders gefragt die Koordination (Technik), die Schnelligkeit (hier insbesondere die Reaktionsgeschwindigkeit), die statische und dynamische Kraft sowie die lokale aerobe und anaerobe Ausdauer, besonders der Oberschenkel- und Gesäßmuskulatur.

Es fällt auf, daß die gesundheitlich besonders empfohlene motorische Beanspruchungsform, die allgemeine aerobe Ausdauer, hier nicht aufgeführt ist. Der Außenstehende wundert sich deshalb um so mehr, als diese Form der Ausdauer ja in erster Linie von der Leistungsfähigkeit von Herz, Kreislauf, Atmung und Stoffwechsel bestimmt wird und jedem Skiabfahrtsläufer bekannt ist, daß bei schneller Pistenfahrt 180 bis 200 Herzschläge in der Minute keine Seltenheit sind.

Aufgrund dieser Werte sollte man eigentlich nützliche Trainingsreize auf das Herz erwarten. Das ist aber

Die staubfreie Luft und der Klimareiz des Mittel- und Hochgebirges sind gesundheitliche Vorteile des Abfahrtslaufs

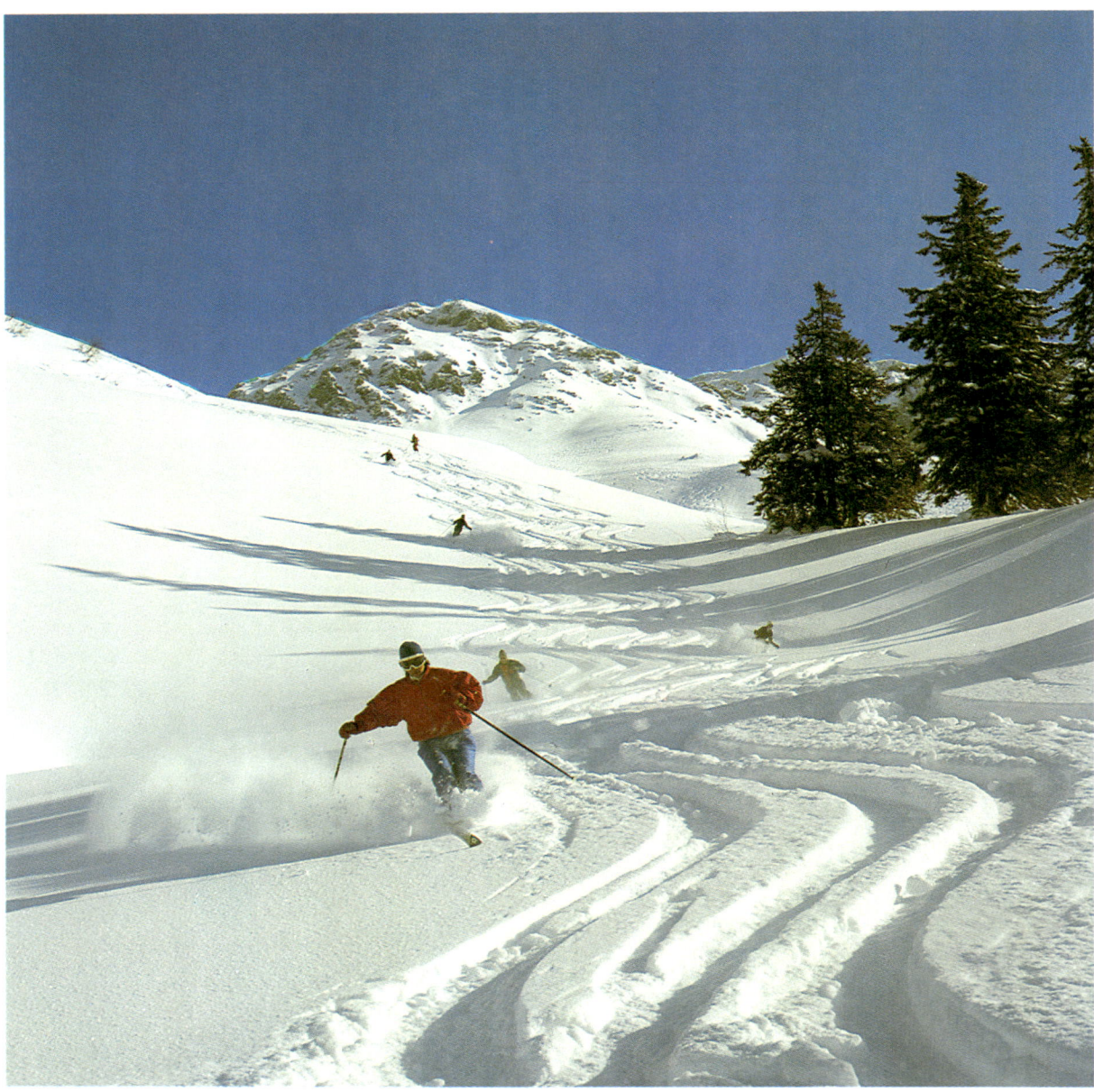

keineswegs so. Die hohen Pulszahlen entstehen durch die Kombination von starker psychischer Anspannung mit dementsprechender Streßhormonausscheidung (Adrenalin und Noradrenalin) und durch die intervallförmige statische und dynamische Kraftbeanspruchung (siehe S. 102) der Arbeitsmuskulatur. Dadurch, daß sich diese Muskeln stark zusammenziehen, steigt hier der Druck so hoch an, daß kaum noch eine Durchblutung stattfinden kann. Infolgedessen entstehen hohe Milchsäurewerte (siehe S. 101), die eine Peitschenwirkung auf Herz, Kreislauf und Atmung ausüben. Gleichzeitig aber ist das Schlagvolumen – also diejenige Blutmenge, die pro Herzschlag in die Gefäße ausgeworfen wird – wegen des starken peripheren Gefäßwiderstandes so gering, daß die wünschenswerten Anpassungserscheinungen im Herzen und im Stoffwechsel nicht erfolgen.

Kein Sport für Herzkranke
Menschen mit organischen Herzschäden sollten deshalb keinen alpinen Skilauf betreiben. Selbst bei Herzgesunden sind bei Abfahrtsläufen gelegentlich Extraschläge des Herzens festzustellen, die bei ihnen verständlicherweise ohne eine Bedeutung sind. Bei koronarer Herzkrankheit, also einer Durchblutungsstörung der Herzkranzgefäße, und bei zu hohem Blutdruck (Hypertonie), der nicht medikamentös gesenkt ist, ist vom alpinen Skilauf ebenfalls abzuraten.

Skier für jeden Fahrstil
Für den Abfahrtslauf sollte die Skilänge sowohl dem Können als auch der Körpergröße und dem Körpergewicht angepaßt werden. Anfängern sind L-Ski (Lernski) mit vorbehandelter Kante zu empfehlen. Die Skilänge sollte körpergroß oder leicht darüber sein.

Der hohe Alpinskischuh mit Standardplastikschale hat neben einer Verbesserung der Bindungsfunktion erfreulicherweise auch zu einer deutlichen Verminderung der früher so häufigen Sprunggelenksverletzungen geführt.

Hohe Verletzungsgefahr
Wie beim Skilanglauf empfiehlt sich auch beim alpinen Skilauf, schon vor Beginn der Skilaufzeit mit einer Skigymnastik zu beginnen. Sie ist hier besonders zur Vorbeugung von Skiunfällen wichtig. Von 1000 alpinen Skifahrern erleiden pro Tag fünf eine Verletzung.

Tips für Abfahrtsläufer

Wer den alpinen Skilauf liebt, sollte sich mit dem Winterwetter im Gebirge gut auskennen, denn nicht selten können schon harmlos aussehende Wetterlagen gefährlich werden. Folgendes sollte man beachten:
- Nur in markiertem Gelände fahren.
- Bei schlechter Sicht langsamer und aufmerksam fahren.
- Wenn Nebel einsetzt, sofort auf der markierten Strecke abfahren.
- Die Hinweise der Einheimischen beachten.

Eislaufen

Zu den ältesten Sportarten überhaupt zählt das Eis- oder Schlittschuhlaufen. Goethe wußte es bereits in wohlgesetzten Worten zu rühmen. Heute ist zwischen dem wettkampfmäßig betriebenen Eisschnellauf, dem Eiskunstlauf und dem Freizeitsport Eislaufen zu unterscheiden. Bei allen ist besonders Koordination (Technik) gefordert, verbunden mit Gelenkigkeit, Schnellkraft und Ausdauer (siehe S. 101 bis 103).

Die Beherrschung der Technik ist auch für das Schlittschuhlaufen im freizeitsportlichen Sinn das hervorstechendste Merkmal. Das wird besonders deutlich bei dem Anfänger, der vielleicht zum erstenmal in seinem Leben mit Schlittschuhen auf dem Eis steht. Eine Vielzahl überflüssiger Arm- und Rumpfbewegungen ist notwendig, um überhaupt in der senkrechten Position auf dem Eis verbleiben zu können. Schnell vollzieht sich aber ein Gewöhnungsprozeß, der mehr und mehr die überflüssigen Mitbewegungen einschränkt.

Dank der zahlreichen Kunsteisstadien können heute viele Menschen in ihrer Freizeit eislaufen. Beliebt ist dieser Sport vor allem bei Kindern und Jugendlichen sowie den über 50jährigen.

Aller Anfang ist schwer
Wenn man nach langer Pause wieder mit dem Eislaufen anfängt, sollte man nicht zu forsch beginnen. Das Gleiten, beim Vorwärtslaufen mit leicht gebeugten Knien, vorgeneigtem Oberkörper und balancierend ausgebreiteten Armen, muß erst wieder erlernt werden.

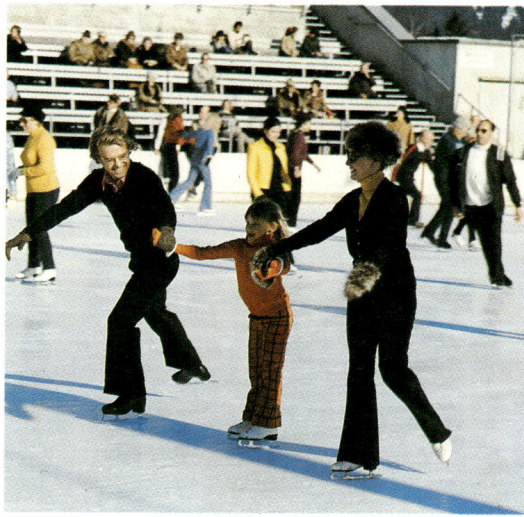

Schon kleine Kinder finden Spaß am Eislaufen, wenn die Eltern helfen

Vor allem Anfänger müssen die Stiefel fest schnüren, damit die Fußgelenke nicht abknicken. Ehe man durch Verlagerung des Körpergewichts beim Vorwärtslaufen an die ersten Bögen herangeht, sollte man das Rückwärtslaufen und das angesichts der Menschenfülle auf unseren Eisbahnen so notwendige Anhalten üben. Man lernt es, indem man die Schlittschuhe aus der Fahrt heraus quer zur Laufrichtung setzt, so wie man es in Vollendung bei Eishockeyspielern sieht.

Nach dem Geradeauslaufen, vorwärts und rückwärts, kommt das Übersetzen vorwärts und rückwärts, aus dem später das Bogenlaufen entsteht. Mehr ist speziell für den älteren Menschen beim Eislaufen nicht nötig, um Freude an der Bewegung in frischer Luft zu finden.

Fußball

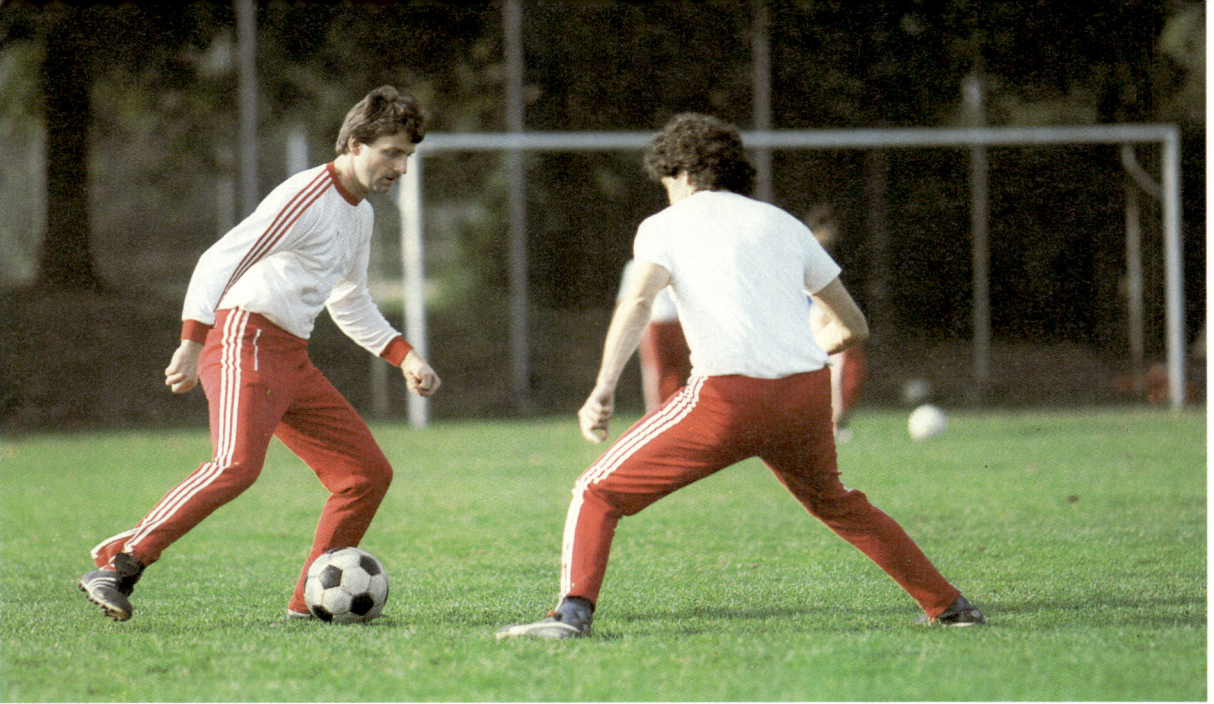

Schnelles Antrittsvermögen und gute Ballbeherrschung sind wichtige Voraussetzungen im Fußball, gerade auch im Zweikampf mit dem Gegenspieler. Regelmäßiges Training ist dazu unerläßlich

Das Fußballspiel ist im deutschsprachigen Raum Sportart Nr. 1. Dies dokumentiert sich nicht nur in den Zuschauer-, sondern auch in den Aktivenzahlen: Der Deutsche Fußball-Bund hat mehr als vier Millionen aktive Mitglieder. Er ist damit der größte Sportverband der Welt.

Alle fünf motorischen Hauptbeanspruchungsformen (siehe S. 101 bis 103) sind im Fußballspiel enthalten: Koordination (Technik), Gelenkigkeit, Kraft bzw. Schnellkraft, Schnelligkeit, aerobe und anaerobe Ausdauer. Somit ist das Fußballspiel eine äußerst vielseitige Sportart. Ähnlich wie bei Tennis ist die Grundvoraussetzung für einen guten Fußballspieler eine gute Ballbeherrschung. Sie kann aber nur zum Tragen gebracht werden, wenn man eine genügende Ausdauerleistungsfähigkeit besitzt, die auch noch in den letzten Minuten eines 90minütigen Fußballspiels die notwendige Kampfkraft zuläßt.

Ferner wird ein schnelles Antrittsvermögen verlangt, um sich gegebenenfalls rasch vom Gegner lösen bzw. ihm folgen zu können, verbunden mit Wendigkeit und Gewandtheit. Aber auch viele statische Beanspruchungen sind im Fußballspiel enthalten, wie z. B. beim Sprung zum Kopfball, beim Rempeln im Zweikampf mit dem Gegenspieler oder die Belastung des Standbeines beim Schuß.

Vielseitiges Training nötig

Ein gutes Fußballtraining muß daher äußerst vielseitig sein. Die sogenannte Grundlagenausdauer erwirbt man sich am besten durch Dauerläufe

(siehe auch S. 106 bis 107). Hierbei können auch Temposteigerungen über kurze Strecken eingebaut werden. Immer aber sollte die Belastung hernach wieder so gesenkt werden, daß man sich mit einem eventuellen Partner ohne Schwierigkeiten unterhalten könnte. Doch auch durch die Arbeit mit dem Ball, wenn diese nicht zu intensiv durchgeführt wird, wird die aerobe Ausdauer trainiert.

Die Kräftigung der Skelettmuskulatur sollte überwiegend durch dynamische Übungen sowohl mit dem eigenen Körpergewicht (z. B. Sprungläufe, Kniebeugen, Liegestütz, Klappmesser) als auch mit Geräten (z. B. Medizinball) oder einem Partner erfolgen. Hier ist allerdings Vorsicht geboten vor Fehlbelastungen und Überbeanspruchungen der Wirbelsäule. Huckepackspiele haben besonders im Jugendbereich nichts zu suchen.

Gesünder als man denkt

Ähnlich wie beim Tennisspiel glaubte man früher, im Fußballspiel würden erhebliche Mengen an Milchsäure gebildet. Das ist aber nur in Ausnahmesituationen der Fall. Die Ursache ist, wie beim Tennisspiel (siehe S. 112), daß es immer wieder Spielunterbrechungen oder -verzögerungen gibt, in denen der aerobe Stoffwechsel in der Lage ist, die zur Muskelkontraktion notwendige Menge an ATP und Kreatinphosphat, den Energieträgern für die Zellen, aufzubauen. Nur nach langen Sprints wird vermehrt Milchsäure produziert.

Aus gesundheitlicher Sicht ist daher das Fußballspiel ebenfalls hervorragend geeignet, die gewünschte

Rundumfitness zu vermitteln und darüber hinaus Herzerkrankungen als Folge von arteriosklerotischen Gefäßveränderungen vorzubeugen. Auch hier gelten die Einschränkungen, wie man sie beim Tennis machen muß. Ältere Personen sollten keine Wettspiele mehr mitmachen.

Kein Spiel ohne Vorbereitung

Besonders gefährlich sind Wohltätigkeitsspiele, für die Prominente zur Mitwirkung veranlaßt werden. Eventuell handelt es sich um Leute, die vor 20 oder 30 Jahren einmal recht gute Fußballspieler waren, seit dieser Zeit aber kein Training mehr betrieben haben. Da man das Ballgefühl kaum verlernt, glauben diese Leute zu Anfang eines Spiels, praktisch an der Stelle weitermachen zu können, wo sie vor Jahrzehnten aufgehört hatten.

Akute Kreislaufzusammenbrüche oder schwerwiegende Verletzungen wie z. B. Muskelrisse können die Folgen sein.

Als Älterer sollte man stets nur nach einem mehrwöchigen Vorbereitungstraining an einem solchen Spiel teilnehmen. Dann sollte man auch nicht die gesamte Spieldauer ausnutzen, sondern sich nach individuell angepaßter Zeit auswechseln lassen.

Vorgeschädigte Personen haben beim Fußballspiel nichts verloren. Für sie wäre in dieser Sportart die Gefahr noch weit größer als beim Tennisspiel, weil es sich ja um eine Sportart mit kämpferischem Einsatz und Körperkontakt handelt.

Ein weiterer negativer Faktor ist die Verletzungsgefahr im Fußball. Durch Fairneß, gute Technik und Ausdauerleistungsfähigkeit lassen sich aber Verletzungen weitgehend vermeiden. Ein entsprechender Erziehungsprozeß sollte in Anbetracht der Bedeutung des Fußballspiels als Volkssport Nr. 1 schon in den Schulen einsetzen.

Ein Mannschaftssport

Ein weiterer Nachteil des Fußballspiels im Vergleich zu einem Ballspiel wie Tennis besteht darin, auf eine ganze Mannschaft zur Sportausübung angewiesen zu sein. Doch deswegen muß man nicht unbedingt auf ein Fußballtraining verzichten. Auch allein gibt es genügend Bewegungsformen mit dem Ball (siehe unten), die man üben kann.

Andererseits wirkt sich ein Mannschaftssport positiv auf die zwischenmenschlichen Beziehungen aus; man lernt, sich partnerschaftlich zu verhalten und sich mit anderen abzustimmen.

Volleyball

Für den Bereich des Freizeitsports ist diese Ballsportart deshalb gut geeignet, weil sie leicht der Spielstärke jeder beliebigen Gruppe angepaßt werden kann, indem man die Spielregeln variiert.

Beim Volleyball wird der Körper in erster Linie in bezug auf Koordination, Gelenkigkeit sowie in geringerem Maße auf Schnellkraft und Schnelligkeit geschult. Die allgemeine aerobe Ausdauer wird hingegen kaum gefördert. Andererseits entstehen aber auch keine höheren Milchsäurespiegel (siehe S. 101 bis 103).

Das Herz-Kreislauf-System und der Stoffwechsel können allein durch Volleyball nicht trainiert werden.

Der offizielle Volleyball ist ein Lederball. Das Spiel kann aber auch mit einem Plastikball oder einem Wasserball betrieben werden. In der Halle sollten nur gute Hallenschuhe getragen werden, die den Fuß fest umschließen und ein eingearbeitetes Fußbett besitzen.

Regeln nach Lust und Laune

Die Regeln können so den momentanen Gegebenheiten angepaßt werden, daß alle Beteiligten Freude an dem Spiel haben. Anfangs versucht man lediglich, den Ball möglichst oft zuzuspielen, wobei er oberhalb der Gürtellinie gespielt werden soll und den Boden nicht berühren darf. Wenn man dies recht gut beherrscht, kommt das Spiel mit zwei Mannschaften über ein Hindernis wie z. B. eine gespannte Schnur. Sie sollte nicht über Reichhöhe liegen. Die gegnerische Hälfte darf nicht betreten werden. Hierdurch wird auch Verlet-

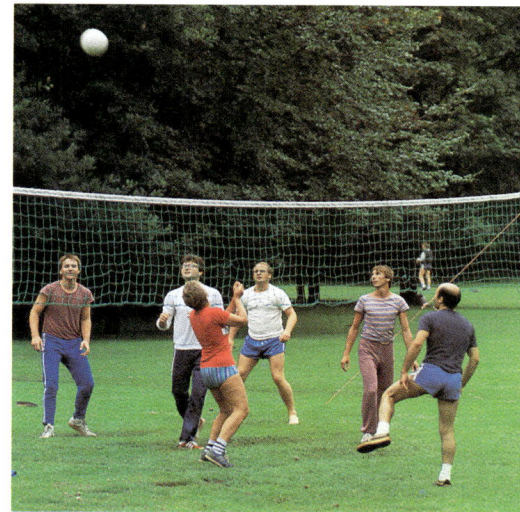

Das ganze Jahr kann man Volleyball spielen, ob im Freien oder in der Halle

zungsgefahren durch Zusammenprallen vorgebeugt. Je nach Übereinkunft darf der Ball nicht mehr als zwei-, drei- oder höchstens viermal gespielt werden, bevor er ins gegnerische Feld abgegeben werden muß.

Vor einem Volleyballspiel sollte man sich mit gymnastischen Übungen aufwärmen (siehe S. 132 bis 137). Dabei ist besonders Wert zu legen auf Dehnungsübungen, da sie die später im Spiel erforderliche Gelenkigkeit vorbereiten.

Verletzungen treten am häufigsten auf in den Fußgelenken, an den Fingern (vor allem dem Daumengelenk), an den Kniegelenken und an der Wirbelsäule. Menschen mit Schäden am Halte- und Bewegungsapparat sollten nicht Volleyball spielen. Zumindest sollten sie Schmettern und Blocken vermeiden.

Training mit dem Ball

Auch allein kann man mit dem Fußball trainieren. So kann man z. B. mit Plastikkegeln eine 20 bis 30 m lange Slalomstrecke abstecken und versuchen, mit dem Ball so schnell wie möglich hindurchzudribbeln.

Oder man markiert ein 1 bis 2 m breites Tor und versucht aus 30 bis 40 m Entfernung den Ball auf 12 bis 16 m heranzujonglieren, um dann einen Torschuß folgen zu lassen.

Start- und Antrittsübungen aus dem Stand, dem Gehen oder lockeren Traben über 5 bis 20 m sind ebenfalls nützlich.

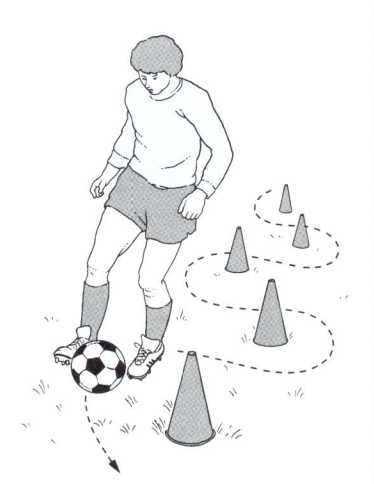

Golf

Dieser Sport wird zunehmend von der Jugend entdeckt. Der Vorteil beim Golf ist, daß man große Wegstrecken in einer gepflegten Landschaft zurücklegen kann, ein für Naturliebhaber sicher reizvoller Aspekt. In Maßen oder Beschaffenheit gleicht kein Golfplatz dem anderen, so daß es für Golfspieler äußerst reizvoll sein kann, möglichst viele andere Plätze kennenzulernen.

Golf stellt Ansprüche insbesondere an Koordination (Technik), Gelenkigkeit und Schnellkraft (siehe S. 101 bis 103). Hingegen ist die Belastungsintensität beim Zurücklegen der Wegstrecke zu gering, um Trainingsreize auf Herz, Kreislauf, Atmung und Stoffwechsel zu bewirken. Infolgedessen wird dieser wichtigste gesundheitliche Aspekt vom Golfspiel nicht erfüllt. Da auch eine hohe Konzentration verlangt wird, kann die psychische Entspannung mit Golf nicht besonders gefördert werden.

Mehrstündiger Weg

Auf dem mehrstündigen Weg über den Platz kommt es darauf an, den Ball vom Abschlagplatz mit möglichst wenigen Schlägen in das Loch im Grün zu treiben. Ein normaler Golfplatz besteht aus 18 Spielbahnen mit Hindernissen wie Sandkuhlen, Wasserläufen, Bodenerhebungen.

Damit der Ball die beste Flugbahn erreicht, muß der Golfspieler Gelände, Entfernung, Bodenbeschaffenheit und Wind richtig einschätzen.

Bei richtigem Abschlag erhält der Golfball die ideale Flugbahn und kann mit wenigen Schlägen eingelocht werden

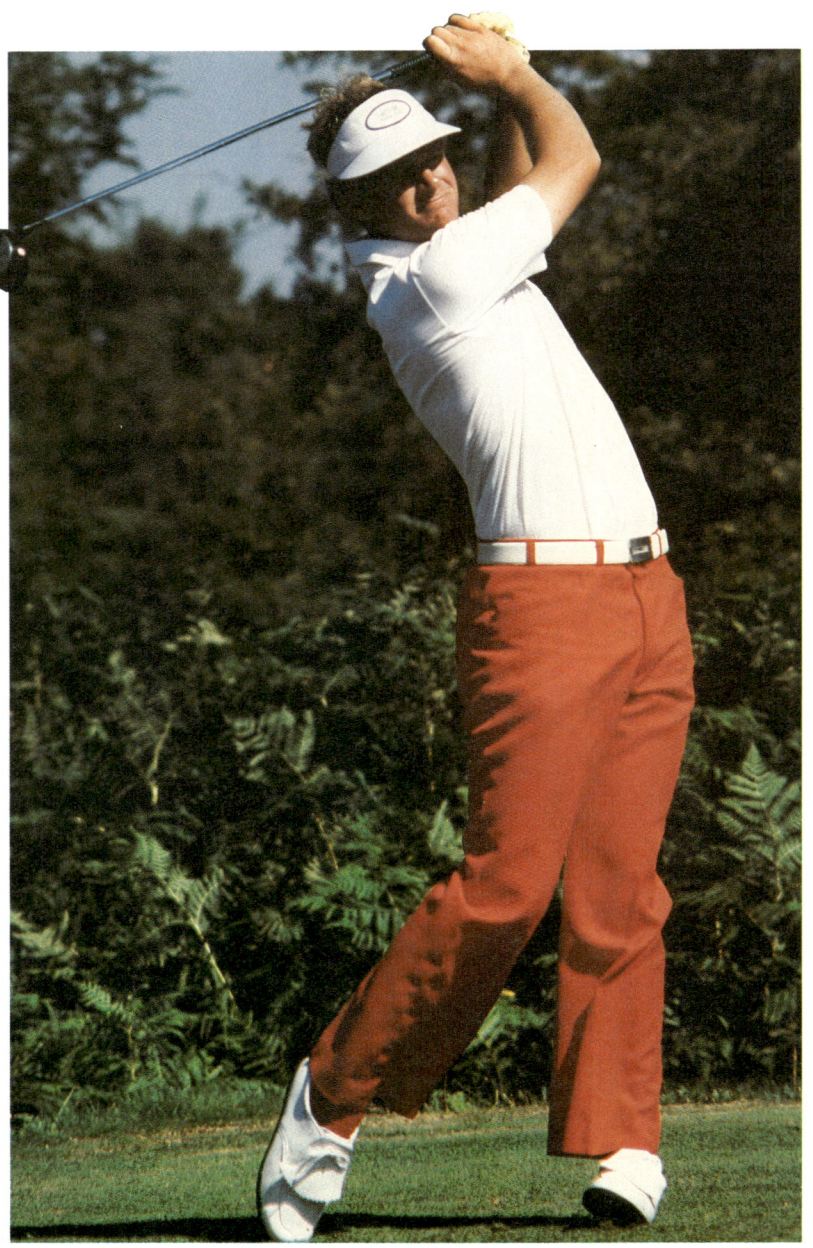

14 verschiedene Schläger aus Holz und Eisen für unterschiedliche Schläge sind im Wettspiel zugelassen. Jedoch kann sich der Anfänger mit fünf Schlägern begnügen. Die Golftasche wird entweder getragen oder auf einem zweirädrigen Karren hinterhergezogen.

Die Kleidung richtet sich nach Jahreszeit und Wetterbedingungen. Es dürfen keine losen, beim Schlag oder bei der Konzentration hinderlich wirkenden Kleidungsstücke getragen werden. Eine leichte Kopfbedeckung schützt gegen die Sonne. Alle unbedeckten Hautteile brauchen bei intensiver Sonneneinwirkung Sonnenschutz mit Breitbandfilter. Brillen stören manche im Entfernungsschätzen. Dann sind lange Blendschirme empfehlenswert (siehe Abb.).

Übungsleiter ist man selbst

Reihenfolge, Anzahl und Auswahl der Übungen sind jedem überlassen. Auch der Phantasie im Hinblick auf neue Variationen sollten keine Grenzen gesetzt werden. Das Übungsprogramm sollte aber letztlich doch eine Belastung des Organismus darstellen. Das Spieltempo kann man so gestalten, daß man zum Schwitzen kommt.

Wie beim Tennis und anderen Spielarten empfiehlt es sich, die Grundschläge bei einem Golflehrer zu erlernen.

Durch den Schwung beim Schlag können Zerrungen oder Muskelrisse auftreten. Das gilt natürlich nur im Falle von Vorschäden oder falscher Technik. Zu beachten sind Golfbälle anderer Spieler; denn wenn man von einem Golfball getroffen wird, können nicht ungefährliche Verletzungen entstehen.

Tanzsport

Der Tanzsport erfreut sich bei jung und alt großer Beliebtheit. Er führt zwangsläufig in die Gesellschaft, wirkt entspannend und läßt Alltagssorgen vergessen. Tanzstile haben sich im Lauf der Jahrhunderte immer wieder gewandelt. Es tauchten neue Tänze auf, andere gerieten in Vergessenheit.

Im modernen Tanzsport wird die Ausführung der einzelnen Tänze heute von nationalen und internationalen Tanzsport- und Tanzlehrerverbänden überwacht.

Man muß keine Turniererfolge anstreben, um Freude am Tanzen zu haben. Es lohnt sich jedoch, einen Tanzkurs zu besuchen, um hier die Schritte und die Harmonie mit dem Partner richtig zu lernen.

Das Kursprogramm in den Tanzschulen ist heute sehr vielfältig, so daß im Grunde jeder nach seinen Voraussetzungen etwas für sich finden kann. Neben den Anfänger- und Fortgeschrittenenkursen gibt es Auffrischungskurse, Tanzkreise, Rock-and-Roll-Kurse, Discokurse und ähnliches mehr. Auch Alleinstehende finden in den sogenannten Singlekursen immer einen Tanzpartner. Für den, der regelmäßig tanzen will, lohnt es sich, einem der zahlreichen Tanzclubs beizutreten.

Hohe Herzschlagzahl
In welcher Weise der Körper durch Tanzsport beansprucht wird, hängt wesentlich von der Art des Tanzes und des Tanzens ab. Im Turniertanzsport spielen anaerobe energieliefernde Mechanismen, statische und dynamische Kraft, ferner die Koordination, Gelenkigkeit und auch die aerobe Ausdauer eine Rolle (siehe auch S. 101 bis 103). Dabei sind durchschnittliche maximale Herzschlagzahlen im Training und Turnier zwischen 160 und 180 pro Minute üblich. Die höchsten Werte liegen bei 195 pro Minute.

Die anstrengendsten Tänze der Standardsektion sind der Wiener Walzer und der Quickstep. Hier sind eindeutig höhere Herzschlagzahlen zu beobachten als in den drei kreislaufintensivsten Tänzen der lateinamerikanischen Sektion, nämlich Samba, Cha-Cha-Cha und Pasodoble. Je älter der Mensch ist, desto niedriger liegen auch beim Tanzen die maximalen Herzschlagzahlen.

Entspannung und Geselligkeit
Schon diese allgemeine Übersicht läßt erkennen, daß nützliche und weniger nützliche Beanspruchungsformen im Tanzen enthalten sind. Zweifellos können Menschen mit sehr geringer allgemeiner aerober Ausdauer allein durch entsprechende Tänze in sehr beschränktem Maße ihre Ausdauerleistungsfähigkeit verbessern. Als gesundheitlich Wertvollstes beim Tanz muß man aber das gesellschaftliche Erlebnis mit dem entspannenden Effekt hervorheben.

Menschen mit Herzmuskelschäden oder Durchblutungsschäden an den Herzkranzgefäßen sind für einen rasanten Tanz wenig geeignet. Gleiches gilt für alle, die unter zu hohem Blutdruck leiden, da z. B. bei Tänzen wie dem schnellen Wiener Walzer oder auch dem Quickstep die Pulsfrequenz in der vorher beschriebenen Weise ansteigt.

Da beim Tanzen der Herr die Dame führt, muß er bei manchen Tänzen zusätzlich noch eine statische Haltearbeit leisten. Bei Menschen mit koronarer Herzkrankheit (Durchblutungsstörungen der Herzkranzgefäße) könnte die Kombination beider Vorgänge unangenehme Reaktionen auslösen. Sie sind deshalb mit einem gemächlichen Tänzchen in einer altersentsprechenden Form besser bedient.

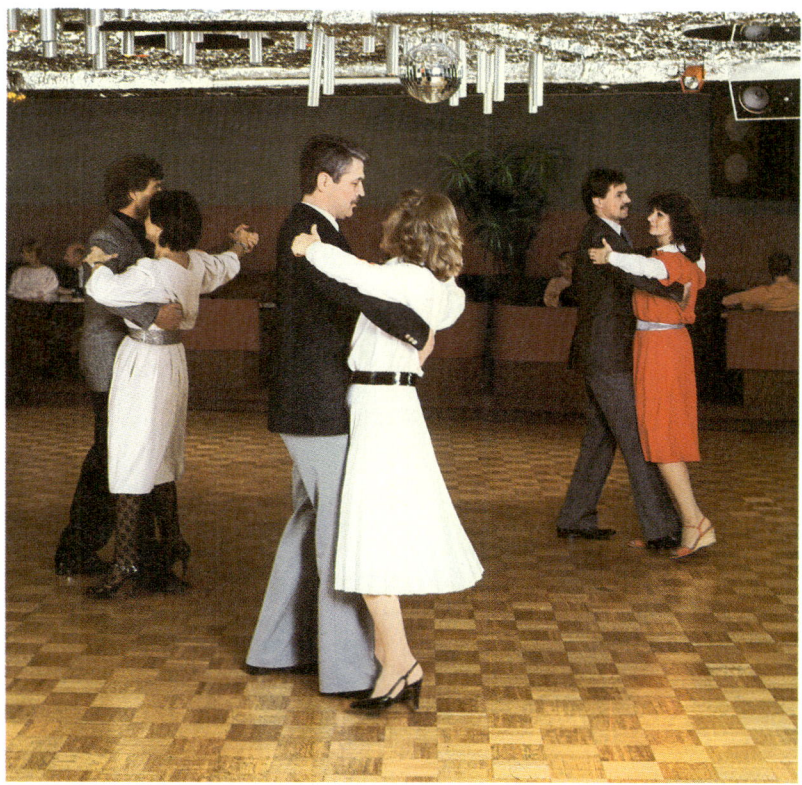
Tanzen als Freizeitsport ist gesellig und entspannend und für jede Altersgruppe attraktiv, denn es gibt Tänze für jedes Temperament

Tips für Tänzer

● In Tanzschulen gilt die Regel, daß man stets entgegen dem Uhrzeigersinn, d. h. nach rechts, tanzt. Wer sich dies einprägt, hat selbst im Ballsaalgewirr, wo alle kreuz und quer tanzen, noch die richtige Orientierung.

Geräteturnen

Der Deutsche Turner-Bund zählt auch heute noch zu den mitgliederstärksten deutschen Sportverbänden. Auf viele übt diese Sportart eine Faszination aus.

In erster Linie werden beim Geräteturnen die statische und dynamische Kraft, die Schnellkraft sowie Koordination und Gelenkigkeit geschult (siehe S. 101 bis 103). Man muß sich über eines im klaren sein: Selbst mit einem täglich mehrstündigen Geräteturntraining ist es nicht möglich, die gesundheitlich wünschenswerten Anpassungserscheinungen im Bereich von Herz, Kreislauf, Atmung und Stoffwechsel auszulösen. Auch weltbeste japanische oder deutsche Kunstturner weisen erstaunlicherweise nur eine durchschnittliche Herz-Kreislauf-Leistungsfähigkeit auf.

Hohe Kraftanspannung

Das ist auf den ersten Blick insofern verblüffend, als die Pulszahlen z. B. während einer Kürübung am Reck auf Werte um 180 pro Minute ansteigen. Ähnliches gilt aber auch für das Bodenturnen und alle anderen Geräte (Barren, Seitpferd, Ringe, Stufenbarren und Schwebebalken). Beim Geräteturnen ist es aber ebenso wie beim Skiabfahrtslauf (siehe S. 122 bis 123): Der Gefäßwiderstand, gegen den das Herz anpumpen muß, ist wegen der hohen Kraftanspannung der Muskulatur so hoch, daß die pro Schlag ausgeworfene Blutmenge

Im Turnverein können sich alle Altersgruppen sowohl an Geräten als auch mit Spielen sportlich betätigen

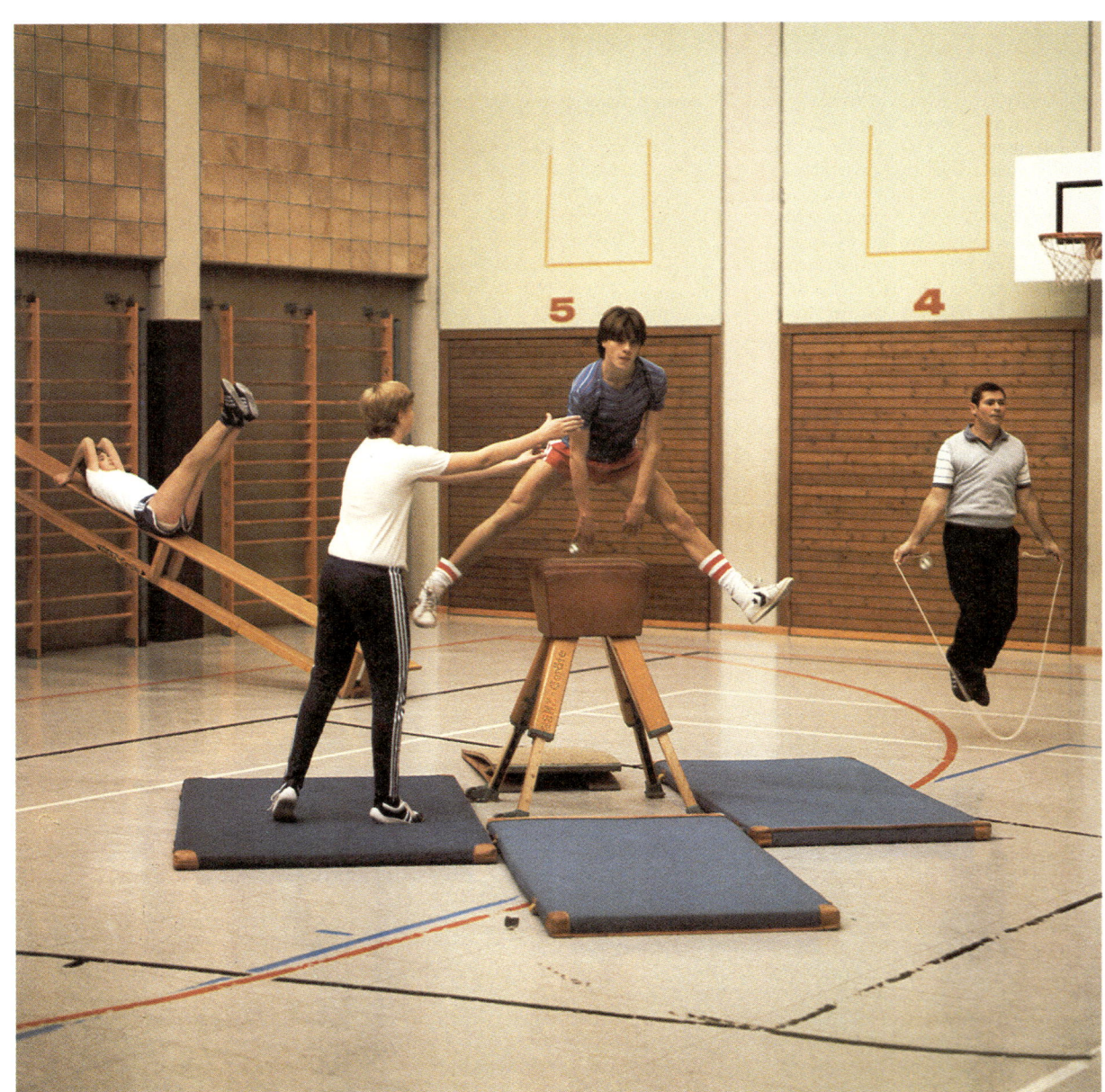

(Schlagvolumen) relativ klein bleibt. Damit aber bleiben auch andere gesundheitlich wünschenswerte Anpassungserscheinungen aus.

Ein anderer Grund liegt darin, daß die Übungen nur etwa 30 bis 50 Sekunden dauern. Diese Zeitspanne ist zu kurz, um echte Kreislauf- oder Stoffwechselreize auszulösen. Andererseits ist die Belastungsdauer schon lange genug, um in Verbindung mit der starken statischen Kraftbeanspruchung, die keine entsprechende Blut- und somit Sauerstoffzufuhr erlaubt, den Milchsäurespiegel (siehe S. 83) stark ansteigen zu lassen.

Skelettmuskulatur wird entwickelt

Die gesundheitlichen Vorteile des Geräteturnens beziehen sich vornehmlich auf eine hervorragende Entwicklung der Skelettmuskulatur. Wegen der starken psychischen Beanspruchungen, die jeder Geräteübung vorangehen, kann man kaum von einer psychischen Entlastung sprechen. Darüber hinaus spielt sich Geräteturnen zwangsläufig fast immer in geschlossenen Räumen ab. Somit kann aus allgemeiner gesundheitlicher Sicht das Geräteturnen nicht sehr viele Punkte für sich verbuchen.

Die Gefahr, sich an den Geräten oder beim Abgang vom Gerät zu verletzen, sollte ebenfalls nicht übersehen werden. Vornehmlich aus den genannten Gründen haben die meisten deutschen Turnvereine, deren Altersriegen früher fast ausschließlich an Geräten turnten, den heutigen Erkenntnissen Rechnung getragen und bieten an den Turnabenden überwiegend Übungsinhalte an, zu denen z. B. Laufübungen und Spiele in vielerlei Form zählen.

Bodybuilding

Einstmals fast nur von Männern betrieben, hat auch die Zahl der Bodybuilding betreibenden Frauen in den letzten Jahren stark zugenommen. Diese Sportart dient ausschließlich dem Ziel, Muskelgröße und -relief sowie die Muskelkraft besser auszubilden.

Beim Bodybuilding sind nur die Kraft und gegebenenfalls die Gelenkigkeit gefordert. Durch ein alleiniges Krafttraining ist es aber nicht möglich, die Leistungsfähigkeit von Herz, Kreislauf, Atmung und Stoffwechsel zu steigern (siehe S. 101 bis 103).

Muskelkraft wird trainiert

Beim Bodybuilding werden hauptsächlich zwei Methoden unterschieden. Bei der einen wird jede einzelne Muskelgruppe über z. B. 20 Wiederholungen in vier bis sechs Serien mit einer Belastungsintensität von 25 bis 40 Prozent der Maximalkraft geschult, wobei die Pausen zwischen den Serien etwa 5 Minuten betragen. Bei der anderen wird jede einzelne Muskelgruppe mit nahezu Maximalkraft so lange angespannt, wie es überhaupt möglich ist. Das kann mit und ohne Gerät erfolgen.

Es gibt sogenannte Kraftmaschinen mit Druck- und Zugbeanspruchungsmöglichkeiten, Hanteln für die Arbeit im Stehen, Sitzen und Liegen sowie exzentrische und isokinetische Krafttrainingsgeräte.

Gewichtsabnahme bei Diät

Durch ein Krafttraining kann altersbedingten Verlusten der Muskelmasse entgegengewirkt werden. Das ist sowohl für den Muskelstoffwechsel

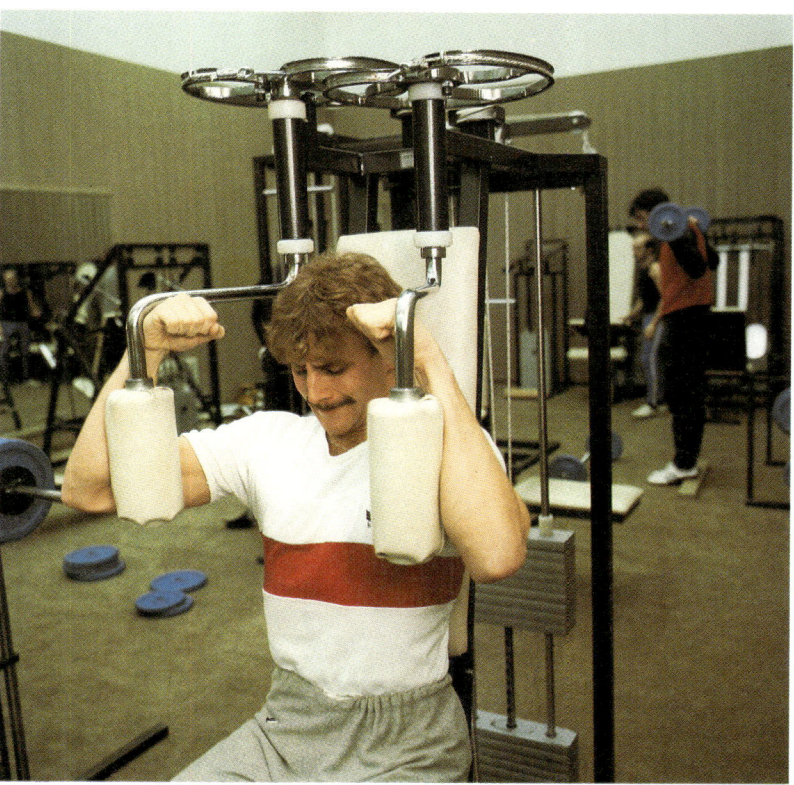

In Fitnesscentern stehen verschiedene Krafttrainingsgeräte für Bodybuilding zur Verfügung, an denen man trainieren kann

als auch für die Mobilität wünschenswert. Andererseits können – wie schon erwähnt – keinerlei organisch günstige Einflüsse erzielt werden. Darum sollte ein Bodybuilding bzw. Krafttraining niemals ohne gleichzeitiges Ausdauertraining vorgenommen werden. Sehr gut kann durch ein regelmäßiges Krafttraining großer Muskelgruppen die sogenannte fettfreie Körpermasse verbessert werden, indem die Muskelmasse wächst und

die Fettdepots bei gleichzeitig geeigneter Diät reduziert werden.

Gesundheitliche Gefahren bestehen vor allem bei Herz-Kreislauf-geschädigten Personen (Durchblutungsstörung der Herzkranzgefäße, ungenügende Leistungsfähigkeit des Herzmuskels, Neigung zu Herzrhythmusstörungen). Auch bei zu hohem Blutdruck ist Bodybuilding gefährlich. Vor allem sollte man Preßatmung vermeiden (siehe S. 102).

Sport im Wandel der Zeit

Zur menschlichen Kultur gehörte seit alters der Sport. Jede Epoche prägte ihn gemäß dem Wesen des jeweiligen Volkes. Heute sind Sportler in ihrem biologischen Grenzbereich angelangt

Schon vor Jahrtausenden entstanden Spiele, die sich verbreiteten und wandelten. So wurde vor etwa 5000 Jahren am Indus ein Stierspiel erfunden, das 1000 Jahre später bei den Kretern wohl das Hauptspiel der gebildeten Jugend war. 1000 Jahre darauf tauchte es in Thessalien auf, um weitere 500 Jahre später in Rom in Mode zu kommen; heute wird es als Stierkampf bei den Spaniern weiterbetrieben. Ebenso hat das Stockfechten der

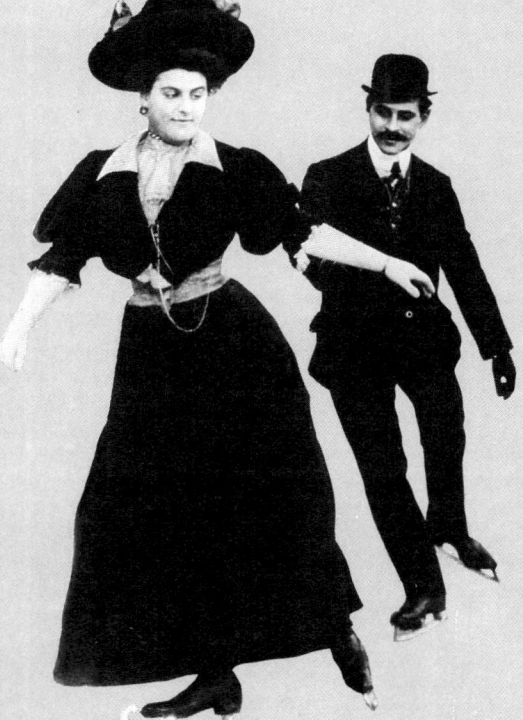

So ging man um die Jahrhundertwende zum Eislaufen. Von Freizeitkleidung war damals noch nicht die Rede

Chinesen, Japaner, Inder und alten Ägypter über die Jahrtausende hin vieles gemeinsam.

Die Freude der Ausübenden an der Bewegung und die Unterhaltung für die Zuschauer standen zunächst im Mittelpunkt sportlichen Interesses. Später maß man den Leibesübungen erzieherische Bedeutung bei, und heute steht beim Sport der medizinisch-gesundheitliche Gesichtspunkt im Vordergrund.

Der sogenannte moderne Sport ist rund 170 Jahre alt. In dieser Zeit hat er die Welt erobert. Wenn man so will, war Jean-Jacques Rousseau (1712–1778) in der Neuzeit der erste Verkünder des Kinderturnens: „Keine Fallhaube noch Gehkörbe sollen das Kind bewahren, statt dessen soll es täglich mitten auf die Wiese gebracht werden, es soll da laufen und sich tummeln und dabei hundertmal des Tages fallen." Er gibt Anweisung zum Laufen und zur Leistung und zu Wettkämpfen im Kindesalter; Schulen sollen nicht nur Wissen vermitteln, sondern Handeln lehren im Sinne von Hindernislaufen, Weit- und Hochsprung, Schwimmen, Baumklettern, Steinstoßen, Gleichgewichtsübungen, Ballspielen.

Im frühen 19. Jahrhundert predigte Lord Byron die tägliche Leibes-

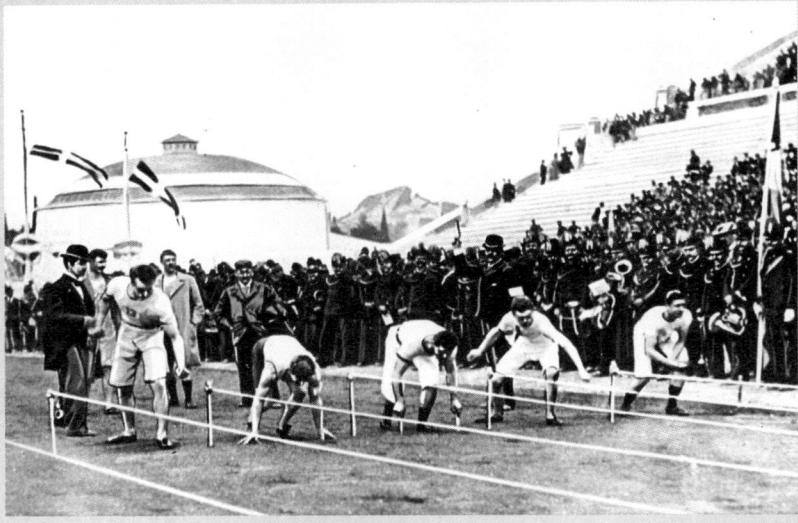

Die ersten Olympischen Spiele der Neuzeit fanden 1896 in Athen statt. Hier der Start zum 100-m-Lauf; man beachte die Starthaltungen

übung: „Täglich mehrere Stunden im Freien lebend, bald zu Pferd am Strand des Meeres reitend, bald im Boote segelnd oder rudernd, dann sich im Meere badend oder seine Körperkraft im Schwimmen übend."

Als typisch für die Anfänge modernen Sports kann man die Entwicklung des Frauensports ansehen. Zunächst gab es nur ein Mädchenturnen. In England erschien 1829 die erste Anleitung für Frauenturnen.

In Deutschland war Adolf Spieß (1810–1858) der erste, der sportliche Übungen auf das Wesen des weiblichen Geschlechtes zu formen versuchte. Bald waren Frei-, Ordnungs- und Reigenübungen für Mädchen im Schulgebrauch.

Die Frauen zogen sich für ihre Übungen lange, an den Knöcheln zusammengebundenen Hosen an, dar-

über noch einen Rock. Erst 1887 wurde die erste Frauenturnabteilung begründet. 1888 fand das erste Frauenschauturnen statt, und 1894 konnte auf dem Deutschen Turnfest in Breslau zum erstenmal Frauenturnen in der Öffentlichkeit gezeigt werden.

In Hamburg fand 1885 auf der Alster ein erstes öffentliches Schwimmfest mit Beteiligung von Frauen statt. In den behördlich angeordneten Bedingungen heißt es: „Die Damen müssen in weiten faltigen Gewändern schwimmen; Rückenschwimmen ist nicht erlaubt. Die Männer sind mindestens 300 Meter vom Ufer entfernt zu halten."

Falsche medizinische Vorstellungen prägten das Bild im Frauensport im vergangenen Jahrhundert. Man glaubte, durch Springen, Hüpfen,

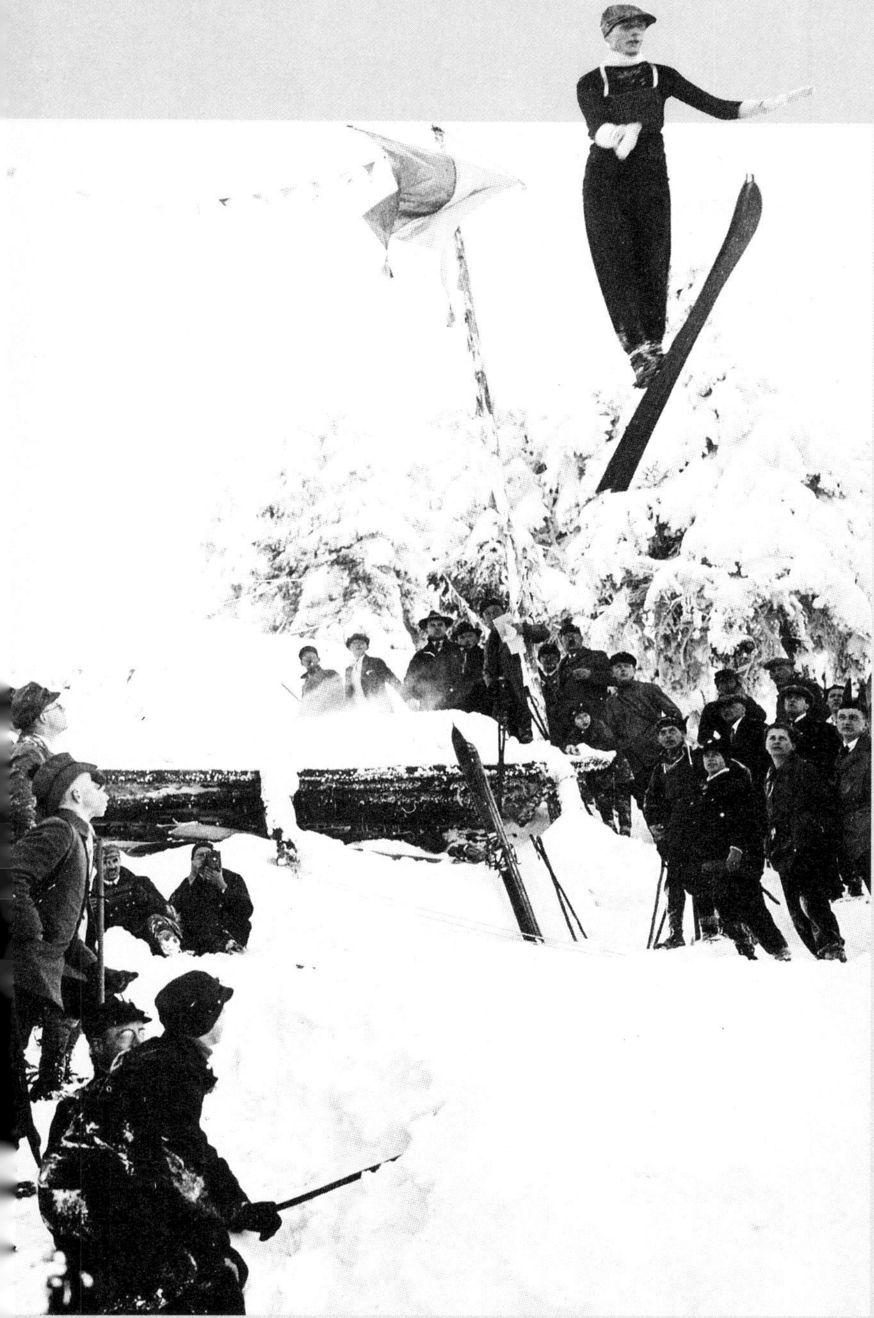

Beinspreizen oder ruckartige Drehbewegungen in den Hüften könnten die Sexualorgane aus ihrer Lage gebracht werden; Geräteturnen mache einen dicken Hals und breite Hände und schaffe Mannweiber.

Die Wiedereinführung der Olympischen Spiele im Jahr 1896 brachte für die Frau zunächst keinen Fortschritt. In Anlehnung an das griechische Vorbild waren nur Männer zugelassen. Zum erstenmal nahmen Frauen an internationalen Sportwettkämpfen 1908 in London anläßlich eines Eiskunstlaufwettbewerbs teil. 1912 durften in Stockholm erstmals bei den Olympischen Spielen Frauen, allerdings nur in Schwimmdisziplinen, mitmachen.

Avantgardistisch wirkte die 1921 ausgetragene sogenannte „Frauenolympiade" in Monte Carlo. Französinnen, Engländerinnen und Schweizerinnen beteiligten sich an diesem Sportfest.

Heute ist Frauen kaum eine Sportart verschlossen, und die Zahl der Sportlerinnen steigt jährlich weltweit an. Die Leistung der Frau im Sport hat sich dabei rasant entwickelt: Frauen erstürmen heute den noch vor Jahrzehnten auch für Männer für unbezwinglich gehaltenen Mount Everest, sie halten den Weltrekord im Dauerschwimmen und den Rekord im Kanalschwimmen Dover – Calais, sie bestreiten Marathon-, 100-km- und 100-Meilen-Läufe.

Im Hochleistungssport sind heute beide Geschlechter im biologischen Grenzbereich ihrer Leistungsfähigkeit angelangt. Das jeweilige Trai-

So sah Skispringen um 1920 aus. Die Aufnahme zeigt den Norweger Soerre Jensen bei einem Sprung von 42,5 m

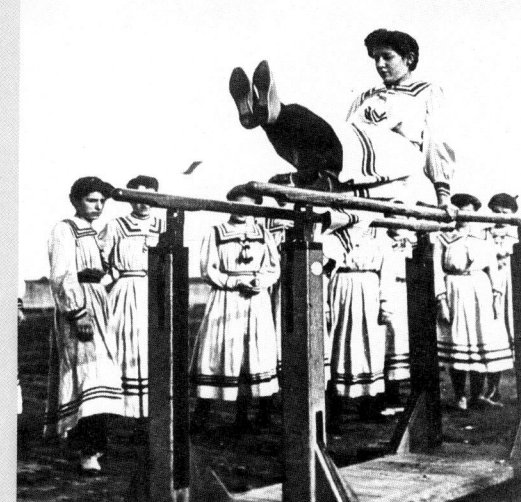

Die Anfänge des Frauenturnens begannen züchtig mit Hose und Rock darüber

ningspensum ist gewaltig geworden. Ein Ruderer, der zur Weltspitze zählen will, muß jährlich zwischen 8000 und 12 000 km rudernd zurücklegen, neben anderen leistungssteigernden Maßnahmen wie Dauerläufen und Krafttraining. Ein Radfahrer trainiert täglich zwischen 150 und 200 km, ein Langstreckenläufer wöchentlich zwischen 120 und 240 km. Ein Gewichtheber in den höchsten Gewichtsklassen muß täglich zwischen 60 und 100 t zur Hochstrecke bringen, ein Schwimmer legt in seinem täglichen Schwimmtraining zwischen 8 und 12 km zurück.

Dabei kann die Sportmedizin heute im Training viele wesentliche Hilfen leisten. In zahlreichen Sportarten sind Weltklasseleistungen ohne eine wissenschaftliche Fundierung gar nicht mehr denkbar.

Auch zu Hause gut in Form

Besonders ältere oder unsportliche Menschen zögern oft, sich einen passenden Freizeitsport auszusuchen. Die Scham, einen nicht mehr formvollendeten Körper im leichten Sportzeug anderen preiszugeben, dazu die Angst vor Ungeschicklichkeit und Unbeholfenheit sowie die geringe Leistungsfähigkeit wirken für manche abschreckend. Nur wenige haben die Möglichkeit, die ideale Form eines Dauerlaufs, nämlich den Waldlauf, wenige Meter hinter der Wohnung aufnehmen zu können.

Für solche Menschen ist ein Trainingsprogramm, das sie zu Hause betreiben können, wesentlich attraktiver. Das Motto dabei sollte sein: Wenig zeitraubend, kein großer Aufwand mit Geräten, keine komplizierten Bewegungsabläufe, dafür aber sicher in der Wirkung auf den Körper.

Gymnastik nach Maß

An erster Stelle steht natürlich in diesem Zusammenhang die Gymnastik. Sie basiert auf den Grundformen der Bewegungen wie Gehen, Laufen, Springen, Schwingen und Federn, Werfen, Fangen, Stoßen, Ziehen, Schieben und Tragen. Je nachdem, wie man ein Gymnastikprogramm gestaltet, kann man damit unterschiedliche Trainingsreize auf den Körper ausüben.

Gefordert sind bei Gymnastik Koordination (Gewandtheit, Geschicklichkeit, Technik), Gelenkigkeit, Kraft, Schnellkraft, Schnelligkeit, aerobe und anaerobe Ausdauer (siehe S. 101 bis 103). Es kommt jetzt darauf an, wo man im Gymnastikprogramm den Schwerpunkt setzt, ob man mehr den Muskel-Sehnen-Band-Apparat oder aber das Herz-Kreislauf-System und den Stoffwechsel trainieren will.

Gut für die Haltung

Im jugendlichen Alter kann regelmäßig betriebene Gymnastik den bei Schulkindern so häufig zu beobachtenden Haltungsschwächen und -fehlern vorbeugen. Das gleiche gilt für Berufstätige mit sitzenden Tätigkeiten, die eine entsprechende Ausgleichsgymnastik benötigen. Im Alterssport und in der Rehabilitation dienen gymnastische Übungen dem Zweck, den Körper vor Ausdauerbelastungen aufzuwärmen und darüber hinaus altersbedingten Abbauvorgängen der Skelettmuskulatur entgegenzuwirken.

Man kann Gymnastik sowohl individuell als auch in Gruppen betreiben. Für die Einzelperson reicht im Regelfall eine Fläche von etwa 2 m² zum Üben aus. In geschlossenen Räumen sollte auf eine ausreichende Belüftung geachtet werden. Die Kleidung soll elastisch und luftdurchlässig sein; ein Stirnband hält die Haare aus dem Gesicht. Wadenwärmer wärmen die Muskeln und helfen Zerrungen zu verhüten.

Täglich ein paar Minuten

Zu Beginn eines gymnastischen Programms sollte man sich einige Minuten auf der Stelle warm laufen. Damit wird einer Muskelzerrung vorgebeugt. Erst danach beginnt man mit gezielten Dehnungs- und Kräftigungsübungen. Zwischen den Übungen lockert man den gesamten Kör-

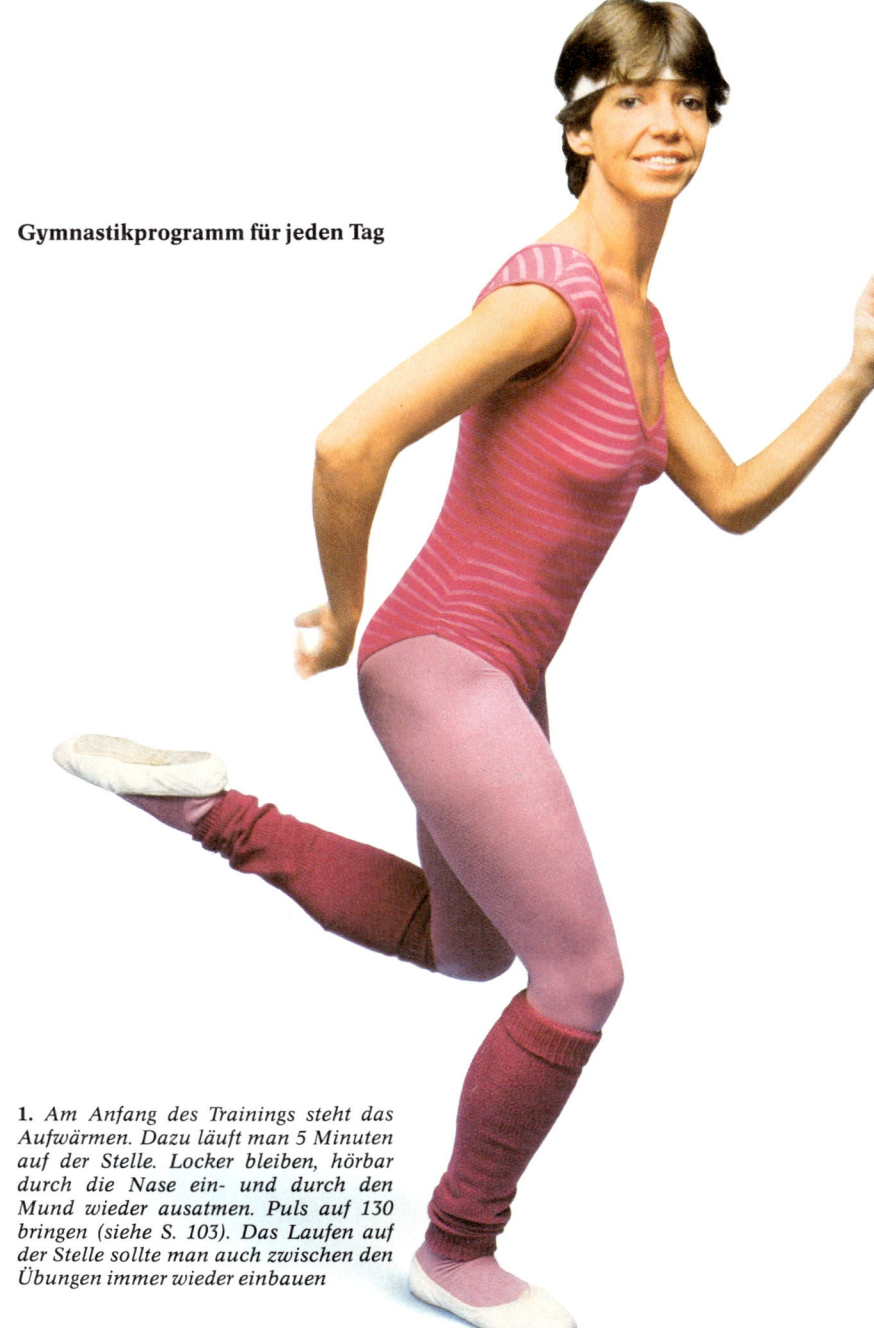

Gymnastikprogramm für jeden Tag

1. *Am Anfang des Trainings steht das Aufwärmen. Dazu läuft man 5 Minuten auf der Stelle. Locker bleiben, hörbar durch die Nase ein- und durch den Mund wieder ausatmen. Puls auf 130 bringen (siehe S. 103). Das Laufen auf der Stelle sollte man auch zwischen den Übungen immer wieder einbauen*

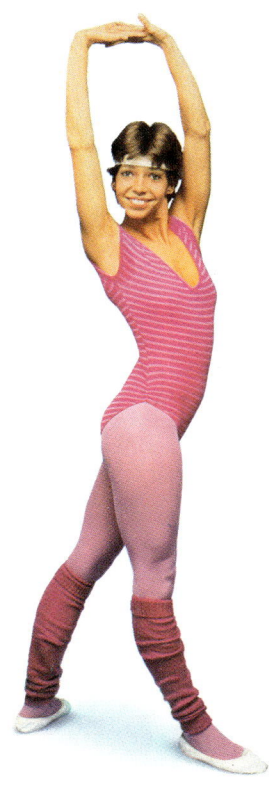

4. *Eine leichte Grätschstellung einnehmen, die Arme locker herabhängen lassen. Jetzt die rechte Schulter zum rechten Ohr heben, dann wieder senken, ohne den Kopf zu bewegen. Je achtmal rechts und links üben*

3. *Die Grätschstellung beibehalten und den Kopf so weit in den Nacken werfen, daß man direkt zur Decke schaut. Dann den Kopf wieder so weit nach vorn senken, daß das Kinn die Brust berührt und man ein Spannen im Nacken spürt*

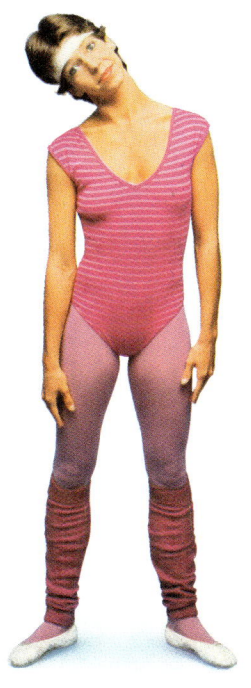

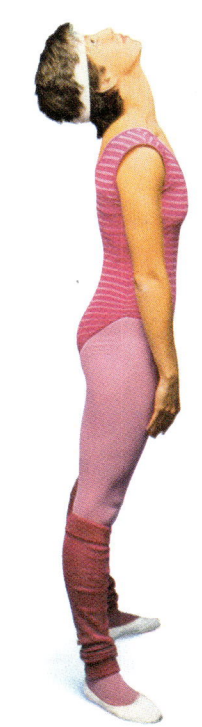

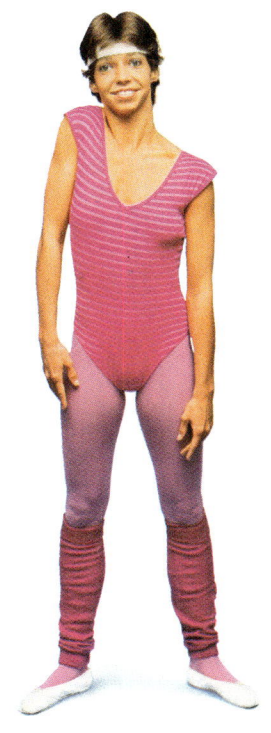

5. *In der leichten Grätschstellung bleiben. Außerdem beide Arme mit verschränkten Händen hoch über den Kopf recken. Dann den Oberkörper aus der Taille heraus mit Schwung so weit wie möglich nach hinten, mal nach rechts, mal nach links, verdrehen. Zu jeder Seite viermal üben*

2. *Zur Entspannung der Nackenmuskeln nun leicht gegrätscht hinstehen, die Arme locker herabhängen lassen. Erst nach links, dann nach rechts je achtmal mit dem Kopf nicken. Dabei versuchen, das Ohr zur Schulter zu bringen. Die Schultern bleiben stets waagrecht*

per; besonders Arme und Beine sollten kräftig durchgeschüttelt werden. Auch das Laufen auf der Stelle kann man zwischendurch immer wieder einbauen. Ruckartige Bewegungen muß man vermeiden, weil sie zu Verletzungen führen können. Den Schluß eines jeden Programms bildet die Abkühlphase.

Auf diesen Seiten werden einige sinnvolle Übungen vorgestellt, die man nach Belieben und Können ergänzen kann. Wenn man sie regelmäßig – am besten täglich etwa 20 Minuten lang – in seinen Tagesablauf einbaut, hat man schon einiges für seine Gesundheit getan. Auch für Gymnastik gelten natürlich die eingangs erwähnten Trainingsregeln (siehe S. 103 bis 105).

Noch flotter mit Musik
Das Aerobicfieber flutete 1982/83 wie eine Welle über Europa und die Bundesrepublik Deutschland hinweg. Innerhalb weniger Monate hatte es rund vier Millionen Menschen erfaßt. Unter ihnen befanden sich 80 bis 85 Prozent Frauen, die zum größten Teil bisher weder Sport noch irgendein anderes körperliches Training betrieben hatten. Inzwischen ist die Aerobicwelle zwar abgeflaut, aber nunmehr hat sich ein fester Stamm der Aerobicteilnehmer herausgebildet, der die Zeiten überdauern dürfte.

Kenneth H. Cooper, Arzt in der amerikanischen Luftwaffe, führte 1971 eine Kombination von Gymnastik und Musik in einem bestimmten Programm ein, das er „Aerobic" nannte. Er wollte damit durch spielerische, gymnastische Betätigung mit musikalischer Untermalung einen ähnlichen Effekt auf die inneren Organe wie mit dem üblichen Ausdau-

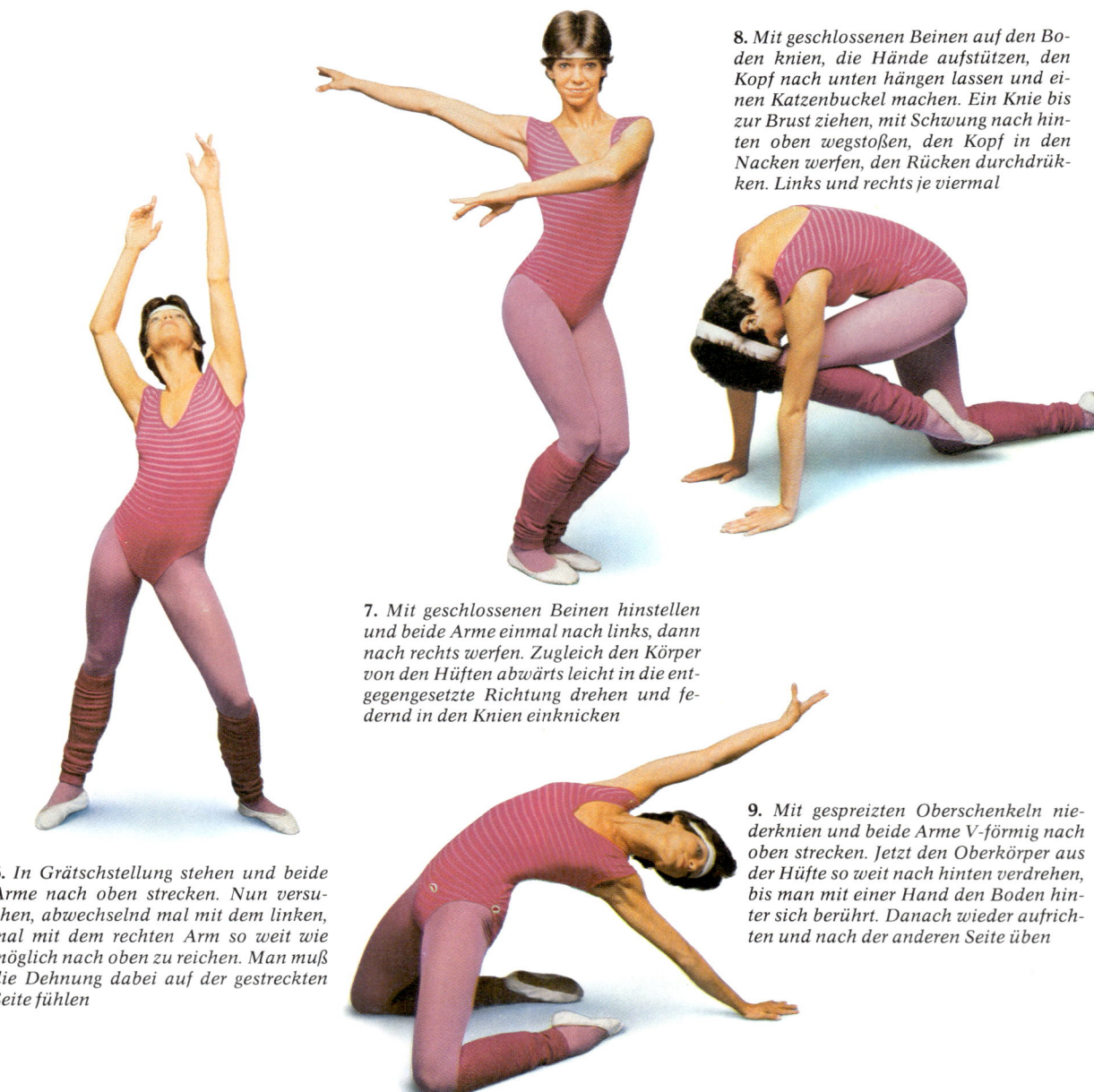

8. Mit geschlossenen Beinen auf den Boden knien, die Hände aufstützen, den Kopf nach unten hängen lassen und einen Katzenbuckel machen. Ein Knie bis zur Brust ziehen, mit Schwung nach hinten oben wegstoßen, den Kopf in den Nacken werfen, den Rücken durchdrücken. Links und rechts je viermal

7. Mit geschlossenen Beinen hinstellen und beide Arme einmal nach links, dann nach rechts werfen. Zugleich den Körper von den Hüften abwärts leicht in die entgegengesetzte Richtung drehen und federnd in den Knien einknicken

6. In Grätschstellung stehen und beide Arme nach oben strecken. Nun versuchen, abwechselnd mal mit dem linken, mal mit dem rechten Arm so weit wie möglich nach oben zu reichen. Man muß die Dehnung dabei auf der gestreckten Seite fühlen

9. Mit gespreizten Oberschenkeln niederknien und beide Arme V-förmig nach oben strecken. Jetzt den Oberkörper aus der Hüfte so weit nach hinten verdrehen, bis man mit einer Hand den Boden hinter sich berührt. Danach wieder aufrichten und nach der anderen Seite üben

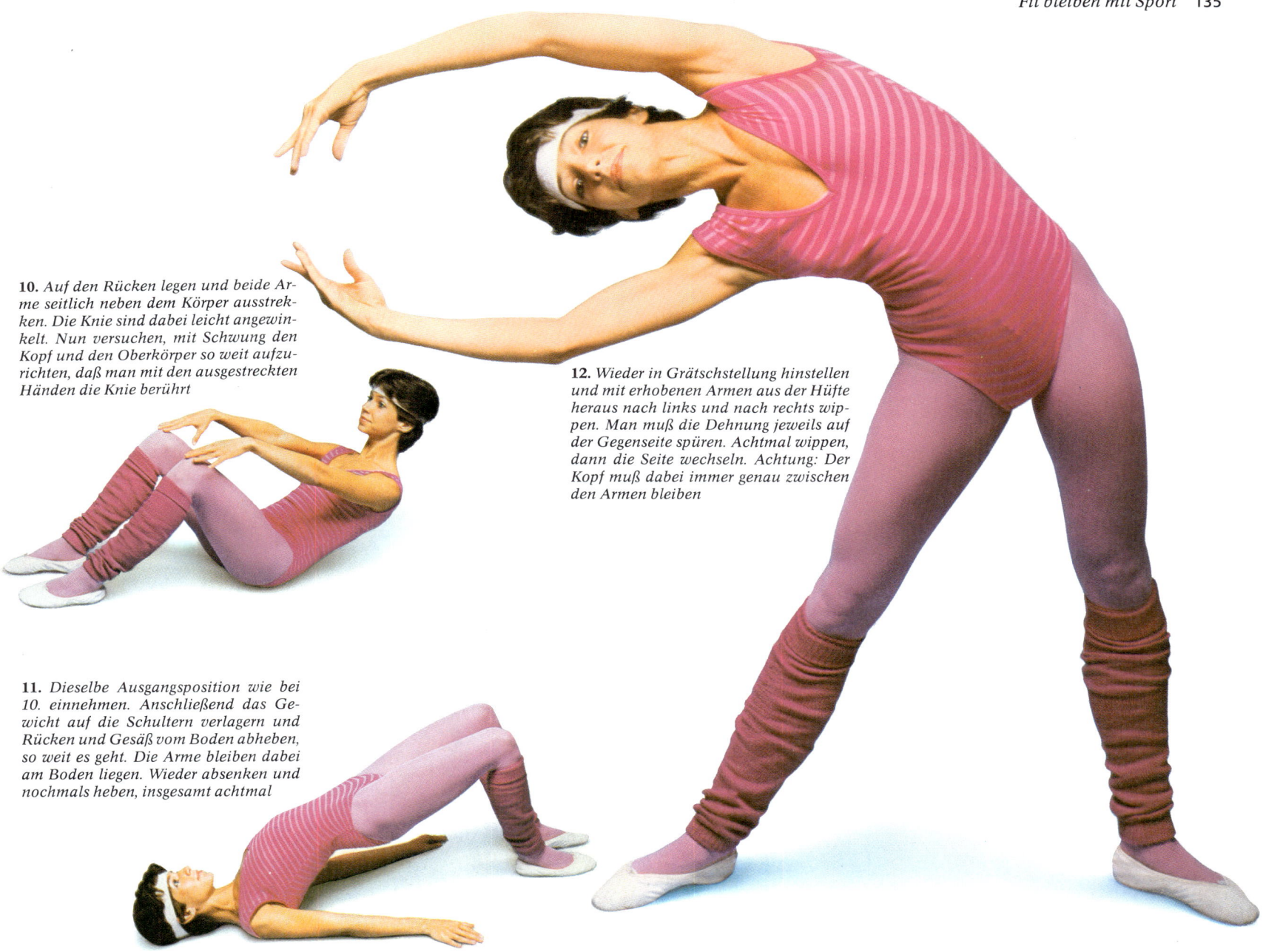

10. *Auf den Rücken legen und beide Arme seitlich neben dem Körper ausstrecken. Die Knie sind dabei leicht angewinkelt. Nun versuchen, mit Schwung den Kopf und den Oberkörper so weit aufzurichten, daß man mit den ausgestreckten Händen die Knie berührt*

12. *Wieder in Grätschstellung hinstellen und mit erhobenen Armen aus der Hüfte heraus nach links und nach rechts wippen. Man muß die Dehnung jeweils auf der Gegenseite spüren. Achtmal wippen, dann die Seite wechseln. Achtung: Der Kopf muß dabei immer genau zwischen den Armen bleiben*

11. *Dieselbe Ausgangsposition wie bei 10. einnehmen. Anschließend das Gewicht auf die Schultern verlagern und Rücken und Gesäß vom Boden abheben, so weit es geht. Die Arme bleiben dabei am Boden liegen. Wieder absenken und nochmals heben, insgesamt achtmal*

ertraining erzielen. Coopers Programm basiert auf Forschungsergebnissen vor allem der skandinavischen und der bundesdeutschen Sportmedizin und ist im wesentlichen nichts anderes als die schon seit Jahrhunderten bekannte Gymnastik mit Musik.

Auch das auf diesen Seiten vorgestellte Übungsprogramm kann man einmal so versuchen. Es empfiehlt sich ein langsames bis mittelschnelles Tempo bei möglichst großem Bewegungsausschlag. Die Musik sollte fröhlich und leicht sein. Man sollte nur in großen, gut belüftbaren Räumen üben.

Nicht überanstrengen

Weil die Musik motivierend wirkt, muß man sich vor Überlastungen hüten. Daher sollte man nach Bedarf Pausen einlegen oder ein langsameres Tempo wählen. Nie sollte man sich einem Gruppenzwang unterwerfen.

Die Mischung von jung und alt in einer Gruppe birgt die Gefahr, daß Ältere versuchen, es den Jüngeren in Intensität und Tempo gleichzutun. Deshalb ist es empfehlenswert, altersmäßig möglichst homogene Gruppen zu bilden.

Auch während des Aerobicprogramms sollte man von Zeit zu Zeit seine Pulszahlreaktion messen (siehe S. 103). Wenn man die Regeln dafür berücksichtigt, ist die Gefahr einer zu großen Milchsäureproduktion (siehe S. 101) sehr gering.

Treten während des Aerobics Herzbeschwerden auf, z. B. im Sinne von Rhythmusstörungen oder Beklemmungen auf der Brust, sollte nicht aus falschem Ehrgeiz weitergemacht werden.

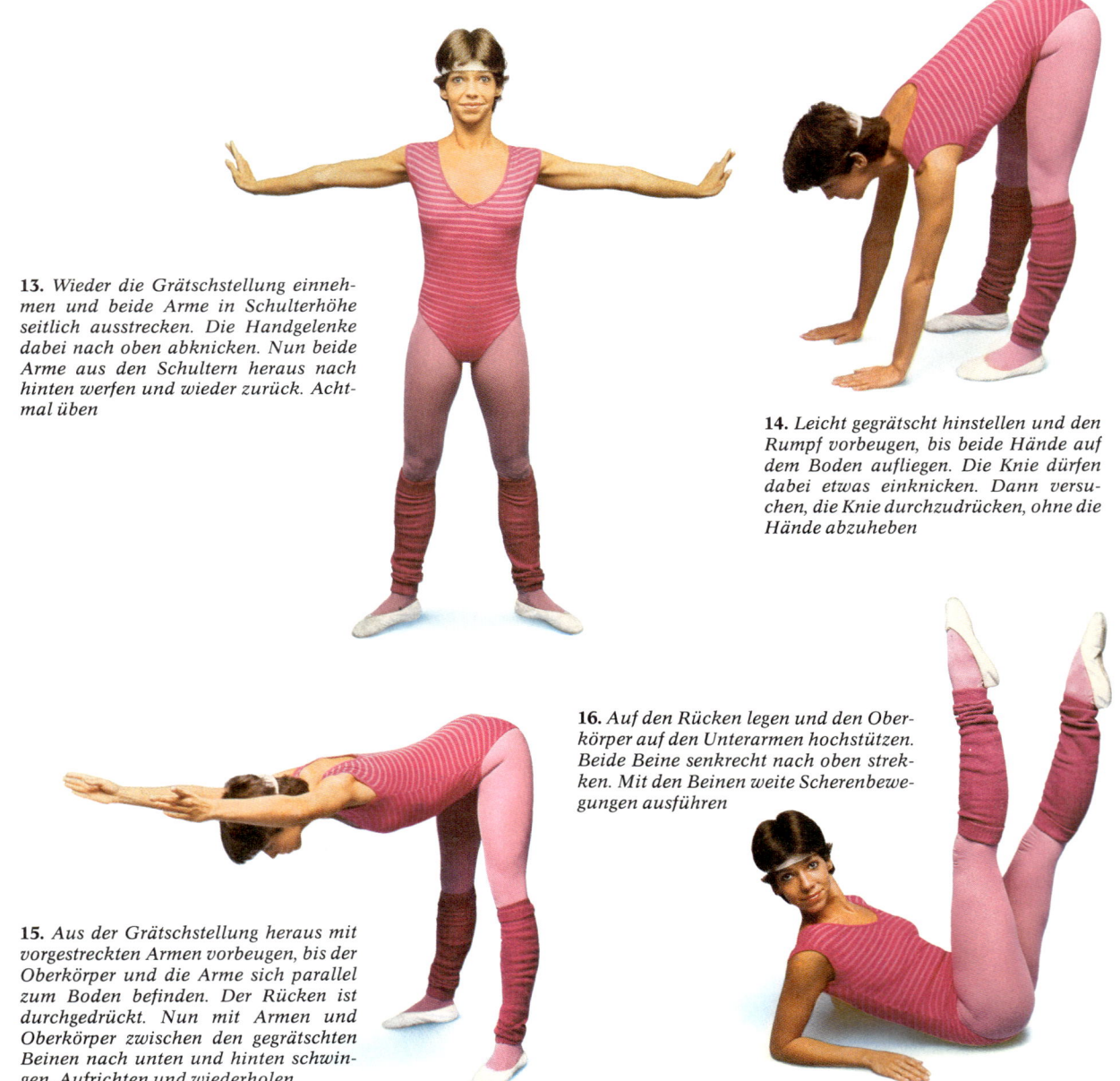

13. *Wieder die Grätschstellung einnehmen und beide Arme in Schulterhöhe seitlich ausstrecken. Die Handgelenke dabei nach oben abknicken. Nun beide Arme aus den Schultern heraus nach hinten werfen und wieder zurück. Achtmal üben*

14. *Leicht gegrätscht hinstellen und den Rumpf vorbeugen, bis beide Hände auf dem Boden aufliegen. Die Knie dürfen dabei etwas einknicken. Dann versuchen, die Knie durchzudrücken, ohne die Hände abzuheben*

15. *Aus der Grätschstellung heraus mit vorgestreckten Armen vorbeugen, bis der Oberkörper und die Arme sich parallel zum Boden befinden. Der Rücken ist durchgedrückt. Nun mit Armen und Oberkörper zwischen den gegrätschten Beinen nach unten und hinten schwingen. Aufrichten und wiederholen*

16. *Auf den Rücken legen und den Oberkörper auf den Unterarmen hochstützen. Beide Beine senkrecht nach oben strecken. Mit den Beinen weite Scherenbewegungen ausführen*

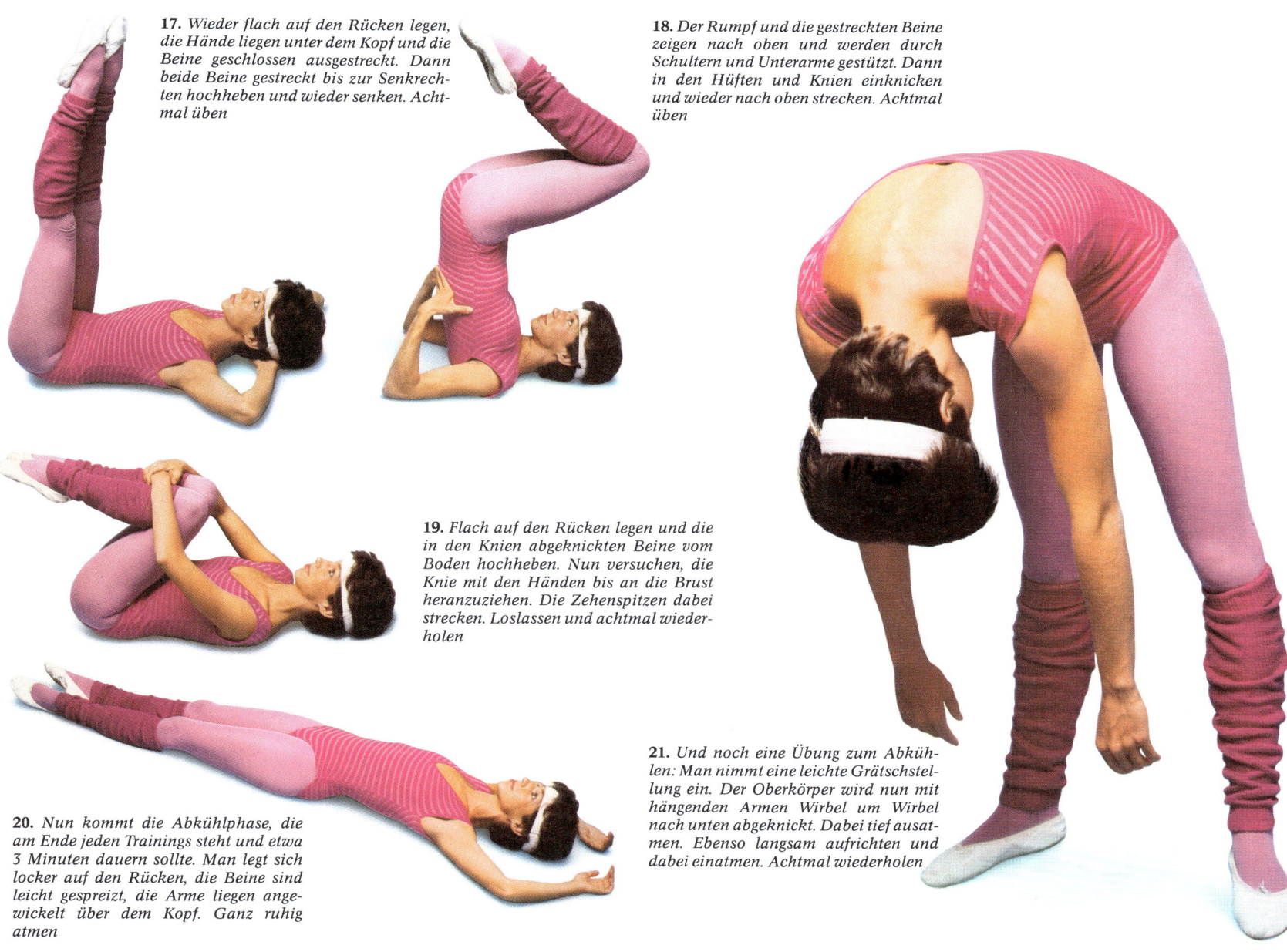

17. *Wieder flach auf den Rücken legen, die Hände liegen unter dem Kopf und die Beine geschlossen ausgestreckt. Dann beide Beine gestreckt bis zur Senkrechten hochheben und wieder senken. Achtmal üben*

18. *Der Rumpf und die gestreckten Beine zeigen nach oben und werden durch Schultern und Unterarme gestützt. Dann in den Hüften und Knien einknicken und wieder nach oben strecken. Achtmal üben*

19. *Flach auf den Rücken legen und die in den Knien abgeknickten Beine vom Boden hochheben. Nun versuchen, die Knie mit den Händen bis an die Brust heranzuziehen. Die Zehenspitzen dabei strecken. Loslassen und achtmal wiederholen*

20. *Nun kommt die Abkühlphase, die am Ende jeden Trainings steht und etwa 3 Minuten dauern sollte. Man legt sich locker auf den Rücken, die Beine sind leicht gespreizt, die Arme liegen angewickelt über dem Kopf. Ganz ruhig atmen*

21. *Und noch eine Übung zum Abkühlen: Man nimmt eine leichte Grätschstellung ein. Der Oberkörper wird nun mit hängenden Armen Wirbel um Wirbel nach unten abgeknickt. Dabei tief ausatmen. Ebenso langsam aufrichten und dabei einatmen. Achtmal wiederholen*

Heimtraining mit Geräten

Auch mit Geräten kann man zu Hause trainieren. Zweifellos die gesundheitlich wichtigste und empfehlenswerteste Form eines solchen Heimtrainings ist die Benutzung des Standfahrrades, weil sie Herz-Kreislauf-Krankheiten vorbeugt. Optimal sind aus der Sicht der heutigen Entwicklung die elektronisch gesteuerten Fahrradergometer, bei denen über einen Computer in Verbindung mit der kontinuierlich registrierten Pulszahl die Belastung im individuell gewünschten Bereich gesteuert wird.

Man sollte täglich trainieren, und zwar mindestens 10 Minuten am Stück, besser bis zu 30 Minuten. Bei kürzeren Belastungszeiten ist das Training nicht effektiv; längeres Training bringt dagegen keinen zusätzlichen gesundheitlichen Gewinn. Die Stärke der Belastung richtet sich auch hier nach den Pulsfrequenzregeln (siehe S. 103 bis 105).

Auch für Termingeplagte

Allerdings ist ein Training auf dem Standfahrrad, vielleicht noch mit ständigem Blick auf eine leere Wand, ungemein monoton. Ratsam ist daher, ein solches Training vor einem Fernsehgerät z. B. in Verbindung mit einer Nachrichtensendung vorzunehmen.

Manche Menschen glauben, daß sie tagsüber absolut keine Zeit zu einem Training hätten. Auch die Abendstunden seien mit dienstlicher Arbeit ausgefüllt. Die Frage, ob sie nicht zumindest die Fernsehnachrichten einschalten, wird aber selbst in diesen Fällen fast immer bejaht. Also kann man beispielsweise mit dem Beginn der abendlichen Nachrichtensendung auf das Standfahrrad steigen und wird auf diese Weise während des Trainings glänzend mit Neuigkeiten unterhalten.

Rudern in der Wohnung

Das Trockenrudergerät ist im Prinzip genauso zu benutzen wie das Standfahrrad. Dennoch haben Rudergeräte den Nachteil, daß sie die Armmuskulatur stark beanspruchen, was für ein Herz-Kreislauf-Atmungs-Training weniger wünschenswert ist. Hinzu kommt, daß das tiefe Ein- und Ausatmen durch die Art der Ruderarbeit behindert ist. Dies gilt vor allem für übergewichtige Personen mit Bauchansatz.

Das Baligerät

Für behinderte oder beinamputierte Personen bietet sich als Heimtrainer das Baligerät an. Es handelt sich dabei um eine im stumpfen Winkel gebogene Stange aus Federstahl mit endständig angebrachten Griffen, die einer großen Sicherheitsnadel gleicht. Je nach der Stahlstärke und -länge der Griffstangen gibt es Geräte verschiedener Belastungsgrößen. Sie sind leicht zu unterscheiden, da sie je nach Belastungsgröße anders eingefärbt sind.

Das entspannte Baligerät wird mit gestreckten Armen hochgehoben, dann mit gestreckt bleibenden Armen in Schulterhöhe zusammengedrückt, zum Körper herangezogen und in weitem Bogen wieder nach oben ausgeschwungen. Die Hände vollführen also gegeneinanderlaufende Kreise. Dabei ist auf die weit ausgreifende, runde Bewegung zu

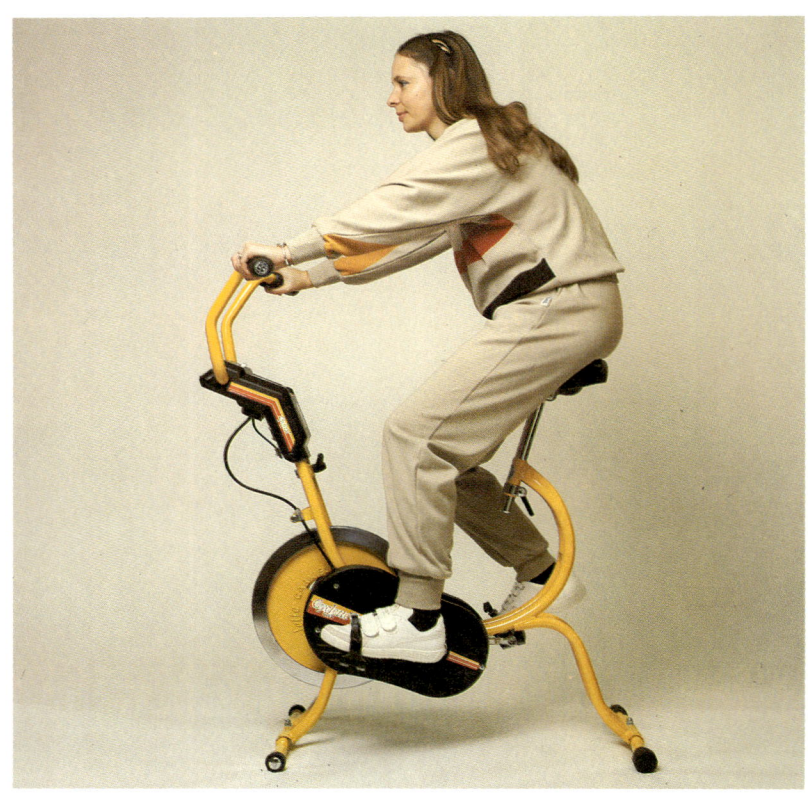

Ein Standfahrrad ist für das Herz-Kreislauf-Training im häuslichen Bereich ideal

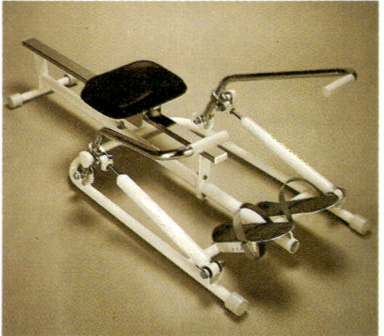

Trockenrudergerät

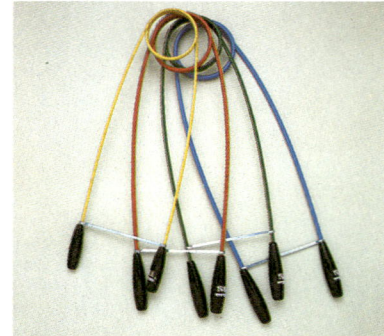

Baligerät

achten, die rhythmisch und flüssig ausgeführt werden soll. Der Trainingsreiz darf nicht in der Kraftbelastung, sondern soll in der Geschwindigkeit und der Gesamtdauer des Bewegungsablaufes gegen einen recht geringen Widerstand liegen. Die Belastungsgröße ist dem anzupassen.

Die kontinuierliche Belastungsdauer sollte wenigstens 5 Minuten betragen oder aber in intervallmäßigen Rhythmen noch länger durchgehalten werden. Die Auswirkungen auf das Herz-Kreislauf-System fallen allerdings hierbei weit geringer aus als mit sonstigen Methoden zur Steigerung der organischen Leistungsfähigkeit.

Sonderproblem Gartenarbeit
Für viele Menschen ist eine der häufigsten Freizeitbeschäftigungen zu Hause die Gartenarbeit. Man muß aber darauf hinweisen, daß für alle, die unter organisch bedingten Herzrhythmusstörungen, Durchblutungsstörungen des Herzmuskels oder einer ungenügenden Herzleistungsfähigkeit leiden, diese Betätigung nicht günstig ist.

Die Arbeit mit Spaten und Schaufel enthält einen hohen Prozentsatz statischer Belastung bzw. dynamischer Arbeit mit hohem Kontraktionsaufwand (siehe auch S. 101 bis 103) und muß außerdem noch zum Teil in gebückter Haltung verrichtet werden. Beides fordert beim Vorgeschädigten geradezu Herzrhythmusstörungen heraus. Darüber hinaus ist es mit keiner Form von Gartenarbeit möglich, die wünschenswerten organischen Anpassungserscheinungen zu erzielen. Positiv ist allerdings der Antistreßeffekt und die Schulung der Skelettmuskulatur.

Ausgleichsgymnastik am Arbeitsplatz

Den am Arbeitsplatz oft verspannten Schulter-Nacken-Bereich kann man mit diesem Minigymnastikprogramm schnell entlasten. Wie oft und in welcher Reihenfolge man die Übungen macht, kann man selbst bestimmen. Nach jeder Übung sollten die beanspruchten Muskeln gelockert werden.

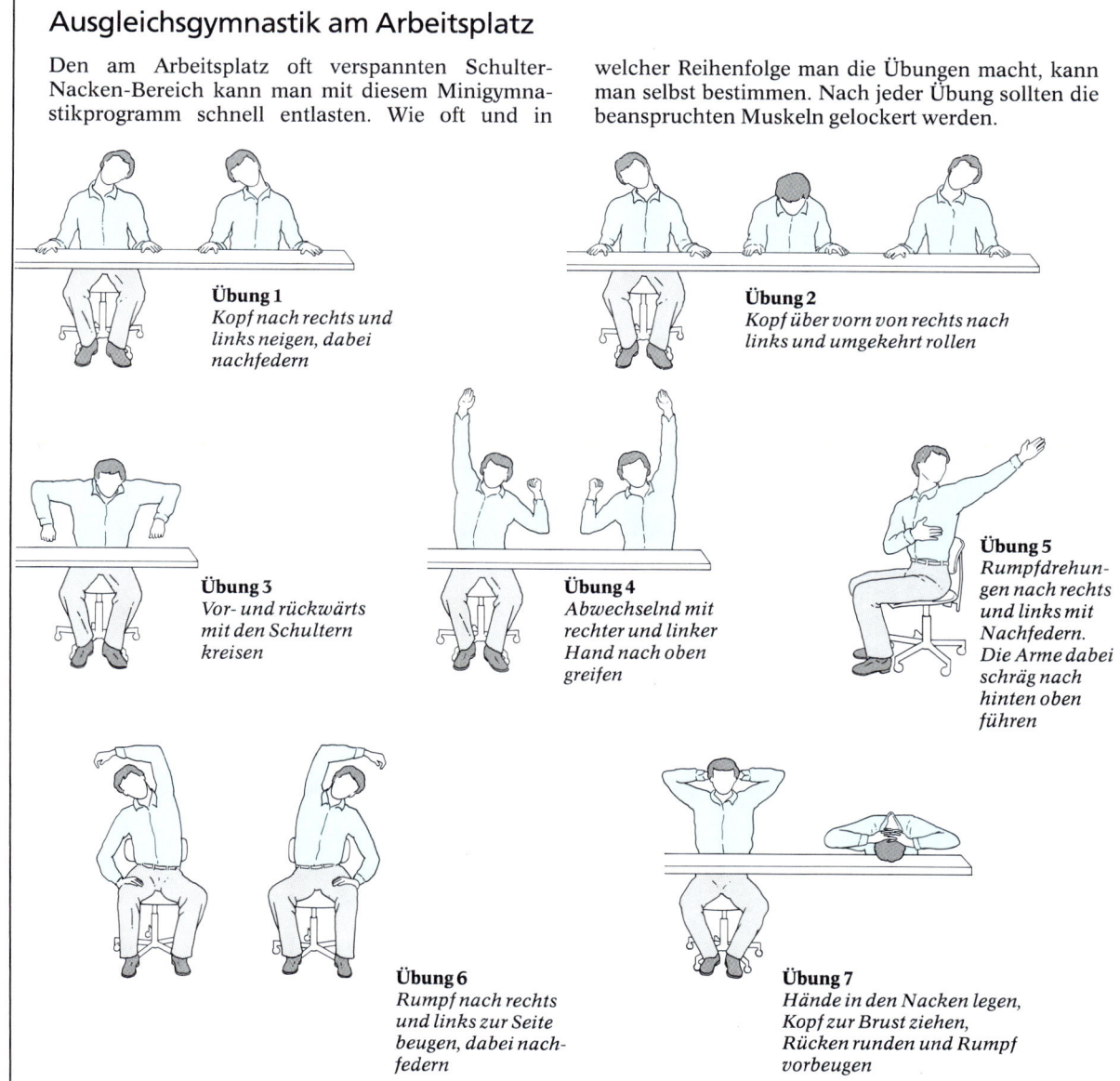

Übung 1
Kopf nach rechts und links neigen, dabei nachfedern

Übung 2
Kopf über vorn von rechts nach links und umgekehrt rollen

Übung 3
Vor- und rückwärts mit den Schultern kreisen

Übung 4
Abwechselnd mit rechter und linker Hand nach oben greifen

Übung 5
Rumpfdrehungen nach rechts und links mit Nachfedern. Die Arme dabei schräg nach hinten oben führen

Übung 6
Rumpf nach rechts und links zur Seite beugen, dabei nachfedern

Übung 7
Hände in den Nacken legen, Kopf zur Brust ziehen, Rücken runden und Rumpf vorbeugen

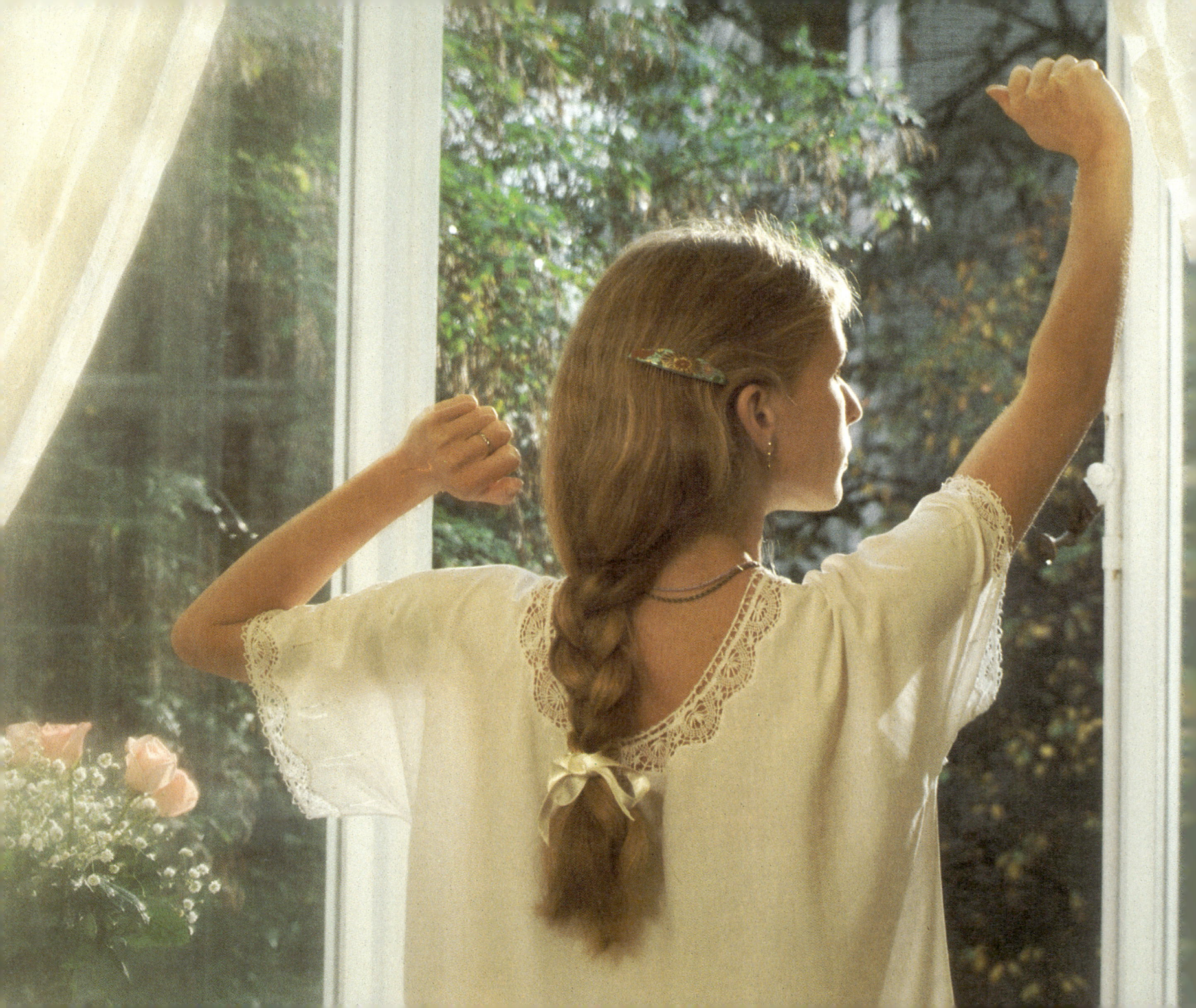

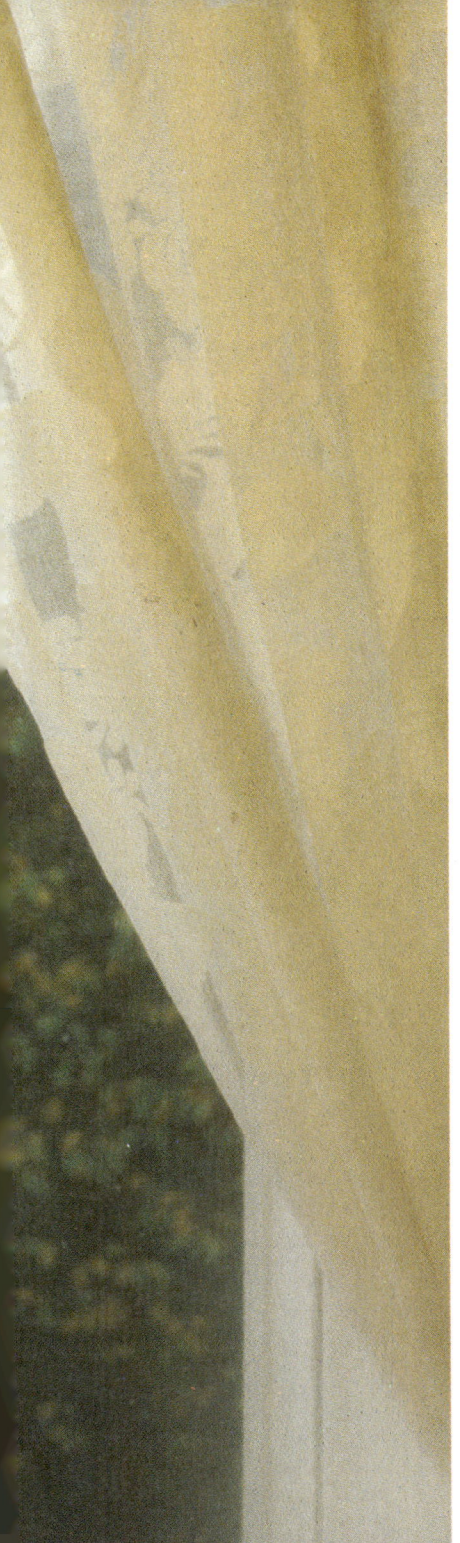

Atmen ist Leben

Schon die alten Chinesen wußten, wie wichtig die richtige Atmung für Gesundheit und Wohlbefinden ist. Wer sich die geringe Mühe macht, die Kunst des Atmens zu erlernen, wird mit erhöhter Leistungsfähigkeit belohnt

Viele Menschen glauben, daß sie allein aus Selbsterhaltungstrieb automatisch ausreichend atmen – das bißchen Luftholen könne daher kein Problem sein. Manche jedoch stellen bereits bei der geringsten körperlichen Anstrengung fest – andere spätestens, wenn sie Treppen steigen oder eilig gehen –, daß es mit ihrer Art zu atmen doch nicht so richtig stimmen kann. Und viele resignieren dann mit der Feststellung, sie seien eben „nichts mehr wert".

Wer aber von vornherein so leicht aufgibt, wird bald auf vieles verzichten müssen, wozu man eine ausreichende Atmung benötigt. Denkt man dabei an den sportlichen Bereich, so zählt dazu Bergwandern, Laufen, Schwimmen, Skilanglaufen, Radfahren, Gymnastik – um nur einige Sportarten zu erwähnen, die man nach Rat der Ärzte ausüben sollte.

Wer morgens mit ein paar Atemzügen richtig Sauerstoff tankt, fühlt sich den Tag über wohl

Aber es kann auch vorkommen, daß man auf viele andere wertvolle Dinge verzichten muß, die eine körperliche Spannkraft voraussetzen, so beispielsweise Reisen, Museumsbesuche oder Theaterabende, denn man fühlt sich ohne Sauerstoffreserven nach einem Arbeitstag einfach zu müde, um aufnahmefähig und erlebnisbereit zu sein.

„Ein gut Teil der Krankheiten kann weggeatmet, weggearbeitet, weggeschwommen werden. Bewegung ist Leben!" So versuchte schon Voltaire die Trägen und Unwissenden aufzurütteln. Und ein Yogi ist der Überzeugung, daß die richtige Atmung ebenso lebenswichtig sei wie die richtige Ernährung.

Aus diesem Grund stellt die Bewegungslehre Yoga (siehe S. 170 bis 185) die Schulung der Tiefatmung jeder anderen Körperschulung voran. Leider kann man auch heute noch immer feststellen, daß Sportlehrer und Trainer bei der Instruktion vielfach die Atmung außer acht lassen,

daß es Veröffentlichungen gibt, worin wohl der Ablauf der Bewegungen, das Tempo, nicht aber der unumgänglich notwendige Atmungsrhythmus zu jeder Bewegung erwähnt und entsprechend betont wird. Wie mangelhaft viele Empfehlungen dann wirken, wie oberflächlich derartige Veröffentlichungen sind, wird im Abschnitt *Atmung und Sport* (siehe S. 144 bis 145) näher untersucht.

Folgen mangelhafter Atmung
Ein Satz wie: „Jetzt kann ich endlich wieder aufatmen!" als Ausdruck einer Befreiung von seelischem Druck ist jedem geläufig; man spricht ihn aus, ohne daß man sich mitunter der Tragweite dieser Erkenntnis bewußt ist. Hier wird bestätigt, daß die Atmung fundamental auf die Beziehung zwischen Körper und Seele wirkt. Man ist „außer Atem" und meint damit durchaus nicht nur einen Erschöpfungszustand nach körperlicher Anstrengung, sondern nach jeglicher Überforderung.

Ebenso sagt man, daß einem „der Atem stockt", wenn man ein Schockerlebnis hat. Aber nicht nur negative Erlebnisse haben sich in allgemeinen Redewendungen mit dem Thema „Atem" niedergeschlagen; es gibt durchaus auch positive. So sagt man von einem besonders schönen Naturschauspiel, es sei „atemberaubend". Und wenn einer „einen langen Atem" hat, bedeutet das, daß er fähig ist, etwas durchzuhalten, daß er nicht so schnell aufgibt.

Schon aus diesen wenigen Beispielen kann man sehen, daß die Atmung weit mehr ist als eine bloße automatische Körperfunktion, die eben „dazugehört". Man kann sogar so weit gehen und behaupten: „Wer richtig atmet, hat mehr vom Leben!"

Menschen, die gebückt und unsicher durchs Leben gehen, die unter Minderwertigkeitskomplexen und unter Verkrampfung leiden, atmen zwangsläufig nur oberflächlich. Sie strahlen weder Selbstsicherheit noch Einsatzbereitschaft aus, sie wirken älter und verbraucht. Unwillkürlich zieht man – und das nicht zu Unrecht – Schlüsse auf ihre charakterlichen Eigenschaften. Jedermann hat lieber Menschen um sich – sei es nun als Begleiter durchs Leben oder als Mitarbeiter –, die Aktivität und Lebensmut ausstrahlen.

Zugegeben: Hin und wieder gibt es Tiefschläge und Enttäuschungen im Leben jedes Menschen, doch kann er sich im wahrsten Sinne des Wortes wieder aufrichten, wenn er an sich arbeitet mit Hilfe konzentrierter Atmungsschulung. Denn so erlangt er von neuem Energie und Zuversicht. Diese Beschäftigung mit sich selbst wird zu einer unschätzbaren Kraftquelle.

Sauerstoff tanken

Die vielen technischen Hilfsmittel, die heute jedermann zur Verfügung stehen, haben einen großen Nachteil: Sie zwingen dem Menschen geradezu einen konstanten Bewegungsmangel auf. Wie oft muß man sich denn im Tagesablauf körperlich so stark betätigen, daß man zum tiefen Atmen gezwungen ist? Wer eilt noch über einige Treppen hoch, wenn eine Liftanlage winkt?

Man steht oder sitzt tagtäglich viele Stunden und empfindet dabei im Augenblick nicht einmal den Mangel an Luft, denn niemand leidet gleich unter Herzbeklemmung oder gar unter Erstickungsanfällen, wenn er nur oberflächlich atmet.

Anders jedoch sieht es mit dem Wohlbefinden, mit dem Arbeitseifer aus. Bei mangelhafter Atmung, noch dazu in sauerstoffarmer Zimmerluft, kommt es sehr bald zu Konzentrationsmangel, zu Müdigkeit, zu gereizter Stimmung und zu Mißbehagen an der Tätigkeit schlechthin – die Arbeit macht einem keine Freude mehr. Dabei ist es gar nicht schwierig, hier Abhilfe zu schaffen: Schon einige tiefe Atemzüge in frischer Luft, dazu ein paar Minuten kreislaufanregende Gymnastik können einen aus diesem Dilemma befreien.

Und woher kommt diese plötzliche Besserung des Allgemeinbefindens? Die Antwort ist einfach: Es ist der Sauerstoff, der hier Wunder wirkt, denn Sauerstoff ist eine Energiequelle! Ohne Sauerstoff würde die Muskeltätigkeit erlahmen und keine Zellerneuerung mehr stattfinden.

Atemregeln

● Betont und bewußt ausatmen. Anfangs zur Selbstkontrolle die verbrauchte Luft hörbar aus dem Mund blasen.
● Ausatmen bedeutet Bauchmuskelspannung, Einatmen hingegen Dehnung, Entspannen.
● In Verbindung mit der Bewegung während der Phase der Muskelspannung, des Krafteinsatzes, ausatmen, während der Aushol- oder Entspannungsphase einatmen. Sinnvoll ist es z. B. bei gymnastischen Übungen, mit der Phase des Ausatmens, der Muskelspannung, zu beginnen, um Platz für sauerstoffreiche Luft zu schaffen.
● Bei gleichförmig verlaufenden Bewegungen, z. B. beim Laufen, einen regelmäßigen Atemrhythmus finden.

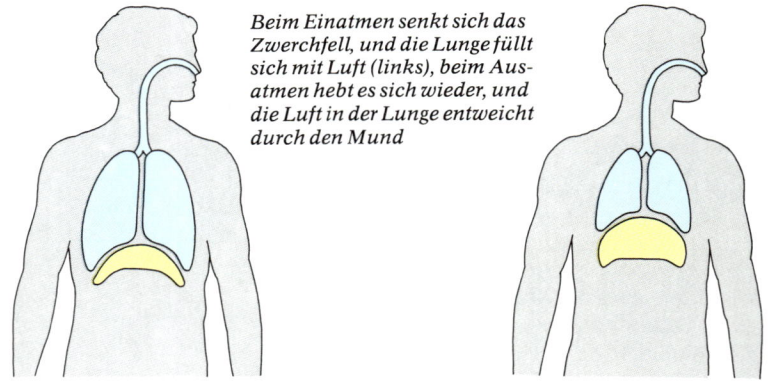

Beim Einatmen senkt sich das Zwerchfell, und die Lunge füllt sich mit Luft (links), beim Ausatmen hebt es sich wieder, und die Luft in der Lunge entweicht durch den Mund

Wird die Sauerstoffzufuhr unterbrochen, sterben die Körperzellen in kurzer Zeit ab. Am schnellsten gehen die empfindlichsten Zellen zugrunde, nämlich die Gehirnzellen. Schon nach 3 Minuten ohne Sauerstoff ist das Gehirn auf Dauer geschädigt.

Wieviel Luft braucht man?
Die eingeatmete Luft nimmt ihren Weg von der Nase oder dem Mund über Rachen, Kehlkopf und Luftröhre in die Lungen. Von der Luftröhre zweigt links und rechts je eine Haupt-

bronchie ab, die sich in ein feines Röhrensystem, das Bronchialsystem, verästelt. Am Ende der Bronchialröhrchen sitzen die Lungenbläschen, und dort findet der Stoffaustausch statt. Die gesamte Oberfläche aller Lungenbläschen beträgt etwa 100 m^2 – das kommt der Größe eines Tennisplatzes gleich. Diese große Fläche garantiert auch bei schwacher und oberflächlicher Atmung eine ausreichende Sauerstoffversorgung.

Mit jedem Atemzug nimmt man durchschnittlich ½ l Luft auf, das ist das sogenannte Atemzugvolumen. Die Lungen können jedoch insgesamt sehr viel mehr aufnehmen.

Die Atemfrequenz, das heißt die Zahl der Atemzüge, die ein Mensch pro Minute macht, ist abhängig von seinem Alter, von seinem Gesundheitszustand, der Körpergröße und vom Trainingszustand seines Körpers. Der Erwachsene atmet etwa 14- bis 20mal in jeder Minute, ein Neugeborenes 35- bis 50mal (siehe Kasten rechts).

Da eine Sportlerlunge eine größere Vitalkapazität besitzt, arbeitet sie ökonomischer, die Atemfrequenz des Sportlers ist also niedriger.

Was heißt Vitalkapazität?
Die Luftmenge, die man nach dem tiefstmöglichen Einatmen ausatmen kann, ist die sogenannte Vitalkapazität. Sie beträgt bei Männern durchschnittlich 4500 ml, bei Frauen etwa 3500 ml. Diese Vitalkapazität ist, wie am Beispiel der Sportlerlunge bereits erwähnt, durch Training beeinflußbar. Vor allem ist entscheidend, wieviel man in einer Sekunde ausatmen kann. Je oberflächlicher man atmet, um so geringer ist die Vitalkapazität, um so mangelhafter die Sauerstoffversorgung. Die Vitalkapazität ist also ein Maßstab für das Leistungsvermögen des Körpers.

In den „Atemregeln" (siehe Kasten auf S. 142) wird die Bedeutung einer bewußten Atmung begründet, wobei die grundsätzliche Wichtigkeit der Phase des Ausatmens im Vordergrund steht. Daraus ergibt sich ganz von selbst, daß man mit ein bißchen Luftholen seinen Körper keineswegs schon ausreichend mit Sauerstoff versorgt hat. Ohne Zweifel kann man die Behauptung aufstellen, daß die

Atmung ebensoviel Bedeutung für den Gesundheitszustand des Menschen habe wie die Ernährung.

Äußere und innere Atmung
Wie funktioniert nun der Stoffaustausch im Körper? Die Lungenbläschen sind von feinen, dünnwandigen Blutgefäßen netzartig umgeben, und die Wände der Lungenbläschen sind durchlässig. Der eingeatmete Sauerstoff gelangt nun in die feinen Blutgefäße, wo er vom roten Blutfarbstoff Hämoglobin gebunden wird. Das Kohlendioxid, ein Abfallprodukt des Stoffwechsels, wird auf dem umgekehrten Weg ausgeschieden. Diesen Gasaustausch nennt man die äußere oder Lungenatmung.

Das Blut transportiert dann den aufgenommenen Sauerstoff zu allen Körperzellen und nimmt dort auszuscheidendes Kohlendioxid auf, um es wieder zu den Lungenbläschen zu transportieren. Dieser Vorgang ist die innere oder Zellatmung.

Atmungsarten
Es gibt verschiedene Arten von Atmung, wobei aber nur eine, nämlich die Zwerchfellatmung, ergiebig und gesund ist.

Das Zwerchfell ist eine kuppelförmige Muskelplatte, die Brust- und Bauchhöhle voneinander trennt und mit Sehnen am Schwertfortsatz des Brustbeins, an den untersten Rippen und an der Lendenwirbelsäule befestigt ist. Während des Einatmens senkt sich das Zwerchfell, beim Ausatmen hebt es sich (siehe Abb. S. 142). Je größer der Atmungsumfang ist, um so stärker bewegt sich das Zwerchfell. Da diese Bewegung sich auf die Bauchbewegung auswirkt, spricht man auch von Bauchatmung.

Atemzüge pro Minute	
35–50	– Neugeborene
40	– 6 Monate alter Säugling
35	– 1 Jahr altes Kind
30	– bei körperlicher Anstrengung
	– bei Schilddrüsenüberfunktion
25	– 6 Jahre altes Kind
14–20	– Erwachsener
6–10	– bei tiefer Entspannung (z. B. bei autogenem Training oder bei Yoga)

Durch einen sogenannten Zwerchfell-Hochstand wird die Atmung beträchtlich beeinflußt. Wenn der Bauchraum angefüllt ist – etwa bei vollem Magen, bei Verfettung, auch während der Schwangerschaft –, kann sich das Zwerchfell nicht senken. Dann kommt es zur Brust-, Rippen- oder Flachatmung, die zwangsläufig nur weniger ergiebig sein kann.

Die Atmung ist bewußt und unbewußt beeinflußbar. Bei Aufregung kommt es unbewußt zu einer schnelleren Atmung. Bei Angstzuständen kann es sogar zu einer völlig unzureichenden Atmung kommen, der Schlüsselbeinatmung.

Psychisch ausgeglichene Menschen hingegen verfügen auch über einen ausgeglichenen Atemrhythmus. Körperliche Anstrengung steigert die Atmung und intensiviert sie zugleich. Durch Medikamente kann die Atmung sowohl angekurbelt als auch beruhigt werden.

Während der sogenannten Preßatmung wird der normal verlaufende Rhythmus unterbrochen. Man atmet dabei tief, wobei sich das Zwerchfell senkt und sich der Kehlkopfdeckel schließt. Dadurch erzeugt man einen erhöhten Druck auf die Eingeweide, eine spürbare Drucksteigerung im Brustraum – auch das Herz wird beeinträchtigt –, und die Sauerstoffversorgung des Körpers ist vorübergehend reduziert. Dabei sinkt der Blutdruck, und Schwindelgefühl kann die Folge sein. Diese Preßatmung kommt z. B. beim Gewichtheben zur Anwendung sowie während der Preßwehen beim Geburtsakt.

Die Bedeutung der Atemschulung
Zusammenfassend kann betont werden, daß die Sauerstoffversorgung in jedem Bereich des Lebens von allergrößter Bedeutung ist, daß man daher bewußt an dieser Energiequelle arbeiten muß und man lernen kann, sie ökonomisch einzusetzen.

Mit Sicherheit wird man sich anfangs mit der Atemschulung konzentriert auseinandersetzen müssen, vor allem dann, wenn man es gewohnt ist, keinerlei Rücksicht darauf zu nehmen. Wenn man schnell außer Atem kommt, so entschuldigt man sich einfach mit mangelnder Kondition. Tatsächlich aber fehlt es zum Großteil an der Atmungstechnik.

Man wird erstaunt sein, um wieviel leichter man sich bewegt, wie sich das Gesamtbefinden in allen Bereichen steigert, wenn man diese Atmungstechnik erst einmal erlernt hat. Vitalität und Beweglichkeit nehmen zu, außerdem sind die Atmungswege so gut durchlüftet, daß Erkältungskrankheiten weitestgehend verhindert werden.

Atmung und Sport

Unbestritten ist die Atmung die Grundlage, die natürliche Voraussetzung zu jeder Sportausübung. Um so unverständlicher ist es daher, daß sowohl viele Sportler selbst als auch einige Sportlehrer und Trainer noch immer viel zu wenig Augenmerk auf die zweckmäßige Verbindung von Bewegungsablauf und Atmung legen, daß man es beim Körpertraining sogar als erstrebenswert ansieht, so rasch wie möglich außer Atem zu kommen.

Hier beginnt bereits grundsätzlich die Verantwortlichkeit des Lehrers bzw. Trainers gegenüber dem Schüler, gegenüber dem sportbegeisterten Laien. Dies fängt schon bei einfachen Maßnahmen an wie der ausreichenden Lüftung des Trainingsraums, denn in einem sauerstoffarmen Turnsaal fehlt es am wesentlichen Energiespender. Der Sportler ermüdet schnell, kann keine Dauerleistung erbringen und somit auch wenig Trainingseffekt erreichen.

Ganz besonders wichtig ist es aber, daß der Trainer seinen Schülern die Zusammenhänge von Atmung und Leistung erklärt und ständig darauf achtet, daß sie auch im richtigen Moment aus- und einatmen.

Unvernünftiges Training
Manche Sportler trainieren, indem sie ihr Tempo steigern, ohne die Atmung zu berücksichtigen. Man kann natürlich jeden Bewegungsablauf ohne Rücksicht auf die Atmung ausführen, ja, man wird sogar mitunter angeregt, sich so rasch wie möglich zu

bewegen, um das Herz-Kreislauf-System zu fordern, auch zu überlasten. Nach einer solchen Aktivphase, die man nur kurze Zeit durchstehen kann, wechselt man zwangsläufig in eine Phase der Passivität, eine Atempause zum Luftholen.

Dies wirkt auf den Körper und vor allem auf das Herz ähnlich, wie es auf einen Automotor wirkt, wenn man mit Vollgas losfährt, kurz vor dem Überdrehen des Motors stehenbleibt und sogleich wieder mit Vollgas startet. Wie unvernünftig dieses Verhalten auf den Lebensmotor Herz wirkt, braucht man nicht ausdrücklich zu betonen.

Abgesehen davon stellt sich ein Trainingseffekt erfahrungsgemäß erst nach einer gewissen Übungsdauer ein. Jeder Arzt empfiehlt aus gutem Grund, daß ein Sportler besser auf Dauerleistungen als auf eine plötzliche Kraftleistung trainieren soll.

Was passiert nun im Körper, wenn der Sportler mit untrainierten Kreislauforganen Höchstleistungen erbringen will? Der Körper reagiert auf eine solche Überforderung mit Fehlleistungen wie gestörtem Rhythmus der Atmung und des Herzens. Die Durchblutung der beanspruchten Muskulatur wird gestört, der Sportler atmet flacher und schneller. Durch die mangelhafte Durchblutung und die unzureichende Sauerstoffzufuhr kann in den Lungen kein ordnungsgemäßer Stoffaustausch mehr stattfinden, und der Sportler leidet unter Atemnot.

Aber nicht nur die äußere, sondern auch die innere Atmung ist empfindlich gestört: Weil der Stoffaustausch in den Lungenbläschen nicht mehr richtig funktioniert, kommt auch nicht mehr genügend Sauerstoff bei

den Körperzellen an. Die Folgen der behinderten Zellatmung können ein Muskelkrampf, später Muskelkater sowie allgemeine Ermüdungserscheinungen bis hin zu Erschöpfungszuständen sein.

Sinnvolles Training
Wie kann man diese leistungsmindernden und gesundheitsgefährdenden Körpervorgänge verhindern? Die Antwort ist einfach: Durch ein vernünftiges Training, das die richtige Atmung nicht außer acht läßt.

Atmungstest

Eine einfache gymnastische Übung genügt, um die richtige Art der Atmung herauszufinden: aus der Rückenlage zum Sitzen kommen (siehe Abb. unten). Man legt sich dazu auf den Boden mit geschlossenen und gestreckten Beinen und streckt die Arme über den Kopf. Nun richtet man den Oberkörper auf, ohne sich dabei mit den Händen am Boden abzustützen.
Wie fällt es leichter?
1. Wenn man die Atmung außer acht läßt, die Luft anhält.
2. Wenn man während des Hochkommens einatmet.

3. Wenn man während der Bauchmuskelspannung ausatmet.

Die 3. Antwort ist richtig! Da die Bauchmuskelspannung während des Aufrichtens gegen das Zwerchfell drückt, arbeitet man dieser Muskelspannung entgegen oder erschwert sie zumindest, wenn man jetzt einatmet oder wenn man die Luft anhält. Man wird nur mit großer Mühe zum Sitzen kommen, daher die Übung weniger oft wiederholen und somit nur einen geringeren Trainingserfolg haben.

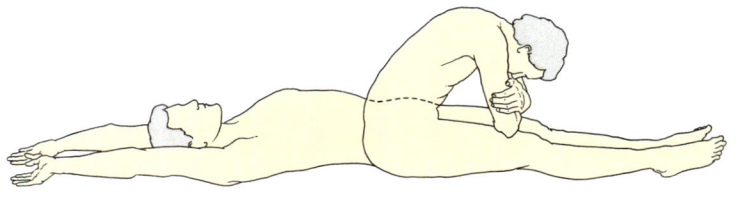

Jeder Bewegungsablauf besteht aus zwei Phasen: der Muskelspannung und der Muskelentspannung. Man kann selbst den Wert einer sinnvollen Verbindung von Atmung und Bewegung prüfen, verständlich und sogar spürbar machen, wenn man einen ganz einfachen Atmungstest durchführt (siehe Kasten oben).

Bestätigt finden kann man die richtige Atemtechnik, wenn man Leistungssportler im Wettkampf beobachtet. Dank der Großaufnahmen und der Geräuschwiedergabe im

Fernsehen ist zu erkennen, daß der Kugelstoßer im Moment des Krafteinsatzes die Luft herausstößt, also ausatmet.

Ebenso verhält sich der Mann auf der Ruderbank, wenn er die Ruder durchs Wasser zieht, der Skifahrer, wenn er die Ski um die Torstange drückt, der Skilangläufer, wenn er zum Doppelstockschub tiefgeht, der Tennisspieler beim Schmetterball – um nur ein paar typische Verhaltensweisen bei einigen Sportarten aufzuzeigen und damit die Bedeutung der richtigen Verbindung von Atmung und Bewegungsablauf zur Steigerung von Leistung und Ausdauer zu kennzeichnen.

Schutz vor Sportverletzungen
Mangelhaftes oder völlig falsches Atmen überfordert – wie bereits erläutert – Kreislauf und Herz. Wenn man die Koordination von Bewegungsablauf und Atmung nicht beachtet, führt dies außerdem zu Muskelverkrampfung; man ist daher in größerer Gefahr, Unfälle und Verletzungen zu erleiden.

Die rhythmische Folge von Muskelspannung und Muskelentspannung geht Hand in Hand mit der Phase des Ausatmens und der des Einatmens.

Ein leistungsbewußter, aber auch für seine Gesundheit verantwortungsbewußter Sportler wird diese Grundregel im eigenen Interesse nie außer acht lassen und jede Trainingsmethode ablehnen, die darauf keinen Wert legt. Diese Grundregel, die auch der Freizeitsportler beherzigen sollte, lautet:
- Muskelspannung: ausatmen,
- Muskelentspannung: einatmen.

Dank der sinnvollen, richtigen Atmung kann man viele Sportarten auf vernünftige Weise bis ins Alter ausüben. So gibt es beispielsweise viele ältere Bergwanderer, die noch große Touren bewältigen und dabei eine bewundernswerte Leistungsfähigkeit an den Tag legen.

Tatsache ist, daß zur Bewegungsfreude und zum Wunsch nach dem Bergerlebnis die Schulung der Muskeln und Gelenke zählt, denn sie dürfen nicht rosten. Ebenso bedeutend – wenn nicht noch bedeutender – aber ist der richtige Einsatz der Atmung. Man wird einen geübten Bergwanderer niemals eiligen Schrittes und das Gehtempo wahllos steigernd ausschreiten sehen, sondern er wird stets ausgreifend und ruhig vorwärts streben, egal ob es bergauf oder bergab geht.

Dieses Beispiel kann man auf den Bereich des gesamten Lebens anwenden.

Auswirkungen auf den Alltag
Wem es gelingt, Atmung und Bewegungsablauf miteinander in Einklang zu bringen, der wird eine spürbare Steigerung der Bewegungsfreude empfinden. Er bewegt sich leichter, empfindet Bewegung als Leben, wird die richtige Atmung auch bei jeder körperlichen Arbeit im Tagesablauf vernünftig einsetzen.

Unbewußt, geradezu instinktiv atmet man dann aus, wenn man einen schweren Gegenstand hochhebt oder wegschiebt, damit man die Muskelkraft voll einsetzen und wirken lassen kann. Wenn man den Oberkörper nach vorn beugt, atmet man aus, um den Druck gegen den Magen zu verringern. Beim Hochstrecken der Arme, beispielsweise, wenn man etwas von einem Schrank herunterheben möchte, atmet man ein, damit

Atemtechnik im Hochgebirge

Ein Bezwinger des Kilimandscharos berichtete, wie ausschlaggebend für den Erfolg – den Gipfel in fast 6000 m Höhe zu erreichen – die vernünftige Koordination von Gehtempo und Atemtechnik wurde. Es scheiterten nämlich jene seiner Kameraden, die trotz bester Leistungsfähigkeit die Höhenwirkung außer acht ließen und in unvermindertem Tempo, ohne auf die Atmung zu achten, weiterstürmten.

Sie nahmen nicht zur Kenntnis, daß bereits in 2000 m Höhe der Luftdruck nur noch drei Viertel der Normalkapazität erreicht und man den Sauerstoffmangel durch eine intensivierte Atmung ausgleichen muß. Bei einer Höhe von etwa 4000 m muß man mit Kopfschmerzen rechnen, wenn man das Gehirn nicht ausreichend mit Sauerstoff – durch Beachtung der Atemtechnik – versorgt. In der Folge kommt zu Übelkeit, Schwächeanfällen, Versagen. Um das zu vermeiden, muß jeder erfolgreiche Bergsteiger zwingende Regeln beachten:
- Langsam gehen, um vorzeitige Verschnaufpausen zu vermeiden. Pro Atemzug drei bis vier Schritte machen.
- Werden Pausen unumgänglich – ab etwa 3500 m Höhe –, dann erst alle 200 Schritte stehenbleiben, in der Folge alle 100, alle 30 usw. Pro Schritt einen Atemzug machen.
- Atemtechnik: Mit kräftigem Atemstoß die Luft aus der Lunge pressen, anschließend tief und intensiv einatmen.
- In etwa 4000 m Höhe einen Tag zur Eingewöhnung einplanen, denn nach dem Gesetz der funktionellen Anpassung stellt sich der Körper auf Reize bestimmter Art so um, daß er die Anforderungen besser bewältigen kann.

man im Augenblick des Krafteinsatzes – beim Herabsenken der Last – ausatmen kann.

So kann man schwere Lasten bedeutend leichter bewegen – und das ohne technische Hilfsmittel, sondern einzig und allein mit der richtigen Atemtechnik.

Wenn man diese Erkenntnis verallgemeinert und ins tägliche Leben überträgt, kann man feststellen, daß man sich mit der richtigen Atmung ein Maximum an Energie schaffen kann. In sauerstoffarmer Luft – bei-spielsweise in schlecht durchlüfteten Büroräumen oder Klassenzimmern – wird man ohne Sauerstoff als Energiespender stets unter Konzentrationsmangel leiden. Um so wichtiger ist es für jeden, seine Atmung gezielt zu schulen, um sich die Intensivatmung bewußtzumachen.

Die Übungen auf den folgenden Seiten sind auch für völlig untrainierte Menschen leicht nachvollziehbar. Wenn man sich täglich nur ein paar Minuten Zeit dafür nimmt, wird man bald einen Erfolg spüren.

Allgemeine Atemübungen

Wenn man die richtige Atmung erlernen will, muß man sich zu Anfang stark auf den physiologischen Ablauf konzentrieren. Man braucht viel Selbstkontrolle und muß sich die Vorgänge und Reaktionen im Körper bewußtmachen. Daher benötigt man ungestörte Ruhe beim Üben.

Bevor man jedoch mit den Übungen beginnt, sollte man über seine schlechten Gewohnheiten, die mit dem Atmen zu tun haben, nachdenken und sie nach Möglichkeit ablegen. Die schädlichste dieser Gewohnheiten ist das Rauchen, das die Atmungsorgane in vielfältiger Weise schädigt. Eine weitere schlechte Angewohnheit ist das Atmen durch den Mund. Dabei wird nämlich die Luft nicht wie in der Nase angewärmt, angefeuchtet und gefiltert.

Man setzt sich auf einen Stuhl und stellt die Füße breit auseinander. Dann neigt man den Oberkörper langsam tief und immer tiefer nach vorn, bis die Handflächen schließlich flach auf dem Boden liegen. Nun senkt man den Oberkörper noch weiter, bis zwischen die Oberschenkel, und läßt den Kopf hängen. Während dieses gesamten Bewegungsablaufs atmet man langsam und bewußt aus, so als ob man die verbrauchte Luft förmlich aus dem Körper drücken wolle. Nun folgt die Einatmungsphase: Während man einatmet, richtet man den Oberkörper langsam wieder auf, wobei man die Wirbelsäule förmlich „aufbaut". Schließlich hebt man die Arme hoch, streckt dabei den Rücken extrem und neigt den Kopf nach hinten. Man leitet wieder zur Ausatmungsphase über, indem man den Körper nach vorn sinken läßt

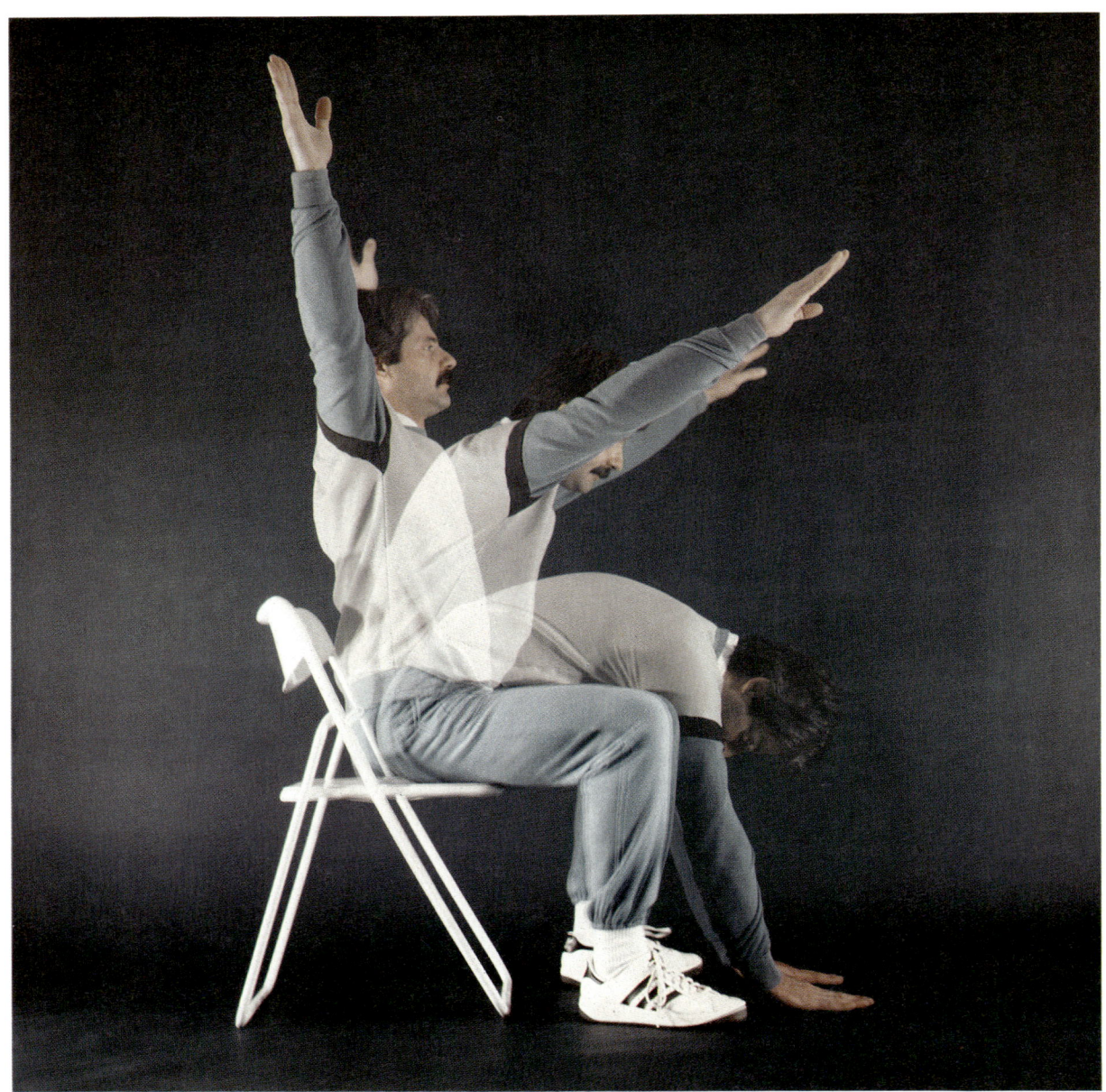

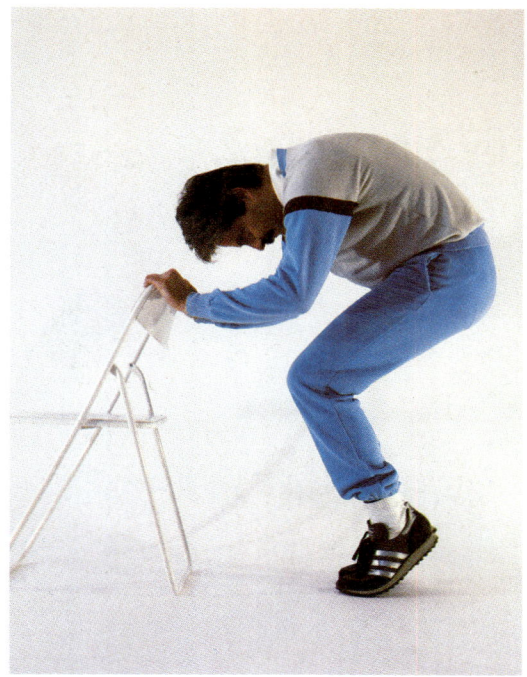

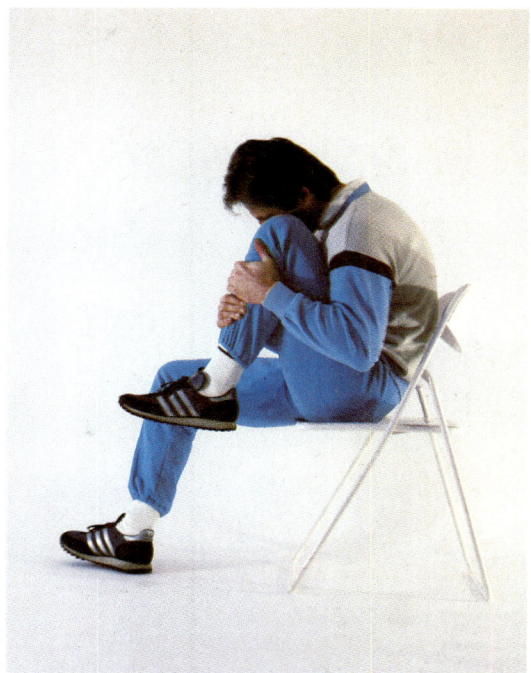

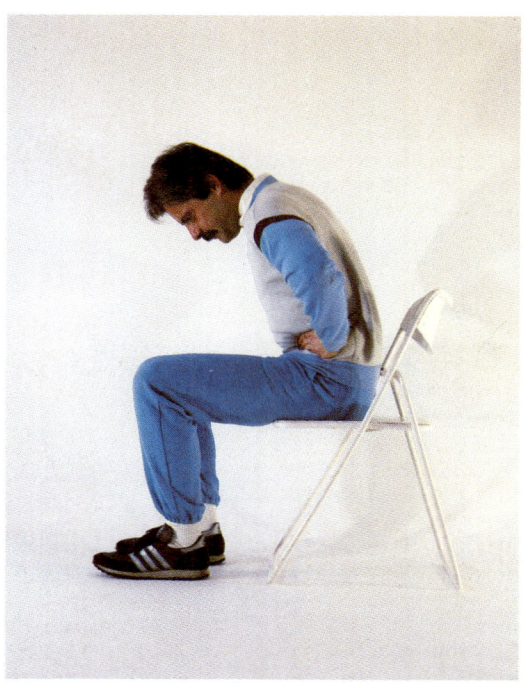

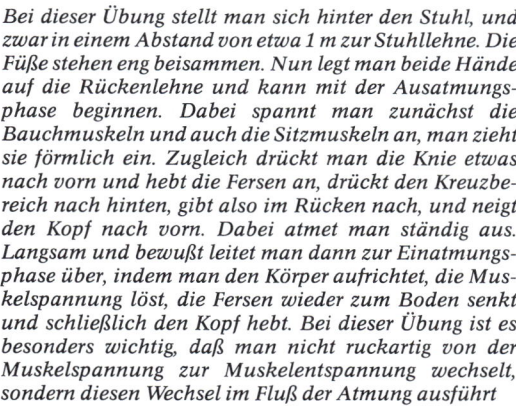

Bei dieser Übung stellt man sich hinter den Stuhl, und zwar in einem Abstand von etwa 1 m zur Stuhllehne. Die Füße stehen eng beisammen. Nun legt man beide Hände auf die Rückenlehne und kann mit der Ausatmungsphase beginnen. Dabei spannt man zunächst die Bauchmuskeln und auch die Sitzmuskeln an, man zieht sie förmlich ein. Zugleich drückt man die Knie etwas nach vorn und hebt die Fersen an, drückt den Kreuzbereich nach hinten, gibt also im Rücken nach, und neigt den Kopf nach vorn. Dabei atmet man ständig aus. Langsam und bewußt leitet man dann zur Einatmungsphase über, indem man den Körper aufrichtet, die Muskelspannung löst, die Fersen wieder zum Boden senkt und schließlich den Kopf hebt. Bei dieser Übung ist es besonders wichtig, daß man nicht ruckartig von der Muskelspannung zur Muskelentspannung wechselt, sondern diesen Wechsel im Fluß der Atmung ausführt

Wieder setzt man sich auf den Stuhl. Man läßt nun einen Fuß fest auf dem Boden stehen, winkelt das andere Bein an und hebt es langsam. Dann umfaßt man das Knie des angehobenen Beins mit beiden Händen und zieht es mehr und mehr zum Körper hin, bis man es andrücken kann. Von dem Moment an, in dem man den Fuß abhebt, beginnt man bereits mit der Ausatmungsphase. Nun rollt man den Körper richtiggehend ein und zieht das Knie langsam in Richtung Schulter. Den Kopf neigt man neben das Knie vor und atmet immer noch aus. Jetzt leitet man in die Einatmungsphase über, indem man den Kopf hebt, das Bein langsam losläßt und den Fuß ebenso langsam auf den Boden zurückstellt. Den Rücken immer weiter aufrichten, den Kopf heben und einatmen. Bei der ganzen Übung ist es wichtig, daß man stets auf die Bewegung, auf die Reaktion der Bauchdecke achtet. Diese Übung sollte man mindestens viermal hintereinander mit demselben Bein ausführen, denn ein ständiger Beinwechsel würde die Konzentration zu sehr von der Atmung ablenken

Man setzt sich auf einen standfesten Stuhl, die Unterschenkel stehen senkrecht zum Boden, und die Fußsohlen liegen flach auf, so daß der Rücken eine gute Stütze erhält. Hinterkopf und verlängerter Rücken bilden eine Gerade. Man legt die Hände mit den Fingerspitzen nach vorn seitlich an die Hüftknochen, um die Dehnung des Bauches fühlen und kontrollieren zu können. Nun beginnt man mit der Ausatmungsphase: langsam aus dem Mund ausatmen, die verbrauchte Luft ausblasen, bewußt den Bauch einziehen. Ohne daß der Oberkörper weit nach vorne sinkt, im Kreuzbereich nach hinten ausweichen, nachgeben, weiterhin ausatmen. Langsam geht man nun in die Einatmungsphase über, man darf nicht etwa plötzlich nach Luft schnappen. Den Rücken aufrichten, durch die Nase einatmen. Die Hände fühlen das langsame Vorwölben des Bauches. Den Rücken stärker strecken, die Ellbogen leicht nach hinten drücken und den Kopf heben. Ebenso langsam leitet man dann wieder in die Ausatmungsphase über

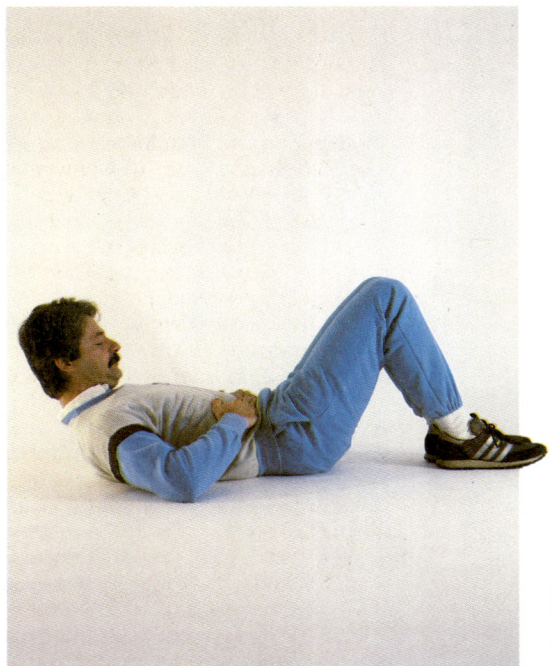

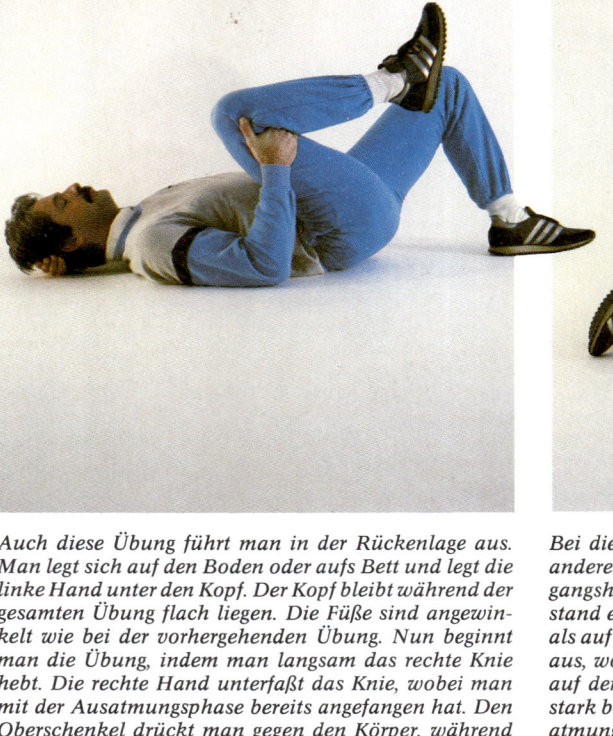

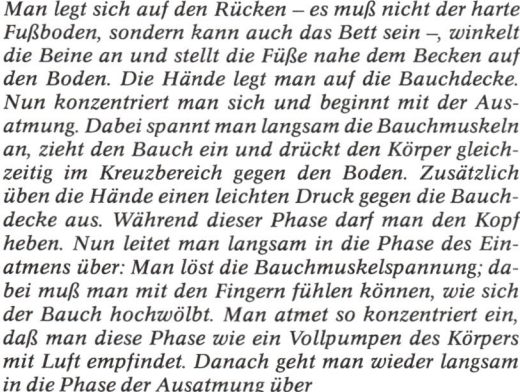

Man legt sich auf den Rücken – es muß nicht der harte Fußboden, sondern kann auch das Bett sein –, winkelt die Beine an und stellt die Füße nahe dem Becken auf den Boden. Die Hände legt man auf die Bauchdecke. Nun konzentriert man sich und beginnt mit der Ausatmung. Dabei spannt man langsam die Bauchmuskeln an, zieht den Bauch ein und drückt den Körper gleichzeitig im Kreuzbereich gegen den Boden. Zusätzlich üben die Hände einen leichten Druck gegen die Bauchdecke aus. Während dieser Phase darf man den Kopf heben. Nun leitet man langsam in die Phase des Einatmens über: Man löst die Bauchmuskelspannung; dabei muß man mit den Fingern fühlen können, wie sich der Bauch hochwölbt. Man atmet so konzentriert ein, daß man diese Phase wie ein Vollpumpen des Körpers mit Luft empfindet. Danach geht man wieder langsam in die Phase der Ausatmung über

Auch diese Übung führt man in der Rückenlage aus. Man legt sich auf den Boden oder aufs Bett und legt die linke Hand unter den Kopf. Der Kopf bleibt während der gesamten Übung flach liegen. Die Füße sind angewinkelt wie bei der vorhergehenden Übung. Nun beginnt man die Übung, indem man langsam das rechte Knie hebt. Die rechte Hand unterfaßt das Knie, wobei man mit der Ausatmungsphase bereits angefangen hat. Den Oberschenkel drückt man gegen den Körper, während der Kreuzbereich nach unten nachgibt. Währenddessen atmet man weiterhin bewußt aus. Langsam geht man nun in die Phase der Einatmung über. Dabei stellt man den Fuß bedächtig wieder auf den Boden zurück, läßt das Knie los, wölbt die Bauchdecke durch die intensive Zwerchfellatmung spürbar hoch und weitet den Brustkorb. Gemächlich und fließend geht man dann wieder in die Phase der Ausatmung über, indem man das rechte Knie hebt. Wenn man die Übung ein paarmal wiederholt hat, wechselt man ab, indem man die rechte Hand unter den Kopf legt und das linke Knie anhebt

Bei dieser Übung nimmt man – im Gegensatz zu den anderen Übungen auf diesen beiden Seiten – als Ausgangshaltung nicht die Rückenlage, sondern den Kniestand ein. Man sollte die Übung besser auf dem Boden als auf dem Bett machen. Man geht also vom Kniestand aus, wobei man die Hände zu einer Bankstellung vorn auf den Boden stützt und die Arme und Beine gleich stark belastet. Jetzt beginnt man mit der Phase der Ausatmung, wobei man langsam den Bauch einzieht, zugleich den Kopf senkt und konzentriert ausatmet. Weiterhin atmet man anhaltend aus, indem man die Bauchmuskelspannung wie auch die Sitzmuskelspannung intensiviert, bis man einen richtiggehenden Katzenbuckel macht. In die Einatmungsphase geht man über, indem man die Spannung langsam löst, den Kopf hebt und ruhig mit dem Einatmen beginnt. Der Körper darf während dieser Übung nicht vor oder zurück schaukeln; man sollte sich ausschließlich auf die Arbeit der Bauchmuskeln konzentrieren

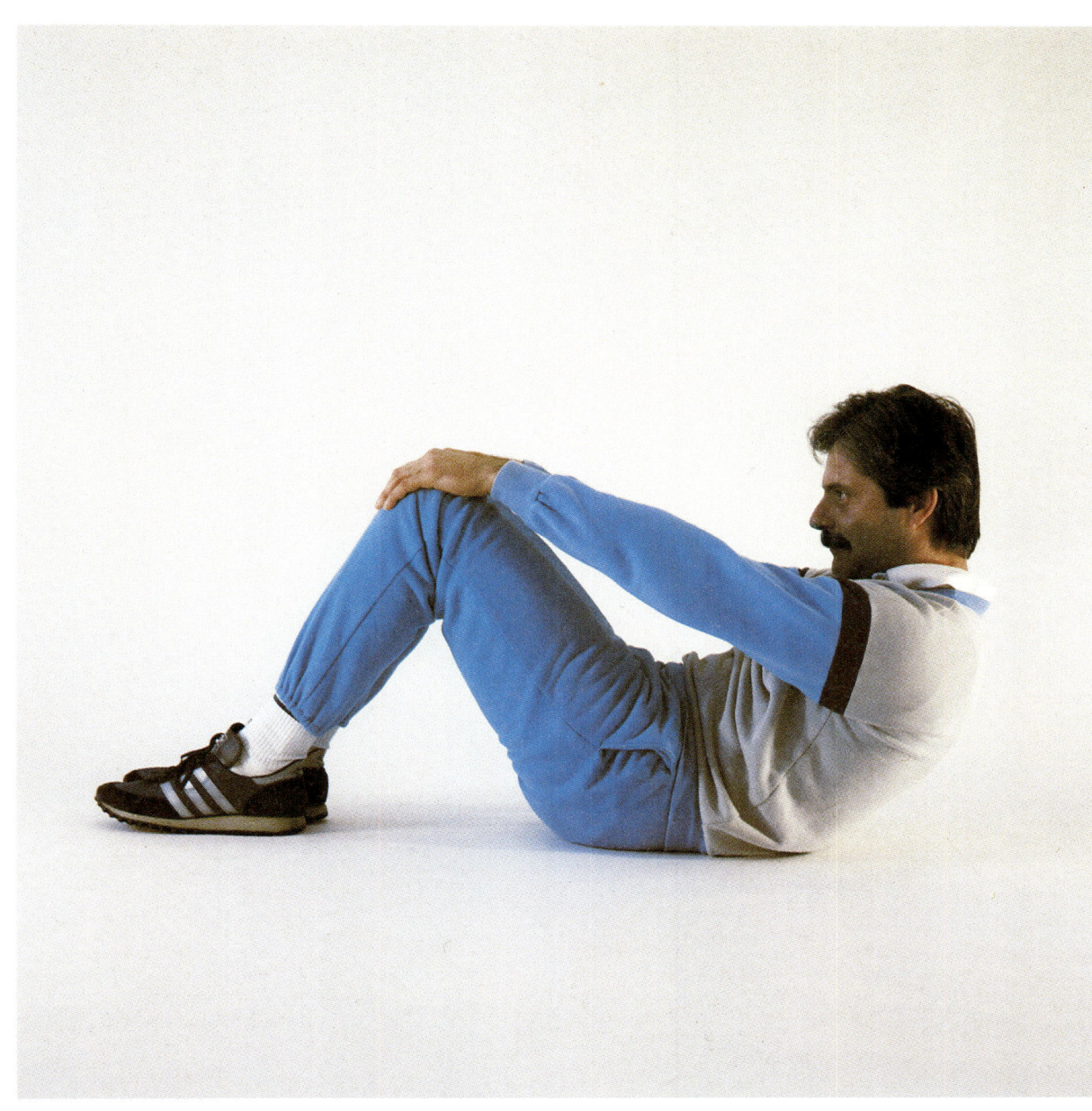

Die Tiefatmung

Für die Tiefatmungsübungen auf S. 146 und 147 braucht man nur einen standfesten Stuhl; die Übungen auf S. 148 und 149 sind einfache Bodenübungen. Man kann sie zu jeder Zeit machen – z. B. wenn man müde ist, nervös oder streßgeplagt.

Der Schwerpunkt dieser Übungen liegt nicht in der Körperbewegung, sondern darin, daß man sich die Totalatmung bewußtmacht.

Es bleibt umstritten, ob man beim Erlernen der Atmung unbedingt mitzählen muß, ob man sich zu 4 oder 6 Sekunden je Phase zwingen sollte. Für manchen aber ist das eine Hilfe, damit er die Dauer der beiden Phasen gleichförmig ablaufen lassen kann. Instinktiv wird man allerdings schon nach den ersten Versuchen auf dieses Zählen verzichten und sich auf die Reaktion und Wirkung der Atmung im Körper konzentrieren. Denn: Nicht die Sekundendauer, sondern die Intensität ist von Bedeutung.

Die Ausgangshaltung dieser Übung ist wiederum die Rückenlage. Man legt sich auf den Boden oder aufs Bett, winkelt die Beine an und stellt die Füße auf den Boden. Die Arme liegen in Schulterhöhe ausgebreitet, und der gesamte Körper ist völlig entspannt. Nun beginnt man die Phase der Ausatmung, indem man die Arme mit etwas Schwung, aber langsam anhebt und dabei gleichzeitig auch Kopf und Schultern vom Boden abhebt. Man streckt die Hände bis zu den Knien vor, währenddessen man anhaltend ausatmet. Dabei zieht man die Bauchmuskeln bewußt ein. Ganz langsam leitet man in die Einatmungsphase über: Man läßt mit der Spannung wieder nach und senkt dabei den Körper gemächlich zum Boden. Man breitet die Arme wieder weit aus und entspannt sich völlig, während man tief einatmet

Atemübungen mit Gymnastik

Nachdem man die Totalatmung erlernt hat, kann man die Atmung bewußt empfinden und auch steuern. Deshalb fällt es einem nun auch nicht mehr schwer, bei gezielter Bewegung richtig zu atmen. Man hat sich die Basis geschaffen, auf der man die Atmung im Zusammenhang mit jedem Bewegungsablauf gezielt einsetzen kann. Ab jetzt arbeitet man zwar weiterhin an der Tiefatmung, setzt aber die Bewegung unterstützend ein. Viele Bewegungsabläufe zwingen einen geradezu zum richtigen Atmen.

Nachdem man die Bedeutung der Totalatmung erkannt hat und über die Folgen mangelhafter Atmung Bescheid weiß, braucht man nun keine besondere Motivation mehr, um dem Atmen mehr Aufmerksamkeit als bisher zu schenken.

Die Ausgangshaltung dieser Übung ist die Standposition. Man stellt sich mit breit gespreizten Beinen hin und streckt die Arme seitlich schräg hoch. Nun beginnt die Phase der Ausatmung: Man neigt den Oberkörper schwungvoll nach vorn und unten, gibt dabei locker in den Knien nach, schwingt mit den Armen zwischen den Beinen durch, wippt unten zweimal tief nach und gibt möglichst elastisch im Rücken nach. Während dieser ganzen Phase atmet man aus. Dann richtet man sich langsam wieder auf, streckt den Rücken, hebt den Kopf, breitet die Arme seitlich schräg und hoch aus und atmet tief ein. Man beginnt diese Übung langsam und steigert sie dann mit etwas größerem Schwung. Die Atmung richtet sich nach dem Übungstempo. Man darf aber nie so rasch schwingen, daß man aus dem Rhythmus kommt

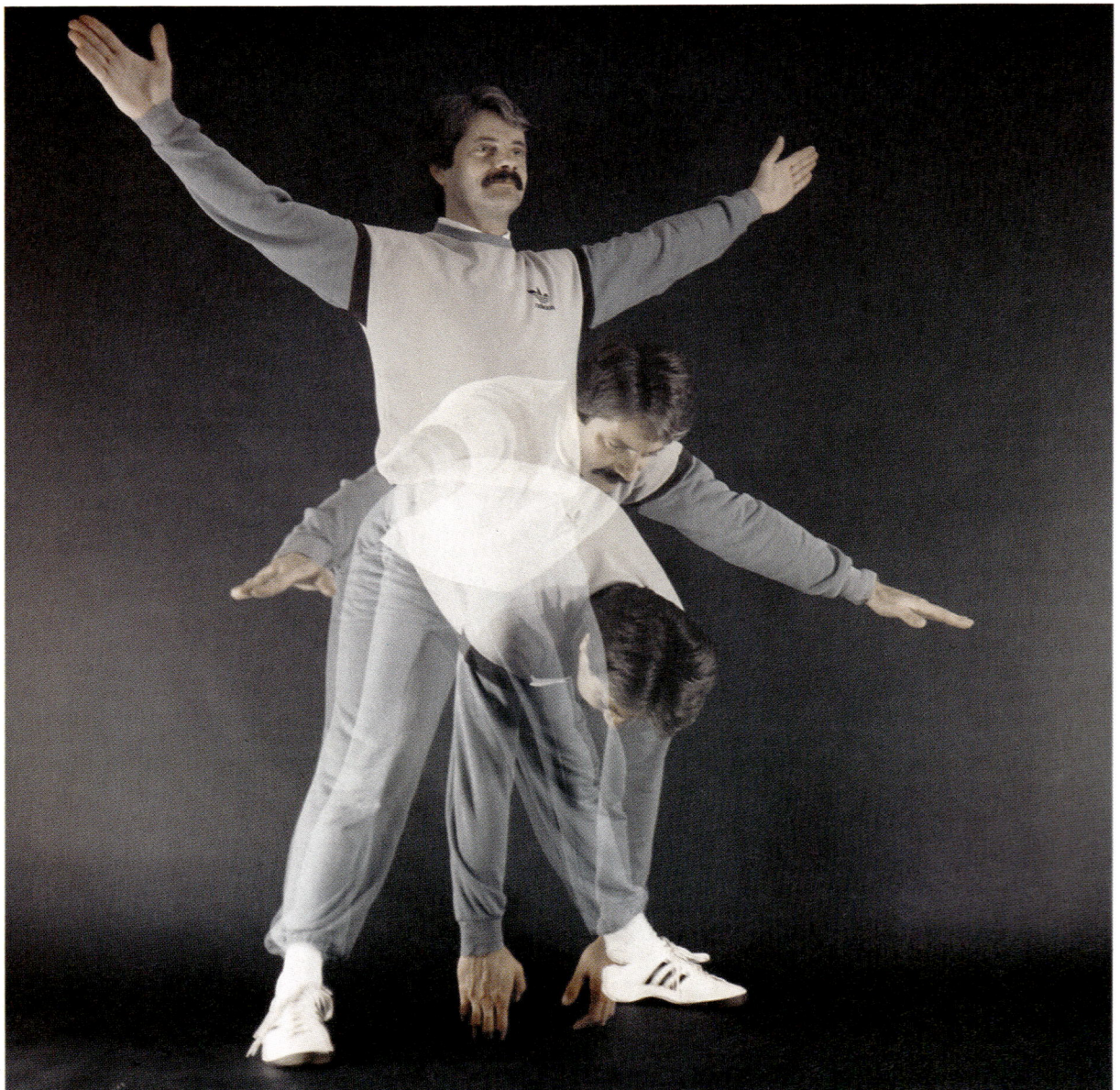

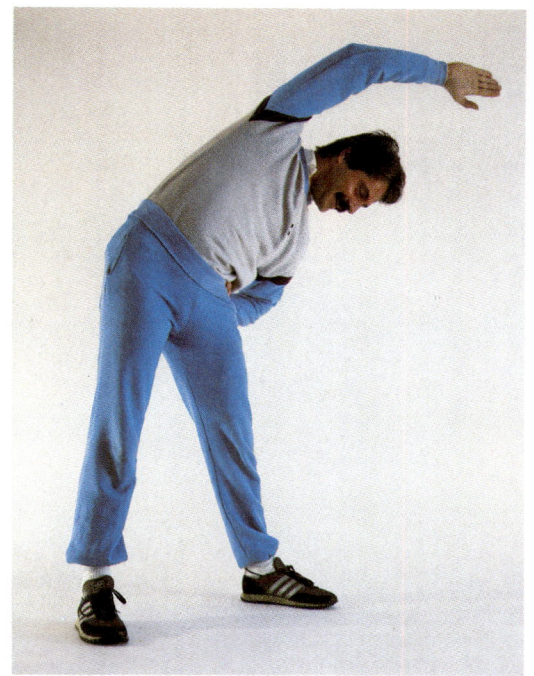
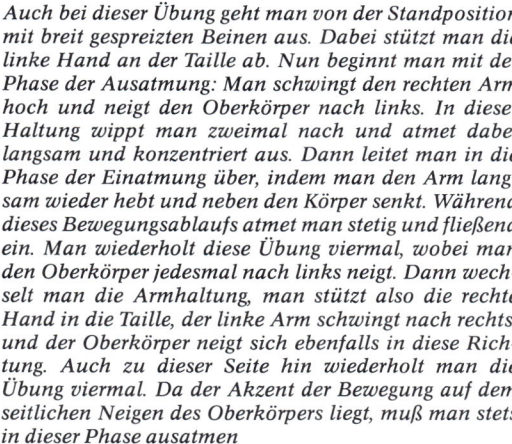
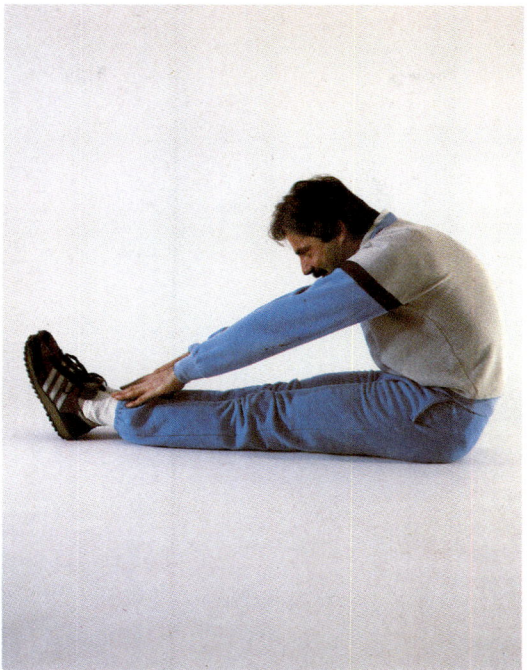
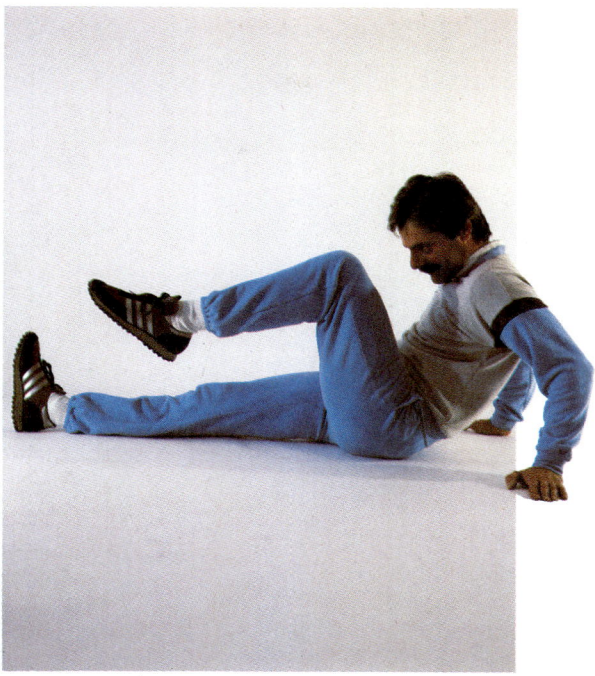

Auch bei dieser Übung geht man von der Standposition mit breit gespreizten Beinen aus. Dabei stützt man die linke Hand an der Taille ab. Nun beginnt man mit der Phase der Ausatmung: Man schwingt den rechten Arm hoch und neigt den Oberkörper nach links. In dieser Haltung wippt man zweimal nach und atmet dabei langsam und konzentriert aus. Dann leitet man in die Phase der Einatmung über, indem man den Arm langsam wieder hebt und neben den Körper senkt. Während dieses Bewegungsablaufs atmet man stetig und fließend ein. Man wiederholt diese Übung viermal, wobei man den Oberkörper jedesmal nach links neigt. Dann wechselt man die Armhaltung, man stützt also die rechte Hand in die Taille, der linke Arm schwingt nach rechts, und der Oberkörper neigt sich ebenfalls in diese Richtung. Auch zu dieser Seite hin wiederholt man die Übung viermal. Da der Akzent der Bewegung auf dem seitlichen Neigen des Oberkörpers liegt, muß man stets in dieser Phase ausatmen

Nun setzt man sich auf den Boden, wobei man die Beine lang ausstreckt und auf dem Boden liegen läßt. Man beginnt mit der Phase der Ausatmung, indem man den Oberkörper vorneigt und zweimal mit beiden Händen in Richtung Füße federt. Dabei muß man darauf achten, daß man locker im Rücken nachgibt, den Kopf tief in Richtung auf die Knie herabneigt und konzentriert ausatmet, bis man die Luft förmlich aus dem Mund stößt. Man geht in die Phase der Einatmung über, indem man sich plötzlich aufrichtet, die Arme hochschnellen läßt und über dem Kopf in die Hände klatscht. Dabei atmet man stetig und tief ein. Bei dieser Übung wird aus dem langsamen Atmungsrhythmus, der bei den vorhergehenden Übungen im Vordergrund stand, ein dynamisch gelenktes, ganz auf den Bewegungsablauf abgestimmtes Atmen. Das bedeutet: Die Atmung wird zum Bewegungsimpuls – und ebenso trifft das Umgekehrte zu: Der Bewegungsimpuls bildet mit der Atmung eine Einheit

Ebenso wie bei der vorhergehenden Übung setzt man sich als Ausgangshaltung auf den Boden. Man neigt den Oberkörper nach rückwärts und stützt dabei die Hände schräg hinten auf dem Boden ab. Die Beine streckt man lang auf dem Boden nach vorne aus. Nun kann man mit der Phase der Ausatmung beginnen: Man belastet die Arme stärker und winkelt zugleich das linke Bein in Richtung Oberkörper an. Dabei senkt man den Kopf nach vorn, als ob man mit der Stirn das Knie berühren wolle, und atmet stetig aus. Nun geht man zur Phase der Einatmung über, indem man das Bein wieder streckt und es auf den Boden legt, den Rücken aufrichtet, den Kopf nach hinten neigt, den Bauch etwas vorwölbt und ruhig fließend einatmet. Man wiederholt diese Übung viermal mit dem linken Bein, dann wechselt man ab und macht die Übung mit dem rechten Bein

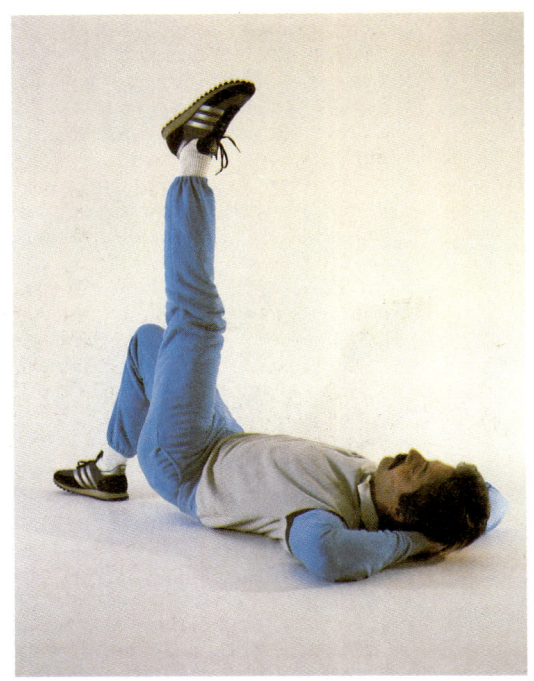
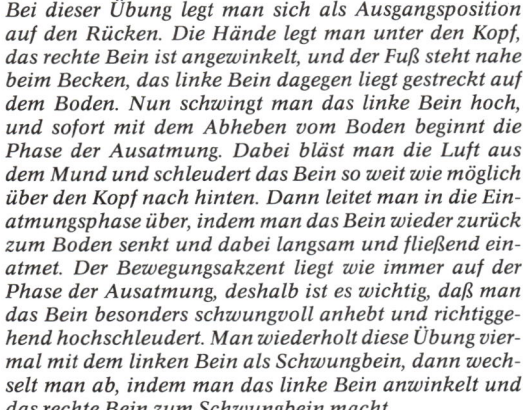
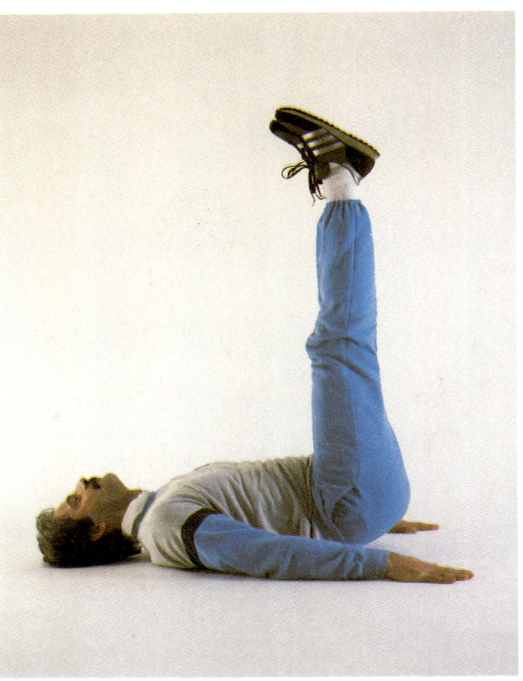
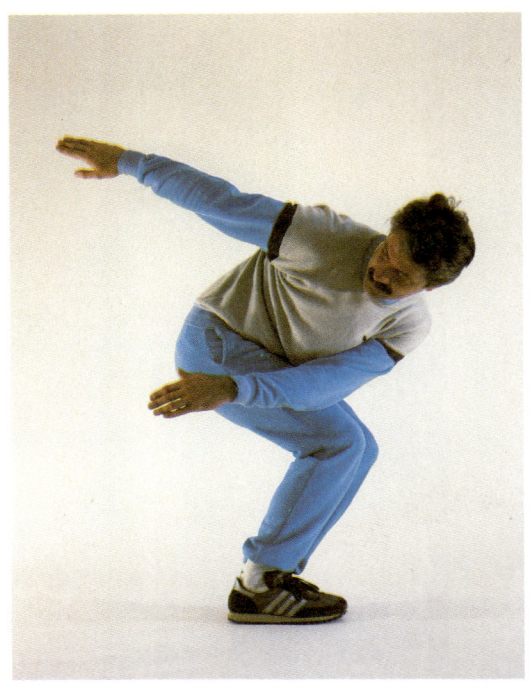

Bei dieser Übung legt man sich als Ausgangsposition auf den Rücken. Die Hände legt man unter den Kopf, das rechte Bein ist angewinkelt, und der Fuß steht nahe beim Becken, das linke Bein dagegen liegt gestreckt auf dem Boden. Nun schwingt man das linke Bein hoch, und sofort mit dem Abheben vom Boden beginnt die Phase der Ausatmung. Dabei bläst man die Luft aus dem Mund und schleudert das Bein so weit wie möglich über den Kopf nach hinten. Dann leitet man in die Einatmungsphase über, indem man das Bein wieder zurück zum Boden senkt und dabei langsam und fließend einatmet. Der Bewegungsakzent liegt wie immer auf der Phase der Ausatmung, deshalb ist es wichtig, daß man das Bein besonders schwungvoll anhebt und richtiggehend hochschleudert. Man wiederholt diese Übung viermal mit dem linken Bein als Schwungbein, dann wechselt man ab, indem man das linke Bein anwinkelt und das rechte Bein zum Schwungbein macht

Auch für diese Übung nimmt man als Ausgangsposition die Rückenlage ein. Die Arme liegen mit den Handflächen nach unten neben dem Körper, und die Beine stehen angewinkelt nahe beim Becken. Man beginnt die Phase der Ausatmung damit, daß man beide Beine gleichzeitig hochstreckt, so daß sie zum Körper einen rechten Winkel bilden, und zugleich mit den Handflächen gegen den Boden drückt, wobei man stetig ausatmet. Wer schon etwas geübter ist, sollte versuchen, auch das Becken vom Boden abzuheben und die Beine über den Körper nach hinten zu kippen. Dann senkt man das Becken langsam wieder zurück, winkelt die Beine noch in der Luft an und stellt die Füße langsam auf den Boden zurück. Wichtig ist, daß man die Füße nicht einfach auf den Boden fallen läßt. In der nun folgenden kurzen Bewegungspause atmet man intensiv ein. Man darf mit der Einatmungsphase nicht früher beginnen, denn solange die Muskelspannung anhält, würde ein Einatmen den Bewegungsablauf unterbrechen oder doch zumindest stören

Für diese Übung nimmt man als Ausgangshaltung wieder die Standposition ein. Man schließt die Beine und streckt die Arme hoch. Nun beginnt man mit der Phase der Ausatmung: Man läßt den Oberkörper locker nach vorn fallen, wobei man in den Knien nachgibt. Die Arme schwingen rechts an den Beinen vorbei und weit nach hinten aus, während man stetig und fließend ausatmet. Die Phase der Einatmung leitet man ein, indem man sich mit ebensoviel Schwung wieder aufrichtet, die Arme hebt, auch die Beine wieder streckt und nun tief und gleichmäßig einatmet. Mit hochgestrecktem Körper setzt man die Phase der Einatmung fort. Zum erneuten Ausatmen schwingt man wieder tief nach unten, die Arme pendeln diesmal aber links an den Beinen vorbei. Auch bei dieser Übung erreicht man nur dann die erwünschte Wirkung, wenn man sich voll auf die Atmung konzentriert und die Ausatmung bewußt betont

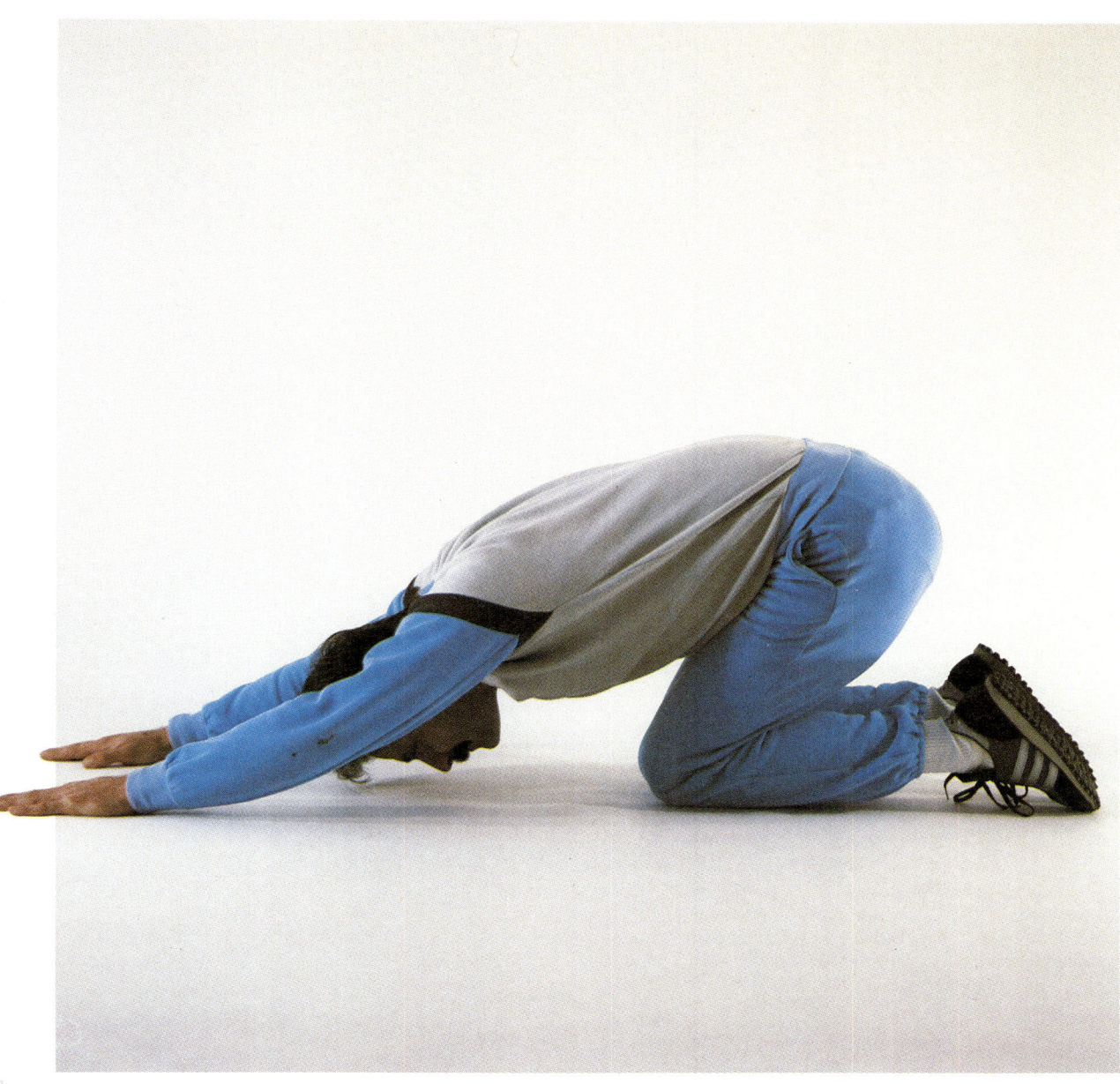

Richtig atmen – besser leben

Der Satz „Wer richtig atmet, hat mehr vom Leben!" ist keine übertriebene Phrase, sondern eine Erkenntnis, die man am eigenen Körper bestätigt finden kann.

Die körperliche und geistige Arbeit jedes Tages wird erleichtert, die seelische Erlebnisbereitschaft geschaffen. Die richtige Atmung kann für jeden zur Basis von Gesundheit, Vitalität und der Gesamteinstellung und Verhaltensweise gegenüber körperlichem Einsatz werden – bis hin zur Sportbegeisterung (siehe dazu auch das Kapitel *Fitbleiben mit Sport,* S. 98 bis 138).

Die Anleitungen auf dieser und der nächsten Seite beschließen die Atemübungen in Verbindung mit Gymnastik. Man braucht sich jedoch keineswegs auf diese wenigen Beispiele zu beschränken, jede Gymnastikübung sollte man nur in Verbindung mit der richtigen Atmung, die man ja nun erlernt hat, machen.

Die Ausgangsposition dieser Übung ist der Kniestand. Man beugt den Oberkörper nach vorn und stützt die Hände in Schulterbreite weit vorn auf den Boden. Nun beginnt man mit der Phase der Ausatmung. Dabei drückt man das Becken so weit wie möglich in Richtung auf die Fersen zu, senkt den Kopf nach vorn zum Boden, macht den Rücken rund und atmet stetig aus. Dann leitet man in die Phase der Einatmung über, indem man die Arme belastet, das Körpergewicht nach vorn verlagert, den Rücken streckt, ohne die Arme zu beugen, den Körper durchhängen läßt und den Kopf hebt. Dabei atmet man die ganze Zeit über ruhig und stetig ein. Die Phase des Ausatmens wird dadurch besonders betont, daß der Akzent des Bewegungsablaufs auf dem Zurückschieben des Beckens zu den Fersen hin liegt

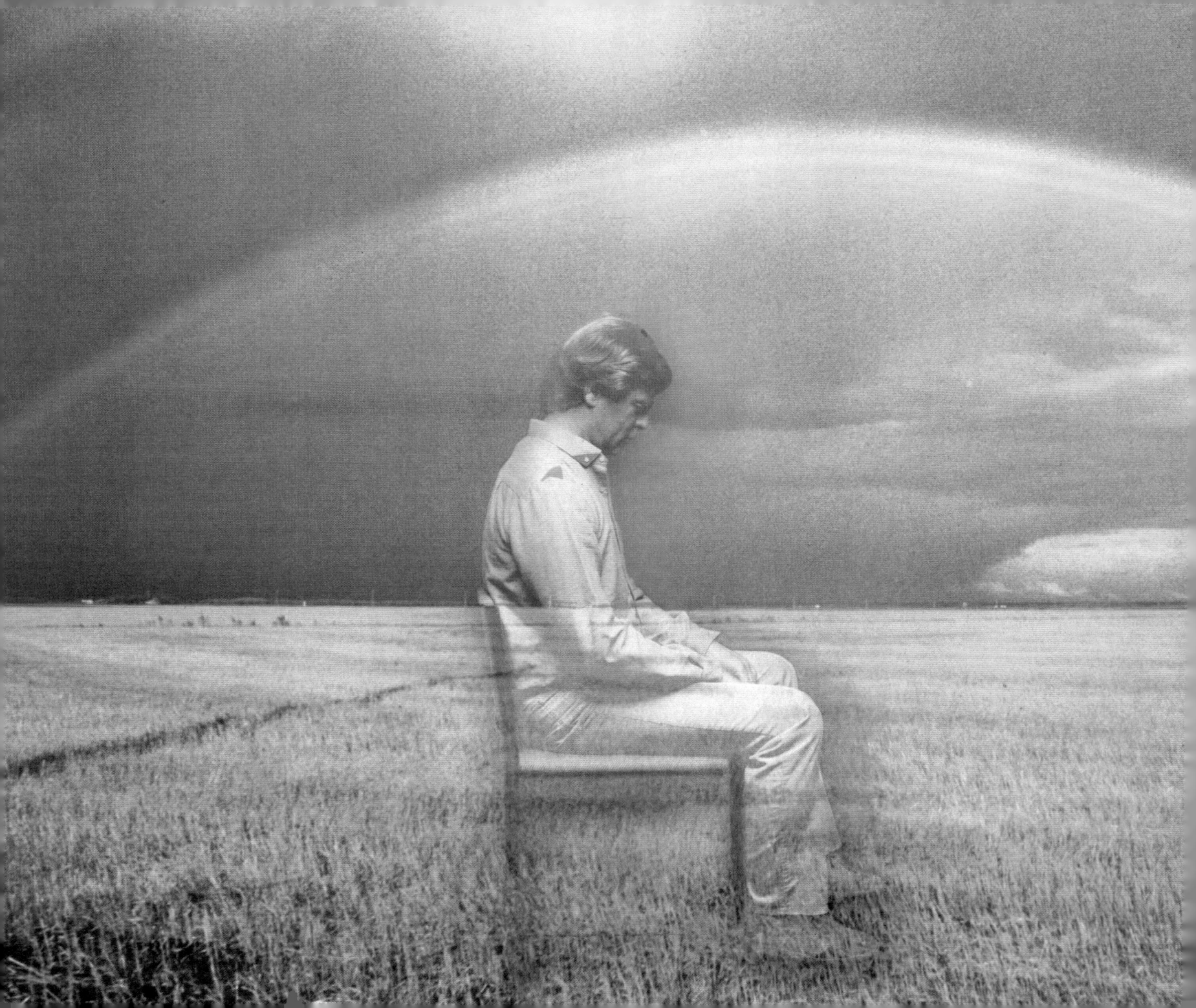

Autogenes Training

Es hat sich als Lebenshilfe bewährt, hilft in der Gesundheitsvorsorge und bei der ärztlichen Betreuung immer da, wo die Zusammenhänge zwischen Körper und Geist problematisch sind. Es ist der Schlüssel zum eigenen Ich

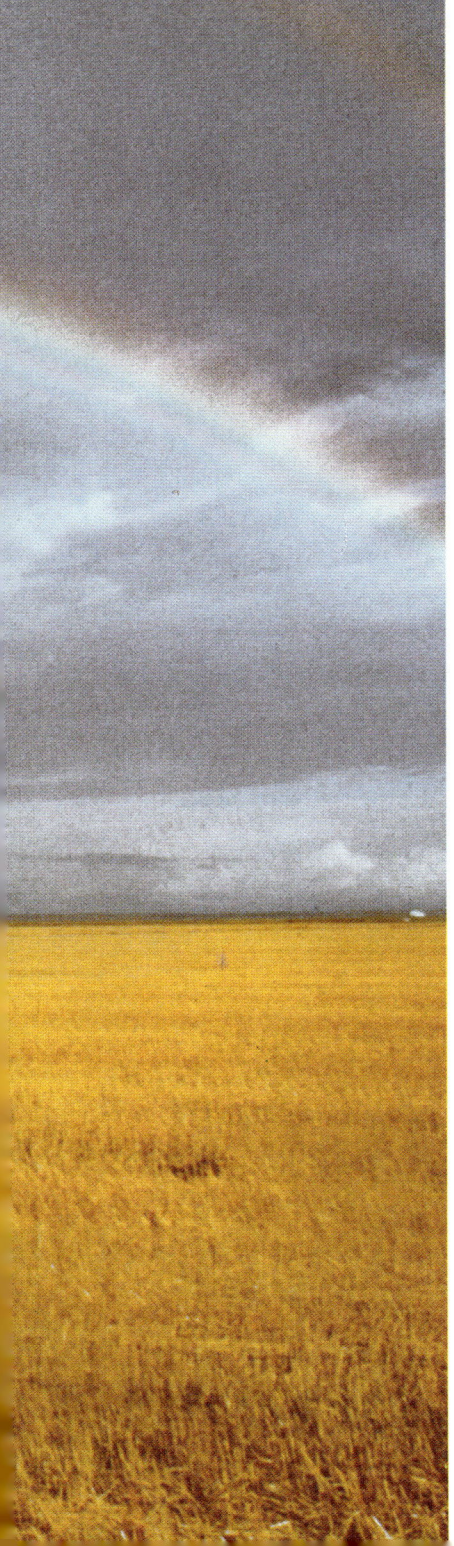

Im Nervensystem des Menschen schlummern ungeahnte Kräfte. Das autogene Training kann sie wecken

Was ist autogenes Training, wie hat es sich entwickelt, was kann man damit erreichen? – Hier sollen die Möglichkeiten, Erfolge und Grenzen praxisbezogen vorgestellt werden. Das autogene Training ist eine Methode der konzentrativen Selbstentspannung. Mit Recht könnte man fragen: Wie soll das denn gehen, sich konzentrieren und gleichzeitig entspannen? Erst wer begriffen hat, daß man sich auf die Ruhe konzentrieren kann, sich dabei „lassen" muß, erlebt die passive Konzentration. Sie zu empfinden führt dazu, jene inneren Kräfte zu suchen und einzusetzen, von denen auf den folgenden Seiten die Rede sein soll und die eine echte Hilfe im täglichen Leben sind.

Autogenes Training ist nur ein anderer Name dafür, der besagt, daß man es mit etwas zu tun hat, das aus dem Menschen selbst kommt. Jede Übung beginnt mit einem Ableger der Hypnose, der sogenannten Autosuggestion oder Selbsthypnose. In Anlehnung an die „Ruhetönung" von Johannes Heinrich Schultz, dem Wegbereiter dieser Methode, beginnt man mit einer Ruhesuggestion. Dabei wird man zu Anfang Hilfe brauchen und dann später immer besser allein zurechtkommen.

Über das vegetative Nervensystem beeinflußt man sich selbst, seine Organe und Organsysteme, seine Psyche, sein Leben aus ganzheitlicher Sicht. Das autogene Training ist eine körperlich-geistige Übung, die es dem Menschen ermöglicht, bisher weitgehend unbewußte Nervenfunktionen besser unter Kontrolle zu bekommen. Zuerst kann man damit körperlich-seelische Störungen heilen und später sein ganzes Leben positiv entwickeln. Typische Erfolge der Oberstufe sind besondere charakterliche Reife, eine volle Entfaltung der Persönlichkeit und ein bewußteres,

wacheres und besser bewältigtes Leben.

Das autogene Training hat in der Unterstufe sechs Übungen. Mit der Zielvorstellung „Ruhe" sind es sieben Einstellungen: Ruhe, Schwere, Wärme, Atmung, Herz, Bauch und Kopf. Sie vermitteln die Fähigkeit, Ruhe zu erleben, Schwere und Wärme zu empfinden, den Eigenrhythmus der Atmung zu spüren und schließlich die Organe anzusprechen. Damit beeinflußt man den „Seismographen der Seele", also jenes bestimmte Organ, das in jedem Menschen auf Hemmungen, Angst, unbewältigte Probleme und Konflikte, ganz allgemein auf schwierige Situationen mit Störungen reagiert.

Wann hilft autogenes Training?
Besonders hilfreich ist das autogene Training bei der vegetativen Dystonie – ein Sammelbegriff für viele psychosomatische Störungen. Sie ist so verbreitet, daß sie im allgemeinen fast wie ein normaler, wenngleich bedau-

erlicher Zustand angesehen wird. Der Mensch ist dabei nicht im herkömmlichen Sinne krank, aber auch nicht gesund. Bei der vegetativen Dystonie stehen oft zahlreiche organische Leiden im Vordergrund: Herz, Kreislauf, Magen und Darm reagieren auf unbewältigte Probleme, man hat Kopfschmerzen, schläft schlecht und hat andere Beschwerden.

Das Orchester – das Zusammenspiel von Nerven, Drüsen und Organen – ist verstimmt. Der Patient hat z. B. bei jeder Aufregung Herzklopfen, errötet leicht oder neigt zum Händezittern. Manchmal treten auch Durchfälle oder Verstopfung auf. Dennoch ist er weder herzkrank, noch hat er ein Magengeschwür, aber es ist zu wenig, ihm zu sagen, er sei „nur" nervös. Allein mit Energie

kann er diese Beschwerden nicht überwinden. Solch ein Patient ist unglücklich, zumal wenn er den Anforderungen des Alltags nicht mehr gewachsen ist. Oft ist auch Streß das auslösende Moment – Streß mit der „Angina temporis", der Zeitnot.

Termine engen die Menschen ein, Probleme und Konflikte bedrücken sie, Aufregungen aller Art halten sie unter Spannung und sind die Ursache vegetativ bedingter Organbeschwerden.

Es gibt viele Arten von Streß, die alle gleichermaßen Spannungen erzeugen – ganz gleich, ob es sich um Hast und Hektik der Lebensform handelt oder um Störungen im zwischenmenschlichen Bereich. Dabei spielt der psychosoziale Streß eine besondere Rolle. Streßforscher haben das an einem Tierbeispiel erklärt: Sperrt man junge Eichhörnchen einer bestimmten Art mit ranghöheren, älteren Tieren in einen Käfig zusammen, so reagieren diese Tiere aufgeregt. Sie haben alle buschige Schwänze, „die Haare stehen ihnen zu Berge". Sie sind wieder ganz in Ordnung, sobald man sie dem Streß nicht mehr aussetzt.

Das Beispiel zeigt, was geschieht, wenn das harmonische Gleichgewicht im natürlichen Lebensrhythmus gestört wird: Streß macht nervös und krank. Die schwächsten Lebewesen und bei den Betroffenen die schwächsten Organe trifft es zuerst. Das autogene Training bringt im richtigen Augenblick Entspannung. Wer es beherrscht, findet seine innere Ruhe, Ordnung und Harmonie wieder.

Bei jeder Übung des autogenen Trainings erfährt man eine körperliche und seelische Beruhigung.

Auf dieser Grundlage findet man auch unter seriöser Anleitung den Weg aus der Angst, der Neurose, aus depressiven Verstimmungen, also echte Lebenshilfe. Das Besondere daran ist, daß man die Methode erlernen und sich dann selbst helfen kann. Man lernt, besser zu schlafen, sich zu konzentrieren und seine Aufgaben zu erfüllen. Dabei können auch die organischen Schwachstellen, das heißt empfindlich reagierende Organe, beeinflußt und vorbeugend geschützt werden. Johannes Heinrich Schultz hat das einen „Eingriff bei sich selbst" genannt. Der Vater des autogenen Trainings spricht vom „passiv versunkenen Erleben", das in

Organübungen

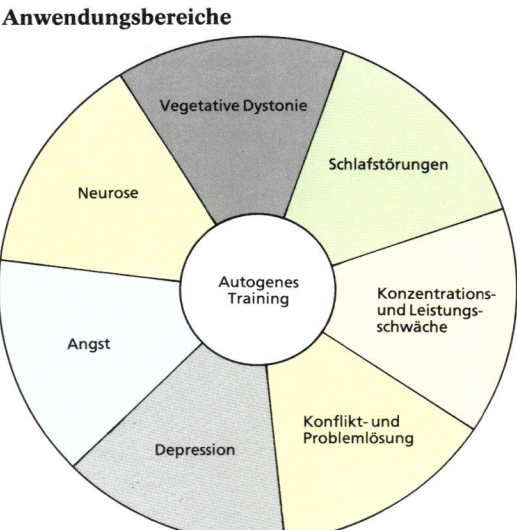

Die Unterstufe besteht hauptsächlich darin, die sieben Übungen konzentrierter Entspannung zu beherrschen

Anwendungsbereiche

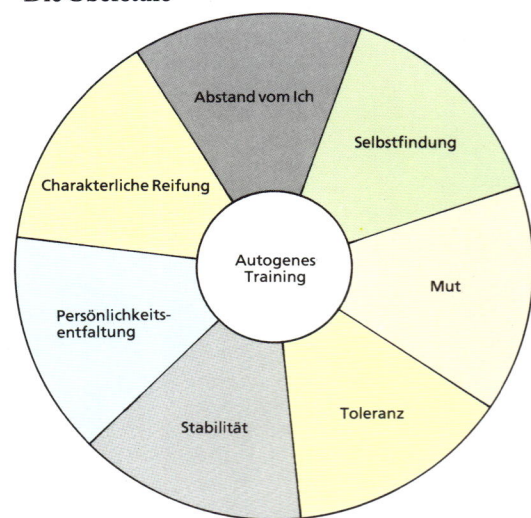

Das autogene Training hilft vor allem bei psychosomatischen (körperlich-seelischen) Störungen

Die Oberstufe

Widersprüche auszugleichen, Körper und Geist in Harmonie zu halten sind Kennzeichen der Oberstufe

der Tiefe der Entspannung zum Kern der Persönlichkeit führt. Fachleute nennen dieses Verfahren aufdeckend – es beruhigt, weil es löst und entkrampft. In dieser tiefen Versenkung oder Innenschau kann es zu einem Klärungserlebnis kommen, das eine stark befreiende Wirkung hat.

Entscheidend ist aber, daß man das autogene Training richtig lernt. Dazu genügt es nicht, mit den Arbeitsbegriffen, Techniken und Methoden vertraut zu sein, dazu braucht man eine qualifizierte Anleitung. Kein Buch kann den Fachmann ersetzen. Er allein bietet die Gewähr dafür, daß man sich auf den verschlungenen Pfaden des eigenen Ich nicht verirrt und auch jedesmal heil zurückkehrt. Nur das Gespräch mit dem Arzt macht die persönlich notwendigen Korrekturen möglich, nur im Gespräch mit dem erfahrenen Therapeuten lassen sich unvermeidliche Rückschläge verarbeiten. Am besten lernt man in einer Gruppe, wo man ähnliche Erfahrungen macht.

An dieser Stelle kann nicht mehr, aber auch nicht weniger angeboten werden als eine grundlegende Information. Ihr muß gegebenenfalls der praktische Teil folgen, und der ist kein Spielzeug und keine Mode. Er findet bei Ärzten und in Kliniken statt, die dafür geschult sind. Autogenes Training ist ein selbstverständlicher Bestandteil der Rehabilitation von Herzkranken und Suchtgefährdeten. Auch bei Kindern mit Konzentrationsschwächen, Sportlern, streßgeplagten Managern und Studenten hat es gesicherte Erfolge aufzuweisen. Entsprechend trainierte Menschen kommen mit seelischen Belastungen besser zurecht und sind auch weniger anfällig für Krankheiten.

Technik der Übungen

Die Haltung, die man beim autogenen Training einnimmt, gehört zu den wichtigsten Voraussetzungen dafür, daß Konzentration und Entspannung gelingen.

Die geradezu „klassische" Haltung ist eine Lage: locker ausgestreckt auf dem Rücken. Die Füße klappen auseinander, die Arme liegen seitlich leicht gebeugt neben dem Oberkörper. Man kann das autogene Training aber auch am Schreibtisch, im Hörsaal, im Wohnzimmer oder auf einem Baumstumpf im Wald machen.

In der sogenannten Droschkenkutscherhaltung ruhen die Unterarme auf dem unteren Drittel der Oberschenkel, Kopf und Nacken sind entspannt leicht nach vorne gebeugt, die Beine gespreizt. Davon abgeleitet ist die „Königshaltung", bei der man kerzengerade auf einem Stuhl mit Lehne sitzt und die Hände entspannt in den Schoß legt. Am Schreibtisch kann man die Unterarme auf die Arbeitsplatte, im Sessel auf die Lehne legen, wobei der Kopf am Schreibtisch leicht vornübergebeugt und im Lehnstuhl zurückgelehnt wird. Immer sind die Augen geschlossen, als wolle man schlafen.

Man übt täglich zu festen Zeiten 2 bis 3 Minuten lang, später bis zu 10 Minuten. Doch bei aller Regelmäßigkeit darf kein Druck entstehen. Unerläßlich ist am Ende der Übung das Zurücknehmen: Man streckt und reckt sich, ballt die Hände zu Fäusten, winkelt die Arme ein paarmal fest zur Schulter hin an und gibt sich das Kommando: Augen auf!

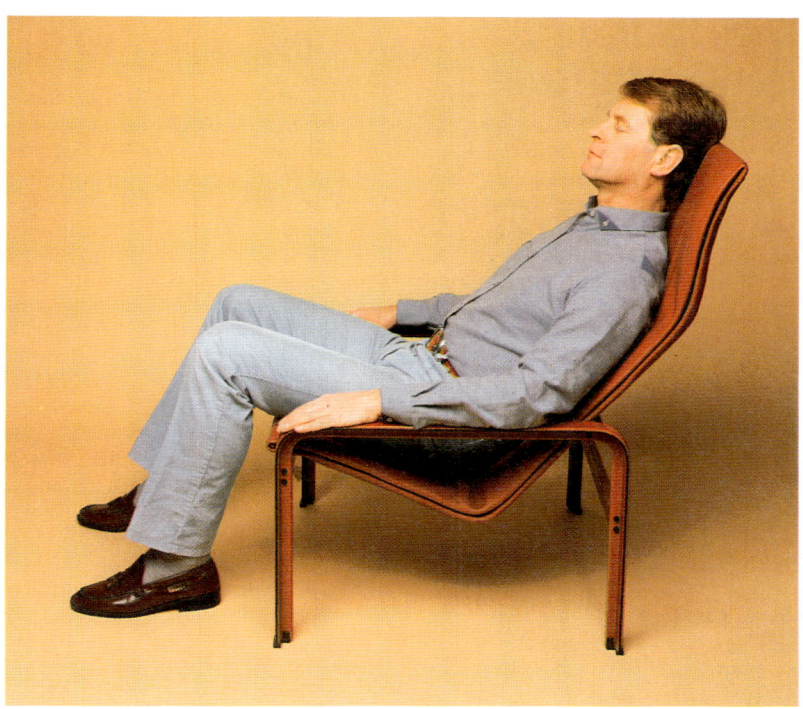

In einem Sessel mit Nackenstütze lehnt man sich wie zum Schlafen zurück: die Füße leicht gespreizt fest auf den Boden, den Kopf nach hinten, die Arme auf die Lehne

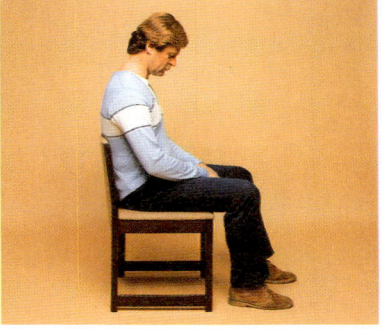

Im Sitzen auf dem Stuhl richtet man sich auf und sackt dann so zusammen

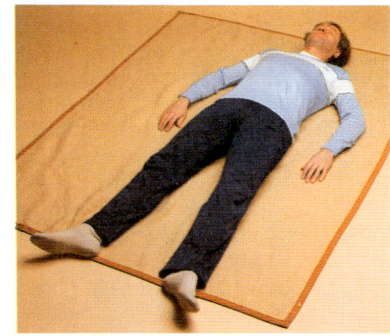

Wenn man im Liegen übt, legt man sich locker ausgestreckt auf den Rücken

Die Übungen der Grundstufe

Bis zu einem gewissen Grad kann man autogenes Training erlernen, sonst müßte sich diese Darstellung erübrigen. Nichts wäre jedoch so falsch wie die Vermutung, es handle sich dabei um eine Angelegenheit der Willensstärke oder der bloßen Anstrengung, sich im Sinne einer gewachsenen mitteleuropäischen Tradition „zu konzentrieren". Das Stichwort, auf das es beim autogenen Training ganz besonders ankommt, heißt „kommen lassen". Es geht um eine Mischung aus aktiver und passiver Konzentration.

Jeder hat schon die Erfahrung gemacht, daß es z. B. unmöglich ist, sich mit dem Einschlafen bewußt beeilen zu wollen. Jede Willensanstrengung hält den Menschen wach, und wer den Schlaf so herbeizwingen will, erreicht das Gegenteil. Mit dem Wunsch nach Entspannung geht es oft ebenso. Was also dann?

Nach einiger Übung wird man feststellen, daß man sich sehr wohl passiv konzentrieren kann. Das bedeutet, sich auf ein Zentrum hin zu sammeln, aufzunehmen, was man empfindet. Dieses passive Erleben und „mit sich Geschehenlassen" hat eine entspannende Wirkung! Aktiv daran ist das bewußte Ausschließen von Störungen, das Methode hat. Man denkt etwa nur an den eigenen Schreibarm und sagt sich wiederholt, daß er warm und schwer ist. Damit „beseelt" man ihn und fühlt tatsächlich, wie er warm und schwer wird.

Zugegeben, dieses Phänomen läßt sich nur unbefriedigend beschreiben.

Arbeitsbegriffe des autogenen Trainings

Zu den wichtigsten Arbeitsbegriffen beim autogenen Training gehört der Befehl: **Abstand gewinnen.** Man versucht, Abstand von allem zu halten, was einen bedrängt: Schwierigkeiten, Konflikte, Probleme, Ängste, alltägliche Pflichten. Die Gedanken weichen zurück, man bekommt den Kopf leer, eine Gedankenebbe tritt ein.

In der folgenden Ruhe öffnet man sich für die **konzentrative Vorstellung.** Man stellt sich dabei etwas aus der Erinnerung oder aus der Phantasie vor und läßt die Bilder einfach auf sich zukommen. Sie beruhigen und vertiefen den Abstand. Mit der Zeit läuft dieser Vorgang von selbst ab.

Dann folgt die **konzentrative Einstellung.** Mit ihr kann man das vegetative Nervensystem beeinflussen. Man lernt, Organe, die als Seismograph der Seele mit gesundheitlichen Störungen reagieren, zu lenken. So wird es möglich, die Ursachen solcher Reaktionen zu erkennen und zu bewältigen. Das wichtigste Ziel heißt Ruhe und Erholung.

Der nächste Lernabschnitt befähigt dazu, **Organe und Organsysteme** zu beeinflussen. Man kann etwa das aufgeregte Herz bzw. den nervösen Magen beruhigen und damit funktionelle Störungen beseitigen. Mit dieser Selbsthypnose lernt man, sich selbst einen Auftrag zu geben und ihn zu erfüllen. Man nennt das einen **posthypnotischen Auftrag.**

Das Training ist ein psychisches Lernprogramm. Mit der konzentrativen Einstellung – einer **Vorsatzformel** – programmiert man sich selbst. Mit diesem positiven Zugang findet man den Weg und erreicht sein Ziel. Man sagt „ja" zum Leben.

Ruhe

Mit der konzentrativen Einstellung auf die Ruhe erschließt man sich eine Energiequelle. Jede Übung beginnt mit einer solchen Ruhetönung, etwa: „Vollkommen ruhig, gelöst, entspannt." Sie gibt dem Übenden Vertrauen zu sich selbst. Dadurch sucht, findet und entwickelt man die vorhandenen inneren Kräfte und erreicht eine „Insel der Besinnung und Sammlung", immer begleitet von der Einstellung: „Vollkommen ruhig, gelöst, entspannt!"

Es ist hilfreich, sich dabei Bilder vorzustellen, die Ruhe ausstrahlen. Vielleicht sieht man vor seinem inneren Auge eine Landschaft, das Meer, eine Wiese, oder man befindet sich im Wald bzw. auf einem Berg. Der Übende empfindet die Weite und mit ihr Lösung und Entspannung.

Dabei wird immer wieder der Befehl wiederholt: „Vollkommen ruhig, gelöst, entspannt" – bis die Ruhe regelrecht „tönt", „schwingt" und „klingt".

Vielleicht nicht gleich beim ersten Mal, ganz sicher aber unter richtiger Anleitung nach einigem Üben, spürt man dann die Wirkung der Ruhe und entspannt sich. In dieser Ruhe verankert und aus dieser Ruhe heraus wird dann die Selbsthypnose gezielt mit Wünschen „gefüttert": Als formelhafte Vorsätze programmiert man sich weitere Übungen und baut sie in das autogene Training ein. So entwickelt sich nach und nach ein ganz persönliches, vollständiges Programm.

Man wendet sich regelmäßig, konzentrativ und positiv den einzelnen Übungen zu, damit Ruhe und Frieden einziehen.

Man kann es aber erfahren, es ist experimentell nachprüfbar. Es ist, als öffne man eine bestimmte Tür: Was immer hier hereinkommen mag, es kommt hier und nicht irgendwo anders. Diese passive Einwilligung, etwas mit sich geschehen zu lassen, ist schwer. Aber sie ist eine Grundhaltung des autogenen Trainings, die man etwa im Lauf eines Jahres genauso lernen kann wie lesen und schreiben. Sie steht unter der Kontrolle bestimmter Verfahren und Techniken – und am Anfang auf jeden Fall auch unter der eines Arztes. Sie bedarf einer aktiven Begrenzung.

Das autogene Training spielt sich in einer Grenzzone zwischen Wachen und Schlafen ab. Die Muskulatur erschlafft, die Blutgefäße weiten sich (Entspannung, Wärme). Herzschlag und Atemrhythmus verlangsamen sich, Gefühl und Wahrnehmung sind gedämpft. Daher ist das Zurücknehmen so wichtig: Man muß sich am Ende richtig wecken, recken und strecken, um nicht benommen zu bleiben!

Schwere

Wenn es gelungen ist, mit Hilfe des Übungsleiters die Ruhetönung zu erreichen, dann kann man spüren, was sich in der Folge abspielt. Oft stellt sich die Schwereempfindung von selbst ein.

Wie von ungefähr erlebt der Übende die Schwere und zugleich die Lösung und Entspannung seiner Muskulatur. Erfahrene Therapeuten haben daher in den 50er Jahren zwei zusätzliche Begriffe als eine Art ständige Begleitmusik in das autogene Training eingeführt: „gelöst" und „entspannt". In der Tat sind nämlich Muskeln und Gefäße schlaff und geweitet: Der ganze Körper ist gelöst und entspannt. Physiologisch betrachtet, bedeuten Schwere und nachfolgend die Wärme genau das: Man spricht von einer wohligen Schwere (und Wärme!) oder etwa von der sogenannten Bettschwere. Man empfindet diese Schwere körperlich als einen Zustand, der Ruhe hervorruft und Ruhe verstärkt.

Die Schwereeinstellung wird stufenweise über Arme und Beine geübt: „Rechter Arm ganz schwer, linker Arm ganz schwer." Über die analoge Schwerevorstellung gelingt es auch bei den Beinen, die Schwere zu erleben und körperlich nachzuvollziehen. In der Entspannung werden Verkrampfungen der Muskulatur gelöst. Auf diese Weise lassen sich eindrucksvoll manche anhaltenden Schmerzzustände beseitigen, denen mit Medikamenten nicht beizukommen ist.

Um direkt Schmerzen dieser Art zu bekämpfen, ist manchmal auch die Hilfe der hergebrachten Hypnose zu empfehlen, vor allem wenn sie die Ruhe- und Schwereempfindung vor dem Schlafengehen einleitet. Der Zusammenhang von Hypnose und autogenem Training ist klar: Autogenes Training wird ebenfalls suggestiv eingeleitet und wirkt wie ein Hypnosetraining, das mit Hilfe des Therapeuten den formelhaften Vorsatz im schlafähnlichen Zustand vermittelt und in die tieferen Schichten des Unterbewußtseins hineinprogrammiert.

Wer im autogenen Training die Ruhe erlebt hat, macht mit der Schwereübung einen weiteren Schritt in die völlige Entspannung und vertieft die Ruhetönung noch weiter:

„Vollkommen ruhig, schwer – gelöst, entspannt – schwer!" Hier setzt bereits die psychologische Wirkung der kleinen Befehlskette ein, die auch unübersehbar mit körperlichem Wohlbefinden verbunden ist. Aus der gewonnenen Ruhe heraus gewinnt man neue Kräfte, um seine alltäglichen Aufgaben ohne Schwierigkeiten zu bewältigen.

Solange die Übung dauert, wird die Einstellung immer wieder dadurch gespeist und verstärkt, daß man, ohne Worte zu gebrauchen, die Worte denkt: „Ruhig, gelöst, entspannt, schwer!"

Entspannung zu erreichen ist das erste und überwiegende Ziel aller Menschen, die sich mit dem autogenen Training beschäftigen. Durch die folgende Wärmeübung wird die Entspannung weiter vertieft.

Ruhetönung, Schwerevorstellung und Wärmeübung kann man noch ohne ärztliche Anleitung für sich selbst ausprobieren. Man beginnt mit der allgemeinen Ruhesuggestion und geht dann schrittweise vom Schreibarm aus vor.

Wärme

Wärmegefühl tritt bei entspannter Körperhaltung und vor allem im Liegen oft von selbst auf, noch ehe geübt wird. Wie die Schwere, so wird auch die Wärme stufenförmig über Arme und Beine erlebt und dann generalisiert – das heißt, sie erfaßt den ganzen Körper. Die Wärmeübung beginnt etwa mit der Vorstellung: „Rechter Arm, linker Arm warm, rechtes Bein, linkes Bein warm."

In den Handinnenflächen fühlt man die Wärme meist zuerst und am intensivsten. In den Fußsohlen ist es ebenso, vor allem wenn man an ein warmes Fußbad denkt. Dadurch kann man auch der vegetativen Fehlsteuerung des Errötens entgegenwirken – die Füße sieht keiner, wenn sie rot werden.

Mit der Wärmeübung lassen sich vegetativ bedingte Kreislaufbeschwerden (Regulationsstörungen der Gefäße) beseitigen, etwa vor Aufregung kalte Hände und Füße. Es kann auch hilfreich sein, sich vorzustellen, man liege in einem warmen Bad. So wird die Durchblutung gefördert, der Kreislauf normalisiert. Physiologisch geschieht folgendes: Der Einfluß des autogenen Trainings auf das vegetative Nervensystem fördert die Entspannung der Blutgefäße. Mehr Blut strömt ein, die Hauttemperatur steigt.

Diese Wärmeübung vertieft die Schwere in der Ruhe und baut damit schon innere Spannungen ab: „Ruhig, gelöst, entspannt, schwer, warm." Aus der Ruhe heraus wachsen Kräfte zur Stabilisierung des Kreislaufs. Die Ruhe umgibt den Übenden wie ein warmer Mantel.

An dieser Stelle des autogenen Trainings beginnt eine Art Aufhellung. In der Innenschau erkennt man oft die Zusammenhänge von Problemen und Konflikten und damit Wege zur Befreiung daraus. So gelangt man zur Selbsterkenntnis. Autogenes Training ist aus diesem Grund als „aufdeckendes Verfahren" ein wichtiger Teil der modernen Psychotherapie und eine echte Lebenshilfe – durch Selbsthilfe.

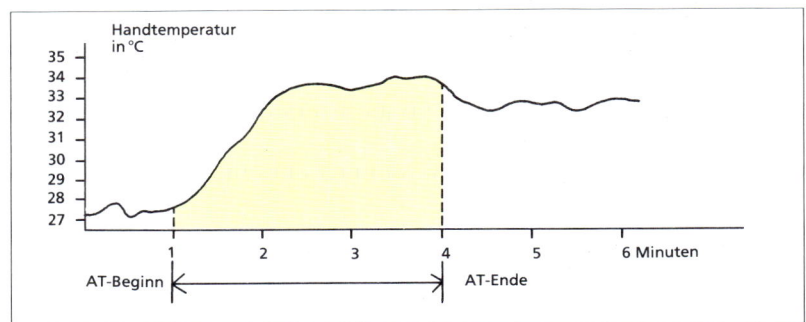

So steigt die Temperatur einer zunächst kalten Hand bei Geübten während der Wärmeübung. Ungeübten gelingt es jedoch im allgemeinen nur, die Hauttemperatur an den Fingerkuppen um zehntel Grade zu erhöhen

Atmung

Keine Frage, die Atmung ist lebenswichtig. Im Gegensatz zu zahllosen aktiven Atemübungen (siehe S. 140 bis 153) spielt im autogenen Training das Atmen als passives Erlebnis eine entscheidende Rolle. In der Ruhe steuert der menschliche Organismus diesen Vorgang von selbst; der Körper ist von ruhig fließender Atmung erfüllt. Dabei geht es darum, sich wie ein Schiff auf ruhiger See von der Dünung heben und senken zu lassen: Nicht „ich atme", sondern „ich werde geatmet" – oder besser und schon formelhaft: „Es atmet mich."

Die bewußte Hingabe an die Atmung als einen passiven Vorgang mit Hilfe der Formel „Es atmet mich" wird von dem steuernden Prinzip des „Es" getragen. Dieses „Es" ist führend, ich ordne mich ihm unter. Die Atmung auf diese Weise passiv zu empfinden bedeutet Lösung und Entspannung. Die fließende Atmung trägt zur Beruhigung bei. Das hilft wirksam gegen Verspannungen und Krämpfe – körperlich und geistig. Wer sich vertrauensvoll auf ruhiges Atmen konzentrieren kann, wer fähig ist, sich dem Rhythmus des eigenen Atems hinzugeben, hat es leichter, Ruhe und Erholung zu finden und damit Sicherheit und inneren Frieden.

Lösende Bewegungsformen, die das autogene Training ergänzen, es vorbereiten oder ausklingen lassen, sind „Atmung und Entspannung". Das sind körperliche Übungen, die auf dem Weg der Vorstellung aus der körperlichen Spannung in die Entspannung führen. Dabei steuert der Bewegungsablauf die Atmung ganz

natürlich. Laufen, Tanzen und viele andere Bewegungsübungen machen die Atmung bewußt. Aus diesem Grund setzen viele Übungsleiter die Aktivübungen vor der eigentlichen Atemeinstellung im autogenen Training ein. Auch nach dem autogenen Training muß sich der Übende rekken und strecken, um nach der Phase der Entspannung wieder voll da zu sein.

Immer wieder sollte man daher programmieren: Arme fest zu den Schultern hin anwinkeln, tief durchatmen, Augen auf! Dazu sagt man innerlich oder laut: „Ich bin frisch und fröhlich." Der Sinn der konzentrativen Selbstentspannung ist es ja, gezielt und individuell „umzuschalten" – von aktiv auf entspannt und zurück. Das vermittelt nicht nur Selbstvertrauen, sondern auch Lebensfreude und Dankbarkeit. Daher sind die innere Sammlung, die tiefe Ruhe und die Entspannung in der Atemübung auch eine Hilfe bei Asthma. Die Übungsform selbst, die Hingabe daran, hat innere Lösung sogar von Atemkrämpfen zur Folge.

Die Übererregbarkeit des vegetativen Nervensystems wird gedämpft, die Luftwege entkrampfen sich und finden in ihren eigenen Rhythmus und zu ihrer natürlichen Funktionsweise zurück. Gerade bei Bronchialasthma lassen sich die Auswirkungen des autogenen Trainings gut messen und kontrollieren.

Diese Methode, sich selbst zu helfen, ist immer und überall einsetzbar. Der Mensch kann frei atmen. Bildvorstellungen, Bewegung, schöpferisches Gestalten und Musik können sehr dabei helfen, ihm das bewußtzumachen. Das Bilderlebnis ist hier eine Vorbereitung für das Erlebnis der

tiefen Ruhe der Atmung, die in ihrem natürlichen Rhythmus schwingt und „trägt". Die Erfolge bei Asthma zeigen auch, wie man die Übungen gezielt gegen Husten und Heiserkeit, bei Erkältungen und überhaupt bei allgemeinen Schleimhautreizungen einsetzen kann.

Vorbeugend verwendet man dazu beispielsweise die Wärmeformel: „Schleimhäute gelöst und warm!" In manchen Fällen kann es aber auch sinnvoll sein, sich auf Kühle einzustellen, vor allem bei Problemen mit

Fallbeispiel

Die 13jährige S. hatte seit Jahren Asthma. Die Beschwerden traten einmal stärker, einmal schwächer auf, und keine Medizin half richtig.

Schließlich brachte die Mutter das Mädchen zum autogenen Training. Innerhalb verhältnismäßig kurzer Zeit fand S. innere Ruhe, Mut und Selbstvertrauen. Die Übungen stimmten sie positiv ein. Mit den Formeln „Ruhig, gelöst, entspannt" schuf sie die Voraussetzungen für den Erfolg. Mit den Formeln „Atmung ganz ruhig" und „Ruhig geht mein Atem", „Es atmet mich" schaffte sie schließlich die erste Hürde: Die Bronchien beruhigten sich. Mit der Formulierung „Atmung ganz ruhig, ich bin gesund" fand sie dann weitgehend Abstand vom Asthma.

Angst war bei S. die zentrale Ursache der Krankheit und führte die Atembeklemmungen erst

herbei. Sie hatte Angst vor allem und jedem, Angst in der Schule, besonders vor dem Lehrer, Angst vor Klassenarbeiten, aber auch Angst vor Hunden. Zu Hause wurde das Mädchen von der ganzen Familie gehätschelt und behütet – richtig „überbehütet". So war die junge Patientin nie allein für sich verantwortlich. Ihr fehlte sozusagen das Gegenmittel für die normalen Härten des Lebens. Fühlte sie sich bedroht, kam das Gefühl der Enge, und daraus entstanden ihre Asthmaanfälle.

Durch das autogene Training lernte das Mädchen, weniger Angst zu haben. Mit Ruhe, Mut und Selbstvertrauen wurde S. zu einer Persönlichkeit, die weit weniger anfällig auf alltägliche Schwierigkeiten, Ängste und Probleme reagierte und Konflikten nicht mehr krampfhaft aus dem Weg ging. Nach 2 Jahren war sie völlig gesund.

der Nasenschleimhaut und der Augenbindehaut.

Auch nervöses Husten, Hüsteln und Räuspern kann man auf diese Weise abstellen. „Hüsteln gleichgültig" ist beispielsweise eine Formel, die wirkt und Ruhe bringt. Zusammen mit den Worten „positiv" und „gesund" erhöht sie die Widerstandskraft und stabilisiert die Gesundheit allgemein. Selbst Heuschnupfen kann man so abschwächen oder gar beseitigen, wenn man nur die richtige Einstellung findet.

Übungsformeln auf einen Blick

Zur Entspannung des Körpers werden Arme und Beine im Sitzen erst kurz und kräftig angespannt; dann lockert man alle Muskeln und läßt sie bewußt erschlaffen. Mit einem Seufzer atmet man aus und sinkt in sich zusammen. Das Gesicht ist entspannt, der Unterkiefer bleibt locker, die Augen sind geschlossen. Die Schultern fallen locker, aber nicht künstlich nach vorn. Die Arme liegen auf den Innenseiten der Oberschenkel, die Hände hängen schlaff herunter, ohne sich zu berühren. Die Füße stehen breitbeinig auf dem Boden. Dann sagt der Übungsleiter die Formeln, oder man denkt die Begriffe sehr konzentriert:

- **Vollkommen ruhig, gelöst, entspannt.**

- **(Mein) rechter (linker) Arm ist ganz schwer.**

- **(Mein) rechtes (linkes) Bein ist ganz schwer.**

- **Arme, Beine schwer.**

- **(Mein) rechter (linker) Arm ist ganz warm.**

- **(Mein) rechtes (linkes) Bein ist ganz warm.**

- **Arme, Beine warm.**

- **Atmung ganz ruhig. Es atmet mich.**

- **Herz ruhig, gleichmäßig, kräftig, regelmäßig.**

- **Bauch, Sonnengeflecht strömend warm.**

- **Stirn ein wenig kühl. Stirn angenehm kühl.**

Zurücknehmen: Hände zu Fäusten schließen, Arme fest anwinkeln, durchatmen – Augen auf!

Schlafübung: Hier läßt man das Zurücknehmen ausnahmsweise weg. Statt dessen kann man eine Aufwachzeit programmieren.

Herz

Die Herzübung gehört zu jenen Organübungen des autogenen Trainings, die man nur unter ärztlicher Leitung erlernen darf. Wenn bei den anderen Übungen schon wohlige Wärme und Schwere die Arme und Beine durchströmt, wird dadurch auch die Durchblutung angeregt, also der Kreislauf beeinflußt. Die Formel dazu lautet etwa:

„Herz ruhig, gleichmäßig, kräftig, regelmäßig." Dabei kommt es aber nicht unbedingt auf den genauen Wortlaut an, den der Arzt von Fall zu Fall ändern kann.

Viele Menschen reagieren mit dem Herzen bei jeder Gelegenheit auf unbewältigte Schwierigkeiten und Konflikte im Alltag, vor allem dann, wenn sie überarbeitet und von Terminen gehetzt bzw. eingeengt sind. Die sogenannte „Angina temporis", die Zeitnot, ist schon fast eine Krankheit für sich. Sie führt leicht zur *Angina pectoris*, was soviel heißt wie Enge in der Brust. Gemeint sind damit aber Durchblutungsstörungen am Herzen, die nachfolgend oft zum Herzinfarkt führen. Wer das autogene Training gelernt hat und jederzeit auf Ruhe umschalten kann, hat damit eine erste, aber entscheidende Stufe zur Selbsthilfe auch gegen dieses Problem erreicht. Die Vorsatzhilfe, die sich in der Praxis am besten bewährt hat und das Herz wirklich beruhigt, wird dazu immer wieder angewendet und lautet:

„Herz ruhig, gleichmäßig, kräftig, regelmäßig." Meist geht es darum, mit ihrer Hilfe nervös ausgelöste Störungen am Herzen zu beseitigen, bei denen oft eine mangelhafte Durchblutung vorliegt. Das hat Sauerstoffmangel nicht zuletzt auch im Gehirn zur Folge und ist gefährlich. Um hinter die Ursachen zu kommen, bevor man mit einer autogenen Übung etwas dagegen unternimmt, geht dem Einsatz der Herzübung unbedingt ein ausführliches Gespräch voraus. Alle möglichen Zusammenhänge zwischen Ursachen und Leiden müssen geklärt werden, und daher hat die Behandlung auch eine psychotherapeutische Seite.

Wenn es nicht um Vorbeugung, sondern um Heilung geht, müssen Kummer, Leid, Trauer, Schockerlebnisse aufgefangen werden, die „das Herz beinahe stillstehen lassen". Es gibt seelische Belastungen und übergroße Ängste, die den Patienten nicht mehr zur Ruhe kommen lassen. Ständige Aufregungen z. B. können über das vegetative Nervensystem die Herzkranzgefäße so spürbar beeinflussen, daß es zu Herzrhythmusstörungen kommt. Solche nervösen Herzstörungen können mit der Herzübung beseitigt werden, wenn das unter ärztlicher Aufsicht und Anleitung geschieht. Man darf so etwas auf keinen Fall allein versuchen; denn wenn der Kreislauf nicht vollkommen gesund ist, eine Herzfunktion gestört ist oder irgendein Fehler gemacht wird, kann es zu sehr unangenehmen und sogar gefährlichen Begleiterscheinungen kommen. Für gesunde Menschen bedeutet die Herzübung unter Aufsicht eines erfahrenen Therapeuten eine Kräftigung des Herzens und eine wichtige Stufe des autogenen Trainings.

Jeder, der das autogene Training beherrschen will, muß wissen, wie das Herz gebaut ist, wie es arbeitet und welche Eigenschaften es hat bzw. wie es auf Einflüsse von außen reagiert. Die erste sinnlich-körperliche Beziehung zum Herzen gewinnt man, wenn man die rechte Hand in Ruhe auf die linke Brustseite über das Herz legt, um zu fühlen, wie es schlägt. Und in der Herzübung spricht man das Herz immer wieder direkt an:

„Vollkommen ruhig, Herz arbeitet ruhig, gleichmäßig, kräftig, regelmäßig." Man sollte sich einmal bewußt machen, daß ein Menschenherz mit 60 bis 80 Schlägen in der Minute durchschnittlich 5 l Blut durch den Körper pumpt – ununterbrochen. Meßbar ist diese Arbeit an der Zahl der Pulsschläge. Das Herz hat seinen Platz zwischen zwei Kreisläufen: dem Lungenkreislauf und dem Körperkreislauf. Das Herz selbst wird durch ein besonderes System von Blutgefäßen, dem sogenannten Herzkranzgefäßsystem, mit Blut und dadurch mit Nährstoffen und Sauerstoff versorgt. Wenn die Mediziner von einer vegetativen Regulationsstörung oder von einer funktionellen *Angina pectoris* sprechen, meinen sie die Tatsache, daß das Herz nicht mehr ausreichend mit Sauerstoff versorgt wird. Und genau das geschieht, wenn durch nervöse Einflüsse wie Aufregungen oder einen Schock diese Herzkranzgefäße verengt sind.

Der Sauerstoffmangel kann mit einem Angst- und Beklemmungsgefühl einhergehen und eine echte Herzschwäche auslösen. Hier bietet die Herzübung des autogenen Trainings eine gute Hilfe.

Wer unter nervösen Herzstörungen leidet und Herzklopfen oder Herzschlagen als unangenehm empfindet, kann in der Herzformel statt des Wortes „schlägt" oder „klopft" auf das Verb verzichten oder „arbeitet" einsetzen: „Herz (arbeitet) ruhig, gleichmäßig, kräftig, regelmäßig." Wer diesen Satz mit vertrauensvoller Hingabe wiederholt und in sein Unterbewußtsein einbettet, erlebt einen Lernprozeß, der auf die Dauer nicht ohne Wirkung bleibt.

Freilich ist dazu Konzentration und Übung notwendig, eine bessere Beziehung zum eigenen Herzen – ein richtiges „Herzerlebnis". Insgesamt ist es ein innerer Reifungsprozeß, der Abstand zum Alltag schafft, ohne daß man den Tatsachen davonliefe.

„Herz ruhig, gleichmäßig, kräftig, regelmäßig" – diese konzentrative Einstellung beeinflußt das Herz. Es wird einem „warm ums Herz", Ruhe, Gelassenheit und der Rhythmus des eigenen Körpers erfüllen den Menschen. Nie sollte man aber versuchen, an diesem Rhythmus zu manipulieren und das Herz willkürlich schneller oder langsamer schlagen zu lassen. Die Behandlung nervöser Herzrhythmusstörungen ist ausschließlich Sache des Arztes. Es ist aber gut zu wissen, daß sich auch der Einsatz solcher spezieller Hilfen lohnt. Dieses Wissen stellt Vertrauen in die Methode als Ganze her und ermutigt zum Training. Jeder muß sein Herz „entdecken", es spüren und lernen, es anzusprechen.

Es gibt zahlreiche Redensarten, hinter denen sich ein konkretes medizinisches Problem verbirgt, dem man unter ärztlicher Anleitung mit dem autogenen Training zu Leibe rücken kann: „Herzflattern" oder „Herzeleid" hat ebenso handfeste Ursachen wie „das gebrochene Herz" oder daß einem etwas „das Herz abschnürt".

Fallbeispiel

Herr J. war 28 Jahre alt und Verkaufsleiter in einem Warenhaus. Er war ehrgeizig und strebsam, fühlte sich aber krank. Wenn er sich auch nur etwas aufregte, spürte er sein Herz. Im Betrieb ließ er sich nichts anmerken, aber zu Hause war er dann vollkommen fertig. Er ging zu mehreren Ärzten und ließ sich untersuchen: Immer wieder bekam er zu hören, er sei gesund. Dennoch wiederholten sich seine häufigen Anfälle von Herzklopfen, Herzflattern und Schwäche. Zunehmend irritierte ihn auch, daß man ihn trotzdem wie einen eingebildeten Kranken behandelte.

Dann fuhr er mit seiner Freundin nach Italien in den Urlaub. Schon auf der Hinreise bekam er im Auto einen Herzanfall und ließ sich voller Angst ins Krankenhaus bringen. Wieder fanden die Ärzte nichts. Er konnte weiterfahren und verbrachte eine schöne Zeit mit vielen Wanderungen am Comer See. Eine Woche vor der Heimreise setzte Föhn ein, und Herr J. lag wieder krank im Bett. Ein Arzt kam, war sehr besorgt und schickte den Patienten sofort nach Hause. Dort begann er mit einem therapeutischen Gespräch zur Vorbereitung auf ein spezielles autogenes Training. Was war los?

Herr J. steckte voller Angst. Im Lauf der Zeit kam heraus, daß er im Betrieb unglücklich war, weil er fand, daß er nicht genug leiste und unfähig sei. Aus dem Verhalten seines Vorgesetzten konnte er nicht schließen, ob seine Arbeit anerkannt wurde oder nicht. Und außerdem wurden er und seine Partnerin zu Hause regelmäßig von den Familien der beiden unter Druck gesetzt, die dagegen waren, daß sie heirateten.

Das seismographische Organ von Herrn J. war das Herz, und er reagierte auf die scheinbar unlösbaren Probleme mit einer Herzneurose. Die Folge waren empfindliche Organstörungen. Als die Ursache klar war, faßte er Mut. Nach 4 Monaten beherrschte er das autogene Training, und nach weiterer 4 Monaten hatte er sichtbar Erfolg und war gesund.

Herr J. hätte mit dem autogenen Training allein wohl das Übel nicht bei der Wurzel packen können. Hier war zusätzlich psychotherapeutische Hilfe notwendig, um den Zusammenhang zwischen den verdrängten Ursachen und der offensichtlichen Krankheit zu klären. Als der Patient erst einmal so weit war, daß er die eigentliche Ursache, nämlich seine Ängste, erkannte, ging alles Weitere sehr schnell.

Die zusätzliche Angst vor einer unbekannten Ursache für seine Herzbeschwerden fiel von ihm ab. Er brauchte auch nicht länger zu befürchten, daß man ihn für einen „Spinner" halten würde, der sich seine Krankheit nur einbildete. Das autogene Training gab ihm Ruhe und Gelassenheit wieder.

Sonnengeflecht

Wie Herz und Kreislauf empfindlich auf unbewältigte Schwierigkeiten reagieren, sind auch Magen und Darm als Reaktionsorgane bei vielen Menschen ein „Spiegel der Seele". Die Übung des autogenen Trainings, die sich darauf bezieht, heißt eigentlich Bauchübung; aber wer hat schon gern einen Bauch. Das Wort selbst ist für manche Patienten negativ besetzt oder vorbelastet durch Bedeutungen und Zusammenhänge, die mit Völlerei, auch mit Sexualität oder Leibfeindlichkeit zu tun haben und oft tief im Unterbewußtsein festsitzen. Fast alle Therapeuten haben daher andere Namen für diesen wichtigen Bereich verwendet. „Leibwärme" ist schon neutraler, und wohl am besten eignet sich der medizinisch etwas veraltete Begriff „Sonnengeflecht".

Johannes Heinrich Schultz hat die Formel geprägt: „(Das) Sonnengeflecht (ist) strömend warm." Damit zielt er auf einen Bereich, der im Körperinneren etwa im Mittelpunkt eines gedachten Dreiecks liegt, dessen Ecken die Brustwarzen und der Nabel bilden (siehe Abb. oben). Sein Zentrum, der sogenannte *Solarplexus*, ist (etwa bei einem Boxhieb) besonders schmerzempfindlich. Dieses Sonnengeflecht, eine gute Handbreit über dem Nabel, ist ein wichtiger Teil des vegetativen Nervensystems und beeinflußt Magen und Darm.

Man weiß, daß die meisten Magen- und Darmgeschwüre psychosomatischen bzw. vegetativen Ursprungs sind: Der Mensch ärgert sich und reagiert mit seinem Magen oder seinem Darm darauf. Druck und Völlegefühl, Schmerzen sind die Folge. Ein

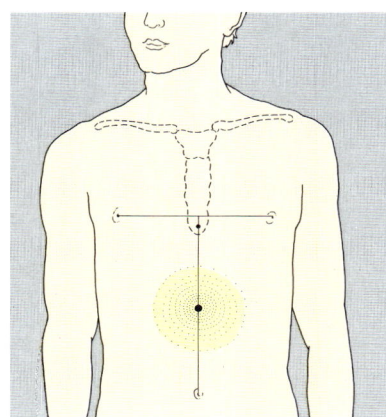

Im Mittelpunkt eines gedachten Dreiecks befindet sich das Sonnengeflecht

nervöser Magen produziert durch den ständigen Reiz mehr Magensaft als sonst, also auch dann, wenn keine Speise einen natürlichen physischen Reiz zur Magensäureproduktion auslöst. Wenn aber keine Speisen zu verdauen sind, schadet diese überschüssige Magensäure der Magenschleimhaut. Eine Entzündung (*Gastritis*) steigert diesen Streß noch und führt im Lauf der Zeit oft zu Geschwüren. Solche funktionellen Störungen haben eine rein nervliche Ursache.

Mit dem autogenen Training kann man sehr wirksam dagegen angehen. In der Ruhe und Entspannung, vor allem aber mit der Vorstellung von strömender Wärme im Sonnengeflecht ist es möglich, den Magen besser zu durchbluten und Fehlreaktionen abzustellen. Entzündungen und Geschwüre heilen aus, weitere Übungen wirken vorbeugend.

Natürlich muß der Diagnose eine ärztliche Untersuchung vorausgehen; auch die Behandlung muß me-

Fallbeispiel

Herr M. war 43 Jahre alt, als er ein ständiges Druckgefühl im Oberbauch bekam und schließlich von seinem Arzt erfuhr, er habe ein Magengeschwür. Ruhig, selbstbewußt und zufrieden hatte er 24 Jahre lang als erfahrener Verwaltungsbeamter seinen Dienst getan, bis man ihm eines Tages einen Vorgesetzten zuordnete. Von da an war Herr M. unglücklich, und die Beschwerden begannen. Er ging zum Arzt.

Das Gespräch ergab, daß der Streß für Herrn M. darin bestand, daß er das Gefühl hatte, nach so langer Bewährung in einer selbständigen Position keinen „Aufpasser" zu brauchen. Er fühlte sich zurückgesetzt und gekränkt, litt schweigend. Schließlich kam es zu einer Aussprache mit seinem Chef. Zu seiner Überraschung wurde er verstanden. Es war die wachsende Arbeit, die den neuen Mann erforderlich machte, aber Herr M. bekam sein eigenes Büro wieder.

Der Arzt hatte die Zusammenhänge richtig erkannt, und Herr M. hatte sich dem klärenden Gespräch mit dem „Neuen" nicht entzogen. Das war entscheidend für die Beseitigung der Ursache seines Magengeschwürs. Die eigentliche Heilung aber konnte durch autogenes Training wesentlich beschleunigt werden. Er versah die Übung „Sonnengeflecht strömend warm" mit dem Zusatz: „Ich schaffe es!" und wurde viel ruhiger. Das tat auch seinem Magen gut.

Herr M. lernte, sein empfindliches Organ gezielt anzusprechen – und das Geschwür heilte ab. Er baute mit dem autogenen Training seine inneren Verspannungen ab und war nach wenigen Wochen gelöst und zufrieden wie früher – *mit* dem „Neuen" im Büro.

dizinisch abgesichert sein. Richtige Diät und feuchtwarme Kompressen ergänzen das autogene Training und unterstreichen die Wirkung der Bauchübung: „Bauch, Sonnengeflecht strömend warm."

Die Sonnengeflechtsübung spricht die Ursachen von Nervosität, Spannungen, Unruhe, Angst und Streß an, die offenbar die meisten Magen- und Darmerkrankungen, manchmal sogar plötzliche und heftige Koliken auslösen. Es ist inzwischen durch zahllose praktische Erfahrungen un-

termauert worden, wie wichtig bei deren Bekämpfung das Zusammenspiel der körperlichen und der geistigen Seite medizinischer Betreuung ist. Eins greift ins andere; das besagt schon der Ausdruck „psychosomatische Beschwerden", den die Medizin dafür hat.

Die Übung „Sonnengeflecht strömend warm" hat wie alle anderen Übungen des autogenen Trainings eine Wirkung, die von Verkrampfungen, Spannungen, Ängsten und Zwängen nachhaltig befreit.

Stirnkühlung

Bei aller Entspannung soll und will man ja gerade auch beim autogenen Training einen klaren Kopf behalten und wach bleiben. Schließlich geht es dabei, es sei noch einmal daran erinnert, um die sogenannte „gleichschwebende Aufmerksamkeit", die ausgewogene Balance zwischen aktiver und passiver Konzentration. Die Kopfeinstellung von der angenehm kühlen Stirn ist die letzte Übung in der Unterstufe des autogenen Trainings. Sie sollte wie alle Organübungen nur unter ärztlicher Leitung erlernt werden. Denn die Stirnkühle tatsächlich zu erleben macht vielen Menschen Schwierigkeiten.

Die Übungsformel lautet: „Die Stirn ist ein wenig kühl" oder: „Die Stirn ist angenehm kühl." Dabei sind die Zusätze „ein wenig" und „angenehm" sehr wichtig, um den Kopf wirklich als frei und leicht zu empfinden. „Stirn angenehm kühl – Kopf frei und leicht" ist ein Vorsatz, der bei körperlichem Mißempfinden, z. B. bei einer vegetativ bedingten Migräne, eine wirksame Hilfe darstellt. Ergänzen kann man die Übung mit der Formel: „Kopf frei, Nacken leicht."

Mit der Stirnkühlungsübung bleibt man bei aller Entspannung wach. Der Patient bzw. der Übende beobachtet, was an ihm und mit ihm geschieht. Dabei sind jedoch direkte Kälteempfindungen, also etwa Vorstellungen von Eis und Schnee, unbedingt zu unterlassen. Denn sie können eine Migräne gerade dann auslösen, wenn man sie beseitigen möchte. Oft entstehen Kopfschmerzen durch mangelhafte Durchblutung, die man gezielt ansprechen kann.

„Gehirn gut durchblutet" ist z. B. eine Formel, die hilft, weil das Gehirn dadurch mehr Sauerstoff bekommt. Trotzdem sollte diesem Training aber immer eine gründliche medizinische Untersuchung vorausgehen. Mit der Kopfübung, der angenehm kühlen Stirn, kann man alle Schleimhäute im Nasen-Rachen-Raum ansprechen und so Einfluß auf die Entwicklung der Widerstandskraft gegen grippale Infekte gewinnen. Bei einem chronischen oder einem allergisch bedingten Nasen-Nebenhöhlenkatarrh ist der Vorsatz „Kopf frei und leicht" eine wirksame erste Hilfe.

Bestimmte Phantasievorstellungen unterstützen die Kopfübung außerordentlich. Etwa: Ein leichter Wind streicht an der Stirn vorbei. Man steht auf einem hohen Berg oder am Strand, der Wind streicht über die Stirn und das Gesicht; man fährt sich mit einem Erfrischungstuch über die Stirn. So etwas weckt angenehme Gefühle, die aus der Vorstellung heraus mit dem Übenden besprochen werden.

„Stirn ein wenig kühl – kühl stehe ich über der Situation!" Die Einstellung auf die Kühle bringt Entspannung und wohlige Beruhigung: Man bekommt einen „kühlen Kopf". Der Abstand zur Welt, zum Getriebe des Alltags, wird spürbar größer. Aus der Tiefe des Unterbewußtseins steigen unter diesen Umständen Kräfte auf, die den Menschen befähigen, sicher seinen Weg zu gehen. „Mutig, sicher, frei und froh" ist eine Vorsatzhilfe, die nachhaltige Wirkungen hat.

Die Stirnkühlungsübung oder Kopfeinstellung führt zur Konzentration. Mit ihrer Hilfe gelingt es, über der Situation zu stehen, klar zu denken und zu handeln. In diesem Übungsbereich wird auch die formelhafte Vorsatzbildung als solche erarbeitet und in die Praxis der Selbsthypnose eingefügt. Ein weiterer Vorteil dieser Phase ist es, die Übung auszudehnen und den Schulter-Nacken-Bereich damit zu beeinflussen.

„Kopf frei – Nacken leicht" oder „Schulter, Nacken strömend warm, Kopf frei, Nacken leicht – Schulter warm": Das sind konzentrative Einstellungen, die als zusätzliche Organeinstellungen schmerzbefreiend

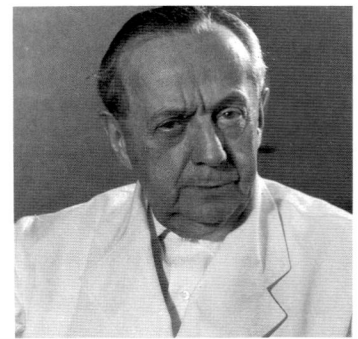
ken und zu handeln. In diesem Übungsbereich wird auch die formelhafte Vorsatzbildung als solche erarbeitet und in die Praxis der Selbsthypnose eingefügt. Ein weiterer Vorteil dieser Phase ist es, die Übung auszudehnen und den Schulter-Nacken-Bereich damit zu beeinflussen.

wirksam werden. Für die Übung „Stirn ein wenig kühl" benötigt man 2 bis 3 Wochen. Mit dieser Formel lassen sich Schwindel und Kopfschmerz verhüten und auch beseitigen – bei falscher Einstellung aber auch auslösen. Deshalb muß zumindest die erste Übung unter ärztlicher Leitung stattfinden.

Dabei darf man aber nie vergessen, daß ständige oder sehr häufige Kopfschmerzen ein natürliches Warnsignal des Körpers sind, das man nicht verschleiern darf.

Die Praxis der Selbsthypnose

In der Selbsthypnose lernt man, sich in einen schlafähnlichen Zustand zu versetzen und sich sozusagen mit Aufträgen selbst zu programmieren. Das heißt, man erfüllt Vorsätze, die man sich als Formeln erarbeitet und in das autogene Training einbaut. Man lernt, sein vegetatives Nervensystem nach Wunsch umzuschalten: von „aktiv" auf „passiv", von Sendung auf Empfang und umgekehrt. Nach entsprechender Vorbereitung in der Unterstufe kann man schließlich gezielt Vorsätze entwickeln und einüben. Und wie ein Samenkorn aufgeht, wenn es in vorbereitete Erde fällt und keimt, erfüllen sich die Vorsätze, die man sich so einpflanzt.

Ein Vorsatz wird konzentrativ einprogrammiert. Das heißt, er dringt zunächst in die oberen Schichten des Bewußtseins ein und erreicht später auch das Unterbewußtsein. Je tiefer er gelangt, desto fester schlägt er Wurzeln, und desto unumstößlicher gilt er als Befehl. Wenn man das autogene Training beherrscht, wird es möglich, in einer bestimmten Schicht des Unterbewußtseins eine „Schublade" aufzuziehen und eine bestimmten Vorsatz hineinzulegen. Dann macht man die Schublade wieder zu, und nach einiger Zeit beginnt der Vorsatz zu wirken. Die Fachleute nennen das „Schubladenphänomen". Man nimmt sich konzentrativ etwas vor, gibt sich selbst einen Auftrag und führt ihn dann aus. Dieser Lernvorgang in der Psyche des Menschen ist ganz charakteristisch für die Selbsthypnose.

Die formelhafte Vorsatzhilfe kann man nahezu immer und überall und auf allen Gebieten des Lebens einsetzen. Individuell formuliert, knapp und klar, positiv und gegenwartsnah, direkt und wahr entfalten diese kurzen Sätze ihre Wirkung. So ein Vorsatz sollte zwischen die einzelnen Übungen eingebaut werden und den Menschen ständig begleiten.

Formulierungen wie „hoffentlich" oder „vielleicht" und alle Konjunktive wie „hätte, wäre, könnte, sollte" sind zu vermeiden. Jeder Zweifel, jede auch nur sprachliche Uneindeutigkeit schwächt das ganze Verfahren und gefährdet den Erfolg der Methode. Die Vorsatzformel, richtig geprägt und angelegt, bewährt sich aber mit Sicherheit bei der Bewältigung der täglichen Probleme und Konflikte. Wichtig daran ist vor allem, daß jeder „sein" autogenes Training hat, wie auch jeder Mensch seine eigene Handschrift hat. Natürlich gibt es Regeln, aber sie müssen ganz persönlich mit gültigem Leben erfüllt werden, damit sie funktionieren.

„Positiv schaffe ich ES!" könnte so ein persönlicher Formelsatz sein. Das „ES" spielt eine entscheidende Rolle, denn es ist bei jedem verschieden; jeder hat sein besonderes Anliegen.

Wer es bis jetzt noch nicht bemerkt hat, wird spätestens an dieser Stelle erkennen: Die Selbsthypnose hat etwas damit zu tun, sich etwas buchstäblich „einzureden". Das geschieht aber nicht mit jenem negativen Beigeschmack, den die Bezeichnung erhält, sobald jemand davon spricht, daß man „sich ja bloß etwas einredet" oder sich nur „etwas vormacht", sondern läuft nach wissenschaftlichen Gesetzen und genau festgelegten Re-

geln ab. Es darf einen nicht erschrekken, daß der Mensch nun einmal so „funktioniert". Es eröffnet vielmehr ungeahnte Möglichkeiten, endlich dahintergekommen zu sein. Solche „Sätze", solche konzentrativen Einstellungen werden wirklich zu Formeln der Selbsthilfe. Einige Beispiele dafür:

„Mutig gehe ich meinen Weg – ich habe Vertrauen.

Mutig, sicher, frei und froh – ich schaffe ES.

Ruhig, mutig stehe ich über der Situation.

Ich bin ruhig, mutig, konzentriert, ich lerne gut, ich arbeite gut.

Mutig, sicher gehe ich meinen Weg, ich erreiche mein Ziel.

Ich sehe den anderen – ich vertrete mein Recht – ich habe Vertrauen."

Wenn man anderen Menschen gegenüber ehrlich ist, sich positiv einstellt und auf sie konzentriert, können keine unlösbaren Unstimmigkeiten aufkommen. Man lernt, tolerant zu sein, das Gute im anderen zu sehen, sich zu versöhnen. Aggressionen werden abgebaut: Man entkrampft sich.

Konflikte offen austragen

Mit solchen Formeln wie oben zitiert kann man Aussprachen in Beruf und Familie offen angehen, darüber reden und viel für gegenseitiges Verstehen tun. Abgesehen von Gewissenskonflikten ist ein Konflikt fast immer im zwischenmenschlichen Bereich zu finden. Er bezieht sich auf das Verhalten der Menschen zueinander und gehorcht daher den gleichen Mechanismen wie das Verhalten eines einzelnen Menschen. Viele Konflikte sind vermeidbar oder lösbar, wenn auch nur einer der Beteiligten „Ab-

stand" gewinnt und die Hilfen des autogenen Trainings in Anspruch nimmt. Gewiß kann auch der Beste nicht in Frieden leben, wenn es dem bösen Nachbarn nicht gefällt. Und der Mensch ist kein Einzelwesen; in Gruppen zeigt das Geflecht der Beziehungen der einzelnen untereinander viele Besonderheiten, die nicht hierher gehören. Aber eine Hilfe ist autogenes Training allemal – und wenn es nur dazu gut wäre, daß man die Folgen eines Konfliktes persönlich gut übersteht.

Probleme bewältigen

Ein Problem kann ein Konflikt sein, muß es aber nicht. Vielfach kann man Probleme ähnlich mit dem autogenen Training angehen wie Konflikte. Aber ganz gleich, ob ein Problem von innen oder von außen kommt, ob es der Umwelt entspringt oder der Veranlagung des einzelnen, dem Charakter: Das autogene Training hilft, seine Ursachen zu erkennen und zu bewältigen.

Die Praxis der Selbsthypnose beim autogenen Training bedient sich ausschließlich jener Kräfte, die im Menschen selbst schlummern. Sie ist kein Rezept gegen Willensschwäche oder selbstzerstörerische Anwandlungen. Wer feststellt, daß ihm der eigene Antrieb fehlt, sollte unbedingt ärztlichen Rat suchen. Wer es allein nicht schafft und Hilfe braucht, darf sich nicht scheuen, sich helfen zu lassen. Wer von massiven Selbstzweifeln und tiefer Mutlosigkeit heimgesucht wird, darf im autogenen Training keinen Ersatz für den Arzt oder den Beichtvater suchen. Und man sollte versuchen, ungelöste Probleme nicht mit in den Schlaf zu nehmen.

Schlafstörungen beseitigen

Viele Menschen haben Einschlaf- oder Durchschlafstörungen. Man kann mit autogenem Training etwas dagegen tun, aber dafür ist es wichtig, die Ursachen herauszufinden. Nur dann kann man die richtige Schlafformel finden und einsetzen.

Schon die ersten Übungen des autogenen Trainings – die Einstellung auf Ruhe, Schwere, Wärme und Atmung – sprechen Schlafstörungen an. Wer erst einmal die tiefe Versenkung, die sie hervorrufen, erlebt hat, weiß, daß bereits von daher eine heilende Wirkung ausgeht. Um nun Schlafstörungen gezielt anzugehen, wäre folgende Reihe denkbar:

„Ruhig, schwer, warm – ich schlafe gut.

Ich bin und bleibe ruhig. Ich schlafe gut die ganze Nacht.

Ich bin gelöst, entspannt, ich schlafe.

Ich schlafe bis morgens um 6 Uhr.

Ruhig, gelöst, entspannt schlafe ich gut."

Man stellt sich auf diesen Vorsatz täglich neu ein, möglichst vor dem Einschlafen und möglichst immer zur gleichen Zeit. Dabei muß man aber ehrlich sich selbst gegenüber sein, damit der Vorsatz wirken kann. Bestehende Konflikte und Probleme müssen zuvor aufgearbeitet werden – nur nicht unmittelbar vor dem Schlafengehen, denn Zwanggrübeln und „Einschlafenwollen" mit Gewalt führen zum Gegenteil. Phantasiebilder und schöne Erinnerungen können helfen, statt dessen einfach in den Schlaf zu versinken.

Schon mit der ersten Vorstellung des autogenen Trainings begegnet man Schlafstörungen, wenn man es damit schafft, den „seelischen Ruck-

Fallbeispiel

Herr R. war Jurist beim Verwaltungsgericht einer Großstadt. Er war von Terminen eingeengt, und die Akten mit dem Vermerk „Zur Wiedervorlage am ..." häuften sich. Irgendwann bekam er Einschlafstörungen, aber er bekämpfte sie gedankenlos erst mit einem, dann mit zwei, schließlich mit drei Gläsern Wein vor dem Schlafengehen.

Der Hausarzt verschrieb Herrn R. Beruhigungsmittel und später auch Schlafmittel. Mit Wein und Tabletten konnte R. scheinbar problemlos schlafen, aber am nächsten Morgen wachte er mit einem dicken Kopf auf und brauchte starken Kaffee. Sein Zigarettenkonsum stieg, und gelegentlich spürte R. sein Herz.

In diesem Stadium entdeckte seine Frau ein Buch über autogenes Training, und 1 Jahr nach Beginn der Schlafstörungen saß R. in der Praxis eines erfahrenen

Therapeuten. Im Gespräch kam heraus, daß es in seinem Leben noch einen Konflikt gab, über den er bisher zuwenig nachgedacht hatte: Mit ihm lebte ein Kollege im gleichen Haus, den er nicht ausstehen konnte.

Zuerst ließ R. sich dazu raten, ein klärendes Gespräch mit dem verhaßten Kollegen zu führen – und siehe da, man einigte sich. Die Formeln „Ich sehe den anderen – ich vertrete mein Recht" verhalfen ihm unter Anleitung zum friedlichen Ausgleich.

Danach kam er mit systematischem autogenem Training von seiner chronischen Schlafstörung, dem ständigen Streß, den Tabletten und seinem Zuviel an Alkohol und Zigaretten los. R. hatte schon eine Neurose, eine Fehleinstellung gegenüber dem Schlaf gehabt. Die Therapie mit Hilfe des autogenen Trainings befreite ihn davon.

sack" abzustellen. Um diese innere Ruhe zu erlangen, müssen Grübeleien aufhören, notfalls muß man sich durch Geschichten (Lektüre), ein warmes Bad (Wärme!) oder einen wirklich passenden Fernsehfilm davon ablenken. Auf die Dauer ist eine schnelle und zuverlässige Schlafhilfe vom autogenen Training nur dann zu erwarten, wenn alle äußeren und inneren Ursachen der Störung erkannt sind. Damit hat man sie nämlich schon halb aus dem Weg geräumt.

Wenn man aber merkt, daß mit dem Erkennen der Hintergründe und Zusammenhänge keine Ruhe einkehrt und daß sich die Probleme wie ein Berg vor einem auftürmen, kann es sehr helfen, einfach alles aufzuschreiben. Es gibt oft Übersicht über Angelegenheiten, die sich unübersichtlich zu einem dichten Problemknäuel zusammenballen, wenn man eine Liste aller Probleme macht. Oder man schreibt sich auf, was noch alles zu tun ist und als unerledigter Ballast auf der Seele liegt. So kommt zumindest schon einmal Ordnung in das Chaos; man lernt rasch, daß nicht alles gleich wichtig ist.

Viele, überraschend viele drängende Probleme lassen sich durch entschlossenes Handeln verhältnismäßig schnell klären. Es kann ein Anruf sein, den man lange hinausgezögert hat, ein Gespräch, ein Brief, eine Bitte um eine ganz konkrete Hilfe. In fast allen Fällen wird man damit einen wichtigen Schritt weiterkommen. Sonst muß man sich eben helfen lassen und sollte das nicht hinauszögern, weil man sich dafür schämt, sich für einen Versager hält oder „weil man das nicht tut". Dann hat auch ein individuelles Einschlafprogramm sicheren Erfolg.

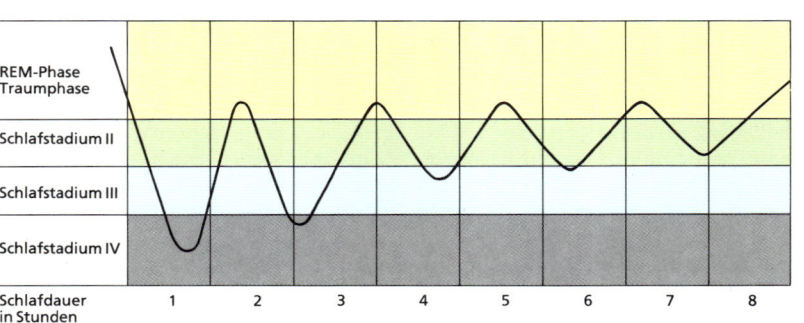

Das autogene Training kann Einschlaf- und Durchschlafstörungen beseitigen und vorzeitiges Aufwachen verhindern. Außerdem stabilisiert es den Schlaf, vertieft ihn durch Ruhe und Entspannung und hilft, sich an Träume zu erinnern

Angst überwinden

Es gibt Menschen, die ständig mit Ängsten leben. Sie haben Angst vor allem und jedem, äußere Ängste im Alltag und innere Ängste, die aus dem Menschen selbst kommen. Sie nehmen ihm die Ruhe, quälen ihn und lassen ihn nicht schlafen. Angst ruft auch körperliche Reaktionen hervor: „Mein Herz schlägt vor Angst bis zum Hals", „mir ist schlecht vor Angst", „meine Knie schlottern vor Angst", „mir bricht der kalte Angstschweiß aus" oder gar Schlimmeres. Schon Sigmund Freud sagte, daß Angst eine Krankheit sein kann.

Man kennt die Angst vor möglichen Ereignissen als Erwartungsangst, man spricht von Existenzangst, wenn jemand um seinen Beruf bzw. sein Fortkommen fürchtet. Es gibt ausgeprägte und spezielle Ängste vor dem Tag, vor der Nacht, vor Tieren und Menschen, vor dem Weltuntergang – Angst kann sich auf allen Gebieten einnisten. Angst vor sich selbst prägt Menschen, die nicht aus sich herausgehen können.

Viele Menschen haben Angst und zeigen sie nicht. Das ist die größte Gefahr bei dieser Krankheit. Man wird nur damit fertig, wenn man einen Weg dazu findet, sich auszusprechen und sich jemandem anzuvertrauen. Ganz gleich, ob das ein Familienmitglied, ein Freund, ein Arzt, ein Psychologe oder ein Seelsorger ist – die grundlegende Voraussetzung für die Überwindung der Angst ist Vertrauen zu einem Menschen, der einem nahesteht.

Die meisten Menschen haben Angst vor Krankheiten, Männer mehr vor dem Herzinfarkt, Frauen mehr vor Krebs. Johannes Heinrich Schultz sagte: „Das autogene Trai-ning entängstigt." Und in der Tat, wer lernt, über seine Angst mit jemandem zu sprechen, bekommt mit dem autogenen Training in den persönlich gestalteten Vorsätzen eine wirksame Hilfe, die ihn innerlich und äußerlich wieder ruhig und zuversichtlich macht. Solche Vorsätze sehen immer so oder ähnlich aus:

„Mutig gehe ich meinen Weg. Ich erreiche mein Ziel.

Mutig spreche ich mich aus. Ich ziehe die Konsequenzen.

Ich lebe bewußt. Ich bin offen. Ich sage die Wahrheit.

Ich entscheide mich – mutig, sicher, frei und froh!"

Diese Vorsätze werden in das autogene Training eingebaut und fordern den einzelnen dazu heraus, er selbst zu sein.

Depressionen begegnen

Wer unter Ängsten leidet, ist oft auch deprimiert. Depressionen sind ein Zustand der Niedergeschlagenheit, der im Leben der meisten Menschen gelegentlich auftritt; krankhaft sind Depressionen erst, wenn sie lange Zeit anhalten oder besonders schwere Formen annehmen. Häufig ist eine Ursache erkennbar, manchmal gibt es aber auch keinen offensichtlichen Grund. Man fühlt sich gehemmt, niedergedrückt, bedrängt, unfrei und ist nicht ganz man selbst.

Ein depressiver Mensch – jeder, der eine depressive Phase durchlebt – hat meistens eine negative Gesamteinstellung zum Leben. Ihm fehlt die Daseinsfreude, die ihn sonst in die Lage versetzt, Niederlagen zu verkraften und auch mit den schlechten Seiten des Lebens fertigzuwerden. Die wichtigsten Symptome sind mangelndes Interesse an normalen Tätig-keiten, Minderwertigkeitsgefühle, schlechte Arbeitsleistung, häufiges Weinen (oft unbegründet), Appetitlosigkeit, Konzentrationsschwäche und Schlafstörungen. In schweren Fällen kommen sprunghafte Launen oder sogar Selbstmordgefahr hinzu.

Wie gesagt, viele Menschen sind zeitweise deprimiert. Manche machen alljährlich eine so ausgeprägte depressive Phase durch, daß eine ärztliche Behandlung notwendig wird. Frauen sind nach der Statistik anfälliger als Männer. Wenn es sich aber nur um eine vorübergehende Verstimmung handelt, sind sie weiterhin aktiv. Depressionen können wenige Tage, aber auch viele Monate lang dauern. Das hängt vom Charakter des einzelnen ebenso wie von der Ursache ab. Einen schweren Schicksalsschlag wird man nicht so leicht verwinden wie einen durchschnittlichen Ehekrach oder eine berufliche Auseinandersetzung.

Zeit heilt Wunden – und hilft auch bei Depressionen. Die Erfahrung, daß man vielleicht schon einmal eine depressive Phase überstanden hat, kann eine wichtige Stütze in der sonstigen Trostlosigkeit sein, in der sich ein Depressiver befindet. Abgesehen davon, daß man in diesem Zustand besonders viel Zuneigung und Verständnis braucht, sollte man versuchen, jetzt ein normales Leben weiterzuführen. Wer „draußen" gebraucht wird, kann sich mit dem autogenen Training wieder aufbauen. Geeignete Formeln dazu sind:

„Ich bin ruhig, frei, unabhängig.

Ich bin ruhig, gelöst, entspannt, froh.

Froh gehe ich positiv meinen Weg. Ich stehe über der Situation."

Seine Leistung steigern

Das autogene Training eignet sich besonders zur Vorbeugung gegen körperliche und seelische Störungen. Wer nicht so leicht aus dem Gleichgewicht gerät, ist aber auch leistungsfähiger als andere Menschen. Wer es lernt, ruhig und gelassen zu bleiben, wenn es einmal schwierig wird, wer immer den nötigen Abstand zum Alltag findet, ist fähig, seine Konzentrations- und Leistungsfähigkeit enorm zu steigern. Das Schlüsselwort dabei heißt Konzentration.

Viele Menschen wünschen sich mehr Konzentration bei allem, was sie tun. Lernen, Behalten, die Fähigkeit, wiederzugeben, was man weiß, rasch und präzise zu reagieren, „wach" zu sein ist für alle Gebiete des Lebens von großer Bedeutung.

Wer durch das autogene Training Vertrauen zu sich selbst hat, kann besser lernen, besser arbeiten – und besser in Vorsätzen trainieren. Lernformeln, die von Hemmungen, Zwängen und Verkrampfungen befreien, lauten etwa:

„Ich lerne gern.

Ich arbeite gut. Ich bestehe mein Examen.

Konzentriert erfülle ich meine Aufgaben – ruhig, mutig, sicher, frei und froh!"

Solche Lernformeln sind für Erwachsene wie Schüler oder Studenten anwendbar, die z. B. eine Prüfung bestehen müssen.

Wesentlich ist das Ab- und Umschalten auf die Ruhe und die Lösung von der vielleicht schwierigen Alltagssituation. Dann bleibt die Konzentration nicht aus. Keine Formel befreit von der Arbeit, die mit einer Leistung verbunden ist. Und Lernen ist ja auch eine Leistung. Büffeln, üben, nachdenken und durchhalten muß man schon selbst; das autogene Training ist nicht dazu da, einem diese Mühe abzunehmen. Es kann nur die Konzentration auf die notwendige Aufgabe bündeln und Ablenkungen verhindern. Es kann bei allen Erleichterungen, die es durch das Entfernen verschiedener Widerstände gegen die Bereitschaft zur Leistung schafft, kein Ersatz für Konzentration und für die Leistung selbst sein. Das wäre völlig widersinnig. Man muß das so betonen, damit nicht der Eindruck entsteht, hier sei ein bequemes Rezept für gefahrlose Formen der Faulheit zu finden.

Die richtige Formel ist für den Erfolg des autogenen Trainings unentbehrlich. Aber man muß bedingungslos dazu ja sagen können.

Suchtgefahren bekämpfen

Wenn man den aufrichtigen Wunsch hat, sich das Rauchen abzugewöhnen, kann man das mit autogenem Training schaffen – vorausgesetzt, daß man die Übungen der Unterstufe beherrscht. Zu einem solchen Antiraucherprogramm gehört zu Anfang eine gründliche Aussprache, in deren Verlauf einige wichtige Fragen geklärt werden müssen.

Warum hat man mit dem Rauchen angefangen? Wann hat man angefangen? Ist man dazu verleitet worden oder selbst auf die Idee gekommen? Wann und wie stellte sich heraus, daß man ohne Tabak nicht mehr auskam? Sollte die Zigarette trösten, über Probleme hinweghelfen, eine Belastung ausgleichen? Mit der Einsicht, daß Rauchen der Gesundheit schadet, ist es nicht getan, und auch daß es teuer und lästig ist, bedeutet nicht, daß man aufhören will.

Wem wirklich nur die Kraft oder die Einsicht in objektiv erklärbare Zusammenhänge fehlt, findet Hilfe in bestimmten Vorsätzen des autogenen Trainings. Besser als etwa „Ich will nicht mehr rauchen" ist dabei ein positiver Ansatz wie „Rauchen gleichgültig – Rauchen uninteressant". Das Wörtchen STOP, häufig in die normalen Übungen eingefügt, hat bei der Suchtbekämpfung ungewöhnliche Erfolge. Und damit gleich zum Thema Alkohol, bei dem vieles ähnlich abläuft – zumindest psychisch und psychologisch.

Soweit Alkoholkranke noch über den Willen und die Bereitschaft verfügen, sich von ihrer Sucht zu befreien, ist autogenes Training angebracht. Auch in der Phase der Rehabilitation, nach einer Entziehungskur also, leistet es unschätzbare Dienste. Die eigentlich kritischen Phasen von Suchtkrankheiten setzen durch die unmittelbaren körperlichen Folgen der Suchtmittel (Entziehungserscheinungen, Bewußtseinsstörungen) den Willen außer Kraft. In solchen Fällen und während solcher Phasen ist das autogene Training überfordert. Die Methode bleibt aber wesentlich als Begleitmaßnahme zu Entziehungskuren, Psychotherapie und Wiedereingliederung in die Gesellschaft (Rehabilitation).

Vorsätze wie „Ruhig, ich bin ganz ruhig ohne Alkohol" mögen so lange von einer gewissen Wirkung und Bedeutung sein, wie der Patient noch nicht oder nicht mehr im eigentlichen Sinn süchtig ist, aber noch um Abstand ringt. Wesentlich besser sind Formeln, in denen das Wort „Alkohol" gar nicht mehr vorkommt, ebensowenig wie Bier, Schnaps oder Wein. Etwa: „Ich schaffe ES."

Fallbeispiel

Frau M. war alkoholabhängig und wurde von ihrem Mann zum Arzt, von diesem aber zum autogenen Training geschickt. Der Fall dieser Frau Mitte 30 macht besonders deutlich, daß der erfahrene Therapeut zuerst feststellen muß, ob und wo das autogene Training überhaupt sinnvoll ist.

Der Spezialist hörte sich ihre Geschichte an: Frau M. führte eine glückliche Ehe und hatte zwei Kinder. Ihr Mann war Prokurist bei einer großen Firma und machte Karriere. Der Knick kam, als ihm die Arbeit wichtiger wurde als die Familie – zumindest aus der Sicht seiner Frau. Jeder ging seine eigenen Wege. Sie wußte nicht mehr, wie seine Tage aussahen, und fühlte sich ausgeschlossen, einsam und vergessen. Die Kinder waren keine Hilfe. Der Mann dachte zwar, ihre Betreuung müsse seine Frau ausfüllen, aber dieser Eindruck trog. Die Kinder hatten ihre eigenen Freundschaften und Pflichten in der Schule.

Niemand merkte, wie traurig Frau M. war, und in ihrer Verzweiflung darüber begann sie zu trinken. Erst wenig, dann immer mehr. Als ihr Mann darauf aufmerksam wurde, war sie schon abhängig. Er machte eine Szene und gab ihr weniger Geld, so daß sie keinen Alkohol mehr kaufen konnte. Sie dachte an Selbstmord, war aber zu feige dazu und ging schließlich mit ihrem Mann zum Arzt. Einzelgespräche und Gespräche mit dem Ehepaar ergaben, daß sie sich liebten, aber Fehler gemacht hatten. Der Mann wollte nun das Seine dazu beitragen, um sie in Ordnung zu bringen. Dann aber schalteten sich die Schwiegereltern ein. Es gab viele Auseinandersetzungen. „Die Familie darf nicht vernachlässigt werden, nur weil einer Karriere machen will", hieß es auf der einen Seite. „Er hat sich für seine Familie aufgeopfert, und sie säuft", hieß es auf der anderen.

Frau M. unterzog sich einer Einzeltherapie mit Hypnosetraining und fand eine Motivation zum autogenen Training: Wenn ihr Mann ihr verzeihe, werde alles gut. Nun war der verschüttete Wille wieder da. Das Training, eine strenge Entziehungskur und psychotherapeutische Begleitmaßnahmen waren erforderlich, um die schwer angeschlagene Frau zu stabilisieren, die auf dem Höhepunkt ihrer Suchtkrankheit auch noch Schlaftabletten genommen hatte.

Nach ½ Jahr konnte sie ohne Alkohol und Tabletten leben, war aber noch sehr auf die Unterstützung und Zuneigung ihrer Umgebung angewiesen. Um die einsamen Vormittage zu überbrücken, nahm die gelernte Kindergärtnerin wieder eine Halbtagsstelle in ihrem alten Beruf an. Jetzt ist die Familie wieder glücklich; die Kraft für diese schwierige Balance bezieht Frau M. aus dem autogenen Training.

Lebenshilfe auch für Kinder

Wer als Erwachsener das autogene Training mit Erfolg gelernt hat und anwendet, fragt zu Recht: Wäre das nicht auch etwas für Kinder? Leistungsdruck, Ängste und die Folgen zerrütteter Familien machen auch vor Kindern nicht halt. Die meisten werden dann wegen Konzentrations- oder Leistungsschwäche von ihren Eltern zum autogenen Training gebracht.

Kindern, die nervös, gestreßt, aggressiv oder kontaktarm sind, kann das autogene Training oft helfen. Fast alle sind verhaltensauffällig, manche auch regelrecht gestört. Sie sind aus dem Gleichgewicht geraten und unruhig, haben Schlafstörungen, nervöse Magen- und Darmbeschwerden bzw. Kopfschmerzen oder leiden unter Asthma, Bettnässen, Stottern, Nägelkauen und dergleichen. Bei neun von zehn Fällen ist hier das autogene Training erfolgreich.

Da man Kindern nicht einfach die Trainingsmethoden für Erwachsene überstülpen kann, lernen sie am besten den Einstieg über sogenannte Randaktivitäten. Alles beginnt mit Gesprächen, Bewegungsspielen, Malen, Zeichnen und Musizieren. Auch Pantomime und Rollenspiele sind beliebt. So lernen die Kinder, sich „loszulassen". Vor allem bei Kindern zwischen 6 und 12 Jahren wirkt ein sogenannter Suggestiveinstieg besonders gut. Das heißt, sie liegen ruhig und hören ein Märchen oder eine Phantasiegeschichte, die spontan aus der Wirklichkeit angefangen wird und sanft in ein Traumerlebnis hin-

übergleitet – in einem ruhevollen Wachzustand.

In solche Geschichten läßt sich das autogene Training für Kinder gut verpacken; sie führen von der Spannung des Tages über die Spannung der Geschichte in die Entspannung einer tiefen Ruhe. Ein Beispiel: Während eine Kindergruppe in der Geschichte des Übungsleiters mit einem U-Boot auf den Grund des Meeres sinkt oder mit einer Rakete zum Mond und zu den Sternen fliegt, ertönt immer wieder so etwas wie ein „Ruhesignal": Der Therapeut und auch die Kinder sprechen die Silbe „Om". Sie wirkt lautmalerisch, dunkel wie ein Gong und wirklichkeitsentrückend, weil sie eigentlich nichts bedeutet. Der Rest ist Psychologie, aber man darf es glauben:

Die Kinder gehen mit dieser Silbe „auf die Reise", sie empfinden Abstand von der Außenwelt, Lösung und Entspannung. Sie vergessen ihre kleinen und großen Sorgen und Kümmernisse. Es ist Sache geschickter psychologischer Führung, Konzentrationsübungen einzubauen, aktuelle oder vergangene Schwierigkeiten aufzudecken und abzubauen. Behutsam werden dazu entsprechende Vorsätze formelhaft in die Phantasiegeschichten eingefügt.

Diese Formen des autogenen Trainings werden meist in Gruppen von sieben bis zehn Kindern einmal in der Woche angewendet. Im ersten Drittel etwa eines Jahres werden die Kinder ruhiger und stellen sich auf diese „Technik" ein. Im zweiten Drittel gehen sie schon wie selbstverständlich mit dem autogenen Training um, machen die Übungen auch allein zu Hause (jedoch niemals befohlen!)

Solche Vorsätze entwickelt der Übungsleiter zusammen mit den Kindern, geht aber nach Möglichkeit auch auf die Zielvorstellungen der Eltern und der Schule ein. Die Vorsätze müssen knapp, wahrheitsgemäß, kurz und klar, vor allem aber positiv sein und einen direkten Bezug zur Wirklichkeit haben. Sie könnten beispielsweise so aussehen: „Ich gehe gern in die Schule" (bei Schulangst); „Ich habe Mut, ich spreche klar und deutlich" (bei Sprachstörungen); „Meine Lunge atmet gut" (bei Asthma); „Mein Bett bleibt trocken" (bei Bettnässen).

Zunächst wird nur ein einziger Vorsatz erarbeitet und in die Übungen eingebaut, die aus einer kindgerechten Situation entstehen. Ist dieser erste Vorsatz gelernt und fest einprogrammiert, kann man einen zweiten hinzufügen – und so fort. Immer jedoch soll das ohne große Mühe wie von selbst geschehen. In dieses Stadium gehört nach 6 bis 8 Monaten eine Auswertung. Bis dahin sind bestimmt Erfolge sichtbar geworden, die es nun gilt, bis zum Ende des Übungsjahres zu sichern. Die Kinder sollen ja selbständig weitermachen können.

In der Pubertät haben Kinder, die schon einmal autogenes Training unter Anleitung geübt haben, oft den Wunsch nach einer Wiederholung. Auch Jugendliche, die noch keine Berührung damit hatten, kommen in dieser Zeit häufig hinzu. Gerade in der Pubertät, jener Phase des Umbruchs, ist das autogene Training von besonderer Bedeutung. Vielfach sind es Geborgenheit, Nestwärme und Zuwendung, die fehlen und die Entfaltung der Persönlichkeit in diesem wichtigen Lebensabschnitt erschwe-

ren. Gerade in dieser Zeit ist das Harmoniebedürfnis besonders groß, die Anfälligkeit des Charakters gegenüber Alkohol, Nikotin oder gar Drogen aber auch. Autoritätskonflikte, sexuelle Probleme und Minderwertigkeitsgefühle haben hier einen Schwerpunkt.

Einerseits durch die besondere Empfänglichkeit, andererseits wegen deutlicher Bedürfnisse ist daher die bevorzugte Altersstufe für autogenes Training mit Kindern die Zeit zwischen dem 7. und dem 14. Lebensjahr. Sicherheit, Ruhe und Selbstvertrauen können hier für das ganze Leben eine feste Grundlage bekommen und entscheidend zur Entwicklung einer reifen Persönlichkeit beitragen.

Wie bei Kindern gehen auch bei Jugendlichen dem autogenen Training situationsgerechte Randaktivitäten voraus. Das „Davor" und „Danach" im autogenen Training ist besonders wichtig. Gespräche mit dem einzelnen und in der Gruppe sind eine wesentliche Hilfe dabei, Komplexe und Hemmungen zu lösen. Im Vordergrund steht fast immer die Bewältigung von Ängsten – Angst vor der Schule vor allem, dem Lehrer, den Klassenarbeiten, davor, gehänselt zu werden. Die Angst vor allem und jedem wird überwunden, die Angst zu versagen weicht einer positiven Grundeinstellung. Den Ausschlag für die körperliche und seelische Entspannung geben in der Pubertät oft Mutübungen.

Jugendliche können aber auch schon die Organübungen lernen und verstehen, die ein Arzt vermitteln muß. So können sie bereits wie Erwachsene selbständig psychosomatische Störungen und Beschwerden bekämpfen und verhüten.

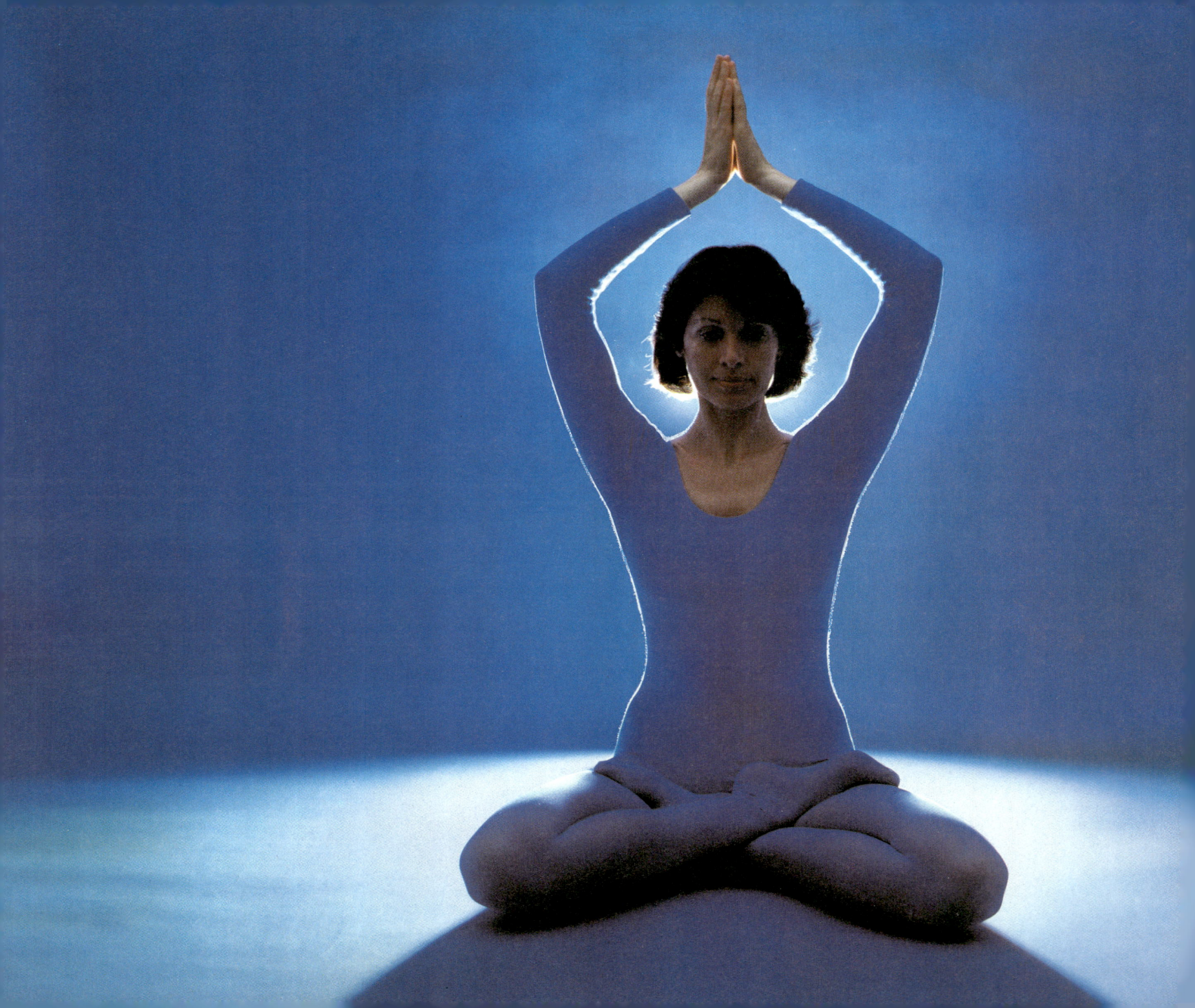

Yoga für Körper und Geist

Diese viele Jahrtausende alte indische Lehre beruht auf der Überlegung, daß der einzelne durch körperliche und geistige Übungen seine Weltsicht und Lebensweise verändern und ein gesundes, glückliches Leben führen kann

Es ist eine leidige Zeiterscheinung, daß viele Menschen immer wieder feststellen, den täglichen Anforderungen des Berufs und Alltags nicht mehr gewachsen zu sein. Die ständige Überlastung wirkt sich nicht nur auf die Psyche des Menschen aus, sondern schlägt sich auch sehr direkt in körperlichen Störungen nieder. Mancher Fall von Nervosität, Kreislaufschaden und Schlafstörung, ja sogar Angstzustände haben ihre Wurzeln in den Pressionen des Lebens.

Eine Möglichkeit, diese Probleme in den Griff zu bekommen, bietet der Yoga. Das Ziel dieser aus Indien stammenden Lehre ist es, den Menschen durch körperliche und geistige Konzentrationsübungen zu einem höheren, die Sinne übersteigenden Bewußtsein zu verhelfen. Die auf jahrtausendelanger Erfahrung beru-

Yoga schafft eine positive Grundeinstellung und dient der körperlichen und geistigen Erfrischung

henden Übungen fördern die körperliche, geistige und seelische Entspannung und stärken die Gesundheit.

Im Lauf der Zeit entwickelten sich in Indien verschiedene Arten von Yoga. Eine davon, der Hatha-Yoga – der Weg zur vollkommenen Gesundheit –, ist in den westlichen Ländern am weitesten verbreitet. Das Wort Yoga bedeutet Vereinigung, Anjochung, und „Hatha" deutet auf die Bemühung hin, die man für die verschiedenen Übungen im Atmen, Meditieren und in Körperhaltungen aufbringen muß, vom Sitzen mit gekreuzten Beinen bis zu extremen Verdrehungen, die nur ein Yogi, ein erfahrener Anhänger des Yoga, ausführen kann.

Unter Hatha-Yoga sollte man jedoch nicht augenfällige artistische Kunststücke verstehen, ebensowenig wie ein reines körperliches Training im Sinne von Gymnastik. Genauer definiert ist Hatha-Yoga, wie er heute im Westen verstanden wird, eine Disziplin, die durch Körperstellungen

und Atembeherrschung die geistige Entwicklung beeinflußt.

Manche Yogis machen sogar geltend, daß eine Körperhaltung nur dann sinnvoll ist, wenn sie keinen übermäßigen Kraftaufwand erfordert. Eine gewisse Anstrengung, ausreichend Geduld und Zeit sind aber dennoch unerläßlich.

Die Grundbegriffe des Hatha-Yoga kann man sich auch allein beibringen. Da man jedoch von den Yoga-Übungen nur dann profitiert, wenn man die Technik beherrscht, ist es für Anfänger ratsam, sie unter Anleitung eines erfahrenen Lehrers zu erlernen.

Wer dennoch einige erste Übungen allein probieren möchte, um sich vielleicht in dem Entschluß zu bestärken, daß sich der Eintritt in eine Yoga-Schule für ihn lohnen würde, der kann es nach den folgenden Anleitungen tun. Dabei sollte er aber stets an die Risiken des Selbststudiums denken, bei dem Aufsicht und Rat des Lehrers fehlen. Zwar wird Yoga gewaltlos ausgeübt und ist weniger gefährlich als Sport, doch können Anfänger durch übertriebene Zielsetzung enttäuschende Rückschläge erleiden. Ein Yogi denkt nicht ans Ziel, er übt nur – und ist dann oft überrascht über die guten Erfolge.

Bei der Auswahl der Yoga-Haltungen muß man auf eventuelle Körperschäden Rücksicht nehmen. Bei Krampfadern an den Beinen kann man z. B. manche Yoga-Sitze nicht machen, weil sie das Blut abklemmen, bei hohem Blutdruck sollte man die Umkehrhaltungen wie Kerze und Kopfstand auslassen. Im Zweifelsfall sollte ein mit Yoga vertrauter Arzt oder Heilpraktiker befragt werden. Yoga grundsätzlich verbieten muß man nie, weil man Atemübungen, Meditationen und auch verschiedene Körperhaltungen sogar krank im Bett ausführen kann.

Yoga schafft einen wohlproportionierten, geschmeidigen Körper und überlegene Ausgeglichenheit im geistig-seelischen Bereich. Es ist eine gute Vorübung für verschiedene Sportarten. Die Yoga-Entspannung macht z. B. Schüler oder Studenten aufnahmebereiter für das dargebotene Wissen, die Meditation mindert die Angst vor den unvermeidlichen Prüfungen, und die Yoga-Haltungen gleichen Rückgratschäden wegen krummen Sitzens aus. Auch das Interesse für eine natürliche Yoga-Ernährung und für die Gesundheitsverantwortung des einzelnen kann geweckt werden.

Die meisten Mitteleuropäer, die heute Yoga ausüben, kamen wegen Krankheiten dazu, und sehr vielen ist es auch gelungen, ihre körperliche und geistig-seelische Gesundheit durch Yoga zu stabilisieren und zu einem erfüllten Leben zu kommen.

Die innere Einstellung

In diesem und den folgenden Abschnitten werden die verschiedenen Elemente, Körperhaltung, Atmung und innere Versenkung, deren Beherrschung zum vollkommenen Yoga gehört, näher beschrieben. Wie schon eingangs erwähnt, kann in diesem Rahmen nur ein erster Eindruck vermittelt werden, worauf Hatha-Yoga beruht und wie es im Alltag betrieben werden kann. Auf einen erfahrenen Yoga-Lehrer kann ein ernsthaft Interessierter deshalb nicht verzichten.

Jeden Tag ruhig beginnen

Die positive Einstellung der Yogis zum Leben spiegelt sich auch in der Art und Weise wider, wie sie ihren Alltag gestalten. Zur angenehmen Gewohnheit ist ihnen z. B. geworden, am Morgen nach dem Aufstehen zunächst tief und ruhig, bewußt und genußvoll zu atmen. Wohltuend für den Kreislauf ist es, wenn man anschließend mit einer weichen Massagebürste mit Naturborsten in kreisenden Bewegungen den ganzen Körper massiert und dabei die Bürste wiederholt in kaltes Wasser taucht, falls der Raum warm genug ist. Das erfrischt, erwärmt und härtet gegen Erkältungskrankheiten ab. Dann sollte man den Tag ruhig und erwartungsvoll beginnen, am Morgen keine Zeitung mit aufregenden Meldungen lesen, ohne Hast frühstücken und zur Arbeit gehen.

Eine solche Morgenstunde hat „Gold im Munde". Aber auch tagsüber leben Yogis bewußter, schalten

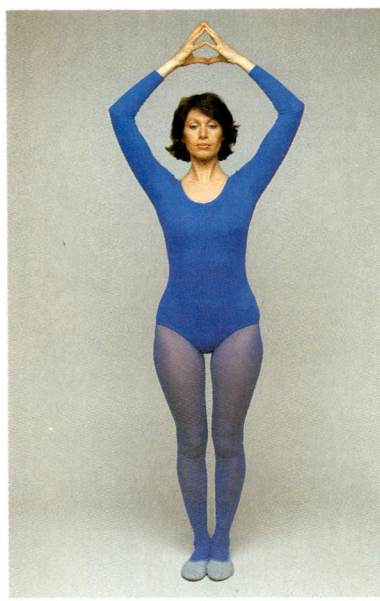

Erfrischungsatmen *Hier die Ausgangsposition für diese munter machende Atemübung (Anleitung siehe S. 177)*

öfter für ein paar Minuten ab, schauen in den Himmel oder ins Grüne und machen dabei ein entspanntes, freundliches Gesicht. Das schont die Nerven und ermöglicht eine schnellere und frohere Arbeit.

Ernährungsbewußt leben

Zur gesunden Lebensweise gehört für einen Yogi auch seine Ernährung, und zwar in Quantität und in Qualität. Die meisten leben ernährungsbewußt: Essen und Trinken soll nicht belasten, das heißt, man sollte nicht probieren, wieviel man vertragen kann, sondern versuchen, mit möglichst wenig auszukommen. Bei Tierversuchen, bei denen die Tiere immer

etwas hungrig gehalten wurden, war nicht nur die Gesundheit der Tiere viel besser als bei der „wohlgenährten" Kontrollgruppe, sondern sie wurden auch um 50 Prozent älter. Die Speisen sollten gut gekaut werden und weder zu heiß noch direkt aus dem Kühlschrank gegessen werden. Natürliche und gesunde Vollwertkost wird von Yogis bevorzugt (siehe S. 54 bis 57). Dazu gehört beispielsweise, daß man Vollkornbrot statt Weiß- oder Graubrot ißt, Naturreis statt poliertem Reis verwendet, vor jeder warmen Mahlzeit Frischkost verzehrt, sich täglich ein Frischkornmüsli zubereitet, Haushalts- und Industriezucker vermeidet, Fette und Öle sparsam einsetzt und kaltgepreßten Fetten den Vorzug vor extrahierten Fetten gibt. Vollwertkost steigert nicht nur subjektiv das Wohlbefinden, sondern beugt tatsächlich vielen Krankheiten vor und kann ernährungsbedingte Krankheiten bessern und heilen. Ebenso gehört gelegentliches Fasten zur Ernährungsphilosophie der Yogis (siehe S. 358 bis 363).

Wann soll man üben?

Für die täglichen Yoga-Übungen ist man gegen 16 oder 17 Uhr, wenn das Mittagessen nicht mehr den Magen belastet, am gelenkigsten. Wer zu dieser Stunde keine Zeit hat, führt sie am besten gleich morgens, zwischen Aufstehen und Frühstück, aus, dann ist der Nutzen auch bei geringerer Gelenkigkeit ebenso groß wie am Nachmittag. Den gewählten Übungszeitpunkt sollte man sich zur Gewohnheit machen.

Vor dem Schlafengehen sollte man kein Yoga machen, weil man davon munter wird und mancher danach vielleicht nicht einschlafen kann.

Die Übungsfolge vorbereiten

Als Übungsort ist der bestmögliche, voll Ruhe, Licht und Sonne, auszusuchen und beizubehalten; in der Regel ist dies ein Winkel in der Wohnung oder aber auch eine Stelle im Garten oder auf einer Waldwiese. Man übt am besten auf einer einfachen Wolldecke, die man längs zusammenfaltet, so daß sie dreifach liegt und der ausgestreckte Körper darauf paßt. Dieser Deckenstreifen kann mit wenigen Handgriffen zu einem handlichen Paket zusammengelegt und an einem festen Platz der Wohnung aufbewahrt werden. Dort liegt er bereit für die nächste Übungsfolge und für sonst keine andere Verwendung. Diese Übungsdecke polstert den Fußboden für die Fußknöchel beim Sitzen genug ab und ist andererseits nicht so nachgiebig wie eine dicke Sportmatte, auf der man keine Yoga-Gleichgewichtshaltungen machen kann.

Das Ausbreiten der Übungsdecke ist für den Yogi das innere Signal, umzuschalten von irgendeiner Anspannung oder Unruhe des Alltags auf den frohen, beobachtenden, genußvollen Yoga. Das ist die meditative Grundeinstellung, die während der Übungsfolge beibehalten wird und dann auf den weiteren Tag ausstrahlt. Diese innere Haltung zu wahren gelingt von Tag zu Tag besser.

So macht man am besten Fortschritte: Man übt täglich zur gleichen Zeit und am selben Ort auf der Yoga-Decke, seiner „Yoga-Insel der frohen Höherentwicklung". Dabei läßt man sich weder von der Familie noch vom Telefon, dem Briefträger oder ähnli-

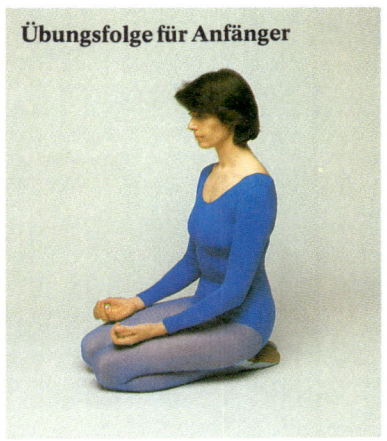

Übungsfolge für Anfänger

Diamantsitz *Man sitzt 1 Minute lang entspannt auf den Fußsohlen und stimmt sich ein, dann weiter mit der Diamantverneigung*

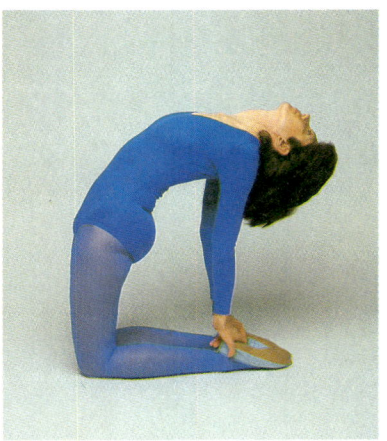

Kamel *Hände auf die Hacken legen, den Körper nach vorne ausbiegen und den Kopf hängen lassen. Beim Ausatmen die Biegung jeweils verstärken*

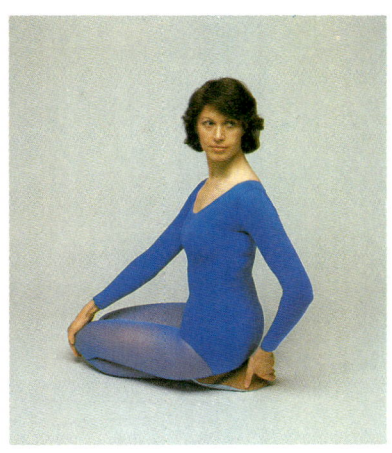

Schraube *Im Diamantsitz die rechte Hand an linkes Knie, die linke an rechten Fuß legen. Schultern und Kopf nach links drehen, halten; andere Seite*

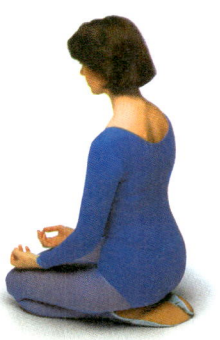

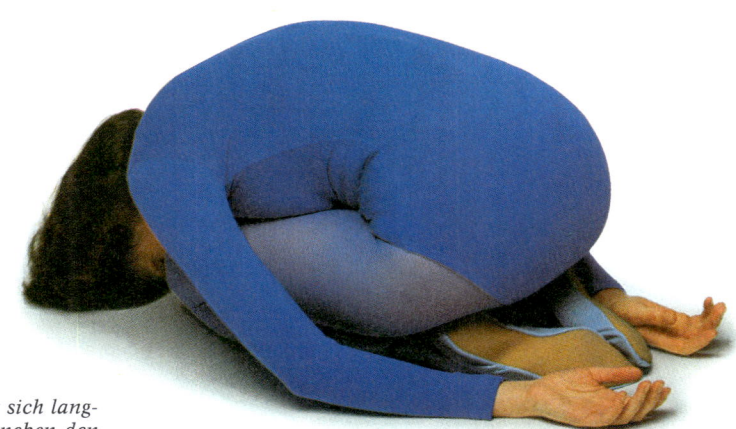

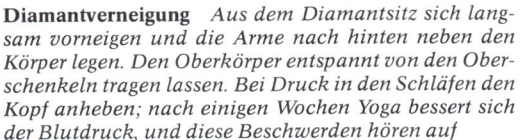

Diamantverneigung *Aus dem Diamantsitz sich langsam vorneigen und die Arme nach hinten neben den Körper legen. Den Oberkörper entspannt von den Oberschenkeln tragen lassen. Bei Druck in den Schläfen den Kopf anheben; nach einigen Wochen Yoga bessert sich der Blutdruck, und diese Beschwerden hören auf*

(Forts. S. 174)

chem stören. Für den Yogi gibt es während der Übungsfolge kaum etwas so Wichtiges, daß er sich ablenken ließe, besonders beim Meditieren. Die meisten Yogis üben 20 Minuten lang, Eilige wenigstens 5 Minuten (siehe S. 184), manche Yoga-Lehrer sogar bis zu 3 Stunden. Daß diese Zeit doppelt herausgeholt wird, ist eine alte Yoga-Erfahrung, nämlich durch konzentrierte Arbeit, weniger Fehlersuche und mehr Arbeitsfreude.

Bequeme Kleidung wählen

Die Kleidung sollte bei der Übungsfolge so spärlich wie möglich sein, ohne daß man friert, und sollte den Körper nirgends einengen oder einschnüren. Brille, Armbanduhr oder anderes Metall am Körper ist abzulegen. Ein Yogi wählt seine Kleidung und Schuhe als seine zweite Haut, das bedeutet, er bevorzugt tierische und pflanzliche Fasern (wie Seide, Wolle und Baumwolle) vor Kunstfasern. Die Wohnung ist seine dritte Haut und darf in Temperatur, Feuchtigkeit, Licht, Lärm usw. nicht belasten, besonders nicht an Schlafstelle und Arbeitsplatz. Natürliche Baustoffe (wie Holz oder Lehmziegel) schaffen ein gesundes Wohnklima (siehe *Gesund wohnen und kleiden*, S. 218 bis 229).

Diese Umgebungs- und Umweltfaktoren sollte man berücksichtigen, aber dann nicht immer wieder an Einzelheiten denken. Denn gerade das ständige dankbare Bewußtsein, alles nach Möglichkeit optimal gemacht zu haben, ist eine beruhigende Geisteshaltung, die Streßgefahren beseitigt. Zu dieser Einstellung dient die möglichst tägliche Übungsfolge, deren Ausführung in den folgenden Abschnitten beschrieben wird.

Übungsfolge für Anfänger
(Forts.)

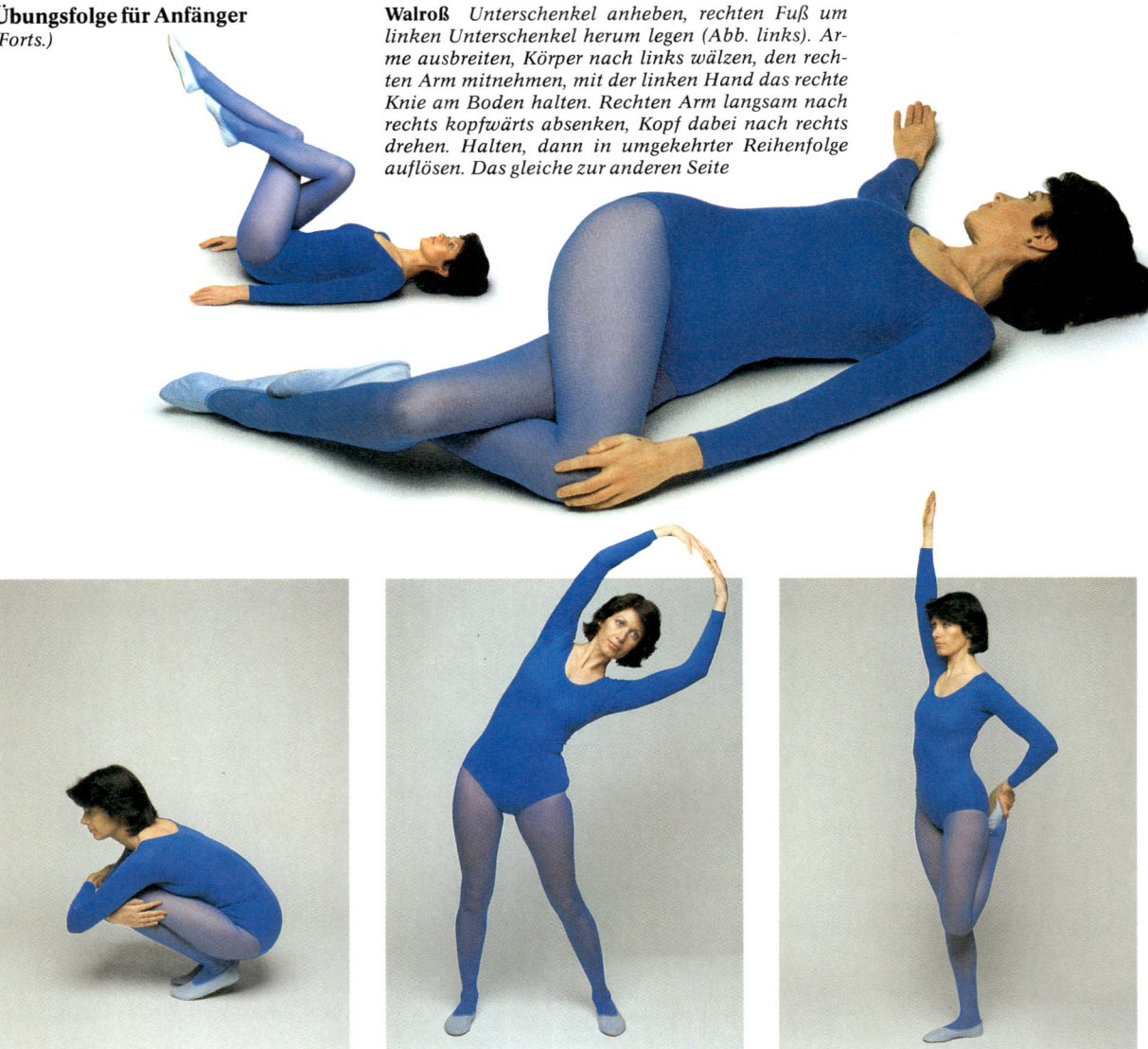

Walroß *Unterschenkel anheben, rechten Fuß um linken Unterschenkel herum legen (Abb. links). Arme ausbreiten, Körper nach links wälzen, den rechten Arm mitnehmen, mit der linken Hand das rechte Knie am Boden halten. Rechten Arm langsam nach rechts kopfwärts absenken, Kopf dabei nach rechts drehen. Halten, dann in umgekehrter Reihenfolge auflösen. Das gleiche zur anderen Seite*

Hocke *Aus der Rückenlage aufsitzen, Beine schnell anziehen, mit Schwung in die Hocke gehen, Arme um die Knie*

Halbmond *Einatmend Arme strecken, Hände falten. Ausatmend Körper seitlich biegen, vertiefen; links und rechts*

Delphin *Für diese Gleichgewichtsübung aufrecht stehen, linken Fuß in die linke Hand legen, rechten Arm strecken*

Yoga
richtig üben

Vor Beginn der Übungen soll der Körper warm sein, damit sich Muskeln und Sehnen besser entspannen lassen. Wenn es einem kühl ist, dann kann man sich durch einige Sonnengrußserien (siehe S. 184) erwärmen. Zum Beginn der Übungsfolge sind die Gedanken auf die freudige Yoga-Erwartung einzustellen.

Beim Yoga gibt es keine Bewegungen unter Kraftanstrengung wie beim Sport, sondern es werden Haltungen (Asanas) eingenommen und gehalten, um Muskeln und Sehnen zu dehnen, die Knochen zu stärken und die Gelenke voll beweglich zu machen. Unsymmetrische Asanas, also solche, bei denen die Haltung der linken und rechten Körperhälfte nicht gleich ist, werden immer abwechselnd und gleich intensiv nach beiden Seiten ausgeführt. So wird der Körper symmetrisch und wohlgeformt.

Jede Asana wird langsam und ausatmend eingenommen, etwa 1 Minute gehalten und langsam aufgelöst, wenn es nicht in einigen Fällen anders angegeben ist. Beim Halten an der Grenze der Beweglichkeit werden Atem und Vorstellung zu Hilfe genommen: Bei jedem ruhigen Ausatmen wird die Asana ein wenig vertieft, und man stellt sich dabei ein Lockern der angespannten Stellen vor. Nicht Muskelkraft erweitert die Beweglichkeit, sondern inneres Entspannen. Außer den beteiligten Muskeln sollen auch alle übrigen entspannt sein. Im Yoga gibt es keinen falschen Ehrgeiz: Schwierigere Asanas nimmt man die ersten Male vor-

Bei erhöhtem Blutdruck, Störungen im Kopf- oder Halsbereich als Anfänger nicht ausführen

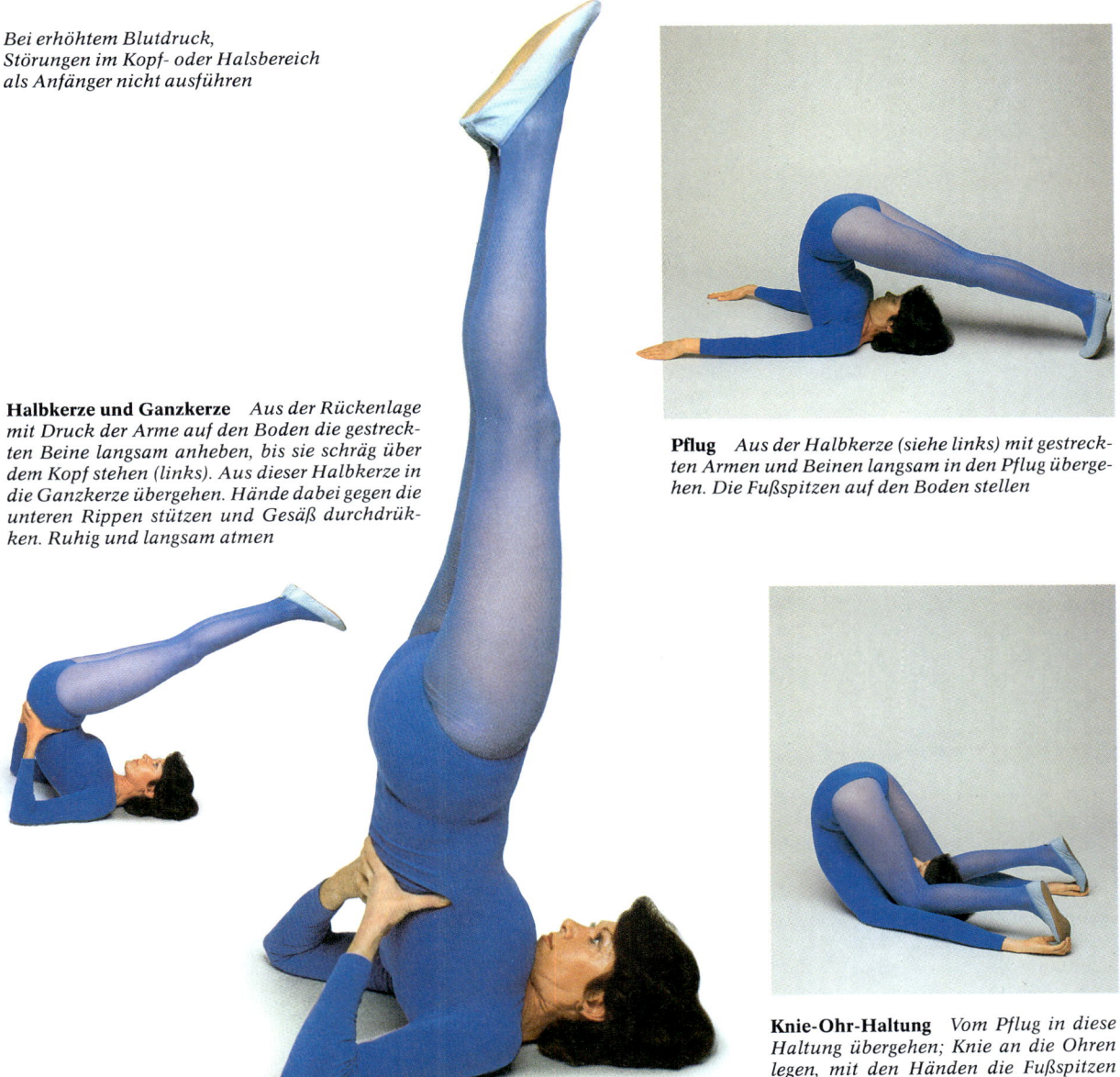

Halbkerze und Ganzkerze *Aus der Rückenlage mit Druck der Arme auf den Boden die gestreckten Beine langsam anheben, bis sie schräg über dem Kopf stehen (links). Aus dieser Halbkerze in die Ganzkerze übergehen. Hände dabei gegen die unteren Rippen stützen und Gesäß durchdrükken. Ruhig und langsam atmen*

Pflug *Aus der Halbkerze (siehe links) mit gestreckten Armen und Beinen langsam in den Pflug übergehen. Die Fußspitzen auf den Boden stellen*

Knie-Ohr-Haltung *Vom Pflug in diese Haltung übergehen; Knie an die Ohren legen, mit den Händen die Fußspitzen greifen, halten. Dann langsam mit gestreckten Beinen zur Rückenlage*

sichtig ein. Später kann man sich kräftiger anspannen.

Nach jeder Asana oder Asana-Reihe folgt die zugehörige Ruhehaltung, die ebenso lange wie eine Asana gehalten werden soll. In dieser Zeit wird die Entwicklung der betreffenden Körperstelle erfüllt und meditativ unterstützt.

Es gibt Hunderte von Asanas. Eine Übungsfolge sollte man nicht länger als einige Wochen beibehalten und dann einzelne Asanas austauschen oder ergänzen, damit die Folge niemals zur Routine wird.

Für Anfänger empfiehlt es sich, in der ersten Zeit eine bewährte Übungsfolge (siehe S. 173 bis 174) beizubehalten. Später stellt man sich dann eigene Folgen zusammen.

Auf den Seiten 175 bis 183 werden weitere Haltungen gezeigt, die man dann nach Belieben in sein individuelles Programm aufnehmen kann. Daß manche Asanas zuerst nicht gelingen, ist normal. Gerade diese Asanas sollten täglich geübt werden.

Wie schon erwähnt, dauert eine Übungsfolge etwa 20 Minuten, bei Eiligen 5 Minuten (hier bietet sich speziell der Sonnengruß auf S. 184 an), bei Erfahrenen bis zu 3 Stunden. Die Folge sollte so zusammengestellt sein, daß das Rückgrat vor, zurück und seitlich gebogen und verdreht wird. Es sollten auch Umkehr- und Gleichgewichtshaltungen sowie Atemübungen, 1 Minute Anfangsmeditation und mindestens 1 Minute Schlußmeditation darin enthalten sein.

Man sollte nicht einzelne Asanas als Heilmittel gegen bestimmte Krankheiten suchen. Die ganze Übungsfolge verhütet und heilt viele Krankheiten.

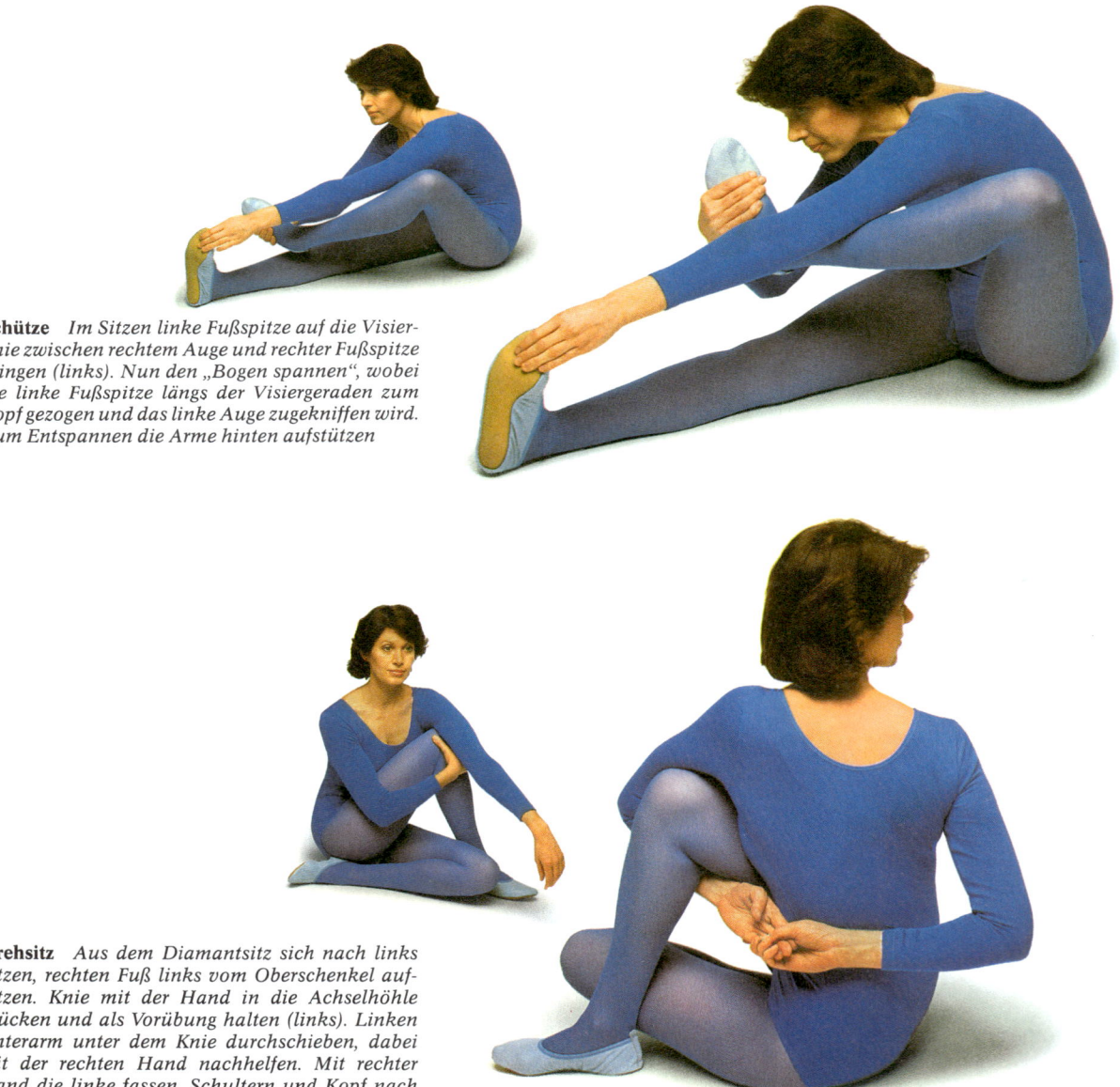

Schütze *Im Sitzen linke Fußspitze auf die Visierlinie zwischen rechtem Auge und rechter Fußspitze bringen (links). Nun den „Bogen spannen", wobei die linke Fußspitze längs der Visiergeraden zum Kopf gezogen und das linke Auge zugekniffen wird. Zum Entspannen die Arme hinten aufstützen*

Drehsitz *Aus dem Diamantsitz sich nach links setzen, rechten Fuß links vom Oberschenkel aufsetzen. Knie mit der Hand in die Achselhöhle drücken und als Vorübung halten (links). Linken Unterarm unter dem Knie durchschieben, dabei mit der rechten Hand nachhelfen. Mit rechter Hand die linke fassen. Schultern und Kopf nach rechts drehen. Ausatmend vertiefen*

Bewußtes Atmen

Beim Atmen nimmt unser Blut Sauerstoff auf und gibt Kohlendioxid ab. Das Zwerchfell bewegt sich bei jedem Atemzug auf und ab und massiert dabei die benachbarten Verdauungsorgane und Blutgefäße. Erwachsene machen im Ruhezustand etwa 16 Atemzüge pro Minute (siehe auch *Atmen ist Leben*, S. 140 bis 153).

Es ist verständlich, daß bei langsamerer und tieferer Atmung dieses Massieren verbessert wird, die Lunge auch besser belüftet ist und mehr Sauerstoff aufnehmen kann. Sauerstoff ist nicht zuletzt auch für die Nerven wichtig und steigert unser Wohlbefinden. Das haben die Yogis seit langem erprobt, darum atmen sie nur etwa fünfmal je Minute, also rund dreimal langsamer.

Durch das tiefere Atmen atmet ein Yogi weniger eigenverbrauchte Luft zurück ein als jemand, der flach atmet. Dies sei mit einigen Zahlen erläutert. Beim üblichen Flachatmen werden pro Atemzug 0,5 l Luft ein- und ausgeatmet. Von der ausgeatmeten Luft sind 0,2 l kohlendioxidhaltig, also verbraucht. Diese Luft wird aber als Rückluft wieder teilweise eingeatmet, so daß insgesamt zu wenig Frischluft in die Lunge gelangt. Durch bewußtes Atmen atmet ein Yogi aber bereits 1,5 l Luft pro Atemzug ein, so daß bei ihm auch wesentlich weniger verbrauchte Rückluft in die Lunge kommt.

Den Übergang zum langsamen Atmen kann man nur allmählich vollziehen: In der ersten Woche führen Yoga-Anfänger in der täglichen Übungsfolge im bequemen Yoga-Sitz auf der Übungsdecke nur zehn langsame Atemzüge aus, in der zweiten

20 und dann beliebig mehr. Die Tiefe des Atmens stellt sich von selbst ein, zu achten ist nur auf die etwa fünf Atemzüge je Minute. An dieser Stelle sei darauf hingewiesen, daß Lungen- oder Herzkranke unbedingt ihren Arzt fragen sollten, ob irgendwelche Bedenken gegen diese Yoga-Atemübungen bestehen.

Neben dem neuen Tempo ist dieses Atmen auch ein bewußtes Atmen, bewußt in der wirkungsvollen Vorstellung, wie gut es für Körper, Seele und Geist ist, und voll Dankbarkeit für die heute noch gute Atemluft. Das ist die zugehörige Meditation. Selbst wer in der Großstadt wohnt und damit schlechtere Luftverhältnisse als auf dem Lande vorfindet, sollte trotzdem versuchen, sich in Gedanken positiv einzustellen.

Dieses langsame, genußvolle Atmen wird auch bei anderen Yoga-Übungen, also bei Haltungen und Meditationen, praktiziert. Nach einigen Wochen wird der Übende beobachten können, daß sein Atmen auch tagsüber langsamer geworden ist.

Einige Übungen

Die folgenden Übungen können jederzeit zu dem Zweck eingesetzt werden, der aus ihrem Namen hervorgeht, oder nach Belieben in die tägliche Übungsfolge eingebaut werden. Beim langsamen, kraftspendenden Yoga-Atmen sollte man stets an die zu versorgende Stelle denken und diese „beatmen" mit meditativer Kraftsendung.

Erfrischungsatmen Diese Übung empfiehlt sich, wenn man z. B. über einem Buch, an der Schreibmaschine oder dergleichen ermüdet. Man steht aufrecht (siehe Abb. S. 172) oder sitzt mit geradem Rücken, atmet langsam

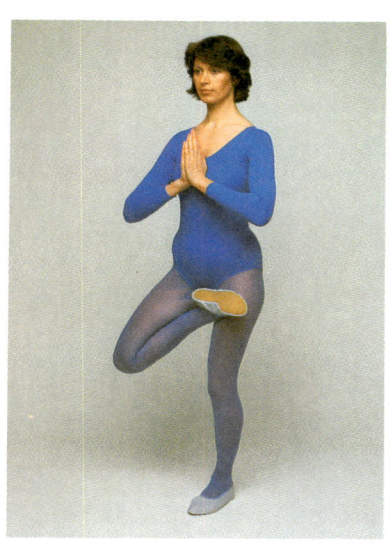

Lotosbaum *Auf dem linken Bein stehen, den rechten Fuß in die linke Leiste legen, Knie herunterdrücken. Hände vor der Brust zusammenlegen, halten*

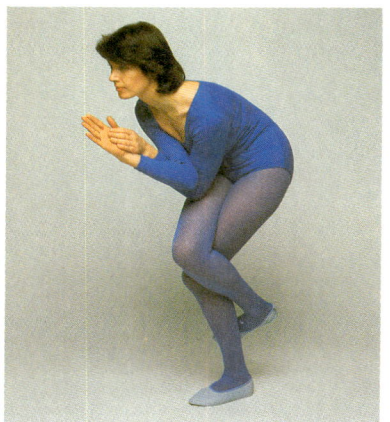

Adler *Rechtes Bein um das linke schlingen. Arme ebenso umeinanderschlingen. Linken Ellbogen auf dem Bein aufstützen*

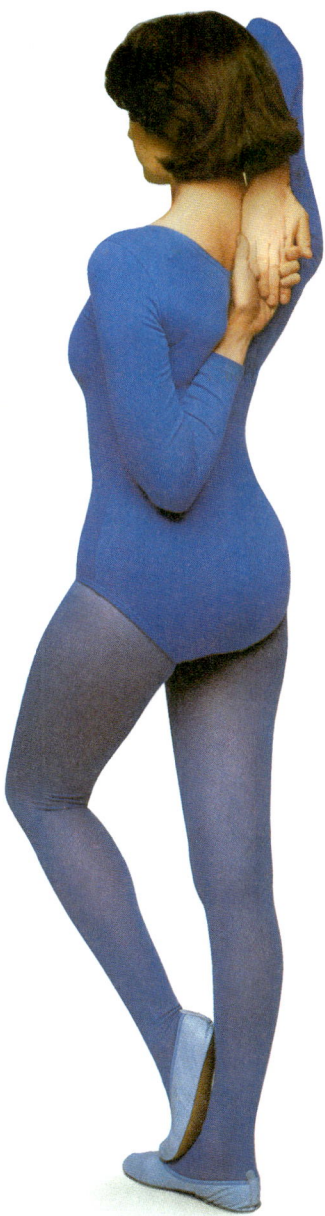

Baum *Linken Fuß auf den rechten Fuß stellen, linke Hand auf dem Rücken hochschieben und mit rechter Hand fassen. Kopf langsam nach rechts drehen*

Krähe *Aus dem Diamantsitz Hände in Schulterbreite aufstützen, Knie auf Ellbogen aufsetzen, einen Fuß anheben, dann langsam balancierend den zweiten Fuß hochnehmen. Verliert man das Gleichgewicht, den Sturz mit der Schulter auffangen, nicht mit dem Kopf! Man kann die Krähe nur langsam ausbalancieren, mit Schwung geht es nicht*

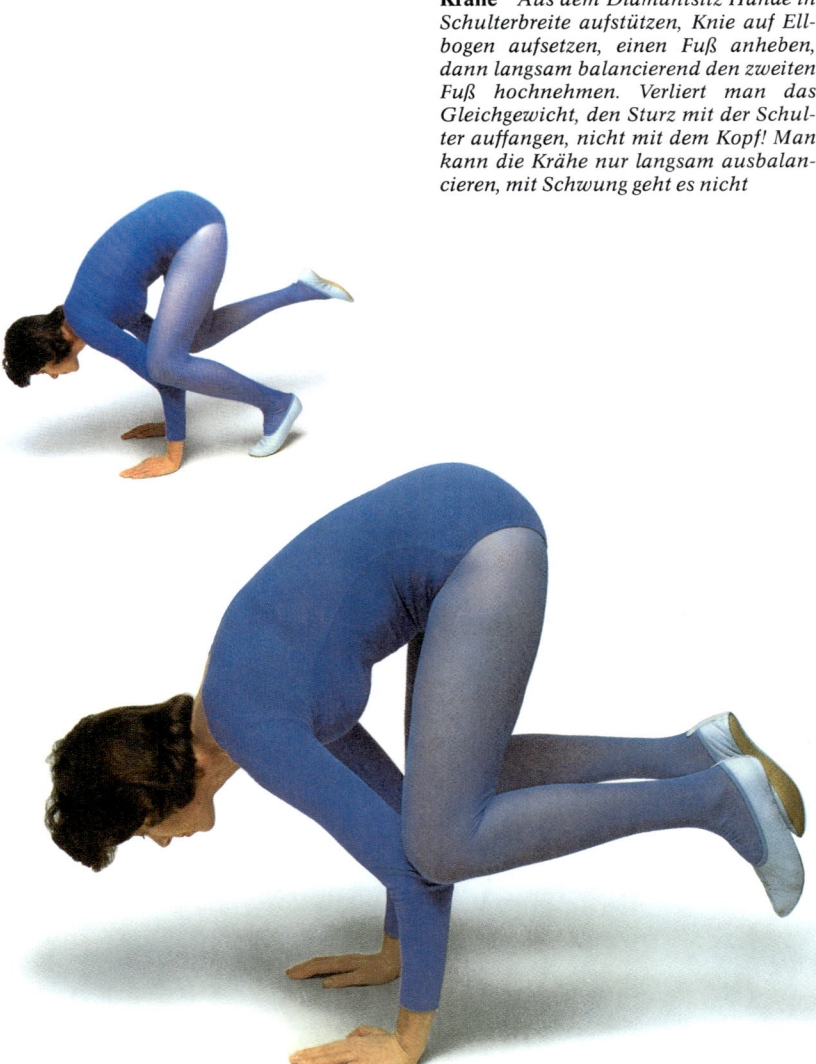

ein, führt die Arme seitlich hoch und legt die Fingerspitzen über dem Kopf locker zusammen. Man hält den Atem an und führt etwa zehnmal in ruhiger Bewegung die Hände auf den Kopf herunter und wieder hoch. Dann läßt man auspustend die Arme fallen, neigt sich leicht vor und holt Atem.

Die Übung kann beliebig oft wiederholt werden. Sie erfrischt das Gehirn durch die Muskelbewegung im Schulter- und Nackenbereich und die dadurch verstärkte Blutversorgung des Kopfes.

Abhärtungsatmen Man steht aufrecht oder sitzt gerade aufgerichtet. Im Tempo des Atmens hält man nun mit einer Hand mit Daumen und Mittelfinger das eine und andere Nasenloch so zu, daß durch das linke Nasenloch eingeatmet und durch das rechte ausgeatmet wird. Dabei immer tief und ruhig weiteratmen. 2 Minuten lang durchhalten, dann ebenso lange zum Ausgleich durch das rechte Nasenloch ein- und durch das linke ausatmen.

Dabei wird je 2 Minuten lang die eine Nasenhälfte immer kälter und die andere immer wärmer. Diese Temperaturreize verbessern die Durchblutung der Nasenschleimhäute und mindern ihre Anfälligkeit gegen Erkältungskrankheiten.

Ptose-Atmen Bei den meisten Menschen der Industrievölker sind die Verdauungsorgane überlastet durch schwer verdauliche und zu reichliche Kost, die sich im Verdauungstrakt zu langsam fortbewegt und eine Ptose, eine Senkung von Magen und Därmen, verursacht. In den so durchhängenden Teilen gärt der Speisebrei, vergiftet das Blut und ist mitschuldig an vielen Krankheiten.

Zur Abhilfe ist vor allem die Ernährung auf natürliche Vollwertkost (siehe S. 54 bis 57) umzustellen. Damit der Magen sich immer wieder zusammenziehen und genug Magensaft produzieren kann, sollte man nicht über den Hunger hinaus und nicht mehr als dreimal täglich und in Abständen von mindestens 5 Stunden essen. Auch kleine, dazwischen eingenommene Happen, vor allem Süßigkeiten, stören den Gesundungsvorgang. Und um die Magenerweiterung zu beheben, hat sich folgende Ptose-Atmungsmassage bestens bewährt, wenn sie mindestens 4 Wochen lang täglich morgens im Bett ausgeführt wird:

Man liegt auf dem Rücken, zieht das rechte Knie an und preßt es mit den Händen gegen den Leib, fünf langsame Atemzüge lang. Dann macht man das gleiche mit dem linken Knie. Anschließend stellt man beide Knie hoch, um die Bauchdecke zu entspannen. Dann streicht man mit einem Handteller vom Brustbein in Körpermitte bis über den Nabel unter leichtem Druck, sofort folgt ebenso der andere Handteller; dies macht man so weiter 2 Minuten lang. Dann die linke Hand auf die rechte legen und mit dem rechten Handteller eine leichte, kreisende Bewegung im Uhrzeigersinn um den Nabel ausführen; 1 Minute lang als Dünndarmmassage. Dann die gleiche Massage 2 Minuten lang um den ganzen Bauch herum.

Auf den ersten Blick mag dies umständlich anmuten, aber das Ptose-Atmen hat schon vielen geholfen und kostet nur 7 Minuten Zeit. Zusammen mit dem ruhigen Yoga-Atmen ist es eine natürliche Yoga-Heilbehandlung.

Die innere Versenkung

Indische Yogis haben keinen anderen Beruf. Yoga ist ihr Lebensinhalt und ihr Heilsweg, den sie in acht Stufen durchschreiten. Dieser Lehre, die sich auch bei anderen Völkern findet, liegt die Vorstellung zugrunde, daß man durch ein System von Übungen, durch Meditation und Konzentration tiefe Einsicht, Entrückung und Erlösung finden könne (siehe auch S. 180 bis 181).

Unser westlicher Yoga wird nicht so eingehend ausgeübt, er ist weniger Selbstzweck oder Flucht aus dem Alltag als dessen Bewältigung. Aber ganz gleich, welche Form von Yoga es ist, allen gemeinsam ist das Ziel, einen gesunden, glücklichen Menschen zu schaffen. Yoga dient also der persönlichen Entwicklung, und der religiöse Hintergrund, ob Christentum oder Hinduismus, kann den einzelnen dabei begleiten, muß es aber nicht.

Eine positive Grundeinstellung, die sich auch in gesunder Lebensweise niederschlägt, wirkt sich stets tagsüber bei den Alltagsgeschäften aus. Damit gelingt es den westlichen Yogis, nicht nur ihre seelische und körperliche Gesundheit zu stabilisieren, sondern ebenfalls ihr inneres Gleichgewicht in allen Situationen zu bewahren. Sie können meditativ unterscheiden, was sinnvoll und was sinnlos ist, und von daher ihre eigenen Probleme richtig einordnen, sie also weder über- noch unterbewerten. Sie trauern nicht Verlorenem nach und bauen keine unerreichbaren Luftschlösser, sondern machen das Beste

aus der Gegenwart. Nachteiliges wird nur kurz bedacht und daraus gelernt. Diese optimistische Einstellung der Yogis sollte sich in ihren entspannten Gesichtszügen mit einer Mundhaltung wie beim I-Sagen zeigen. Dieses „I-Gesicht", bewußt aufgesetzt, fördert auch umgekehrt die optimistische Einstellung.

Unangenehmem gefaßt begegnen

Sogenannte Schicksalsschläge entpuppen sich oft als notwendige, richtungweisende Anregungen, die uns durch Schmerzen auf einen neuen, besseren Weg führen, aus einer Sackgasse heraus oder zu unserer geistigen Höherentwicklung. Auch der Tod kann so verstanden werden. Wenn einem etwas Unangenehmes passiert, dann sollte man als Yogi ruhig bleiben, beobachten und erwartungsvoll überlegen, wozu diese Überraschung gut sein kann. Oft wird man es herausfinden können. Das sagt ein amerikanisches Sprichwort so: „Wirst du durch eine Zitrone überrascht, dann mach dir daraus eine Limonade."

Das ist die jederzeit positive Meditationseinstellung des westlichen Yogis. Dazu kann er bei akutem Bedarf über guten Sprüchen meditieren, wie: „Von guten Mächten wunderbar geborgen, erwarte ich getrost, was kommen mag."

Neben dieser geistigen Grundhaltung der Yogis gibt es spezielle Meditationen, von denen nachfolgend einige bewährte beschrieben werden.

Entspannungsmeditation

Bei Nervenstörungen, wie Unruhe, Angst, Konzentrationsschwäche, schlechtem Schlaf, und bei damit zusammenhängenden organischen
(Forts. S. 182)

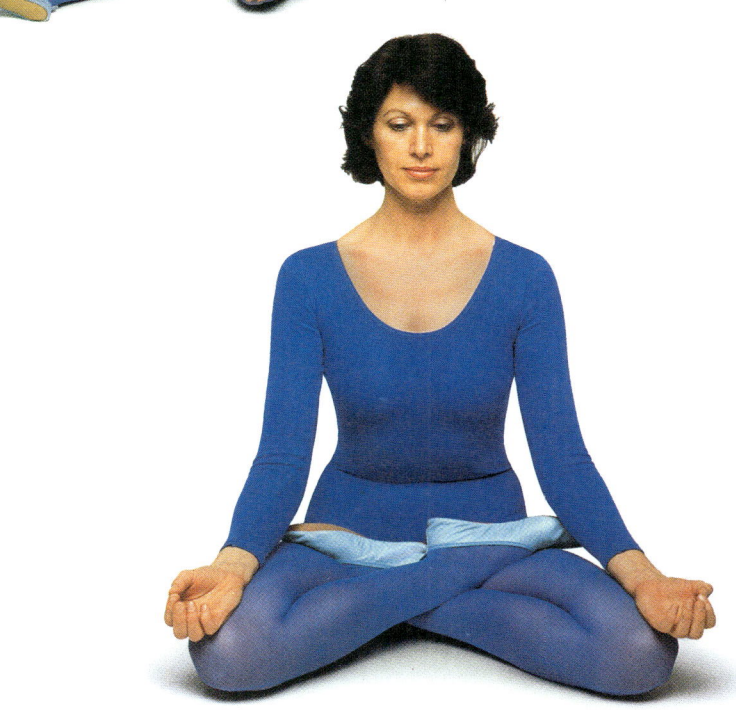

Lotossitz *Dieser klassische Meditationssitz ist nicht ganz einfach: Mit gestreckten Beinen sitzen, ruhig atmen, dann den linken Fuß auf rechten Oberschenkel legen, langsam an den Leib ziehen und das Knie absenken (oben). Rechten Fuß vor das linke Knie legen, rechtes Knie absenken. Zuletzt den rechten Fuß über das linke Knie heben zum Lotossitz. Als Anfänger nur kurz halten*

Die Wurzeln des Yoga

Ursprünglich bezeichnete Yoga viele verschiedene Richtungen des Hinduismus. Erst ein Mann namens Patandschali schuf das klassische Yoga-System, das bis heute maßgeblich blieb

Die Ursprünge des Yoga sind dunkel, denn ihre wissenschaftliche Erforschung begann erst in unserem Jahrhundert. Der älteste bekannte Fund stammt aus der Zeit um 2500 v. Chr. In Mohendscho-Daro im Industal wurden Zeugnisse einer frühen Indus-Kultur ausgegraben, zu denen auch Steinplättchen gehörten, die gottähnliche Figuren in Yoga-Stellungen zeigen. Eine der Gestalten ist als der Hindu-Gott Schiwa identifiziert worden, der mythologische Begründer des Yoga.

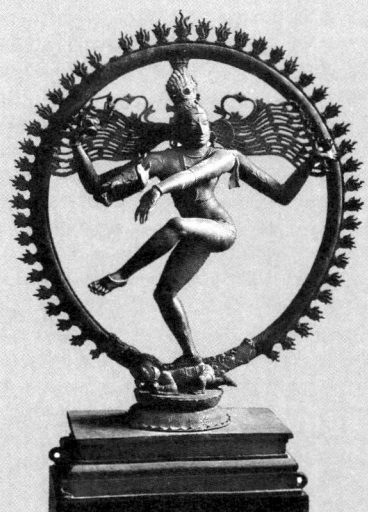

Der Hindu-Gott Schiwa gilt als der mythologische Begründer des Yoga und symbolisiert die Lebenskraft

Zum erstenmal erwähnt wird der Begriff Yoga in den Weden, den heiligen Büchern der Inder, die über die lange Zeitspanne von 2000 Jahren zusammengetragen und zunächst mündlich überliefert wurden, bevor man sie im 17. Jahrhundert n. Chr. niederschrieb. Die Weden zeichnen die Entwicklung der indischen Religionsbegriffe nach, von den Anfängen einer polytheistischen Naturverehrung mit Ritualopfern bis hin zu einem abstrakten Begriff des Absoluten, das nur eine einzige Wirklichkeit anerkennt, die unbegrenzt und alldurchdringend ist. Diese Einheit ist Brahma; sie bildet die Grundlage für die hinduistische Philosophie und wird in viele Schriften über Yoga miteinbezogen.

Die indische Philosophie beruht auf der Vorstellung, das Leben sei voll Leiden. Davon kann man sich befreien, indem man die Wahrheit ganz erkennt. Durch die innere Versenkung, die das Alltagsbewußtsein übersteigt, kann man sich der Wahrheit nähern.

Als Ursache für das menschliche Leiden wird das Unwissen um das Wesen des wahren Ich (den Geist des Menschen) angesehen. Solange die Seele ihr wahres Wesen nicht erkannt hat, bleibt sie durch den Körper an die Welt gebunden. Erlösung wird erst auf der höchsten Stufe des Wissens um das Selbst erreicht. Dies gelingt kaum innerhalb eines einzi-

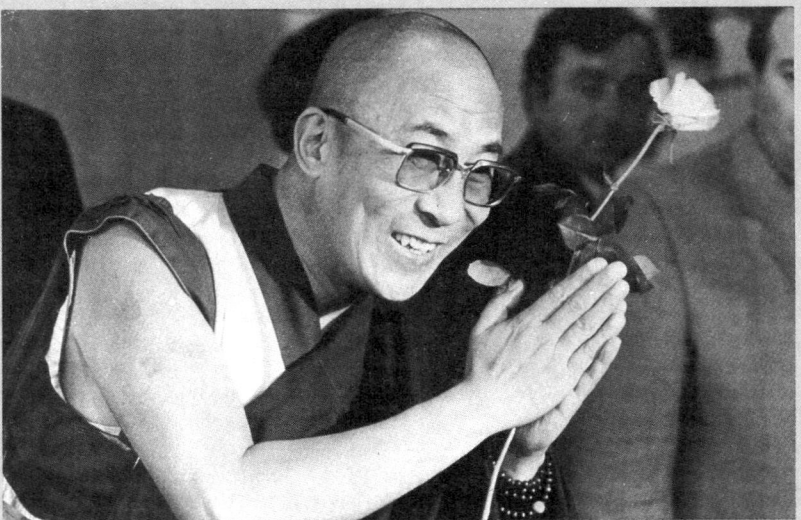

Ein moderner Yogi ist der Dalai-Lama, das politische und religiöse Oberhaupt des Lamaismus in Tibet. Er floh nach der Besetzung Tibets durch China nach Indien

gen Lebens. So kehrt nach dem Tode eines Menschen seine Seele in einem neuen Körper auf die Welt zurück und wiederholt diesen Kreislauf des Lebens, bis der Zustand des Seins erreicht ist.

Symbol für diesen Zyklus ist das Lebensrad, das in der Kunst immer wieder auftaucht (siehe S. 181 rechts unten). Am äußeren Rand des Rades befinden sich die ethischen Regeln, mit denen jeder Yogi beginnt; die Speichen symbolisieren die einzelnen Yoga-Pfade, die zur geistigen Erleuchtung in der Nabe des Rades führen.

Das klassische Yoga-System schuf, vermutlich um das 2. Jahrhundert n. Chr., ein Mann namens Patandschali. Er verstand es, seine sogenannten Yoga-Sutras nicht nur gläubigen Hindu, sondern auch Andersgläubigen sowie Atheisten nahezubringen. Sein achtstufiges System der Meditation und Mystik wurde z. B. auch von der Reformbewegung des Buddhismus übernommen und erhielt eine besondere Ausprägung im Lamaismus in Tibet.

Das Yoga-System des Patandschali verlangt vom Ausübenden strenge Disziplin. Stufe 1, die Zügelung, schreibt die Einhaltung von fünf Geboten vor: Gewaltlosigkeit, Wahrheit, Ehrlichkeit, Enthaltsamkeit und Begierdelosigkeit. Stufe 2, die Zucht, soll besonders die persönliche Selbstbeherrschung des Yogis schulen. Gefordert werden Reinheit des Körpers, Genügsamkeit, Eifer, Strenge, Erforschung des Selbst und Hingabe an die Gottheit (Ischwara). Stufe 3, der richtige Sitz, meint die richtige Körperhaltung, die der Konzentration dient und den eigenen Leib vergessen läßt.

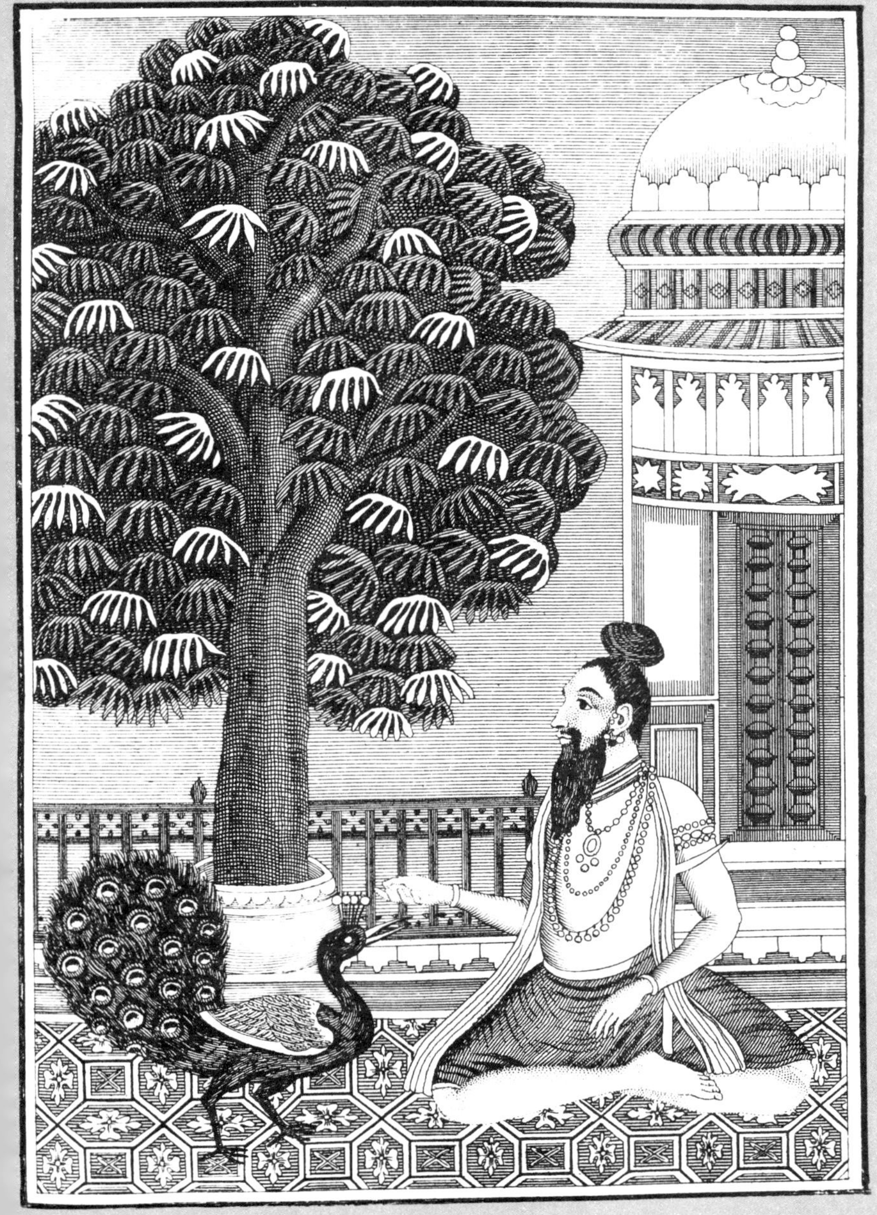

Stufe 4, die Beherrschung des Atems, soll bewirken, daß der Yogi seinen Körper vergißt und sich nur noch auf das Geistige konzentriert. Von Gefühlsregungen hat man sich auf dieser Stufe bereits freigemacht. Stufe 5, das Zurückziehen der Sinnesorgane von ihren Objekten, schränkt die Wahrnehmung der Außenwelt noch weiter ein. Hier kann ein Yogi schon so weit sein, daß er Schmerzen nicht mehr empfindet – ein Phänomen, das staunenden Europäern oft von Fakiren, die auf Nagelbrettern sitzen oder andere schmerzhafte Übungen machen, demonstriert wird.

Stufe 6, das Festhalten, ist die Fortführung von Stufe 5. Man konzentriert sich auf einen Punkt an seinem Körper, z. B. die Stirn. In der ununterbrochenen Konzentration auf einen Körperpunkt erfährt man in Stufe 7, der Meditation, das eigene Bewußtsein. Dabei verschwindet die Aufmerksamkeit auf den einen Punkt, und in Stufe 8, der Versenkung, erlangt man schließlich einen Zustand des Überbewußtseins. Man ist der Erlösung nahegekommen.

Dem modernen Europäer mag manches von dem in Indien zum festen Bestandteil der Kultur gewordenen klassischen Yoga-System fremd erscheinen. Doch können einige grundlegende Gedanken auf unsere Lebensweise abgestimmt werden und damit einem Yoga mit europäischem Zuschnitt dienen. Wege dazu zeigt auch dieses Kapitel auf.

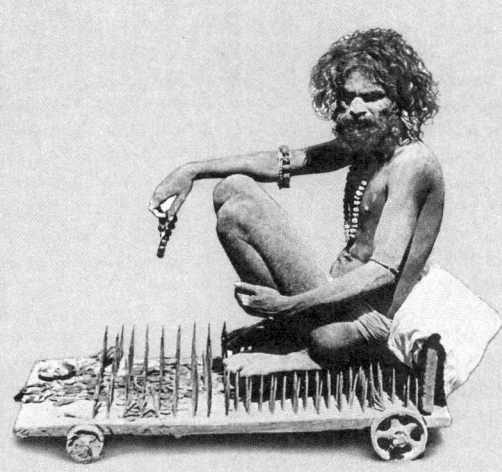

Mit Hilfe bestimmter Yoga-Übungen empfinden Fakire, die auf Nagelbrettern sitzen, keine Schmerzen mehr

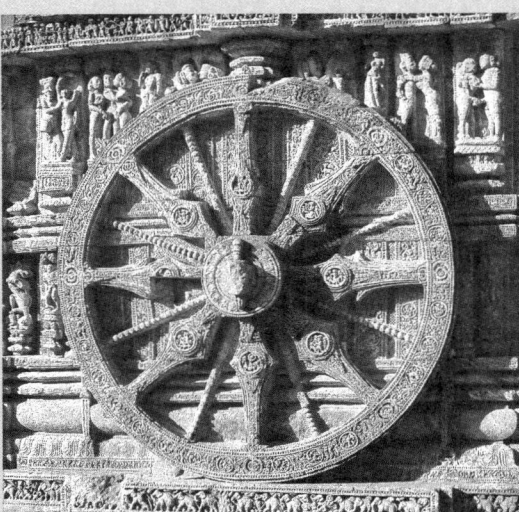

Das Lebensrad, wie hier am Sockel eines Tempels, symbolisiert den Kreislauf des Lebens, dem ein Hindu unterworfen ist

Auf diesem Stich aus dem 18. Jahrhundert sieht man einen Yogi, der einen Pfau durch Andacht füttert

(Forts. von S. 179)

Krankheiten, wie Magengeschwüren, Kreislauf- und Leberstörungen, bringt diese Yoga-Übung oft überraschende Besserung.

Vor der Meditation, der Arbeit am eigenen Ich, muß erst das störende Äußere abgestellt werden. Beim unter Leistungsstreß stehenden Europäer schwirren meist die Gedanken wie eine Schar wilder Vögel durcheinander. Bringt man die Gedanken zur Ruhe, dann kann man sie nachher besser ordnen und sich auf ein Anliegen konzentrieren.

Körper, Seele und Geist sind eine Einheit. Darum kann man am einfachsten seine Gedanken beruhigen, wenn man es zuvor mit dem Körper tut, in dem am besten die Bewegungsmuskeln gehorchen. Einer Entspannung der Bewegungsmuskeln folgt automatisch auch die Beruhigung der Gedanken: Wenn ein Prüfungskandidat verkrampft und aufgeregt vor der Tür sitzt und wartet, dann sollte er sich zur Beruhigung erst mal gerade und locker hinsetzen, ruhig durchatmen und einige Male den Bauch einziehen. Dies ist eine einfache Lockerungsübung gegen Lampenfieber.

Die Entspannungsmeditation dauert etwa 20 Minuten, mindestens aber 10 Minuten. Für diese Zeit braucht man eine bequeme Haltung. Darum meditiert der westliche Yogi meist in Rückenlage auf seiner Yoga-Decke, eventuell mit einer zweiten Decke zugedeckt, damit es ihm nicht kalt wird. Seine letzte Mahlzeit liegt mindestens 2 Stunden zurück.

Die Arme liegen locker neben dem Körper auf dem Boden. Bei manchen sind die Knie in dieser Haltung angespannt und schmerzen hinterher, dann bringt ihnen eine dünne untergeschobene Kleiderrolle Entlastung.

Wie ein Springer erst zurückgeht, um Anlauf zu nehmen, so erleichtert eine Anspannung die Entspannung: Gleichzeitig kurz und kräftig Arme, Beine, Nacken, Gesicht, Bauch anspannen und die Hände zu Fäusten ballen. Dann alles befreiend lockern, die Entspannung dieser Teile der Reihe nach kurz in Gedanken kontrollieren und sich, wie ein Kleidungsstück ohne Knochen, ruhig und vertrauensvoll vom Boden tragen lassen. Die Augen sind locker geschlossen, der Mund etwas und freundlich geöffnet. Langsamen, genußvollen Yoga-Atem einholen. Dieses Atmen und Sichtragenlassen sind schon eine Meditation über das dankbare und vertrauensvolle Eingebettetsein in die Umwelt.

Nun die Atembewegung des Leibes spüren und mit den Gedanken ausgleichen. Wer an dieses denkt, kann nicht an etwas anderes, vielleicht Beunruhigendes, also Negatives denken, denn niemand kann gleichzeitig zwei Gedanken haben.

Beim wohlwollenden Denken an das Auf und Ab des Leibes zwischen Brustbein und Nabel unterstützen Yogis auch die wichtige Arbeit des dortigen Nervenzentrums, des Sonnengeflechts (siehe auch S. 163), das den Verdauungsapparat steuert und koordiniert. Wenn so das Verdauen gebessert wird und nicht die Nerven belastet, dann ist auch der geistige Teil des Menschen entlastet, und die Meditation gelingt besser.

Man beobachtet und genießt so eine Zeitlang ruhig die Atmung und Entspannung, etwa 20 Minuten lang oder auch länger. Wird es einem dabei kühl, kann man sich beim nächstenmal wärmer zudecken. Nach einigen Proben kann es dann aller-

Bei erhöhtem Blutdruck, Störungen im Kopf- oder Halsbereich als Anfänger nicht ausführen

Dreifuß *Einstimmung im Diamantsitz. Hände in Schulterbreite und Kopf so weit davor aufstützen, daß diese drei Punkte ein gleichseitiges Dreieck bilden. Knie auf Ellbogen stützen, halten (links unten). Fortgeschrittene, die kein Zittern mehr verspüren, heben die Beine in lockerer Haltung und strecken eventuell sogar den ganzen Körper zum Dreifuß. Jedesmal langsam in umgekehrter Reihenfolge auflösen*

dings zu warm werden, weil der entspannte Kreislauf immer besser den Körper versorgt und erwärmt. Auch das Anspannen und Entspannen des Körpers und das Beruhigen der Gedanken werden von Mal zu Mal besser gelingen. Übung macht den Meister.

Während der ganzen Meditation ist der Kreislauf weit geöffnet, es strömt mehr Blut durch die Organe und erfrischt sie, vor allem durch das Gehirn. Darum darf man sich dabei nicht stören lassen. Die Familie ist informiert und verhält sich entsprechend. Schellt die Türklingel oder das Telefon, dann hört und bemerkt man es, aber man reagiert darauf mit keinem Muskelzucken oder Gedanken. Das ist auch schon eine Meditationswirkung, daß man sich durch nichts beunruhigen läßt. Jetzt ist alles unwichtig, außer der Meditation.

Vergißt man sich doch dabei und springt auf, dann könnte der Blutdruck im Kopf zu schnell abfallen, und es könnte einem schwindlig werden. Das wäre ungefährlich und ginge bald vorbei, wenn man sich schnell wieder hinlegt und mit dem Kopf wieder herunterkommt. Aber es wäre eine Panne, die zu vermeiden ist.

Neben der erfrischenden Wirkung hat sich diese Entspannungsmeditation als Mittel gegen Schlaflosigkeit bewährt. Das gelingt nach einigem Üben immer besser, wobei auch andere Schlafvoraussetzungen erfüllt sein sollten, wie kein zu spätes oder zu schweres Abendessen, keinen Kaffee (auch nicht morgens) und dergleichen. Wer trotzdem schlecht ein- oder weiterschläft, der sollte seine Matratze überprüfen. Ist sie zu weich, dann ist sie gegen eine härtere auszutauschen (siehe auch S. 385).

Arbeit am eigenen Ich

Nach einiger Übung kann diese Entspannungsmeditation erweitert werden zur Arbeit am eigenen Ich. In der meditativen Ruhelage ist das Unterbewußtsein offen für bildhafte Eindrücke oder Vorsätze, die später wie ein posthypnotischer, also nachträglich wirkender Befehl zur Geltung kommen, um unseren Charakter zu verbessern, schlechte Gewohnheiten abzulegen oder dergleichen.

Diese Vorsätze sind nicht in Wunschform, sondern als dankbar angenommene Erfüllung zu formulieren und ruhig in Gedanken einige Male zu wiederholen, z. B. „Ich bin freundlich, nicht argwöhnisch!"; „Mein Schreibtisch wird immer aufgeräumt!"; „Ich gehe immer rechtzeitig aus dem Haus und bin dann pünktlich!"; „Rauchen ist mir widerlich, ich mag es nicht!"

Solche Wirkungen sind, wie alles im Yoga, nicht beim erstenmal zu erzielen, sondern nach einigen Wochen täglichen Übens. Die Meditation gelingt dann von Mal zu Mal leichter und besser.

Ein Yogi wird dabei niemals ungeduldig. Er setzt sich auch keine Ziele, sondern übt nur ruhig und genießt die Übung. Dann kommen die Erfolge von selbst, und er bemerkt es dankbar und bescheiden.

Schläft man bei der Meditation ein, erholt und entspannt man sich ebenfalls, nur wird dann der Übungszweck nicht erreicht.

In der Gruppe fällt vielen die Entspannung leichter wegen der gemeinsamen Ausrichtung der Gedanken und der Wirkung des erfahrenen Leiters. Darum ist es besser, Yoga zuerst in der Gruppe in einer Yoga-Schule zu lernen.

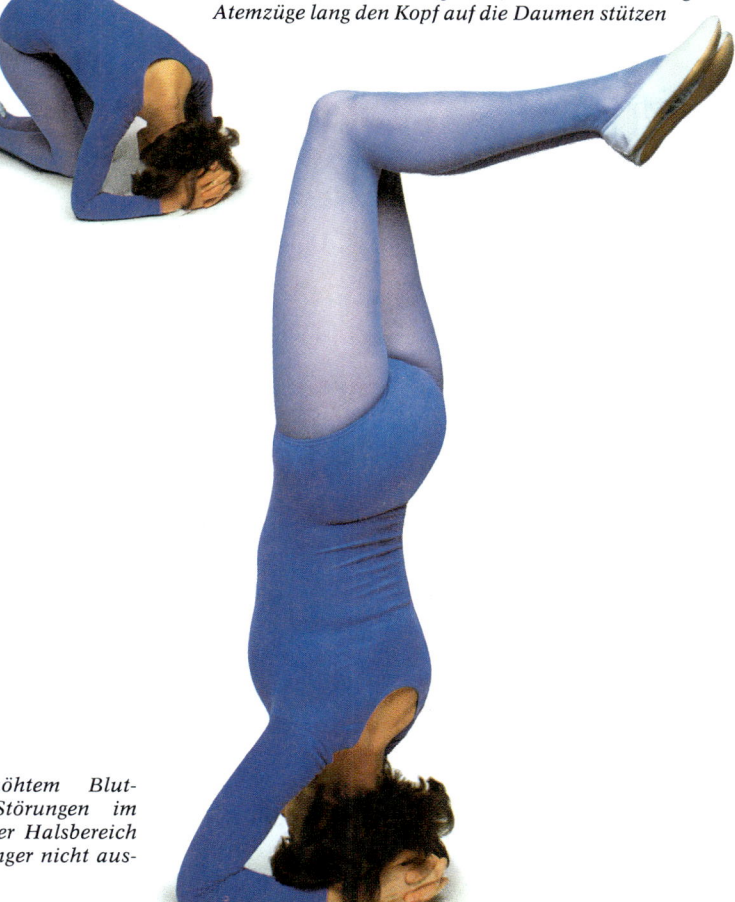

Kopfstand *Ihn sollte ein 20jähriger erst nach 6 Wochen täglichen Übens und ein 50jähriger erst nach 6 Monaten 5 Minuten lang halten. Bei Pochen oder Druckgefühl langsam auflösen: Im Diamantsitz Hände so falten, daß die Handballen zusammen sind und der untere kleine Finger in der Hand liegt. Kopf zwischen den Unterarmen und Ellbogen nahe zusammen halten (links), Füße langsam anheben, Rücken strecken, dann auch die Oberschenkel. Gut Geübte strecken die Beine ganz durch. Langsam in umgekehrter Reihenfolge auflösen, dann einige Atemzüge lang den Kopf auf die Daumen stützen*

Bei erhöhtem Blutdruck, Störungen im Kopf- oder Halsbereich als Anfänger nicht ausführen

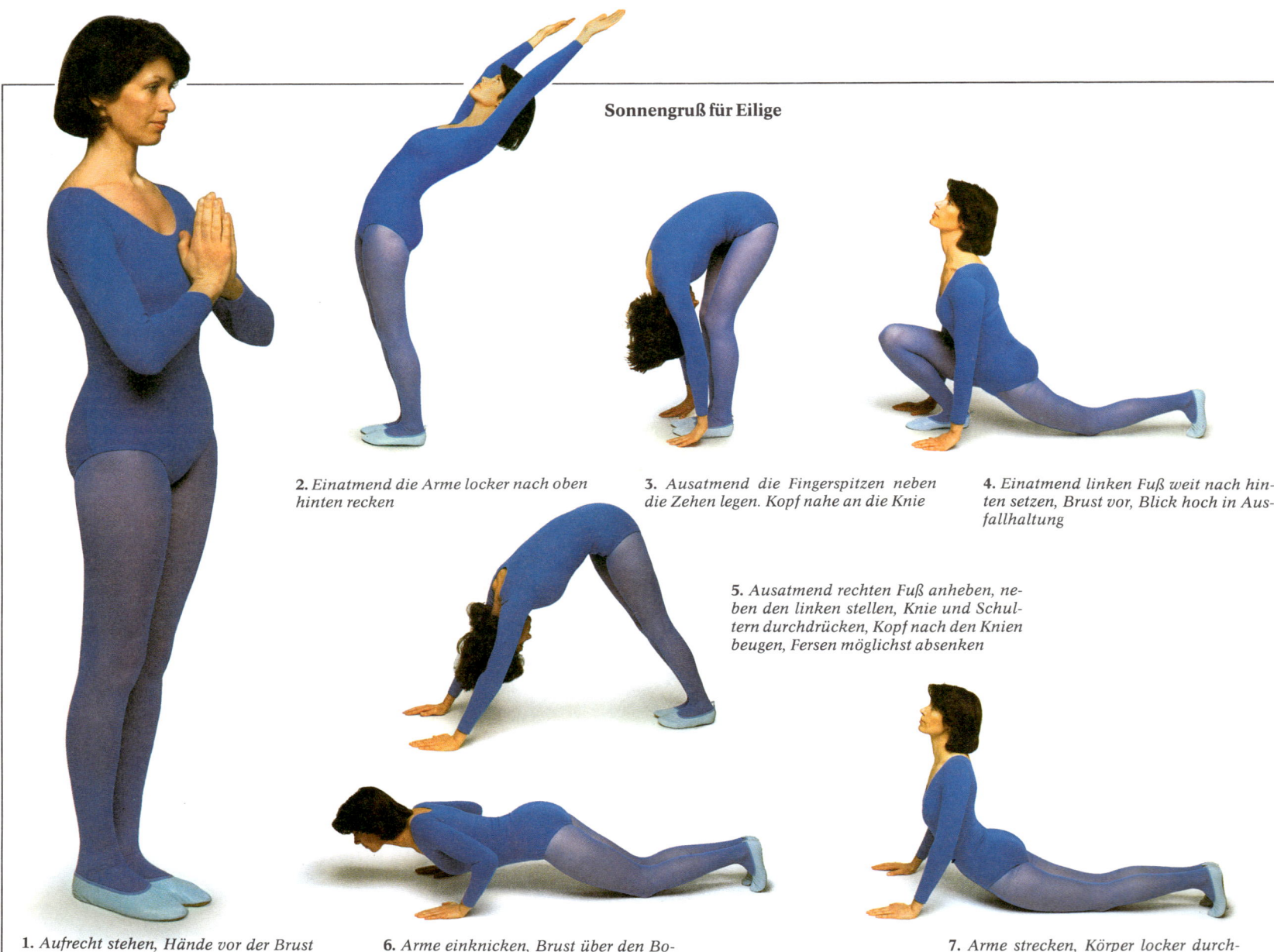

Sonnengruß für Eilige

2. *Einatmend die Arme locker nach oben hinten recken*

3. *Ausatmend die Fingerspitzen neben die Zehen legen. Kopf nahe an die Knie*

4. *Einatmend linken Fuß weit nach hinten setzen, Brust vor, Blick hoch in Ausfallhaltung*

5. *Ausatmend rechten Fuß anheben, neben den linken stellen, Knie und Schultern durchdrücken, Kopf nach den Knien beugen, Fersen möglichst absenken*

1. *Aufrecht stehen, Hände vor der Brust zusammenlegen, sich positiv einstellen*

6. *Arme einknicken, Brust über den Boden bewegen, Knie leicht einknicken*

7. *Arme strecken, Körper locker durchhängen lassen, kurz ausatmen*

Nach 7. kommen die Haltungen 5. bis 1. wieder, also in umgekehrter Reihenfolge:

8. *Ausatmend das Gesäß hochrecken, Schultern durchdrücken und Fersen absenken wie bei 5.*

9. *Einatmend den linken Fuß weit nach vorne zwischen die Hände in die Ausfallhaltung ähnlich wie bei 4. setzen, Brust vor, Blick hoch*

10. *Ausatmend den rechten Fuß vor zum linken stellen, Gesäß hochnehmen. Knie möglichst durchdrücken und Kopf nahe an die Knie bringen wie bei 3.*

11. *Einatmend hochkommen und in fließender Bewegung die Arme nach oben und hinten strecken wie bei 2.*

12. *Ausatmend die Arme herunternehmen und die Hände zum Gruß der Sonne zusammenlegen wie bei 1.*

Nun geht es mit der zweiten Serie mit 2. weiter, weil 1. und 12. gleich sind.

Nachdem in der ersten Serie und allen ungeraden für die beiden Ausfallhaltungen der linke Fuß zurück und vor gestellt wird, macht man dies in der zweiten Serie und allen weiteren geraden mit dem rechten Fuß.

Zwei Serien bilden eine symmetrische Einheit, und man sollte in einer Sonnengrußfolge eine gerade Anzahl von Serien ausführen. Am Anfang macht man beispielsweise vier Serien, später kann man sich auf zehn steigern.

Die meisten westlichen Yogis machen zehn Serien in 3 Minuten, die indischen 40 Serien in 10 Minuten.

Die Entspannung lösen

Zur Lösung der entspannten Haltung ist wiederum eine Anspannung nötig, die den Kreislauf auf Aktivität zurückstellt: Arme und Beine weit strecken, Schultern und Hüften bewegen, tiefer atmen, wie am Anfang die ganze willkürliche Muskulatur anspannen, sich langsam aufsetzen, blinzelnd die Augen öffnen, sich erfrischt und innerlich gewachsen fühlen.

Diese Entspannungsmeditation ist Anfang und Voraussetzung für alle weiteren und höheren Yoga-Meditationen, mit denen vermeintlich übersinnliche Fähigkeiten entwickelt werden können.

Prana-Einsatz

Im vorigen Abschnitt wurde die Entspannungsmeditation mit ihrer beruhigenden und erfrischenden Wirkung beschrieben. Diese Wirkung ist für den Yogi nicht allein durch den Sauerstoff zu erklären, der bei dem langsamen und vertieften Atmen besser aufgenommen wird und alle Körperzellen gut versorgt. Der Yogi geht davon aus, daß die Luft heilkräftige und energiespendende Eigenschaften hat. Im Sanskrit wird diese Kraft Prana genannt, das bedeutet kosmische Energie, Lebenskraft.

Von diesem Prana kann bei dem verbreiteten Flachatmen der Industrievölker nur wenig aufgenommen werden. Darum atmen die Yogis langsamer und tiefer, und sie verbessern die Prana-Aufnahme durch Sauberhalten ihrer „Kanäle des Körpers" (Blut- und Lymphbahnen, Verdauungstrakt, Atemwege usw.). Weiter haben sie erprobt, daß bei bewußter Beobachtung, also gedanklicher Unterstützung, mehr Prana aufgenommen wird.

Dazu müssen erst alle anderen ablenkenden Gedanken abgestellt werden, was in der geschilderten Entspannungsmeditation geschieht. Dabei werden die ruhigen Gedanken, die eine Weile den Atemvorgang verfolgt haben, auf die Aufnahme von Prana als Lebenskraft gelenkt, oder wie sonst der einzelne es sich wirkungsvoll vorstellen mag. Damit dieses Aufnehmen möglichst geradewegs und ungehindert geschieht, dazu hilft die Vorstellung, nicht durch die Nase, sondern durch die Stirn einzuatmen.

So wird also einatmend Prana aufgenommen, tief, ruhig und dankbar, und ausatmend gedanklich weitergeleitet. Zunächst wird es im ganzen Körper verteilt, denn es ist für alle unsere autonomen Körperzellen nötig. So wird Lebenskraft aufgetankt.

Danach setzen die Yogis Prana gezielt und punktuell ein, lenken es etwa gedanklich in ihre Körperorgane (z.B. die Leber) davon, um deren Heilung zu unterstützen oder sie zu entwickeln. Diese Wirkung wird verständlich, wenn man weiß, daß negative Gedanken schädigen können: Angst vor einer Leber- oder Herzkrankheit oder vor Krebs begünstigt das Entstehen dieser Krankheiten. So ist es einleuchtend, daß auch umgekehrt positive, aufbauende Gedanken zur Gesundung und Kräftigung beitragen können. Yogi können also, natürlich wie immer nach ausreichender Übung, Gesundungsvorgänge körperlicher oder geistiger Art bei sich selber einleiten und steuern.

Aktivierungsmeditation

Mit dieser Yoga-Übung kann man unter anderem die Konzentration verbessern, die Entschlußkraft stärken, Streß lösen und die Selbstsicherheit und Lebensfreude steigern. Gute Erfolgsaussichten hat die Aktivierungsmeditation auch bei der Behandlung und Nachbehandlung von Suchtkrankheiten.

Diese Meditation ist jedermann zugänglich, steht zu keiner Religion im Widerspruch und erfordert keine besondere Lebensweise, allerdings verbessert naturnahes Yoga-Leben ihre Wirkung. In den Vereinigten Staaten wird sie an verschiedenen Universitäten als Lehrfach angeboten.

Als Haltung hat sich dabei das entspannte, gerade Sitzen mit Rückenlehne bewährt, bei dem man nicht so leicht einschlafen kann. Die Aufmerksamkeit wird auf innere Gedanken gerichtet, die man ungehindert vorbeiziehen läßt, bis sie nach etwa 5 Minuten immer ruhiger werden und auslaufen, das Denken aufhört und man nur noch sein Dasein empfindet.

Dieser Zustand wird von Yogis als vierter Bewußtseinszustand angesehen neben dem Wach-, Traum- und Tiefschlafzustand. Das wird aus der Veränderung von Körperfunktionen gefolgert: Das Herz schlägt je Minute fünfmal weniger als sonst, das Atmen verlangsamt sich zum Yoga-Atmen von fünf Atemzügen je Minute, die Schwingungen der Gehirnströme sind verändert gegenüber dem Wachzustand.

Dieser Meditationszustand wird etwa 20 Minuten lang beibehalten, was meist nach mehrwöchigem Üben gelingt. Die Aktivierungsmeditation machen Yogis zweimal täglich, morgens und abends, mit leerem Magen. Zum Abschluß muß man wie stets sorgfältig die Entspannung durch Recken, Anspannung und Tiefatmen lösen.

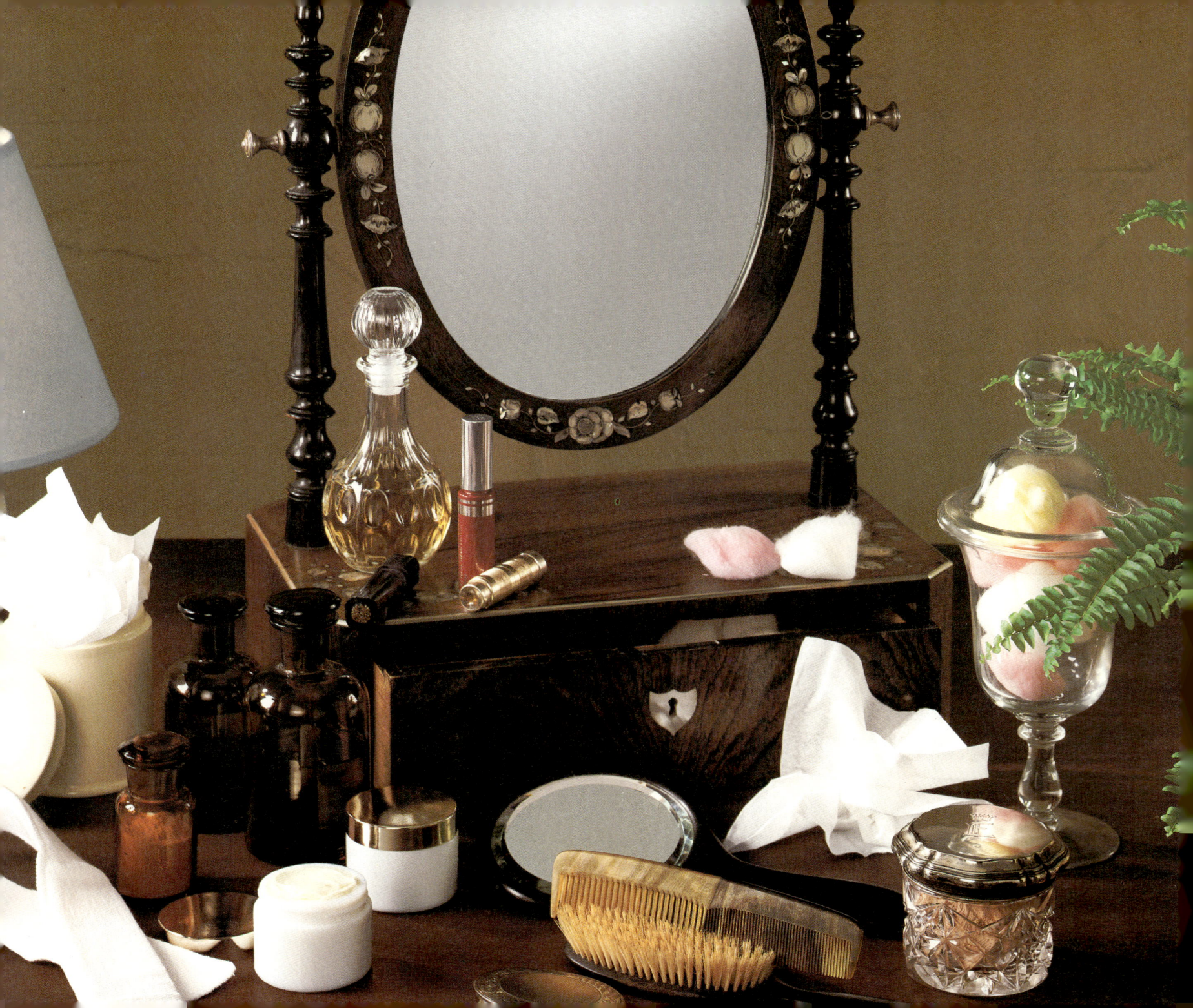

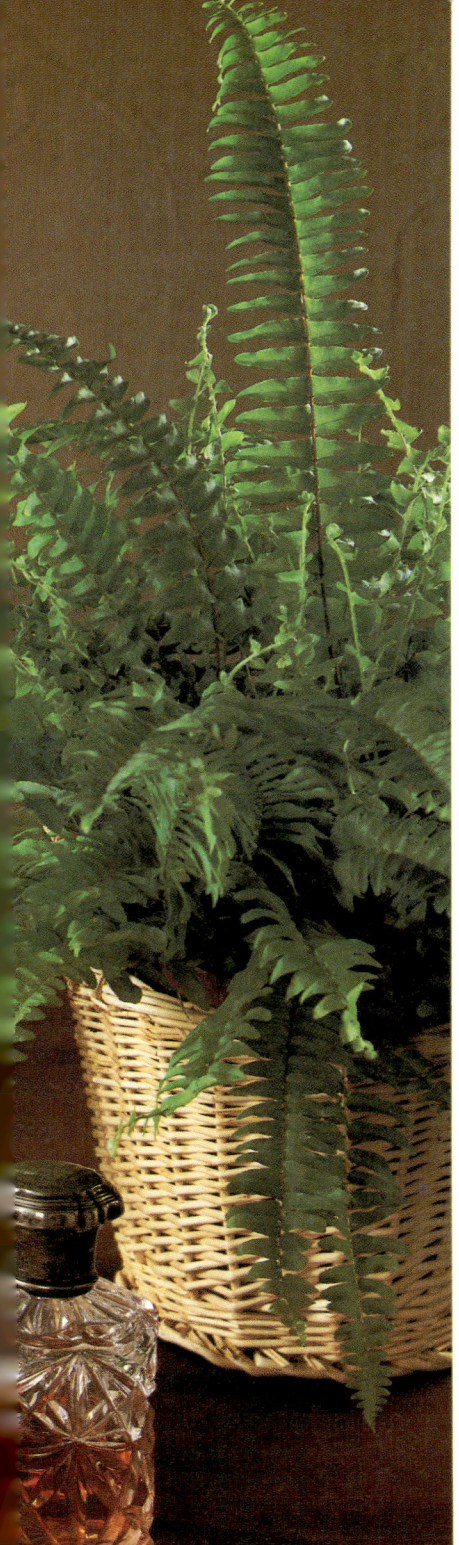

Die aus Naturprodukten selbst hergestellte Kosmetik ist wertvoll. Schöne Gefäße sind ihrer Qualität angemessen

Natürlich schön sein

Noch immer liefert die Natur die besten Rohstoffe für die Schönheit. Heilende Extrakte aus Pflanzen, pflanzliche Öle und Duftwässer haben seit Menschengedenken gute Dienste in der Schönheitspflege geleistet

Seit jeher hat der Mensch versucht, sein äußeres Erscheinungsbild attraktiver zu machen, sein schöneres Ich zu entwickeln und die sichtbaren Zeichen des Alterns hinauszuzögern. Nicht nur kostbare Öle und Salben aus natürlichen Ingredienzen, auch Schminke, Schönheitsmasken und Parfüms sind seit der Antike bekannt; aus Ägypten, Babylonien, Mesopotamien und Griechenland sind uns Schönheitsrezepte überliefert. Aus kostbaren Rohstoffen rührte man Cremes und Salben an und verwendete pflanzliche Farben zum Färben oder Tönen des Haares und Henna zum Färben der Fingernägel.

Eines der ältesten Rezepte für eine kosmetische Hautcreme stammt von dem griechischen Arzt Galen: „Man schmelze ein Teil gereinigtes Bienenwachs vorsichtig zusammen mit drei bis vier Teilen Olivenöl, in welchem Rosenblätter mazeriert worden sind. Sobald das Fettgemisch abgekühlt ist, rühre man so viel erwärmtes Rosenwasser ein, wie das Fett zu binden imstande ist." Noch heute könnte man eine Creme kaum besser machen, als es dieses Rezept aus der Zeit um 150 n. Chr. vorschreibt.

Zur Zeit der Römer war es eine Selbstverständlichkeit, daß der Verbraucher über den Inhalt der Schönheitsmittel genau Bescheid wußte. Bis zu Beginn unseres Jahrhunderts wußte jede Frau über die Zusammensetzung, die Zubereitung und Anwendung von kosmetischen Mitteln mehr, als wir sogenannten aufgeklärten Verbraucher über die von uns verwendeten Produkte wissen. Es war bis dahin selbstverständlich, daß man kosmetische Präparate selbst herstellte oder vom Apotheker mischen ließ.

Erst durch die industrielle Massenfertigung von kosmetischen Produkten verlor der Verbraucher nicht nur die Kenntnis über die Zusammensetzung der Kosmetika, es verschwanden auch teilweise die kostbaren und wirksamen Rohstoffe aus den Produkten. Heilwirksame Pflanzenöle wurden durch billige Mineralöle ersetzt, ätherische Parfümöle machten synthetischen Düften Platz. Mit diesen Kosmetika hat das hausgemachte Naturprodukt kaum etwas gemeinsam. Zubereitet mit natürlichen Pflanzenölen, Fetten und Duftwässern, angereichert mit Pflanzenauszügen, parfümiert mit natürlichen ätherischen Ölen, stellt jedes dieser Mittel eine biologische Einheit dar, und keine noch so teure Fertigkosmetik kann an die Exklusivität des Naturprodukts heranreichen.

Altbewährtes wiederentdecken

Das Wissen der Menschen über heilende Wirkstoffe in Pflanzen ist sehr alt. Jahrtausendelang hat man dieses Wissen mündlich weitergegeben, bis es in den frühen Hochkulturen – etwa in Ägypten und China – auch schriftlich festgehalten wurde. In der Volksheilkunde waren Pflanzen, tierische Produkte und Mineralien über viele Jahrhunderte hinweg die einzigen Mittel zur Krankheitsbehandlung, und man entwickelte zahlreiche Methoden, um die Wirkstoffe aus diesen Produkten zu extrahieren. Bis heute sind die Methoden der Wirkstoffgewinnung gleichgeblieben.

Welche hautverschönernden, heilenden und pflegenden Eigenschaften Pflanzen besitzen, veranschaulicht die folgende kleine Übersicht: Da sind einmal die gerbstoffhaltigen Kräuter wie etwa Arnika und Ehrenpreis, die kontrahierende und antiseptische Eigenschaften haben. Sie verengen die Poren der Haut, wirken heilend und entzündungshemmend. Ein anderer wichtiger Inhaltsstoff mancher Heilpflanzen ist der Pflanzenschleim. Er kommt beispielsweise in der Eibischwurzel und der Malve vor. Die Schleimstoffe wirken beruhigend, glättend und heilend. Kieselsäurehaltige Pflanzen, wie etwa das Zinnkraut, festigen das Bindegewebe und sorgen so für eine vermehrte Durchblutung und Klärung der Haut. Einen sehr wichtigen Platz nehmen auch die in vielen Heilpflanzen enthaltenen ätherischen Öle ein. Durch ihren angenehmen Duft wirken sie belebend auf den Organismus, zusätzlich sind sie entkrampfend, heilend und belebend in ihrer Wirkung auf die Haut. Andere Stoffe, wie etwa Glykoside, wirken sekretionslösend und reinigend oder antiseptisch wie Schwefel. Da die einzelnen Heilpflanzen zumeist über mehrere Eigenschaften zugleich verfügen, bildet ihre Heilkraft gleichsam ein biologisches Ensemble.

Die Haut

Die Haut des Menschen ist von frühester Jugend bis ins hohe Alter laufend Veränderungen unterworfen. Die Beschaffenheit der Haut wird nicht nur von äußeren Einflüssen bestimmt, sondern auch vom körperlichen und seelischen Gesamtzustand des Menschen. Die Haut ist unser größtes Organ. Sie spiegelt nicht nur Vorgänge in unserem Organismus wider – denn es bestehen enge Verbindungen zwischen der Haut und den inneren Organen unseres Körpers –, sie ist auch ein selbständig arbeitendes Organ mit zahlreichen Funktionen.

Um diese Funktionen besser zu verstehen und die Kenntnisse darüber in der praktischen Schönheitspflege anzuwenden, sollte man über den Aufbau der Haut Bescheid wissen.

Die Struktur der Haut
Vereinfacht dargestellt, kann man die Haut in drei Schichten unterteilen: die Oberhaut *(Epidermis)*, darunter die Lederhaut *(Corium)* und die Unterhaut *(Subcutis)*. In jeder dieser Hautschichten finden sich verschiedene Zellagen, die vielfältige Aufgaben zu erfüllen haben. Was man im allgemeinen Sprachgebrauch als Haut bezeichnet, stellt nur einen kleinen Teil der Oberhaut dar. Diese an der Oberhaut liegende sogenannte Hornschicht baut sich aus lamellenartig angeordneten toten Zellschüppchen auf. In den Zellagen der Oberhaut findet ein reger Transport statt: Während die Zellen der Hornschicht absterben, werden durch einfache Zellteilung in der Keimschicht neue

Zellen gebildet, die sich nach oben schieben und sich auf ihrer Wanderung in Richtung Oberfläche ständig verändern. An der Oberfläche angelangt, sterben sie ab und werden abgestoßen.

Unter der Oberhaut liegt die Lederhaut. Sie teilt sich in zwei Schichten, deren obere durch zapfenartige Papillen fest mit der Oberhaut verbunden ist. Je älter ein Mensch wird, desto lockerer wird diese Verbindung, und desto mehr verliert die Oberhaut an Elastizität. Die Endgefäße der Haut werden hier an die selbst gefäßlose Oberhaut herangeführt. In der Lederhaut liegen also jene feinen Blutgefäße, die für die Kosmetik von innen eine so wichtige Rolle spielen; durch sie werden Sauerstoff und Nährstoffe aus dem Kreislauf in die oberen Hautschichten transportiert. In den Maschen der Lederhaut liegen ferner Lymphgefäße, Talgdrüsen, die Ausführungsgänge der Schweißdrüsen und nicht zuletzt zahlreiche Nervenfasern mit ihren Endformationen.

Die tiefste Schicht der äußeren Körperdecke ist die Unterhaut oder *Subcutis*. Sie stellt das Bindeglied dar zwischen den oberflächlichen Schichten und der Hautunterlage. Sie besteht aus lockerem Bindegewebe und geht ohne scharfe Grenze in die Lederhaut über. Die Unterhaut dient vornehmlich als Fettpolster; etwa zwei Drittel unseres gesamten Körperfettes sind hier gelagert.

Vielfältige Aufgaben
Die zahlreichen Funktionen der Haut dienen alle einem gemeinsamen Ziel: der Vermittlung zwischen Organismus und Außenwelt. Eine der wichtigsten Aufgaben der Haut ist ihre Schutzwirkung, denn sie

dient als Barriere gegen mechanische, thermische und chemische Einwirkungen von außen. Dringen beispielsweise Bakterien in die Haut ein, mobilisiert die Lederhaut eine Art Polizei, die den Eindringling abfängt. Wie ein Schutzmantel hält die Haut schädliche Lichteinwirkungen von den inneren Organen fern, denn die Haut kann Melanin bilden. Melanin ist das Hautpigment, eingelagert in körniger Form in die unterste Schicht der Oberhaut. Dieses Pigment bestimmt die Tönung der Haut. UV-Strahlen und Wärme stimulieren die Synthese dieses Pigments (siehe auch S. 88 bis 89).

Als Speicherorgan ist die Haut in der Lage, nicht nur lebensnotwendiges Fett auf Vorrat zu horten, sie sammelt auch Wasser, Zucker und Mineralsalze an. Bei Bedarf werden sie dem Organismus zugeführt.

Um den Wärmehaushalt des Körpers zu regulieren, paßt sich die Haut ständig den jeweiligen äußeren Gegebenheiten an. Diese thermoregulatorische Funktion wird durch die Verengung und Erweiterung der feinen Blutgefäße in den Papillen der Lederhaut gesteuert. Sinkt die Hauttemperatur, verengen sich die Gefäße und reduzieren so den Wärmeverlust. Der umgekehrte Vorgang findet bei warmer Außenluft statt. Eine sehr wichtige Rolle spielen hierbei die Schweißdrüsen. Sie sind in unterschiedlicher Zahl in der Haut verteilt. So gibt es etwa 500 Schweißdrüsen pro Quadratzentimeter auf der Handfläche und der Fußsohle, auf dem Rücken jedoch nur 90 pro Quadratzentimeter.

Bei großer Hitze werden die Schweißdrüsen aktiv, und die Haut scheidet vermehrt Wasser aus. Durch die Verdunstung des Schweißes wird

Das Innenleben der Haut – näher betrachtet

Diese vereinfachte Schnittzeichnung zeigt die drei Hautschichten: Die Oberhaut *(Epidermis)*, die Lederhaut *(Corium)* und die Unterhaut *(Subcutis)*. Jede dieser einzelnen Hautschichten ist wiederum in Schichten aufgeteilt, die zahlreiche Funktionen zu erfüllen haben. Alle Aktivitäten wirken ineinander und dienen einem Hauptziel: der Vermittlung zwischen unserem Organismus und der Außenwelt.

Die Lederhaut besteht aus faserigem Bindegewebe, elastischem Gewebe und aus Gitterfasern.

Die Unterhaut steht in direktem Kontakt mit den Muskeln und anderen darunterliegenden Geweben.

1 Schweißdrüsenausgang (Pore)
2 Keimschicht mit Melanozyten
3 Talgdrüse
4 Haartasche mit Haar
5 Fettzelle
6 Schweißdrüse
7 Vene
8 Arterie
9 Tastkörperchen

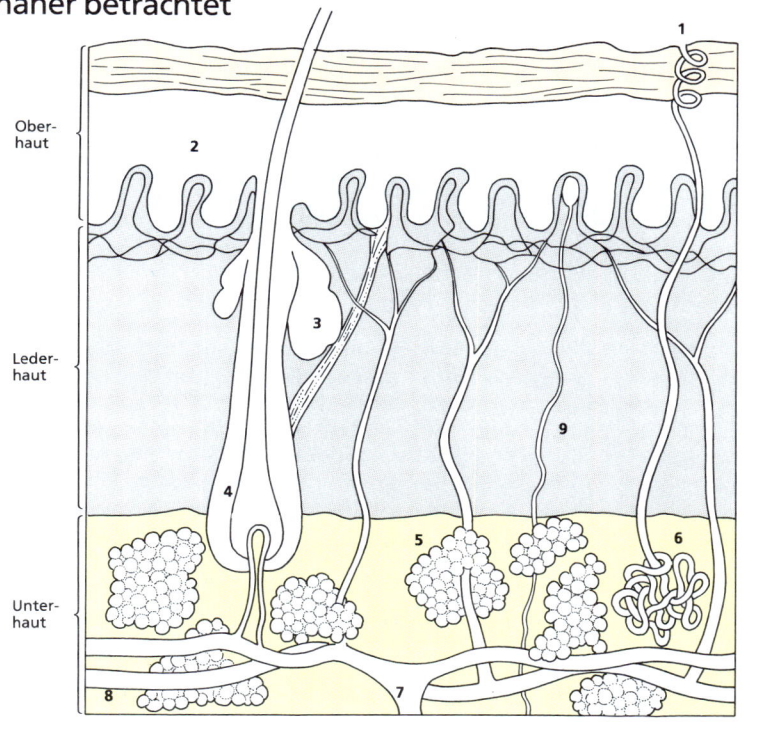

Oberhaut

Lederhaut

Unterhaut

in ihr gelagerten Nervenendigungen bilden unseren Tastsinn, unsere Schmerzempfindlichkeit, unser Gefühl für Hitze und Kälte. Die feinverästelten Nerven, mit denen die Haut reichlich versorgt ist, ermöglichen es, daß auf dem Wege über die Nervenbahnen die aufgenommenen Reize zum Gehirn oder Rückenmark weitergeleitet und entsprechende Reaktionen ausgelöst werden. Diese sogenannten sensorischen Nervenendigungen sind z. B. in den Fingerspitzen und Lippen sehr zahlreich, dagegen am Unterarm oder Bauch weniger vorhanden.

Vegetative Nervenfasern regulieren die Tätigkeit der Schweißdrüsen und die Hautdurchblutung. Auch psychisch bedingte Impulse spiegeln sich auf der Haut wider: Nervosität und Angst können Schweißausbrüche hervorrufen, Aufregung oder Erschrecken läßt unsere Haut erröten oder erblassen.

Schützender Säuremantel

Geschützt wird die Haut durch einen Säuremantel. Er bildet sich aus den Produkten der Schweiß- und Talgdrüsen, aus wasserlöslichen Substanzen, die in der Hornschicht enthalten sind, und auch aus der ausgeschiedenen Kohlensäure. Der saure Schutzmantel der Haut verringert die Wachstumschancen von Krankheitserregern und reguliert auch deren natürliche Bakterienflora. Das natürlich saure Milieu auf der Haut wird in pH-Werten gemessen und liegt bei einem pH-Wert um 5 bis 6. Ist der pH-Wert gestört, beeinträchtigt dies die natürliche Bakterienflora, was dann zu Irritationen, zu Rötungen, Pickeln, Entzündungen, Juckreiz und Sensibilisierung der Haut führen kann.

dem Organismus Wärme entzogen. Neben der sichtbaren Transpiration erfolgt auch eine dauernde, unmerkliche Absonderung der Haut, die Perspiration, die normalerweise etwa 1 l am Tag beträgt. Bei großer Kälte dagegen treten die Talgdrüsen der Haut in verstärkte Aktion. Sie scheiden so viel Talg aus, bis sich ein schützender Fettfilm auf der Haut gebildet hat. Zu diesem Film tragen allerdings nicht nur die Talgdrüsen bei, denn der Film besteht aus einem Gemisch von wasser- und fettlöslichen Substanzen,

das aus der Absonderung der Talg- und Schweißdrüsen und der Hornlamellen der Haut entsteht. Dieser Wasser-Fett-Film stellt einen natürlichen Schutz gegen das Austrocknen der Haut dar.

Die Haut entlastet auch die Nieren und den Darm, indem sie einen Teil des Abtransportes der Stoffwechselprodukte übernimmt. Mit der Absonderung der Schweißdrüsen scheidet der Organismus Elektrolyte, vor allem Natrium, sowie schwefelsaure und phosphorhaltige Stoffe aus.

Viele Substanzen können die gesunde Haut nicht durchdringen. Auch dies ist bedingt durch ihren schützenden Wasser-Fett-Film und ihre Eigenschaft, Wasser abzustoßen. Eine weitere wesentliche Funktion der Haut hängt mit ihrer Fähigkeit zusammen, Horn zu bilden. Normalerweise ist die Hornschicht sehr dünn, sie kann sich jedoch erheblich verdicken, wie beispielsweise an den Fußsohlen.

Schließlich ist die Haut auch ein hochempfindliches Sinnesorgan. Die

Das individuelle Hautbild

Sehr viele Menschen sind der Auffassung, die Schönheit der Haut sei in erster Linie durch die Anwendung kosmetischer Mittel zu beeinflussen. Verstärkt und gestützt wird diese Ansicht noch durch die Werbung der kosmetischen Industrie, die den Verbraucherinnen gerne den Eindruck vermittelt, jedes Schönheitsproblem könne durch die Anwendung von Kosmetika gelöst werden. Das ist ein großer Irrtum, der zudem bewirkt, daß all jene Dinge vergessen werden, die eigentlich für eine schöne Haut sorgen, körperliches und seelisches Wohlbefinden nämlich, und das ist nicht käuflich zu erwerben.

Wenn man die vielfältigen Funktionen der Haut kennt und wenn man weiß, wie eng die biologische Beziehung zwischen der Haut und den inneren Organen des Menschen ist, dann wird deutlich, daß natürliche Schönheit den gesamten Organismus betrifft und von seiner Gesamtheit ausgehen muß. Schönheit kommt von innen und zeigt sich außen, denn alles hängt mit allem zusammen und alles wirkt ineinander: Körperliches und geistiges Wohlbefinden schaffen erst die Voraussetzungen für Schönheit. Nervöse, trockene, schuppige Haut, Haarausfall und viele andere Störungen zeigen die Wechselwirkungen zwischen Haut und inneren Organen an. Oft sind es Ernährungsfehler und falsche Pflege, die korrigiert werden müssen, um die Störung zu beseitigen. Mit natürlichen kosmetischen Mitteln hilft man von außen, die Haut zu gesun-

den und zu regenerieren, mit natürlicher Ernährung, ausreichendem Schlaf und Bewegung in frischer Luft hilft man dem Organismus von innen.

Ausreichend schlafen

Die schönheitsfördernde Lebensweise umfaßt aber nicht nur die Ernährung mit naturbelassenen Nahrungsmitteln und viel Bewegung in frischer Luft. Auch ausreichender Schlaf gehört dazu. Wer an Schlafstörungen

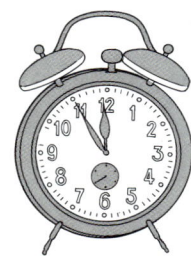

leidet, also entweder schlecht einschlafen oder nicht durchschlafen kann, sollte, ehe er zu Schlafmitteln greift, erst den Grund für die Störung zu ermitteln suchen.

Oft kann man Abhilfe schaffen, ohne gleich zu Medikamenten Zuflucht zu nehmen. Wer dennoch nicht ohne Schlafmittel auszukommen glaubt, sollte, in Absprache mit seinem Hausarzt, nach leichten homöopathischen Mitteln Ausschau halten. Diese Mittel beruhigen und erleichtern so das Einschlafen. Sie haben aber nicht die schwere, dämpfende Wirkung mancher chemischer Schlafmittel, die zudem die Gesundheit schädigen und zur Abhängigkeit führen, so daß man nach einiger Zeit überhaupt nicht mehr auf sie verzichten kann.

Gesund ernähren

Gesundheit und gutes Aussehen hängen selbstverständlich auch von einer gesunden, natürlichen Ernährung ab. Frische Produkte, wie etwa vitamin- und spurenelementreiche Gemüse und Früchte, sind dafür ebenso wichtig wie ballaststoffreiche Brotsorten – also Vollkornbrot statt Weißbrot – und eiweißreiche Nahrungsmittel wie Quark, magerer Fisch und mageres Fleisch (siehe auch *Richtige Ernährung*, S. 12 bis 57).

Bewegung in frischer Luft

Für gesunde, sauerstoffreiche Luft macht keine Firma Reklame, weil man sie nicht käuflich erwerben kann. Für die natürliche Gesundheit und Schönheit ist aber saubere, frische Luft mehr als nur die Luft zum Atmen, es ist ein Nahrungsmittel. Jede einzelne Zelle des menschlichen Organismus muß reichlich mit Sauerstoff versorgt sein, damit sie ihre Aufgabe bestmöglich erfüllen kann. Viel Bewegung in frischer Luft ist also durchaus ein wichtiges Hilfsmittel,

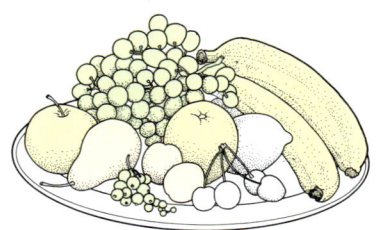

um zu einer schönen Haut zu kommen. Einmal täglich sollte man bei Bewegung im Freien tüchtig ins Schwitzen kommen, etwa bei einem zügigen Spaziergang, beim Radfahren oder einem leichten Dauerlauf (siehe auch *Fit bleiben mit Sport*, S.

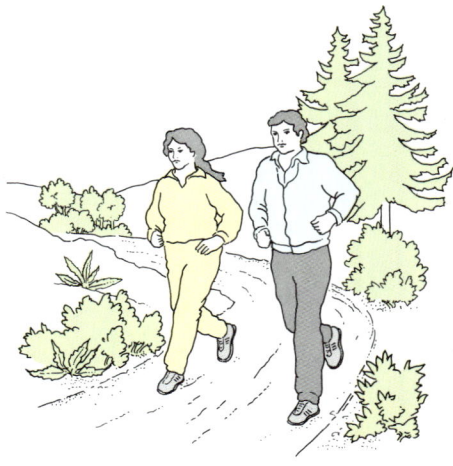

98 bis 139). Das Schwitzen entgiftet den Körper und die Haut, durch das intensive tiefe Durchatmen führt man dem Organismus reichlich Sauerstoff zu.

Die normale Haut

Die normale Haut ist eine vollkommen gesunde Haut, deren Erscheinungsbild vom Alter abhängig ist. In der frühen Jugend ist die Haut glatt und weich, mit unsichtbaren feinen Poren. Sie ist straff und rosig, gut durchblutet und weist keinerlei Anzeichen dafür auf, daß sie dazu neigt, zu fett oder zu trocken zu werden. In der Pubertät ändert sich das Bild der Haut: Sie wird fetter, Akne wird begünstigt.

Eine zweite Änderung ergibt sich bei Frauen im Alter von etwa 30 Jahren. In diesem Alter zeigt die Haut häufig die Tendenz, zu trocken zu werden. Das heißt, die Haut verliert sowohl Fett als auch Wasser. Der Wasseranteil der Haut beträgt bei einem Kind durchschnittlich noch etwa 13 Prozent. Bei einem alten Menschen kann dieser Anteil bis auf 7 Prozent sinken. Diese Reduktion des Wassergehaltes geht mit einer Verringerung der Hautfettproduktion Hand in Hand. Deshalb haben häufig diejenigen, die in der Jugend eine zu fette Haut hatten, im Erwachsenenalter eine recht gesunde, glatte Haut.

Wenn die Haut mit zunehmendem Alter trockener wird, ist dies aber kein Grund zur Resignation. Diesem Umstand kann nämlich sowohl durch naturbelassene Ernährung als auch durch natürliche Kosmetik abgeholfen werden. Wenn die Haut zu früh austrocknet, so hängt dies sehr häufig mit falscher Schönheitspflege, falscher Ernährung und ungesunder Lebensführung zusammen.

Die trockene Haut
Die trockene Haut wirkt nach außen sehr zart und feinporig, sie schuppt leicht, sie ist empfindlich gegen Witterungseinflüsse, sie neigt zu Rötungen, Entzündungen und geplatzten Äderchen auf den Wangen. Die Problematik der trockenen Haut besteht vor allem darin, daß sie immer weniger hauteigene Fette produzieren kann. Die Talgdrüsen stellen zu wenig Talg her, um die Haut geschmeidig zu halten. Dieser akute Mangel an Fett zieht eine weitere unerfreuliche Nebenwirkung nach sich: Die Haut ist nicht genügend geschützt und verliert deshalb ständig Feuchtigkeit. Mit fortschreitendem Alter wirkt sich der immer stärker werdende Wasserverlust deutlich sichtbar aus.

Ein grober Fehler bei der Behandlung trockener Haut resultiert aus dem Irrglauben, man müsse der Haut ständig von außen Feuchtigkeit zuführen, da sie selbst zu wenig Feuchtigkeit produziert. Im Handel werden

sogenannte Feuchtigkeitsspender gegen trockene Haut angeboten; diese Mittel aber entziehen der Haut letztlich mehr Wasser, als sie ihr spenden. Bei einseitiger Behandlung mit diesen Feuchtigkeitsspendern reduzieren die ohnehin schon nur noch träg arbeitenden Talgdrüsen der Haut ihre Fettproduktion noch weiter, der Schaden wird größer.

Daß die Haut mehr Feuchtigkeit speichern und bewahren kann, wenn man sie mit Fett statt mit Wasser behandelt, läßt sich an einem kleinen Beispiel verdeutlichen: Wenn man mit nassen Händen im Freien spazierenginge, würde die Haut an den Händen sehr schnell trocken und rissig. Fettcreme hingegen bewahrt die Haut an den Händen vor Austrocknung. Und was für die Haut der Hände gilt, ist um so richtiger für die sehr viel empfindlichere Gesichtshaut. Eine vernünftige Pflege mit einer guten Fettcreme bewirkt, daß sich das Fett an der Oberfläche der Haut sammelt, und dies wiederum verhindert, daß die Feuchtigkeit nach außen treten und durch Lufttrockenheit verdunsten kann.

Die fette Haut
Während die Talgdrüsen der trockenen Haut zuwenig eigenes Fett produzieren, neigen sie bei fetter Haut zu übermäßiger Absonderung von Fett. Die fette Haut ist ihrer Struktur nach dick und meist schlecht durchblutet. Wegen der übermäßigen Fettabsonderung kommt es leicht zu erweiterten Poren, zu Mitessern und Pickeln. Durch die starke Unterpolsterung mit Fettgeweben erscheint die Haut von außen meist straff, doch um die Augen wirkt sie zart und durchsichtig.

Fette Haut braucht viel Pflege, damit einerseits die übermäßige Tätigkeit der Talgdrüsen gebremst und andererseits Hautunreinheiten entgegengewirkt wird. Fette Haut kann verschiedene Ursachen haben: Die übermäßige Fettproduktion kann angeboren oder durch bestimmte Lebensumstände erworben sein. Ursachen anormaler Hautfettigkeit sind sehr häufig Störungen des vegetativen Nervensystems, aber auch Verdauungsstörungen, psychische Probleme, schlechte Ernährung oder Blutarmut kommen in Betracht.

Staub und Schmutz setzen sich in Verbindung mit hauteigenem Talg auf der Haut fest, verstopfen die Poren der Haut und können so Hautunreinheiten verursachen. Es empfiehlt sich deshalb, die Haut immer sehr sorgfältig zu reinigen, am besten mehrmals täglich. Wichtig ist auch die gründliche Nachreinigung mit einem Gesichtswasser. Sparsamkeit bei der Anwendung von Hautcremes ist das oberste Gebot bei der Pflege fetter Haut. Auch die fette Haut braucht Nährcremes; man sollte sie aber nicht jede Nacht auftragen, denn auch über Nacht produziert die Haut Fett, das in Verbindung mit allzuviel Creme die Poren erneut verstopft.

Die Mischhaut
Deutlich weist die Mischhaut die Merkmale zweier verschiedener Hauttypen auf, und ihre Behandlung und Pflege ist deshalb nicht ganz leicht. Als Mischhaut bezeichnet man jenen Hauttyp, der um die Augen, den Mund und den Hals trockenere oder fettere Partien aufweist als an den übrigen Teilen des Gesichts. Während z. B. die Haut am Kinn oder

um die Nase, auch an der Stirn, zu starker Fettabsonderung neigen kann, sind die Partien um die Augen und auf den Wangen trocken.

Da die trockenen Partien der Mischhaut empfindlicher und pflegebedürftiger sind als die fetten, sollte man sie auch bei der allgemeinen Gesichtspflege mehr berücksichtigen. In erster Linie behandelt man die empfindlichen, trockenen Hautpartien mit Cremes, die zugleich öl- und wasserhaltig sind. Will man eine gemischte Behandlung vornehmen, empfiehlt sich für die unreinen, fetten und großporigen Hautstellen eine Extrabehandlung mit jenen Schönheitsmitteln, die in den nachfolgenden Rezepten für fette und unreine Haut angegeben sind.

Akne
Akne ist eine Erkrankung der Haut und gehört in die Behandlung des Facharztes, des Dermatologen. Sie entsteht auf der Grundlage einer Seborrhöe, einer krankhaften Überproduktion der Talgdrüsen, weshalb der Hauptsitz der Akne vor allem die talgdrüsenreichen Gebiete Stirn, Nase, Wangen und Kinn sind.

Man unterscheidet zwei Phasen der Akne. In der ersten Phase bilden sich in den verstopften Poren vermehrt Komedonen, im Volksmund auch Mitesser genannt. In der zweiten Phase können sich diese Verstopfungen der Poren entzünden. Es bilden sich eitrige Pusteln, die Narben hinterlassen können.

Bei beginnender Akne kann man mit natürlichen Heilmitteln, etwa mit Eibischwurzel oder Huflattich, viel helfen und entstehende Entzündungen mildern und zum Abklingen bringen.

Naturkosmetik selbstgemacht

Bevor man damit beginnt, die Rezepte der Naturkosmetik auszuprobieren, sollte man sich mit der praktischen Arbeit in der Kosmetikküche vertraut machen. Wie geht man mit den Rohstoffen um? Wie wichtig ist die Sauberkeit bei der Herstellung? Wie wiegt man Fette, Öle und Wachse ab? All diese praktischen Kenntnisse spielen für das Ergebnis eine wichtige Rolle.

Ausstattung

Die Ausstattung der Kosmetikküche ist einfach. Man braucht nur solche Töpfe und Geräte, die normalerweise im Haushalt ohnehin vorhanden sind. Wichtig für die Zubereitung der Kosmetika ist allerdings, daß man das Handwerkszeug ausschließlich für die Kosmetikherstellung verwendet, denn unsichtbare Speisereste und Bakterien können die Frische der Produkte beeinträchtigen. Töpfe und Geräte sollten unter kochendheißem Wasser ohne Verwendung von Spülmitteln gereinigt werden. Rührbesen und Kochlöffel kocht man vor der Verwendung mindestens 10 Minuten lang in Wasser ab.

Das elektrische Handrührgerät ist für die Herstellung von Hautcremes wichtig. Am besten kauft man einen zweiten Satz Rührquirle, die man dann ausschließlich für die Herstellung von Kosmetika verwendet. Das Handrührgerät ist fast ein Muß für die Ausstattung der Kosmetikküche, denn einige Rezepte können nur durch mechanisches Rühren hergestellt werden.

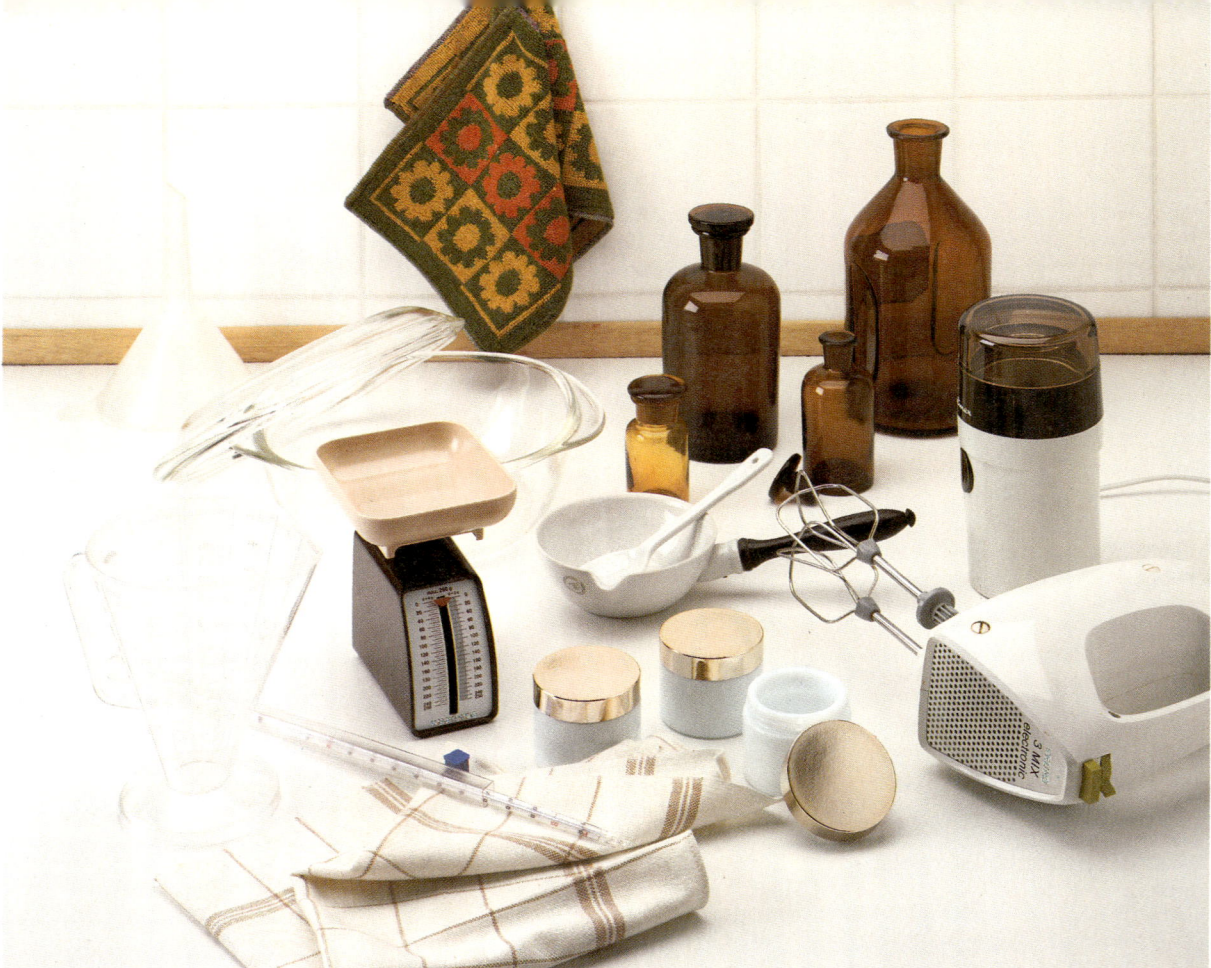

Alles, was man braucht, ist hier im Bild zusammengestellt. Allerdings sollten Küchengerätschaften wie die feuerfeste Glasschale oder die Quirle des Handrührgeräts nur zur Kosmetikherstellung verwendet werden

Eine Fein- oder Briefwaage ist ein weiteres wichtiges Requisit. Will man Öle, Fette oder flüssige Stoffe abwiegen, stellt man zuerst eine kleine, leichte Schale auf die Briefwaage, füllt dann die Zutaten ein und zieht das Gewicht der Schale vom Gesamtgewicht ab. Flüssige Rohstoffe wiegt man mit Hilfe eines Meßbechers ab; geeignet sind die gläsernen, markierten Meßflaschen, die man für Babynahrung verwendet.

Das Wasserbad

Bei der Zubereitung von Hautcremes stellt man zwei sogenannte Phasen her, eine wäßrige und eine ölige. Jede Phase wird gesondert erwärmt, und beide müssen auf die gleiche Temperatur gebracht werden, bevor man sie miteinander vermischt. Der wäßrige Anteil wird in einem feuerfesten Porzellantöpfchen erwärmt, die Fette und Öle erhitzt man im Wasserbad (genaue Anleitung siehe S. 199).

Empfehlenswert ist eine feuerfeste Glasschüssel (siehe Foto oben), die mit Griffen versehen ist, denn damit läßt sich die Schüssel rutschfest auf einen halb mit Wasser gefüllten Kochtopf aufsetzen sowie bequem und gefahrlos wieder herunternehmen. Die feuerfeste Glasschüssel sollte auch tief genug sein, etwa 7 cm, damit man später mit dem Handrührgerät die Cremes, ohne zu spritzen, kaltrühren kann.

Temperaturen

Bei der Herstellung einer Creme spielt die Temperatur eine wichtige Rolle. Um ganz genaue Temperaturen zu haben, arbeitet man am besten mit einem Küchenthermometer oder einem Laborthermometer. Man muß die Cremes mit viel Geduld rühren. Man kann das Kaltrühren nicht beschleunigen, indem man den warmen Topf in kaltes Wasser setzt. Dabei muß jede Emulsion gerinnen.

Rohstoffe

Alle genannten Zutaten für die Kosmetikherstellung gibt es in der Apotheke, in Kräuterhandlungen und Bioläden zu kaufen. Eine detaillierte Beschreibung aller Zutaten findet sich im letzten Abschnitt (S. 216 bis 217). Da naturreine Fette, Öle und Wachse kaum ranzig werden, kann man sich ruhig einen kleinen Vorrat davon zulegen. Normalerweise ist der Kühlschrank bei einer Temperatureinstellung von 8 bis 10 °C der ideale Lagerplatz. Manche Zutaten braucht man in nur sehr geringen Mengen, man läßt sie zweckmäßigerweise gleich in der Apotheke genau auswiegen.

Haltbarmachung

Da bewußt auf zusätzliche Konservierung verzichtet wird, um die biologische Einheit des Produkts zu wahren und die Haut des Benutzers zu schonen, ist es ratsam, die hergestellten Mittel rasch zu verbrauchen. Hautcremes halten sich bei kühler Lagerung 4 bis 6 Wochen, viele der Gesichtswässer sind unbegrenzt haltbar. Da viele der natürlichen Zusätze auch sanft konservierende und antiseptische Eigenschaften haben, wird bei der Herstellung auch die derma-

tologisch empfohlene Reinheit erzielt.

Es versteht sich von selbst, daß die Anwendung von bereits ranzig gewordenen Cremes niemals zu empfehlen ist. Am besten betrachtet man hausgemachte Kosmetika wie Lebensmittel: Sowenig wie man verdorbene Lebensmittel essen sollte, sowenig sollte man verdorbene Kosmetikprodukte verwenden.

Verträglichkeit

Nicht jeder Stoff wird von jeder Haut gleichermaßen gut vertragen, und natürliche Rohstoffe bilden hier keine Ausnahme, auch sie können Allergien auslösen. Eine Allergie ist immer eine individuelle Hautreizung, und das Allergen, jener Stoff also, der die Allergie hervorruft, kann auch in völlig harmlosen und hautfreundlichen Mitteln verborgen sein. Man denke etwa an die Erdbeerallergie.

Erfahrungsgemäß sind aber Duft- und Farbstoffe in Cremes viel häufiger für allergische Reaktionen verantwortlich als etwa Öle und Wachse. Ein großer Vorteil der hausgemachten Kosmetika besteht darin, daß man weiß, welche Rohstoffe man verwendet hat. Sollte ein Allergen darunter sein, so kann dieser Stoff leicht und schnell ermittelt werden.

Gefäße

Alle lichtempfindlichen Stoffe, wie etwa Parfümöle und Tinkturen, werden in dunkle Apothekerglasflaschen abgefüllt, und auch fertige Gesichtswässer sollten in dunklen Flaschen aufbewahrt werden. Hautcremes füllt man in Porzellancremedosen ab. Bevor man die Creme einfüllt, reibt man die Dose kurz mit Alkohol aus.

Der Zauber der schönen Düfte

Berichte über den Gebrauch von wohlriechenden Substanzen reichen weit in die frühe Geschichte der Menschheit zurück. Die Pharaonen des alten Ägyptens verteilten bei offiziellen Anlässen Parfüms an ihre Beamten. Kein Gefäß konnte kostbar genug sein, um die wohlriechenden Wässer und Öle aufzunehmen: Phiolen aus Onyx und Alabaster, aber auch aus mundgeblasenem Glas wurden in den Königsgräbern der frühen Zeit gefunden. Die Ägypter haben als erste Rezepte für Parfüms zusammengestellt.

Viele ägyptische Grabgemälde, wie auch der hier gezeigte Ausschnitt, stellen ägyptische Frauen – oder auch Männer – mit eigenartig kegelförmigen Gebilden auf dem Kopf dar. Diese Kegel waren „Duftpyramiden". Duftende Blüten wurden in hochwertigen Fetten ausgelassen, dann ließ man die Mischung in kegelförmigen Behältern erkalten. Bei festlichen Anlässen setzte man sich die Kegel auf den Kopf. Im Lauf des Festes entfalteten die aromatischen Duftnoten ihre Bouquet, bedingt durch Körperwärme und Raumtemperatur. Das schuf dann jene betörende Atmosphäre, die die Damen und Herren jener Tage so liebten.

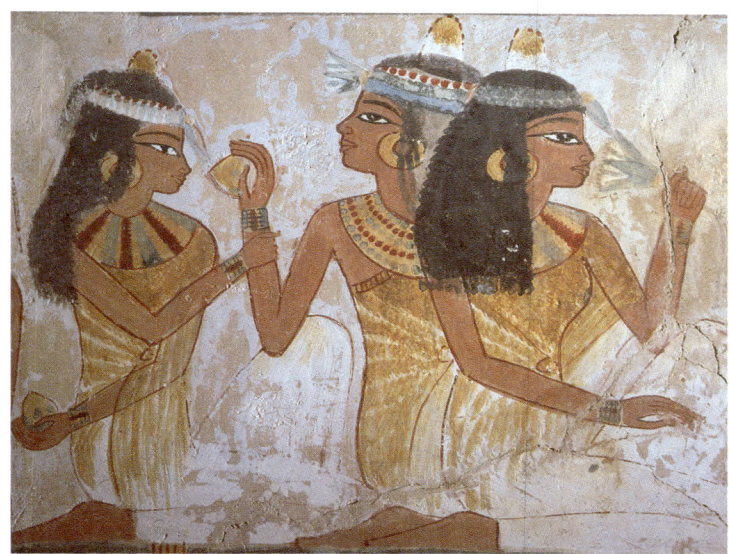

Ausschnitt aus einem Grabgemälde des Nacht, eines Amunpriesters zur Zeit des Pharaos Amenophis II., der von 1438 bis 1412 v. Chr. regierte

Hautreinigung

Viele Hautprobleme entstehen dadurch, daß die Haut ungenügend oder falsch gereinigt wird. Soll die Haut gesund sein und bleiben, ist eine richtige Reinigung unerläßlich. Dabei sei daran erinnert, daß die Reinheit der Haut nicht allein durch sorgfältiges Waschen zustande kommt. Unreine, verstopfte Poren lassen sich auch durch das vielversprechendste Reinigungsmittel nicht klären, und die so häufig versprochene „porentiefe Reinigung" bewirkt oft nur eine zu starke Entfettung und Sensibilisierung der Haut.

Hautprobleme entstehen aber bekannterweise nicht nur durch äußere Verunreinigung, sondern auch durch Mangel an Bewegung und Sauerstoff, durch falsche Ernährung und durch schlechte Lebensgewohnheiten, etwa übermäßigen Nikotin- und Alkoholgenuß. Mit Gesichtsdampfbädern, reinigenden Packungen und Masken kann man zwar kosmetisch Hautprobleme angehen, doch ein wirklich zufriedenstellendes Hautbild wird sich erst zeigen, wenn man die Ursache des Übels kennt.

Der menschliche Organismus trägt selbst schon viel zur Hautreinigung bei, denn in einer Art Selbstreinigungsprozeß entfernt die Haut oberflächlichen Schmutz, indem sie fortwährend die abgestorbenen obersten Hornzellen der Haut abstößt.

Schmutzteilchen sanft entfernen

Wenn man aber von der Reinigung der Haut spricht, muß man zuerst einmal ganz sachlich betrachten, aus welchen Substanzen sich der Schmutz auf der Haut eigentlich zu-

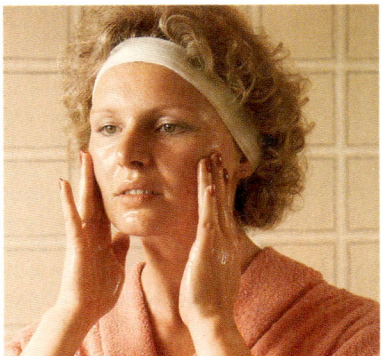

1. *Hände befeuchten und ein wenig Reinigungsöl (siehe S. 195) auftragen*

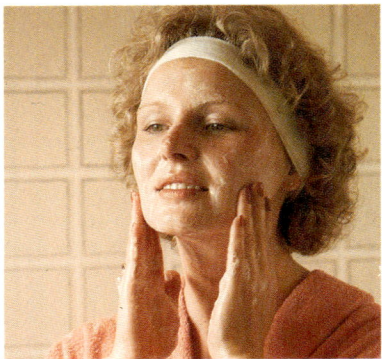

2. *Das Öl einmassieren, ohne die Haut zu zerren. Das Öl wird dabei milchig*

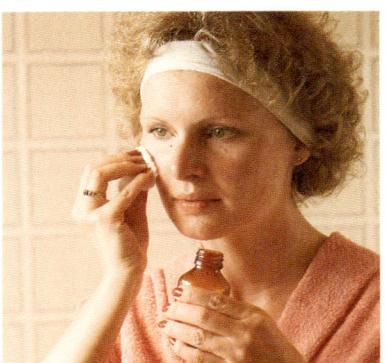

3. *Mit viel warmem Wasser abspülen und mit Gesichtswasser nachreinigen*

sammensetzt. Wie alle Organe des menschlichen Körpers stellt auch die Haut kein einheitliches Gewebe dar. Sie ist aus verschiedenen Zellschichten aufgebaut, die oberste Schicht ist die sogenannte Hornschicht. An ihrer Oberfläche ist diese Hornschicht von einer Fettsubstanz bedeckt, die man als Hautfett bezeichnet. Diese Fettschicht ist eine Emulsion aus Schweiß, Hauttalg und Abfallstoffen der Zellen. Das Oberflächenfett hat die Funktion, die Hautoberfläche geschmeidig zu halten und den Wasserhaushalt der tiefer gelegenen Hautschichten zu regeln. Außerdem dient die Fettschicht der Haut als Schutzbarriere gegenüber äußeren Einflüssen. Bei der richtigen Hautreinigung geht es nun darum, die Schmutzteilchen, die sich im Oberflächenfett abgelagert haben, zu entfernen, ohne dabei die Haut zu sehr zu entfetten oder die natürlichen Hautfunktionen zu beeinträchtigen.

Wie die meisten anderen kosmetischen Präparate kommen auch die Reinigungsmittel nur mit der äußer-

sten Hornschicht in Kontakt. Welche Reinigungsmethode man wählen soll, richtet sich zum einen nach der Beschaffenheit der Haut, zum andern nach der Art der Hautverschmutzung und schließlich auch nach dem Härtegrad des Wassers, das man zur Reinigung benutzt. Warmes Wasser läßt die Hornschicht der Haut aufquellen und macht sie weich. Durch mechanisches Waschen mit einem Waschlappen oder einer samtweichen Bürste wird der Schmutz mit den obersten Hornzellen der Haut gelockert und abgespült. Da das Oberflächenfett der Haut aber wasserabstoßend ist, können die im Hautfett abgelagerten Schmutzpartikel mit Wasser allein nicht ganz beseitigt werden. Diesem Mangel hilft man ab, indem man dem Wasser andere reinigende Stoffe zusetzt.

Verschiedene Reinigungsmittel

Es besteht aber neben dem Wasser die Auswahl zwischen Reinigungsölen, Reinigungsemulsionen, wasserfreien Fettcremes, Seifen sowie festen

Stoffen, die mechanisch reinigen. Jedes Reinigungsmittel hat spezifische Vorteile, weshalb man verschiedene Arten von Reinigungsmitteln zur Hand haben sollte. Um beispielsweise Make-up zu entfernen, sollte man ein öllösliches Reinigungsmittel verwenden, bei normal verschmutzter Haut kann man Seife nehmen, und bei schlecht durchbluteter und unreiner Haut erfüllt eine Mischreinigung mit öllöslichen und wasserlöslichen Mitteln ihren Zweck am besten.

Grundsätzlich ist bei der Hautreinigung wichtig, daß die Haut schonend gereinigt wird, daß man sie nicht zu stark entfettet und keine Rückstände des Reinigungsmittels auf der Haut verbleiben. Aus diesem Grund muß nach jeder Hautreinigung entweder gründlich mit Wasser nachgespült oder mit Gesichtswasser nachgereinigt werden. Dieses Reinigungsprogramm, das man sich in drei Stufen (siehe oben) vorstellen kann, bewirkt eine schonende, sinnvolle und wirksame Reinigung der Haut.

Seife – ja oder nein?

Es ist eine alte Streitfrage zwischen Dermatologen, Kosmetikerinnen und Schönheitsexperten, ob man Seife für die Gesichtsreinigung nehmen soll oder nicht. Die einen würden niemals Seife an ihre Haut lassen, die anderen schwören auf ihre tägliche Waschung mit Seife. Es gibt viele Frauen, die sich das ganze Leben lang ihr Gesicht ausschließlich mit Seife waschen und eine sehr schöne Haut haben; andere haben Seife nie angerührt und leiden unter trockener Haut.

Freilich muß man bedenken, daß Seife nicht gleich Seife ist. Minderwertige Seifen enthalten Kalium oder synthetisches Reinigungsmittel, das die Haut reizen kann. Überfettete Seifen, wie beispielsweise Lanolinseifen, Olivenseifen oder Babyseifen, sind für die Hautreinigung gut geeignet.

Wenn man sich neben dem übrigen Körper auch das Gesicht mit Seife waschen will, sollte man wissen, was die Seife kann, was sie nicht kann und was sie auf keinen Fall können soll. Die Seifenwäsche ist beispielsweise nicht sinnvoll, wenn man Make-up von der Haut entfernen will. Öllösliche Farben und Make-up entfernt man schonender mit Reinigungsöl oder Abschminke. Dieser Reinigung kann dann durchaus eine leichte Seifenwäsche folgen, um auch wasserlöslichen Schmutz von der Haut zu entfernen. Wichtig ist vor allem, daß man die Haut anschließend mit sehr viel Wasser nachspült und dann mit saurem Gesichtswasser nachreinigt.

Hautschädigungen entstehen häufig durch Rückstände des Reinigungsmittels auf der Haut; auch Schädigungen am Haar macht man dafür verantwortlich, daß nicht lange und gründlich genug mit Wasser nachgespült wurde. Je kalkhaltiger das Wasser ist, desto schwieriger ist es, die unsichtbaren Kalkreste von der Haut zu entfernen.

Die Nachreinigung mit saurem Gesichtswasser bewirkt eine schnelle Regeneration des Hautsäuremantels und die Entfernung von wasserunlöslichen Kalk- und Seifenrückständen auf der Haut. Die in den Rezepten beschriebenen Gesichtswässer sind zur Nachreinigung ideal geeignet. Wenn man kein Gesichtswasser zur Hand hat, kann man auch der letzten Wasserspülung einen Spritzer Obstessig oder Zitronensaft zusetzen.

Bis heute ist es noch nicht gelungen, der Seife ein anderes, gleichwertiges Mittel zur Körperpflege an die Seite zu stellen. Dieser Umstand läßt die Kosmetikhersteller nicht ruhen. Immer neue Seifen werden entwickelt, die mehr können als nur waschen! Es kamen die Seifen auf Detergenzienbasis, desodorierende Seifen, synthetische Seifen, Seifen mit sauren Zusätzen und sogenannte Flüssigseifen, eingetrübt und perlglänzend, aufgebaut auf Tensiden und in Dosierflaschen abgefüllt.

Doch wenn eine Seife verspricht, mehr zu können als nur zu reinigen, dann sollte man die Finger davon lassen. Denn der Zweck der Seife besteht darin, mild und schonend zu reinigen. Durch die Verwendung waschaktiver Substanzen, sogenannter Tenside, findet eine viel zu radikale Entfettung der Haut statt. Auch Desinfektionsmittel in Seifen sind überflüssig. All diese Stoffe führen höchstens zu einer unkontrollierten Sensibilisierung der Haut.

Reinigungsöl

Für jeden Hauttyp

90 g reines Pflanzenöl (süßes Mandel-, Traubenkern- oder Avocadoöl), 10 g Tween 80, 4 Tropfen Pfefferminzöl

Das Pflanzenöl in eine dunkle Apothekerflasche füllen, den Emulgator Tween 80 dazugeben, einmal kräftig durchschütteln und mit dem Pfefferminzöl parfümieren. Statt Pfefferminzöl kann man auch Melissenöl, Rosenöl, Orangenblütenöl oder Zitronenöl verwenden.

Man befeuchtet die Hände, gibt ein wenig Reinigungsöl in die hohle Hand und massiert dann Gesicht, Hals und Dekolleté ein. Mit viel warmem Wasser nachspülen; mit Gesichtswasser klären.

Reinigungscreme

Für jeden Hauttyp

5 g weißes Wachs, 20 g Lanolin, 5 g Kakaobutter, 40 g Olivenöl, 40 g Rosenwasser, Parfümöl bei Bedarf

Im kochenden Wasserbad das weiße Wachs schmelzen, dann Lanolin und Kakaobutter hinzufügen. Sobald alles geschmolzen ist, das Olivenöl beifügen und alles auf 65 °C erwärmen. In einem feuerfesten Porzellantöpfchen das Rosenwasser ebenfalls auf 65 °C erwärmen. Die geschmolzenen Fette vom Herd nehmen und mit dem elektrischen Handrührgerät auf kleinster Stufe das Rosenwasser einrühren.

Sobald die Creme handwarm abgekühlt ist, kann man ein wenig Parfümöl hinzufügen, etwa Lavendel-, Melissen- oder Rosenöl, je nachdem, welche Duftnote man bevorzugt. Weiterrühren, bis die Creme kalt ist, in Cremetöpfchen abfüllen, die man vorher mit Alkohol ausgewischt hat, und im Kühlschrank lagern.

Diese Reinigungscreme löst vor allem fettlösliches Make-up auf schonende Weise. Man trägt die Creme dünn auf Gesicht und Hals auf, läßt sie kurz einziehen und nimmt sie dann mit einem weichen Papiertüchlein ab. Anschließend die Haut mit viel warmem Wasser waschen und mit saurem Gesichtswasser gründlich nachreinigen.

Man kann das Gesicht nach der fetten Reinigung genausogut mit einer milden Babyseife waschen. Aber auch hier ist die Nachreinigung mit saurem Gesichtswasser wichtig, um unlösliche Kalk- und Seifenreste von der Haut zu entfernen und den pH-Wert der Haut zu regenerieren.

Reinigungsmilch

Für jeden Hauttyp

10 g Lanolin, 3 g Wollwachsalkohole, 30 g süßes Mandelöl, 10 g Tween 80, 60 g Rosenwasser, 20 Tropfen Kamillentinktur

Die ersten vier Zutaten, Lanolin, Wollwachsalkohole, Mandelöl und Tween 80, im kochenden Wasserbad schmelzen und die Mischung auf eine Temperatur von 70 °C bringen.

Das Rosenwasser in einem feuerfesten Porzellantöpfchen ebenfalls auf 70 °C erwärmen. Beides vom Feuer nehmen, die erwärmte Flüssigkeit in die geschmolzenen Fette gießen, mit einem Holzkochlöffel verrühren.

Bei dieser Art der Cremeherstellung – der Öl-in-Wasser-Emulsion – ist das mechanische Rühren mit dem elektrischen Handrührgerät nicht geeignet, denn die Emulsion muß langsam per Hand kaltgerührt werden.

Dabei darf man die Geduld nicht verlieren, sondern muß warten, bis die Emulsion allmählich eindickt und die gewünschte Konsistenz erhält.

Die fertige Reinigungsmilch in eine Flasche abfüllen und jeweils vor Gebrauch gut schütteln.

Die Milch mit den Händen reichlich über Gesicht, Hals und Dekolleté verteilen. Anschließend mit viel warmem Wasser abwaschen, dabei das Gesicht leicht massieren.

Die Milch reinigt schonend und gründlich, sie ist deshalb für trockene und alternde Haut besonders gut geeignet.

Wie nach jeder Reinigung werden Gesicht, Hals und Dekolleté mit Gesichtswasser nachgereinigt, um überschüssige Cremereste und Kalkrückstände vom Wasser zu entfernen und den pH-Wert der Haut zu regenerieren.

Maismehlwaschung

Für jeden Hauttyp

1 Tasse Maismehl, ½ Tasse Weizenmehl, 1 Tasse Trockenmilchpulver

Alle Zutaten in einer Schüssel gut vermischen, den Vorrat fest verschlossen aufbewahren.

Die Maismehlwaschung bewirkt eine leichte Abschilferung abgestorbener Hornzellen. Man

sollte diese Waschung einmal in der Woche vornehmen.

Das Gesicht mit Reinigungsöl oder -creme reinigen. Dann rührt man ein wenig von der Maismehlmischung mit warmem Wasser an und massiert das Gesicht einige Minuten lang leicht damit ab, anschließend mit viel warmem Wasser gründlich nachspülen.

Gesichtswasser

Wenn man Schönheitsrezepte vergangener Zeiten liest, stellt man immer wieder erstaunt fest, wie gut die Frauen früher über kosmetische Rohstoffe informiert waren, wie viel sie über deren Verarbeitung und Anwendung wußten. Im 16. und 17. Jahrhundert gehörten gute theoretische Kenntnisse über Kosmetika zur Allgemeinbildung der gehobenen Schichten. An Höfen und Residenzen gab es eigene Trockenräume für Heilpflanzen und aufwendige Destillationsanlagen. In den hauseigenen Laboratorien wurden Arzneimittel und Kosmetika angefertigt.

Auch von der Hausfrau einfacher Schichten wurde erwartet, daß sie gleichermaßen Schönheitsmittel herstellen und Speisen zubereiten konnte.

Große Aufmerksamkeit widmete man früher der Anwendung von Gesichtswasser. Auch nach moderner kosmetischer Auffassung gehört das Gesichtswasser zu den wichtigsten Mitteln der pflegenden Kosmetik. Die milde Nachreinigung mit Gesichtswasser entfernt nicht nur Rückstände von Reinigungsmitteln, sie wirkt auch erfrischend, tonisierend, klärend und adstringierend auf die Haut. Außerdem sorgen die günstigen pH-Werte des sauren Gesichtswassers für eine rasche Regenerierung des Hautsäuremantels. Störungen des Säuremantels der Haut bilden die Grundlage für Hautunreinheiten, wie Pickel, Entzündungen und Juckreiz. Deshalb benutzt man für die pflegende Kosmetik Mittel, die dem natürlichen pH-Wert der Haut entsprechen.

Was bedeutet pH-Wert?
Der pH-Wert ist eine Meßzahl für die Anzahl von freien Wasserstoffionen in einer Lösung. Die Anzahl der Wasserstoffionen bedingt den Säuregehalt der Lösung, d. h., je mehr freie Wasserstoffionen sich in der betreffenden Lösung befinden, desto stärker ist die Säure. Zur Messung des pH-Wertes hat man eine Skala festgelegt, die von 0 bis 14 reicht. Als sauer bezeichnet man alle Werte, die unter 7 liegen, als basisch dagegen die Werte über 7,5. Neutral ist eine Lösung mit einem pH-Wert von 7,5. Da die Haut einen durchschnittlichen pH-Wert zwischen 5 und 6 hat, ist der ideale pH-Wert für alle pflegenden kosmetischen Präparate in diesem leicht sauren Bereich zu suchen.

Messen kann man den pH-Wert einer Lösung entweder mit Lackmuspapier – es färbt sich bei saurer Lösung rot, bei basischer Lösung blau – oder mit anderen pH-Meßpapieren, bei denen die jeweilige Färbung speziell angegeben ist.

Während man aber, wie erwähnt, für die pflegende Kosmetik gern Mittel mit dem natürlichen pH-Wert der Haut benutzt, ist die reinigende Kosmetik häufig eher basisch. Um der Haut zu helfen, ihren Säuremantel rasch wieder aufzubauen, sind saure Gesichtswässer ausgesprochen günstig. Wenn man keine besonderen Gesichtswässer herstellen möchte oder der Vorrat gerade erschöpft ist, dienen schon verdünnter naturreiner Obst- oder Apfelessig oder verdünnter Zitronensaft als einfache Mittel, den Säuremantel der Haut zu regenerieren. Andere beliebte und wirksame Gesichtswässer sind reiner Gurken- oder Traubensaft.

Hamamelistonikum

Für jeden Hauttyp

60 g Hamameliswasser, 40 g Rosenwasser, 1 g Alaun

Man nimmt 1 Eßlöffel des Rosenwassers, erwärmt es leicht und löst darin das Alaunpulver auf. Dies wird nun mit allen restlichen Zutaten vermischt. Dann füllt man das Gesichtswasser in eine dunkle Apothekerflasche ab. Das erfrischende Hamamelistonikum ist für die Nachreinigung der Haut bestens geeignet. Es wirkt klärend, erfrischend und entzündungshemmend und durch die Beifügung von Alaun sanft porenverengend.

Eilige können sich auch reines Hamameliswasser in der Apotheke kaufen und es unvermischt als Gesichtswasser anwenden.

Honiggesichtswasser

Für jeden Hauttyp

½ Teelöffel reiner Bienenhonig, 50 g Rosenwasser, 50 g Hamameliswasser, 10 Tropfen Kamillentinktur

Das Rosenwasser leicht erwärmen und den Bienenhonig darin auflösen. Nun alle Zutaten zusammenschütten und in einer dunklen Glasflasche aufbewahren.

Nach der Hautreinigung das Gesicht mit Honiggesichtswasser nachreinigen, indem man etwas davon auf einen Wattebausch träufelt.

Wegen seines sehr günstigen pH-Wertes und seiner klärenden und heilenden Eigenschaften ist das Gesichtswasser zur täglichen Nachreinigung für jeden Hauttyp gut geeignet.

Rosengesichtswasser

Für trockene, empfindliche Haut

90 g Rosenwasser, ½ Teelöffel naturreiner Obstessig, ½ Teelöffel reiner Bienenhonig, 5 g Alkohol (70 %), 3 Tropfen Rosenöl oder Geraniumöl

Man erwärmt etwas von dem Rosenwasser und löst den Bienenhonig darin auf. Mit dem restlichen Rosenwasser vermischen und den Obstessig dazugeben.

Nun das Parfümöl im Alkohol auflösen und der Mischung hinzufügen. Einmal tüchtig durchschütteln und dann in eine dunkle Apothekerflasche abfüllen.

Die sanft belebenden und heilenden Wirkungen der Rose stehen im Vordergrund dieser Wirkstoffkombination. Auch der heilwirksame Bienenhonig und der Obstessig mit seinen günstigen pH-Werten machen das Gesichtswasser zum idealen Kosmetikum für die tägliche Pflege.

Man beträufelt einen befeuchteten Wattebausch mit ein wenig Gesichtswasser und reibt das gut gereinigte Gesicht und den Hals damit ab.

Kamillenlotion

Für trockene, empfindliche Haut

2 Eßlöffel Kamillenblüten, 1 Eßlöffel Rosenblütenblätter, 1 Eßlöffel Stiefmütterchen, 30 g Alkohol (70 %), 10 Tropfen Kamillentinktur, 100 g destilliertes Wasser, 30 g Rosenwasser

Die getrockneten Blüten – man bekommt sie in der Apotheke – werden in einer kleinen Glas- oder Porzellanschüssel vermischt. Man gibt den Alkohol darüber und füllt mit destilliertem Wasser auf, bis alles mit Flüssigkeit bedeckt ist.

Mit einem Leinentuch zugedeckt, wird die Schüssel über Nacht an einem kühlen Platz stehengelassen. Dann wird der alkoholisch-wäßrige Kräuterauszug abgeseiht; dafür gibt man die Mischung in ein Haarsieb, läßt sie durchlaufen und drückt dabei die durchtränkten Kräuter gut aus. Dann den gewonnenen Auszug durch Kaffeefilterpapier laufen lassen.

Um das Filtern und die Weiterverarbeitung zu vereinfachen, kann man einen gründlich gereinigten Trichter mit Filterpapier auf eine mit Meßeinheiten gekennzeichnete feuerfeste Babynahrungsflasche setzen. Dem klar gefilterten Kräuterauszug die Kamillentinktur und das Rosenwasser zufügen, das Ganze in eine dunkle Glasflasche abfüllen und kräftig durchschütteln.

Die Lotion wirkt erfrischend auf trockene, empfindliche Haut. Man gibt sie auf einen angefeuchteten Wattebausch und reibt damit sanft Gesicht und Hals ab. Wegen ihrer idealen pH-Werte ist die milde Lotion zur Nachreinigung der Haut gut geeignet.

Ringelblumengesichtswasser

Für trockene, empfindliche Haut

90 g Rosenwasser, 10 g Ringelblumentinktur

Die Ringelblumentinktur, auch Calendulatinktur genannt, gibt es in der Apotheke. Dort kann man sich die beiden Zutaten gleich mischen und abfüllen lassen.

Die Ringelblume zählt zu den ältesten Heilpflanzen in unseren Gärten, und die Ringelblumentinktur sollte eigentlich – wie die Arnikatinktur – in keiner guten Hausapotheke fehlen.

Sanft porenverengend, heilend und erfrischend wirkt das Gesichtswasser mit Ringelblumen, und es eignet sich gut für empfindliche, zarte und trockene Haut zur Nachreinigung.

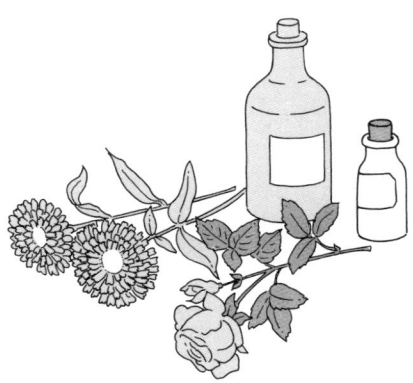

Klettenwurzelgesichtswasser

Für fette, unreine, großporige Haut

3 knappe Eßlöffel Klettenwurzel, 150 g destilliertes Wasser, 50 g Hamameliswasser, ½ Teelöffel reiner Bienenhonig, 1 Teelöffel Klettenwurzeltinktur

Die getrockneten Pflanzenteile gibt man in eine Porzellanschüssel, übergießt sie mit dem destillierten Wasser und läßt sie mit einem Tuch bedeckt über Nacht stehen. Am nächsten Tag seiht man die goldbraune Flüssigkeit ab und drückt dabei die Wurzeln gut aus. Um alle Pflanzenrückstände zu beseitigen, läßt man die Flüssigkeit durch Kaffeefilterpapier rinnen.

Nun erwärmt man das Hamameliswasser und löst den Bienenhonig darin auf. Alle Flüssigkeiten vermischen, die Klettenwurzeltinktur hinzufügen und das Ganze in eine dunkle Flasche abfüllen.

Seit jeher schätzt man in der Kräuterheilkunde die Klettenwurzel wegen ihrer entzündungshemmenden und heilenden Eigenschaften. Mit dem Teeaufguß von Klettenwurzeln behandelte man Flechten, Furunkel und Geschwüre, und bei Entzündungen im Mund- und Rachenraum wurde mit dem kalt angesetzten Klettenwurzeltee mehrmals täglich gegurgelt.

Wenn auch die Zubereitung des Klettenwurzelgesichtswassers ein wenig umständlich sein mag, so lohnt sich die Mühe, wenn man ein wirklich gutes und hilfreiches Mittel gegen fette, unreine, großporige Haut haben will. Regelmäßig zur Nachreinigung angewendet, verbessert es sichtbar das Hautbild.

Das würzig duftende Gesichtswasser ist auch zur Behandlung der Aknehaut zu empfehlen.

Salbeigesichtswasser

Für fette, unreine, großporige Haut

20 g Salbeitinktur, 80 g Hamameliswasser, 4 Tropfen Rosmarinöl

Zuerst löst man in der Salbeitinktur das Rosmarinöl auf. Dann gießt man mit dem Hamameliswasser auf und füllt das fertige Gesichtswasser in eine dunkle Apothekerflasche ab. Salbei, Rosmarin und Hamamelis gehören zu den wirksamsten Heilkräutern zur Pflege der fetten, unreinen Haut.

Einen unter Wasser ausgedrückten Wattebausch mit dem Gesichtswasser beträufeln, Gesicht, Hals und Dekolleté gründlich damit abreiben. Regelmäßig verwendet, verbessert sich das Hautbild sichtbar.

Huflattichadstringens

Für fette, unreine, großporige Haut

30 g Huflattichtinktur, 70 g Hamameliswasser, 3 Tropfen Rosmarinöl

Das ätherische Rosmarinöl wird zunächst in der Huflattichtinktur gelöst. Nun mit dem Hamameliswasser aufgießen und in eine dunkle Apothekerflasche abfüllen.

Nach der gründlichen Gesichtsreinigung beträufelt man einen feuchten Wattebausch mit dem Gesichtswasser und reibt sanft das Gesicht und den Hals damit ab.

Auch für unreine Hautstellen am Körper kann man das Adstringens gut verwenden. Es wirkt entzündungshemmend.

Rezepte für Hautcremes

Eine wirksam pflegende Creme sollte nur aus Inhaltsstoffen zusammengesetzt sein, die nicht hautfremd, sondern hautähnlich sind. Hautfremd sind vor allem synthetische Stoffe wie etwa Stabilisatoren, Emulgatoren, Netz- und Gleitstoffe, aber auch Mineralfette, Mineralöle und selbstverständlich die ganze Skala zum Teil toxischer Konservierungsstoffe, wie man sie in industriell gefertigten Kosmetikprodukten finden kann. Im Gegensatz dazu stehen die hautähnlichen Naturprodukte wie reine Pflanzenöle, Bienenwachs und Fette, z. B. Lanolin. In seiner natürlichen Zusammensetzung ist das Lanolin dem menschlichen Hautfett am ähnlichsten und eignet sich deshalb besonders gut für Kosmetika.

Auf die Haut aufgetragen, ist die naturreine Hautcreme in der Lage, sich mit dem natürlichen Hautfett rasch zu verbinden; die Creme liegt nicht als starre Schicht auf der Haut, sondern zieht in sie ein. Sie hält die Haut geschmeidig, schützt vor Witterungseinflüssen und bewahrt den natürlichen Wassergehalt der Haut.

Frisch hergestellte echte Naturkosmetik ist frischen Lebensmitteln vergleichbar. Sie muß nicht keimfrei sein, und sie ist zum alsbaldigen Verbrauch bestimmt. Alle die in den nachfolgenden Rezepten genannten Hautcremes sind bei kühler Lagerung 4 bis 6 Wochen lang gut haltbar. Die ideale Lagertemperatur liegt bei etwa 10°C; wird die Creme zu kalt gelagert, können die Emulsionen brechen.

Wie man eine Hautcreme selbst herstellt

Die Herstellung einer Hautcreme ist wahrhaftig keine Hexerei. Hier wird im Bild festgehalten, wie eine Mandelölhautcreme hergestellt wird. Das Rezept für diese für jeden Hauttyp geeignete Nährcreme steht auf S. 200. Diese einfach zu bereitende Creme kann auch als Grundlage für Cremepackungen mit frischen Zutaten dienen, wie sie auf S. 203 beschrieben werden.

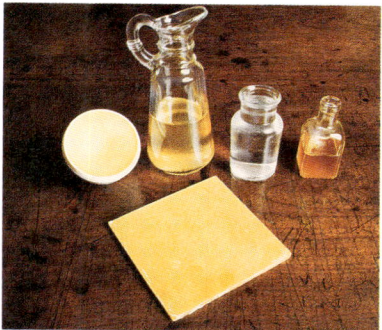

1. *Zunächst werden alle Zutaten für die Nährcreme bereitgestellt*

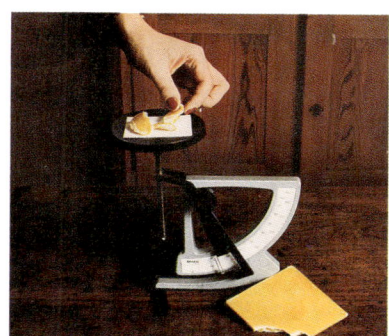

2. *Auf einer Fein- oder Briefwaage Bienenwachs und Lanolin abwiegen*

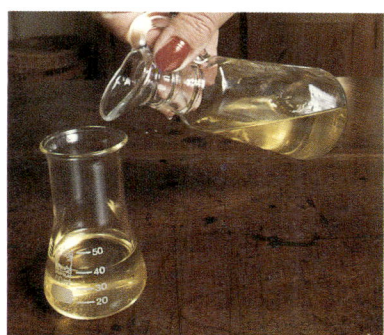

3. *Mandelöl und Rosenwasser getrennt mit dem Meßbecher abmessen*

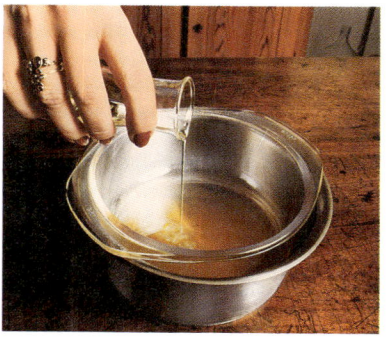

4. *Bienenwachs, Lanolin, Mandelöl im Wasserbad auf 60°C erwärmen*

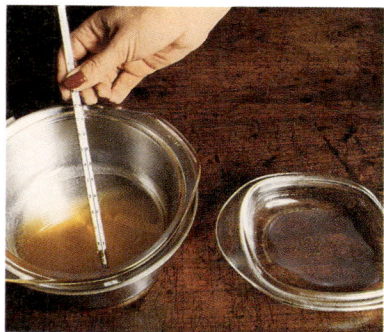

5. *In einem Extratöpfchen (rechts) das Rosenwasser auf 60°C erwärmen*

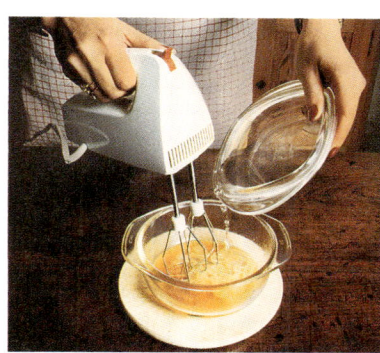

6. *Rosenwasser in die Fettschmelze geben und die Masse handwarm rühren*

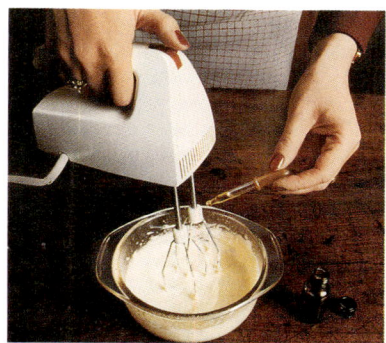

7. *Mit der Pipette das Parfümöl einträufeln und weiterrühren*

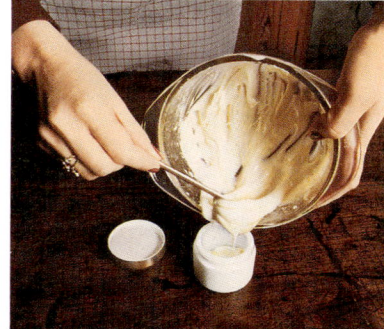

8. *Die kaltgerührte Creme in Töpfchen abfüllen; bei 10 bis 15°C lagern*

Mandelölhautcreme

Für jeden Hauttyp

30 g süßes Mandelöl, 15 g Lanolinanhydrid, 3 g weißes Wachs, 5 g Kakaobutter, 40 g Rosenwasser, 3 Tropfen Lavendelöl

Im kochenden Wasserbad zuerst das weiße Wachs schmelzen lassen, dann Lanolin und Kakaobutter hinzufügen. Sobald die Fette geschmolzen sind, gibt man das süße Mandelöl hinzu und erwärmt alles auf 60°C. In einem feuerfesten Porzellantöpfchen erwärmt man das Rosenwasser ebenfalls auf 60°C. Die Schmelze vom Feuer nehmen, das erwärmte Rosenwasser hinzufügen und mit dem elektrischen Handrührgerät auf kleinster Stufe mit dem Kaltrühren beginnen. Sobald die Creme handwarm abgekühlt ist, das Lavendelöl einträufeln und weiterrühren, bis sie erkaltet ist. In Cremetöpfchen abfüllen.

Seit Jahrhunderten haben sich süßes Mandelöl, Lanolin und Rosenwasser in der Schönheitspflege bewährt. Als Universalcreme kann diese hautfreundliche Creme von jedem Familienmitglied benutzt werden. Die Creme wird hauchdünn aufgetragen, überschüssige Cremereste nimmt man nach kurzer Einwirkungszeit mit einem weichen Papiertüchlein ab. Die biologisch hochwertige Creme schützt, deckt und nährt die Haut.

Sesamsonnencreme

Für jeden Hauttyp

5 g Bienenwachs, 3 g Kakaobutter, 10 g Lanolinanhydrid, 35 g Sesamöl, 40 g destilliertes Wasser

Die ersten drei Zutaten im kochenden Wasserbad schmelzen. Nachdem eine klare Fettschmelze entstanden ist, das Sesamöl hinzufügen und alles auf 60°C erwärmen. In einem Extratöpfchen das destillierte Wasser ebenfalls auf 60°C erwärmen und dann mit dem elektrischen Handrührgerät auf kleinster Stufe in die geschmolzenen Fette einrühren. Geduldig rühren, bis die Creme erkaltet. Dann in Cremetöpfchen abfüllen, die man zuvor mit Alkohol ausgewischt hat.

Sesamöl wird aus den Samen von *Sesamum indicum* gewonnen; das Öl enthält Sesamol, einen Wirkstoff, der die Oxidation verhindert und UV-Strahlen absorbiert. Daher ist das Sesamöl besonders gut für die Herstellung der Sonnencreme geeignet.

Als Hautschutz zum extremen Sonnenbad reicht der natürliche Lichtschutzfaktor allerdings nicht aus. Ohnehin aber schadet ausgedehntes Sonnenbaden der Haut. Natürliche, gesunde Bräune bekommt man auch im Schatten oder wenn man sich in der Sonne bewegt (siehe auch S. 94 bis 97).

Weizenkeimhautcreme

Für trockene, empfindliche Haut

5 g Bienenwachs, 7 g Kakaobutter, 5 g Lanolinanhydrid, 45 g Weizenkeimöl, 30 g Rosenwasser, 3 Tropfen Rosen- oder Geraniumöl

Die ersten drei Zutaten im kochenden Wasserbad schmelzen, das Weizenkeimöl hinzufügen und alles auf 60°C erwärmen. Auch das Rosenwasser auf 60°C erwärmen und dann mit dem elektrischen Handrührgerät auf kleinster Stufe in die geschmolzenen Fette einrühren. Sobald die Creme handwarm abgekühlt ist, mit 3 Tropfen Rosen- oder Geraniumöl parfümieren und weiterrühren, bis die Creme erkaltet. In Cremetöpfchen abfüllen, die man zuvor mit Alkohol ausgewischt hat.

Weizenkeimöl zählt in der Kosmetik zu den hochwertigsten Ölen, vor allem wegen seines hohen Gehalts an Vitamin E, dem man auch bei äußerlicher Anwendung hautglättende Eigenschaften zuspricht. Dünn aufgetragen kann man die Weizenkeimhautcreme als Tages- und Nachtcreme verwenden.

Jojobacreme

Für trockene, empfindliche Haut

30 g Jojobaöl, 10 g Lanolinanhydrid, 3 g Kakaobutter, 3 g Bienenwachs, 40 g Orangenblütenwasser, 3 Tropfen Orangenblütenoder Geraniumöl

Bienenwachs, Lanolinanhydrid und Kakaobutter im kochenden Wasserbad schmelzen, dann das Jojobaöl hinzufügen. Alles zusammen auf 60°C erwärmen. In einem Extratöpfchen das Orangenblütenwasser ebenfalls auf 60°C erwärmen. Mit dem elektrischen Handrührgerät auf kleinster Stufe das Wasser unter die Fette rühren. Parfümieren, sobald die Creme handwarm abgekühlt ist; weiterrühren, bis die Creme erkaltet ist; dann in Cremetöpfchen abfüllen.

Das aus der Wüstenpflanze *Simmondsia chinensis* gewonnene Jojobaöl wurde schon von den Indianern Nordamerikas für Heilzwecke verwendet. Das Jojobaöl zeichnet sich durch seine Hautfreundlichkeit aus, es ist vor allem reich an Vitamin F. So kann man die kostbare Jojobacreme – dünn aufgetragen – gut als Tag- und Nachtcreme verwenden.

Traubenkerncreme

Für fette, unreine, großporige Haut

3 g weißes Wachs, 3 g Kakaobutter, 5 g Wollwachsalkohole, 5 g Lanolinanhydrid, 30 g Traubenkernöl, 40 g Hamameliswasser, 3 Tropfen Pfefferminzöl

Die ersten vier Zutaten im kochenden Wasserbad schmelzen, dann das Traubenkernöl hinzufügen und alles auf 60 °C erwärmen. In einem Extratöpfchen das Hamameliswasser auf die gleiche Temperatur bringen. Nun mit dem elektrischen Handrührgerät das Wasser in die geschmolzenen Fette einrühren. Sobald die Creme handwarm abgekühlt ist, sehr vorsichtig parfümieren, denn Pfefferminzöl ist intensiv, und ein wenig zuviel davon könnte die Bindehaut der Augen reizen. Kaltrühren und in Cremetöpfchen abfüllen.

Dünn aufgetragen kann man die Creme als Tag- und Nachtcreme verwenden.

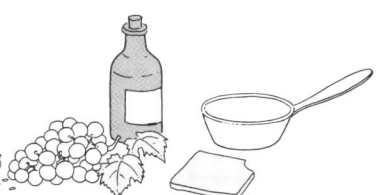

Propoliscreme

Für fette, unreine, großporige Haut

20 g Lanolinanhydrid, 40 g Traubenkernöl, 3 g Bienenwachs, 3 g Kakaobutter, 5 g Propolispulver, 40 g Hamameliswasser

Die ersten vier Zutaten im kochenden Wasserbad schmelzen und auf 70 °C bringen. Das Propolispulver hinzufügen, 8 bis 10 Minuten auf dem Feuer konstant auf 70 °C warm halten, gelegentlich umrühren. Daneben in einem Extratöpfchen das Hamameliswasser auf 60 °C erwärmen.

Nun die Fettschmelze durch ein sehr feinmaschiges Sieb oder Gazetuch in einen bereitgestellten Rührtopf abfiltern. Die Temperatur der abgefilterten Fettschmelze muß jetzt, wie das Hamameliswasser, 60 °C erreicht haben.

Das Hamameliswasser mit dem elektrischen Handrührgerät auf kleinster Stufe in die Fettschmelze rühren. Sobald die Creme erkaltet ist, in Cremetöpfchen abfüllen.

Die in der Wasserbadschale verbliebenen klebrigen Harzreste der Propolis kann man mit Aceton oder Terpentin entfernen. Danach muß der Topf gründlich gereinigt werden.

Die regelmäßige Anwendung der Propoliscreme verhilft zu einer deutlichen Klärung des Hautbildes und zum Abklingen der Hautunreinheiten.

Heilsalbe für unreine Haut

20 g Zinksalbe, 10 g Heilerde, 10 g Traubenkernöl, 2 Tropfen Pfefferminzöl

Offene Zinksalbe gibt es in der Apotheke, sie ist preiswerter als fertig verpackte.

Im kochenden Wasserbad zuerst die Zinkpaste schmelzen, dann das Traubenkernöl hinzufügen und alles auf 60 °C erwärmen. Vom Feuer nehmen, die Heilerde dazugeben und mit dem elektrischen Handrührgerät auf kleinster Stufe rühren.

Bevor die Salbe erkaltet, das Pfefferminzöl einrühren. Weiterrühren, bis die Salbe erkaltet ist, dann in Cremetöpfchen abfüllen, die man zuvor mit Alkohol ausgewischt hat.

Einzelne Pickel und Mitesser kann man gut mit dieser Salbe behandeln. Ein klein wenig davon wird nach sorgfältiger Reinigung auf die betroffene Hautstelle aufgetragen und sollte über Nacht einwirken.

Die frisch nach Pfefferminze duftende Salbe wirkt entzündungshemmend, aber auch leicht austrocknend, deshalb darf sie nicht über das ganze Gesicht verteilt werden.

Honigkur für alternde Haut

10 g Bienenwachs, 3 Eßlöffel reiner Bienenhonig

Im kochenden Wasserbad läßt man in einem feuerfesten Glas- oder Porzellantopf das Bienenwachs schmelzen, bis es ganz flüssig geworden ist. Bei schwacher Hitze mit dem Kochlöffel den Bienenhonig zügig einrühren, bis sich alle Klümpchen gelöst haben. Vom Herd nehmen und mit dem Kochlöffel kaltrühren. Für diese Phase braucht man etwas Geduld. Dann füllt man die Salbe in Cremetöpfchen ab, die man zuvor mit Alkohol ausgewischt hat.

Man trägt die Salbe dreimal wöchentlich auf Gesicht und Hals auf und läßt sie möglichst lange einwirken. Besonders wohltuend ist es, wenn man sich dabei etwas entspannt, indem man sich z. B. hinlegt.

Entfernt wird die Salbe mit lauwarmem Wasser und sanft massierenden Handbewegungen. Wenn man sie, wie beschrieben, regelmäßig anwendet, wirkt die Honigkur glättend und angenehm belebend, vor allem auf die alternde Haut. Sie regt die Durchblutung an und macht die Haut samtweich und zart.

Masken und Packungen

Als Packung bezeichnet man ein kosmetisches Präparat, und zwar eine sich nicht verfestigende Substanz, die auf Gesicht, Hals und Dekolleté aufgetragen wird. Bei der Maske handelt es sich dagegen um ein kosmetisches Präparat, das nach dem Auftragen erhärtet und erstarrt. Die Packung bleibt also elastisch, weich und in ihrer Konsistenz unverändert und wird meist mit feuchten Kompressen abgenommen, während die Maske erhärtet und einen festen Film auf der Haut bildet. Sie wird daher meist trocken abgenommen.

Zunächst muß die Haut gründlich gereinigt werden. Besonders aufnahmefähig wird die Haut, wenn man vor der Anwendung eine feuchtwarme Kompresse auflegt.

Bevor man mit der Behandlung beginnt, sollte man sich alles bereitstellen, was man braucht: die fertig zubereitete Auflage, einen Spatel oder einen Pinsel zum Auftragen, mit Augenlotion getränkte Wattebäusche oder feuchtwarme Kamillenbeutel, eine elastische Binde oder ein Handtuch, um das Haar zurückzubinden, eine Schüssel mit warmem Wasser oder warmem Kräuteraufguß sowie ein Kompressentuch zum Abwaschen. Vor allem aber sollte man auch Ruhe mitbringen. Wenn man sich ½ Stunde entspannt, während die Maske oder die Packung einwirkt, so ist der Effekt noch besser.

Masken und Packungen lassen sich am besten mit einem breiten Pinsel auf das gut gereinigte Gesicht auftragen

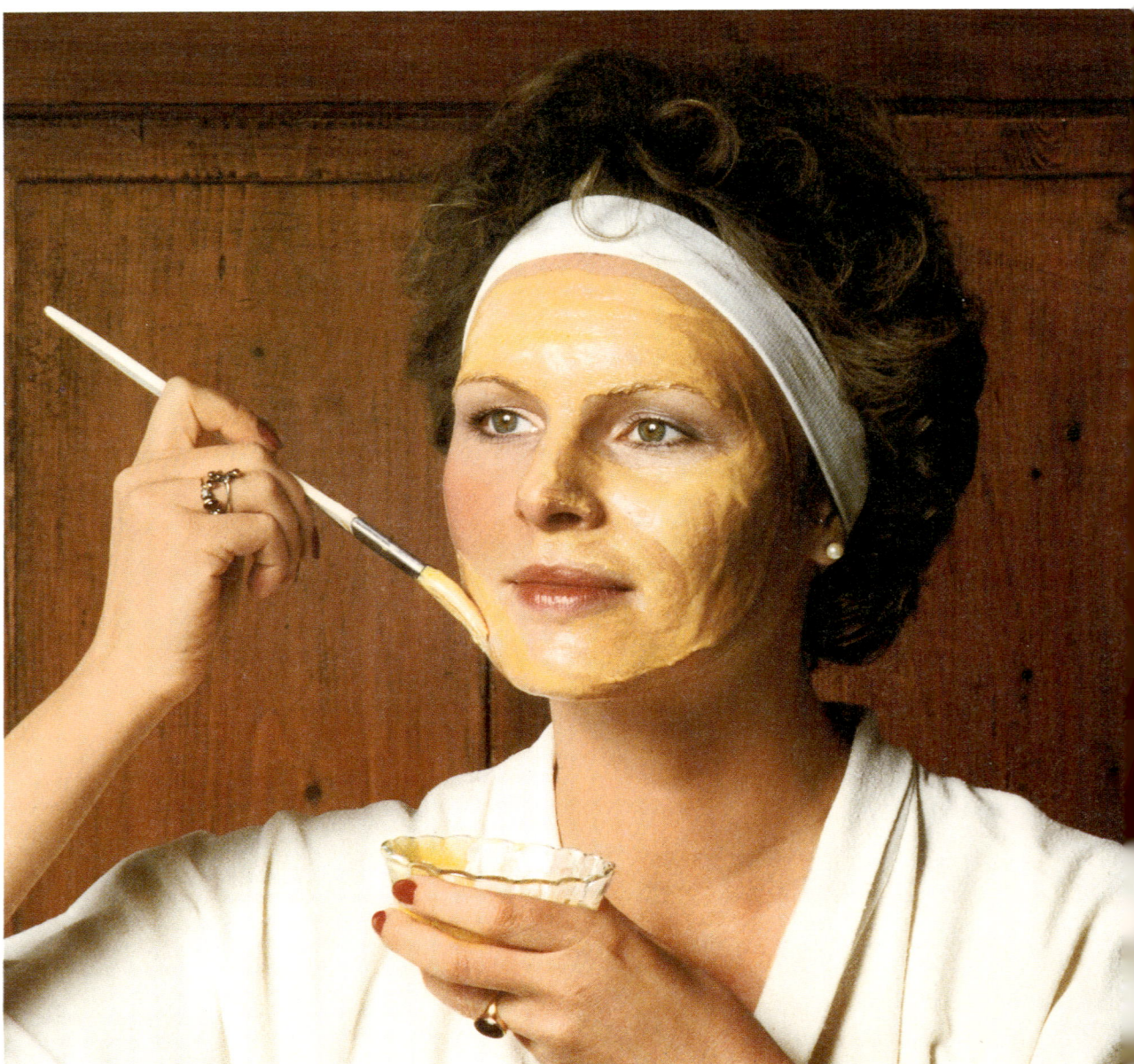

Cremepackungen

Die auf S. 200 bis 201 beschriebenen frisch zubereiteten Hautcremes stellen auch ganz hervorragende Cremepackungen dar. Man trägt die Creme dann fingerdick auf und läßt diese dicke Auflage mindestens 30 Minuten lang einwirken. Dann wird alles ohne Wasser mit einem weichen Papiertüchlein abgenommen. Die Haut wird danach nicht mehr mit Wasser nachgereinigt.

Die für den Hauttyp passende Creme auswählen

Aprikose

Das Fruchtfleisch von ½ Aprikose wird mit der Gabel zerdrückt und dann unter etwas Creme gerührt. Diese Packung wirkt belebend und hautglättend.

Avocado

Man zerdrückt das weiche Avocadofruchtfleisch mit der Gabel und rührt es unter etwas Hautcreme. Avocado macht die Haut glatt, weich und samtig.

Bierhefeflocken

1 Eßlöffel Bierhefeflocken aus dem Reformhaus mit etwas Creme verrühren, das hat eine heilende, beruhigende und glättende Wirkung.

Butter

Man verrührt 1 Teelöffel handwarme Butter mit 1 Teelöffel Nährcreme. Für trockene und spröde Haut eine Wohltat, die Packung glättet und nährt die Haut.

Eigelb

Seit alters gilt Eigelb als schönheitsspendendes Mittel für die Haut- und Haarpflege. Man verrührt zuerst das Eigelb mit 1 Spritzer Zitronensaft, dann gibt man so viel der hausgemachten Creme hinzu, bis eine schön streichfähige Paste entstanden ist. Nach 30 Minuten Einwirkungszeit wird die Packung mit einer feuchtwarmen Kompresse abgenommen. Die Cremepackung mit Ei eignet sich besonders für trockene und alternde Haut.

Erdbeere

2 bis 3 zerdrückte Erdbeeren mit etwas Creme verrührt, wirken herrlich kühlend und beruhigend auf die Haut.

Gurke

Frisch gepreßter Gurkensaft, in etwas Nährcreme eingerührt, klärt, reinigt und erfrischt die Haut.

Honig

Man vermischt 1 Teelöffel reinen Bienenhonig mit der Hautcreme. Honig beruhigt, heilt und glättet die Haut. Auf trockene, aber auch auf unreine Haut wirkt sich die Cremepackung mit Honig sehr günstig aus.

Erdnußpackung

Für trockene Haut

1 Eigelb, 2 Eßlöffel Erdnußöl, ½ Teelöffel reiner Bienenhonig, 1 Spritzer Zitronensaft

Mit dem elektrischen Handrührgerät rührt man tropfenweise das Erdnußöl ins Eigelb. Die tropfenweise Zugabe ist wichtig, damit die Emulsion fest wird. Nun fügt man 1 Spritzer Zitronensaft hinzu und rührt anschließend den Bienenhonig unter.

Man verstreicht die Paste mit einem Backpinsel über Gesicht und Hals und läßt sie mindestens 30 Minuten einwirken. Anschließend mit feuchtwarmer Kompresse abnehmen.

Die Erdnußpackung eignet sich besonders für trockene, spröde und alternde Haut.

Johanniskrautölpackung

Für trockene Haut

2 Eßlöffel Johanniskrautöl, 1 Eigelb, 1 Spritzer Zitronensaft

Mit dem elektrischen Handrührgerät rührt man das zimmerwarme Öl tropfenweise in das Eigelb ein, bis eine feste Emulsion entstanden ist. Nun fügt man einen kleinen Spritzer Zitronensaft hinzu.

Mit einem weichen Pinsel trägt man die Packung auf das gut gereinigte Gesicht auf. Nach ½ Stunde Einwirkungszeit wäscht man die Packung mit viel lauwarmem Wasser ab und reinigt die Haut mit einem erfrischenden Gesichtswasser nach.

Schon in der Antike wurde das Johanniskrautöl als vielseitig verwendbares Heilmittel gepriesen. Doch nicht nur in der Kräuterheilkunde wird das Johanniskraut gern und viel eingesetzt, auch in der Kosmetik sind seine Anwendungsgebiete breit gefächert. Für sensible, nervöse, trockene und alternde Haut ist die Johanniskrautölpackung ideal. Sie bewahrt der Haut bei regelmäßiger Anwendung ihre Elastizität.

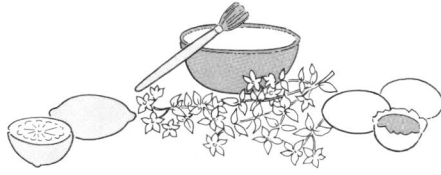

Mandel-Peeling

Für trockene Haut

3 Eßlöffel geriebene Mandeln, 1 Eigelb, 1 Teelöffel Bienenhonig, 1½ Eßlöffel heißes Wasser

Die geriebenen Mandeln muß man zunächst pulverisieren, weil sie so für die Maske noch zu grob sind. Das geht am einfachsten in der elektrischen Kaffeemühle. Die pulverisierten Mandeln mit dem Eigelb und dem Bienenhonig verrühren. Nun fügt man der zähen Masse langsam ein wenig heißes Wasser zu, bis die Paste streichfähig ist.

Die Paste dick auf das gut gereinigte Gesicht, auf Hals, Dekolleté und Schultern auftragen. Nach 30 Minuten Einwirkungszeit reibt man die Maske mit befeuchteten Händen ab. Man wäscht die abgeriebene Paste von den Fingern und wiederholt das sanfte Abrubbeln, bis alle Reste der Maske abgerieben sind. Dabei darauf achten, daß man die Haut nicht zerrt oder drückt. Anschließend spült man mit warmem Wasser nach.

Das Mandel-Peeling entfernt auf sanfte, natürliche Weise verhornte Hautzellen und schilfert die Haut schonend ab. Es wirkt klärend, ohne die Haut zu reizen oder zu strapazieren. Nach der Peeling-Kur fühlt sich die Haut weich und zart an und ist angenehm durchblutet.

Sonnenblumenmaske

Für fette, unreine Haut

1 Handvoll geschälte Sonnenblumenkerne, 1 Teelöffel reiner Bienenhonig, 1 Teelöffel reines Pflanzenöl

Geschälte Sonnenblumenkerne kann man im Reformhaus und in Bioläden kaufen. Sie werden in der elektrischen Kaffeemühle pulverisiert.

Nun löst man 1 Teelöffel Bienenhonig in ein wenig heißem Wasser auf und rührt die Flüssigkeit mit dem Pflanzenöl unter das Pulver.

Eventuell muß man der Mischung noch etwas heißes Wasser zugeben, so daß ein gut streichfähiger Brei entsteht.

Man trägt die Paste gleichmäßig auf das gut gereinigte Gesicht und den Hals auf. Nach ½ Stunde Einwirkungszeit wäscht man die Maske mit viel lauwarmem Wasser ab.

Sonnenblumenkerne sind reich an Vitamin E, Öl und Lezithin und bilden hier zusammen mit dem nährenden Bienenhonig und dem reinen Pflanzenöl eine besonders gute Wirkstoffkombination.

Bei schlecht durchbluteter und unreiner Haut sollte man die Sonnenblumenmaske über einen längeren Zeitraum hinweg anwenden, bis sich das Hautbild sichtbar verbessert.

Klettenwurzelgesichtsmaske

Für fette, unreine Haut

2 Eßlöffel Heilerde, 1 Eßlöffel Klettenwurzelöl

Klettenwurzelöl kann man selbst herstellen:

15 g Klettenwurzel werden mit 100 g Oliven- und Traubenkernöl übergossen. In einem dunklen Apothekerglas mit breiter Öffnung bleibt die Mischung gut verschlossen 3 Wochen an einem warmen Platz stehen. Hin und wieder muß man sie durchschütteln. Dann wird das Öl abgeseiht und in einer dunklen Apothekerflasche als Vorrat aufbewahrt.

Das Klettenwurzelöl im kochenden Wasserbad erwärmen. Vom Herd nehmen und die Heilerde einrühren, so daß ein zäher Brei entsteht. Nun fügt man nach und nach so viel heißes Wasser dazu, bis die Mischung gut streichfähig ist. Dabei muß man langsam vorgehen.

Die warme Maske wird mit einem breiten Pinsel auf das gut gereinigte Gesicht aufgetragen. Man läßt sie 30 Minuten lang einwirken, dann wäscht man sie mit warmem Wasser ab und spült gründlich nach.

Eibischwurzelauflage

Für fette, unreine Haut

½ Tasse Eibischwurzel, 1 Eßlöffel reiner Bienenhonig, 1 Spritzer Zitronensaft

Die Eibischwurzeln werden in der elektrischen Kaffeemühle staubfein gemahlen. Dann rührt man in einer kleinen Schale das Pulver mit etwas warmem Wasser zu einem zähen Brei. Zitronensaft und Bienenhonig hinzufügen und gründlich verrühren. Die Mischung soll zäh und keinesfalls zu dünnflüssig sein.

Man legt die zähe Maske auf das gut gereinigte Gesicht auf und entspannt sich 1 Stunde lang, um die Maske intensiv einwirken zu lassen. Danach nimmt man die Auflage ab und spült die Haut mit warmem Wasser nach. Die Haut ist nach der Anwendung rosig und weich.

Die Eibischwurzelauflage läßt Unreinheiten und Entzündungen der Haut rasch abklingen, ohne die Haut zu strapazieren. Man kann die Auflage einmal wöchentlich über einen längeren Zeitraum hinweg anwenden, bis sich das Hautbild grundlegend gebessert hat.

Gesichtsdampfbad und Kompressen

In einer Zeit ständig wachsender Umweltverschmutzung muß vor allem der in der Großstadt lebende Mensch auf die gründliche Reinigung der Haut bedacht sein.

Die Reinheit der Haut wird jedoch nicht allein durch sorgfältiges Waschen erreicht. Nur die feuchte Wärme des Gesichtsdampfbades kann die Haut gründlich reinigen, die Poren öffnen und den Talgabfluß erleichtern. Deshalb sollte man sich einmal wöchentlich ein Gesichtsdampfbad gönnen, dem Heilkräuter zugesetzt sind, die eine klärende, heilende, regenerierende und entzündungshemmende Wirkung haben.

Das Gesichtsdampfbad

Die nebenstehende Liste von Heilpflanzen weist aus, welche Pflanze welchem Hautproblem am besten entgegenwirkt.

Für ein Gesichtsdampfbad rechnet man 1 bis 3 Handvoll getrocknete Kräuter, die mit 3 bis 5 l kochendem Wasser überbrüht werden. Keinesfalls dürfen die Kräuter gekocht werden, da sie sonst ihre wertvolle Heilkraft verlieren. Man beugt sich mit dem Gesicht über den dampfenden Topf und breitet ein Handtuch wie ein Zelt über den Kopf, damit kein wertvoller Dampf entweichen kann. Unter diesem Zelt schwitzt man etwa 10 bis 15 Minuten. Bei sehr trockener Haut und einer Neigung zu geplatzten Äderchen *(Rosacea)* darf das Gesichtsdampfbad nie zu heiß sein und sollte nicht länger als 3 bis 5 Minuten dauern.

Nach dem Gesichtsdampfbad tupft man den Schweiß mit einem weichen Papiertüchlein ab. Wer unempfindliche Haut hat, kann sich das Gesicht mit eiskaltem Wasser abspritzen. Durch diesen Saunaeffekt wird die Haut besonders gut durchblutet. Trockene und empfindliche Haut reinigt man mit lauwarmem Wasser und anschließend mit Gesichtswasser.

Die Kompresse

Heiße und warme Kompressen erweichen die Hornschicht der Haut, sie fördern die Durchblutung und reinigen die Poren. Die bei der Kompresse verwendeten Kräuterzusätze können belebend, durchblutend, adstringierend und antiseptisch wirken, das hängt von der Auswahl des Kräuterzusatzes ab.

Man bereitet den gewünschten Kräuteraufguß, indem man 2 Handvoll der gewählten Kräuter mit etwa 2 l kochendheißem Wasser übergießt und sie etwa 10 Minuten ziehen läßt. Dann siebt man die Flüssigkeit ab. Man taucht ein sauberes Tuch in die Flüssigkeit, drückt es gut aus und breitet das Tuch auf dem gut gereinigten Gesicht aus. Dazu legt man sich hin. Nach 5 bis 10 Minuten nimmt man die Kompresse ab.

Sehr erfrischend bei müder Haut ist auch die Wechselkompresse. Hierbei wird nach der heißen Kräuterkompresse für 3 bis 5 Minuten eine kalte Kompresse auf das Gesicht gelegt. Diese Prozedur wird dreimal wiederholt. Am besten gibt man in das kalte Wasser ein paar Eiswürfel, während man den Kräuteraufguß auf einer Wärmeplatte warm hält.

Wechselkompressen sind bei sehr empfindlicher Haut und geplatzten Äderchen nicht geeignet.

Kräuterzusätze zur Auswahl

Bei der Auswahl der nachstehenden Kräuterzusätze für Gesichtsdampfbäder oder Kompressen richtet man sich nach seinem Hauttyp und danach, welche Wirkung man erreichen will.

Für trockene, müde, empfindliche Haut

Borretsch
Als Zusatz für Dampfbäder und Kompressen sind die Blätter günstig für welke, müde und schlecht durchblutete Haut.

Calendula
Der Zusatz der getrockneten Ringelblumenblätter im Dampfbad reinigt porentief, beruhigt und wirkt entzündungshemmend.

Fenchelwurzel
Der Zusatz der getrockneten Wurzel im Dampfbad reinigt die Atemwege und wirkt durch seinen hohen Ölgehalt glättend.

Für fette, unreine Haut

Huflattich
Der Zusatz getrockneter Blüten und Blätter zum Gesichtsdampfbad wirkt zusammenziehend, antiseptisch und heilend. Die übermäßige Talgabsonderung fetter Haut wird vermindert.

Pfefferminze
Getrocknete Pfefferminzblätter im Dampfbad sind ideal bei großporiger, schlaffer und unreiner Haut. Das angenehm duftende Pfefferminzöl ist auch wohltuend für die Atemwege.

Kamille
In Dampfbädern und Kompressen wirkt der Zusatz von getrockneten Kamillenblüten klärend, reinigend, beruhigend und entzündungshemmend.

Melisse
Als Zusatz für Dampfbäder und Kompressen wirkt getrocknete Melisse erfrischend und entkrampfend bei müder Haut.

Rose
Ein Gesichtsdampfbad mit getrockneten Rosenblütenblättern reinigt die Poren und regt die Durchblutung der Haut an.

Rosmarin
Im Gesichtsdampfbad wirkt der Zusatz von getrockneten Blüten und Blättern dieser wertvollen Heilpflanze antiseptisch, krampflösend, wundheilend und stimulierend.

Salbei
Die regelmäßige Anwendung eines porenreinigenden Gesichtsdampfbades mit dem Zusatz von getrockneten Salbeiblättern wirkt klärend und heilend bei unreiner Haut.

Die schönsten Badezusätze

Ohne Reinlichkeit kann es keine Schönheitspflege geben, und die Pflege der Körperhaut beginnt mit Wasser. Ob man lieber badet oder duscht, das bleibt eine Frage der persönlichen Vorliebe. Wenn auch das Baden und das Duschen den gleichen Zweck erfüllen, nämlich die Haut zu reinigen, so ist doch die Wirkung auf den Organismus verschieden. Während das Duschen vor allem anregend wirkt, verhilft das Bad in der Wanne zu wohltuender Entspannung.

Je nachdem, welche Art des Badens man wählt, welchen Badezusatz man nimmt und bei welcher Wassertemperatur man badet, kann die Wirkung des Badens aber auch vitalisierend, heilend, stimulierend, schweißtreibend oder kühlend sein – Effekte, die man mit einer Dusche nicht erzielen kann.

Schaumbäder entfetten zu stark

Es versteht sich von selbst, daß es in der echten Naturkosmetik keine Schaumbäder geben kann. Detergenzienhaltige Schaumbäder entfetten die Haut bei der Reinigung viel zu stark, und die Reinigung geht ganz im Sinne des Wortes einfach zu weit, denn das Hautfett erfüllt eine sehr wichtige Schutzfunktion der Haut. Im Gegensatz zu den radikal entfettenden Substanzen stehen die hautfreundlichen Badezusätze, die man seit Jahrhunderten kennt.

Bäder mit Milch und Honig, mit Kräutern und Blüten, mit Parfümölen und Zusätzen von Duftessig –
die Vielfalt der Rezepte ist groß. Sie alle wirken reinigend, belebend und erfrischend auf die Haut, und ihr erfreulicher Duft, so erfährt man aus der Wissenschaft der Aromatherapie, belebt über die Atmungsorgane den gesamten Organismus.

Fußbäder

Neben dem Vollbad eignet sich aber auch das warme Fußbad, dem Heilkräuter beigegeben sind, als Mittel gegen vielerlei Beschwerden. Von den unten genannten Kräuterzusätzen rechnet man reichlich 1 Handvoll auf ein Fußbad.

Zunächst stellt man einen Aufguß her, indem man die getrockneten Kräuter mit 1 l kochendheißem Wasser übergießt und diesen Sud etwa 20 Minuten lang bedeckt durchziehen läßt. Dann seiht man die Flüssigkeit ab und setzt sie dem Fußbad zu.

Ein Fußbad sollte nicht länger als 10 Minuten dauern. Da aber während dieser Zeit das Fußbad schon abkühlt, andererseits aber eine konstante Temperatur zur besseren Wirkung beiträgt, sollte man zwischendurch etwas bereitgestelltes heißes Wasser nachgießen. Hier ein kurzer Überblick über mögliche Zusätze bei bestimmten Beschwerden.

Müde Füße, müde Beine Kamillenblüten, Kalmus, Rosmarin, Pfefferminze

Gelenkschmerzen Arnikablüten, Heublume, Rosmarin

Heiße Füße Pfefferminze, Hanf, Holunder

Fußgeruch Lavendel, Pfefferminze, Rosmarin

Frostbeulen Eichenrinde

Kalte Füße Rosmarin oder 1 Spritzer Eukalyptusbadeöl (siehe S. 208)

Zitronenessigbad

3 ungespritzte Zitronen, 1 l Obstessig

Die ungespritzten Zitronen gründlich waschen und die Schale hauchfein abschälen. Man muß wirklich sorgfältig schälen, denn erwischt man das weiße Fleisch der Zitronen, kann der Vorrat von Zitronenessig rasch zu gären beginnen. Die Zitronenschalen in eine Flasche mit breiter Öffnung geben und mit dem Obstessig übergießen.

Gut verschlossen bleibt die Mischung 14 Tage in der Sonne oder an einem warmen Platz im Haus stehen. Danach wird der fein duftende Essig abgeseiht. Wenn man den Duft des Zitronenessigs noch intensivieren will, löst man ein paar Tropfen Zitronenöl in Alkohol und fügt dies dem fertigen Zitronenessig bei.

Pro Bad rechnet man mit ¼ l Zitronenessig, den man in das heiße Badewasser gießt. Der Zitronenessig hilft, den natürlichen Hautsäuremantel rasch zu regenerieren, er wirkt leicht desinfizierend und desodorierend. Als Badezusatz sorgt er für frische, klare Körperhaut.

Man kann übrigens einem solchen Bad auch ¼ l reinen Obstessig zusetzen, den man in Reformhäusern und Bioläden bekommt. Erfrischend sind ferner Körperabreibungen mit Obstessig vor dem Duschen.

Englisches Schönheitsbad

100 g Rosmarin, 50 g Rosenblütenblätter, 50 g Lavendelblüten

Man gibt die Mischung getrockneter Kräuter in eine ausreichende Menge siedendes Wasser und läßt sie bei schwacher Hitze 15 Minuten durchziehen. Dann wird die Abkochung direkt ins heiße Badewasser durch ein Sieb abgeseiht.

Dieses erfrischende Bad wirkt stimulierend, es belebt die Haut und den Organismus, steigert die Durchblutung und macht beschwingt und munter. Man sollte es deswegen nicht vor dem Schlafengehen nehmen.

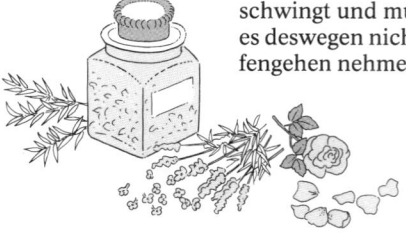

Frühlingsbad mit Kräutern

100 g Lavendelblüten, 100 g Brombeerblätter, 1 Tasse Bienenhonig

In einem großen Topf bringt man ausreichend Wasser zum Kochen. Man gibt die getrockneten Kräuter ins Wasser und läßt sie bedeckt ½ Stunde auf kleinster Flamme durchziehen, dann siebt man den Aufguß direkt ins heiße Badewasser. Den Bienenhonig löst man direkt im heißen Badewasser auf.

Der Badezusatz wirkt hautklärend, reinigend und erfrischend durch die duftenden Lavendelblüten und die heilwirksamen Brombeerblätter. Zusammen mit dem hautglättenden Bienenhonig ist dieses köstliche Schönheitsbad eine ideale Kur für müde, trockene und schlecht durchblutete Körperhaut.

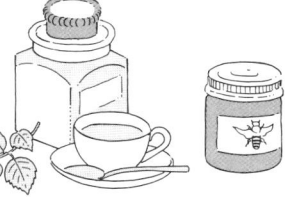

Weizenmehlbad

200 g Weizenmehl (auch Hafermehl ist geeignet)

Früher verwendete man für das Mehlbad frisch gemahlenen Weizen, in dem auch noch die Kleie und der Keim enthalten waren. Wer eine Getreidemühle im Haus hat, sollte sich diesen Luxus gönnen und das Korn ebenfalls jeweils frisch vermahlen.

Das Mehl füllt man in ein Badesäckchen – ein alter Nylonstrumpf tut es auch –, das mit einer Schnur zugebunden wird. Das Säckchen legt man in die trockene Badewanne und läßt Wasser einlaufen, bis die Wanne voll ist. Unter Wasser wird der Mehlsack öfter ausgedrückt.

Auf die hautverschönernde Wirkung von Mehl schwören viele Rezepte aus der Vergangenheit, insbesondere auf die Verwendung von Weizen- und Hafermehl. Die moderne Naturkosmetik hat sich zu Recht auf dieses überlieferte Schönheitsmittel zurückbesonnen.

Das Mehlbad wirkt stärkend, es hilft auch, kleine Hautunreinheiten zu beseitigen. Besonders zur Pflege der trockenen, zu Schuppenabsonderungen neigenden Haut ist es gut geeignet.

Da man für dieses Bad nur eine Zutat braucht, die man in der Küche stets vorrätig haben kann, sollte man sich dieses Vergnügen öfter gönnen.

Kleiebad

100 g Weizenkleie, 2 Tassen Trockenmilchpulver

Man füllt ein Badesäckchen mit Weizenkleie, bindet es gut zu und hängt es ins heiße Badewasser. Während des Badens wird das Säckchen dann öfter ausgedrückt. Das Trockenmilchpulver löst man direkt im heißen Badewasser auf.

Ein Säckchen voll Weizenkleie hing zu Großmutters Zeiten in fast jeder Badewanne. Dem Kleiebad, in das man auch die Säuglinge setzte, spricht man eine ganze Reihe guter Wirkungen zu:

Es reinigt, erfrischt, ist gut gegen Hautentzündungen, es macht die Haut zart und weich. Durch den Zusatz des Milchpulvers wird das Kleiebad noch milder, denn auch Milch gehört zu den schönheitsfördernden Zusätzen fürs Bad.

Eigentlich ist Weizenkleie nur ein Abfallprodukt bei der Weizenmehlgewinnung, doch sie besitzt eine Reihe heilender Eigenschaften. Innerlich angewandt wirkt Weizenkleie verdauungsfördernd und regulierend. Äußerlich hilft sie bei trockener, unreiner und spröder Haut. Man sollte daher stets einen Vorrat im Hause haben.

Honigmilchbad

2 l Milch, 1 Tasse Bienenhonig

Den Bienenhonig löst man im heißen Badewasser auf. Er löst sich vollkommen, man muß also keine Sorge haben, daß ein klebriger Honigfilm zurückbleibt. Dann gießt man die Milch ins Badewasser.

Das Rezept für dieses herrliche Bad stammt aus Frankreich und wurde von jenen Damen erfunden, die sich eine Haut wie Milch und Honig bewahren wollten. Tatsächlich macht das Honigmilchbad die Haut zart und weich und eignet sich deshalb besonders gut für trockene Körperhaut.

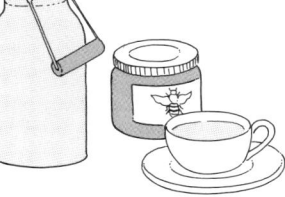

Badeölbouquet

1 Teelöffel Geraniumöl, 1 Teelöffel Ylang-Ylang-Öl, ½ Teelöffel Nelkenöl, 1 Teelöffel Zitronenöl, 80 g reines Pflanzenöl, 1 Eßlöffel Tween 80

Alle Zutaten, die man in der Apotheke kaufen kann, werden in eine dunkle Flasche gefüllt und einmal kräftig durchgeschüttelt.

Dieses Bouquet aus wohlriechenden Parfümölen ist ein Zusatz zu einem wahren Luxusbad.

Wenn man nicht alle genannten Parfümöle bekommen kann, stellt man sich eine eigene andere Duftkomposition zusammen. Doch sollte man die Mischung zunächst tröpfchenweise ausprobieren und ihr eventuell auch ein paar Tropfen des eigenen Parfüms hinzufügen. Die Beschäftigung mit Parfümölen ist kreativ und macht Spaß. Je nach Lust und Laune können immer wieder neue Schöpfungen gelingen.

Schon 1 Spritzer dieses duftenden Badeölbouquets verleiht dem Bad einen herrlichen Duft. Nach einem arbeitsreichen Tag kann man sich darin angenehm entspannen und sich auf den Feierabend einstellen.

Durch die Zugabe des hautfreundlichen Emulgators Tween 80 wird erreicht, daß sich das Öl im Wasser fein verteilt und keine unangenehmen schwimmenden Öltröpfchen auf der Wasseroberfläche zurückbleiben.

Schönheitsbad mit Rosenblüten

200 g getrocknete Rosenblüten, 1 Tasse Bienenhonig

Man füllt die getrockneten Blütenblätter in ein Badesäckchen, bindet es gut zu und läßt es ins heiße Wasser hängen. Während des Badens drückt man das Säckchen öfter aus. Den Bienenhonig im heißen Badewasser auflösen.

Dieses klassische Schönheitsbad ist eine wahre Wohltat für nervöse Menschen. Das aromatisch nach Rosen duftende Bad wirkt über die Atmung beruhigend auf den Organismus, und der beigefügte Honig eignet sich ideal als Mittel gegen trockene und spröde Körperhaut. Zur Entspannung sehr zu empfehlen.

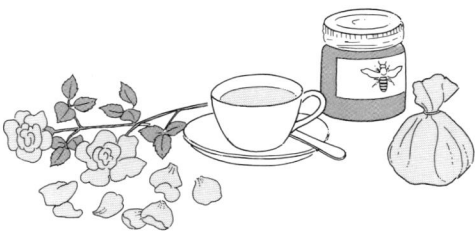

Rosmarinbadeöl

30 g Rosmarinöl, 65 g reines Pflanzenöl, 1 Eßlöffel Tween 80

Alle Zutaten für das Rosmarinbadeöl füllt man in eine dunkle Apothekerflasche und schüttelt einmal kräftig durch.

Schon 1 Spritzer Rosmarinbadeöl in der Wanne genügt, um dem Bad einen herrlichen Duft zu verleihen. Rosmarin gehört zu den belebenden Heilpflanzen, und auch das Bad in Rosmarin macht munter, es steigert die Durchblutung und regt den Kreislauf an.

Ein ideales Bad, wenn man müde und erschöpft nach Hause kommt und rasch wieder wach sein möchte.

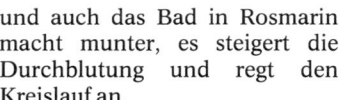

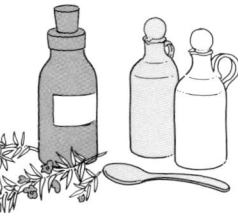

Eukalyptusbadeöl

20 g Eukalyptusöl, 75 g reines Pflanzenöl, 1 Eßlöffel Tween 80

Alle Zutaten werden in eine dunkle Glasflasche gefüllt und einmal kräftig durchgeschüttelt.

Bei beginnenden Erkältungskrankheiten hat Eukalyptusöl eine sehr hilfreiche Wirkung.

Ein paar Tröpfchen Eukalyptusöl, dem Gesichtsdampfbad beigegeben, reinigen die Atemwege. Ein Vollbad mit ein paar Spritzern Eukalyptusbadeöl wärmt den Körper, macht die Atemwege frei und lindert den Schnupfen.

Wenn man das Eukalyptusöl durch 20 g Zitronenöl ersetzt und mit den gleichen Zutaten vermischt, erhält man ein erfrischendes Badeöl, das besonders in den heißen Sommermonaten sehr zu empfehlen ist. Es wirkt kühlend, reinigend und klärend auf die Körperhaut.

Wer Lust zum Experimentieren hat, kann auch eine feine Duftmischung aus Zitronen-, Nelken- und Geraniumöl herstellen. Auch hier werden wieder Pflanzenöl und Tween 80 zugefügt. Schon 1 Spritzer verleiht dem Badewasser einen angenehmen Duft.

Natürliche Körperpflege

Begriffe wie Schweißstopper oder Schweißhemmer gibt es in der sanften Naturkosmetik nicht. Denn durch die Anwendung chemischer Desinfektionsmittel, wie sie ja in den sogenannten Schweißhemmern enthalten sind, finden drastische Eingriffe in die natürlichen Körperfunktionen statt. Wenn man bedenkt, daß der gesunde Organismus über die Schweißdrüsen seine Entgiftung reguliert, dann ist es geradezu grotesk, den Körper am Ausscheiden der Giftstoffe durch chemische Mittel zu hindern.

Benutzt man solche schweißhemmenden Mittel und trägt dazu noch Kleidung, die aus bestimmten luftundurchlässigen Kunstfasern gefertigt ist, so ist die Absurdität auf die Spitze getrieben. Es bilden sich chemische Verbindungen – denn die Schweißproduktion kann ja nicht völlig unterbunden werden –, die überhaupt erst üblen Körpergeruch hervorrufen.

Übermäßiges Schwitzen kann auf nervöse Störungen, auf seelische Belastungen und Konflikte hinweisen. Um den Zustand grundlegend und dauerhaft zu verbessern, muß man das Übel an der Wurzel packen.

Von kosmetischen Mitteln kann man zwar Hilfe erwarten, sie können eine unterstützende Funktion haben, aber sie sind keine Lösung des Problems. Autogenes Training (siehe S. 154 bis 169) kann helfen, und auch Yogaübungen (siehe S. 170 bis 185) sind geeignet, seelische und körperliche Entspannung herbeizuführen.

Wie man Rosenessig selbst ansetzt

Rosenessig (Rezept siehe S. 210) ist ein köstlich duftendes Mittel und zur täglichen Körperpflege sehr gut geeignet. Nach dem Bad oder der Dusche reibt man den ganzen Körper damit ab und fühlt sich sogleich frisch und munter.

Man bewahrt den fertigen Rosenessig in einer dunkelbraunen Glasflasche auf, wie man sie in Apotheken bekommen kann.

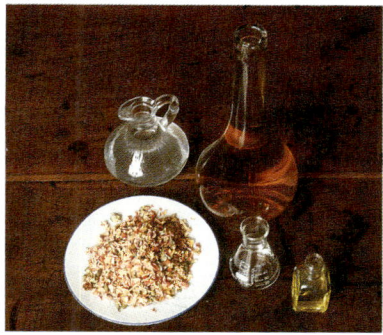

1. *Zunächst werden alle Zutaten für den Rosenessig bereitgestellt*

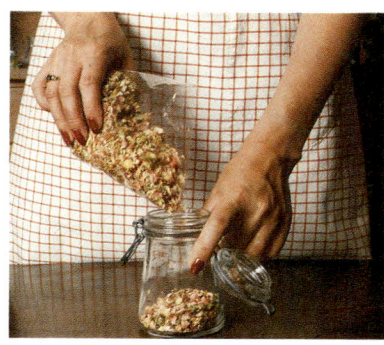

2. *Die Rosenblütenblätter in ein gut verschließbares Gefäß füllen*

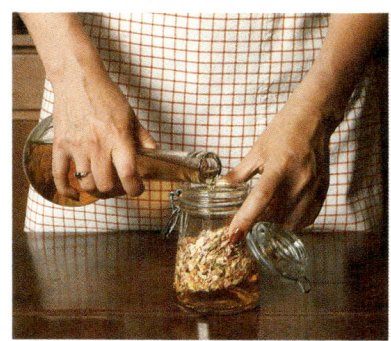

3. *Den naturreinen Obstessig über die Rosenblütenblätter gießen*

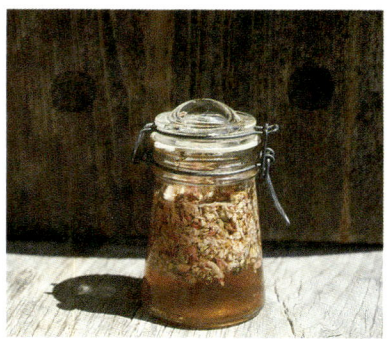

4. *Gut verschlossen 14 Tage an die Sonne oder einen warmen Platz stellen*

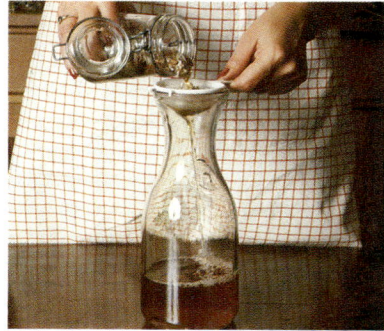

5. *Danach den Essig abseihen und die Blätter dabei kräftig ausdrücken*

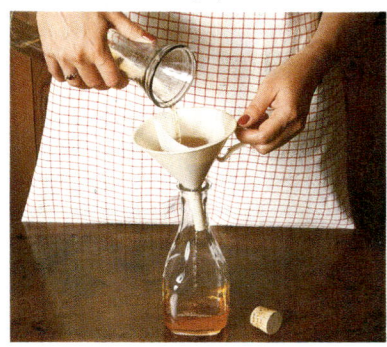

6. *Dann die Flüssigkeit durch ein Filterpapier laufen lassen*

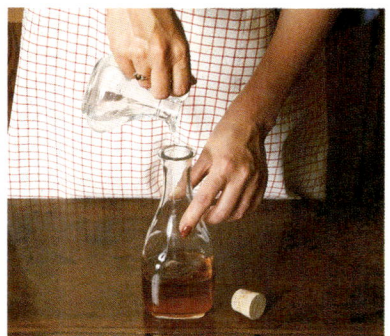

7. *Nun das destillierte Wasser zu dem Rosenblütenessig gießen*

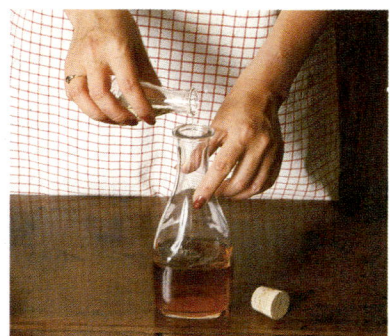

8. *Zuletzt das im Alkohol gelöste synthetische Rosenöl dazugießen*

Deodorant

30 g Alkohol (96 %), 1 g Menthol,
50 g Rosenwasser, 1 g Alaun

Zuerst löst man das Menthol im Alkohol auf, dann erwärmt man das Rosenwasser leicht und löst darin das Alaunpulver auf. Nun gießt man beide Flüssigkeiten zu-

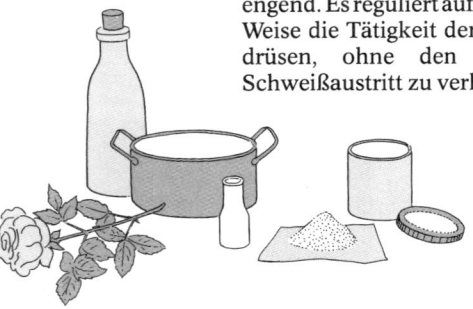

sammen und schüttelt sie einmal kräftig durch.

Dieses milde und erfrischend duftende Deodorant verwendet man zum täglichen Einreiben der Achselhöhlen. Es kühlt und erfrischt und wirkt durch seine Beifügung von Alaun leicht porenverengend. Es reguliert auf natürliche Weise die Tätigkeit der Schweißdrüsen, ohne den normalen Schweißaustritt zu verhindern.

Rosenessig

2 Handvoll getrocknete Rosenblütenblätter, ½ l naturreiner Obstessig, 100 g destilliertes Wasser, 20 g Alkohol (70 %), 1 Teelöffel synthetisches Rosenöl

Man füllt die getrockneten Rosenblütenblätter in ein gut verschließbares Glas mit breiter Öffnung. Dann gießt man mit dem Obstessig auf.

Gut verschlossen bleibt die Mischung 14 Tage an der Sonne oder an einem warmen Platz im Haus stehen. Danach seiht man den Essig ab, drückt dabei die Rosenblätter kräftig aus und läßt die Flüssigkeit dann durch Kaffeefilterpapier laufen, um sie zu klären. Man gießt mit dem destillierten

Wasser auf, löst das Rosenöl im Alkohol und gibt es dazu.

Der Rosenessig wird in einer dunklen Apothekerglasflasche aufbewahrt, und es lohnt sich, immer einen entsprechenden Vorrat zu haben.

Der köstlich duftende Rosenessig eignet sich ideal für die tägliche Körperpflege. Nach dem Bad oder der Dusche reibt man den ganzen Körper damit ab. Der Rosenessig löst Kalkrückstände von der Haut und hilft, den Säuremantel der Haut nach dem Waschen zu regenerieren. Der Rosenessig wirkt mild desinfizierend und desodorierend und ist deshalb für die morgendliche Körperpflege wie geschaffen.

Körperpuder

30 g Talkum, 5 g Zinkoxid,
2 Tropfen Pfefferminzöl

Man gibt alle Zutaten einschließlich des Pfefferminzöls in eine fest schließende Dose und schüttelt tüchtig durch.

Wenn man die Konsistenz des Puders sehr fein wünscht, schüttelt man die Mischung anschließend durch ein sehr feinmaschiges Haarsieb.

Man bewahrt den Puder in einer gut verschließbaren Dose auf.

Zum Aufstäuben des Puders verwendet man jeweils einen frischen Wattebausch. Über-

schüssige Puderreste kann man mit einem Papiertüchlein entfernen. Sowohl zur Schweißregulierung unter den Achselhöhlen als auch als Fußpuder kann man den Puder bestens verwenden. Durch den Zusatz von Zinkoxid hat er eine gute desinfizierende Wirkung. Wenn man sich regelmäßig morgens mit dem erfrischenden Puder einreibt und anschließend seine Kleidung aus Naturfasern wählt, fühlt man sich den ganzen Tag über rundum wohl, ohne daß man den Körper an seiner natürlichen Schweißproduktion hindert.

Körperpackung

1 Eigelb, 4 Eßlöffel süßes Mandelöl, 4 Eßlöffel Avocadoöl, 2 Eßlöffel Weizenkeimöl, Saft von ½ Zitrone

Die Körperpackung wird hergestellt wie Mayonnaise: Man schlägt das Eigelb in eine Schale und rührt die Öle tropfenweise unter das Eigelb, bis eine schöne feste Emulsion entstanden ist. Nun den Zitronensaft unterrühren. Die Körperpackung soll gleich nach der Zubereitung angewendet werden.

Im Gegensatz zur Gesichtspackung soll die Körperpackung

möglichst mehrere Stunden auf die Haut einwirken. Mit der schönen goldgelben Mayonnaise massiert man den Körper vom Hals bis zur kleinen Zehe ein. Rauhe Hautstellen, an den Ellbogen, den Knien oder Fersen, bedeckt man besonders reichlich.

Nachdem man die Körperpackung aufgetragen hat, wickelt man sich in ein Leintuch, legt sich hin und gönnt sich ein paar Stunden Schlaf und Entspannung. Anschließend duscht man alles mit warmem Wasser ab. Danach wird die Körperhaut zart, glatt und geschmeidig sein.

Body-Lotion

½ Teelöffel Lanolin, 1 Teelöffel Kakaobutter, 90 g süßes Mandelöl, Parfümöl bei Bedarf

Lanolin und Kakaobutter im kochenden Wasserbad schmelzen. Sobald die beiden Zutaten geschmolzen sind, das süße Mandelöl hinzufügen. Erwärmen, bis die Fettschmelze klar ist. Vom Herd nehmen und mit einem Kochlöffel umrühren. Abkühlen lassen und dann das Parfümöl einrühren.

Welches Parfümöl man verwendet, hängt ganz vom individuellen Geschmack ab und auch davon, welche Parfümierung man bei den übrigen Pflegemitteln bevorzugt. Gut geeignet sind Duftnoten wie Lavendel, Geranium, Rose, Melisse, Aprikosenblüte oder Ylang-Ylang. Etwa 3 bis 5 Tropfen sind ausreichend.

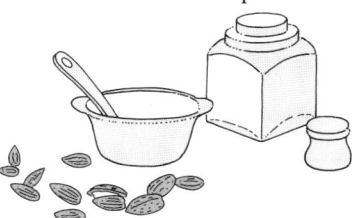

Avocado-Massageöl

90 g Avocadoöl, 10 g Lanolin, Parfümöl bei Bedarf

Im kochenden Wasserbad wird zuerst das Lanolin geschmolzen. Nun das Avocadoöl hinzufügen. Sobald eine klare Mischung entstanden ist, nimmt man das Wasserbad vom Feuer. Das Öl abkühlen lassen und in eine schöne Flasche füllen, die man im Badezimmer stets griffbereit haben sollte.

Wenn man das Massageöl parfümieren möchte, fügt man der leicht abgekühlten Fettschmelze ein paar Tröpfchen Parfümöl bei und rührt die Mischung kurz mit dem Kochlöffel um. Als Duftnoten eignen sich Lavendel, Geranium, Rose oder Melisse. Am besten probiert man aus, welche Parfümierung einem zusagt.

Mit diesem leicht auf dem Körper verteilbaren Massageöl kann man sich nach dem Bad von Kopf bis Fuß einreiben. Man gibt ein klein wenig davon in die hohle Hand, verreibt das Öl in den Handflächen und massiert es dann in die Körperhaut ein. Wer eine empfindliche Haut hat und sich massieren läßt, sollte dem Masseur dieses Öl als Gleitmittel anbieten (siehe auch S. 364 bis 377).

Insbesondere durch die Zugabe von Lanolin, das im Öl seine kompakte Schwere verliert, eignet sich das Öl für trockene und spröde Körperhaut.

Fußpuder

5 g Gerbsäure, 30 g Talkum, 10 g Bolus alba, 5 g Zinkoxid

Alle Pulver zusammen in ein gut verschließbares Gefäß füllen und kräftig durchschütteln.

Wer aus beruflichen Gründen viel stehen oder laufen muß, wird diesen Fußpuder zu schätzen wissen. Bei Schweißfüßen ist es ratsam, den Puder über Nacht einwirken zu lassen.

Durch das Einpudern kann die Schweißabsonderung wirkungsvoll eingedämmt werden. Vor allem der Zusatz von Gerbsäure im Fußpuder bewirkt eine Abhärtung der Haut, womit zugleich eine sanfte Verminderung der Schweißsekretion verbunden ist.

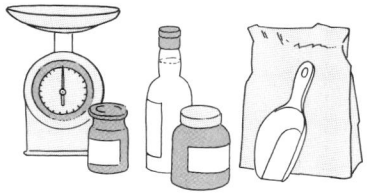

Huflattichfußgeist

30 g Huflattichtinktur, 10 g Melissentinktur, 10 g Calendulatinktur, 30 g Hamameliswasser, ½ Teelöffel Melissenöl

Man füllt alle Tinkturen zusammen in eine Flasche. Dann löst man darin das Melissenöl auf. Zum Schluß gießt man das Hamameliswasser zu und schüttelt alles zusammen einmal kräftig durch.

Der Huflattichfußgeist ist ein wirklich erfrischender, belebender und heilender Fußgeist für alle Leute, die viel sitzen oder stehen müssen.

Bei geschwollenen, müden Beinen und Füßen, die man durch zu langes Stehen, aber auch durch Bewegungsmangel am Schreibtisch bekommt, wirkt die Abreibung mit dem Huflattichfußgeist ganz ausgezeichnet. Auch im Sommer, wenn die Füße unter großer Hitze zu leiden haben, kann man sich damit nachhaltig erfrischen. Er sollte also auch im Urlaubsgepäck nicht fehlen.

Wegen seines hohen Anteils an Alkohol ist der Fußgeist lange haltbar, so daß es sich lohnt, sich gleich einen entsprechenden Vorrat zu mischen.

Natürliche Haarpflege

Von Natur aus ist jedes Haar schön, gesund und glänzend. Unser Organismus ist so beschaffen, daß er dem Haar natürlichen Schutz bietet, etwa durch das sogenannte Sebum, eine fettige Substanz, die das Haar gegen äußere Einflüsse schützt. Das von Natur aus gesunde Haar wird vor allem durch falsche Haarpflege, durch mangelhafte Ernährung und auch durch Krankheit, die häufig als Folge falscher Ernährung auftritt, schuppig, glanzlos und fett. Auch frühzeitiger Haarausfall kann auf mangelhafte Ernährung zurückzuführen sein.

Die Ernährung und Regeneration des Haares findet in der Haarwurzel (siehe Abb. S. 189) statt, und so läßt sich auch der Zustand des Haares von innen durch eine richtige, ausgewogene Ernährung beeinflussen (siehe *Richtige Ernährung*, S. 12 bis 57).

Dauerwellen, chemische Haartönungen, die Wäsche mit radikal entfettenden Haarshampoos, häufiges Fönen mit einem zu heißen Luftstrom schaden dem Haar von außen. Solche mechanischen und chemischen Einwirkungen machen das Haar trocken, brüchig und glanzlos. Wirklich richtig und gesund gepflegt wird das Haar mit einfachen, natürlichen Mitteln, die die gesunde Haarstruktur nicht angreifen, sondern erhalten.

Sonnenbäder und Haarpflege

Außer der Haarwäsche mit ungeeigneten Shampoos ist für die Haare auch zuviel Sonneneinstrahlung au-

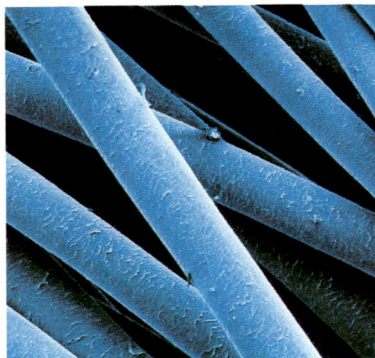

Gesundes Haar zeigt in der elektronenmikroskopischen Vergrößerung eine verhältnismäßig glatte Oberfläche

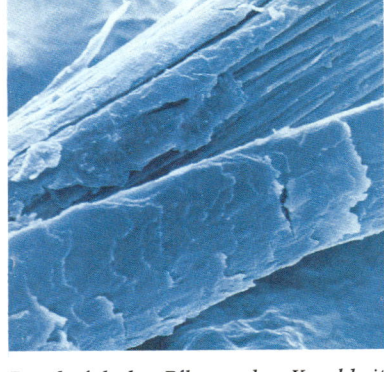

Durch falsche Pflege oder Krankheit kann es zu Schädigungen kommen. Hier ein gespaltenes Haar

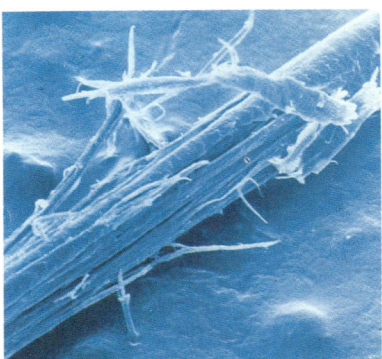

Das Elektronenmikroskop macht den Schaden deutlich – ein stark geschädigtes, zerfasertes Haar

ßerordentlich belastend. Beim Baden am Meer kommt zu der das Haar strapazierenden Sonnenstrahlung noch die austrocknende Wirkung des Salzwassers hinzu. Dann sollte man das Haar möglichst täglich mit einer biologischen Haarkur pflegen. Noch besser ist es natürlich, wenn man auf das intensive Sonnenbaden verzichtet und das mildere Bräunen im Schatten vorzieht (siehe auch *Sonne und Gesundheit*, S. 86 bis 97).

Die Haarwäsche

Besonders bei der Haarwäsche wird viel falsch gemacht. Man muß sich darüber im klaren sein, daß detergenzienhaltige Haarshampoos, und das sind praktisch alle Haarshampoos, das Haar bei der Wäsche zu stark entfetten. Zwar wünscht sich der Verbraucher bei der Haarwäsche üppige Schaumberge auf dem Kopf, denkt aber nicht daran, daß damit auch die zu starke Entfettung der Kopfhaut und des Haares verbunden ist. Daß die meisten Haarshampoos einen

enormen Überschuß an Waschmitteln haben, läßt sich einfach erkennen: Bei der ersten Haarwäsche werden die meisten schaumerzeugenden Detergenzien durch Schmutz und Fett an Haar und Kopfhaut gebunden. Der üppige Schaum, der sich dann bei der zweiten Wäsche entwickelt, beweist, daß der Reinigungsprozeß schon längst beendet ist. Eine zweite Wäsche ist also unnötig.

In der Praxis geht es also darum, die radikale Waschwirkung zu mildern, denn zu stark entfettetes Haar ist schutzlos, und die zu stark entfettete Kopfhaut reagiert mit einer Überproduktion der Talgdrüsen.

Schonend und pflegend wäscht man das Haar, wenn man etwa 1 bis 2 Teelöffel Haarwaschmittel – je nach Haarlänge – mit 1 Glas warmem Wasser verdünnt. Diese Menge Haarshampoo ist voll ausreichend für eine Haarwäsche. Nach der Haarwäsche muß lang und gründlich mit viel Wasser gespült werden. Man hat festgestellt, daß viele Schädigungen

am Haar deshalb auftreten, weil Rückstände von Haarshampoos am Haar und auf der Kopfhaut verbleiben. Man sollte das Haar etwa 5 Minuten lang mit klarem, nicht zu heißem Wasser spülen, damit alle Rückstände gründlich beseitigt werden. Außerdem empfiehlt sich nach jeder Haarwäsche eine saure Spülung, damit auch wasserunlösliche Kalk- und Seifenrückstände vom Haar und von der Kopfhaut gelöst werden. 1 Schuß Obstessig oder Zitronensaft im letzten Spülwasser gibt dem Haar schönen Glanz.

Bevor die chemische Industrie die Detergenzien entdeckte, wusch man sich das Haar mit Haarwaschmitteln auf Seifenbasis. Diese Shampoos hatten den großen Vorteil, daß sie das Haar kaum entfetteten. Der einzige Nachteil der Seifenshampoos besteht darin, daß man das Haar nach der Wäsche sehr gründlich mit einer sauren Spülung behandeln muß. Nur so werden alle wasserunlöslichen Kalk- und Seifenrückstände gelöst.

Feines Lavendelshampoo

1 Handvoll getrocknete Lavendelblüten, ¾ l destilliertes Wasser, 50 g weiße Schmierseife (Silberseife), 10 g Pottasche, 50 g Alkohol (70 %), 1 Teelöffel Lavendelöl

In einem hohen Topf bringt man das destillierte Wasser zum Kochen. Die Lavendelblüten legt man in eine Porzellanschale und gießt ¼ l des kochendheißen Wassers darüber. Man läßt den Aufguß zugedeckt 3 Stunden ziehen, seiht dann durch ein feinmaschiges Küchensieb ab und drückt die Blüten dabei gut aus.

In den restlichen ½ l des kochenden Wassers gibt man zuerst die Schmierseife, und sobald sie sich gelöst hat, fügt man die Pottasche hinzu. 30 Minuten köcheln lassen und dabei öfter umrühren, bis die Mischung ganz klar ist. Vom Feuer nehmen, abkühlen lassen, mit dem Lavendelwasser aufgießen. Das Lavendelöl im Alkohol auflösen und dazugeben. Alles in eine hübsche Flasche füllen und kräftig durchschütteln.

Das Lavendelshampoo ist leicht aufzutragen und gut abzuwaschen. Es produziert keine Schaumberge, wäscht aber schonend und gründlich. Man spült ausgiebig mit klarem Wasser nach und läßt eine saure Spülung mit verdünntem Obstessig oder Zitronensaft folgen.

Honigglanzfestiger

1 Teelöffel reiner Bienenhonig, ¼ l Wasser, 1 Spritzer Obstessig

Das Wasser gut erwärmen und den Honig darin auflösen, dann den Essig zugeben. Die Zutatenmengen sind für mittellanges Haar berechnet. Bei kurzem oder sehr langem Haar nimmt man entsprechend weniger oder mehr.

Keine Angst vor Honig im Haar! In warmem Wasser gelöst, verliert der Honig seine Klebrigkeit und wirkt sanft festigend auf das Haar. Er verleiht dem Haar schönen Glanz und macht es leicht frisierbar.

Festiger auf der Basis von Honig sind für Haar und Kopfhaut eine Wohltat.

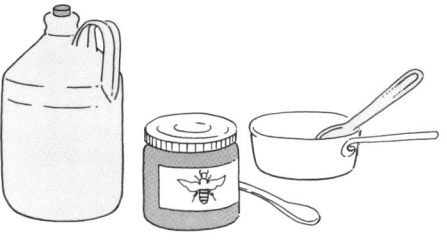

Eiwäsche

1 Eigelb, 1 Schnapsgläschen Branntwein

Zuerst vermischt man in einer Tasse das frische Eigelb mit dem Branntwein. Dann wäscht man das Haar einmal gründlich mit einem natürlichen Haarwaschmittel, wie etwa dem obenstehenden Lavendelshampoo, spült gut aus und läßt es leicht vortrocknen.

Anschließend massiert man die Eimischung ins Haar und läßt sie etwa 15 Minuten lang einziehen. Am besten setzt man sich während dieser Zeit eine alte Badehaube auf, um die Mischung warm zu halten. Das intensiviert die Wirkung.

Danach wird das Haar zuerst mit warmem Wasser gründlich gespült und die Kopfhaut dabei gut massiert, dann wird es noch einmal mit ganz wenig Shampoo gewaschen, sorgfältig ausgespült und mit verdünntem Obstessig geklärt.

Die Anwendung mag aufwendig anmuten, aber wer sich hin und wieder dafür die Zeit nimmt, wird sich über seine gesunden Haare freuen. Sie werden weich und geschmeidig, glänzen herrlich und sind leicht frisierbar.

Packung für glänzendes Haar

1 Eigelb, 25 g süßes Mandelöl, 1 Teelöffel Zitronensaft

Die Packung wird wie eine Mayonnaise zubereitet, erfordert also etwas Geduld. Man rührt das Öl tropfenweise unter das Eigelb. Sobald alles Öl untergerührt und eine feste Emulsion entstanden ist, wird der Zitronensaft eingerührt.

Zuerst wird das Haar gewaschen und gründlich abgetrocknet. Dann trägt man die Packung mit einem breiten Pinsel oder mit den Händen gleichmäßig auf das Haar auf und massiert sie leicht ein. Die Packung sollte 1 Stunde lang einwirken. Während dieser Zeit setzt man eine alte Duschhaube auf und bindet ein Frotteehandtuch um den Kopf, damit die Packung warm gehalten wird. Anschließend muß man das Haar gründlich waschen.

Die Packung wirkt hervorragend bei stumpfem und glanzlosem Haar. Sie macht es herrlich weich und glänzend. Im Sommer, wenn das Haar durch die Sonne ausgetrocknet ist, sollte man die Kur häufig anwenden. Sie ist auch als Spezialkur gegen trockene Spitzen gut geeignet.

Birkenblätterkopfwasser

20 g Birkenblättertinktur, 80 g Hamameliswasser, 3 Tropfen Melissenöl

Zuerst löst man das Melissenöl in der Birkenblättertinktur auf. Dann fügt man das Hamameliswasser hinzu und schüttelt alles kräftig durch. Zur praktischen Handhabung empfiehlt es sich, die milchig-grüne Flüssigkeit in eine Flasche mit Spritzverschluß zu füllen.

Neben der Brennessel gehören die Birkenblätter zu den klassischen Heilpflanzen der Haarpflege. Bei schuppender und fettender Kopfhaut, bei Haarausfall und Kopfjucken sollte man die Kur mit Birkenblätterkopfwasser anwenden.

Nach jeder Haarwäsche wird der Haarboden mit Kopfwasser gründlich massiert. Neben dem alkoholischen Auszug aus den Birkenblättern wirkt auch das Hamameliswasser heilend, entzündungshemmend, adstringierend und tonisierend auf die Kopfhaut ein. Der Zusatz von Melissenöl verleiht dem Kopfwasser einen angenehmen Duft und wirkt gleichzeitig durchblutungssteigernd und desinfizierend.

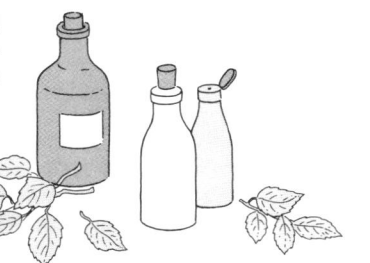

Brennesselhaarwasser

40 g Brennesseltinktur, ½ Teelöffel Arnikatinktur, 60 g Hamameliswasser

Man füllt alle Zutaten in eine Flasche und schüttelt einmal kräftig durch.

Die Brennessel zählt zu den besten Mitteln zur Pflege von Kopfhaut und Haar. Die Brennesseltinktur wirkt stark durchblutend, tonisierend und heilend auf Kopfhaut und Haarboden ein. Bei Schuppen, fettem Haarboden, bei entzündlichen Veränderungen an der Kopfhaut wirkt das Brennesselhaarwasser ganz ausgezeichnet.

Das Haar scheiteln, das Haarwasser tropfenweise auf die Kopfhaut auftragen und gründlich einmassieren.

Natürliche Haarfärbung

Reine Pflanzenfarben gehören zu den vollkommenen Schönheitsmitteln der Natur. Auf sanfte Weise passen sich diese Farben der individuellen Haarfarbe an, sie tönen und färben das Haar, ohne seine innere Struktur anzugreifen, und gleichzeitig wirken sie pflegend auf den Haarkörper ein.

Im Gegensatz zu chemischen Haarfarben, die teilweise giftig sind, schädigen die Pflanzenfarben weder das Haar noch die Gesundheit, denn sie sammeln sich außen am Haarschaft und dringen nicht in das Innere des Haares ein.

Die in den nachfolgenden Rezepten genannten Farben können teilweise intensiv färben oder tönen. Wie die richtige Farbmischung und die Einwirkungsdauer der Farbe bemessen sein müssen, das hängt von der natürlichen Haarfarbe und auch von der Haarstruktur ab. Mit chemischen Farben oder Dauerwellen vorbehandeltes Haar wird anders auf die Naturfarben reagieren als naturbelassenes Haar. Es ist deshalb ratsam, den ersten Versuch mit Pflanzenfarben an einer einzelnen Haarsträhne zu machen. Am besten schneidet man aus dem Unterhaar eine kleine Strähne aus und bindet sie fest zusammen. Dann wäscht man die Strähne, um sie zu entfetten, trägt die Farbe auf und läßt die Mischung einwirken. Die Strähne muß nach dem Abwaschen völlig trocken sein, denn erst am trockenen Haar kann man das Ergebnis genau erkennen. So kann man die individuelle Einwirkungsdauer für jedes Haar festlegen.

Wenn man später die Farbe auf das Haar aufträgt, muß man darauf achten, daß man die Kopfhaut nicht mit einfärbt. Am besten zieht man dünne Gummihandschuhe an, um zu verhindern, daß man sich die Hände einfärbt.

Zum Färben hebt man jeweils eine Haarsträhne an und trägt die Farbe mit einem breiten Backpinsel auf. Das erfordert etwas Übung. Man sollte sich auch ein altes Handtuch über die Schultern legen, denn die Pflanzenfarben färben nicht nur Haare und Haut, sondern auch Stoffe.

Häufig begehen Frauen den Fehler, ihr Haar aufzuhellen, die Augenbrauen aber dunkel zu lassen. Wenn man sein Haar aufhellt und sehr dunkle Brauen hat, sollte man aber auch die Brauen der Haarfarbe angleichen. Man benutzt dazu ein sehr feines Pinselchen und trägt die Farbe vorsichtig und gleichmäßig auf.

Um die richtige Pflanzenfarbe auszusuchen, sollte man zuerst einmal festlegen, welche natürliche Farbnuance man unterstreichen möchte. Mit Walnußschalenpulver läßt sich eine Brauntönung erzielen, Henna dagegen färbt rot, mischt man beide Farben, kann man eine attraktive Braunrotfärbung erreichen. Um die richtige Mischung herauszufinden, sollte man immer erst eine kleine Portion der Farbe vermischen und die Wirkung an einer einzelnen Strähne ausprobieren. Eine besonders intensive Blondfärbung erreicht man mit pulverisierter Rhabarberwurzel. 2 bis 3 Tassen getrocknete Rhabarberwurzel – man kann sie in der Apotheke kaufen – werden fein gemahlen und mit 1 Spritzer Pflanzenöl, 1 Spritzer Zitronensaft und etwas heißem Wasser verrührt.

Brauntönung mit Walnußschalen

2 bis 3 Tassen Walnußschalen (je nach Haarlänge), 1 Spritzer Pflanzenöl, 1 Spritzer Obstessig

Zerkleinerte Walnußschalen bekommt man in Apotheken und Kräuterhandlungen. In der elektrischen Kaffeemühle werden die Schalen zu staubfeinem Pulver gemahlen.

Das Pulver mit Pflanzenöl und Essig und ein wenig heißem Wasser zu einem streichfähigen Brei verrühren. Den Brei 15 Minuten ziehen lassen. In dieser Zeit wird das Wasser fast ganz aufgesogen. Bevor man den Brei anwendet, gibt man nochmals etwas heißes Wasser dazu, um ihn streichfähig zu machen.

Das Haar einmal waschen und leicht vortrocknen. Nun die Farbe mit einem breiten Backpinsel gleichmäßig auf das Haar verteilen. Am einfachsten zieht man dazu einen Scheitel, streicht die Farbe ein, verteilt sie und zieht dann den nächsten Scheitel.

Wenn alle Strähnen eingestrichen sind, setzt man eine alte Plastikhaube auf und läßt die Farbe bei gleichmäßiger Wärme einziehen. Walnußschalen bewirken eine intensive Brauntönung, deshalb muß man die individuell nötige Einwirkungszeit genau beachten. Wer sich nicht sicher ist, sollte die Farbe in Abständen immer wieder überprüfen.

Nach der Tönung wird das Haar noch einmal gründlich gewaschen. Um dem Haar schönen Glanz zu verleihen, gibt man in das letzte Wasser zum Nachspülen einen Spritzer Obstessig.

Die Walnußschalen-Brauntönung verleiht dunkelbraunem Haar einen satten tiefbraunen Farbton; sie macht das Haar glänzend und gut frisierbar.

Rotfärbung mit Henna

1 Tasse Hennapulver (rotfärbend), 1 Eßlöffel Pflanzenöl, 1 Eigelb

Das rotfärbende Hennapulver erhält man in Bioläden oder Indiengeschäften, aber auch teilweise in Apotheken.

Henna trocknet das Haar leicht aus, deshalb muß die Farbe in Form einer pflegenden Packung angesetzt werden. Zunächst vermischt man das Hennapulver mit dem Eigelb und dem Pflanzenöl und gibt nun vorsichtig so viel heißes Wasser dazu, bis die Mischung streichfähig ist. Die Farbe muß über Nacht zugedeckt ziehen. Bevor man sie anwendet, fügt man dem Hennabrei erneut ein wenig heißes Wasser hinzu, damit der Brei streichfähig wird.

Das Haar einmal waschen und leicht vortrocknen. Nun trägt man die Farbe mit einem breiten Pinsel auf das gescheitelte Haar auf. Die Farbe gleichmäßg verteilen.

Man setzt sich eine Plastikhaube auf und wickelt ein Frotteehandtuch um den Kopf. Die gleichmäßige Wärme trägt entscheidend zur Qualität der Färbung bei. Die Einwirkungszeit berechnet man nach der individuellen Haarfarbe. Henna färbt sehr intensiv, und es ist auf jeden Fall ratsam, erst einen Farbtest an einer einzelnen Haarsträhne zu machen.

Rotfärbendes Henna gibt dunkelbraunem Haar einen schönen Rotton. Bei hellbraunem Haar sollte man jedoch vorsichtig sein, hier kann es sehr unschöne rostrote und karottenrote Töne damit geben.

Nach der Färbung wird das Haar gründlich gewaschen. Bei der Nachfärbung genügt es, nur den Haaransatz zu behandeln.

Kamillenfarbspülung

1 bis 3 Tassen Kamillenblüten (je nach Haarlänge), 1 Spritzer Zitronensaft

Man übergießt die Kamillenblüten mit ½ l kochendheißem Wasser und läßt alles 20 Minuten lang bedeckt im Topf ganz schwach sieden. Dann seiht man die farbgebundene Flüssigkeit ab und gibt den Zitronensaft dazu.

Nach der gründlichen Haarwäsche wird das Haar in der Kamillenfarbspülung gebadet und anschließend nicht mehr gewaschen. Man kann die Kamillenspülung nach jeder Haarwäsche anwenden. Sie verleiht blondem Haar natürlichen Glanz, und sie wirkt auch gegen Schuppen, fettiges Haar und leichtentzündliche Kopfhaut.

Kornblumenspülung

2 Handvoll Kornblumen, 1 Spritzer Zitronensaft

Die getrockneten Kornblumen in eine Porzellanschüssel geben und mit ½ l kochendheißem Wasser übergießen. Bedeckt 3 Stunden ziehen lassen. Die Flüssigkeit durch ein Küchensieb schütten und den Zitronensaft hinzufügen.

Die Kornblumen verleihen stumpfem grauem Haar einen leichten blauen Schimmer und schönen Glanz. Man läßt das Haar vortrocknen und verteilt die Spülung gleichmäßig auf dem Haar. Danach wird das Haar nicht mehr gewaschen.

Man kann die Spülung ohne Bedenken nach jeder Haarwäsche anwenden.

Kleine Einkaufshilfe

Um sich von der Konsistenz und dem Aussehen einzelner in den Rezepten erwähnter Mittel eine Vorstellung machen zu können, wurde die nachfolgende Einkaufshilfe zusammengestellt. Alle die hier genannten Zutaten kann man in Apotheken, Bioläden und Kräuterläden kaufen.

Alaun findet sich als sogenanntes Federalaun auf Lava und trachytischem Gestein. In stark verdünnter Lösung verwendet man es wegen seiner adstringierenden Eigenschaften in Gesichtswässern.

Alkohol, auch Äthylalkohol, Feinsprit oder Weingeist genannt, wird durch Vergärung verschiedener Zuckerarten gewonnen. Reiner Alkohol hat 96 Volumenprozent; er ist eine wasserhelle, rasch verdunstende Flüssigkeit. Mit destilliertem Wasser läßt sich der reine Alkohol auf jeden Prozentgehalt verdünnen.

Arnikablüten enthalten ätherisches Öl, Gerbsäure, Arnicin und Harze. Arnika ist in erster Linie ein Wundkraut. Arnikatinktur ist ein alkoholischer Auszug (70%) aus den Blüten.

Avocadoöl wird aus der Avocadofrucht gewonnen. Gutes Avocadoöl wird nicht gebleicht, und seine Farbnuancen reichen von Hellbraun bis Grün. Durch seinen hohen Gehalt an Vitamin A, B, D, E, H, K, an Lecithin, Histidin, Phytosterol und Chlorophyll eignet sich das Öl vorzüglich zur Hautpflege.

Bienenwachs wird durch Einschmelzen der entleerten Bienenwaben gewonnen, die dabei von allen Verunreinigungen befreit werden. Nach der Reinigung ist natürliches Bienenwachs hell- bis bräunlichgelb. Die feste Wachsmasse wird in Form von flachen Scheiben verkauft.

Birkenblättertinktur ist ein alkoholischer Auszug (70%) aus den Birkenblättern.

Bolus alba nennt man einen sehr fein geschlemmten weißen Ton bzw. Tonerde. Man benutzte ihn früher zur Behandlung von Brandwunden, heute wird er hauptsächlich Körperpudern zugesetzt.

Brennesseltinktur ist ein alkoholischer Auszug (70%) aus den Brennesselblättern.

Calendulatinktur ist ein alkoholischer Auszug (70%) aus den Blüten der Calendula oder Ringelblume.

Erdnußöl wird durch das Auspressen der Samen gewonnen. Es ist ein geruchloses, dünnflüssiges Öl, reich an Vitamin E und ungesättigten Fettsäuren.

Eukalyptusöl wird durch Destillation aus den Blättern des Eukalyptusbaumes gewonnen. Es kommt vor allem aus den Mittelmeerländern.

Geraniumöl gewinnt man durch Wasserdampfdestillation aus den Blättern von Pelargonienarten. Das ätherische Öl hat einen rosenartigen Duft. Man setzt es für die Parfümierung von Kosmetikprodukten gerne als Ersatz für Rosenöl ein.

Gerbsäure ist ein feines Pulver, das in Wasser und Alkohol, nicht aber in Fetten löslich ist. Gerbsäure ist der wichtigste Bestandteil der Galläpfel und ist in vielen Heilpflanzen enthalten. Sie hat stark adstringierende Eigenschaften und wirkt leicht antiseptisch.

Hamameliswasser ist ein wäßriger Auszug aus der Rinde des Hamamelisbaumes. Es hat einen erfrischenden Geruch und ist farblos. Wegen seiner heilenden Eigenschaften eignet es sich vor allem zur Pflege der entzündeten, fetten und unreinen Haut.

Heilerde bekommt man fertig abgepackt in der Apotheke. Sie ist reich an Kieselsäure und eignet sich zur Pflege fetter und unreiner Haut.

Henna wird aus den pulverisierten Blättern des Hennastrauches hergestellt. Neben dem rotfärbenden Pulver erhält man auch schwarzfärbendes Hennapulver und das sogenannte neutrale Henna, das nicht färbt und sich für pflegende Haarpackungen eignet.

Huflattichtinktur ist der alkoholische Auszug (70%) aus Blüten und Blättern des Huflattichs.

Johanniskrautöl ist ein dunkelroter, öliger Auszug aus den frischen Blüten und Blättern des Johanniskrauts.

Jojobaöl wird aus den erdnußgroßen Samen der immergrünen Wüstenpflanze *Simmondsia chinensis* gewonnen. Es zeichnet sich durch seine besondere Hautfreundlichkeit aus und ist vor allem reich an Vitamin F.

Kakaobutter wird als Nebenerzeugnis bei der Herstellung des Kakaos gewonnen. Kakaobutter erhält man geraspelt. Sie ist gelb, bröselig, fühlt sich fett an und duftet sehr angenehm. Man sollte sie dunkel aufbewahren, da sie lichtempfindlich ist.

Kamillentinktur ist der alkoholische Auszug (70%) aus den Kamillenblüten.

Klettenwurzel bekommt man als kleingeschnittene Wurzelteilchen in Kräuterhandlungen und Apotheken. Ihre Heilwirkung beruht auf reinigenden und entzündungshemmenden Eigenschaften.

Klettenwurzeltinktur ist der alkoholische Auszug (70%) aus den Klettenwurzeln.

Lanolin wird aus dem gründlich gereinigten Fett der Schafwolle gewonnen. Wegen seiner hautpflegenden Eigenschaften, seiner dem natürlichen Hautfett ähnlichen Beschaffenheit und seiner großen Ergiebigkeit zählt es zu den bedeutendsten kosmetischen Grundstoffen.

Lanolinanhydrid, lateinisch *Adeps Lanae anhydricus*, ist wasserfreies, zähes, durchscheinend hellgelbes Lanolin. Wegen seiner guten Wasseraufnahmefähigkeit ist es vielfach einzusetzen.

Lavendelöl wird durch Destillation der Lavendelblüten gewonnen. Es ist eines der am häufigsten benutzten Öle in der Parfümerie.

Mandelöl, süßes wird aus den reifen Samen der süßen Mandeln durch kalte Pressung gewonnen. Das geruchlose, fast klare Öl wird nur in besten kosmetischen Präparaten verwendet, es wirkt glättend und heilend.

Melissenöl wird aus den Blättern der Melisse gewonnen. Das Parfümöl ist wegen seiner heilenden, erfrischenden und belebenden Wirkung vielseitig verwendbar.

Melissentinktur ist der alkoholische Auszug (70 %) aus den Melissenblättern.

Nelkenöl verfügt über stark antiseptische Eigenschaften. In Badeölen nimmt man es gerne wegen seines angenehmen Aromas.

Olivenöl wird aus den reifen Früchten des Olivenbaumes gewonnen. Zur Verarbeitung in kosmetischen Produkten eignet sich am besten das Olivenöl der ersten kalten Pressung, das sogenannte Jungfernöl.

Orangenblütenöl wird aus den Blüten des Orangenbaumes gewonnen. Es ist recht teuer; ersatzweise kann man zur Parfümierung auch künstliches Orangenblütenöl, das sogenannte Neroli, verwenden.

Orangenblütenwasser wird bei der Destillation der Orangenblüten gewonnen. Wegen seines feinen, anregenden Duftes und seiner guten hautpflegenden Eigenschaften ist es vielseitig zu verwenden.

Pfefferminzöl wird bei der Wasserdampfdestillation des Pfefferminzkrauts gewonnen. Wegen seines belebenden Duftes und seiner antisepti-

schen Eigenschaften wird es vielseitig verarbeitet.

Pottasche findet sich in der Asche der meisten Pflanzen, vor allem in Buchenasche, und wird durch Auslaugen gewonnen. Mit Schmierseife verkocht, wie bei der Herstellung von Haarshampoos üblich, bewirkt Pottasche eine Neutralisierung.

Propolis oder Kittharz bezeichnet eine Reihe harziger, gummiartiger und balsamischer Substanzen, die von den Bienen von gewissen Pflanzenteilen aufgesaugt werden und im Stock getragen werden. In Form von Pulver harziger Konsistenz erhält man Propolis in der Apotheke.

Rhabarberwurzel entwickelt in Verbindung mit Wasser eine sehr schöne goldgelbe Farbe, weshalb sie zu den beliebtesten Pflanzenfarben zur Färbung blonden Haares zählt.

Rosenöl wird durch Wasserdampfdestillation der frischen Rosenblätter gewonnen. Es ist recht teuer, als Ersatz wird synthetisches Rosenöl angeboten.

Rosenwasser fällt als Nebenprodukt bei der Herstellung des Rosenöls ab. Wegen seines ungemein belebenden Duftes und seiner tonisierenden Wirkung wird es feinsten Cremes und Lotionen zugesetzt.

Rosmarinöl wird durch Wasserdampfdestillation aus den Blättern und frischen Blüten des Rosmarins gewonnen. Es ist ein aromatisch duftendes ätherisches Öl, das belebend wirkt und antiseptische Eigenschaften hat.

Salbeitinktur ist der alkoholische Auszug (70 %) aus Salbeiblättern.

Schmierseife, weiß wird auch Silberseife genannt. Im Gegensatz zur normalen Seifenherstellung gewinnt man sie ohne das sogenannte Aussalzen. Man bekommt die gereinigte, silbrig schimmernde Schmierseife in Form einer zähen Paste.

Sesamöl wird aus den Samen von *Sesamum indicum* gewonnen. Das kaltgepreßte Öl ist schwach gelblich und hat einen angenehmen Geruch und Geschmack. Sesamöl enthält Sesamol, das Oxidation verhindert und UV-Strahlung absorbiert.

Talkum, auch Federweiß genannt, ist ein mineralisches Produkt. Das blütenweiße, sehr feine Pulver wird vor allem für die Herstellung von Wund- und Körperpuder verwendet. Es wirkt entzündungshemmend und austrocknend.

Traubenkernöl wird durch kalte Pressung aus Traubenkernen gewonnen. Es schmeckt süß und ist reich an ungesättigten Fettsäuren und Vitaminen. Es wird viel als Speiseöl verwendet, man kauft es in Bioläden und Reformhäusern.

Tween 80 ist ein international bekannter Handelsname für einen Emulgator, der schon seit über 50 Jahren zur Kosmetikherstellung gebraucht wird. Die klare, ölige Flüssigkeit macht Öl in Wasser löslich und wird daher besonders gerne für hydrophile Öle verwendet.

Walnußblätter verwendet man zur Tönung braunen Haares. Den brau-

nen, wäßrigen Auszug der Blätter nimmt man zur Spülung der Haare.

Walnußschalen werden für die Haarfärbung verwendet, aber auch zum Anfärben kosmetischer Mittel und als Stoffarbe.

Weißes Wachs ist gereinigtes, gebleichtes, naturreines Bienenwachs, das die gleichen wertvollen kosmetischen Eigenschaften wie das gelbe Wachs hat. Man bekommt es im Handel in Form flacher Scheiben.

Weizenkeimöl ist ein dünnflüssiges, goldgelbes, angenehm nach Getreide duftendes Öl. Es wird aus den Keimen der Weizenkörner durch Kaltpressung gewonnen und enthält reichlich Vitamin E und die Vorstufe von Vitamin A, Karotin, ungesättigte Fettsäuren und hochwertiges Pflanzenlezithin.

Wollwachsalkohole sind ein Bestandteil des Lanolins und als geraspeltes gelbliches Wachs in der Apotheke erhältlich. Die Wollwachsalkohole, auch Wollfettalkohole genannt, sind für die wasserbindende emulgierende Fähigkeit des Lanolins verantwortlich.

Ylang-Ylang-Öl wird aus der Blüte des Ylang-Ylang-Baumes gewonnen.

Zinkoxid ist ein weißes entzündungshemmendes und adstringierendes Pulver.

Zinksalbe wird vor allem als Heilsalbe gegen Hautleiden verwendet.

Zitronenöl wird aus der Schale der Zitronen gewonnen.

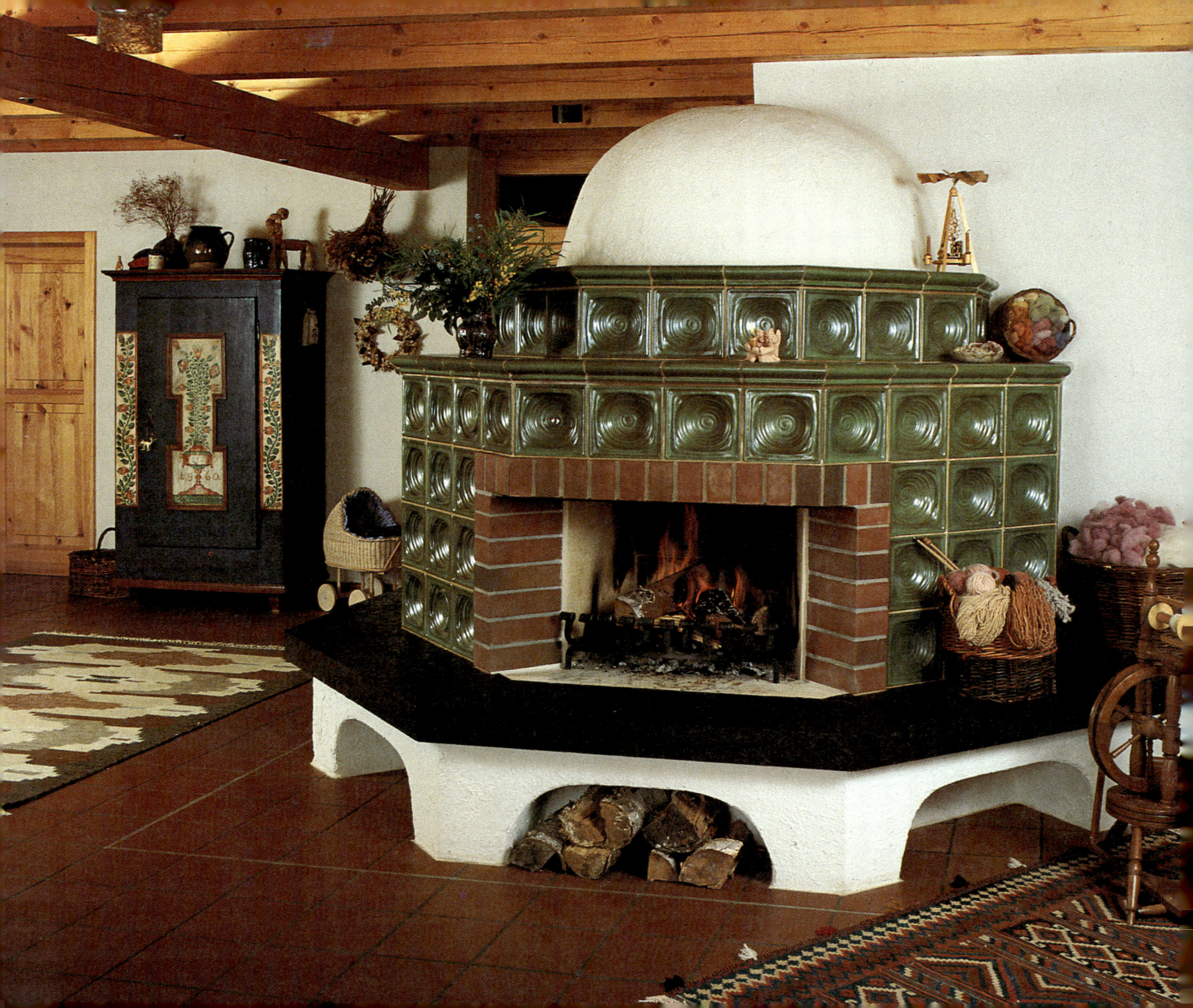

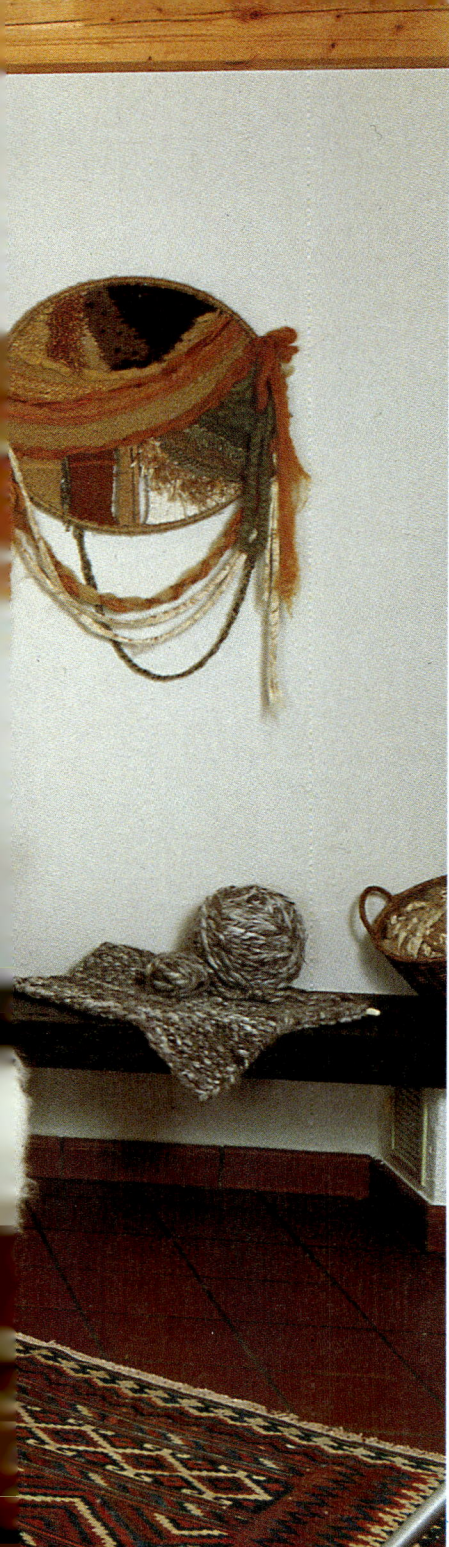

Gesund wohnen und kleiden

Alle Anstrengungen, möglichst gesundheitsbewußt
zu leben, sind vergeblich, wenn man zwei
wesentliche Bereiche – das Wohnen und die
Kleidung – ausklammert. Beide sind genauso
wichtig für die Gesundheit wie etwa die Ernährung

Die meisten Häuser und Wohnungen haben eine ganz individuelle Ausstrahlung und einen unverwechselbaren Geruch. Die Ausstrahlung und der Geruch werden von den Materialien beeinflußt, die man zum Bauen und für die Innenausstattung verwendet.

Wenn man die Einrichtung und Ausstattung einer Wohnung betrachtet, nimmt man die verschiedenen Dinge – Möbel, Fußbodenbelag, Wandverkleidung – nicht nur mit den Augen wahr, sondern man reagiert auch auf die arteigene Ausstrahlung der verwendeten Materialien. Metall z. B. empfindet man leicht als kalt und hart, Holz dagegen eher als weich und warm.

Vom Standpunkt des Baubiologen aus sind Baustoffe und Möbel, die „neu" riechen und vordergründig gut duften (weil sie künstlich mit Duft-

Ein Kachelofen, kombiniert mit einer offenen Feuerstelle – die geeignete Heizquelle für ein Biohaus

stoffen angereichert wurden), nicht unschädlich für die Gesundheit. Dabei kommt es allerdings darauf an, wie lange man bestimmten Stoffen ausgesetzt war und wie konzentriert diese waren. Gerade im Wohn- und im Schlafbereich, aber auch am Arbeitsplatz, ist man diesen Einwirkungen fast ständig ausgesetzt. Deshalb sollte man sich im Interesse der eigenen Gesundheit eingehend informieren, welche Materialien man mit gutem Gewissen kaufen kann und welche eine Gefahr für die eigenen vier Wände bedeuten.

Aber nicht nur die Wohnung und Einrichtung beeinflussen das Wohlbefinden und die Gesundheit des Menschen, sondern auch seine „zweite Haut": Wäsche und Kleidung.

Beim Einkauf von Wäsche und Kleidung stehen in der Regel zwei Gesichtspunkte im Vordergrund: einmal der persönliche Geschmack und zum anderen, wie sich ein Kleidungsstück pflegen läßt. Natürlich

spielen bei der Kaufentscheidung auch noch weitere Gründe eine Rolle, beispielsweise die Qualität und der Preis.

Wenn man die Auslagen von Textilgeschäften betrachtet, fühlt man sich unter Umständen durch das vielfältige Angebot eher verwirrt als informiert. Man weiß dann zwar, was gerade Mode ist, aber worauf es bei der Kleidung wirklich ankommt – Eigenschaften der Fasern und Tragekomfort –, darüber informiert die Schaufensterdekoration nicht. Deshalb sollte der gesundheitsbewußte Käufer nicht nur mit den Augen einkaufen, sondern sich eingehend über die Beschaffenheit der Ware informieren, bevor er auswählt. Da rund 90 Prozent der Oberfläche des Körpers beinahe ununterbrochen bedeckt sind – tagsüber mit Kleidung, nachts mit Bettzeug –, wird verständlich, daß man sich in seiner Haut nur wohl fühlen kann, wenn die Bekleidung den Bedürfnissen des menschlichen Körpers entspricht.

Natürliche Baumaterialien

Man sollte naturbelassene Baustoffe bevorzugen. Das gilt sowohl für den Neubau als auch für den Umbau, den Ausbau und die Ausstattung von Haus und Wohnung. Denn die natürlichen Baumaterialien erfüllen die Anforderungen, auf die es baubiologisch in erster Linie ankommt: Sie sind atmungsaktiv, feuchtigkeitsausgleichend, und sie tragen zur Erhaltung des natürlichen Strahlungsfeldes bei.

Früher verwendete man überwiegend organische (Holz, Stroh) und anorganische Stoffe (Lehm, Ziegel) zum Bauen. Heute sind die natürlichen Materialien in weiten Bereichen durch die künstlichen, baubiologisch nicht unumstrittenen Stoffe fast vollständig verdrängt worden. Zu diesen gehört z. B. auch Beton. Man kann auf ihn zwar dort, wo es auf hohe Festigkeit ankommt, beispielsweise bei Brücken, Treppen und Säulen, nicht verzichten, aber im Wohnbereich sollte man natürliche Materialien wie Ziegelsteine, Lehm und Holz verwenden.

Alle Baustoffe, vom Zement bis zum Fensterrahmen, werden nach gesetzlich vorgeschriebenen Bestimmungen geprüft, bevor sie in den Handel kommen. Nach den bisher geltenden Bestimmungen prüft man zwar, ob sie norm- und funktionsgerecht sind, aber nicht, ob sie der Gesundheit schaden könnten. Es gibt z. B. keine Untersuchungen darüber, wie es sich auswirkt, wenn man mehrere belastende Materialien zusammen verwendet. Das läßt sich natür-

Gesund leben im Biohaus

Im Interesse der Gesundheit und des Wohlbefindens besinnen sich heute viele Bauherren wieder auf natürliche Baustoffe, die sich seit alters bewährt haben, z. B. Holz, Kork, Ziegel, Sand und Kalk. Nach Meinung der Baubiologen sorgen diese atmungsaktiven Materialien für ein ausgewogenes Verhältnis von Wärmedämmung und -speicherung und für optimale Oberflächen- und Raumlufttemperaturen des Hauses. Ein weiterer Vorteil ist, daß die von vornherein geringere Neubaufeuchte rascher abklingen kann.

Die Abbildung zeigt die verschiedenen Naturbaustoffe, aus denen ein nach den Grundsätzen der Baubiologie entwickeltes Haus gebaut wird.

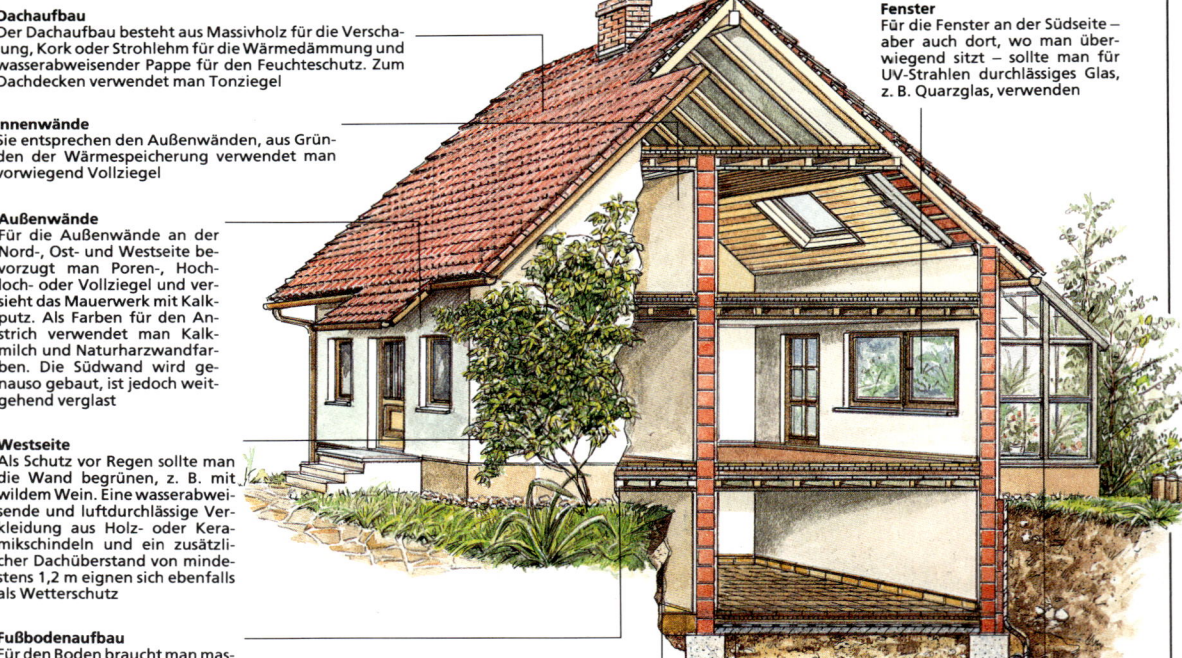

Dachaufbau
Der Dachaufbau besteht aus Massivholz für die Verschalung, Kork oder Strohlehm für die Wärmedämmung und wasserabweisender Pappe für den Feuchteschutz. Zum Dachdecken verwendet man Tonziegel

Innenwände
Sie entsprechen den Außenwänden, aus Gründen der Wärmespeicherung verwendet man vorwiegend Vollziegel

Außenwände
Für die Außenwände an der Nord-, Ost- und Westseite bevorzugt man Poren-, Hochloch- oder Vollziegel und versieht das Mauerwerk mit Kalkputz. Als Farben für den Anstrich verwendet man Kalkmilch und Naturharzwandfarben. Die Südwand wird genauso gebaut, ist jedoch weitgehend verglast

Westseite
Als Schutz vor Regen sollte man die Wand begrünen, z. B. mit wildem Wein. Eine wasserabweisende und luftdurchlässige Verkleidung aus Holz- oder Keramikschindeln und ein zusätzlicher Dachüberstand von mindestens 1,2 m eignen sich ebenfalls als Wetterschutz

Fußbodenaufbau
Für den Boden braucht man massives Holz, z. B. für die Schalung und die Dielen. Zur Wärme- und Schalldämmung verwendet man auf oder zwischen den Balken Weichfaserplatten oder Kork. Als Bodenbelag eignen sich unglasierte Fliesen, Kokos- oder Wollteppiche mit Juterücken. Der Untergrund besteht aus Estrich mit Traßkalk

Vorratskeller
Am besten eignet sich als Boden gestampfter Lehm auf einer etwa 40 cm dicken Schicht aus Kalksplitt oder Kiesschotter. Die natürliche Bodenfeuchtigkeit hält Lebensmittel, z. B. Gemüse, länger frisch

Kellerboden
Zur Entwässerung des Bodens empfiehlt sich eine Ringdrainage aus Steinzeugrohren. Eine Bodenplatte aus Lehm oder Traßkalkestrich soll das Haus – ausgenommen den Vorratskeller – vor Grundwasser schützen. Als Bodenbelag verwendet man z. B. Fliesen, die in Kalkmörtel verlegt werden

Fenster
Für die Fenster an der Südseite – aber auch dort, wo man überwiegend sitzt – sollte man für UV-Strahlen durchlässiges Glas, z. B. Quarzglas, verwenden

Wintergarten
Ein Vorbau aus UV-durchlässigem Glas an der Südseite dient als erweiterter Wohnraum, vor allem jedoch als Pufferraum gegen Hitze im Sommer und Kälte im Winter. Eine reiche Bepflanzung trägt außerdem zur Verbesserung des Raumklimas bei

lich auch im voraus nicht so einfach beweisen, denn ob die Gesundheit geschädigt wird, stellt sich oft erst nach längerer Zeit heraus.

Wenn man also bauen oder umbauen will, sollte man bei der Auswahl des Materials auch darauf achten, ob es gesundheitlich unbedenklich ist. Wichtig ist vor allem, daß man Baustoffe verwendet, die nur eine geringe radioaktive Eigenstrahlung haben. Die Menschen sind seit jeher der natürlichen Strahlenbelastung ausgesetzt: der kosmischen Strahlung aus dem Weltraum und der terrestrischen Strahlung von der Erde selber. Dazu kommen zunehmend künstlich erzeugte radioaktive Strahlen, Röntgenstrahlen usw. Obwohl man weiß, wie gefährlich die Strahlenbelastung sein kann, werden im Bauwesen seit Jahren radioaktive Abfallprodukte eingesetzt, z. B. Chemiegips, Hochofenzement, Schlackensteine, Rotschlammziegel. Dagegen hat man bei Bausand und Baukies, Sandstein und Kalkstein, Fliesen (ohne belastende Farbstoffbeimengungen), Basalt und Lavasteinen, Zement (mit Einschränkungen), Ziegel und Klinker (nicht zu hoch gebrannt) eine relativ geringe bzw. meist noch auf Dauer verträgliche radioaktive Eigenstrahlung gemessen.

Deshalb gilt als Faustregel, das Strahlenrisiko so gering wie möglich zu halten, das heißt, man sollte für Haus und Wohnung natürliche und weitgehend naturbelassene Baustoffe unbedingt bevorzugen.

Dazu gehören auch alle von Pflanzen stammenden Baumaterialien, wie Holz, Schilfrohr, Bambusrohr, Binsen, Seegras, Kork und Torf. Die zellulosehaltigen Pflanzensysteme sind wie ein Filter; sie können näm-

lich schon gar nicht wachsen, wenn während der Wachstumszeit zu viele Schadstoffe auf sie einwirken. Die Natur liefert sozusagen eine gewisse biologische Wertgarantie, die durch kein chemisches Untersuchungslabor besser und kritischer vorgenommen werden könnte.

Unschädlich für den Menschen sind auch Baustoffe und Einrichtungsmaterialien aus tierischen Eiweißfasern, beispielsweise Wolle, Haare und die daraus gefertigten Gewebe, Gewirke und Gestricke. Gleiches trifft für Seide und auch für Felle und Leder zu. Das gilt natürlich nur, wenn man diese Naturmaterialien nicht mit zuviel chemischen Mitteln ausrüstet oder vermeintlich veredelt – sei es zu Haltbarkeitszwecken oder der Mode wegen.

Neben den organischen Baustoffen (z. B. Holz, Stroh, Kork) zählen die anorganischen (z. B. Lehm, Ziegel, Naturstein) zu den wichtigsten gesunden Baustoffen. Sie sind seit alters bewährt und werden jetzt zu Recht wiederentdeckt.

Natürliche Baumaterialien haben die Eigenschaft, die Sonnenwärme – die natürlichste und preiswerteste Wärmequelle der Erde – einzulassen und weitgehend zu speichern. Ein Haus mit Betonwänden wärmt sich allerdings rascher auf als ein Holzwandhaus. Dagegen wirkt Holz zusätzlich isolierend. Ein Holzhaus kann die aufgenommene Wärme wesentlich länger speichern, kühlt also nicht so schnell aus wie ein aus dem künstlichen Baustoff Beton errichtetes Haus.

Erst planen, dann bauen

Wenn man ein Haus bauen will, kann man schon durch die Bauweise Heiz-

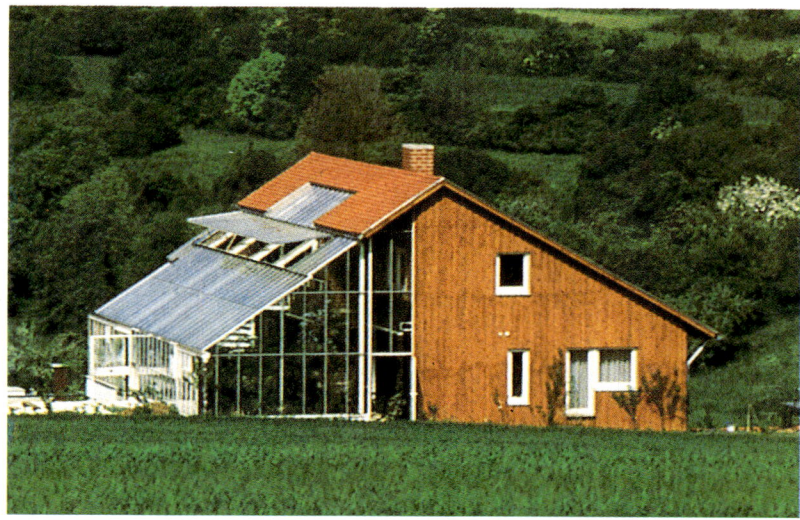

Dieses Haus wurde aus Holz, Ziegeln, Glas und Metall erbaut. Die Ziegelwand zwischen Gewächshaus und Wohnbereich dient der Wärmespeicherung

kosten einsparen. Fenster und Türen, also Hausöffnungen, sollten möglichst nach Süden ausgerichtet sein (eine Wärmedämmung der Südseite erübrigt sich bei ausreichender Wandstärke grundsätzlich), damit die Sonnenwärme besser eindringen kann. Umgekehrt sollten alle Hausöffnungen nach Norden so klein und sparsam wie möglich vorgesehen werden. An der Nordseite eines Gebäudes können bis zu 80 Prozent Wärmeverluste entstehen. Deshalb ist hier auch eine starke zusätzliche Wärmedämmung sinnvoll und angebracht. Für die West- und Ostseiten des Hauses gelten Mittelwerte, je nach Lage des Hauses und Wetter- und Windschutz durch andere Gebäude, Geländeführung und Bepflanzungen. An der Westseite sollte man zusätzlich als Regenschutz eine

wasserfeste, aber luftdurchlässige Verkleidung, Begrünung oder einen mindestens 1,2 m breiten Dachüberstand vorsehen, an der Ostseite dagegen einen Schutz vor kälteren Windeinströmungen.

Isolierverglasungen, doppelte Fensterläden oder Luftsackvorhänge im Inneren des Hauses bilden eine zusätzliche Wärmedämmung. Da das normale Kristallglas die lebensfördernden UV-Strahlen des Sonnenlichtes nicht oder kaum noch durchlassen kann, sollte man vor allem in Wohnräumen Quarzglas bevorzugen. Alle diese Maßnahmen können dazu beitragen, die Heizkosten erheblich zu senken. Ein weiterer Vorteil ist, daß sogenannte Hausklimakrankheiten, z. B. Asthma, Rheuma, Allergien und Kreislaufbeschwerden seltener vorkommen.

Gesundes Raumklima

Die uns umgebende Raumluft sollte frisch und sauerstoffreich sein. Wenn sie verbraucht ist, lüftet man, damit sie sich erneuern kann. Früher brauchte man nicht so sehr darauf zu achten, denn undichte Fenster und Türen sorgten automatisch für den Austausch der Luft. Die modernen, dicht schließenden Fenster muß man häufiger öffnen, damit die Luft zirkulieren kann.

Meist spürt man, wann man lüften sollte. Wenn jedoch mehrere Menschen in einem Raum sind, die ein unterschiedliches Wärmebedürfnis haben, wenn man unzweckmäßige Kleidung trägt oder sich in überhitzten Wohn- und Arbeitsräumen aufhält, kann es sein, daß man kaum noch wahrnimmt, wann die Luft verbraucht ist.

Als Richtschnur gilt: Wenn ein Haus aus natürlichem, also atmungsaktivem Material gebaut wurde, sollte man dreimal pro Stunde für Luftwechsel sorgen. In Neubauten, bei denen man überwiegend künstliche Baustoffe verwendet hat, muß man häufiger lüften, damit alle Giftstoffe möglichst „verdünnt" werden und so rasch wie möglich nach außen entweichen können.

Um Energie zu sparen, verkleidet man die Hausfassaden und dichtet die Fugen der Fenster gut ab. Dadurch wird der natürliche Luftwechsel fast völlig unterbunden. Durch die chemischen Ausdünstungen moderner Innenbaumaterialien und bei mangelnder Lüftung kann sich in den Räumen „Smog" entwickeln, der be-

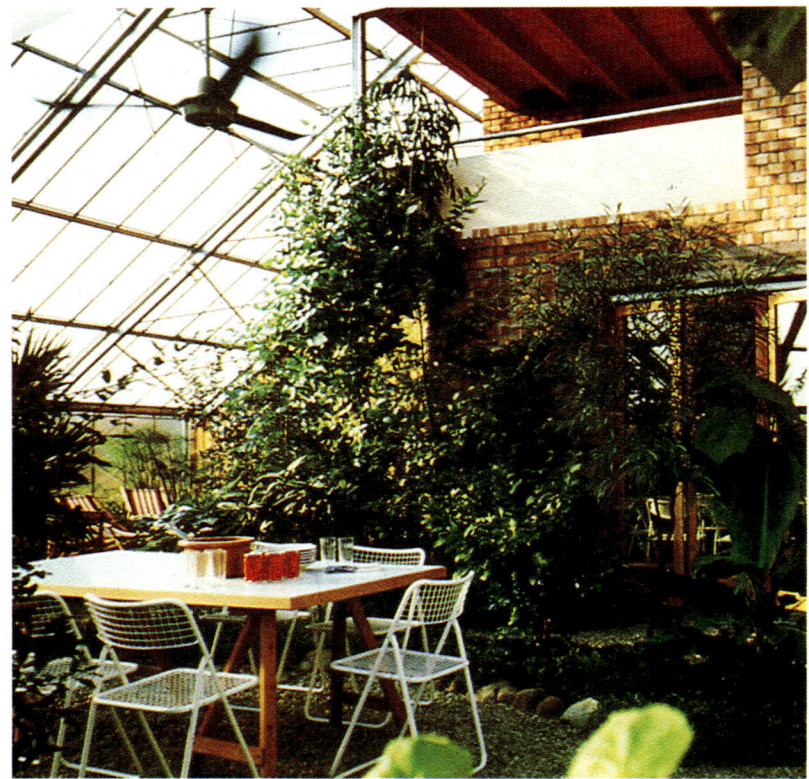

Dieser bepflanzte Glasanbau, errichtet aus feuerverzinktem Stahl und Isolierglas, trägt zur Verbesserung des Raumklimas bei

lastender sein kann als die Dunstglocke, die über einer Siedlung oder einer Stadt hängt, da er mittelbar auf den Menschen einwirkt. Wenn die Luft noch zusätzlich mit Giftstoffen wie Zigarettenrauch angereichert wird oder wenn sich sehr viele Personen in einem Raum aufhalten, muß man entsprechend häufiger lüften, praktisch dauerlüften.

Lange Zeit betrachtete man die Dauer- bzw. Zwangsentlüftungen, wie man sie in Schnellzügen und in vielen Hotels findet, als Lösung des Problems. Inzwischen weiß man, daß solche Zwangslüftungen unangenehme Begleiterscheinungen haben: Sie lösen z. B. Zug aus, und Erkältungskrankheiten häufen sich. In manchen Hotels und Krankenhäusern hat man sie als regelrechte Bakterienschleudern entlarvt, nachdem man feststellte, daß zwischen der Zwangsentlüftung und der rapiden Zunahme

von Infektionserkrankungen ein Zusammenhang besteht.

Früher hielt man das Klima, das z. B. in vollklimatisierten Büroräumen herrscht, für ideal. Inzwischen hat man anhand von Untersuchungen festgestellt, daß gerade dieses Klima das Wohlbefinden erheblich beeinträchtigt. Mit Hilfe der heute gebräuchlichen Klimaanlagen scheint es nur schwer möglich zu sein, für gleichmäßige Temperaturen und ausreichende Luftfeuchtigkeit in den Räumen zu sorgen. Dazu kommt außerdem, daß sich in Klimageräten und -kanälen, die nicht einwandfrei gewartet werden, Bakterien ansiedeln, die in die Raumluft gelangen.

Gesunde Luft muß feucht sein

Zu einem optimalen Raumklima gehört unbedingt eine ausreichend feuchte Luft. Als idealer Wert gilt eine Raumluftfeuchte von 50 Prozent; sie sollte nicht unter 40 und nicht über 70 Prozent liegen. Natürliche Baustoffe besitzen Eigenschaften, die es ermöglichen, diesen Wert ziemlich konstant zu erhalten. Sie können außerdem die Feuchtigkeit speichern und gleichmäßig nach außen abgeben.

In Neubauten, die überwiegend aus künstlichen Materialien errichtet wurden, wird meist nur noch eine Raumluftfeuchte von 15 bis 35 Prozent erreicht.

Zu trockene bzw. sogar ausgetrocknete Raumluft enthält mehr Staub und Krankheitskeime und vermehrt außerdem die elektrostatische Aufladung des Raumklimas. Das läßt sich nur durch ausreichende Luftfeuchte vermeiden oder zumindest mildern. Andernfalls trocknen die Schleimhäute aus, und die Atemwege

Ideale Raumtemperaturen in der Wohnung

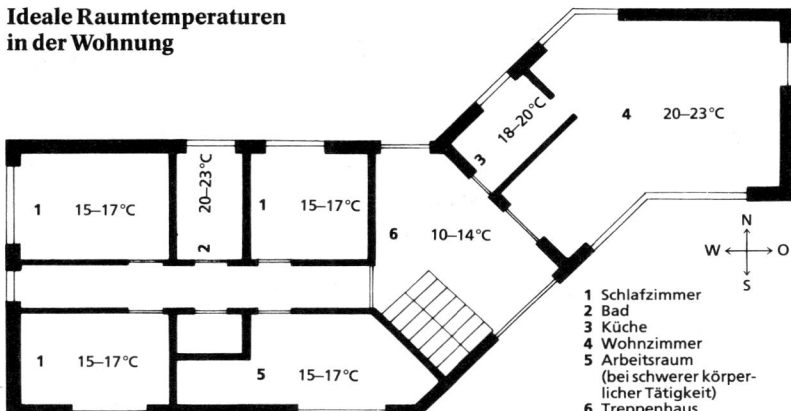

Optimale Temperaturen sind variabel – in Haus und Wohnung wie in der Natur. Deshalb sollten die Raumlufttemperaturen zwischen 10°C (Treppenhaus) und 23°C (Wohnzimmer) schwanken

können sich nicht mehr ausreichend selbst reinigen. Das wiederum hat zur Folge, daß Infektionskrankheiten auftreten können, die Nervosität gefördert wird und Kopfschmerzen, vorzeitige Ermüdung und Leistungsabfall und sogar Augenentzündungen nicht selten sind.

Die Ursachen für ungesunde Verhältnisse sind:
- Dampfsperren aller Art im Bau, die verhindern oder unterbinden, daß die Luft ausgetauscht wird.
- Baumaterialien und Einrichtungsgegenstände aus Kunststoff, die die Raumfeuchte nicht aufnehmen, nicht speichern und daher auch nicht abgeben können.
- Anstrichmittel, Lacke und Harze, die nicht hygroskopisch sind, das heißt, die Luftfeuchtigkeit nicht aufnehmen und an sich binden können.
- Heizungsanlagen mit Strömungswärme statt milder Strahlungswärme (siehe S. 224). Der Versuch, nach-

träglich auf technischem Weg für ausreichende Luftfeuchtigkeit zu sorgen, z. B. durch Verdampfer oder Verdunster, führt selten zu einem befriedigenden Ergebnis. Günstig für das Raumklima wirken sich dagegen offenporige Holzverschalungen aus, die man nachträglich leicht anbringen kann. Auch großblättrige Zimmerpflanzen tragen dazu bei, die Luft feucht zu halten.

Schadstoffe in der Luft

Saubere Luft riecht angenehm. Sie ist außerdem nicht nur weitgehend frei von Krankheitskeimen und schädlichen Stoffen, sondern auch von Bakterien. Natürlich ist die Qualität der Luft nicht überall gleich gut. Messungen haben ergeben, daß die Stadtluft in der Regel etwa 100mal so stark mit Schadstoffen angereichert ist wie die Landluft.

Auch die Qualität der Luft im Haus läßt zu wünschen übrig, und das vor

Wie verbessert man das Raumklima?

Folgende Maßnahmen fördern ein gesundes Raumklima:
- Wenn man baut, sollte man natürliche Baustoffe verwenden, deren Eigenschaften von vornherein für ein ausgeglichenes Raumklima sorgen.
- Bei fertigen Häusern kann man die Außenwände hoch und dicht begrünen. Für Südwände eignen sich Pflanzen, die im Winter das Laub abwerfen und deren Blätter im Sommer einen Hitzeschutz bilden. Die drei anderen Hausseiten sollten mit immergrünen Blattgewächsen – vorzugsweise in Mischkultur – bepflanzt werden. Auch eine üppige Bepflanzung von Hof und Garten trägt zur Verbesserung der Luft bei.
- Holz, Lehm, Ziegel, Kalk und Wolle haben eine große innere Oberfläche, die wie ein Filter Schadstoffe aus der Luft herausfiltert, bindet und neutralisiert,

vorausgesetzt, die Stoffe wurden weitgehend naturbelassen. Wichtig ist aber auch, daß sie die absorbierten Fremd- und Belastungsstoffe wieder nach außen abgeben können.
- Durch atmungsaktive Baustoffe wie Holz und Ziegelsteine sowie Teppiche und Wandbehänge aus tierischer Eiweißfaser. Diese Stoffe belasten die Atemluft nicht. Dadurch braucht man nicht so häufig zu lüften. Außerdem wirkt sich ein mit natürlichen Materialien ausgestatteter Raum positiv auf die Bewohner aus.
- Natürliche Wachse, Naturharze und Pflanzenfarben ergänzen durch ihre offenporige Struktur die ausgleichende Wirkung natürlicher Baumaterialien. Außerdem riechen sie angenehm.
- Zimmerpflanzen in großer Zahl verbessern ebenfalls das Raumklima.

allem in industrienahen Wohngebieten, weil dort anstatt Frischluft schadstoffreiche Luft ins Haus eindringt. Wenn man jedoch über eine längere Zeit ständig verbrauchte, mit chemischen Ausdünstungen durchsetzte und radioaktiv angereicherte Luft einatmet, können als Folge ernsthafte und chronische Krankheiten und Leiden auftreten.

Nur selten sucht man die Ursachen dafür im näheren Umfeld, z. B. in der Wohnung, oder vermutet, daß sie buchstäblich in der Luft liegen können. Aber die ständig eingeatmete

schadstoffreiche Luft kann – auch wenn man es nicht direkt merkt – letztlich mit dazu beitragen, der Gesundheit zu schaden. Deshalb sollte jeder versuchen dazu beizutragen, den Schadstoffgehalt der Luft zu senken. Mit etwas Phantasie findet man dazu im Alltag viele Möglichkeiten.

Da sich mit Hilfe von Pflanzen die Luftqualität verbessern läßt, sollte man im Stadtbereich den Pflanzenbewuchs fördern. Wer die Möglichkeit hat, sollte einen Garten anlegen oder die Hausfassade begrünen.

Gesunde Raumausstattung

Dazu gehört nicht nur die Heizung, sondern auch die Art der Beleuchtung, Farben und Möbel.

Heizen

Die meisten Wohnungen und Häuser sind mit einer Zentralheizung ausgestattet, die meist mit Öl oder Gas betrieben wird. Im Vergleich zum Einzelofen schneidet die Zentralheizung auf den ersten Blick besser ab, denn sie läßt sich leichter bedienen. Man betätigt einen Schalter, dreht den Heizkörper auf, und schon wird es warm. Aber mit der Wärme macht sich auch bereits ein entscheidender Nachteil bemerkbar. Die Heizung arbeitet mit Strömungswärme. Die schafft zwar eine hohe, aber keine gesunde Raumtemperatur. Außerdem erwärmt sie die Oberfläche der Wände nicht. Je höher der Unterschied zwischen Oberflächen- und Raumlufttemperatur ist, desto stärker ist die Luftbewegung. Sie sollte jedoch möglichst gering sein, damit keine Turbulenzen, Zugluft oder Staubverschwelungen auftreten. Als Nachteil erweist sich auch, daß zu warme Luft trocken und daher leichter reich an Krankheitskeimen ist.

Inzwischen hat man erkannt, daß sich hohe Raumluftwärme keineswegs günstig auf die Gesundheit auswirkt, und sucht deshalb nach neuen Wegen. Baubiologen bezeichnen z. B. eine gleich hohe Oberflächen- und Raumlufttemperatur als optimal. Die erreicht man jedoch nur, wenn man mit Strahlungswärme heizt und für Wärmedämmung sorgt.

Die Sonne und das Feuer sind natürliche Heizquellen, deren Strahlungswärme man sich zunutze machen sollte. Während sich mit Hilfe der Sonneneinstrahlung – vorausgesetzt, man schafft die Möglichkeit – bis zu 50 Prozent der Heizenergie primär gewinnen läßt, gilt als optimale Heizquelle von innen ein offener Kamin oder ein gemauerter Kachel- bzw. verputzter Grundofen. Man kann also die teuren Kacheln auch weglassen und den Ofen mit Pflanzenfarben bemalen. Dadurch verringert sich die Heizleistung nicht. Zur Wärmespeicherung wird er aus dickem Mauerwerk gemauert. Durch seine Oberfläche strahlt eine niedrige Temperatur ab, die nur wenig Luftbewegung auslöst. Da auch die Raumluftfeuchtigkeit weitgehend erhalten bleibt, empfindet man die Wärme, die der Kachelofen spendet, als angenehm.

Beleuchtung

Der Mensch kann mit seinen Sinnesorganen nur bestimmte Lichtfrequenzen bewußt wahrnehmen – unterschwellig wirken jedoch weitere Lichtschwingungen tief und nachhaltig auf ihn ein, ohne daß er es merkt. Das Wohlbefinden und die meisten hormonellen Steuerungsimpulse im menschlichen Körper werden durch schwache, aber wirkungsvolle Auslöser gelenkt, zu denen auch das Licht gehört.

Kunstlicht kann die Sonnenstrahlen als natürliche Lichtquelle nur unvollkommen ersetzen. Über die Haut und die Augen nimmt man das Licht direkt und indirekt wahr und auf. Wenn man nach einer geeigneten Beleuchtung sucht, sollte man nicht nur auf die Helligkeit achten. Leucht-

stoffröhren sind zwar DIN-gerecht, aber auf die Dauer können sie gesundheitsschädlich sein, indem sie Lichtstreß und Überreizung verursachen.

Neuerdings gibt es Leuchtstoffröhren, die eine dem Sonnenlicht ähnlichere Frequenz haben. Sie wirken sich auf das Wohlbefinden von Menschen und Tieren günstiger aus als die herkömmlichen Neonröhren.

Farben und Möbel

Farben sollten schon beim Anstreichen angenehm riechen. Das trifft am ehesten auf Farbstoffe aus Naturmaterialien, aus Pflanzen oder aus Mineralien zu, die nicht zu sehr behandelt, verfremdet und chemisiert sind. Wenn sie stechend scharf und eher unangenehm riechen, ist das ein Zeichen dafür, daß sie belastende Giftstoffe enthalten, die mit hoher Wahrscheinlichkeit eine schädliche Langzeitwirkung haben. Es gibt jedoch biologisch unbedenkliche und gut riechende Anstrichmittel, die allen Anforderungen gerecht werden.

Wenn man herausfinden will, wie Menschen auf Farbtöne reagieren, wendet man die Farbenlehre an. Man bedient sich dieser Erkenntnisse z. B. beim Verkauf von Waren. Für den Wohnbereich gelten ähnliche Regeln. Farbe ist natürlich auch Geschmacksache, und darüber läßt sich bekanntlich nicht streiten. Daß Rottöne eher anregend und stimulierend wirken, während Grün- oder Ockertöne, also Farben, wie sie auch in der Natur als Fläche vorkommen, beruhigend und entspannend wirken, ist bekannt, und man sollte darauf achten, wenn man Farben für die Wohnung aussucht. So weiß man auch, daß in roten Küchen das meiste Geschirr kaputt geht und daß man in

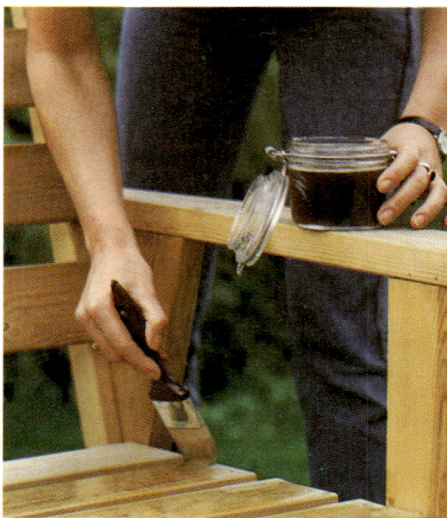

Damit die Poren offen bleiben, streicht man Holz mit Bienenwachs oder Leinöl

einer blauen Küche länger braucht als z. B. in der roten, um das gleiche Menü zuzubereiten.

Eine zukunftsweisende Raumgestaltung zeichnet sich dadurch aus, daß sie vom Material und von der Einrichtung her den Bedürfnissen des Menschen entspricht. Dazu gehören anatomisch körpergerecht geformte Sitz- und Liegemöbel ebenso wie Arbeitstische aus solidem Vollholzmaterial. Überhaupt sollte man die Oberflächen der Möbel mit angenehm duftenden Pflanzenmaterialien behandeln. Dadurch bleiben die Poren offen, das Holz kann atmen und seine ausgleichende Funktion für das Wohnklima voll erfüllen.

Aber auch harmonische Maße und Raumproportionen sind wichtig, weil sie das Wohlbefinden des Menschen nachhaltig fördern.

Kleidung und Gesundheit

Die normale Körpertemperatur der meisten Menschen liegt bei 37 °C. Je nach Tätigkeit oder Außentemperatur verändert sie sich. In der Haut sitzen sogenannte Nervenrezeptoren, die als Wärme- und Kältepunkte rechtzeitig Änderungen des Außenklimas signalisieren, damit sich der Körper mit Haut und Haaren rasch darauf einstellen kann. Die Anzahl der Kältepunkte ist sechsmal höher als die der Wärmepunkte. Ein Zeichen dafür, daß Kälte für den menschlichen Körper gefährlicher sein kann als eine Überhitzung. Auch das deutet darauf hin, wie wichtig zweckmäßige und schützende Kleidung ist.

Der Körper gibt die erzeugte Wärme ständig ab. Die Aufgabe der Kleidung ist es deshalb, einerseits die überschüssige Wärme und die Ausdünstungen der Haut nach außen abfließen zu lassen und andererseits die Haut und den Körper vor übermäßiger Hitze und Kälte zu schützen. Gleichzeitig muß die Kleidung so durchlässig sein, daß genügend Luft an die Poren gelangt, damit die Haut atmen kann.

Körperschweiß

Die Haut sondert ständig unmerklich Schweiß ab, um den Wasser- und Salzhaushalt aufrechtzuerhalten und um die Körperwärme zu regulieren. Der menschliche Schweiß besteht zu rund 99 Prozent aus Wasser und zu knapp 1 Prozent aus Salzen und anderen Stoffen. 1 l Schweiß erzeugt 672 W Kühlleistung und schützt den Körper dadurch auf natürliche Weise vor Überhitzung.

Es ist übrigens weniger der Schweiß selbst, der riecht, als vielmehr die Stoffwechselprodukte der Bakterien, die sich von abgestandenem Schweiß ernähren, und die Talgdrüsenemulsion, die an den behaarten Körperteilen austritt. Wenn die Textilfasern allerdings den Schweiß und die ständigen Ausdünstungen nicht entweichen lassen, sondern festhalten oder gar anziehen, dann entwickelt sich ein unangenehmer Körpergeruch.

Kälte und Hitze

Je nach Faserart und Gewebestruktur kann die Kleidung also bis zu einem gewissen Grad die Funktionen der Haut übernehmen: Sie schützt vor Kälte oder Hitze und dient als Temperaturregler.

Die Kleidung sollte so geschnitten sein, daß sie nicht behindert und die Luft gut zirkulieren läßt.

Unter Tragekomfort versteht man, daß die Kleidung möglichst angenehm zu tragen ist und Temperaturunterschiede bis zu einem beachtlichen Maße ausgleichen kann. Wenn Fasermaterial, Kleidungsschnitt und Gewebeart stimmen, müßte man z. B., ohne zu frieren, von einem stark erwärmten Raum nach draußen oder über einen ungeheizten Flur gehen können.

Verbraucherinformation

Der Gesetzgeber hat im Interesse des Verbrauchers 1972 ein „Textilkennzeichnungsgesetz" (TKG) erlassen, das für den Käufer eine wertvolle Hilfe sein kann. Es schreibt vor, daß konfektionierte, also anziehfertige Bekleidungsstücke mit einem Einnähetikett gekennzeichnet sein müssen, das eindeutig und einheitlich die jeweils enthaltene Faserart (z. B. Wolle, Seide, Baumwolle usw.) oder deren Mischungsverhältnis in Prozenten angibt.

Es gibt zwei große Gruppen von Fasermaterialien, die man nach ihrer Herkunft und Art in Natur- und Chemiefasern einteilt.

Naturfasern

Zu den tierischen Eiweißfasern gehören Wolle oder Haare von verschiedenen Tierarten sowie außerdem Seidenfäden, die man von den Kokons der Maulbeer- oder Wildseidenspinner gewinnt.

Als pflanzlich bezeichnet man die zellulose- bzw. kohlenhydrathaltigen Fasern, die man ihrem natürlichen Vorkommen nach in Pflanzenhaare (z. B. Baumwolle und Kapok), Bastfasern (z. B. Flachs, Hanf, Jute) und Hartfasern (z. B. Kokos, Sisal, Torffasern) einteilt. Bei der Aufbereitung und Verarbeitung der Fasern wendet man verschiedene mechanische und chemische Verfahren an. Häufig mischt man sie auch mit synthetisch hergestellten Fasern.

Mineralische Fasern (Asbest und Hornblende) sind ebenfalls Naturfasern. Durch die Art der Verarbeitung rechnet man sie jedoch zu den Chemiefasern.

Chemiefasern

Chemiefasern teilt man, je nach dem Material, aus dem sie hergestellt werden, in drei Gruppen ein: organisch, anorganisch und synthetisch. Als organisch bezeichnet man eine Faser, die aus dem gleichen Material wie eine Pflanzenfaser besteht (z. B. Zellulose, Latex, Eiweiß). Daraus gewinnt man textile Fasern und Fäden. Zu den anorganischen Chemiefasern zählt man neben der Glasfaser Gesteinsfäden und Metallfäden.

Die wirtschaftlich bedeutendste Gruppe sind jedoch die synthetischen Fasern. Sie werden z. B. aus Erdöl, Erdgas oder Kohle gewonnen. Die Herstellungsarten von synthetischen und organischen Chemiefasern ähneln sich: Unter Druck preßt man den verflüssigten Rohstoff durch feine Düsen und bringt ihn dann zum Erstarren. Dabei bildet sich ein fester Faden. Die hauchdünnen Fäden dreht man zu einem Garn zusammen.

Fell und Leder

Wenn man sich die Frage stellt, welches Fasermaterial für den Menschen am geeignetsten ist, gibt es eigentlich nur eine Antwort: die eigene Behaarung. Sie wäre für jeden Menschen das beste Bekleidungsmaterial, so wie es für die Tiere das Fell oder die Haut ist. Da das menschliche Haarkleid nicht ausreicht, gilt es, einen gleichwertigen Ersatz zu finden.

Bei extremer Kälte beispielsweise sind Tierfelle eine gute Lösung. Die Eskimo schützen sich auch heute noch so, und zwar – wegen der besonders großen Kälte – mit doppeltem Fell; das eine mit der Haarseite nach innen und das andere dann nach außen. Auf diese Weise wärmt es zweifellos am besten. Unter Fell versteht man vor allem die behaarte Oberhaut von Schaf, Ziege und Kalb, während man die Rohhaut von Pferd und Fohlen, von Rind und Schwein und schließlich auch von Fischen und Reptilien als Haut bezeichnet. Bevor man Felle und Häute verarbeitet, müssen sie gegerbt werden.

Naturfasern sind am besten

Die tierischen Fasern Wolle und Seide kommen von der Art und Wirkung her der menschlichen Behaarung am nächsten. Diese Eiweißfasern sind so beschaffen, daß sie einen lebenden Organismus schützen, umhüllen und atmen lassen können. Sie sind gegenüber Bakterien und Viren, Bazillen und Krankheitserregern praktisch unempfindlich. Tatsächlich sind diese Fasern – wenn man sie bei der Verarbeitung nicht zu stark behandelt und veredelt – von Natur aus weitgehend schmutz- und geruchsabweisend. Pflanzenfasern dagegen, z. B. Baumwolle und Leinen, halten Körpergerüche eher fest, und Chemiefasern scheinen sie sogar anzuziehen.

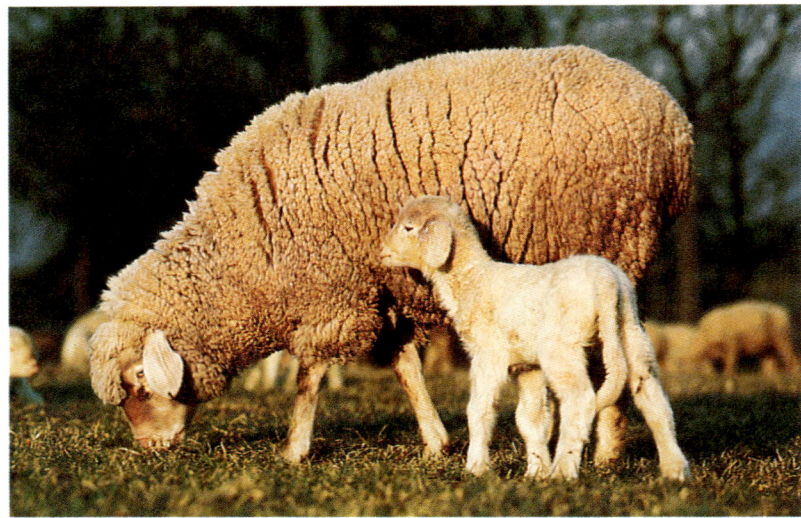

Das Haar der Merinoschafe hat die feinste Wollqualität. Geschoren wird nach den Eisheiligen, wenn die starken Nachtfröste vorbei sind

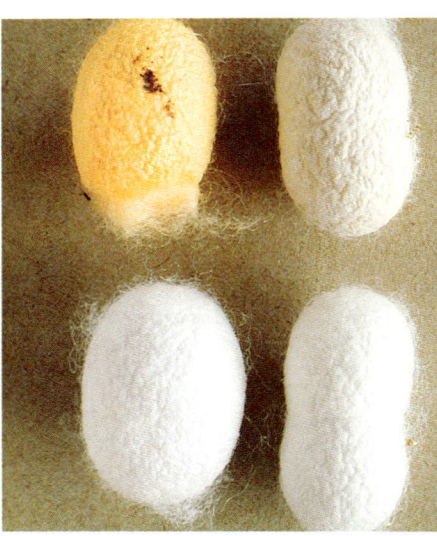

Diese 4 Kokons stammen von verschiedenen gezüchteten Maulbeerspinnern

Filzen – ein Problem bei Wolle

Kleidung aus Wolle sollte man pfleglich behandeln, denn sonst kann es passieren, daß sie durch Wärme und Feuchtigkeit einläuft bzw. filzt. Dem unerwünschten Filzen kann man weitgehend vorbeugen, indem man Wollsachen grundsätzlich nur bei maximal 30 °C wäscht. Die Handwäsche ist meist nur bei sehr feinen Angorawollsachen erforderlich. Außerdem sollte man Woll- und auch Seidenwäsche grundsätzlich nur im Schongang der Waschmaschine waschen. Wenn man sie über Nacht einweichen läßt und nicht mehr Waschmittel als unbedingt nötig verwendet, spart man Arbeit und Kosten.

Durch das gefürchtete Filzen unterscheidet sich die Wolle grundsätzlich von der Seide. Der Filzvorgang kommt dadurch zustande, daß sich die Schuppenschicht, die jedes einzelne Wollhaar umgibt, zusammenschiebt. Durch zu heißes Waschen oder bei schockartiger Abkühlung verhaken sich die einzelnen Schuppen ineinander. Dadurch verliert das Wollhaar seine Elastizität. Wenn also ein Wollstück durch Filzen kleiner wird, geht nichts vom Material verloren, sondern das Gewebe wird dicker und fester. Ein Kleidungsstück aus Wolle, z. B. ein Pullover, kann um ein paar Nummern einlaufen, wenn man ihn falsch wäscht.

Seide

Es gibt zahlreiche Tierarten, die Seide spinnen, z. B. Seidenspinnen. Die wichtigsten Lieferanten sind jedoch die Maulbeerspinner, eine Nachtfalterart, die sich als Raupe ausschließlich von Maulbeerblättern ernährt, und die verschiedenen anderen Seidenspinnerarten.

Maulbeerspinner werden gezüchtet. Sobald die winzige Raupe aus dem Ei geschlüpft ist, beginnt sie, Maulbeerblätter zu vertilgen. Die Aufzuchtzeit vom Ei bis zum fertigen Kokon dauert je nach Art zwischen 25 und 50 Tagen. Wenn der Kokon vollendet ist und der Schmetterling die Hülle durchbricht, muß man ihn töten, denn nur so gewinnt man einen ununterbrochenen Seidenfaden.

Neben diesen Zuchtseidenspinnern gibt es noch nur in wärmeren Klimazonen lebende Seidenspinner. Sie spinnen die sogenannte Wildseide, eine Seide, die ungleichmäßiger und fester ist als Maulbeerseide. Aus Indien kommt die bekannteste, die Tussah-Seide, und außerdem die

Muga-Seide. Die Yamamai-Seide stammt aus Japan, die Eria-Seide aus Ostasien und die Anaphe-Seide aus Zentralafrika. Die Bezeichnung Wildseide trifft übrigens kaum noch zu, da auch diese Spinner überwiegend gezüchtet werden.

Die Oberfläche des Seidenfadens ist glatter als die der Wolle. Daher läuft Seide auch nicht ein. Sie hat den berühmten seidigen Glanz – wenn sie nicht durch ungeeignete Waschmittel stumpf wird. Wenn man auf Wolle allergisch reagiert oder sie nicht verträgt, sollte man auf die – allerdings teurere – Seide ausweichen. Seide ist ebenfalls eine Eiweißfaser und damit ein für den Menschen sehr geeignetes Bekleidungsmaterial. Auch die Pflege macht keine Probleme, denn wie die Wolle bietet die Eiweißfaser Seide Pilzen und Sporen – im Gegensatz zu den Pflanzenfasern – keinen Nährboden.

Man vermutet, daß es unter den Menschen sogenannte Woll- und Seidentypen gibt. Welches Fasermaterial man verträgt, als angenehm empfindet, kann man nur durch Ausprobieren herausfinden.

Pflanzenfasern

Über 2000 Pflanzen liefern Pflanzenhaare, Bast- und Hartfasern, aber nur die wenigsten davon eignen sich zur Herstellung von Bekleidung.

Baumwolle

Baumwolle wächst nicht auf Bäumen, sondern auf Sträuchern. Nach der Blüte verwandelt sich der im Kelch sitzende Fruchtknoten in eine Kapsel. Sie enthält Samen, an denen Samenhaare sitzen – die Baumwolle. Diese Samenhaare verspinnt man industriell zu Fasern. Vom praktischen Standpunkt her gesehen, eignen sich Pflanzen- oder Zellulosefasern wie Baumwolle, Leinen, Ramie usw. gut als Material für Kleidung. Baumwolle z. B. hat durch ihre Strapazierfähigkeit und vielseitige Verwendbarkeit unbestrittene Vorzüge gegenüber den Eiweißfasern Wolle und Seide. Sie läßt sich leicht färben und bedrucken. Man kann sie kochen und schleudern. Sie neigt praktisch überhaupt nicht zu elektrostatischer Aufladung. Ihre Weichheit sorgt dafür, daß sie auf der Haut nicht kratzt.

Baumwolle hat aber auch einige unerwünschte Eigenschaften. Sie verliert leicht ihre Elastizität, knittert und läuft ein. Im Gegensatz zu den Eiweißfasern setzen sich in den Baumwollfasern Bakterien und Keime fest, die sich nur durch Kochen entfernen lassen.

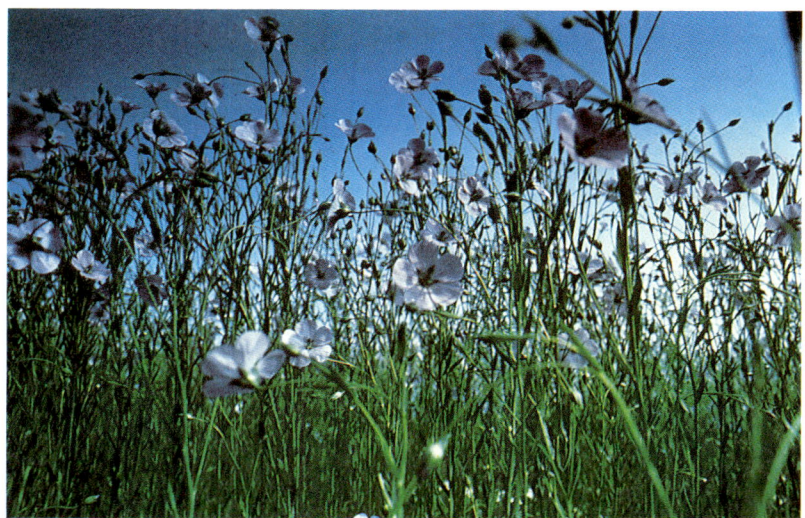

Flachs, auch Lein genannt. Die sich später entwickelnden Samenkapseln enthalten Leinsamen, während die Stengel Flachsfasern bilden

Leinen

Flachs oder Faserleinen ist eine recht alte, früher in unseren Breitengraden sehr verbreitete Faserpflanze, die neben den Fasern noch Leinsamen liefert, aus dem man Öl pressen kann. Ein Flachsstengel besteht aus mehreren Schichten. Unter der Oberhaut, die der Pflanze als Schutzschicht dient, liegt die Rindenschicht. Sie enthält die Atmungsorgane und außerdem etwa 20 bis 50 längs verlaufende, gebündelte Bastfasern, die dem Halm Elastizität verleihen. Unter der Rindenschicht befinden sich Holz- und Markschichten, die bei der Reifung zu einem Hohlraum aufreißen. Um an die Bastfasern heranzukommen, müssen alle Deck- und Unterschichten entfernt werden. Dazu hechelt man die Stengel durch – was soviel heißt wie kämmen.

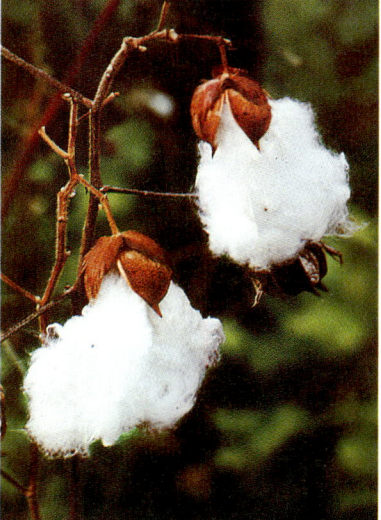

Aus der geöffneten Baumwollkapsel quellen die Samenhaare hervor

Chemiefasern

Es gibt Chemiefasern, die man aus pflanzlichen Grundstoffen, z. B. Zellulose, gewinnt. Viskose gehört dazu. Andere gewinnt man aus Latex, Algen oder Eiweiß, wie z. B. Maiseiweiß.

Fasern aus organischen Materialien sind als Glasfaser oder Steinwolle einerseits oder als Metalleffektfäden andererseits bekannt geworden.

Aus den Grundstoffen der Petrochemie, z. B. Öl, gewinnt man synthetische Chemiefasern. Man wendet drei Verfahren an: Polykondensation, Polymerisation und Polyaddition. Die größte Gruppe der Synthetikfasern machen die Nylon- und Polyesterfäden aus.

Die nächste Gruppe sind die durch Polymerisation gewonnenen Fäden, z. B. Perlon, Dralon, Orlon, PVC-Fasern. Schließlich gibt es noch die Gruppe der durch Polyaddition erzeugten Polyurethanfäden, die man für Kunststoffborsten, Saiten und Drähte verwendet – meist als Dorlon bekannt.

Die Synthetics haben – je nach Ursprungsmaterial und Verarbeitungsprozeß – unterschiedliche Eigenschaften und Wirkungen. Gemeinsam ist allen, daß sie dazu neigen, sich elektrostatisch aufzuladen. Da Material aus synthetischen Fasern preiswert und stärker strapazierfähig ist, verwendet man es z. B. für Schutzanzüge und Trainingskleidung.

Als Faustregel sollte gelten: Je weiter entfernt vom Körper man die Kleidung trägt (Oberbekleidung) und je kürzer sie getragen wird (Trainingskleidung), um so eher kann man sich mit den Vorteilen der Synthetikfasergewebe anfreunden.

Kleidungs- und Wäschepflege

Wer seine Körperpflegemittel mit Bedacht auswählt, der sollte auch bei der Wäschepflege Sorgfalt walten lassen. Wichtig ist, daß man möglichst nur Wasch- und Pflegemittel verwendet, die keine Substanzen enthalten, die sich durch die Körperwärme und normale Körperausdünstungen aus der Wäsche lösen und auf der Haut allergische Reaktionen auslösen bzw. durch die Poren in die Haut eindringen können.

Das gilt besonders für die verschiedenen Waschmittelsubstanzen und für chemisch gefärbte Leibwäsche. Vor allem die Chemiefarben, die sich bei der Wäsche lösen und ausfärben, können problematisch werden. Andererseits sollten die Wasch- und Pflegemittel selbstverständlich auch umweltfreundlich und rasch abbaubar sein. Auch bei der Menge des Mittels sollte man eher vorsichtig dosieren.

Darüber hinaus gilt die Faustregel, daß die Wäschepflege sich nach der Faserart und -herkunft richten muß, wenn man grobe Fehler vermeiden will.

Eiweißfasern wie Seide und Wolle brauchen und dürfen nicht gekocht werden. Bakterien und Sporenpilze finden in diesen Fasern ohnehin keinen Nährboden. Deshalb sollte man Wäsche aus diesem Material über Nacht mit so wenig umweltfreundlichem Waschmittel wie möglich einweichen. Normale Wollstrickwaren kann man in der Regel auch im Schonwaschgang der Waschmaschine bei 30°C waschen. Sachen aus

Internationale Symbole für die Pflegebehandlung von Textilien

Waschen (Hand- und Maschinenwäsche) Symbol: Waschbottich	Normalwaschgang	Schonwaschgang (waschtechnisch mildere Behandlung, z. B. pflegeleicht)	Normalwaschgang	Schonwaschgang (waschtechnisch mildere Behandlung, z. B. pflegeleicht)	Normalwaschgang	Schonwaschgang (waschtechnisch mildere Behandlung, z. B. pflegeleicht)	nicht waschen
Chloren Symbol: Dreieck	chloren möglich						nicht chloren
Bügeln Symbol: Bügeleisen	starke Einstellung		mittlere Einstellung		schwache Einstellung		nicht bügeln
	Die Punkte entsprechen den auf manchen Regler-Bügeleisen noch zusätzlich verwendeten Temperaturbereichen, die zwar nicht einheitlich, überwiegend aber abgestellt sind auf:						
	Baumwolle, Leinen		Wolle, Seide, Polyester, Viskose		Chemiefasern, z. B. Polyacryl, Polyamid, Acetat		
Chemisch reinigen Symbol: Reinigungstrommel	normale Kleidung	normale Kleidung	reinigungstechnisch empfindliche Kleidung	normale Kleidung	reinigungstechnisch empfindliche Kleidung		nicht chemisch reinigen
	Der Kreis sagt, ob in organischen Lösemitteln gereinigt werden kann oder nicht. Die Buchstaben sind lediglich für die Chemischreinigung bestimmt und geben einen Hinweis für die in Frage kommende Reinigungsart. **Als Lösemittel kommen in Betracht:**						
	allgemein übliche Lösemittel	Perchloräthylen, Benzinkohlenwasserstoffe, fluorierte Chlorkohlenwasserstoffe (FKW) R 113 und R 11		Benzinkohlenwasserstoffe, fluorierter Chlorkohlenwasserstoff (FKW) R 113			

Angorafasern muß man dagegen grundsätzlich mit der Hand waschen.

Biologischer Mottenschutz
Für Motten ist die Eiweißfaser eine beliebte Nahrungsquelle. Die Kleidermotte z. B. legt etwa 50 Eier auf dem Wollgewebe ab. Die nach 20 Tagen ausschlüpfenden Larven fressen dann die Wolleiweißfasern und verpuppen sich später darin. Zwei Bruten und damit zwei Fraßzeiten im Jahr sind die Regel. Das kann verheerende Folgen haben.

Wer keinen chemischen Mottenschutz verwenden will, sollte sich daher auf die guten alten Hausmittel besinnen. Lavendelkraut und Waldmeister z. B., aber auch Walnußblätter und Zwiebelschalen sollen die Motten aus Schränken und Wäschetruhen fernhalten. Man kann Wäsche- und Kleiderschränke auch innen mit Arvenlack, einem stark aromatisch duftenden Zirbelkieferextrakt, bestreichen und Pelzwaren zum Schutz beispielsweise zusätzlich in Zeitungspapier einwickeln. Von Mot-

tenkugeln ist dringend abzuraten, vor allem, wenn sie Naphthalin enthalten.

Pflanzenfasergewebe
Pflanzenfasern sind – wie bereits erwähnt – anfällig gegenüber Bakterien und Sporenpilzen und bieten diesen einen guten Nährboden. Deshalb kommt es bei der Pflege nicht nur darauf an, den Schmutz zu entfernen, sondern auch darauf, die Entwicklung dieser unerwünschten Lebewesen zu hemmen oder gar zu unterbin-

den. Dazu reichen entsprechende umweltfreundliche Waschmittel und hohe Temperaturen, z. B. der Kochwaschgang in der Waschmaschine, aus. Man sollte auf Mittel mit Weißmachereffekt verzichten, da der sogenannte Weißmacher schwer abbaubar ist.

Im Grunde genommen kann man nichts falsch machen, wenn man die Pflegeanleitungen beachtet.

Flecken entfernen

Einige Tips, wie sich unangenehme Flecken mit bewährten Mitteln entfernen lassen.

Brandflecken Vorsichtig bürsten, mit 3prozentigem Wasserstoffsuperoxid nachreiben, danach mit klarem Wasser warm und kalt nachspülen.

Fruchtsaft 3 g Feinwaschmittel in 1 l 30 °C warmem Wasser lösen, Fleck betupfen. Hilft das nicht, die Wäsche mit dem für das Material vorgeschriebenen Waschverfahren reinigen. Bei unempfindlichen Farben kann man auf hartnäckige Flecken 10 Minuten lang 10prozentige weiße Zitronensäure einwirken lassen. Anschließend mit klarem Wasser warm und kalt spülen.

Gras Alkohol auf einen Wattebausch geben, den Fleck vorsichtig betupfen. Seide und empfindliche Farben vorsichtig behandeln. Sonst dem Material entsprechend in der Maschine oder im Topf waschen. Falls nötig, etwa 10 Minuten lang in Entfärber legen, anschließend gut spülen.

Rost 10 g Kleesalz auf 1 l 60 °C warmes Wasser geben, 10 Minuten einweichen lassen. Mit dem für das Material vorgeschriebenen Waschverfahren reinigen, anschließend gut mit klarem Wasser warm und kalt spülen.

Von Kopf bis Fuß gesund gekleidet

Am wichtigsten ist die Leibwäsche, also die Wäsche, die man direkt auf der Haut trägt. Auf sie kommt es besonders an, weil sie als „zweite Haut" ständig Kontakt mit der Körperoberfläche hat. Deshalb sollte man für Unterwäsche aus hygienischen Gründen ein Material wählen, das man kochen kann, wie z. B. Baumwolle.

Als Oberbekleidung, beispielsweise für Hemden, Blusen, Hosen, Jacken und Kleider, sind grundsätzlich sowohl Eiweiß- als auch Pflanzenfasern wie Baumwolle, Leinen usw. geeignet. Aber auch Mischgewebe aus pflanzlichem und synthetischem Material kommen in Frage, z. B., wenn die Bekleidung bestimmte Anforderungen erfüllen muß, als Trainingskleidung oder Schutzanzug.

Für Kinder, Kranke und alte Menschen gelten insofern strengere Maßstäbe, als Kinder noch weniger Eigenenergie besitzen, Kranke diese vorübergehend nicht haben und ältere Menschen sie mangels Bewegung und Aktivität vielleicht nicht mehr in erforderlichem Maße erreichen können. Das heißt, alle brauchen eine stärker wärmende Textilfaser, Kinder beispielsweise Wolle und schwache Menschen unter Umständen die noch stärker wärmende Angora- oder Mohairwäsche.

Fußbekleidung

Da der Mensch seine Füße ständig bewegt, ist die Fußbekleidung wichtig für das Wohlbefinden.

Barfußlaufen gilt immer noch als das Beste und Natürlichste für die Füße. Deshalb sollte man, sooft es die Witterung und der Bodenbelag gestatten, mit bloßen Füßen gehen. Bewachsene Erde eignet sich am ehesten dazu. Kalte Steine oder Beton dagegen können krankheitsfördernd wirken.

Eine geeignete Fußbekleidung sollte grundsätzlich luftdurchlässig sein, weil der Fuß besonders viel Feuchtigkeit abgibt.

Es ist nicht immer leicht, ausreichend bequeme, qualitativ gute und dabei noch ansprechende Schuhe für jeden Geschmack und Anlaß zu finden. Die Qualität sollte man höher bewerten als das rein modische Aussehen. Immerhin müssen die Füße den Körper ununterbrochen tragen und stützen. Deshalb braucht man Schuhe, in denen man auch noch nach Stunden ungehindert und federnd ausschreiten kann.

Besonders die Brandsohle – auf der man direkt geht und steht – sollte aus gut gegerbtem Leder bestehen. Reine Kunststoffsohlen fördern den Fußschweiß, verstärken den Fußgeruch und sind der beste Nährboden für Bakterien. Schurwollsocken wirken dem entgegen, binden den Geruch weitgehend und gleichen Temperatur und Feuchtigkeit aus.

Da Schuhe sehr teuer sind, sollte man sich umfassend informieren und sich nicht scheuen, kritische Fragen zu stellen. Nur so kann man sicher sein, daß man aus der Vielzahl der Angebote die Qualitätsschuhe ausfindig macht, die diesen Anforderungen entgegenkommen.

Absätze

Der Streit um die Absatzhöhe ist schon alt. Sehr oft siegt die Eitelkeit über die Bequemlichkeit. Grundsätzlich sollte jeder für sich ausprobieren, welche Absatzhöhe er als angenehm empfindet. Man unterscheidet drei verschiedene Absatztypen:

- Plusabsatz, ein erhöhter Absatz, wie allgemein üblich.
- Nullabsatz, Zehen und Ferse sind auf gleicher Höhe.
- Minusabsatz, das bedeutet, die Ferse liegt tiefer als die Zehen.

Letztere haben viel von sich reden gemacht. Man sagt, daß sie für Menschen mit Arthrose in den Kniegelenken und mit einem Hohlkreuz geeignet sein sollen. Ganz allgemein gesehen scheint jedoch ein leichter Plusabsatz für die meisten Menschen der richtige zu sein.

Die Belastung für die Füße durch harte Gehwege und Asphalt- oder Pflasterstraßen kann man durch das in sich federnde Schuhsohlenmaterial in gewisser Weise ausgleichen.

Jeder Mensch besitzt einen unverwechselbaren Körperbau und Gang. Deshalb können diese allgemeinen Ausführungen nur die Anregung geben, worauf man achten muß, wenn man nach passendem Schuhwerk sucht oder es sich anfertigen lassen will. Dabei sollte man hohe Qualitätsanforderungen stellen und Leder oder ein Naturmaterial im Zweifelsfall immer bevorzugen.

Man kann durchaus für eine kurze Zeit, z. B. 30 bis 60 Minuten, Trainingsschuhe aus Kunststoff tragen, deren Sohlen mit Schaumstoff gefedert sind. Aber es ist unvernünftig, tagelang in Plastikschuhen herumzulaufen.

Vor allem auch Kinderschuhe sollten den kleinen Füßen ausreichend Raum lassen und weitgehend aus Leder bestehen, zumindest in den Teilen, die den Fuß direkt umschließen.

Teil 2

Natürlich heilen

Einleitung

Pocken, Pest, Cholera – die Seuchen unserer Zeit? Nein, längst nicht mehr. Die heutigen Seuchen haben ein anderes Gesicht: Es sind die chronischen Krankheiten mit einem Anteil von 80 bis 90 Prozent. Die Antwort darauf ist eindeutig: Alles, wirklich alles muß getan werden, um bei langwierigen Lungen- und Leberleiden, Gicht und Rheuma, Herz- und Kreislaufbeschwerden entscheidend zu helfen. Noch besser ist es, mit einer wirksamen Behandlung schon vorbeugend oder spätestens bei den ersten Anzeichen einer Krankheit anzufangen, um sie nicht erst chronisch werden zu lassen. Dazu dienen auch und vor allem die Verfahren der Naturheilmedizin, über die dieser zweite Teil des Buches berichtet.

Es wäre falsch, wenn der Leser dieses Buch nur als allgemeine aufklärende Information verstünde, denn es enthält viele erprobte praktische Ratschläge und Anleitungen gerade für eigene häusliche Anwendungen. Mancher mag sich hier fragen: Ja, Selbermachen ist sicher eine gute Sache, um mal eben sein Wohnzimmer neu zu tapezieren oder eine abgefallene Fliese im Bad wieder anzukleben. Aber Selbstbehandlung bei Erkrankungen?

Es ist – der Vergleich sei gestattet – ähnlich wie beim Fernsehen oder Fotografieren: Schwarzweiß ist überholt, auf alle Farben und Zwischentöne kommt es an. Nicht darum geht es, ob Selbstbehandlung oder Behandlung beim Arzt, es geht auch nicht um Schulmedizin oder Naturheilverfahren – es geht um die Wahrnehmung von Chancen schlechthin. Die Selbstbehandlungsvorschläge, wie sie in den folgenden Kapiteln gegeben werden, können natürlich nur einen Teil des Behandlungskonzepts ausmachen, aber eben einen sehr nützlichen. Denken Sie dabei nur an kneippsche Anwendungen (Wickel, Güsse, Kalt-Warm-Reize), an Massagen und an die Sonderform und Verfeinerung der allgemeinen Massage, die Akupressur. Mit ihr gelingt es auch bei häuslicher Anwendung, Kopfschmerzen, Schlafstörungen und Verspannungen zu bekämpfen – auch in Verbindung mit anderen natürlichen, selbst anwendbaren Heilverfahren wie autogenem Training und Bewegungsübungen.

Statt einer Schwarzweißbetrachtung also ein Behandlungskonzept aus mehreren nützlichen Bestandteilen. Dabei werden durch Verwendung natürlicher Stoffe, Verfahren und Techniken unangenehme Nebenwirkungen vermieden. Besonderer Wert wird auch darauf gelegt – davon handelt der erste Teil des vorliegenden Buches –, daß durch natürliche Lebensweise, Abhärtung usw. eine Krankheit gar nicht so leicht entstehen kann.

Der zweite Teil des Buches gibt wertvolle Ratschläge, wie man mit natürlichen Mitteln heilen kann, wenn es doch zu einer Erkrankung gekommen ist. Damit wirklich kein Mißverständnis entsteht: Der Hausarzt mit seinem ganzen Wissen ist hier unverzichtbar. Die allermeisten Ärzte wenden, wo es nur geht, gerne natürliche Heilverfahren an und begrüßen die Mithilfe des Patienten. Man soll daher seine eigenen Bemühungen um die Gesundheit keinesfalls dem Hausarzt verschweigen. Bei einer ernsthaften Erkrankung muß der Arzt immer die Schulmedizin mit Naturheilverfahren kombinieren, um die Krankheit schnell in den Griff zu bekommen.

Unser Organismus ist von der Natur so ausgestattet worden, daß er selbst die Heil- und Abwehrkräfte besitzt, um gesund zu bleiben. Die natürliche Heilkunst besteht vor allem darin, durch Reize eben aus der Natur diese Heil- und Abwehrkräfte anzuregen, sie zu verstärken und gleichzeitig schädigende Einflüsse zu erkennen und abzubauen. Dabei darf nicht immer nur auf die Umweltbelastung verwiesen werden, sondern man muß sich auch darüber im klaren sein, daß psychische Faktoren wie übermäßiger Streß, Ärger und Frustration die Krankheitsentstehung begünstigen. Es reicht auch nicht, auf Genußgifte wie übermäßigen Alkohol- und Zigarettenkonsum oder durch Eßsucht verursachtes Übergewicht hinzuweisen. Man muß vielmehr überprüfen, ob und warum das Gleichgewicht der Seele verlorengegangen ist. So findet man leichter den richtigen Ansatz zu einer gesunden Lebensführung und gegebenenfalls zur Heilung einer Krankheit.

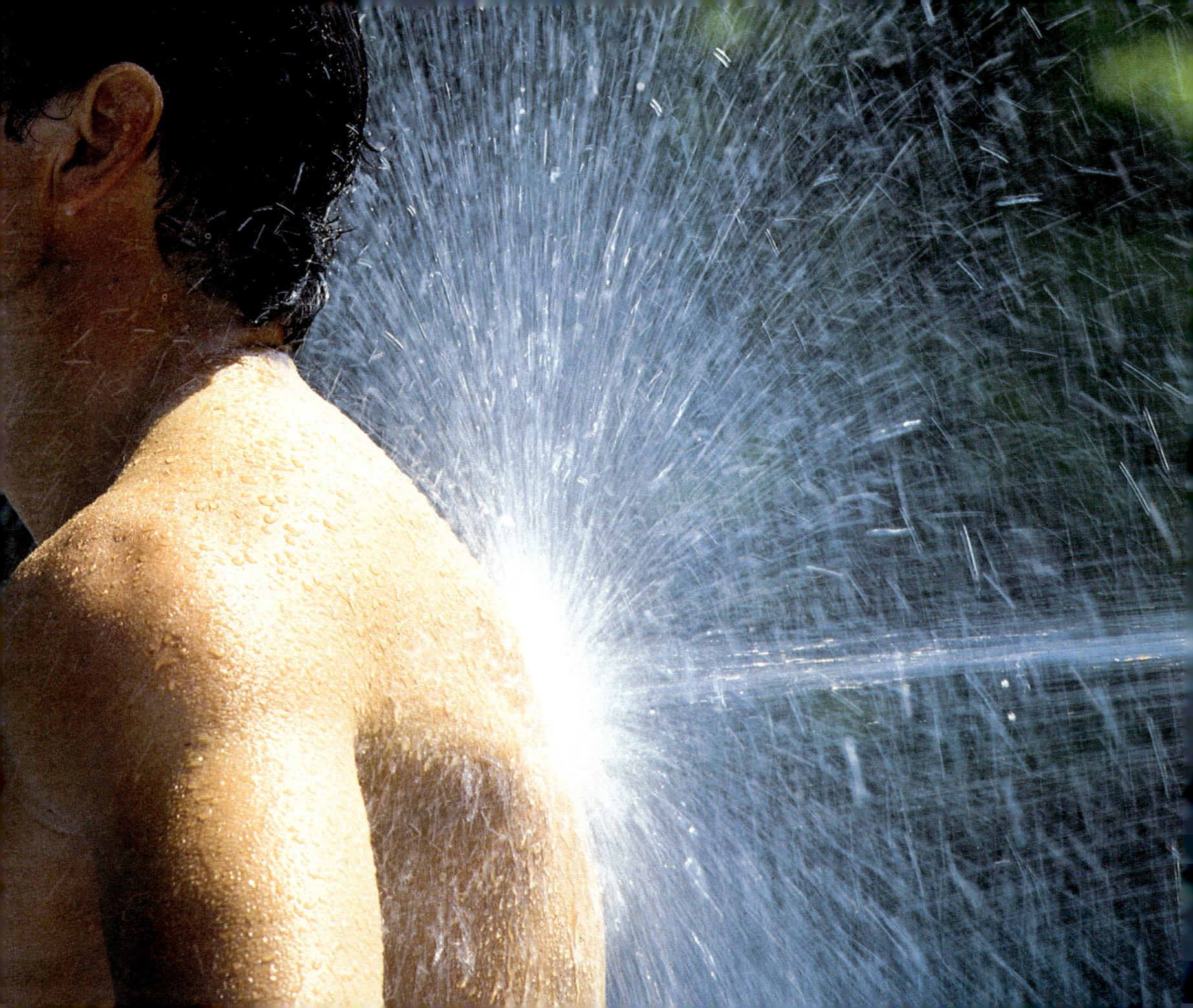

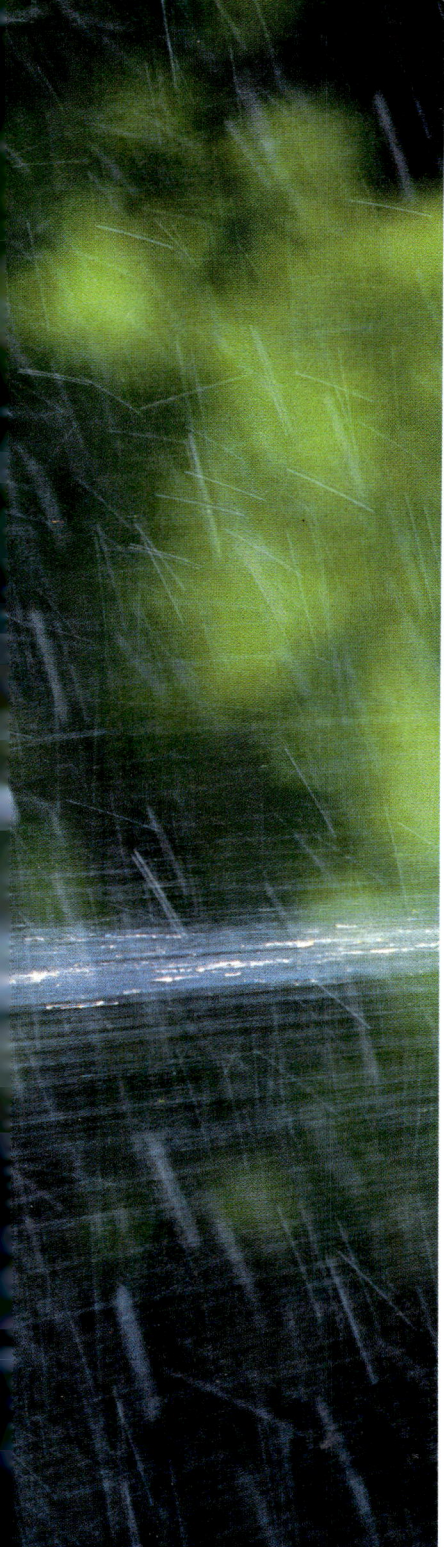

Wasser hilft heilen

Wasser, der Urstoff des Lebens überhaupt und
zu seinem Fortbestand unentbehrlich,
ist wohl das älteste aller natürlichen Heilmittel;
von seiner Anwendung hängen Gesundheit und
Wohlbefinden des Menschen in hohem Maße ab

Das Beste aber ist das Wasser, das erkannte schon der große griechische Dichter Pindar (522/518–446 v. Chr.), und sein Landsmann Thales von Milet (um 625–547 v. Chr.), der Begründer der ionischen Naturphilosophie, behauptete bereits, im Wasser läge der Ursprung alles Seienden. Mit dieser kühnen, auf Beobachtung wie auf Intuition fußenden Feststellung traf der Grieche ins Schwarze. Heute wissen wir tatsächlich, daß ohne Wasser kein Leben sein kann.

Auch die Heilkraft des feuchten Elements war seit alters bekannt. Behandlungen mit kaltem und warmem Wasser wandten schon die Ärzte im alten Indien an.

In der Antike pries sie der berühmte Arzt Hippokrates, und durch kalte Bäder soll der römische Kaiser Augustus von einer unbekannten Krank-

*Es ist wohl kein Zufall, daß der Mensch
sich im feuchten Element so wohl fühlt,
denn Wasser wirkt stets erquickend*

heit genesen sein. Um so merkwürdiger ist es, daß die Hydrotherapie, die Wasserheilkunde im engeren Sinn, in der Medizin von anderen Heilverfahren verdrängt wurde und im 18. und 19. Jahrhundert wieder neu entdeckt werden mußte.

Im Unterschied zu der Balneotherapie, also der Heilbehandlung durch Mineral-, Schlamm- und Moorbäder, Heilerden und ähnliche Mittel, über die das nächste Kapitel *Gesundheit aus der Erde* (siehe S. 266 bis 289) berichtet, handelt es sich bei der Hydrotherapie um den Gebrauch von kaltem oder wechselnd von warmem und kaltem Wasser zur Vorbeugung und Heilung von Krankheiten. Bei diesen Heilverfahren dient Wasser als Träger von Wärme und Kälte; es wird aber auch die mechanische Wirkung des Wassers genutzt sowie seine Eigenschaft als Lösemittel für chemische Substanzen (Badezusätze, Inhalate).

Bei technisch einfachen Wasseranwendungen wie Waschungen, Teil-

güssen, Teilwickeln, Teilbädern spricht man von der kleinen Hydrotherapie, während aufwendigere Behandlungsformen wie hydroelektrische und Gasbäder zur großen Hydrotherapie gehören. Bei allen diesen Wasseranwendungen handelt es sich um Reiztherapien, die unspezifisch wirken, sich also nicht unmittelbar gegen die eigentlichen Krankheitsursachen richten, sondern den Organismus stimulieren und so zur Gesundung entscheidend beitragen. Darüber hinaus wirken sie abhärtend und damit vorbeugend.

Für die Neubelebung der Wasserheilkunde in Deutschland war das Wirken der „Wasserhähne", des Schweidnitzer Stadtmedikus Siegmund Hahn (1664–1742) und seiner Söhne Johann Gottfried (1694–1753) und Johann Siegmund (1696–1773) entscheidend. Das gilt besonders für das 1738 zum erstenmal erschienene Buch *Unterricht von Krafft und Würckung des frischen Wassers …* von Johann Siegmund Hahn.

Eine regelrechte Naturheilmethode, in der die Hydrotherapie die Hauptrolle spielte, entwickelte dann der Bauer Vinzenz Prießnitz (1799–1851). Nachdem er schon in ganz jungen Jahren die Heilwirkung kalten Wassers am eigenen Leibe erprobt hatte, begann er Kranke mit Waschungen, Umschlägen, Trinkkuren und Diäten zu behandeln und richtete 1831 in seinem Heimatdorf Gräfenberg bei Freiwaldau in Österreichisch-Schlesien eine Wasserkuranstalt ein. Trotz seiner Heilerfolge entging Prießnitz nicht dem Vorwurf der Kurpfuscherei, den später auch Kneipp zu hören bekam.

Der Wasserdoktor von Wörishofen
Auch in den Naturheilmethoden von Johann Schroth (1798–1856) spielten hydrotherapeutische Verfahren eine große Rolle. Doch den Durchbruch der Wasserheilkunde schaffte erst der katholische Geistliche Sebastian Kneipp (siehe S. 244 bis 245). Angeregt durch Johann Siegmund Hahns Buch unterstützte er mit 28 Jahren die Behandlung seiner Lungentuberkulose. Später erprobte er die Heilkraft des Wassers auch an anderen und half ihnen. Als Kaplan und schließlich als Pfarrer von Wörishofen im Allgäu hat Kneipp seine Wasserkur zu einem System ausgebaut. Die Kneippkur, das nach ihm genannte Naturheilverfahren, wurde noch lange belächelt. Sie hat sich, schließlich von der Schulmedizin anerkannt, als sehr entwicklungsfähig erwiesen. Ihr Wert bei der Frühbehandlung von Zivilisations- und Streßerkrankungen sowie ihre Eignung zur Gesundheitsvorsorge, getreu dem Motto Kneipps „Vorbeugen ist besser als Heilen", stehen außer Frage.

Die Güsse

Die häufige Verordnung kalter oder wechselwarmer Güsse ist charakteristisch für das kneippsche Wasserheilverfahren. Die Güsse sind Kneipps schöpferischer Beitrag zur Wasserheilkunde. Sie entstanden in einer Notsituation: Als Kneipp begann, mit kaltem Wasser zu behandeln, hatte er keine Badeeinrichtungen zur Verfügung. So verabreichte er jahrelang Teil- und Vollgüsse aus Gartengießkannen und Schöpfern, bis die Installation von Druckwasserleitungen und der Gebrauch von Gummischläuchen diese mühsame Arbeit erleichterten.

Bei Güssen fließt das Wasser bei gebundenem, fast drucklosem Strahl als Wasserplatte über den Körper. Im Unterschied zu kalten Bädern kann man bei Güssen mit Hand oder Fuß fern vom Herzen beginnen. Dabei steigen die Temperaturreize allmählich, sozusagen einschleichend an, und jede Schockwirkung auf Atmung, Herz und Kreislauf wird vermieden. Gleichzeitig nutzt man bei Güssen die Erfahrung, daß fließendes Wasser stärkere Temperaturreize setzt als das ruhige Wasser im Bad. Als erste Reaktion auf einen kalten Guß spürt man einen leichten Kälteschmerz, dem Hautrötung und ein deutliches angenehmes Wärmegefühl folgen. Blutverschiebungen, Änderungen des Blutdrucks und der Stoffwechselvorgänge sind Zeichen für die Bedeutung der Güsse als Reiztherapie. Die jeweiligen Reaktionen, die auf Erregung des vegetativen Nervensystems durch den Temperaturreiz beruhen, dienen als Maßstab für die Dauer der kalten Güsse. Unter

allen Wasseranwendungen lassen sie sich am feinsten abstufen und dosieren.

Die Güsse werden in einem hellen und angenehm warmen Raum gegeben. Zur Einrichtung gehört eine thermostatgesteuerte Mischbatterie mit einem 2 bis 2,5 m langen Gummischlauch von 20 mm Durchmesser. Ein Rost sorgt dafür, daß der Patient nicht im ablaufenden Wasser steht. Ein Schutzgestell für den Bademeister und ein Gießgestell für die Güsse, die an den Armen beginnen, ergänzen die Ausrüstung. Viele Güsse kann man auch ohne fremde Hilfe im Badezimmer machen. Allerdings ist der übliche halbzöllige Handbrauseschlauch, versehen mit einem Spezialgießrohr oder einem verstellba-

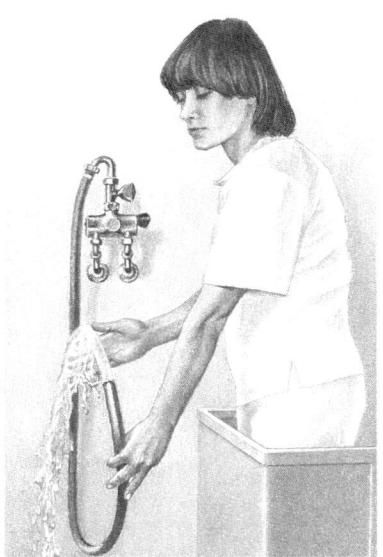

Mit dem Schlauchende nach oben ermittelt man die richtige Breite des Strahls

ren Brausekopf, nur ein Kompromiß, weil die Wasserschüttung zu gering ist. Der Wasserstrahl sollte etwa handbreit sein.

Beim Gießen hält eine Hand das Schlauchende schräg nach unten wie einen Bleistift, die andere führt den Schlauch weiter hinten. Die Entfernung von der Haut sollte gering sein (etwa 15 cm), damit der Wasserstrahl ohne zu spritzen auf den Körper trifft. Um Wärmeverluste zu vermeiden, entfernt man die Kleidung nur so weit wie nötig. Beengende und die Durchblutung störende Kleidungsstücke legt man allerdings stets ab.

Güsse werden mit kaltem Wasser (12 bis 18°C), temperiert (19 bis 22°C) oder als Wechselgüsse (warm: 35 bis 38°C, kalt: 12 bis 18°C) ausgeführt. Bei kalten Güssen muß der Körper warm oder gründlich erwärmt worden sein, weil nur dann günstige Reaktionen ausgelöst werden. Bei unzureichender Körperwärme, bei kalten Füßen und Händen, bei Frösteln und Kälteängstlichkeit wird der kalte Guß durch den entsprechenden Wechselguß ersetzt. Dabei ist vor dem kalten Guß ein ausgiebiger Warmguß nötig.

Die Dauer eines Gusses hängt von der individuellen Reaktion ab. Deshalb sind nur ungefähre Zeitangaben möglich. Kalte Güsse dauern etwa 40 bis 60 Sekunden. Der Warmanteil des Wechselgusses dauert ebenso lange, der Kaltanteil wegen der besseren Reaktionsbereitschaft des vorgewärmten Körpers nur 20 bis 30 Sekunden. Bei Güssen hält man eine bestimmte Linienführung ein, die bei der Selbstanwendung vereinfacht wird.

Bei allen Güssen, die an den Füßen beginnen, begießt man zur Reak-

Vier Reizstufen

Variationen zur Auswahl:
1. Der Wechselguß einschleichend: Man steigert die Temperatur beim Warmguß von 34 auf 37 bis 38 °C und senkt sie beim Kaltguß auf 22 bis 18 °C.
2. Wechselguß leicht: Temperatur beim Warmguß 35 bis 37 °C, beim Kaltguß temperiert (18 bis 22 °C) oder leitungskalt. Man wechselt nur einmal.
3. Wechselguß normal: Wie 2, aber zweimal wechseln.
4. Wechselguß stark: Wie 2, drei- bis viermal wechseln.

tionsverbesserung zum Schluß die Fußsohlen besonders. Nach dem Guß streift man die groben Wassertropfen mit der Hand ab und zieht sich dann ohne Abtrocknen an. Dadurch wird der Körper zu einer längeren Reaktion gezwungen. Allerdings trocknet man die der Luft ausgesetzten Körperteile immer ab, ferner auch die kälteempfindliche Kreuzgegend, sehr behaarte Hautpartien und die Füße wegen der Pilzgefahr. Menschen, die sich schwer erwärmen, sollten sich nach dem Guß abfrottieren.

Damit die Güsse ihre kreislaufanregende, durchblutungsverbessernde Wirkung entfalten, muß sich der Körper wieder völlig erwärmen, am besten durch eine körperliche Tätigkeit wie Gehen. Ein Spaziergang von etwa ½ Stunde bietet sich beispielsweise an. Kranke legen sich nach Güssen gut zugedeckt ins Bett.

Bei Kuren werden Güsse am Vor- und Nachmittag verabreicht. Bei der häuslichen Gesundheitspflege sind Güsse auch nach dem Aufstehen, am Ende des Arbeitstages und ½ Stunde vor dem Schlafengehen zu empfehlen.

Wirkungen der Güsse

Serien von Güssen fördern die Abhärtung und verringern so die Anfälligkeit für Erkältungskrankheiten. Güsse wirken umstimmend auf das vegetative Nervensystem und beeinflussen so Blutdruckstörungen. Kalte Güsse decken Fehlreaktionen der Hautgefäße wie Blauverfärbung, Marmorierung oder Blaßwerden der Haut schnell auf. Durch vorsichtiges Gefäßtraining mit Hilfe von Güssen kann man diese Fehlreaktionen oft beseitigen. Ferner können kalte Güsse Krampfadern verhindern und helfen bei Blutstauungen. Sie beruhigen bei erregter Herztätigkeit und erfrischen bei körperlicher und geistiger Ermüdung, ohne aufzuputschen. Güsse kühlen nach dem Schwitzen in der Sauna oder an heißen Sommertagen angenehm ab. Temperierte Güsse nach warmen Bädern verhindern Wärmeverluste und die Gefahr der Unterkühlung.

Der Armguß

Wie andere Güsse werden Armgüsse bei einer Kneippkur als Gefäßtraining eingesetzt. Eine Serie von kalten oder wechselwarmen Armgüssen verspricht Linderung bei kalten Händen, bei Schmerzen des Schulter-Arm-Syndroms und bei Überlastung der Armmuskeln. Der Armguß ist eine Wohltat an heißen Sommertagen. Ärzte verordnen Armgüsse zur Herzberuhigung und zur Anregung des Altersherzens. Für den Armguß und

für die anderen am Arm beginnenden Teilgüsse braucht man ein Gußgestell, damit der Unterkörper trocken bleibt. Zu Hause beugt man sich einfach über den Rand der Badewanne.

Der Armguß beginnt am rechten Handrücken. Über die Außenseite des Armes erreicht der Wasserstrahl die Schultern, verweilt dort 5 bis 10 Sekunden und geht dann an der Innenseite abwärts. Genauso verfährt man beim linken Arm. Zur Reizverstärkung wiederholt man den Guß an jedem Arm. Beim Wechselarmguß wird zunächst der warme Guß rechts und links – jeweils 15 bis 20 Sekunden – ausgeführt. Beim Kaltanteil verweilt man an jedem Arm 5 bis 10 Sekunden.

Der Brustguß

Der Brustguß, eine mittelstarke Anwendung, sorgt für eine bessere Durchblutung der Brustorgane und regt die Atemtätigkeit an.

Man führt zunächst rechts und links den Armguß aus, und zwar ohne an den Schultern zu verweilen. Dann hält man die Schlauchmündung nach oben, führt den Wasserstrahl an der Innenseite des rechten Arms zur Brust, beschreibt dort drei bis vier große Kreise oder Schleifen und geht innen am linken Arm abwärts. Zur Reizverstärkung wiederholt man das Begießen der Brust ein- bis zweimal. Beim Wechselbrustguß erhöht man die Zahl der Kreise oder Schleifen auf der Brust auf sechs bis acht, allerdings nur beim Warmanteil.

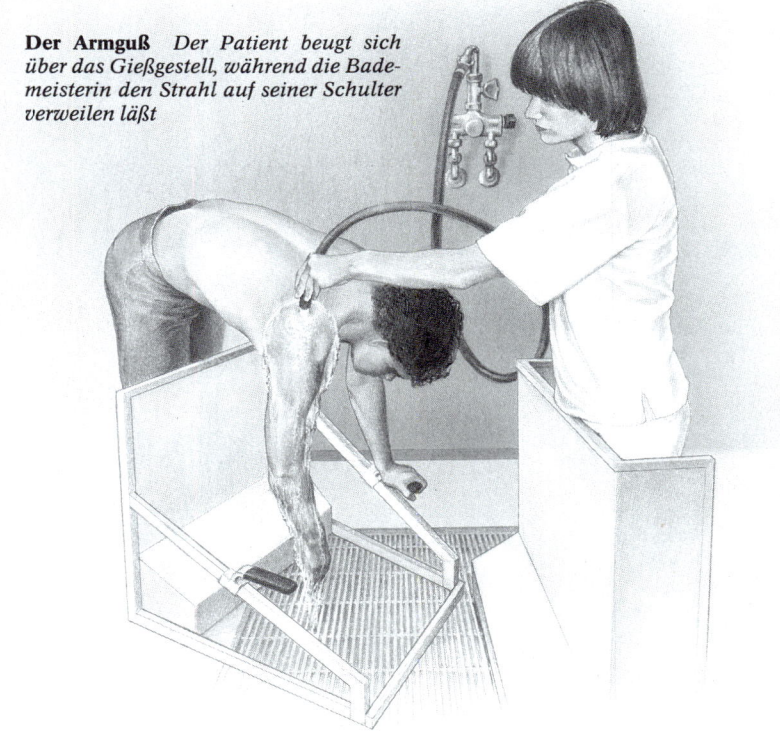

Der Armguß *Der Patient beugt sich über das Gießgestell, während die Bademeisterin den Strahl auf seiner Schulter verweilen läßt*

Der Knieguß

Kalt oder als Wechselguß wendet man Kniegüsse abwechselnd mit anderen Maßnahmen kurgemäß an, um den Kreislauf anzuregen, zur Abhärtung und zur allgemeinen Umstimmung. Als Einzelanwendung oder auch als Serie ist der Knieguß ein wertvolles Hausmittel (siehe S. 246) bei vielen Gesundheitsstörungen und Alltagsbeschwerden und verspricht Hilfe bei erhöhtem Blutdruck, bei Kopfschmerzen verschiedener Herkunft, bei „schweren Beinen" und Stauungen des Krampfaderleidens, bei Überlastungsschmerzen in Waden und Füßen, bei unruhigen Beinen älterer Menschen, bei Einschlafstörungen, bei Wärmestauungen und Hitzeerschöpfung im Sommer.

Bei der Kurbehandlung steht der Patient zuerst mit dem Rücken zum Bademeister. Die Beine sind bis zum Oberschenkel entblößt. Der Wasserstrahl wird langsam über den rechten Fußrücken und dann an der Außenseite der Wade bis eine Handbreit über die Kniekehle geführt. Dort bewegt man den Schlauch 5 Sekunden hin und her, läßt das Wasser als Wassermantel abfließen und geht darauf an der Innenseite zurück zur Ferse. Nun führt man den Wasserstrahl am linken Bein hoch und verweilt auch dort 5 Sekunden eine Handbreit über der Kniekehle, wechselt dann, ohne abwärts zu gehen, in gleicher Höhe zum rechten Bein, verharrt dort 5 Sekunden lang, wechselt wieder nach links, läßt auch dort den Reiz 5 Sekunden lang wirken und leitet dann den Wasserstrahl zur Ferse (siehe Abb. S. 239).

Darauf dreht sich der Patient um. Man beginnt wieder rechts, führt den

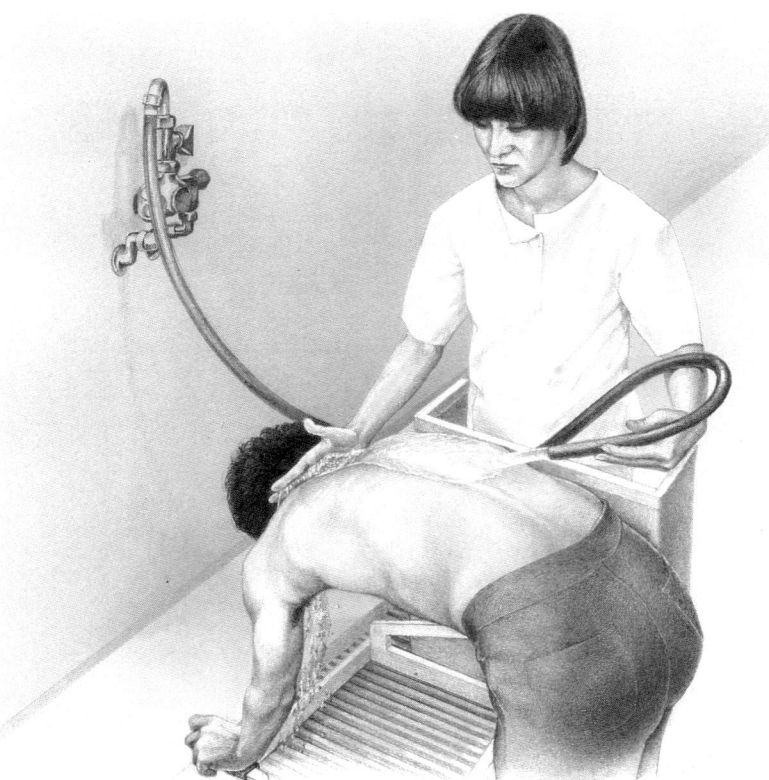

Der Oberguß, *eine der stärksten Reizbehandlungen der Kneippkur, wirkt anregend auf die Atmung und ist wegen seiner erfrischenden Wirkung beliebt*

Wasserstrahl über den Fußrücken und an der Beinaußenseite bis eine Handbreit über die Kniescheibe, verweilt dort 5 Sekunden und leitet den Wasserstrahl innen zum Fuß. Auch links führt man den Strahl bis über das Knie, wechselt nach rechts, dann nach links, verharrt auf jeder Seite 5 Sekunden lang, führt darauf den Strahl innen am linken Unterschenkel zum Fuß und begießt zum Schluß beide Fußsohlen einige Sekunden

lang. Bei sehr kaltem Leitungswasser verkürzt man die Verweilzeiten.

Beim Wechselknieguß beginnt man mit dem warmen Guß, erhöht dabei die Verweilzeiten auf 10 Sekunden oder mehr. Das Seitenwechseln zur Reizverstärkung entfällt. Das gilt auch für den anschließenden Kaltguß, bei dem die jeweilige Verweildauer nur 5 Sekunden beträgt, weil die vorgewärmte Haut rascher reagiert. Die Fußsohlen werden erst

nach dem letzten kalten Guß begossen. Bei der Selbstausführung kann man die Linienführung vereinfachen, ohne dadurch die Wirkung des Gusses zu verringern (siehe S. 247).

Der Schenkelguß

Begossen werden Beine und Gesäß. Der Reiz ist stärker, die Wirkung ähnlich wie beim Knieguß. Auch bei Begleitschmerzen von Erkrankungen des Hüftgelenkes, bei Ischiasbeschwerden und zur besseren Durchblutung der Beinmuskeln vor sportlichen Leistungen sind Schenkelgüsse von Nutzen.

Der Schenkelguß beginnt wie der Knieguß. Der Strahl wird aber bis zum Gesäß hochgeführt, dort verweilt er 5 Sekunden lang, dann gleitet er auf der Beininnenseite hinab. Auch links verweilt er 5 Sekunden am Gesäß. Zur Reizverstärkung wechselt man in Höhe der Oberschenkel nach rechts und wieder nach links, bleibt jeweils 5 Sekunden am Gesäß und gleitet innen am Bein hinab. Dann dreht sich der Patient um. Der Strahl wird außen am rechten Bein bis zur Leistenbeuge geführt, verweilt 5 Sekunden und gleitet dann an der Innenseite zum Fuß. Auch am linken Bein wird der Strahl bis zur Leistenbeuge geführt, verweilt 5 Sekunden, wechselt zur Reizverstärkung nach rechts und wieder nach links, verweilt jedesmal 5 Sekunden an der Leistenbeuge (siehe Abb. S. 239) und gleitet an der Innenseite hinab. Zum Abschluß werden die Fußsohlen begossen.

Beim Wechselschenkelguß bleibt der Strahl beim warmen Guß rund 10 Sekunden an jeder Verweilstelle. Beim kalten Guß fallen die Reizverstärkungen weg. Die Fußsohlen begießt man nach dem letzten Kaltguß. Wer sich selbst den Schenkelguß verabreicht, kann die Linienführung vereinfachen (siehe S. 247).

Der Oberguß
Abgesehen vom Vollguß regt der Oberguß den Kreislauf am stärksten an. Kalte Obergüsse und Wechselobergüsse sind Höhepunkte des Abhärtungstrainings während einer Kneippkur. Sie können nur mit Fremdhilfe durchgeführt werden.

Wie beim Brustguß begießt man zunächst Arme und Brust, führt dann den Strahl von der rechten Achsel auf den Rücken und läßt eine Wasserplatte vom rechten Rippenbogen 3 bis 5 Sekunden kopfwärts abfließen (siehe Abb. S. 238). Über die Schulterregion wird der Wasserstrahl zum linken Brustkorbrand geleitet. Wieder fließt eine Wasserplatte 3 bis 5 Sekunden lang über den Rücken. Danach kann der Reiz auf jeder Seite 3 bis 5 Sekunden verstärkt werden. Am

linken Arm geht der Strahl abwärts. Beim Warmanteil des Wechselobergusses läßt man, nachdem Arme und Brust begossen sind, eine breite Wasserplatte jeweils 10 Sekunden vom rechten und linken Rippenbogen über den ganzen Rücken fließen. Beim Kaltguß verweilt man auf jeder Rückenhälfte 3 bis 5 Sekunden.

Der Vollabguß
Zur Erfrischung an heißen Sommertagen, nach sportlicher Anstrengung,

nach dem Saunagang und nach warmen Bädern sind kalte oder temperierte Vollabgüsse angenehm und verhüten Wärmeverluste. Um einen Schock zu vermeiden, wäscht man zuerst Gesicht und Brust mit kaltem Wasser ab. Über den rechten Fußrücken und die Außenseite des Beines wird der Strahl zum Gesäß und ohne Verweilen an der Innenseite abwärts zum Fuß geführt. Dann geht er das linke Bein aufwärts bis zum Gesäß. Von dort führt man ihn zur rechten

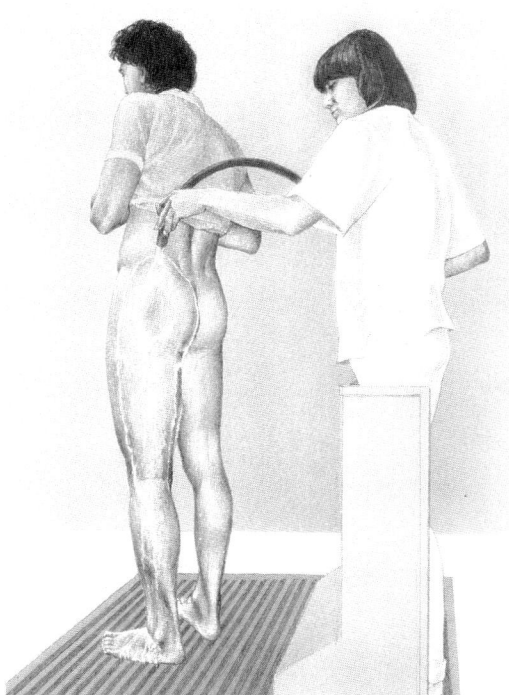 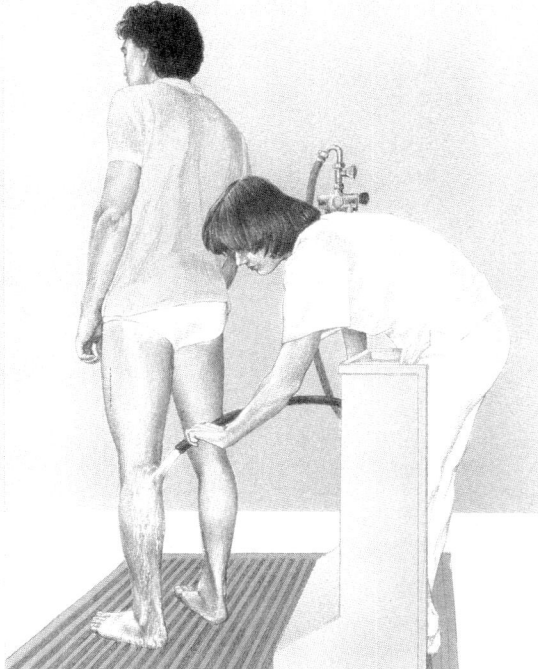 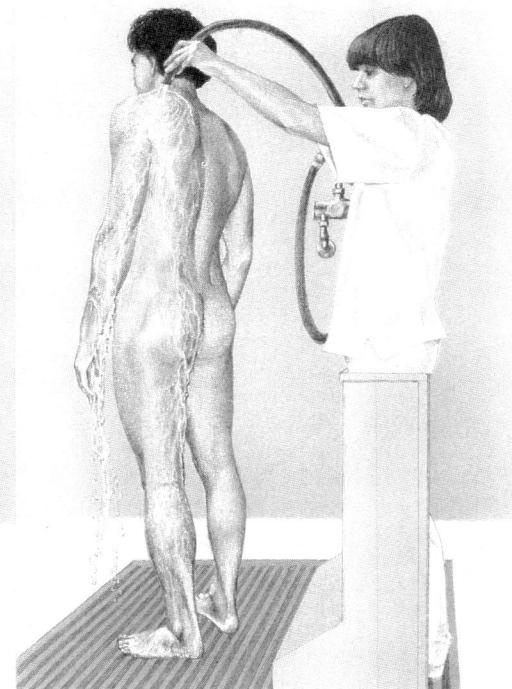

Der Schenkelguß *sorgt für eine gute Muskeldurchblutung vor sportlichen Leistungen. Er lindert Krampfaderbeschwerden und Schmerzen nach langem Stehen*

Der Knieguß *Die Bademeisterin beobachtet beim Gießen, ob sich das Wasser als Wassermantel um das Bein schließt, und achtet auf Hautreaktionen*

Der Vollabguß *Bei diesem Guß müssen Kreislauf und Wärmeregulation gesund sein. Nach dem Guß verlangt der Wärmeentzug viel Bewegung*

Auf dem Weg zu den kneippschen Güssen

Berühmt ist die Geschichte, wie der junge Sebastian Kneipp einen Mitstudenten von der Schwindsucht heilte, indem er ihn im Hofe des theologischen Seminars Georgianum in München zu mitternächtlicher Stunde heimlich aus einer Gießkanne mit Wasser begoß. Das tat er für seine leidenden Mitmenschen mit großem Erfolg noch öfter, und die Gießkanne wurde geradezu zum Symbol der kneippschen Wasserkuren.

Dabei hat Kneipp die Anwendung kalter Güsse nicht erfunden. Er hat sie in ein System gebracht und ihre Anwendung immer weiter verfeinert.

Doch die Behandlung mit fließendem kaltem Wasser war schon im Altertum bekannt. Bereits im 5. Jahrhundert v. Chr. wandte der große griechische Arzt Hippokrates Übergießungen mit kaltem

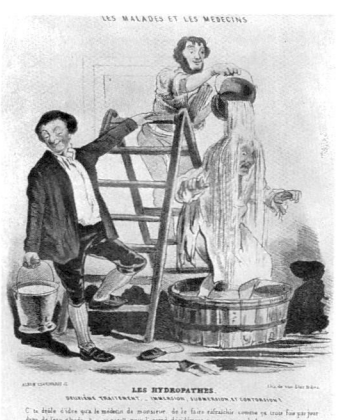

Wasser reichlich an. Diese Heilmethode erwähnt auch der römische Gelehrte Celsus zur Zeit von Christi Geburt. Im 2. Jahrhundert n. Chr. gab der letzte der großen Ärzte des Altertums, Galen, genaue Vorschriften über die Verwendung kalter Güsse als therapeutisches Mittel. Wie zahlreiche Abbildungen zeigen, gehörten sie auch zum Badeleben im Mittelalter. Doch ihren Weltruhm erlangten sie erst durch die Tätigkeit und die Schriften von Sebastian Kneipp.

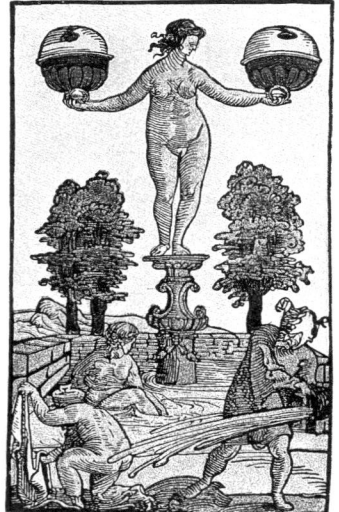

Einen Guß aus einem Holzeimer zeigt diese Spielkarte aus dem 16. Jahrhundert (oben). Die Karikatur aus der Zeitschrift Charivari *(links) macht sich im 19. Jahrhundert über die Kaltwasserbehandlung lustig*

Hand. Nun wäscht man den Rücken mit kaltem Wasser ab. Dann führt man den Wasserstrahl am rechten Arm hinauf bis zur Schulter, von wo das Wasser 1 bis 3 Sekunden nach vorn und hinten abfließt. Am Rücken geht man abwärts, leitet den Wasserstrahl am Oberschenkel zur linken Hand und wieder aufwärts zur linken Schulter, wo man 1 bis 3 Sekunden verweilt (siehe Abb. S. 239). Über den Rücken und das linke Bein geht es abwärts zur Ferse. Auch vorn werden zunächst das rechte und linke Bein begossen. Vom linken Oberschenkel führt man den Strahl zur rechten Hand und von dort zur Schulter, wo man das Wasser 1 bis 3 Sekunden nach hinten und vorn abfließen läßt. Am Rumpf geht es abwärts zum Oberschenkel und von dort nach links. Am linken Arm führt man den Strahl bis zur Schulter, wo man 1 bis 3 Sekunden verweilt. Am Rumpf gleitet der Strahl abwärts, führt am Bauch drei Kreise im Uhrzeigersinn aus und geht dann am linken Bein abwärts zum Fuß. Dann werden die Fußsohlen begossen.

Der Gesichtsguß

Dieser Guß wirkt sehr erfrischend. Mit einem abgeschwächten Strahl fährt man einige Male über die Stirn, begießt dann in Längsstrichen zuerst die rechte und dann die linke Gesichtshälfte. Darauf zieht man bis zu einer kräftigen Reaktion Kreise um das ganze Gesicht.

Heiße Güsse

Mit warmheißen Güssen anstelle von warmen Packungen kann man einzelne Körperabschnitte intensiv erwärmen, um Muskelverkrampfungen zu mindern.

Beim heißen Nackenguß beugt man sich über das Gießgestell oder den Badewannenrand und leitet von der Seite einen warmen Wasserstrahl über den Nacken. Allmählich steigert man die Temperatur bis zur Grenze des Erträglichen (43 bis 45°C) und gießt mehrere Minuten. Danach trocknet man den Nacken sorgfältig ab und schützt ihn durch einen Schal vor Abkühlung.

Bei Hexenschußbeschwerden und Kreuzschmerzen kann der warmheiße Lendenguß helfen. Man läßt den warmen, langsam heißer werdenden gebundenen Gießstrahl über die Lendengegend fließen, bis sich die Haut stark rötet. Bei Menschen mit Krampfadern wird der warmheiße Lendenguß im Sitzen ausgeführt. Danach muß man sich gut abtrocknen.

Blitzgüsse

Nach den Flachgüssen führte Kneipp auch Druckstrahlgüsse in seine Kur ein. Diese Blitzgüsse sollen bei geeigneten Patienten durch die Kombination eines Kältereizes mit einer Massage noch stärkere Reize zur Durchblutungssteigerung und Stoffwechselanregung setzen. Wie bei den Güssen schuf Kneipp Teilanwendungen wie den Knie-, Schenkel- und Rückenblitz. Bei der übersteigerten vegetativen Empfindlichkeit des heutigen Menschen verbieten sich meist diese relativ schroffen Kaltwasseranwendungen. Dafür gehören heute heiße Blitzgüsse zur modernen Kneippkur. Besonders die Heißwassermassage des Rückens mit dem Rückenheißblitz hat ihren festen Platz bei der Behandlung von Rückenbeschwerden, Durchblutungsstörungen der Arme und Beine und bei der Reflextherapie funktioneller Organbeschwerden.

Die Bäder

Das kneippsche Wasserheilverfahren kennt eine große Anzahl verschiedener Bäder, die nach ihrem Umfang in Voll- und Teilbäder, nach der Temperatur in kalte Bäder, Wechselbäder, warme und heiße Bäder, temperaturansteigende Bäder und Überwärmungsbäder unterschieden werden.

Kalte Bäder

Zur traditionellen Kaltwasserheilkunde gehören neben kalten Güssen auch kalte Bäder als kurzzeitige Reizbehandlung. Die gewünschte Reaktion besteht in gesteigerter Durchblutung; örtliche Überwärmung und venöse Stauungen werden beseitigt und ein Gefühl der Frische stellt sich ein. Kalte kurze Bäder wirken abhärtend und vegetativ harmonisierend. Sie dürfen nur bei ausreichender Eigenwärme genommen werden. Fehlt diese, sollte man Wechselbäder nehmen.

Das kalte Armbad

Das kalte Armbad hat eine unmittelbar erfrischende und belebende Wirkung auf den ganzen Körper. Der tote Punkt am Nachmittag wird überwunden. Es hilft bei Konzentrationsschwäche, leichten Kopfschmerzen, nervösen Herzbeschwerden und natürlich bei Überlastung und vielen anderen Beschwerden der Arme. Das Armbad nimmt man am besten am frühen Nachmittag. Hat man keine Armbadewanne, genügt das mit kaltem Wasser gefüllte Waschbecken. Man taucht die Arme bis zur Oberarmmitte ein und bewegt sie leicht im Wasser. Nach 15 bis 20 Sekunden zeigt ein deutliches Kältegefühl den Reaktionseintritt an. Danach streift

man das Wasser ab. Wer sehr kälteempfindlich ist, darf sich abtrocknen. Bei kühlem Wetter bedeckt man die Arme, die man danach leicht schwingt, bis sie sich wieder völlig erwärmt haben.

Das kalte Fußbad

Mit diesem Bad erfrischt man übermüdete und erhitzte Füße. Zur Linderung von Krampfaderbeschwerden gibt es keine schnellere Hilfe als kalte Fußbäder. Man braucht dazu eine wadenhohe Fußbadewanne oder einen großen Eimer. Das Gefäß füllt man mit möglichst kaltem Leitungswasser. Das Bad wird am besten im Sitzen genommen. Zuerst taucht man das rechte, dann das linke Bein ein. Wenn sich nach 15 bis 30 Sekunden ein leichter Kälteschmerz als Reaktion einstellt, beendet man das kalte Fußbad. Die Wassertropfen streift man mit der Hand oder einem Handtuch ab; die Füße trocknet man ab, um einer Pilzerkrankung vorzubeugen. Nach dem Anziehen sorgt man durch körperliche Bewegung für eine rasche Wiedererwärmung. Bei Einschlafstörungen nimmt man kalte Fußbäder eine halbe Stunde vor dem Zubettgehen.

Das kalte Sitzbad

Für Sitzbäder braucht man eine Spezialwanne. Die Anschaffung lohnt sich nur, wenn Sitzbäder vom Arzt verordnet werden. Sonst erzielt man die gleichen Wirkungen mit dem kalten Halbbad.

Das kalte Halbbad

Die Badewanne wird dafür fast zur Hälfte mit kaltem Wasser gefüllt. Will man das Bad nach dem Erwachen nehmen, füllt man die Wanne schon

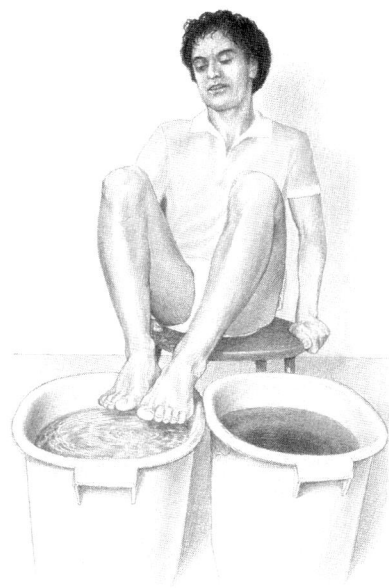

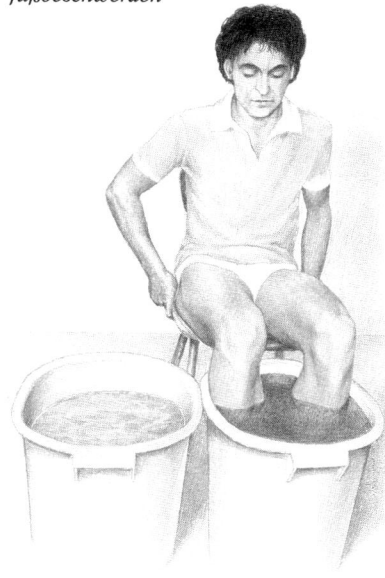

Das Wechselfußbad *ist eigentlich ein Unterschenkelbad. Es hilft bei kalten Füßen, Darmträgheit, Senk- und Spreizfußbeschwerden*

am Abend. Am Morgen legt man die Nachtkleidung ab und steigt, um keine Körperwärme zu verlieren, sofort – zuerst mit dem rechten Fuß, dann mit dem linken Fuß – in die Wanne, setzt sich hin, wobei man ausatmet, und zählt langsam bis zehn. Dabei reibt man, um die Reaktion zu beschleunigen, Bauch und Beine mit den Händen ab. Nach 10 Sekunden verläßt man die Wanne, streift das Wasser von den Beinen und trocknet dann lediglich die kälteempfindliche Kreuzgegend ab. Danach zieht man die Nachtkleidung wieder an, legt sich ins warme Bett und bleibt fest zugedeckt liegen, bis man sich völlig wiedererwärmt hat.

Das kalte Halbbad gilt nicht nur als eines der am stärksten abhärtenden Bäder, sondern wirkt auch unmittelbar heilend. Kneippärzte verordnen kalte Halbbäder bei Erkrankungen der Verdauungsorgane, die mit Darmträgheit und Blähungen einhergehen. Es wird wegen seiner stimmungsaufhellenden Wirkung bei depressiven Zuständen als „fröhliches Halbbad" bezeichnet. Auch bei funktionellen Störungen der Keimdrüsen und bei allen venösen Rückflußbeschwerden haben sich Serien kalter Halbbäder bewährt.

Das kalte Vollbad

Das kalte Vollbad wird heute nur Gesunden als extreme Abhärtungsübung empfohlen. Beliebt ist es bei Saunabesuchern nach der Überwärmung in der Schwitzkabine.

Wechselbäder

Bei ungenügender Körperwärme und bei kaltem Wetter zieht man Wechselbäder den kalten Bädern vor, weil durch die gründliche Vorerwärmung im warmen Bad die Reaktionsfähigkeit des Körpers für Kaltreize verbessert wird. Üblich ist der zweimalige Wechsel von warm zu kalt, um so ein gutes Gefäßtraining und eine schnelle Wiedererwärmung zu erreichen.

Das Wechselarmbad

Nimmt man das Wechselarmbad zu Hause, braucht man sich nur eine Spezialwanne anzuschaffen. Das Waschbecken kann als zweite Wanne dienen. Das warme Armbad dauert 5 Minuten bei einer Wassertemperatur von 35 bis 37 °C. Ihm folgt das kalte Armbad von 10 bis 15 Sekunden Dauer. Nach dem zweiten Wechsel streift man die Wassertropfen von der Haut, trocknet jedoch die Hände ab. Dann bedeckt man die Arme und sorgt für leichte Bewegung, bis sich ein deutliches Gefühl der Wärme einstellt. Bei vielen Arm- und Handbeschwerden durch Arbeitsüberlastung ebenso wie bei der Neigung zu kalten Händen sind Wechselarmbäder eine wirksame Hilfe.

Das Wechselfußbad

Dafür braucht man zwei Wannen, von denen man eine mit warmem Wasser (35 bis 37 °C), die andere mit leitungskaltem oder temperiertem Wasser (18 bis 21 °C) füllt. Das warme Bad, mit dem man beginnt, dauert 5 Minuten, das kalte 10 bis 20 Sekunden. Man wechselt zweimal. Dieses Wechselbad ist eine besonders beliebte Kneippanwendung für zu Hause (siehe S. 247).

Warme Bäder

Überall dort, wo warme Quellen aus dem Erdinnern entspringen, hat der Mensch zu allen Zeiten das Warmbad als wohltuende Körperpflege genossen oder die heilenden Wirkungen warmer Bäder genutzt.

Wo Thermalquellen fehlen, hat man schon in grauer Vorzeit Wasser zu Badezwecken erwärmt. Auch Sebastian Kneipp, der seine hydrotherapeutischen Erfahrungen zuerst nur bei Kaltanwendungen sammelte, erweiterte seine Kur sehr bald durch warme Voll- und Teilbäder, deren Wirkung er durch die Zugabe von Heilpflanzenabkochungen zu steigern wußte. Nicht grundlos gilt er deshalb heute als Begründer der modernen Arzneibädertherapie.

Wannenbäder unterteilt man in Voll-, Dreiviertel- und Halbbäder. Das Vollbad wird nur Herzgesunden verordnet. Vermutet man eine Herzmuskelschwäche, gibt man lieber Dreiviertel- oder Halbbäder. Beim Dreiviertelbad bleibt die Brustregion über dem Wasserspiegel, beim Halbbad reicht das Wasser dem Badenden bis zum Nabel; die Arme liegen auf dem Wannenrand.

Warme Bäder dauern zwischen 10 und 20 Minuten, bei einer individuellen Behaglichkeitstemperatur zwischen 35 und 37 °C. Nur wenn Bäder zur Überwärmung und zum Schwitzen führen sollen oder bei rheumatischen Erkrankungen, die eine starke Aufheizung der Körperdecke erfordern, erhöht man die Wassertemperatur im Vollbad bei Herzgesunden über 37 °C. Menschen mit Erkrankungen der Beinvenen sollten möglichst auf warme oder heiße Wannenbäder verzichten, um Thrombosen zu verhüten.

Warme Wannenbäder haben allein durch die physikalischen Wirkungen des Auftriebs und der Wärme einen deutlichen Entspannungseffekt auf Muskeln, Gelenke und Blutgefäße. Sind die Körpergewebe erst einmal entspannt, beruhigt sich der Mensch insgesamt, und körperlich-seelische Spannungen, die heute allzu schnell mit Psychopharmaka behandelt werden, lösen sich.

Die beruhigende und entspannende Wirkung körperwarmer Bäder läßt sich durch Badezusätze verstärken (siehe auch S. 206 und 296). Besonders bewährt haben sich die aromatischen Badextrakte oder Badeöle der Melisse, des Baldrians oder des Hopfens. Auch Fichtennadel- und Lavendelbäder wirken bei Nervosität und bei Erschöpfungszuständen harmonisierend.

Bei rheumatischen Erkrankungen verstärken warme Bäder mit Badezusätzen von Heublumen, Haferstroh und der Kalmuswurzel die Durchblutung. Diese Zusätze werden auch bei leichten Formen des Bluthochdrucks verordnet.

Bei der vegetativen Dystonie, also der Regulationsstörung des vegetativen Nervensystems, und dem damit oft verbundenen labilen Blutunterdruck sind dagegen Serien von Fichtennadel- oder Rosmarinbädern angezeigt. Zur Verstärkung der Hautdurchblutung gibt man sie gern als Bürstenbäder. Dabei wird die Haut wenigstens 5 Minuten lang mit einer kräftigen Bürste in konzentrischen Kreisen oder in gleichmäßigen Längsstrichen gebürstet.

Auch das weitverbreitete Luftsprudelbad fördert durch den angenehmen Hautreiz einer Mikromassage, durch die stärkere Temperaturreizung des bewegten Wassers und durch die verstärkte Freisetzung und Inhalation ätherischer Öle die Hautdurchblutung und hat günstige Wirkungen auf das vegetative Nervensystem.

Um sich zu erfrischen und Wärmeverluste zu vermeiden, empfiehlt sich nach warmen Bädern meist eine kühle Wasseranwendung, entweder eine temperierte Abgießung (19 bis 21 °C) oder eine kühle Waschung. Die Entspannung wird vertieft und die vegetativen Regulationen werden weiter harmonisiert, wenn man nach warmen Bädern immer eine ausgiebige Nachruhe im Bett einhält.

Hautfreundliche Bäder

Bei gereizter Haut, nach Hauterkrankungen, bei gestörtem Säureschutzmantel, nach Erfrierungen und bei Hautjucken kennt die Badeheilkunde eine Reihe wirksamer Zusätze wie Kamille, Zinnkraut, Weizenkleie, Eichenrinde und Molke (siehe auch S. 206 bis 208 und S. 296).

Überwärmungsbäder

Nimmt man ein Vollbad bei einer Wassertemperatur, die längere Zeit über 37 °C liegt, bekommt man Badefieber, das sich ähnlich auswirkt wie ein wirkliches Fieber, das der Organismus zur Steigerung seiner Abwehr bei Infektionskrankheiten auslöst. Vor der Entdeckung der Antibiotika waren Überwärmungsbäder häufig das einzige Mittel, um Infektionen erfolgreich zu behandeln. Aber auch bei der Behandlung von rheumatischen und Stoffwechselerkrankungen haben Überwärmungsbäder eine alte Tradition. Bei den seit alters beliebten Schwitzbädern und der Sauna handelt es sich in erster Linie um eine Überwärmungsbehandlung. Im deutschsprachigen Raum sind Überwärmungsbäder zuerst durch die österreichische Naturheilpraktikerin

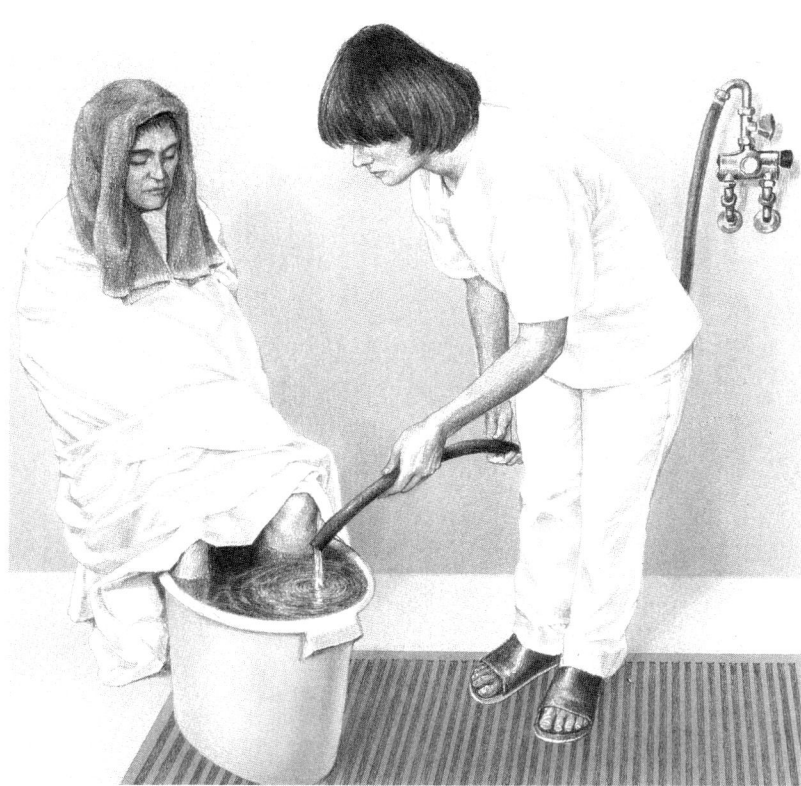

Das Schwitzfußbad *Bei diesem temperatursteigernden Bad hüllt man den Patienten gut ein, auch seinen Kopf, damit keine Wärme verlorengehen kann*

Maria Schlenz, später auch durch den deutschen Internisten Heinrich Lampert in die Badeheilkunde eingeführt worden. Wegen der starken Beanspruchung von Herz und Kreislauf sollten Überwärmungsbäder nur unter ärztlicher Aufsicht verabreicht werden.

Das Schaumüberwärmungsbad ist kreislaufschonender. Dazu braucht man einen Luftsprudelrost mit Kompressor. Man füllt die Wanne bis über den Rost mit heißem Wasser, gibt einen schaumbildenden Zusatz hinzu und schaltet den Kompressor an. Ist die Wanne halb mit Schaum gefüllt, legt man ein Handtuch auf den Rost. Dann steigt der Badende in die Wanne. Sobald er völlig vom wärmeisolierenden Schaum eingehüllt ist, wird der Kompressor abgeschaltet. Nach 20 bis 30 Minuten steigt infolge der Wärmedämmung die Körpertemperatur, und der Patient beginnt ausgiebig zu schwitzen.

Ähnlich wie im Saunabad wird im gut verträglichen Schaumüberwärmungsbad die Körperdecke stark durchblutet, der Körper entwässert und die körpereigene Abwehr bei Erkältungen angeregt. Gibt man sofort nach dem Schwitzbad eine Trockenpackung, läßt sich die Überwärmung und das Schwitzen über längere Zeit erhalten.

Temperaturansteigende Teilbäder

Bei vegetativ bedingten und bei leichten Durchblutungsstörungen lösen kalte oder Wechselanwendungen mitunter ungünstige Reaktionen aus und verschlimmern den Zustand. Dann werden solchen Patienten temperaturansteigende Teilbäder mit Erfolg verordnet.

Temperaturansteigendes Armbad

Bei chronisch kalten Händen und bei funktionellen Durchblutungsstörungen der Arme, aber auch bei leichten Formen von Herzkranzgefäßverengung *(Angina pectoris)* wird das schon im 19. Jahrhundert entwickelte Hauffesche Armbad verordnet, das sich heute noch bewährt.

Das Bad beginnt mit einer mildwarmen Temperatur von 31 °C, die man durch Zulauf heißen Wassers innerhalb von 15 Minuten auf 39 °C ansteigen läßt. Danach wird das Bad noch 5 Minuten fortgesetzt. Dann trocknet man sofort die Arme ab. Dem Bad folgt eine Bettruhe von mindestens 30 Minuten, die man unbedingt einhalten sollte.

Wie Erfahrungen zeigen, wird durch dieses Bad nicht nur die Hautdurchblutung verbessert, auch die Herzkranzgefäße entspannen sich reflektorisch, so daß der Herzmuskel besser ernährt wird.

Temperaturansteigendes Fußbad

Bei leichten Formen der arteriellen Gefäßverschlußerkrankung und bei dem chronischen Kaltfuß des jüngeren Menschen bewähren sich Serien von temperaturansteigenden Fußbädern. Das Bad läßt sich auch einseitig am „besseren" Bein durchführen, wodurch sich über Reflexbahnen die Durchblutung des anderen Beines verbessert. Man beginnt das Bad mit der aktuellen Hauttemperatur (30 bis 32 °C). Im Verlauf von 15 bis 20 Minuten erhöht man durch Zufluß heißen Wassers die Temperatur auf 39 °C. Danach wird das Fußbad noch 5 Minuten fortgesetzt. Eine leichte Rosafärbung der Haut ist ein Beweis für die gute Wirkung. Auf keinen Fall dürfen Muskelschmerzen auftreten, denn sie verraten eine verschlechterte Durchblutung.

Das Schwitzfußbad

Bei beginnenden Erkältungskrankheiten mit Frösteln läßt sich die Körperkerntemperatur schonend durch ein temperaturansteigendes Fußbad erhöhen und sogar ein Schweißausbruch hervorrufen. Das Bad beginnt bei einer Wassertemperatur von 36 °C. Zur Wärmeerhaltung deckt man den Badenden gut zu und hüllt auch seinen Kopf ein. In einigen Minuten wird die Wassertemperatur auf 42 bis 44 °C gesteigert und so lange gehalten, bis beginnendes Schwitzen die Aufwärmung des Körpers anzeigt. Danach wird der Badende zum weiteren Schwitzen in eine wärmeisolierende Trockenpackung gelegt. Nach ausreichendem Schwitzen wird er ausgepackt und kühl abgewaschen. Danach bleibt er bis zur Normalisierung der Körpertemperatur leicht zugedeckt liegen.

Der Schöpfer der Wasserkur

Weil er die heilende Kraft des Wassers an sich selbst erfahren hatte, behandelte er auch andere damit. Bald feierten seine Anhänger, die Kneippianer, begeistert den Schöpfer ihrer Kur

Sebastian Kneipp, der spätere Wasserdoktor von Wörishofen, kam am 17. Mai 1821 als Sohn eines Leinewebers in Stephansried im Allgäu zur Welt. Die Dorfschule mußte er schon mit elf Jahren verlassen, um seinem Vater am Webstuhl zu helfen. Im Sommer hütete er Vieh und arbeitete auf Bauernhöfen. Der Wunsch des Heranwachsenden, Priester zu werden, schien unerfüllbar. Doch der junge Mann gab nicht auf. Nach jahrelangen vergeblichen Bemühungen fand er schließlich in Kaplan Matthias Merkle, einem entfernten Verwandten, einen Gönner, der ihn unterrichtete und ihm im Alter von 23 Jahren zu einem Platz am Gymnasium in Dillingen verhalf.

Als er 1848 die Hochschulreife erlangt hatte, war er, durch lange Entbehrungen geschwächt, ein Todeskandidat: Er litt an der damals verbreiteten Lungentuberkulose. Trotzdem begann Kneipp in München sein theologisches Studium. Dort fand er zufällig Hahns altes Buch über die *Krafft und Würckung des frischen Wassers*, das ihm neue Hoffnung gab. Er begann sich mit kalten Waschungen und Wickeln zu behandeln. In Dillingen nahm er sogar Tauchbäder in der winterkalten Donau. Nachdem er selbst genesen war, heilte er zwei Mitstudenten, die auch lungenkrank waren. 1852 empfing Kneipp im Augsburger Dom die langersehnte Priesterweihe.

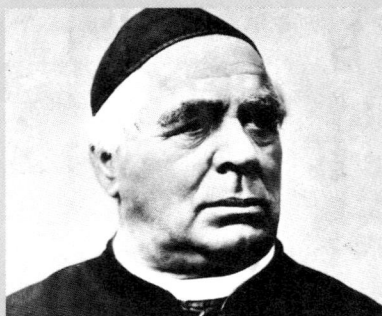

Sebastian Kneipp hält im Beisein mehrerer Ärzte Sprechstunde (unten). Diese zeitgenössische Postkarte kam aus Wörishofen, das durch den Wasserdoktor (oben) weltbekannt wurde

Als er 1855 zum Beichtvater der Dominikanerinnen im Dorf Wörishofen ernannt wurde, kam das einer Strafversetzung gleich. Kneipp war den Kirchenbehörden unliebsam aufgefallen: Er hatte nicht nur für die Seelen gesorgt, er hatte auch „kuriert". Aber auch in Wörishofen ließ Kneipp nicht von der Naturheilkunde. Er entwickelte sich zum Heilkräuterkundigen und schuf eine regelrechte Wasserkur, die heute seinen Namen trägt.

Im Sommer beherbergte er Amtsbrüder und nahm sie unterdessen „in die Kur". Er verabreichte seinen Hausgästen kalte Güsse aus der Gießkanne, ließ sie in Wickeln schwitzen, verordnete Heublumen- und Fichtennadelbäder.

Für kranke Gemeindemitglieder hatte Kneipp, der mit 60 Jahren Ortspfarrer von Wörishofen geworden war, neben geistlichem Zuspruch auch immer eine Anwendung oder eine Naturarznei. Auf Drängen von Freunden schrieb er seine Naturheilerfahrungen nieder. Sein Buch *Meine Wasserkur*, das 1886 erschien, wurde zum Bestseller und in 17 Sprachen übersetzt.

Durch das Buch und durch Presseberichte über Wunderheilungen wurde nicht nur Kneipp, sondern auch Wörishofen berühmt. Das abgelegene Dorf erlebte einen Ansturm von Menschen, die Heilung suchten — und mehr. In einer Zeit des Umbruchs in der Medizin bot Kneipp eine Gesundheitslehre für den ganzen Menschen an und kam damit einem verbreiteten Bedürfnis entgegen — so in seinem zweiten Buch *So sollt ihr leben*. Wörishofen entwickelte sich zu einem Kurort, und seine Anhänger, die Kneippianer, kurierten sich allerorts nach seinen Schriften mit Waschungen, Wickeln, Güssen, Bä-

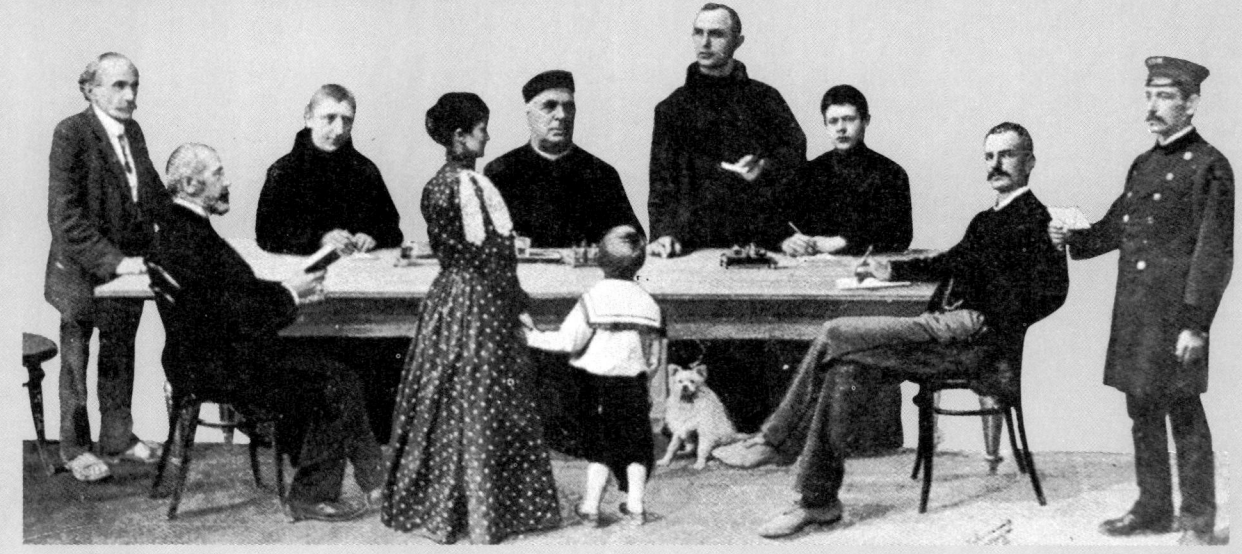

dern, Dämpfen, Kräuterarzneien und Diät. In einem Alter, in dem andere in den Ruhestand treten, wurde Kneipp durch die Begeisterung seiner Anhänger dazu gebracht, Vortragsreisen zu unternehmen, die ihn durch ganz Deutschland und quer durch Europa führten. Überall entstanden Vereine, die des Meisters Anschauungen vom natürlichen Heilen und vom gesunden Leben verbreiteten.

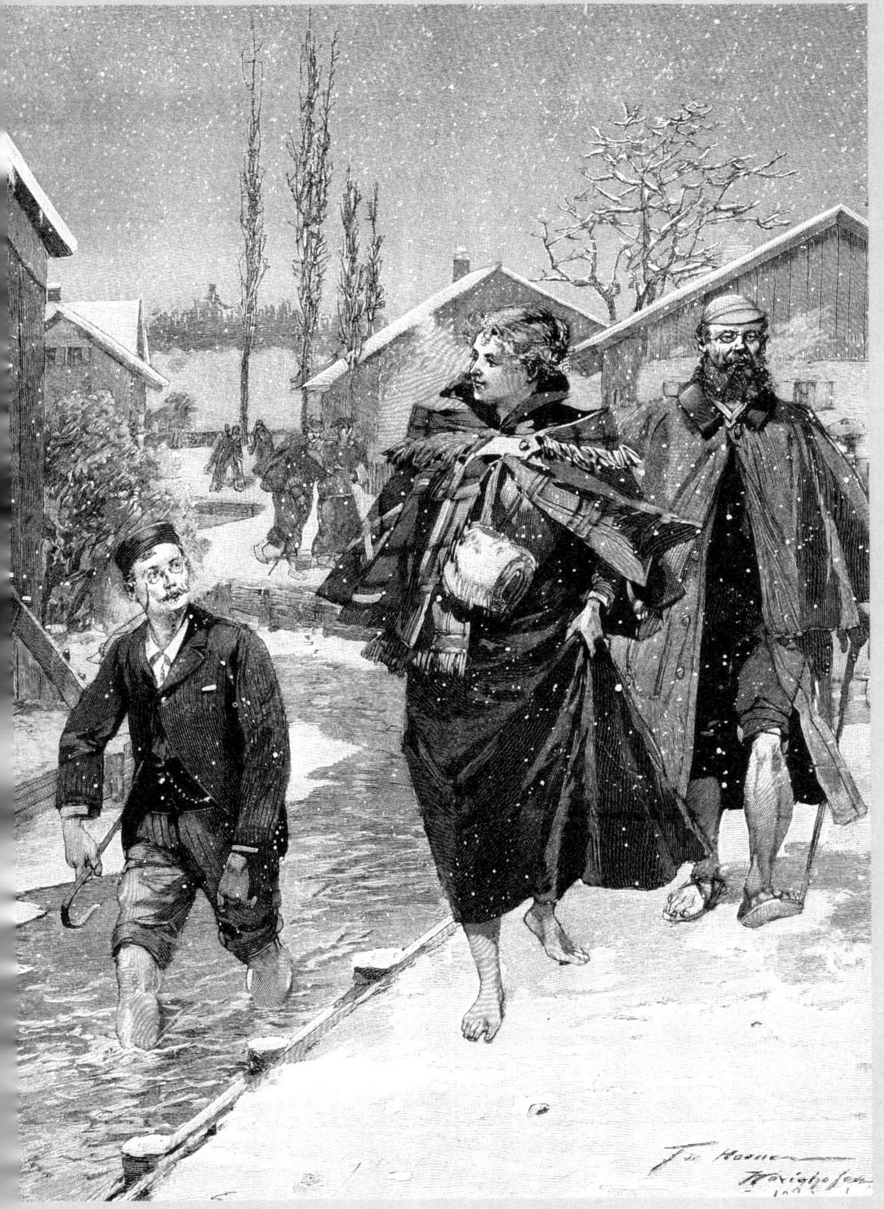

Durch Vermittlung seines dankbaren Patienten, des Erzherzogs Franz Joseph, wurde Kneipp 1893 der Titel eines Päpstlichen Geheimkämmerers für seine Verdienste um die leidende Menschheit verliehen. Im nächsten Jahr empfing ihn der greise Papst Leo XIII. in Privataudienz. Das war der Höhepunkt seines Lebens als Priester.

In seinen letzten Lebensjahren wurde Kneipp noch zum Baumeister. Aus den Mitteln, die ihm aus seinen Kuren und seinen Schriften zuflossen, baute er das *Sebastianeum*, das erste Kurhaus, ferner eine Kinderheilstätte und das Sanatorium *Kneippianum* und machte sie zu Stiftungen. Ärzte folgten seiner Aufforderung, sich seiner Gesundheitslehre anzunehmen, wurden seine Mitarbeiter und gaben als Nachfolger seinem Naturheilverfahren eine medizinisch-wissenschaftliche Grundlage.

Als Sebastian Kneipp am 17. Juni 1897, also einen Monat nach seinem 76. Geburtstag, starb, war sein Lebenswerk gesichert. Sein Name aber ist Symbol geworden für Naturheilkunde und natürliche Gesundheitspflege.

Auch die vornehme Welt strömte nach Wörishofen und stapfte durch Schnee und kaltes Wasser (links). Dieser „Gruß aus Wörishofen" (unten) zeigt einen typischen Blitzguß

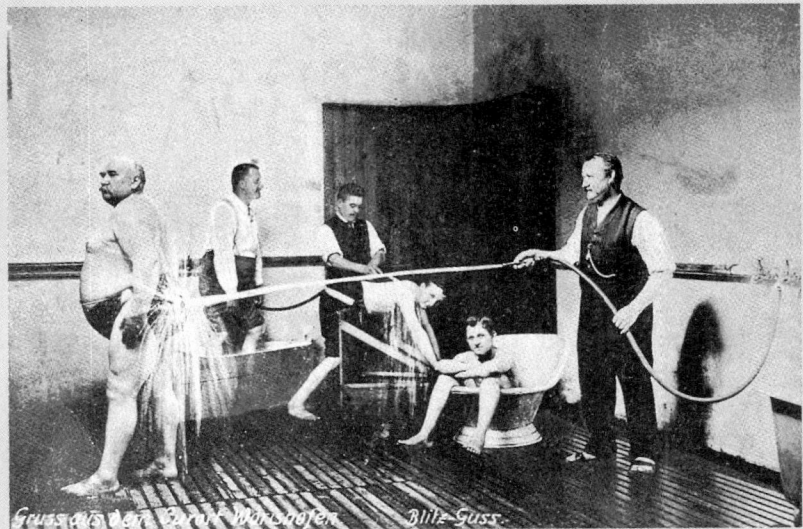

Kneippen im Hausgebrauch

Kuren und Kurmittel vieler Heilbäder sind ortsgebunden. Dagegen kann man eine große Zahl von Anwendungen der Kneippkur auch zu Hause und ohne fachmännische Hilfe machen, weil sie technisch sehr einfach sind. Folgende Maßnahmen haben sich bei Menschen aller Altersgruppen bewährt und sollten Bestandteil einer allgemeinen Gesundheitspflege werden.

Das Wassertreten

Aus dem Waten in Wiesenbächen während des Wanderns entstand das Wassertreten. Es härtet ab, regt den Kreislauf an und ist besonders angenehm an heißen Tagen, bei überlasteten oder bei der Neigung zu geschwollenen Beinen und bei den meisten Krampfaderbeschwerden. Gefäßbedingte Kopfschmerzen verschwinden nach dem Wassertreten überraschend schnell.

Als Wassertretbecken dient zu Hause die mit kaltem Wasser fast bis zum Rand gefüllte Badewanne. Man geht im Storchenschritt etwa 30 Sekunden auf der Stelle, hebt also die Beine abwechselnd aus dem Wasser, bis man als Reaktion einen leichten Kälteschmerz verspürt. Danach streift man das Wasser von der Haut oder trocknet sich bei schlechter Reaktion ab. Indem man anschließend geht, erwärmt man sich wieder völlig. Der Nachmittag und der frühe Abend sind die beste Zeit für das Wassertreten. Wassertreten darf man nur, wenn der Körper ausreichend erwärmt ist, also nicht mit kalten Füßen. Wer unter Ischiasbeschwerden oder Harnwegserkrankungen leidet, sollte vor dem Wassertreten den Arzt konsultieren.

Taulaufen und Schneegehen

Wer eine Rasenfläche beim Haus zur Verfügung hat, kann sich die Wohltat zweier von Kneipp empfohlener Abhärtungsübungen gönnen, im Sommer das Taulaufen, im Winter das Gehen im frisch gefallenen Schnee. Beim Barfußgehen im taufeuchten Gras verbindet sich das Gefäßtraining mit dem Erleben der Natur und des jungen Tages. Das Schneegehen löst selbst bei schlechter peripherer Durchblutung eine kräftige Gefäßreaktion aus. Beide Übungen dauern nur Sekunden. Nach dem Abtrocknen und Anziehen muß man sich so lange bewegen, bis man sich völlig warm fühlt.

Das kalte Armbad

Ähnlich wie das Wassertreten belebt das kalte Armbad den ganzen Körper. Da der beim kalten Armbad erzielte Reiz leicht ist, kann es fast von jedermann genommen werden. Es hilft gegen leichten Kopfschmerz, nervöse Herzbeschwerden, überanstrengte Arme und Konzentrationsschwäche. Man nimmt es am besten am frühen Nachmittag in einer Armbadewanne oder einfach im Waschbecken. Bis zur Oberarmmitte taucht man beide Arme ein und bewegt sie leicht im Wasser. Nach 15 bis 20 Sekunden spürt man als Reaktion einen deutlichen Kälteschmerz. Dann streift man das Wasser ab oder trocknet sich, falls nötig, ab. Um sich wieder zu erwärmen, bewegt man die Arme, die bei kühlem Wetter bedeckt sind (siehe auch S. 241).

Kneippsche Güsse

Die Güsse sind ein Kernstück der kneippschen Reiztherapie. Sie ermöglichen, feinst abgestufte Temperaturreize zu setzen und sie der Reaktionskraft des einzelnen anzupassen (siehe S. 236 bis 239). Bei der häuslichen Anwendung genügt eine vereinfachte Gießtechnik. Entscheidend für die Wirkung ist auch hier die Beachtung der Reaktionsregel für Kaltreize: Der Kältereiz muß so lange gegeben werden, bis eine reaktive Mehrdurchblutung ausgelöst wird.

Bei Güssen soll ein handbreiter, gebundener und fast druckloser Wasserstrahl als Wasserplatte oder als Wassermantel über die Haut fließen. Im Badezimmer lassen sich mit dem Schlauch der Handbrause und einem Zusatzgießer oder auch mit einem verstellbaren Duschkopf solche Güsse verabreichen.

Der kalte Knieguß

Der Knieguß erfrischt allgemein, besonders aber müde Beine, und er ist Teil eines echten Gefäßtrainings.

Zum Knieguß stellt man sich in die Badewanne auf einen Rost oder eine Matte. Man führt zunächst den Wasserstrahl über den rechten Fußrücken in mäßigem Tempo bis eine Handbreit über das Knie. Dort bewegt man den Strahl 5 Sekunden leicht hin und her und läßt das Wasser abfließen. Dann führt man den Strahl wieder abwärts. Danach wiederholt man die Prozedur am linken Bein. Auch dort verweilt man 5 Sekunden über dem Knie. Zur Reizverstärkung wechselt man oberhalb der Knie mehrfach die Seiten, verweilt stets mehrere Sekunden, bis ein leichter Kälteschmerz den Reaktionseintritt anzeigt. Zum Schluß gießt man auch die Fußsohlen kurz ab. Nachdem man das Wasser abgestreift oder sich abgetrocknet hat, bewegt man sich bis zur Wiedererwärmung (siehe auch S. 237 bis 238).

Der kalte Schenkelguß

Bei diesem Guß verweilt man mit dem Wasserstrahl in Gesäßhöhe und wechselt zur Reizverstärkung am Oberschenkel auf die andere Seite (siehe auch S. 238). Da die gereizte Hautfläche größer ist, bewirkt der Schenkelguß ein stärkeres Gefäßtraining als der Knieguß. Der venöse Rückfluß wird gefördert, die Beinmuskeln werden vor oder nach sportlicher Leistung stärker durchblutet. Ferner unterstützt der Schenkelguß die Behandlung der Zellulitis (sogenannte Orangenhaut mit Vermehrung des Fettgewebes in der Unterhaut an Oberschenkeln und Gesäß).

Der kalte Armguß

Beim Armguß beugt man sich über die Badewanne und führt den Wasserstrahl von der rechten Hand bis zum Schultergelenk, läßt das Wasser mantelartig 6 bis 8 Sekunden um den Arm fließen und geht dann zurück zur Hand. Ebenso gießt man den linken Arm. Zur Reizverstärkung wiederholt man den Guß an beiden Armen (siehe auch S. 237). Nachdem man das Wasser abgestreift oder sich abgetrocknet hat, bewegt man sich bis zur Wiedererwärmung. Ein lang anhaltendes Gefühl der Frische ist jedesmal die Belohnung für diese Gesundheitsübung.

Der kalte Gesichtsguß

Geistige Überforderung, müde Augen, Spannungskopfschmerzen werden durch den Gesichtsguß behoben.

Mit einem etwas schwächeren Gießstrahl umfährt man kreisend oder in Längsstrichen Gesicht und Stirn, wobei man den Guß zum Atmen einige Male unterbricht. Nach 15 bis 30 Sekunden ist man erfrischt und sieht im Spiegel ein gut durchblutetes Gesicht.

Güsse und Bäder zu Hause

Manche Wasseranwendung kann man sich ohne viel Mühe auch im häuslichen Badezimmer verabreichen. Diese fünf Beispiele zeigen, wie man mit kaltem Wasser in ein paar Sekunden schon eine wohltuende Wirkung erzielen kann. Aber auch mit wechselnden Wassertemperaturen von warm nach kalt kann man wertvolle gesundheitliche Reize setzen.

Die hier in Kurzform gezeigten Anwendungen sind auf diesen beiden Seiten noch eingehender beschrieben.

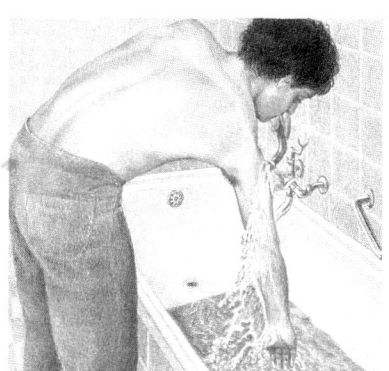

Armguß *Den Strahl von der Hand bis zur Schulter führen und 6 bis 8 Sekunden fließen lassen; erst rechts, dann links*

Wechselgüsse
Wechselgüsse helfen auch Menschen mit ungenügender Eigenwärme und schlechter Reaktion. Vor dem kalten Guß gießt man einfach so lange mit einem Wasserstrahl von 35 bis 37°C, bis die Haut gut durchwärmt ist und dann in richtiger Weise auf den Kalt-

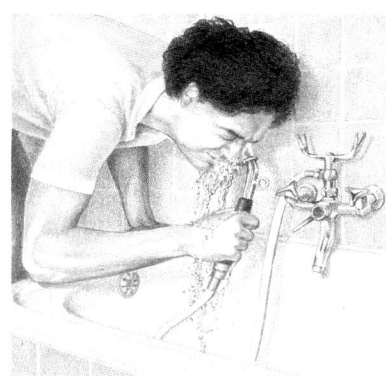

Gesichtsguß *Mit schwächerem Strahl Gesicht und Stirn kreisend oder in Längsstrichen umfahren*

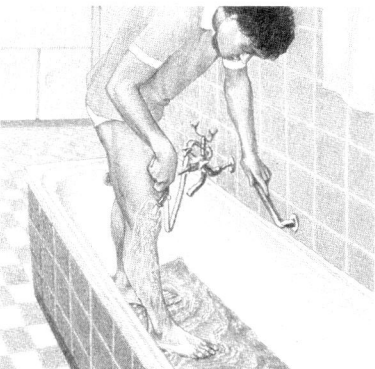

Knieguß *Strahl über den Spann bis über das Knie führen, 5 Sekunden hin und her bewegen, abwärts führen*

reiz reagiert. Der zweimalige Wechsel von warm nach kalt hat sich als wirkungsvollstes Gefäßtraining herausgestellt.

Der Wechselknieguß
Bei der Selbstausführung verweilt man mit dem warmen Wasserstrahl

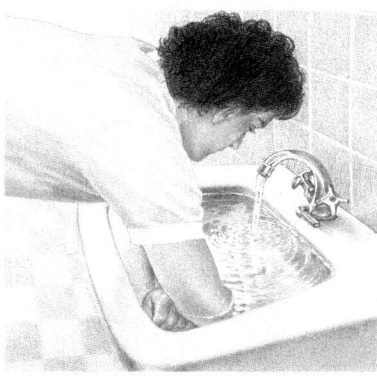

Armbad *Beide Arme bis zur Oberarmmitte eintauchen und leicht im Wasser bewegen, bis die Kälte schmerzt*

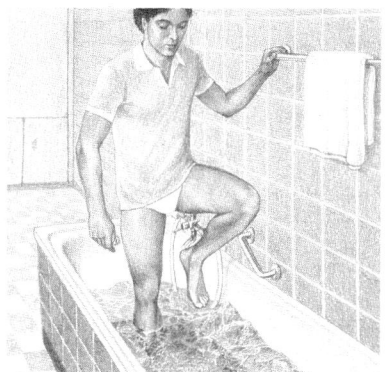

Wassertreten *In der mit kaltem Wasser gefüllten Badewanne im Storchenschritt etwa 30 Sekunden auf der Stelle treten*

etwa 20 Sekunden über dem rechten und linken Knie und führt danach, wie geschildert (siehe S. 238), den kalten Guß durch.

Zur Auslösung einer kräftigen Reaktion genügt im allgemeinen eine Reizverstärkung von 5 Sekunden an jedem Bein. Nach dem zweiten Wechsel gießt man zum Schluß die Fußsohlen ab.

Der Wechselschenkelguß
Bei diesem Guß (siehe S. 238) läßt man den Warmwasserstrahl vom rechten und linken Gesäß jeweils 20 Sekunden lang das Bein umfließen. Darauf folgt der kalte Guß mit einer Reizverstärkung von 5 Sekunden für jede Seite.

Der Wechselarmguß
Jeder Arm wird etwa 15 Sekunden lang warm begossen. Der folgende kalte Guß dauert etwa 7 bis 8 Sekunden. Nach dem zweiten Wechsel erwärmt man sich durch leichte Bewegung schnell wieder.

Das Wechselfußbad
Für das Wechselfußbad sind zwei Wannen nötig. Um das Füllen und Entleeren zu erleichtern, stellt man sie am besten in die Badewanne und setzt sich zum Fußbad auf den Wannenrand. Eine Wanne wird mit 35 bis 37°C warmem Wasser, die andere mit leitungskaltem oder temperiertem (18 bis 21°C) Wasser gefüllt. Auf das warme Fußbad von 5 Minuten Dauer folgt das kalte Bad, das nur 10 bis 20 Sekunden währt. Dann wiederholt man die Prozedur.

Nach dem Bad geht man eine Zeitlang umher, um die Durchblutung in Haut und Muskulatur weiter zu verbessern.

Wickel und Packungen

Wickel, Umschläge oder Packungen, Kompressen oder Auflagen waren einst allbekannte Hausmittel, mit denen fast jedes Kind des öftern als Hals-, Brust- oder Wadenwickel Bekanntschaft machte, die aber auch bei Erwachsenen, etwa als Herzkompresse, verwendet wurden. Die medikamentöse Therapie hat diese Mittel zwar zu einem guten Teil, aber nie völlig verdrängen können. Seit dem 19. Jahrhundert nehmen sie in der Naturheilkunde einen wichtigen Platz ein.

Als erster gebrauchte der geniale schlesische Bauer und Naturheilkundige Vinzenz Prießnitz systematisch kalte Wickel. Sein Leberwickel wird noch heute verwendet. Nach Prießnitz hat Sebastian Kneipp eine Vielzahl von feuchten Wickeln ersonnen, um auch den Kranken im Bett mit Wärme und Kälte oder mit Naturarzneien helfen zu können.

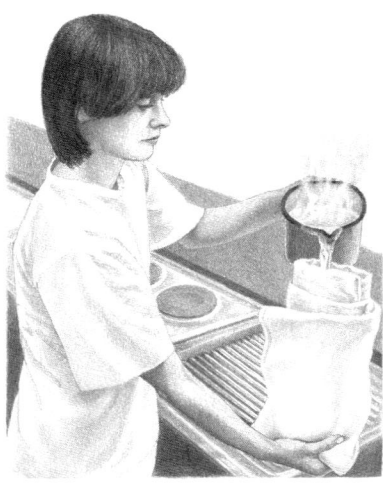

Heiße Rolle *Man schüttet kochendheißes Wasser in den Frottiertuchzylinder*

Wickel bei Fieber

Vor der Entdeckung der Antibiotika zur Bekämpfung von Infektionskrankheiten und bis zur Einführung von fiebersenkenden Medikamenten konnte man lebensbedrohliche und erschöpfende Fieberschübe nur mit kalten Abwaschungen, Tauchbädern und Wickeln behandeln. Seit die abwehrsteigernde Aufgabe des Fiebers allgemein anerkannt wird, raten Ärzte davon ab, bei fieberhaften Krankheiten, besonders bei Erkältungen von Kindern, zu schnell zu Chemotherapeutika zu greifen. Mit wiederholten kühlen Waschungen und kalten Wickeln gelingt es meistens, das Fieber schonend zu senken und das Befinden des Kranken zu verbessern. Dieses Vorgehen führt schließlich zum Schwitzen und damit zum natürlichen Abklingen des Fiebers.

Wärmeentziehende Wickel

Kalte Wickel werden auch bei örtlichen Entzündungen und Reizzuständen angewandt. Die typischen Zeichen einer Entzündung – Hitze, Rötung, Schwellung, Schmerz und Funktionsbehinderung – lassen sich durch sie fast immer vermindern oder ganz beseitigen. Wärmeentzug hemmt Entzündungen, verringert Schwellung und Schmerz. Bei frischen Verstauchungen, Bänder- und Sehnenreizungen, auch bei Venen- und akuten Gelenkentzündungen sind kalte Wickel häufig wirksamer als entzündungshemmende Medikamente und Salben. Verwendet man zusätzlich Alkohol, Pflanzenbreie, Lehm, Heilerde oder Quark, kann man den Wärmeentzug um ein Vielfaches steigern, ohne Kälteschäden der Haut befürchten zu müssen, wie sie bei der Behandlung mit Eis möglich sind.

Wärmestauende Wickel

Läßt man einen kalten Wickel längere Zeit am Körper, nimmt er allmählich Körperwärme an und wirkt danach wärmestauend. Bei guter Isolierung durch Deckbett und Decken führt die Wärmestauung zur Überwärmung und damit zum Schwitzen. Mit der Wärmestauung ist eine gute Durchblutung der Haut des ganzen Körpers verbunden.

Die beruhigende und vegetativ ausgleichende Wirkung wärmestauender Wickel erkennt man am erhöhten Schlafbedürfnis. Die Fernwirkung dieser Wickel erklärt sich durch die Verbindung der Nerven bestimmter Hautabschnitte mit bestimmten Organen über Reflexbögen. Bei Verdauungsstörungen und Bronchialerkrankungen wird die Wirkung der Wickel über Reflexe gern genutzt.

Die großen Wickel als Schwitzpackungen sind weitgehend aus der Mode gekommen, weil es viel angenehmer ist, in der Sauna zu schwitzen. Zur allgemeinen Beruhigung und vegetativen Umstimmung genügen kleinere Wickel wie der Lendenwickel, Leibauflagen, Kurzwickel (Rumpfwickel) und der Schal (ein Schulter-Brust-Wickel).

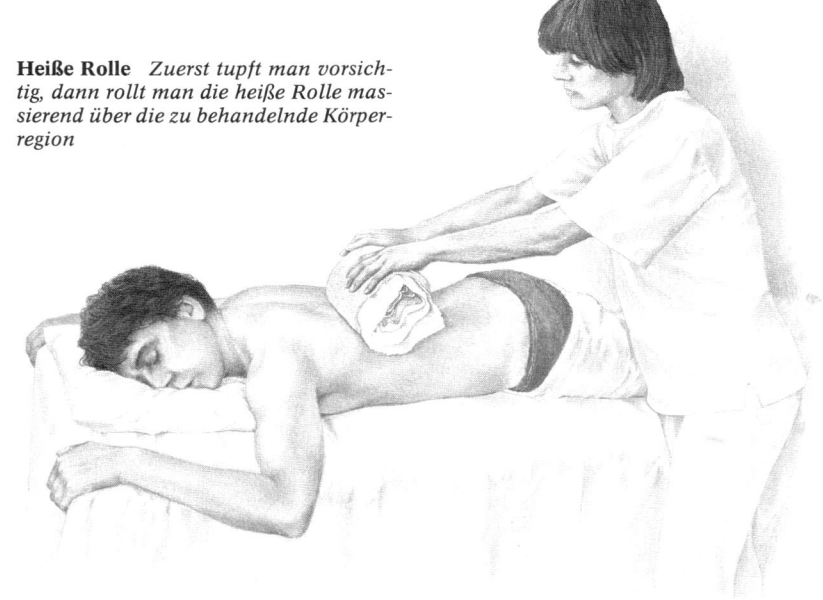

Heiße Rolle *Zuerst tupft man vorsichtig, dann rollt man die heiße Rolle massierend über die zu behandelnde Körperregion*

Heiße Wickel und Packungen

Warme Wickel werden kaum verordnet, weil sie zu rasch abkühlen. Will man dem Körper örtlich Wärme zuführen oder über Reflexe auf Organe einwirken, benutzt man Packungen mit Wärmeträgern wie Heublumen, Kartoffeln, Moorbrei oder Fangozubereitungen. Im Haushalt leicht herzurichten sind Dampfkompressen und die heiße Rolle.

Um Schmerzen der Skelettmuskeln, bei Erkrankungen der Wirbelsäule und bei Arthrosen zu lindern, aber auch wegen ihrer günstigen Wirkung bei Krampfzuständen der Organe sind warme Packungen unentbehrlich.

Zur Wickeltechnik

Die kneippschen Wickel bestehen aus drei Tüchern: dem eigentlichen nassen Wickeltuch (Innentuch) aus sehr saugfähigem groben Leinen, einem Wolltuch als äußerer, isolierender Umhüllung und einem Zwischentuch, das der besseren Wärmestauung dient und verhindert, daß das Wolltuch feucht wird. Es ist aus hygienischen Gründen breiter als Woll- und Wickeltuch.

Kleine Wickel wie Halswickel oder Wadenwickel kann man selber anlegen. Für große Wickel braucht man eine Hilfsperson, die nach dem Anlegen des Wickels für das feste Einpakken mit der Bettdecke und zusätzlichen Decken sorgt.

Bei wärmeentziehenden Wickeln wird das Innentuch nur leicht ausgewrungen und bei Bedarf erneuert, bevor es körperwarm wird und die nicht erwünschte Wärmestauung bewirkt. Bei wärmestauenden Wickeln wird das Innentuch kräftig ausgewrungen.

Vor dem Anlegen wärmestauender Wickel müssen Patient und Bett gut durchwärmt sein. Nach dem Einpakken soll das Kältegefühl nach wenigen Minuten verschwunden sein. Der Patient fördert die rasche Erwärmung, indem er sich auf den Wickel konzentriert und sich nicht durch Musik oder Unterhaltung ablenken läßt. Empfindet man den Wickel nach 15 Minuten als unangenehm kühl, sollte man ihn abnehmen.

Bei normalem Verlauf wird nicht nur die umwickelte Region warm, sondern der ganze Körper, wodurch man sich ruhig und entspannt fühlt. Oft schlafen Patienten im Wickel ein. Bei wärmestauenden Wickeln packt man den Patienten nach ungefähr 60 Minuten aus und läßt ihn leicht zugedeckt liegen, bis die Überwärmung abgeklungen ist. Will man einen Schweißausbruch herbeiführen, unterstützt man die Wärmebildung durch heiße Tees und Wärmflaschen.

Der Brustwickel

Bei Katarrhen der Atemwege mit starker Verschleimung und quälendem Husten, die besonders bei Kindern häufig sind, bringen wärmestauende Brustwickel rasche Erleichterung und Besserung. Brustwickel reichen von der Achsel bis zum unteren Brustkorbrand. Bei Erwachsenen verwendet man eine Lendenwickelgarnitur (siehe S. 251), für Kinder kann man aus Küchenhandtüchern und einem Flanelltuch einen Brustwickel herrichten.

Die Bronchitis der Kinder behandelt man mit Erfolg durch Senfmehlwickel, wobei die Reizung der Haut reflektorisch auf die Bronchien einwirkt. Dazu rührt man 2 bis 3 gehäufte Eßlöffel Senfmehl in 1 l kaltes Wasser und gibt nach 10 Minuten heißes Wasser dazu, bis die Temperatur der Lösung 42 bis 45 °C beträgt. Das Wikkeltuch wird eingetaucht, ausgewrungen und sofort mit Zwischen- und Wolltuch angelegt. Diesen Wikkel muß man nach 10 bis 20 Minuten abnehmen, um die Haut nicht zu schädigen. Deshalb wäscht man danach auch an der Haut haftendes Senfmehl warm ab.

Der Schal

Eine Sonderform des Brustwickels ist der Schal, bei dem außer Brust und Rücken auch die Schultern, die Arme und der Hals eingewickelt werden. Er eignet sich nicht für den Hausgebrauch, da die schwierige Wickeltechnik eine darin geübte Kraft verlangt. Ein falsch gelegter Schal schadet nur.

Beinwickel

Krampfadern lassen sich heute zwar durch Operationen oder Verödung entfernen und mit verbesserten Kompressionsverbänden und -strümpfen behandeln, aber die kneippschen Kälteanwendungen können noch immer wirkungsvoll die erforderliche lebenslange Therapie zur Stärkung der Venen und zur Entstauung der Beine unterstützen. Neben kalten Güssen, kalten Teilbädern und dem Wassertreten bringen auch Beinwickel Linderung. Bei venösen Störungen und besonders bei Entzün-

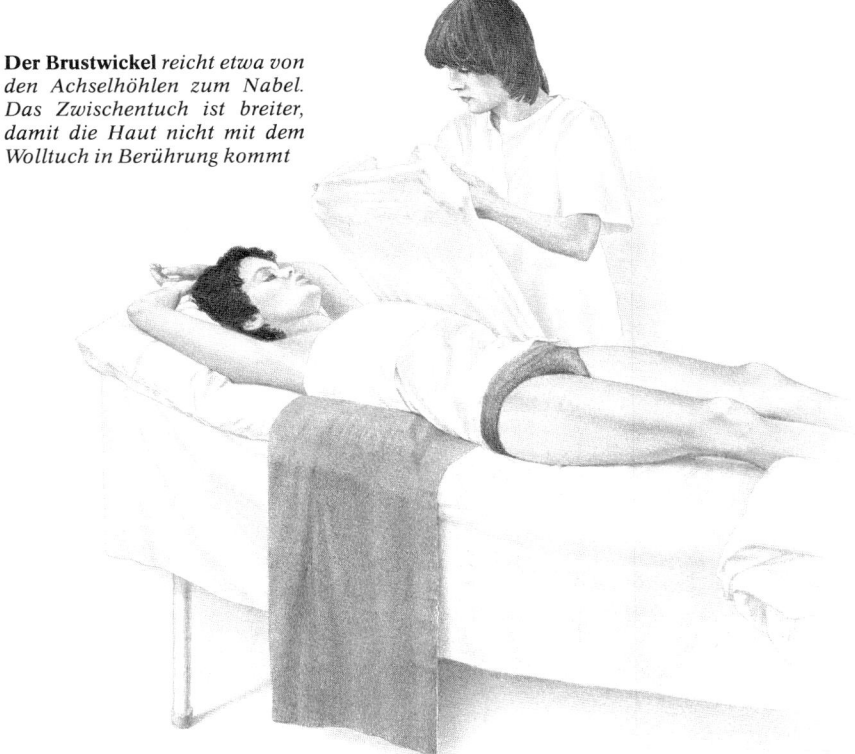

Der Brustwickel *reicht etwa von den Achselhöhlen zum Nabel. Das Zwischentuch ist breiter, damit die Haut nicht mit dem Wolltuch in Berührung kommt*

dungen der oberflächlichen Venen werden Beinwickel bevorzugt als Lehmwickel (siehe S. 252) oder Lehmwasserwickel (siehe S. 253) verordnet, weil durch Lehm der Wärmeentzug verstärkt wird.

Beinwickel helfen auch bei fieberhaften Erkrankungen, Entzündungen und mechanischen Reizzuständen im Knie- und Fußbereich; sie lindern ferner Überlastungsschmerzen in Muskeln und Sehnen und hochschmerzhafte Neuralgien.

Nach Bedarf verwendet man Beinwickel in verschiedenen Abstufungen: als verlängerte Beinwickel bis zur Leiste, als Beinwickel bis zum Oberschenkel, als Fußwaden- oder Fußwickel. Dazu kommen Kniewickel und Wadenwickel.

Leider werden Beinwickel in der häuslichen Krankenpflege nur noch wenig verwendet, weil das richtige Anlegen der drei Wickeltücher nur mit einer gekonnten Wickeltechnik gelingt (siehe Abb. rechts). Eine Ausnahme bilden die bekannten Wadenwickel und die sogenannten nassen Strümpfe.

Wadenwickel

Wadenwickel haben ihren festen Platz bei der unterstützenden Behandlung fieberhafter Erkrankungen. Besonders bei den hohen Fiebertemperaturen der ansteckenden Kinderkrankheiten bringen häufig gewechselte Wadenwickel Erleichterung und Beruhigung. Schließlich führt eine Serie solcher Wickel über eine zusätzliche Wärmestauung zum Schwitzen, wodurch das Fieber sinkt und der Kreislauf entlastet wird.

Als Wadenwickel kann man auch Leinenhandtücher verwenden, die zur Hälfte in kaltes Wasser getaucht

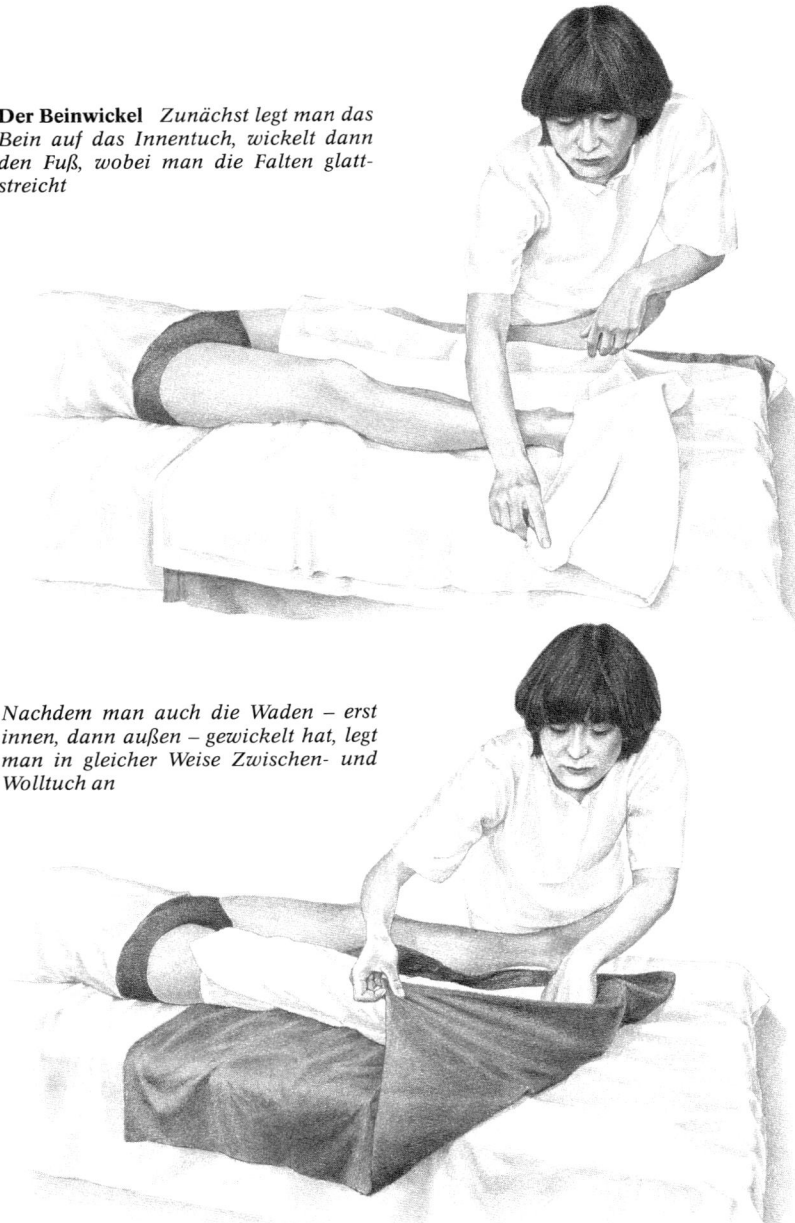

Der Beinwickel *Zunächst legt man das Bein auf das Innentuch, wickelt dann den Fuß, wobei man die Falten glattstreicht*

Nachdem man auch die Waden – erst innen, dann außen – gewickelt hat, legt man in gleicher Weise Zwischen- und Wolltuch an

werden. Die trockne Hälfte bildet dann den äußeren Abschluß dieses Behelfswickels.

Nasse Strümpfe

Da es damals keine geeigneten Tücher für Beinwickel gab, behalf man sich zu Kneipps Zeiten mit Leinen- und Wollstrümpfen. Garnituren solcher Strümpfe als Ersatz für Beinwickel bieten heute Reformhäuser an. Die Leinenstrümpfe taucht man wie das Wickeltuch in kaltes Wasser und drückt sie leicht aus. Die Wollstrümpfe ersetzen Zwischen- und Wolltuch. Nasse Strümpfe und kalte Beinwickel lindern und entlasten bei venösen Stauungen und bei schweren Beinen nach langem Stehen oder Sitzen und an heißen Tagen. Bei Fieber sind nasse Strümpfe leichter anzulegen als Wadenwickel. Nicht zuletzt gelten nasse Strümpfe als hervorragende Schlafhilfe. Die Strümpfe werden angezogen, wenn man im Bett warm geworden ist. Da die Wärmestauung gering ist, läßt man die nassen Strümpfe bis zum Aufwachen am Körper.

Der Lendenwickel

Der Lendenwickel reicht vom unteren Brustkorbrand bis zum Oberschenkel. Als wärmestauenden Wickel zieht man ihn in der modernen Kneippkur den früher benutzten großen Kaltwickeln vor.

Dieser Wickel beruhigt das vegetative Nervensystem und fördert den Schlaf. Er wird besonders bei Magen- und Darmstörungen empfohlen, wenn als Krankheitszeichen Völlegefühl, Blähung und Gasansammlung sowie Darmträgheit auftreten. Bei gleichzeitigen Ischiasbeschwerden muß man den Lendenwickel durch die kalte Leibauflage (siehe S. 251) ersetzen. Bei Abnahmekuren regen Lendenwickel nicht nur den Stoffwechsel an, sondern wirken auch gewebestraffend auf Bauch, Gesäß und Oberschenkel.

Lendenwickel werden meist nach der Nachtruhe gegeben, wenn der Patient gründlich vorgewärmt ist. Berufstätige sollten sich den Lendenwickel an arbeitsfreien Tagen anlegen lassen. Die Maße für den Lendenwickel betragen für das Wolltuch

40 × 180 cm, das Zwischentuch ist entsprechend breiter. Da das feuchte Innentuch doppelt gelegt wird, mißt es 80 × 180 cm.

Die heiße Rolle
Bei vielen Rückenbeschwerden oder zur reflektorischen Behandlung von Krampfzuständen der Organe ist die heiße Rolle ein Ersatz für Heusack und Fangopackungen, besonders bei der häuslichen Krankenpflege. Dazu rollt man ein längsgefaltetes Frottier-

handtuch zu einem Trichter zusammen, um den man drei bis vier weitere Frottierhandtücher legt. In die Trichteröffnung gießt man langsam 1 bis 2 l kochendheißes Wasser, das von den Handtüchern aufgesogen wird (siehe Abb. S. 248 oben).

Der Behandelnde faßt die von einem trockenen Tuch umhüllte Rolle mit beiden Händen an den Rändern an und beginnt vorsichtig, den betreffenden Körperteil mit der heißen Rolle zu massieren (siehe Abb. S. 248

unten). Ist das äußere Handtuch abgekühlt, wird es von der Rolle entfernt und die Wärmebehandlung fortgeführt, bis die ganze Rolle verbraucht ist.

Die gute Wärmeleitung dieser feuchtheißen Packung ruft eine intensive Hautdurchblutung hervor.

Die Leibauflage
Kalte und heiße Leibauflagen bedecken den Körper vom Rippenbogen bis in die Leistengegend. Sie wir-

Anlegen eines Lendenwickels

Der Wickel, bestehend aus Wolltuch, Zwischentuch und feuchtem Innentuch, wird auf das Bett gelegt, oder er wird vorher aufgerollt und unter den Patienten geschoben. Dann zieht man das Innentuch von der Gegenseite herüber, drückt es an und befestigt es faltenlos durch Zug und Gegenzug. Danach wickelt man das andere Ende an. Ebenso verfährt man mit dem Zwischentuch und danach mit dem wärmeisolierenden Wolltuch. Schließlich packt man den Patienten sorgfältig ein, damit er sich im Wickel schnell erwärmt. Bei anderen Wickeln geht man entsprechend vor.

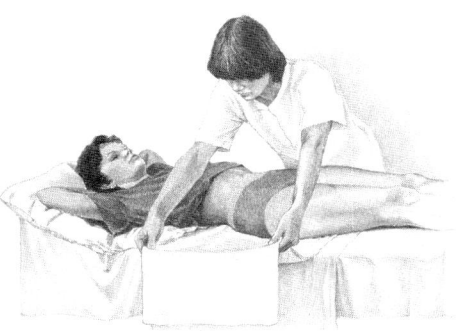
1. *Zunächst wickelt man das Innentuch an, wobei man in der Hüfte zum Ausgleich Falten setzt*

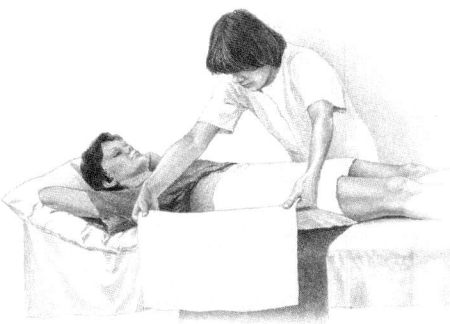
2. *Genauso verfährt man mit dem breiteren Zwischentuch; auch hierbei fängt man mit der Gegenseite an*

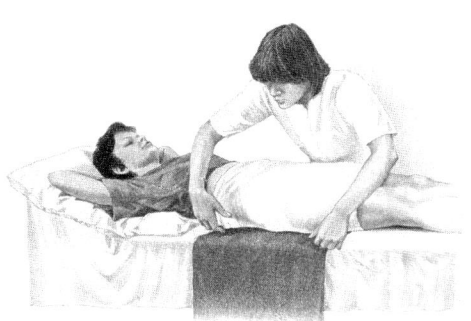
3. *Dann wird in gleicher Weise als letztes das wärmeisolierende Wolltuch gewickelt*

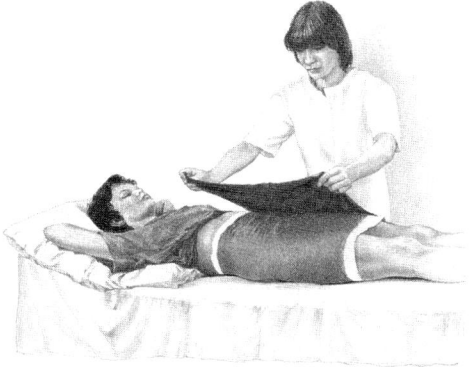
4. *Das Zwischentuch ragt oben und unten über das Wolltuch hinaus, damit dieses die Haut nicht berührt*

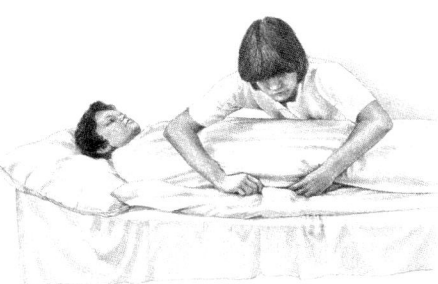
5. *Zum Schluß packt man den Patienten sorgfältig in die Bettdecke und weitere Wolldecken ein*

ken nur auf eine Seite des Körpers ein. Dazu faltet man ein Leinentuch mehrfach, taucht es, je nachdem, in kaltes oder heißes Wasser, wringt es aus und legt es, wie angegeben, auf den Leib. Das Zwischen- und das Wolltuch werden jedoch ganz um den Körper gewickelt.

Die heiße, aber nicht unangenehme Auflage hilft bei Gallenbeschwerden, Darmkrämpfen, Blähungen und Blasenkatarrh. Die kalte Auflage wirkt ähnlich wie der Lendenwickel.

Naturheilmittel Lehm

Kaltfeuchte Lehmwickel zieht man dort den einfachen Wasserwickeln vor, wo Entzündungen rasch und kräftig gedämpft und entzündliche Gewebsreaktionen unterdrückt werden müssen. Solche Reaktionen, die sich als Schwellung, Röte, örtliche Hitze, Schmerz und Funktionsstörung äußern, treten bei allen frischen Verletzungen im Gelenkbereich auf, besonders bei Verstauchungen und Zerrungen. Häufig ist in solchen Fäl-

len die langzeitige Kältebehandlung mit Lehmwickeln der modernen Eisbehandlung überlegen, weil dabei Kälteschäden der Haut vermieden werden und der einschleichende Kältereiz des Lehmwickels keine Kälteschmerzen auslöst.

Man rührt das Lehmpulver oder die Heilerde, die in Apotheken oder Reformhäusern zu haben sind, mit kaltem Wasser zu einem salbenartigen Brei, der dann messerrückendick auf das feuchte Wickeltuch gestri-

chen und mit Verbandsmull abgedeckt wird, damit der Lehm nicht mit der Haut verkleben kann. Nacheinander legt man den Lehmwickel, das Zwischentuch und das Wolltuch an. Bei größeren Lehmwickeln muß man den Patienten gut einpacken, damit er nicht auskühlt. Der Lehmwickel wird abgenommen, bevor er körperwarm ist und eine unerwünschte Wärmestauung bewirkt.

Bei kleinflächigen Entzündungen oder Reizzuständen an Gelenken

Der Lehmwadenwickel

Einen Wadenwickel kann man sich selbst ohne fremde Hilfe anlegen. Dazu rührt man einen geschmeidigen Brei aus Lehmpulver oder Heilerde und kaltem Wasser oder Kräutertee an und streicht ihn messerrückendick auf den feuchten Wickel. Für einen Wadenwickel sollte das Wickeltuch die Maße 80 × 80 bis 100 cm haben. Wie bei allen Wickeln braucht man drei Tücher: das eigentliche Wickeltuch, das Wolltuch und das Zwischentuch, das aus hygienischen Gründen etwas breiter sein soll als Woll- und Wickeltuch. Den Lehmbrei deckt man mit Mull ab.

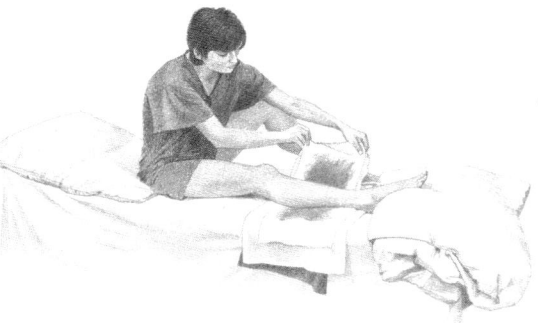

1. *Man legt die Wade auf den vorbereiteten Lehmwickel, unter dem Zwischen- und Wolltuch liegen*

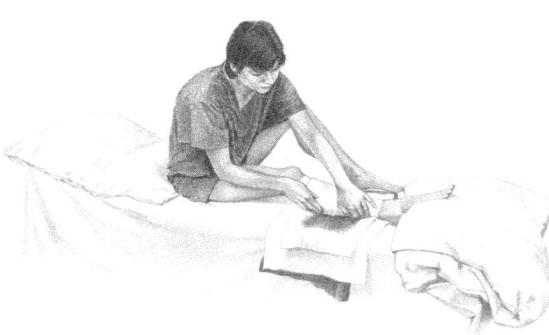

2. *Das Innentuch mit der Lehmschicht erst von der einen, dann von der anderen Seite um die Wade legen*

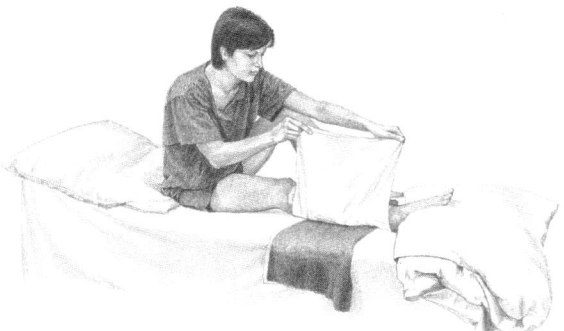

3. *Den Lehmwickel befestigt man mit dem Zwischentuch, indem man es ebenfalls um die Wade legt*

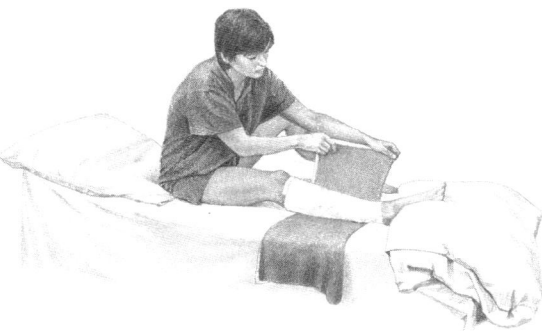

4. *An einer Seite faßt man die Ecken des Wolltuches, zieht es faltenlos an und steckt es unter die Wade*

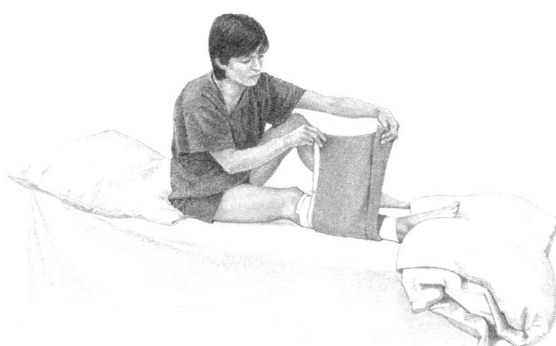

5. *Nun wickelt man die andere Seite des Wolltuchs um die Wade, so daß es fest anliegt*

oder Sehnen genügt es oft, den Lehmbrei ohne Wickel daumendick auf die betroffene Stelle aufzutragen und dort zu lassen, bis er trocken geworden ist. Solange der Lehm noch feucht ist, wirkt er wärmeentziehend und entzündungshemmend. Außer mit kaltem Wasser kann man den Lehm auch mit Obstessig, Arnikatinktur oder Kräutertees anrühren. Bei trockner Haut gibt man dem Lehmbrei etwas Pflanzenöl hinzu. Auch nach häufigen Lehmwickeln schützt man die Haut durch fettende Präparate.

Lehmwasserwickel

Große Lehmwickel, z. B. Beinwickel, können auch als Lehmwasserwickel gegeben werden, die leichter zu handhaben sind. Dazu bereitet man aus Lehmpulver und kaltem Wasser eine Flüssigkeit zu, die etwa die Konsistenz von Buttermilch hat. In diese taucht man das Wickelinnentuch, drückt es aus und legt es dann zusammen mit den übrigen Tüchern an. Die Kühlwirkung eines Lehmwasserwickels liegt etwa zwischen der des Kaltwasserwickels und der des Lehmbreiwickels.

Lehmhalswickel

Bei Halsschmerzen und Schluckbeschwerden, die bei einer Mandelentzündung auftreten, haben sich Lehmhalswickel außerordentlich bewährt. Dazu bestreicht man einen feuchten Leinenstreifen mit Lehmbrei, bedeckt den Wickel mit Mull, legt ihn um den Hals und vervollständigt den Halswickel mit einem trockenen Zwischentuch und dem Wolltuch. Noch bevor der Wickel warm wird, nimmt man ihn ab und erneuert ihn bei Bedarf.

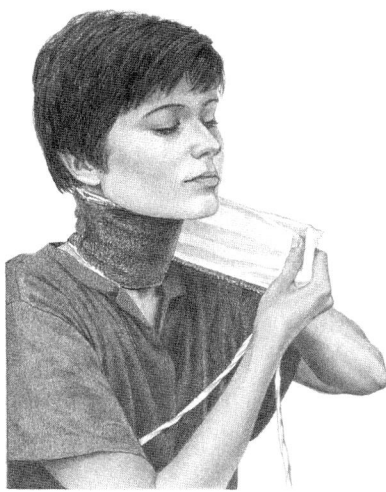

Halswickel *Das Wickeltuch wird fest ausgewrungen, um den Hals gelegt und im Nacken befestigt. Über das Zwischentuch kommt ein Wollschal*

Halslehmpflaster

Bei Schilddrüsenüberfunktion verordnen Kneippärzte ein Halslehmpflaster gegen die Halsschwellung.

Dafür wird lediglich ein 10 cm breiter Streifen Lehmbrei auf das Innentuch aufgetragen, auf die Schilddrüsengegend gelegt und mit Zwischen- und Wolltuch befestigt. Auch dieser Wickel wird abgenommen, bevor er warm wird.

Quarkwickel

Ein weiterer Kälteträger, der als Wikkelzusatz verwendet wird, ist Quark. Die Kältewirkung des Quarks ist nicht so intensiv wie die des Lehmbreis, dafür verträgt die Haut Quark besser als Lehm.

Für Wickel wird Quark mit Wasser zu einer salbenartigen Paste ange-

rührt, wie Lehmbrei messerrückendick auf das feuchte Wickeltuch aufgestrichen und mit Verbandsmull abgedeckt, um zu verhindern, daß er an der Haut klebt.

Die Heublumenpackung

Während in anderen Kurformen Fango-, Moor- oder Schlammpackungen als Wärmebehandlung üblich sind, gehört zur Kneippkur die feuchtheiße Heublumenpackung, der Heusack. Dazu werden Leinenbeutel entsprechender Größe zu zwei Dritteln mit duftenden Heublumen gefüllt und erhitzt.

Ist die feuchte Wärme auch für sich schon ein Heilmittel, so wirken bei der Heublumenbehandlung die ätherischen Öle zusätzlich krampflösend und schmerzstillend.

Man kann eine Heublumenpackung auf zweierlei Weise erwärmen.

Ursprünglich wurden die Heublumen mit kochendem Wasser überbrüht, der Sack ausgepreßt und so heiß wie möglich angelegt. Der Heusack läßt sich auch in einem Dampfkochtopf durch Wasserdampf erhitzen. Dazu feuchtet man ihn vorher an und legt ihn auf den Rost. Er bleibt 15 bis 20 Minuten im geschlossenen Topf. Die fertige Packung wird mit Zwischen- und Wolltuch einer Wikkelgarnitur oder mit Leinen- und Flanelltüchern angewickelt. Für Pakkungen am Rumpf lohnt sich die Anschaffung einer Kurzwickelgarnitur (Maße des Wolltuchs: 80 × 80 cm, das Zwischentuch ist entsprechend größer), mit der sich Schulternackenpackungen als sogenannter Schal ausführen lassen, aber auch Brust- und Lendenwickel für Packungen auf Brust, Bauch, Rücken oder Hüfte. Eine zwischen Packung und Wickel

Gebrauchsfertige Heilerdekompressen

Außer Heilerden, die sich für kalte Lehmwickel eignen, gibt es solche, die man bei heißen Packungen verwendet, vor allem einen meist Fango genannten schwefelhaltigen Vulkanschlamm. Verschieden große fertige Kompressen erhält man in Apotheken.

Die Heilerde ist hier bereits in Baumwollstoff eingenäht. Die Kompresse muß nur noch in kochendheißem Wasser 10 bis 15 Minuten erhitzt werden. Sie wird herausgenommen, gut glattgestrichen und so heiß wie verträglich auf den kranken Körperteil gelegt. Mit Folie und Wolltuch abdecken.

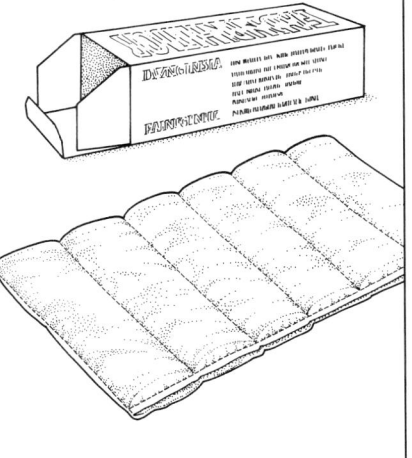

gelegte Plastikfolie schützt Wickel- und Bettwäsche vor dem Naßwerden und verbessert die Wärmehaltung.

Da bei feuchtheißen Packungen immer die Gefahr von Verbrühungen besteht, schüttelt man den Heublumensack vor dem Anlegen kurz durch, legt ihn behutsam auf die Haut, um den Hitzeschock zu mildern, und wartet mit dem Einwickeln, bis der Patient die Wärme nicht mehr als schmerzhaft empfindet. Indem man den Patienten im Bett sorgfältig einpackt, sorgt man für zusätzliche Wärmeisolation und verzögert die Abkühlung der Packung. Ein gründlich dampferhitzter Heublumensack erlaubt eine Wärmebehandlung von 30 bis 45 Minuten. Die starke örtliche Überwärmung löst manchmal ein allgemeines Schwitzen aus, was durchaus erwünscht ist.

Sebastian Kneipp erinnert sich

„Dreißig Jahre lang habe ich sondiert und jede einzelne Anwendung an mir selbst probiert ... Nach meiner heutigen, bereits über siebzehn Jahre feststehenden und durch zahllose Heilungen erprobten Überzeugung wendet jener das Wasser mit den vorteilhaftesten Wirkungen und sichersten Resultaten an, welcher es in der einfachsten, leichtesten, schuldlosesten Form zu gebrauchen weiß."

Aus *Meine Wasserkur* von Sebastian Kneipp

Nach der Abnahme der Packung bleibt der Patient leicht zugedeckt liegen, bis sich die Körpertemperatur normalisiert hat.

Heublumenpackungen verwendet man überall dort, wo Wärme, wie man sagt, guttut: bei schmerzhaften Muskelverspannungen und Rückenschmerzen, bei ausstrahlenden neuralgischen Schmerzen und bei Arthrosen. Unersetzlich ist die reflektorische Tiefenwirkung feuchtheißer Packungen bei krampfartigen Schmerzen der Verdauungsorgane und zur Beeinflussung der Bronchien bei Atemwegserkrankungen. Seit Reformhäuser Heublumenpackungen für den Hausgebrauch anbieten, erfreut sich die Wärmebehandlung mit der kneippschen Spezialität in der privaten Krankenpflege steigender Beliebtheit.

Die Kartoffelbreipackung

Packungen mit heißem Kartoffelbrei sind aus der Volksheilkunde bekannt und bieten einen Ersatz für andere feuchtheiße Packungen. Dazu kocht man Kartoffeln in der Schale gar und zerdrückt sie zu einem Brei, den man in ein Handtuch einschlägt. Die Oberfläche der Packung läßt man leicht abkühlen.

Die Packung wird erst dann mit Hilfe von Wickeltüchern angelegt, wenn keine Verbrühungsgefahr mehr besteht.

Die Dampfkompresse

Starke kolikartige Schmerzen der Verdauungsorgane bessern sich schneller unter der Einwirkung intensiver Hitze als durch milde Wärme. Bei solchen Beschwerden ist die Dampfkompresse ein wirksames und rasch verfügbares Hausmittel.

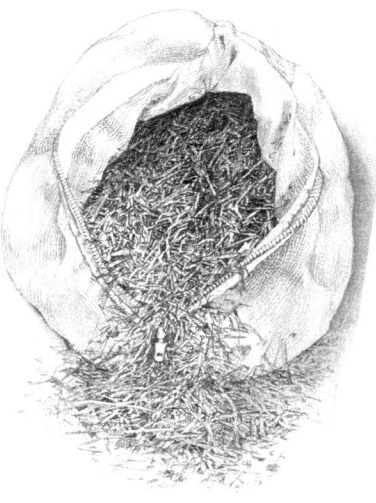

Duftende Gräser, Blüten und Samen der Heuernte füllen den Heublumensack

Man faltet ein Leinentuch oder auch ein Handtuch mehrfach, bis es die Größe der zu behandelnden Stelle hat. Dann hält man das Tuch mit geschützten Händen an den Enden und taucht es kurze Zeit in kochendes Wasser. Danach wringt man es sofort kräftig aus und schlägt die Kompresse in ein leichtes Wolltuch ein, und zwar so, daß zur Wärmeerhaltung die Oberseite dieses Tuches aus mehreren Lagen besteht; die der Haut anliegende Seite aber nur aus einer Lage.

Mit Hilfe von Zwischentuch und Wolltuch einer Wickelgarnitur wird die Kompresse so heiß wie möglich an den Körper gewickelt.

Weil bei Kolikschmerzen die Hitzeempfindung zur Schmerzlinderung unbedingt wichtig ist, wird die Kompresse erneuert, sobald sie nur noch als warm empfunden wird.

Heilwaschungen

Waschungen sind die mildesten Wasseranwendungen, lösen jedoch trotz geringer Reizstärke eine Reihe günstiger Reaktionen aus. Sebastian Kneipp gab gesunden Menschen den Rat, sich mit kalten Waschungen am Morgen abzuhärten und zu erfrischen. Er wies sie an, sich nach dem Waschen nicht abzutrocknen, sondern sofort anzuziehen und durch Bewegung bis zum Trockenwerden gründlich zu erwärmen.

Bei Kuren sind kalte Ganz- oder Teilwaschungen sogenannte Frühanwendungen. Sie werden also nach der Nachtruhe im Schlafzimmer durchgeführt. Nach der Waschung zieht der Patient Nachthemd oder Schlafanzug (aus saugfähigen Naturfasern) über den feuchten Körper und wird anschließend fest in sein Bett eingepackt. In diesem Wickel ohne Wickel ruht er bis zur völligen Erwärmung mindestens 30 Minuten. Das anfängliche Kältegefühl weicht sehr rasch einer angenehmen Wärmeempfindung am ganzen Körper, weil sich auf der Haut eine feuchtwarme Dunstschicht bildet. Dieses Nachdünsten regt alle Hautfunktionen an: die Durchblutung, den Hautstoffwechsel und die Tätigkeit der Schweißdrüsen.

Da bei zahlreichen Erkrankungen bestimmte Bezirke der Haut reflektorisch mangelhaft durchblutet sind, beeinflussen solche einfachen Waschungen das Krankheitsgeschehen tiefgreifend, da sie Durchblutungsstörungen beseitigen.

Nach der morgendlichen Waschung fallen viele Patienten nochmals in einen kurzen erholsamen

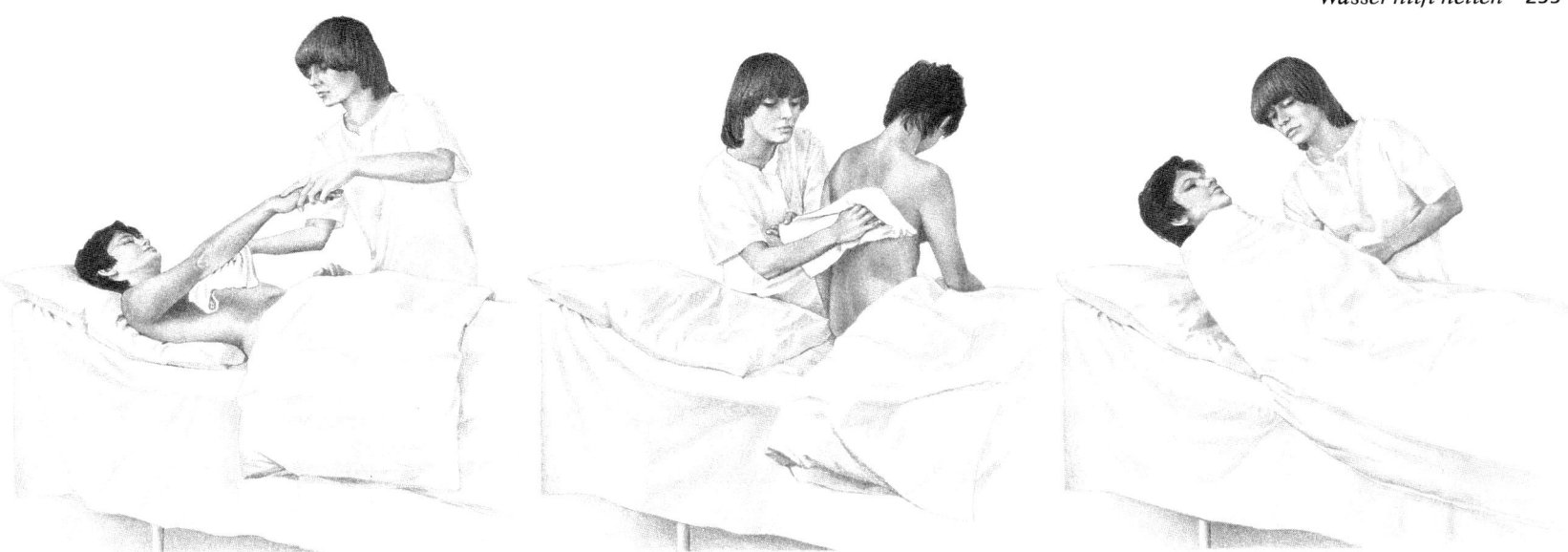

Oberkörperwaschung 1. *Das gut angefeuchtete Tuch führt man in ruhigen Strichen über die Arme*

2. *Nach dem Waschen des Brustkorbs richtet sich der Patient auf, damit man den Rücken waschen kann*

3. *Der Patient legt die Nachtkleidung an und wird gut eingepackt, damit er beim Dünsten warm wird*

Schlaf. Diese schlaffördernde Wirkung nutzt man auch bei abendlichen Einschlaf- und nächtlichen Durchschlafstörungen. Schon das Waschen der Arme und Beine reicht aus, um nach dem Warmwerden bald einzuschlafen. In schweren Fällen von Schlaflosigkeit wiederholt man die kühlen Waschungen, bis sie erfolgreich sind.

Die morgendliche Kurwaschung kann auch Bestandteil der aktiven häuslichen Gesundheitspflege werden. Sie ist eine leichte Abhärtungsübung und dient der Hautpflege. Bei bettlägerigen Kranken ersetzen kalte Waschungen die fehlenden wechselnden Temperaturreize, die der Körper zur Übung seiner Kreislaufregulation braucht. Zusammen mit aktiven und passiven Bewegungsübungen regen sie den Kreislauf und

Stoffwechsel des Kranken an. Kälteempfindliche sollten wechselwarme Waschungen vornehmen und sich sofort abtrocknen.

Die Serienwaschung
Bei lang anhaltendem hohem Fieber, das den Kreislauf belastet und den Kranken erschöpft, haben sich neben häufig erneuerten kalten Wickeln auch kalte Waschungen bewährt. Man nennt sie Serienwaschungen, weil innerhalb von 2 Stunden vier bis sechs Waschungen in Abständen von 20 bis 30 Minuten gegeben werden.

Jede Einzelwaschung bringt dem Fiebernden eine kleine Erfrischung. Nach einigen Waschungen wird durch vermehrte Verdunstung und eine leichte Wärmestauung das eigentliche Behandlungsziel erreicht: ein möglichst ausgiebiges Schwitzen,

das auf schonende Weise fiebersenkend wirkt. Danach wird der Patient warm abgewaschen, abgetrocknet und neu gebettet. Senkt die erste Serie das Fieber noch nicht, führt man nach einer zweistündigen Pause eine weitere Serie durch. Während der Behandlung reicht man dem Kranken durststillende Säfte oder Tees, sooft er danach verlangt.

Zubehör und Zusätze
Zu den Waschungen benötigt man ein Tuch aus grobem Leinen, das etwa 50 × 50 cm mißt und das man viermal faltet, oder einen Waschhandschuh aus doppeltem Leinen. Für den Hausgebrauch nimmt man ein entsprechend gefaltetes Küchenhandtuch. Außerdem braucht man einen kleinen Eimer mit etwa 2 l Wasser.

Um die Hautfunktionen stärker anzuregen, kann man dem Wasser Wein- oder Obstessig (1 bis 2 Tassen) oder Arnikatinktur (1 bis 2 Eßlöffel) zusetzen.

Wie führt man die Waschung aus?
Kranke erhalten die Waschung im Bett, während Gesunde am besten aufstehen und im Stehen gewaschen werden. Das Leinentuch wird eingetaucht und leicht ausgedrückt, bis es nicht mehr tropft. Die Waschung führt man zügig mit leichtem Druck, aber ohne zu reiben, aus. Danach soll die Haut gleichmäßig von einem Wasserfilm bedeckt sein. Abgesehen vom Rücken kann die Linienführung, die im folgenden bei jeder Waschung angegeben wird, auch beibehalten werden, wenn man sich selbst wäscht.

Die Oberkörperwaschung

Zuerst wird der rechte Arm gewaschen, und zwar in drei Strichen von der Kleinfingerseite zur Schulter, an der Daumenseite zurück zur Hand und nach Wenden des Tuches über die Innenhand zur Achsel. Den linken Arm wäscht man ebenso. Zuvor wie vor jeder folgenden Phase taucht man das Tuch ins Wasser und drückt es aus. Dann führt man das Tuch von der rechten Schlüsselbeingegend nach links und zurück nach rechts. Brustkorb und Oberbauch wäscht man in Längsstrichen von rechts nach links. Mit ebensolchen Längsstrichen wäscht man auch den Rücken bis zur Taille. Führt man die Waschung selbst aus, zieht man das entfaltete Tuch über den Rücken, in Querstrichen von oben nach unten.

Die Unterkörperwaschung

Bei stehenden Patienten beginnt man mit dem rechten Fuß. In zwei Strichen werden die Außenseite des rechten Beines bis zur Leiste und die Innenseite bis zum Fuß abgewaschen. Nachdem das linke Bein gewaschen ist, dreht sich der Patient um. Nun werden die Rückseite des rechten Beines und das Gesäß mit zwei Strichen gewaschen, danach das linke Bein. Zum Abschluß kommen die Fußsohlen dran. Beim Einpacken müssen Beine und Füße gut eingehüllt werden.

Bei Kranken führt man die Unterkörperwaschung im Liegen durch. Zunächst wird das rechte Bein mit Gesäß gewaschen, und zwar vom Fußrücken an der Außenseite zum Gesäß, dann an der Innenseite abwärts zum Fuß, nach Anheben des Beines die Rückseite bis zum Gesäß. Das gleiche geschieht mit dem linken

Bein. Erst dann kommen beide Fußsohlen dran.

Die Ganzwaschung

Am Krankenbett wird zunächst der Oberkörper im Sitzen gewaschen. Nach Anlegen der Schlafkleidung deckt man den Patienten zu. Danach wäscht man im Liegen den Unterkörper.

Steht der Patient vor dem Bett, hat sich folgende Linienführung be-

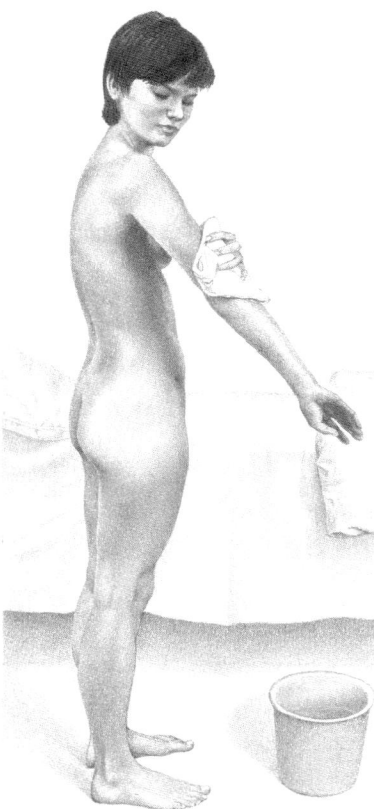

Wenn man sich selbst wäscht, behält man die bekannte Linienführung bei

währt: Rechter und linker Arm werden jeweils mit drei Strichen gewaschen, dann von links nach rechts und zurück die Schlüsselbeingegend. Darauf führt man das Tuch seitlich am Rumpf und an der Außenseite des rechten Beins zum Fußrücken, dann an der Beininnenseite aufwärts. Dem folgen Bauch und Brustkorb. Ebenso verfährt man auf der linken Seite. Nachdem sich der Patient umgedreht hat, führt man das Tuch von der rechten Schulter über den seitlichen Rücken und über die Außenseite des rechten Beines bis zum Fuß, von dort über die Innenseite des Beines und den Rücken hinauf zur Schulter. Ebenso wäscht man die linke Seite. Zum Schluß werden die Fußsohlen abgewaschen. Führt man die Waschung selbst aus, verfährt man mit dem Rücken wie bei der Oberkörperwaschung. Bei der Ganzwaschung muß man das Tuch oft wenden und neu eintauchen, um die Haut ausreichend anfeuchten zu können.

Die Leibwaschung

Zur Anregung der Darmtätigkeit und als Ersatz für eine kalte Leibauflage empfiehlt sich die Leibwaschung. Dabei fährt man mit dem Tuch 20- bis 30mal im Uhrzeigersinn kreisend über den Leib. Während der Waschung wird das Tuch immer wieder gewendet und öfter eingetaucht.

Die Gliederwaschung

Als Schlafhilfe hat sich die Gliederwaschung bewährt, bei der man Arme und Beine mit ruhigen Strichen wäscht; danach deckt man sich gut zu und versucht, in der gewohnten Schlafhaltung einzuschlafen. Wasser und Tuch stellt man schon vor dem Zubettgehen bereit.

Heilung durch Dämpfe

Während Dampfbäder in der heutigen Hydrotherapie kaum noch eine Rolle spielen, nimmt ihre Schilderung in älteren Werken der Wasserheilkunde breiten Raum ein. Selbst Sebastian Kneipp als Pionier der Kaltwasseranwendungen widmete den Dämpfen in seinem berühmten Buch *Meine Wasserkur* ein eigenes Kapitel, in dem er sich kritisch mit fremden und persönlichen Erfahrungen auseinandersetzte. Wie bei seiner Wasserkur auch sonst bevorzugte er Teilanwendungen wie den Fußdampf, den Unterleibsdampf, Kopfdämpfe und die Dampfbehandlung kleiner Körperregionen wie den Ohrendampf. Gleichzeitig warnte er vor zu häufigem Gebrauch der Dämpfe, weil sie den Körper verweichlichten.

Die Vorliebe für Dampfbäder in früheren Jahrhunderten läßt sich leicht erklären: In einer Zeit, die das eigene Badezimmer nicht oder kaum kannte und in der keine zentrale Wasserversorgung vorhanden war, stellten Dampfbäder eine einfache, wirtschaftliche, weil energiesparende Art der Wärmebehandlung dar.

Dennoch sind Dampfbäder aus der Mode gekommen und von temperaturansteigenden Teilbädern, Packungen, Wärmebestrahlungen und erwärmenden Einreibungen abgelöst worden. Für Schwitzbäder und Überwärmungsbäder stehen heute überall Badewannen, die Sauna und Infrarotschwitzkabinen zur Verfügung.

Nur der Dampfstrahl wird noch in medizinischen Badeanstalten ver-

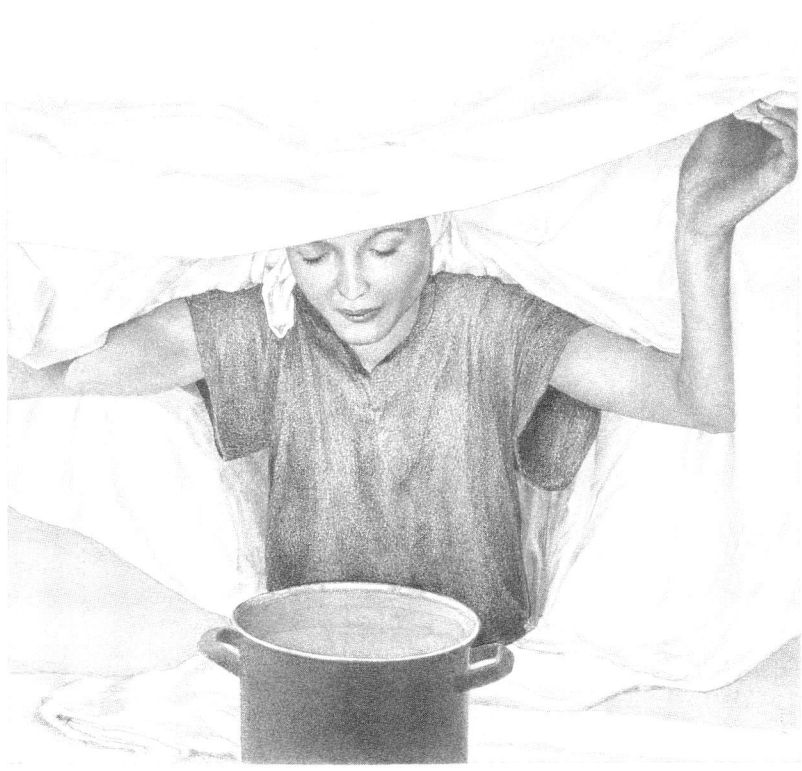

Der Kopfdampf *bringt bei Katarrhen der Nase, der Nasennebenhöhle und der oberen Luftwege bald Erleichterung. Man muß sich dabei vor Verbrühungen hüten*

wendet. Außerdem gibt es in einigen Städten russisch-römische oder römisch-irische Bäder, die neben einem Heißluftraum auch über einen Dampfraum verfügen. Vor allem hat das Kopfdampfbad seine Bedeutung als Behandlung von Katarrhen der oberen Luftwege behalten.

Natürliche Hilfe bei Erkältungen
Da die Medizin noch keine ursächliche Behandlung der akuten, zumeist von Viren hervorgerufenen Erkältung kennt, ist das alte Hausmittel Kopfdampf als natürliche Hilfe den zahlreich angebotenen Medikamenten vorzuziehen, die lediglich die Symptome Schnupfen, Husten und Fieber unterdrücken und im übrigen unerwünschte Nebenwirkungen haben können.

Nur der eingeatmete heiße Wasserdampf bringt schon nach kurzer Zeit eine Linderung der lästigen Krankheitserscheinungen, weil die gereizte Schleimhaut in Nase und Rachen gründlich angefeuchtet und überwärmt wird.

Auch sind die meisten krankheitsauslösenden Viren hitzeempfindlich und werden zu einem großen Teil durch den heißen Dampf inaktiviert oder sogar abgetötet.

Dem Wasser setzt man gewöhnlich Pfefferminz- oder Eukalyptusöl, Heilkräuter oder fertige Tinkturen zu, die entzündungshemmend, desinfizierend, krampf- und schleimlösend wirken (siehe auch S. 206 und 296).

Als Komplikation einer Erkältung kann es zu Entzündungen der Nasennebenhöhlen *(Sinusitis)* kommen, deren Behandlung durch Medikamente als problematisch gilt. Auch hierbei lohnt sich ein Behandlungsversuch mit einer Serie von Kopfdämpfen.

Das Kopfdampfbad in der Praxis
Für Kopfdampfbäder wählt man einen großen und standsicheren Kochtopf mit Deckel, in dem 3 bis 5 l Wasser zum Kochen gebracht werden. Um Verbrühungen durch überschwappendes Wasser auszuschließen, darf der Topf höchstens zu zwei Dritteln mit Wasser gefüllt sein. Verbrühungsgefahr besteht auch bei plötzlichen Schwächeanfällen während des Bades. In Badebetrieben wird deshalb immer ein Lattenrost auf den Topf gelegt. Bis das Wasser kocht, werden die für das Kopfdampfbad nötigen Dinge bereitgestellt: ein bequemer Stuhl für den Kranken, ein Hocker für den Dampftopf, große Badetücher und eine Wolldecke als Umhüllung.

Heilkräuter oder andere Zusätze gibt man erst in den Topf, wenn das Wasser kocht, damit die ätherischen Öle nicht zu früh verdampfen. Dann deckt man den Topf wieder zu und stellt ihn auf den Hocker vor den Kranken. Dieser beugt sich bei der Behandlung mit entblößtem Oberkörper über das Dampfgefäß und stützt sich dabei auf den vor ihm stehenden Hocker. Ein um die Taille gelegtes Handtuch soll Schweiß und Kondenswasser aufsaugen. Über Patienten und Topf legt man große Badehandtücher und darüber als Wärmeisolation die Wolldecke.

Der Deckel wird vorsichtig gelüftet und erst dann ganz abgenommen, wenn der Patient den Wasserdampf, der in den ersten Minuten als so kochend heiß empfunden wird, wie er ist, gut verträgt. Bei zu starker Dampfbildung legt man ein gewöhnliches Küchenhandtuch über den Topf oder hebt die Umhüllung kurz an. Der Patient kann sich im Sitzen auch aufrichten und sich so vom Dampftopf entfernen.

Während des Bades, das 10 bis 20 Minuten dauert, sollte man ruhig und langsam atmen und zwischen Nasen- und Mundatmung abwechseln. Hastiges und zu tiefes Atmen können Schwindel hervorrufen.

Den Abschluß des Kopfdampfbades bildet immer eine erfrischende kalte Gesichts- und Oberkörperwaschung. Danach ruht der Kranke gut zugedeckt im vorgewärmten Bett, bis sich Haut- und Körpertemperatur normalisiert haben. Um Wärmeverluste zu vermeiden und einer neuen Erkältung vorzubeugen, werden dabei Kopf und Gesicht mit einem Handtuch eingehüllt. Das Kopfdampfbad kann bis zum Abklingen aller Erkältungsbeschwerden jeden Tag wiederholt werden.

Saunabaden

„In der Sauna verraucht der Zorn, und die Galle trocknet ein", lautet ein finnisches Sprichwort. Es ist daher nicht verwunderlich, daß immer mehr Menschen diese Wohltat suchen. Leider kursieren mitunter noch völlig falsche Vorstellungen über diese „Schwitzkammern". Wer nicht Bescheid weiß, wird unsicher und meidet vielleicht die Sauna. Was er dadurch versäumt, kann nur beurteilen, wer meint, ohne Sauna nicht mehr auskommen zu können. Diese Behauptung mag im ersten Moment übertrieben klingen; kennt man aber die Wirkung dieses Bades, versteht man nur zu gut die Überzeugung der Saunisten.

Unsere Zivilisation brachte es bei allen ihren Vorzügen mit sich, daß unser Körper selten oder nie natürlichen Anforderungen ausgesetzt wird und sich ihnen stellen muß. Instinktiv jedoch verlangt der Körper nach solchen Herausforderungen, weshalb der Mensch sie sich in der Freizeitgestaltung schafft. Er wählt dabei Tätigkeiten, die die fehlende Beanspruchung ersetzen und die deshalb dem Körper und damit im weitesten Sinne unserer Gesundheit zuträglich sind. Tätigkeiten, die für unsere Vorfahren selbstverständlich waren, wie Laufen, Werfen, Springen usw., werden heute als Sport geübt. Extremeinflüssen von Hitze und Kälte, denen man früher fast schutzlos, jedenfalls aber wesentlich heftiger ausgesetzt war als heute, sucht man sich vor allem im Badebereich zu stellen. Und keine andere Art des Badens kann in gleichem Maße die Widerstandskraft des Körpes stärken wie die Sauna.

Daß unser Gesundheitszustand auch vom Einklang zwischen Körper und Seele abhängt, zeigt sich an den psychosomatischen Erkrankungen, von denen heute oft die Rede ist. Die durch die Überfülle von Reizen und vom modernen Leistungsdruck überforderte Psyche sucht Ruhe und Entspannung: Der Mensch möchte sich wieder selbst finden. „In der Sauna sei es still wie in der Kirche!" ist eine Forderung, die leider oft nur eine Wunschvorstellung des Saunabadenden bleibt. Die durch Hektik und Lärm geplagten Nerven brauchen die Wohltat der Ruhe, um neuerlichen Belastungen gewachsen zu sein. Und ebendiese Ruhe und Entspannung sollte man, zusammen mit der positiven Wirkung auf den Körper, in der Sauna finden.

Wechsel von Wärme und Kälte
Das wesentliche Kriterium des Saunabadens liegt in der Wechselwirkung von Wärme- und Abkühlphase. Uneingeweihte halten es für heroisch, aus der Hitze ins Kalte zu treten, aus der Saunakammer mit hoher Temperatur in die kalte Winterluft zu gehen, sich im Schnee zu wälzen. Das ist ein Irrtum. Man sehnt die Abkühlung geradezu herbei und freut sich bereits Minuten vorher auf diesen Kälteschock. Es ist ein unbeschreiblicher Genuß, wenn man aus der trockenen Wärme der Saunakammer in die kühle Luft draußen tritt, im Freien – vielleicht noch bei strömendem Regen – umhergeht und dabei tief atmet. Da spürt man unbekleidet die Naturelemente Luft, Wasser, Wärme und Kälte ganz unmittelbar.

Hitze ist nicht gleich Hitze. Die Feuchtigkeit eines Dampfbades ist für das Herz-Kreislauf-System viel

<table>
<tr><td>

Wirkungen des Saunabades

- Reinigung der Haut durch Schweißabsonderung
- Kräftigung der peripheren Blutgefäße
- Normalisierung der arteriellen Blutgefäße
- Entspannung der Muskeln
- Positiver Einfluß auf die Psyche
- Durch Abhärtung erhöhte Widerstandskraft
- Steigerung von Wohlbefinden und Vitalität
- Ausgeglichenheit von Körper und Seele

</td></tr>
</table>

belastender. Auch ein Wannenbad kann anstrengender sein als ein richtig genossenes Saunabad.

In der Wärmephase erweitern sich die Blutgefäße, und man beginnt zu schwitzen. Dabei werden die Poren der Haut gereinigt und der Körper entschlackt. Die Muskeln entspannen sich, der arterielle Blutdruck wird mitunter ausgeglichen, die Nerven werden beruhigt.

In der Abkühlphase normalisiert sich die Körpertemperatur, die peripheren Blutgefäße werden aktiviert und somit trainiert, die Widerstandskraft des Körpers gegenüber Erkältungskrankheiten gesteigert. Man fühlt sich psychisch ausgeglichen und erfrischt.

Die Ausstattung
Das Kernstück einer öffentlichen Saunaanlage ist die Saunakammer. In ihrer Nähe findet man Räume zum

Vorwaschen, Duschen, mit Wärmefußbecken und selbstverständlich Umkleidekabinen, Ruheraum und Frischluftraum. Massageräume und dergleichen mehr ergänzen die Saunaanlage. Ihr Wert steht und fällt jedoch mit der Qualität des Kernstückes, der Schwitzkammer, wo die heiße Luft erzeugt wird.

Die Saunakammer ist ganz aus Holz gebaut oder mit Holz verschalt. Zwei oder drei Bänke steigen stufenförmig an. Die oberste Bank ist etwa 1 m von der Decke entfernt. Die Pritschen, auf denen die Badenden sitzen oder liegen, bestehen aus Lattenrosten, damit die Luft gut zirkulieren kann. Die ideale Raumhöhe liegt bei 220 cm. Bei großen Anlagen mit drei Bankreihen wird sie zwangsläufig höher sein – etwa 235 cm. Der Charakter einer Kammer sollte dabei stets gewahrt bleiben. Denn auch die intime Atmosphäre gehört zur Gesamtwirkung des Saunabades.

Der Ofen – einst am offenen Feuer erhitzte Steine – enthält auch heute noch viele Steine, meist Tiefengestein wie Granit, Peridotit oder Gabbro, auf denen das Aufgußwasser verdampft. Er wird elektrisch, in größeren Anlagen auch mit Gas oder Öl geheizt. Vorrichtungen, durch die Zuluft angesaugt wird und Abluft abzieht, befinden sich dicht über dem Boden.

Hitze und Feuchtigkeit
Wie heiß und wie feucht darf es in der Sauna sein? Dafür gibt es erprobte Werte, die man ideale Klimabedingungen nennt. In jeder Saunakammer sind etwa 1 m unterhalb der Decke ein Thermometer und ein Hygrometer angebracht. Neuerlich sind beide Instrumente in einem Meßgerät vereint, was die Ablesbarkeit und

damit die Kontrolle der Verhältniswerte vereinfacht. Es liegt an der Ausstattung der Saunakammer, ob die Idealbedingungen tatsächlich erzeugt werden können, z.B. an der richtigen Durchlüftung. Zuluft muß unten in unmittelbarer Nähe des Ofens einfließen, damit sie sich rasch erhitzt, Abluft diagonal an der Gegenseite des Raumes, ebenfalls unten, abfließen können. Wie erwähnt, kann die Luft nur gut zirkulieren, wenn die Bänke aus Lattenrosten bestehen. Wenn die Saunaanlage richtig eingerichtet ist, sollte die Temperatur an der Decke (220 cm) maximal 100°C, die relative Luftfeuchtigkeit 2 bis 5% betragen. Die Idealwerte für die oberste und für die untere Bank sind 70 bis 80°C bzw. 50 bis 60°C und 5 bis 10% bzw. 8 bis 15% Luftfeuchtigkeit.

Steigt die relative Luftfeuchtigkeit über das empfohlene Maß, werden Herz und Kreislauf stärker belastet. Deshalb verträgt man im sogenannten Dampfbad wegen der großen Feuchtigkeit maximal eine Temperatur von 45°C. Jeder Saunagast sollte daher im ureigensten Interesse auf das Verhältnis von Temperatur und Luftfeuchtigkeit achten und auf grobe Abweichungen von Normalwerten aufmerksam machen.

Wie oft soll man saunabaden?

Das Saunabad ist wie jede andere Therapie nur von Nutzen, wenn es regelmäßig genommen wird. Als Grundregel gilt, einmal wöchentlich die Sauna aufzusuchen, um deren Wirkung optimal auszuschöpfen. Denn man kann annehmen, daß die gesundheitsfördernden Wirkungen des Saunabades, also die gute Reaktion der Blutgefäße auf Abkühlung

Vom Steinschwitzbad zur modernen Sauna

Funde und Höhlenzeichnungen beweisen die Existenz eines Steinschwitzbades in der Steinzeit. Mit Sicherheit zählten Heißluft- und Dampfbäder seit eh und je zu den Naturheilverfahren der Menschheit. Wo warme Quellen zum Baden fehlten und ein unwirtliches Klima Baden im kalten Wasser unmöglich machte oder wo Holzknappheit und Wassermangel die Zubereitung warmer Bäder erschwerten, waren Heißluft- und Dampfbäder die beste Lösung.

Überdies hatte man sicher beobachtet, daß im Schwitzbad das Heilfieber des Körpers bei Infektionskrankheiten nachgeahmt und die Heilung vieler Krankheiten durch die Überwärmung im Dampfbad unterstützt wurde. „Gib mir ein Mittel, Fieber zu erzeugen, und ich heile jede Krankheit", meinte schon der Grieche Parmenides.

Bei vielen Völkern ist die uralte Tradition der Schwitzbäder lebendig geblieben – in der Sauna der Finnen, der Banja der Russen, dem Hamam der Türken. Auch in Deutschland war das Dampfbad in den Badestuben des Mittelalters weit verbreitet und beliebt. Diese deutsche Badekultur ist durch die großen Seuchen und die Verarmung des Landes im Dreißigjährigen Krieg vernichtet worden.

Heute hat das Saunabaden auch in Deutschland und seinen Nachbarländern wieder viele Anhänger.

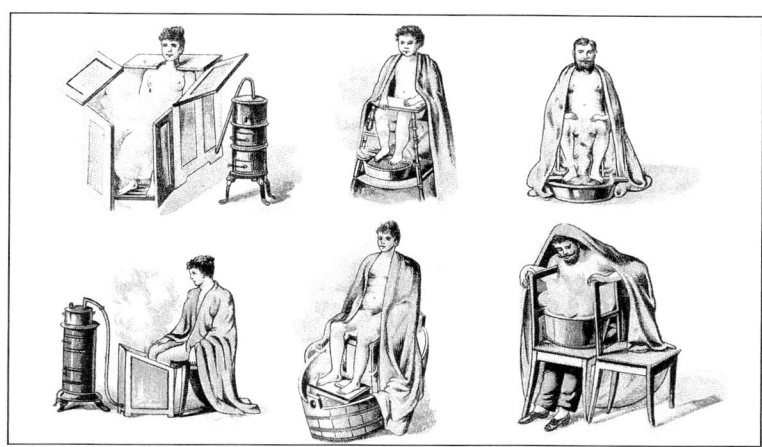

Dampfbäder in Kästen und über Becken und Wannen waren schon um die Mitte des 19. Jahrhunderts beliebte Naturheilverfahren

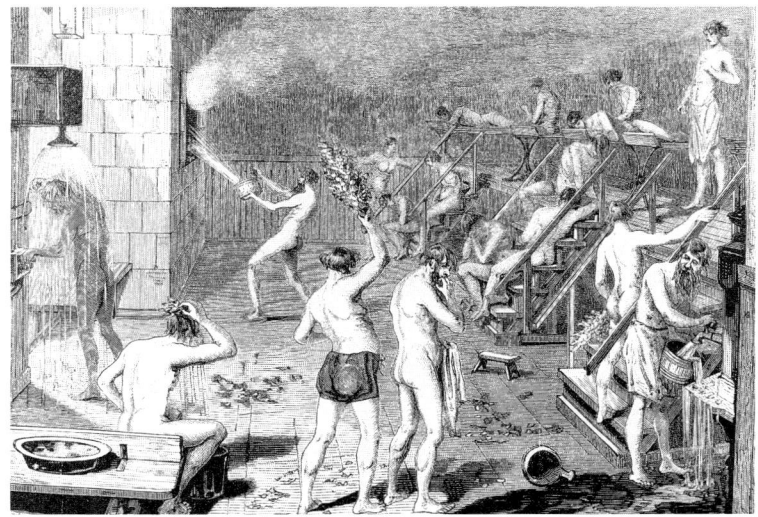

In der russischen Banja läßt man sich mit Birkenreisern peitschen und übergießt sich dann mit kaltem Wasser (Holzstich von 1883)

und die Umstimmung des vegetativen Nervensystems, eine Woche anhalten. Wer zweimal oder noch öfter wöchentlich badet, kann es ohne Bedenken, wenn er die Saunarichtlinien beachtet. Zu geringes Erhitzen beeinträchtigt die Wirkung der Kälte, geht also am Sinn der Sauna vorbei. Bei Übertreibung wird die positive Wirkung besonders auf das Nervensystem beeinträchtigt. Man fühlt sich eher überreizt als entspannt.

Daher: Mit Vernunft und Selbsteinschätzung saunabaden!

Was man zum Saunagang braucht

Vor allem Zeit! Wer nach der Hektik und Überlastung des beruflichen Alltags die Saunakammer betritt, wird feststellen, daß er nicht oder nur sehr langsam ins Schwitzen kommt. Die gespeicherte Nervosität verhindert das zur Entspannung erforderliche Abschaltenkönnen. Auch sollte man nicht unmittelbar nach körperlichen Anstrengungen, also auch nicht nach Sport, die Sauna aufsuchen. Man kann immer wieder beobachten, wie Menschen mit dem Auto angerast kommen und, sozusagen die Aktenmappe noch unterm Arm, die Saunakammer betreten, oder Sportler, noch mit dem Schweiß der Hochleistung auf der Haut, ihren Leistungsstreß in der Sauna fortsetzen möchten. Übelkeit und Kreislaufüberlastung als Folgen verhindern die positive Wirkung und den Genuß.

Schon wenige Minuten der Entspannung genügen, um richtig vorbereitet zu beginnen. So sollte man sich in aller Ruhe auskleiden, 5 Minuten liegen und die Alltagsbelastungen abklingen lassen, dann vorreinigen und ein warmes Fußbad genießen, das den Körper von unten her anheizt.

Grundsätzlich hält man folgende Reihenfolge ein: WC aufsuchen – auskleiden – vorreinigen – warmes Fußbad nehmen – abtrocknen – Saunakammer betreten. So beginnt man den ersten Saunagang richtig.

An wichtigen Utensilien braucht man ein Handtuch zum Abtrocknen nach der Reinigungsdusche, ein Liegetuch für die Saunakammer, ein Leintuch zum Einhüllen auf dem Ruhebett, Badesandalen, Seife, Körperpflegemittel, denn die Haut ist nach der Sauna besonders aufnahmebereit. Wer lange Haare trägt, sollte, um sie zu bändigen, einen Turban aus Baumwollfrottee aufsetzen. Nach dem Saunabad, wenn man die Fruchtsaftbar, den Massageraum oder das Solarium besuchen will, ist ein Bademantel von Vorteil.

Saunabaden, aber richtig!

Neulinge informieren sich am besten anhand der Saunaregeln (siehe Tafel S. 262), die auch in allen öffentlichen Saunaanlagen aushängen. Während der gesamten Saunazeit wird der Körper zwei- oder dreimal erhitzt und wieder abgekühlt. Man spricht von zwei oder drei Saunagängen. Wer damit prahlt, auch sieben Saunagänge zu „leisten", verrät dadurch, daß er sich um die Wirkung des Saunabades auf die Gesundheit nicht kümmert und seinen Körper überfordert, kurz, den Sinn des Saunabades nicht zur Kenntnis nimmt. Man darf sich von diesen Draufgängern nicht mitreißen lassen. Saunabaden ist kein Leistungssport, sondern ein Gesundbrunnen.

Während eines Saunaganges soll die Aufheizphase nicht mehr als 12 Minuten, die Abkühlphase einschließlich einer kurzen Liegepause etwa 15 Minuten in Anspruch nehmen, um eine kontinuierliche Folge von Erhitzen und Abkühlen zu garantieren.

Weshalb so und nicht anders?

Die Saunaregeln sind nicht erdacht, um den Badegast zu einem bestimmten Verhalten zu zwingen, sondern sie zeigen ihm, wie er das Saunabad am besten genießt und aus ihm den größten Nutzen für seine Gesundheit zieht. Aus hygienischen Gründen ist es unerläßlich, daß man sich vor Betreten der Saunakammer gründlich reinigt. Auch das tägliche Dusch- oder Wannenbad daheim kann die Reinigung unmittelbar vor dem Saunagang nicht ersetzen. Gegenseitige Rücksichtnahme ist eine der Grundregeln. Ein bekleideter Körper staut Schweißabsonderungen auch ohne ausgesprochenes Schwitzen. Dazu kommen Rauch- und Essensgerüche, ferner Parfum und Deodorants, die eine wahre Duftwolke im Saunaraum entstehen lassen, wenn sie nicht vorher beseitigt werden. Außerdem ist ein gut durchwärmter Körper schweißbereiter als ein unterkühlter.

Die Wärmestrahlung soll ungehindert auf den ganzen Körper wirken können, deshalb badet man unbekleidet. Die Strahlung geht nicht nur vom Ofen, sondern auch von den Holzwänden und -bänken aus. Deshalb und auch aus hygienischen Gründen ist ein Liegetuch als Unterlage unerläßlich, das den Schweiß aufsaugen kann. Jede Badekleidung würde den Schweiß am Körper binden, die Verdunstung beeinträchtigen, dem Sinn des Saunabadens zuwiderlaufen.

Der Vorteil der Sauna gegenüber anderen Anlagen liegt in der relativ kurzen Phasenzeit des Aufheizens und des Abkühlens. Der Schweißausbruch wird verhältnismäßig rasch herbeigeführt. Setzte man etwa den Körper 20 Minuten einer mittleren Temperatur von nur 50 °C aus, würde ihn das wesentlich mehr belasten, ohne daß die Wirkung des raschen Schweißausbruchs erreicht wird. Deshalb soll man zumindest während der ersten Minuten auf der obersten oder mittleren Bank liegen oder sitzen. Beim entspannten Sitzen läßt man die Füße nicht nach unten baumeln, sondern legt oder stellt sie in Sitzhöhe, damit sie genauso wie der Körper erwärmt werden und kein Venenstau in den Beinen eintritt.

Während des Aufgusses sollte man sitzen, denn die kurzfristige Steigerung der Hitze durch Anfeuchten der Luft ist so angenehmer zu ertragen. Ungefähr 3 Minuten später verläßt man schweißtriefend die Saunakammer. Auch ohne Aufguß sollten die beiden letzten Minuten in der Hitze sitzend genossen werden, um den Kreislauf auf die Senkrechte umzugewöhnen. Jede plötzliche Bewegung, wozu auch der rasche Wechsel vom Liegen zum Gehen zählt, könnte zu Schwindelgefühl und Übelkeit bis zur Ohnmacht führen. Sinnvolles Verhalten hat Vorrang.

Nach der Saunakammer hungert der Körper nach Abkühlung und nach Sauerstoff. Deshalb spült man durch eine kalte Dusche rasch den Schweiß ab und geht danach ruhig in der frischen Luft oder im Frischluftraum umher und belastet auf keinen Fall den Kreislauf durch Körpertraining zusätzlich. Vor allem soll man tief atmen. Dabei gilt: betont und bewußt ausatmen und durch die Nase einatmen. Auch im Frischluftraum sollte man sich nur etwa 3 Minuten aufhalten, denn noch warten im Rahmen der Abkühlphase der Schlauchguß, die Dusche und das Tauchbecken.

Beim Schlauchguß beginnt man mit den Füßen; es folgen die Beine, dann Hände und Arme, die Vorderseite des Rumpfes und schließlich der Rücken. Diese Reihenfolge von den Füßen zum Herzen muß auch beim Duschen beachtet werden. Während der Abkühlphase wird nicht nur die Haut intensiv gekühlt, auch die peripheren Blutgefäße werden gekräftigt.

Mit zur Kaltwasseranwendung gehört auch der Genuß des Kaltwasserbeckens. Es ist tatsächlich ein Genuß, den ganzen Körper rasch total ins kalte Naß zu tauchen. Die Betonung liegt auf rasch, flüchtig, denn darin besteht der Effekt.

Nach Wunsch kann man vor dem nächsten Saunagang etwa 5 Minuten eingehüllt ruhen. Nach dem letzten Saunagang soll man auf jeden Fall gut 15 Minuten ruhen und eingehüllt völlig abkühlen, damit man ein Nachschwitzen in den Kleidern vermeidet. Das ist unangenehm, und man kann sich dabei erkälten.

Heute gehört die Saunakabine in vielen Häusern schon zur Einrichtung, wo sich Frau, Mann und Kinder in dem Heißluftbad erfrischen und erholen können. Rechts steht ein moderner Saunaofen

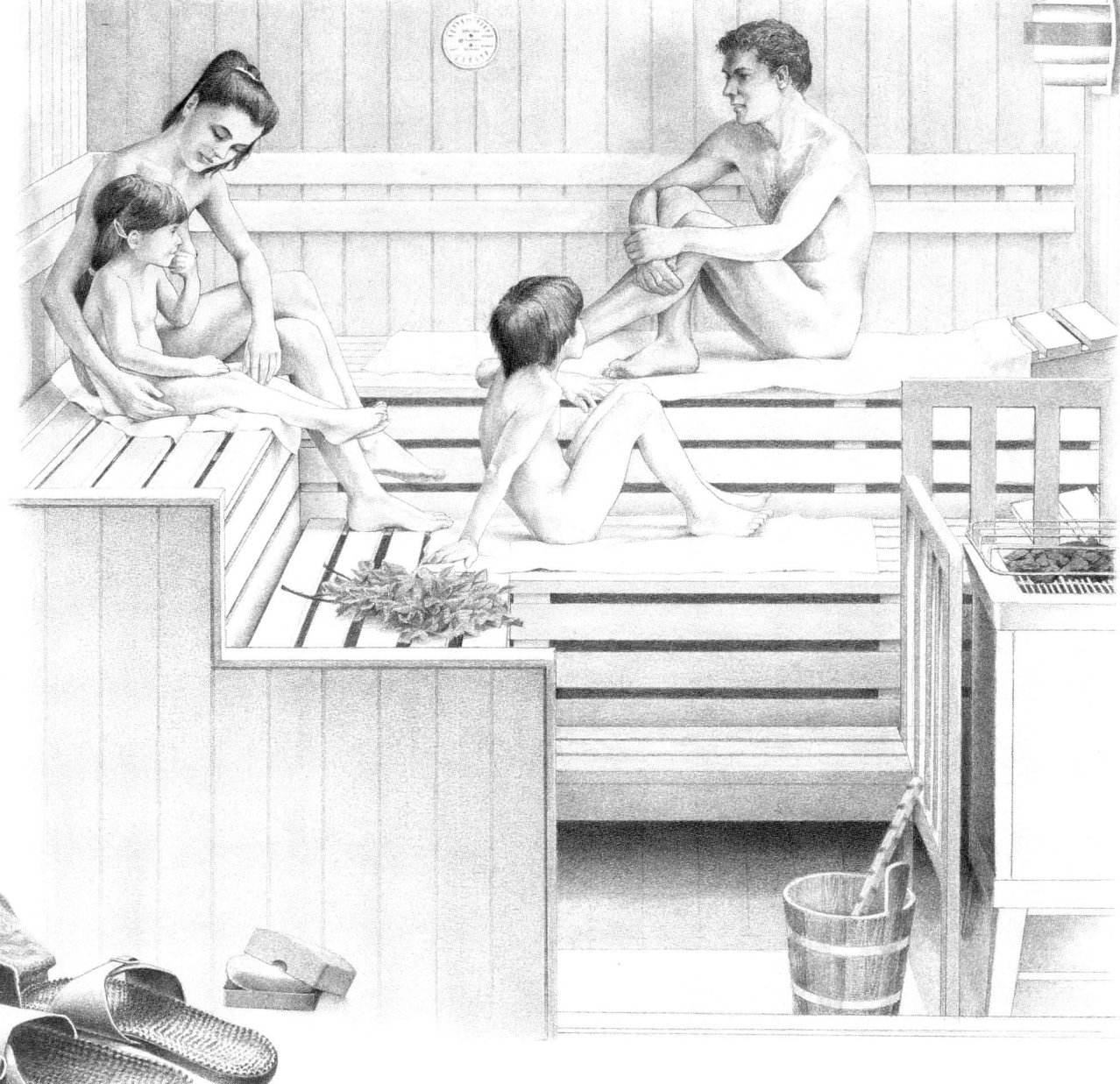

Richtig saunabaden auf einen Blick

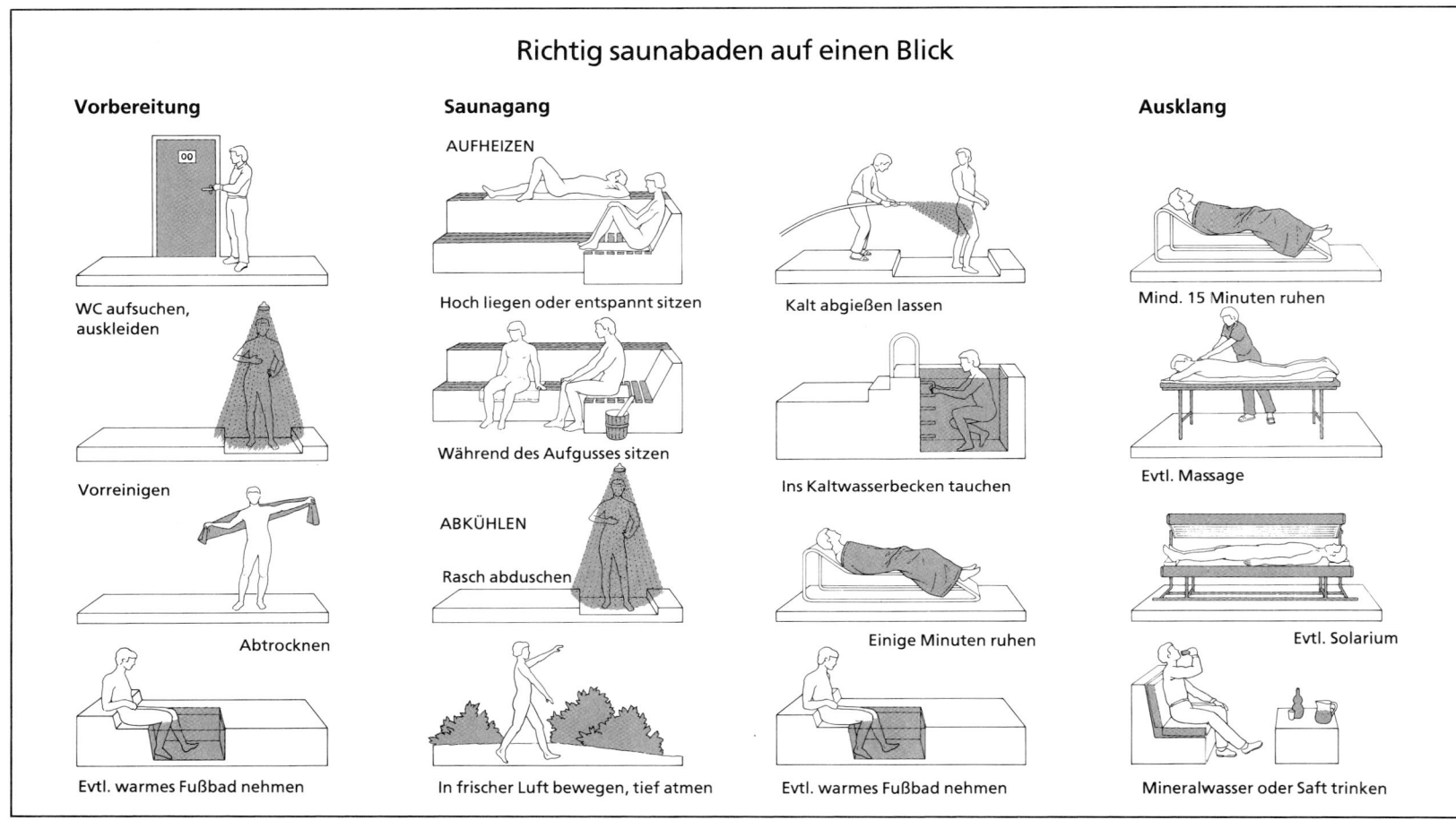

Vorbereitung

WC aufsuchen,
auskleiden

Vorreinigen

Abtrocknen

Evtl. warmes Fußbad nehmen

Saunagang

AUFHEIZEN

Hoch liegen oder entspannt sitzen

Während des Aufgusses sitzen

ABKÜHLEN

Rasch abduschen

In frischer Luft bewegen, tief atmen

Kalt abgießen lassen

Ins Kaltwasserbecken tauchen

Einige Minuten ruhen

Evtl. warmes Fußbad nehmen

Ausklang

Mind. 15 Minuten ruhen

Evtl. Massage

Evtl. Solarium

Mineralwasser oder Saft trinken

Um den Körper auf einen neuerlichen Saunagang vorzubereiten – die Kaltwasseranwendung hatte die Blutgefäße verengt –, ist ein warmes Fußbad zu empfehlen.

Bei der Urform der Badestuben ging es nach heutigen Vorstellungen recht primitiv zu. Die Saunakammern wurden unmittelbar neben einem See oder einer Meeresbucht errichtet. Nach dem Schwitzen trat man hinaus und tauchte sofort ins kühle Naß. War das Wasser zugefroren, wälzte man sich im Schnee, rieb den ganzen Körper damit ab und kühlte sich auf diese Weise ab. Wer eine hauseigene Sauna besitzt und noch dazu einen Garten, in dem

Schnee liegt, sollte sich dieses Erlebnis nicht entgehen lassen.

Wie man ein Saunabad sinnvoll ergänzen kann, davon wird zum Schluß die Rede sein (siehe S. 265). Hier sei zunächst etwas über das Trinken nach der Sauna gesagt. Mit Sicherheit macht Saunabaden infolge des Schweißausbruches Durst.

Wie verlockend wäre es nun, ein Glas Bier hinunterzustürzen, eine große Portion Eiscreme zu verschlingen. Das wäre unvernünftig. Denn beim Schwitzen ausgeschiedene Mineralsalze können nur durch Mineralwasser ersetzt werden. Vor allem braucht der nach Vitaminen hungernde Körper Fruchtsäfte.

Test der positiven Wirkung

Hat man die Saunaregeln beachtet, wird man sich überraschend erholt, vital und keineswegs erschöpft fühlen. Die angenehme Müdigkeit kann in der Viertelstunde des Ruhens zur völligen Entspannung genutzt werden. Danach fühlt man sich wie neugeboren. Jedes Mißbehagen, jedes Frösteln ist als negative Reaktion zu werten. Vielleicht fühlte man sich schon vor dem Saunagang nicht gesund oder hat des Guten zuviel getan? Wie überall im Leben kommt es auch beim Saunabad auf Selbstkontrolle und Vernunft an.

Saunasünden

Durch ihr Tun oder ihr Unterlassen beeinträchtigen manche Menschen den eigenen und auch den Saunagenuß ihrer Mitmenschen. Das mag an mangelhaften Informationen, falschen Ratschlägen, sinnlosem Ehrgeiz oder fehlender Rücksichtnahme liegen. Im folgenden sollen einige eklatante Verstöße gegen vernünftiges Saunabaden und ihre Folgen aufgeführt werden.

Man darf nicht mit leerem Magen oder nach einem ausgiebigen Mahl oder mit Fieber in die Sauna kommen. Vorsicht ist auch angebracht, wenn man gerade eine sehr kalorienarme Diät macht. Kollaps, Übelkeit oder die Verzögerung des Schweißausbruchs könnten die Folgen sein. Man sollte auch nicht abgehetzt sein oder wenig Zeit haben, denn Nervosität beeinträchtigt die Wirkung des Saunabades. Wer sich ohne Vorreinigung in die Saunakammer stürzt, wird die anderen Saunagäste mit seinem Körpergeruch belästigen.

Während des Saunaganges bleibt man nicht auf der obersten Bank lie-

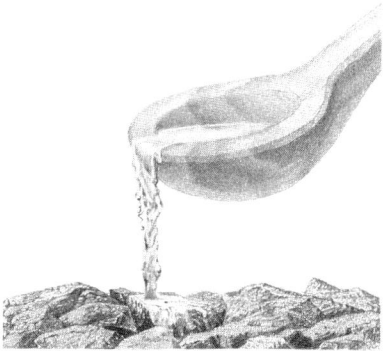

Mit einer Schöpfkelle gießt man Wasser auf die heißen Steine

gen, wenn man sich dort nicht ganz wohl fühlt. Vor allem unterhält man sich in der Saunakammer nicht mit seinem Nachbarn, liest nicht Zeitung und verbreitet auch sonst keine Unruhe, denn mit alledem stört man die anderen, die sich deshalb nicht voll entspannen können. Auch bürstet man sich nicht ab, denn die Muskelarbeit beim Bürsten belastet den Körper unnötig.

Nachdem man die Saunakammer verlassen hat, turnt man im Frischluftraum nicht wild herum, weil man sich plötzlich danach fühlt und an völlig ungeeignetem Ort und zum falschen Zeitpunkt Versäumnisse nachholen will. Damit belastet man nur seinen Kreislauf und verstimmt die anderen Saunagäste. Wer ins Tauchbecken geht, ohne sich vorher abgespült zu haben, verunreinigt es.

Es versteht sich von selbst, daß man sich nicht ohne die viertelstündige Ruhepause ankleidet, um nach Hause oder an die Bar zu eilen und dort seinen Magen zur unrechten Zeit zu belasten. Wer ohne wärmen-

den Schutz nackt herumsteht oder -sitzt, wird sich unterkühlen und vielleicht erkälten. Sport vor der Ruhepause – etwa einige Längen leistungsbewußt zu schwimmen – belastet den Kreislauf. Nikotin und Alkohol vergiften den gerade entschlackten Körper.

Wer all das nicht unterlassen kann, hat den Sinn der Sauna mißverstanden und stört durch sein Verhalten andere, die sich ruhig entspannen und Körperpflege im besten Sinne betreiben wollen. Früher sorgten Saunawärter für Ruhe und Ordnung; heute verläuft vieles vollautomatisch – z.B. der Aufguß –, doch mangelt es hin und wieder an Kontrolle und Betreuung. So müssen die verantwortungsbewußten Saunagäste die Störenfriede auf ihre Rücksichtslosigkeit hinweisen, letztlich auch in deren Interesse.

Was der Aufguß bewirkt

Wie bereits erwähnt, gießt oder spritzt man eine Kelle voll Wasser auf die heißen Saunasteine. In öffentlichen Saunaanlagen übernimmt diese Arbeit eine automatisch gesteuerte Sprühvorrichtung. Es darf nur wenig Wasser versprüht werden, damit der Feuchtigkeitsgehalt der Luft in der Kammer nicht zu hoch wird. Nach einem richtigen Aufguß steigt nur eine unsichtbare Dampfwolke rasch zur Decke und senkt sich dann langsam auf die Badenden. Sobald der Wasserdampf die Haut berührt, schwitzt man stärker. Die Wirkung des Aufgusses ist nur kurz, so daß man nach etwa 3 Minuten die Kammer verlassen muß, um die Abkühlphase zu nutzen und richtig zu genießen. Der Körper verlangt geradezu danach.

In manchen Saunaanlagen gibt es noch Wärter, die einen Kräuteraufguß bereiten, dann ein Tuch schwingen, um die unsichtbare Wolke rundum zu verteilen. Wer selbst mit der Hand aufgießt, kann dem Wasser einige Tropfen von Fichtennadel- oder Latschenkieferessenz beifügen. Es gibt im Handel speziell für die Sauna geeignete Essenzen. Selbstverständlich darf man keine Spirituosen zusetzen, denn sie schaden der Gesundheit und haben Hustenreiz und Übelkeit zur Folge.

Der geübte Saunagast empfindet den Aufguß als Höhepunkt, als zusätzliche Wärmeeinwirkung. Anfänger können noch vor dem Aufguß die Kammer verlassen und vielleicht erst beim nächsten Besuch einen Aufguß mitmachen. Auch ein Saunabad ohne Aufguß ist wirksam.

Sauna und Blutdruck

Bedenkt man, daß Wärmeeinfluß die Blutgefäße erweitert und Abkühlung sie zusammenzieht, kann man eine Kräftigung der peripheren Blutgefäße durch diese Wechselwirkung erwarten. Wie aber verhalten sich die arteriellen Blutgefäße? Können, sollen Menschen mit labilem Blutdruck saunabaden?

Unter Blutdruck versteht man den Druck des strömenden Blutes in den Schlagadern. Dieser Druck ist naturgemäß Schwankungen unterworfen, ist er doch abhängig von der Herztätigkeit, der Beschaffenheit des Blutes und nicht zuletzt auch von der Elastizität der Blutgefäße. Unsere Tätigkeiten, unser Gefühlsleben und die Welt um uns beeinflussen den Blutdruck ständig. Deshalb sind Blutdruckschwankungen im menschlichen Körper ganz natürlich. Dank Saunaeinwirkung kann bei geringem Hochdruck ein Absinken stattfinden, während bei niedrigem Blutdruck ein deutliches Ansteigen erfolgt. Man spricht von einer Stabilisierung des Blutdrucks. Auf alle Fälle sollen Menschen mit Bluthochdruck die für sie zu heftige Phase der Abkühlung im Tauchbecken meiden und statt dessen Schlauchgüsse – wie empfohlen – vorziehen. Bei Blutunterdruck ist die Saunawirkung besonders willkommen. Menschen mit niedrigem Blutdruck fühlen sich nach einem Saunabad bedeutend wohler. Eine ähnliche Reaktion erreicht man übrigens auch mit leichten gymnastischen Übungen.

Wer unsicher ist, zieht vor einem Saunabesuch am besten seinen Arzt zu Rate. Zumeist wird Saunabaden bei einem Blutdruck von über 200 abgelehnt. Mit Sicherheit wirkt die richtig genutzte Sauna ausgesprochen positiv auf die Blutdruckreaktion.

Krankheiten verhindern und heilen

Es ist unbestritten, daß regelmäßiger Saunabesuch die Widerstandsfähigkeit gegen infektiöse Erkrankungen erheblich steigert. Manche Menschen behaupten sogar, daß sie, seit sie Saunabäder nehmen, von Erkältung, Husten und Grippe verschont geblieben sind.

Wie aber steht es mit der therapeutischen Wirkung? Kann das Saunabad Krankheiten nicht nur verhindern, sondern auch heilen? Die Frage ist zu bejahen. Nach ärztlichen Gutachten vertragen selbst Asthmatiker nicht nur ein Saunabad gut, sondern es tut ihnen auch gut. In der trockenen Wärme – im Gegensatz zur feuchten Wärme eines Dampfbades oder auch eines Wannenbades –

kann sich über die warme Atmungsluft die Bronchialmuskulatur entspannen. Die trockene Wärme wirkt auf diese Weise gegen Verkrampfung und damit gegen Asthmaanfälle.

Es ist ebenfalls erwiesen, daß sich periphere Durchblutungsstörungen durch die Wechselwirkung der Aufheiz- und Abkühlphase bessern. Sportler nutzen den Wärmeeinfluß zur Muskelentkrampfung, das Herz-Kreislauf-Training zur Verbesserung ihrer Kondition. Es liegt nahe, daß Hautunreinheiten durch die Schweißabsonderung beseitigt werden, daß also eine echte Tiefenwirkung von innen her erreicht wird.

Bei chronischem Rheumatismus wird durch die Durchblutungsanregung die Beweglichkeit verbessert, und durch Entkrampfung werden die Schmerzen gelindert. Eine ähnliche Wirkung zeigt sich in allen Muskelbereichen, deren Erkrankung auf Verkrampfungen zurückzuführen sind, z. B. bei Rückenschmerzen oder Nackenverspannung mit Kopfschmerz als Folgeerscheinung.

Der positive Einfluß auf die psychische Verfassung wurde bereits erwähnt. Jeder Saunagast wird schon während des Bades das Loslösen, Abschalten und die Beruhigung der Nerven empfinden. Nervosität schlägt aufs Herz, auf den Magen, beeinträchtigt die geistige Leistungsfähigkeit und die Erlebnisbereitschaft. Man sollte immer wieder auf die vorbeugende und heilende Wirkung der Sauna aufmerksam machen.

Ein Saunabad ist eine Wohltat, deren Wirkung noch lange Zeit anhält. In einer Welt voller Unruhe, Unsicherheit und voller Lärm kann Saunabaden für die Gesundheit vieler Menschen entscheidend sein.

Saunabaden in jedem Alter?

Grundsätzlich kann man ein Saunabad in jedem Alter genießen. Kleine Kinder werden mehr den Spaß und das Spiel mit dem Wasser schätzen, Jugendliche Abhärtung, der streßgeplagte Manager die Entschlackung und das Nervenbad, der alternde Mensch die therapeutischen Wirkungen. Alle aber wird der Reiz des Wärme-Kälte-Luft-Erlebens begeistern. Wegen seiner vorbeugenden Wirkung schützt regelmäßiges Saunabaden besonders Kinder vor Erkältungskrankheiten.

Kindern ist allerdings noch nicht so sehr nach Ruhe und Entspannung zumute, und das Stillsitzen verlangt ihnen – noch dazu in der Hitze – viel Geduld ab. Wenn jedoch Kinder auf Bänken herumturnen und lärmen, schadet das allen im Raum Anwesenden. Die Eltern müssen dafür sorgen, daß das nicht geschieht, denn 10 Minuten kann auch das lebhafteste Kind ruhig sitzen – oder man sollte es nicht mit in die Saunakammer nehmen. Man muß es eben auf einen Versuch ankommen lassen.

Grundsätzlich ist die Frage, ob man in einem bestimmten Alter saunabaden darf, so zu beantworten: Ja, in jedem Alter, wenn man sich dabei und danach wohl fühlt. Denn das sind Zeichen, daß man das Richtige tut. Verspürt man beispielsweise mit 30 Jahren ein Mißbehagen, sollte man nach der Ursache forschen und den Arzt befragen, denn mit Sicherheit steht es dann mit der Gesundheit nicht zum besten. Nur ein beeinträchtigter Organismus reagiert auf natürliche Reize wie Wärme und Kälte mit Abwehr.

Gewiß wird ein Jugendlicher seinen Saunabesuch anders gestalten

als ein älterer Mensch. Damit ist der Begriff Gestalten gefallen. Tatsächlich zeigt die Art, wie man ein Saunabad genießt, recht individuelle Verhaltensweisen. Man sammelt Erfahrung, lernt die Reaktionen des Körpers auf unterschiedliche Einflüsse kennen, weiß schon vorher, was man als angenehm oder eher als übertrieben empfinden wird. Und danach gestaltet man den ureigenen Saunagenuß. Grundsätzlich sollte man allerdings nicht von den empfohlenen Saunaregeln abweichen. Dabei bleiben noch immer individuelle Gestaltungsweisen möglich. Man sollte nur andere nicht zum eigenen Verfahren überreden wollen.

Saunabaden kann wohl als die zuträglichste Art der Wärme-Kälte-Wechselwirkung gewertet werden. Es eignet sich daher nicht nur für alle, es ist auch allen zu empfehlen, vorausgesetzt, man hat nicht gerade einen akuten Rheumaanfall oder Fieber oder leidet an organischen Störungen, die ein ärztliches Badeverbot begründen. Ganz sicher steht einem schwerkranken Menschen der Sinn nicht gerade nach Saunabaden. Wer durch Krankheit total erschöpft ist, braucht eine andere Therapie. Saunabaden ist jedoch keine Frage des Alters.

Macht Saunabaden schlank?

Während der Schwitzphase verliert man Gewicht. So mancher stellt voller Genugtuung fest, daß er während drei Saunagängen um einiges leichter geworden ist, übersieht aber, daß er nicht Fett, sondern Wasser verloren hat. Und das nimmt er mit jedem Schluck Flüssigkeit wieder zu sich.

Doch eines ist sicher: Wer saunabadet, wird körperbewußter. Er wird

Atemübungen nach dem Schwitzen

1. Leichte Grätschstellung einnehmen, Arme in Schulterhöhe seitwärts halten.
Bewegungsablauf: Arme langsam senken, zugleich in den Knien nachgeben, Oberkörper vorneigen, Rücken rund machen, ausatmen. Entspannt nach unten hängen. Langsam wieder aufrichten, Arme seitwärts heben, Rücken strecken, Kopf heben, einatmen.
2. Grätschstellung, linke Hand ans Becken stützen.
Bewegungsablauf: Den rechten Arm in Schulterhöhe zweimal mit einer Rechtswendung des Oberkörpers nach hinten federn, einatmen. Dann den Arm senken und mit der rechten Hand den linken Fuß berühren, ausatmen. Wieder locker in den Knien nachgeben. Dann folgt die gleiche Übung mit dem linken Arm.
3. Mit geschlossenen Beinen stehen, Arme hängen lassen.

Bewegungsablauf: Knie ein wenig beugen, Finger hinter den Waden verschränken, ausatmen. Langsam aufrichten, Arme seitlich heben, über dem Kopf zusammenführen, einatmen.
4. Mit geschlossenen Beinen stehen, Hände ans Becken stützen.
Bewegungsablauf: Bauch- und Sitzmuskeln langsam spannen, Rücken rund machen, Kopf senken, ausatmen, Knie etwas vorschieben. Dann langsam wieder aufrichten, Kopf nach hinten neigen, Beine strecken, einatmen.
5. Schrittstellung, einen Fuß etwa 50 cm vor dem anderen. Arme in Schulterhöhe seitwärts halten.
Bewegungsablauf: Arme langsam senken, das hinten stehende Bein belasten, Rücken rund machen, ausatmen. Dann das Körpergewicht vorverlagern, Arme heben, Oberkörper aufrichten, einatmen. Nach vier Bewegungen die Beinstellung wechseln.

---

kritisch den Zeiger der Waage kontrollieren und seine Eßgewohnheiten umstellen. Wer abnehmen möchte, kann dies nur über eine vernünftig dosierte Ernährung (siehe S. 348 bis 363). Die Wirkung der Sauna liegt für Schlankheitsbewußte in einer gewissen Ankurbelung des Stoffwechsels. Zum Glück empfindet man nach der Sauna weniger Hunger als Durst. Würde man nur etwas ungesüßten Fruchtsaft und Mineralwasser zu sich nehmen und nicht aus Langeweile essen, sondern spazierengehen, lesen oder schlafen, dann wäre bereits die erste Hürde zur Gewichtsverminderung genommen.

Ein Fastentag in der Woche ist jedermann zuträglich (siehe S. 358 bis 363). Dieser Gesundheitstag könnte z. B. der Tag nach dem Saunabesuch sein. Man braucht nur konsequent genug zu sein, dann wird man im Lauf eines Monats spürbar an Gewicht verlieren. Hier geht alles Hand in Hand. Jede Schönheitsfarm bietet zugleich mit Ernährungsumstellung und Kalorienreduktion eine Sauna an, dazu Massage. Die Entschlakkung des Körpers ist die Basis zum Schlankwerden und -bleiben, die Saunawirkung ist ausschlaggebend für den Erfolg.

Sinnvolle Ergänzungen

Nach den Saunaregeln sollen alle körperlichen Anstrengungen während und auch nach dem Bad unterbleiben. Will man sich in Verbindung mit dem Aufenthalt in der Saunaanlage sportlich betätigen, muß man das vor dem Saunabad tun. Zwischen Sport und Bad soll eine Ruhepause liegen, damit man die Saunakammer nicht mehr angespannt betritt, sondern die durchaus begrüßenswerte gesunde Streßwirkung der körperlichen Leistung bereits abgebaut werden konnte. Man ruht 5 Minuten, nimmt ein warmes Reinigungsbad, trocknet sich ohne Hektik ab und beginnt danach entspannt das Saunabad.

Steht eine Schwimmhalle zur Verfügung, dann sollte man auf keinen Fall auf Leistung schwimmen, sondern durch leichte Wassergymnastik Erholung im Schwimmbecken suchen und darauf achten, daß man sich nicht unterkühlt.

Grundsätzlich sollte dem Saunabaden keine körperliche Belastung folgen. Turnen, rudern, laufen, Ski fahren sollte man vor dem Saunabad oder an einem anderen Tag.

Als angenehme Ergänzung empfindet man Massage (siehe S. 364 bis 377), denn die durch Wärme entspannte Muskulatur ist bereit, mit Hilfe der Massagegriffe die Entschlackung voranzutreiben. Massage ist wirklich eine sinnvolle Ergänzung der Saunawirkung. Auch dabei muß man sich vor Unterkühlung hüten, denn ein aufgeheizter Körper, der sich in Ruhelage befindet, ist gegenüber jedem Kältereiz empfindlich. Der Massageraum sollte ausreichend geheizt und die momentan nicht bearbeiteten Körperpartien sollten gut zugedeckt sein.

In vielen Saunaanlagen stehen auch Solarien zur Verfügung. Falls man sie benutzt, sollte man die Haut mit geeigneten Mitteln pflegen und schützen (siehe S. 97), denn die Reizwirkung der vorangegangenen Behandlung durch Hitze und Kälte hat sie empfindlich gemacht.

Alles in allem: Das Saunabad kann, muß aber nicht durch zusätzliche Behandlungen ergänzt werden.

Atemübungen an der frischen Luft

Im Freien oder im Frischluftraum hat man am besten Gelegenheit, dem Körper reichlich Sauerstoff zuzuführen. Nach dem Aufenthalt in der Saunakammer verlangt er geradezu nach dieser Ergänzung. Es wurde bereits betont, daß während der Abkühlphase Anstrengungen durch Gymnastik nicht zu empfehlen sind, wohl aber ruhig ausgeführte Bewegungen in Verbindung mit Totalatmung (siehe S. 140 bis 153). Sich bewegen hat hier nur die Aufgabe, den Atmungsrhythmus noch zu betonen, die Atmung zu intensivieren und den Körper vor Unterkühlung aus Mangel an Bewegung zu schützen. Dabei muß man – das ist sehr wichtig – stets bewußt ausatmen, wobei man die Luft durch den Mund ausbläst. Indem man durch die Nase einatmet, gelangt die Frischluft vorgewärmt in den Hals. Je gründlicher man ausatmet, um so kräftiger atmet man ein. So schafft man sich Reserven für den nächsten Saunagang.

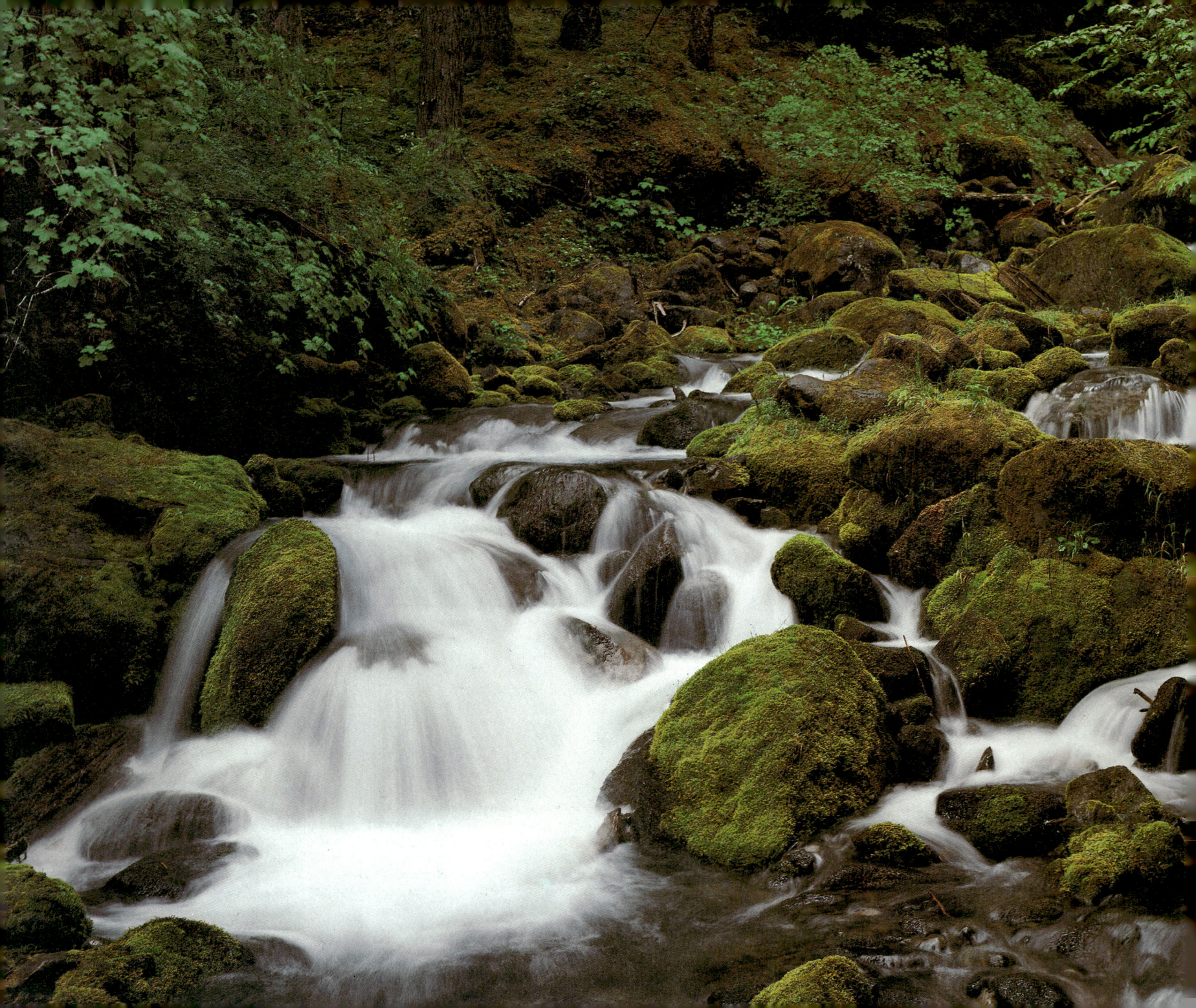

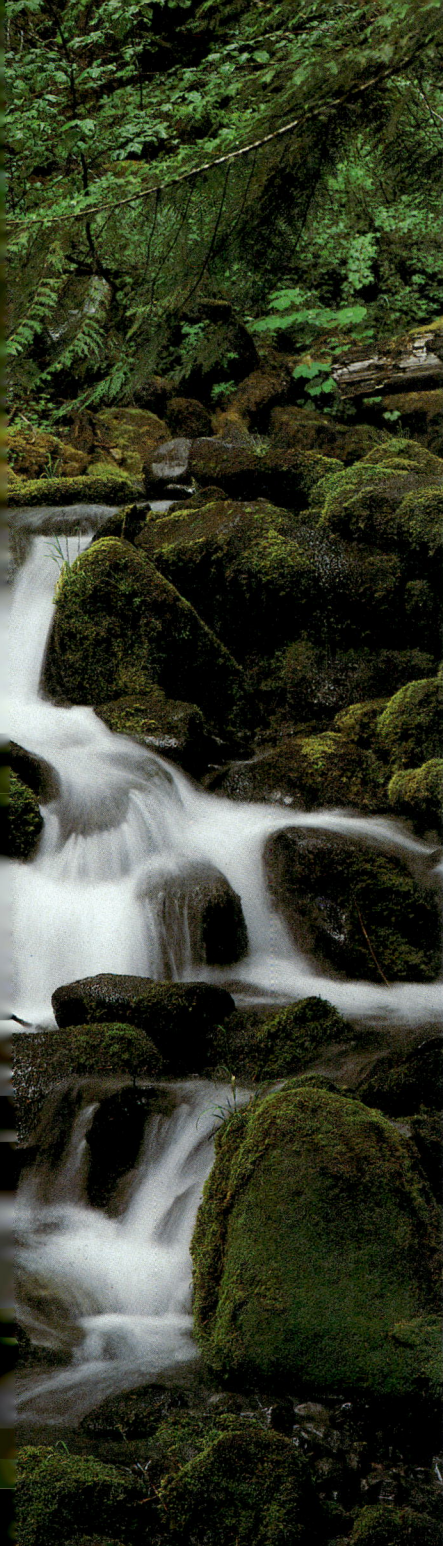

Gesundheit aus der Erde

In Quellwässern, Heilerden und Heilgasen finden
sich eine Vielzahl heilwirksamer Stoffe. Der
Mensch hat sie sich zunutze gemacht und
genießt in Kurorten diese Gaben der Natur,
mit denen man viele Beschwerden kuriert

Heilquellen gehören zu den ältesten Heilmitteln der Menschheit, überall auf der Welt hat man entdeckt, daß aus manchen Quellen ganz besonderes Wasser sprudelt. Früher hatte man nur Erfahrungswerte zur Verfügung, doch auch damit kam man recht weit, wie die Geschichte zeigt. Schon die Steinzeitmenschen scheinen das Schwitzbad gekannt und geschätzt zu haben, und zwar überall auf der Erde, in Finnland ebenso wie in Japan, in Amerika wie im tiefsten Asien. In China, im alten Ägypten, in Persien und Indien empfahlen die Ärzte alle Arten kurmäßiger Behandlungen.

Der um 460 v. Chr. auf der Insel Kos geborene griechische Arzt Hippokrates trat für Bäder und frische Luft ein. Der aus Theben stammende griechische Dichter Pindar, der starb,

Viele Quellwässer enthalten Mineralien und Spurenelemente, die eine Wohltat für die menschliche Gesundheit sind

als Hippokrates gerade geboren war, hatte geschrieben, daß das Beste auf Erden das Wasser sei, und der römische Gelehrte Celsus, der im 2. Jahrhundert n. Chr. lebte, lobt im ersten seiner acht Bücher über die römische Medizin bereits die kurmäßige Anwendung natürlicher Heilmittel. Als eigentlicher Begründer kurmäßiger Heilmethoden wird aber oft Asklepiades von Prusa angesehen (124 – um 60 v. Chr.), der seinen Patienten gern eine Veränderung der Lebensweise empfahl und auch diätetische Mittel einsetzte.

Eine sehr große Bedeutung hatten die Bäder bei den alten Römern. Überall in ihren Provinzen errichteten sie ihre Badeanlagen, die sich in der römischen Kaiserzeit zu regelrechten Monumentalbauten entwikkelten. Besonders in Germanien entstanden viele Thermen, vorwiegend im Bereich natürlicher Thermalquellen. Manche dieser Bäder wurden sehr beliebte Kurorte, und einige von ihnen besitzen heute Weltgeltung,

wie z. B. Aachen, Baden-Baden, Badenweiler und Wiesbaden.

Heute wird in den Heilbädern nicht nur Quellwasser zum Trinken oder Baden angeboten. Es gibt darüber hinaus komplette Kurprogramme, die die Erkenntnisse der modernen medizinischen Forschung mit traditionellen Heilmethoden auf der Basis natürlicher Heilmittel des Bodens vereinen. Innere und äußere Anwendungen werden mit Heilgymnastik und Bewegungstherapie verknüpft. Es ist selbstverständlich, daß bei der Anwendung dieser Heilmethoden die Gegenanzeigen beachtet werden müssen, daß also diejenigen Krankheitsstadien und Krankheitsbilder, die sich nach unseren heutigen Erkenntnissen nicht für eine solche Therapie eignen, nach anderen Richtlinien behandelt werden. Denn eine Kur ist nicht nur reines Vergnügen. Die Anwendungen sind anstrengend, und der Arzt muß darauf achten, daß etwa der Kreislauf des Patienten nicht zu stark belastet wird.

Eine Kur – was ist das?

Das Wort „Kur" ist abgeleitet vom lateinischen *cura*, das soviel wie Sorge, Fürsorge bedeutet. Da jede ärztliche Behandlung auch die Fürsorge mit einschließt, ist jede Therapie im ursprünglichen Sinn immer auch eine „Kur". Heute wird der Begriff Kur für eine ganz spezielle Form der Behandlung verwendet, nämlich für die sich über einen gewissen Zeitraum erstreckende Behandlung in einem Heilbad oder Kurort.

Die Kur unterscheidet sich grundsätzlich von der Behandlung in einer Klinik oder der ambulanten Behandlung im Sprechzimmer des Arztes. Die chirurgische oder medikamentöse Behandlung zielt auf eine rasche Behebung von krankhaften Zuständen der Organe oder ihrer Funktionen ab. Die Wirkung soll sofort eintreten, sie soll von der gegebenen Dosis eines Medikaments abhängen und aufhören, sobald das Medikament aus dem Körper ausgeschieden ist.

Eine Kur ist wie Sporttraining

Die Kurbehandlung nützt ein völlig anderes Prinzip aus, das etwa dem sportlichen Training vergleichbar ist. Beim Sport verbessert ein einziger 3000-m-Lauf nicht die Kondition, er führt eher zu einer Erschöpfung, und wahrscheinlich bekommt man außerdem einen gehörigen Muskelkater. Erst die regelmäßige Wiederholung des Lauftrainings bewirkt in 3 bis 4 Wochen eine deutliche Verbesserung der Leistungsfähigkeit. Genauso kann ein einzelnes Moorbad, eine einzelne Bindegewebsmassage oder eine einzelne krankengymnastische Übungsbehandlung keine bleibende Wirkung hervorrufen. Erst die Serie solcher Anwendungen führt zu einer Verbesserung der körperlichen Funktionen.

Die Kurbehandlungsmaßnahmen sollen aktive Reaktionen des Organismus auslösen. Sie dienen dazu, den Körper abzuhärten, die Kreislaufarbeit zu verbessern, Gelenken und Wirbelsäule wieder zu größerer Beweglichkeit zu verhelfen, die Muskelkraft, Ausdauer, Lungenfunktion und Herzleistung zu stärken. Bei der medikamentösen Therapie bleibt der Patient dagegen völlig passiv.

Man fühlt sich schlecht

Die Funktionsverbesserungen während einer Kur schreiten nicht von Tag zu Tag fort, sie werden vielmehr durch Phasen mit schlechtem Befinden unterbrochen. Man nennt dies Bade- oder Kurreaktion, vergleichbar den Trainingskrisen beim Sport. Sie sollten freilich nicht dazu führen, daß man die Kur abbricht. Man muß durch diese Phasen einfach hindurch.

Die Kur basiert auf der Anwendung der natürlichen Heilmittel des jeweiligen Kurortes. Zugleich werden die medizinischen Gegebenheiten des Patienten und Gegenanzeigen berücksichtigt. Ein wesentliches Ziel der Kurbehandlung ist eine gut dosierte und aufeinander abgestimmte Verabfolgung von Reizen, die dann eine Umstimmung der gestörten Körperfunktionen auslösen. Dadurch werden die körpereigenen Heilungskräfte belebt und angeregt.

Da man sich erst einmal auf die Situation und die Umstände der Kur umstellen muß, ist eine Kurdauer von mindestens 4 Wochen erforderlich. Der Effekt kann aber durchaus einige Jahre anhalten, so daß sich der zeitliche Aufwand lohnt.

Der Patient muß mitarbeiten

Die Kur setzt immer die aktive Mitarbeit des Patienten voraus, der Patient muß also bei Antritt der Kur kurfähig sein, das heißt, er muß eine gewisse körperliche Belastbarkeit vorweisen, die Organsysteme, die angesprochen werden sollen, müssen ausreichend reaktionsfähig sein. Die mit der Kur erreichten Veränderungen der Verhaltensweisen des Patienten sollen nach der Kur möglichst beibehalten werden. Deshalb stellt die Gesundheitserziehung einen wichtigen Aspekt der modernen Kur dar. Informations- und Übungsveranstaltungen in den Kurorten geben Anleitung zu einer gesundheitsbewußteren Lebensführung nach der Kur. Da gibt es beispielsweise Vorträge über spezielle Diäten, Diäteinzelberatungen und Teilnahme an Kochkursen in den Diätlehrküchen.

Was ist ein Kurort?

Zunächst ist grundsätzlich zu unterscheiden zwischen Kurorten und Erholungsorten.

Kurorte sind solche Orte oder auch nur Ortsteile, die über besondere natürliche Heilmittel des Bodens, des Klimas oder des Meeres verfügen. Darüber hinaus müssen sie aber auch entsprechende Einrichtungen haben, die es erlauben, diese Heilmittel anzuwenden, das heißt, diese Orte müssen hygienisch einwandfreie Versorgungseinrichtungen haben und über geschultes, medizinisch überwachtes Personal verfügen, das dem Patienten bei der Anwendung der Heilmittel zur Seite steht. Und damit nicht genug, muß ein Kurort auch Einrichtungen zur Gesundheitserziehung aufweisen können, es müssen Bade- oder Kurärzte am Ort ansässig und genügend Hotels und Pensionen vorhanden sein, und der Ort muß einen deutlichen Kurortcharakter haben. Nennt nun ein Ort natürliche Heilmittel jeglicher Art sein eigen, dann muß wissenschaftlich-amtlich festgestellt sein, welche Heilanzeigen und auch welche Gegenanzeigen vorliegen. All das ist gesetzlich geregelt, nur ein Ort, der alle genannten Voraussetzungen erfüllt, darf sich Kurort nennen. Darunter fallen nun Heilbäder, heilklimatische Kurorte, Seeheilbäder, Kneippheilbäder, Kneippkurorte – der Unterschied zwischen den beiden letztgenannten besteht darin, daß an die Größe der Einrichtungen des Kneippkurortes geringere Anforderungen gestellt werden –, Seebäder und Luftkurorte.

Ein Erholungsort dient, wie der Name schon sagt, vorwiegend der Erholung, er muß entsprechend gelegen und ausgestattet sein, doch muß er nicht über natürliche Heilmittel verfügen.

Wann ist eine Kur angebracht?

Sehr bewährt hat sich die sogenannte Anschlußheilmaßnahme, eine Kur, die sich unmittelbar an eine akute Erkrankung anschließt, etwa an einen Herzinfarkt. Akute Krankheiten lassen sich nicht mit einer Kur behandeln. Es gibt aber eine ganze Reihe chronischer Krankheiten und Folgeschäden akuter Erkrankungen und Verletzungen, die im Rahmen einer Kurbehandlung erfolgreich behandelt werden können. Es handelt sich vorwiegend um rheumatische Erkrankungen, wobei die Abnutzungs- und Verschleißerscheinungen der Gelenke und/oder der Wirbelsäule einen sehr hohen Anteil ausmachen. Als weitere große Gruppe sind Patienten mit Herz- und Kreislaufkrankheiten zu nennen, wobei den arteriosklerotischen Erkrankungen ein sehr hoher Stellenwert zukommt. Das gilt aber auch für Folgekrankheiten der Arteriosklerose, wie etwa ein länger zurückliegender Herzinfarkt oder ein Schlaganfall mit entsprechenden Ausfallserscheinungen. Ebenso ist eine Kurbehandlung angezeigt bei Atemwegserkrankungen, etwa wenn eine chronische Bronchitis vorliegt oder wenn eine Überblähung der Lungen, ein sogenanntes Lungenemphysem, besteht.

Kur zur allgemeinen Regeneration

Eine Kur ist aber auch indiziert, wenn durch Überlastungsreaktionen das vegetative Gleichgewicht nachhaltig gestört und die Leistungsfähigkeit beeinträchtigt ist. Der erste Ausdruck solcher Schädigungen sind häufig Konzentrations- und Schlafstörungen. Der Griff zur Schlaf- oder Beruhigungstablette wird nicht selten damit begründet, daß man unbedingt schlafen müsse, da man am nächsten Tag wieder voll arbeitsfähig sein müsse. Nun sind aber diese Beschwerden lediglich Symptome, Warnsignale des Organismus dafür, daß die Grenze der Belastbarkeit überschritten worden ist. Der Griff zur Tablette nützt hier nichts.

Zahlreiche Kliniken in Kurorten sind vor allem auf die Behandlung derartiger Störungen eingerichtet. Durch Gesprächs-, Verhaltens- und analytisch orientierte Psychotherapie, unterstützt durch autogenes Training, progressive Muskelentspannung usw. lassen sich nicht nur die Symptome, sondern auch die daraus resultierenden Abhängigkeiten zuverlässig behandeln. Da die Umwelteinflüsse und Umweltbedingungen nicht beseitigt werden können, muß die Einstellung des Patienten zu diesen Einflüssen geändert werden. In ähnlicher Weise werden Partnerschaftskonflikte angegangen, neurotische Fehlentwicklungen behandelt und durch ein rechtzeitiges Eingreifen verhindert, daß leichtere und undifferenzierte psychische Störungen in ernsthafte Erkrankungen umschlagen.

Wenn eine Medikamentenabhängigkeit vorliegt, kann die Entziehungsbehandlung auch in geeigneten Kliniken in Kur- und Badeorten erfolgen. Das gilt auch für Alkoholabhängige. In vielen Fällen läßt sich dadurch die Unterbringung in einer geschlossenen Anstalt umgehen, vor allem, wenn bei Abschluß der Behandlung die Einbindung in eine Selbsthilfegruppe gelingt.

Wer bezahlt die Kur?

Wenn die Erwerbsfähigkeit eingeschränkt ist, stellt der Hausarzt einen Kurantrag, entweder an die Landesversicherungsanstalt oder an die Bundesversicherungsanstalt für Angestellte (bei Rentenversicherten). Im Rahmen einer vertrauensärztlichen Untersuchung wird dann die Notwendigkeit einer Kur überprüft und im Fall der Genehmigung vom zuständigen Rentenversicherungsträger übernommen.

Beschäftigte des öffentlichen Dienstes erhalten nach den Beihilferichtlinien die Kosten für Sanatoriums- und offene Badekuren anteilig erstattet, wenn die Kur vom Amtsarzt und der Dienststelle genehmigt wurde.

Die Krankenkassen sind für alle diejenigen der Kostenträger, die nicht rentenversichert sind, etwa Hausfrauen und Rentner.

Nach einem Arbeitsunfall trägt der Unfallversicherungsträger oder die Berufsgenossenschaft die Kosten. Das Sozialamt kommt für die Kosten auf, wenn jemand weder renten- noch krankenversichert ist und nach dem Sozialhilfegesetz als bedürftig gilt. Bei Kriegs- und Wehrdienstbeschädigten und Opfern von Gewalt ist das Versorgungsamt zuständig. Bei ungeklärter Zuständigkeit übernimmt die Hauptfürsorgestelle die Kosten bzw. der Landschaftsverband.

Nach wie vor können Kuren auch im Abstand von weniger als 3 Jahren bewilligt werden, allerdings nur in dringenden Fällen. Wer nicht älter als 63 Jahre ist, hat Anspruch auf eine Kur, wenn seine Erwerbsfähigkeit bedroht ist.

In Österreich

Die Kosten für eine Kur trägt entweder der Kurgast selbst oder eine österreichische Sozialversicherungsanstalt (Pensions- oder Krankenversicherungsanstalt). Es gibt auch die Form der Kostenteilung in Form sogenannter Kurkostenzuschüsse seitens der Versicherungsträger. Private Krankenversicherungen zahlen meist dann Zuschüsse, wenn diese auch von den Pflichtversicherungsanstalten gewährt werden.

Voraussetzung für alle Kuraufenthalte, für die Kostenübernahme oder Kostenzuschüsse erwartet werden, ist der vorhergehende Kurantrag an die zuständige Versicherungsanstalt und dessen Genehmigung. Meist erfolgt die Antragstellung durch den Hausarzt.

In der Schweiz

Kostenbeiträge für Badekuren gehören zu den Pflichtleistungen der Krankenkassen unter folgenden Bedingungen:

Eine Badekur muß vom Arzt verordnet werden und wird an einer von den Krankenkassen anerkannten Bäderklinik unter Leitung eines Arztes durchgeführt. Der Hausarzt wird in der Regel ein Gesuch um Erteilung der Kostengutsprache für die Behandlung in einer Bäderklinik einreichen.

Die wichtigsten Kurarten

Seit die Krankenkassen und Versicherungsanstalten Kuren zur Erhaltung der Erwerbsfähigkeit, sogenannte Präventionskuren, nicht mehr finanzieren und die dazu eingerichteten Kurheime nicht mehr bestehen, kommt den Kurmaßnahmen zur Behandlung chronischer Erkrankungen die größte Bedeutung zu. Selbstverständlich bleibt es jedem unbenommen, trotzdem eine Präventionskur zu machen. Er muß sie freilich, wie einen Urlaub auch, selbst bezahlen.

Kur bei chronischen Leiden
Die häufigsten chronischen Erkrankungen, die heute erfolgreich in Kurorten behandelt werden, gehören zum Formenkreis der rheumatischen Erkrankungen. Das liegt daran, daß die meisten Kurorte gerade für diese Erkrankungen die geeigneten natürlichen Heilmittel zur Verfügung haben, um einer Verschlimmerung des Leidens vorzubeugen, um die Patienten behandeln und wiederherstellen zu können.

Wo die entsprechenden natürlichen Heilmittel vorkommen, sind auch die zusätzlichen Einrichtungen der medizinischen Palette, vor allem der physikalischen Medizin, auf diese Therapie eingestellt. Und auch das medizinische Personal ist entsprechend geschult und qualifiziert. Gerade in den sogenannten Rheumabädern sind naturgemäß Ärzte tätig, die auf dem Gebiet der Rheumatologie und der physikalischen Behandlung erfahren sind und denen gut ausgebildetes Personal zur Seite steht, das die unverzichtbare krankengymnastische Bewegungstherapie anwenden kann.

Während früher vor Beginn einer Kurtherapie alle rheumatischen Entzündungsprozesse beseitigt sein sollten, können heute auch entzündlich aktivere Rheumaformen in der Kur behandelt werden, allerdings unter klinisch-stationären Bedingungen und eventuell unter vorübergehendem Verzicht auf die physikalische Therapie.

Auch die Behandlung chronischer Erkrankungen der Atemwege, des Gefäßsystems und der Nieren gehört heute zu den besonderen Formen der Kurbehandlung, und auch Stoffwechselerkrankungen wie Zuckerkrankheit, Gicht oder Fettstoffwechselstörungen werden heute in verschiedenen Kurbehandlungen positiv beeinflußt.

Die Kur zur Wiederherstellung
Die zweite große Gruppe der Kurarten stellen die Rehabilitationskuren dar. Es handelt sich dabei um die Wiederherstellung der Erwerbsfähigkeit und die Wiedereingliederung des Patienten in das Berufs- und Erwerbsleben nach einer Krankheit oder einem Unfall.

Rehabilitationskuren sind auch angebracht, wenn die Krankheit nicht ausgeheilt ist, wie es etwa bei Krebsleiden sein kann. Unbedingt anzuraten ist eine Rehabilitationskur nach schweren, belastenden Operationen, wie beispielsweise nach der Entfernung größerer Abschnitte des Darmtraktes oder des Magens, nach Gelenkersatz- oder Wirbelsäulenoperationen usw., aber auch nach Unfällen oder nach Schlaganfällen, die Lähmungserscheinungen hinterlassen haben.

Kur nach akuten Erkrankungen
Sehr bewährt haben sich spezielle Heilmaßnahmen im Anschluß an eine akute Erkrankung, etwa einen Herzinfarkt. Die Herzinfarktnachbehandlung in Kliniken an Kurorten, die dafür besonders eingerichtet sind und deren Leitung in den Händen entsprechend ausgebildeter Ärzte liegt, zeigt meist gute Erfolge, zumal in diesen Kliniken auch die medizinisch notwendigen medikamentösen Behandlungsmaßnahmen sinnvoll mit physikalischen Behandlungsverfahren kombiniert werden können.

Selbstverständlich sind solche Kliniken mit den notwendigen Überwachungsgeräten und Notfallgeräten ausgerüstet. Sie haben Wiederbelebungsgeräte, Geräte zur Behebung von lebensbedrohlichen Herzrhythmusstörungen, Einschwemmkatheter zur Regulation der Herztätigkeit usw., und sie verfügen über eine Intensivstation. Während die Herztätigkeit unter Ruhe- und Belastungsbedingungen kontrolliert wird, kann von den Patienten gleichzeitig unter ärztlicher Überwachung ein sich langsam steigerndes Trainingsprogramm absolviert werden. Wenn erforderlich, werden auch zusätzlich unterstützende psychotherapeutische Verfahren, autogenes Training etwa oder eine Gesprächstherapie, eingesetzt.

Anschlußheilverfahren gibt es auch bei neurologischen Erkrankungen. Die bisherigen Erfahrungen mit den Anschlußheilverfahren sind so gut, daß sie nach Ansicht zahlreicher Fachleute auf weitere Krankheitsbilder ausgedehnt werden sollten.

Die offene Badekur
Neben den bisher vorgestellten Gesundheitsmaßnahmen in Kliniken und Kurkliniken, den sogenannten geschlossenen Badekuren, gibt es noch die sogenannte offene Badekur. Hier wählt der Kurgast den Kurort und die Unterkunft selbst. Die ärztliche Betreuung wird von einem am Kurort niedergelassenen Allgemein- oder Facharzt übernommen, der eine Zusatzausbildung in Balneologie, in der Bäderkunde, absolviert hat. Da jedes natürliche Kurmittel in seiner Zusammensetzung und Wirkung einzigartig ist, kann nur ein erfahrener und ortsansässiger Badearzt entscheiden, in welcher Dosis das Mittel dem einzelnen Patienten verabreicht werden darf.

Vor der Anwendung von ortsgebundenen Kurmitteln muß daher unbedingt ein Badearzt konsultiert werden. Während der Kur sind Zwischen- und Abschlußuntersuchungen dringend anzuraten, damit etwa auftretende Gesundheitsstörungen rechtzeitig erkannt und mitbehandelt werden können.

Genesungs- oder Festigungskuren werden nach einer größeren Operation oder nach einem längeren Krankenhausaufenthalt zur Stützung des Heilerfolges gewährt. Es gibt ferner Kuren in Genesungsheimen, etwa im Müttergenesungsheim oder in Heimen karitativer Einrichtungen. Hier werden Patienten aufgenommen, bei denen wegen der Schwere der Erkrankung eine Heilbehandlung notwendig ist.

Kinder- und Jugendkuren gibt es ebenfalls. Sie werden dann verordnet, wenn die normale gesundheitliche Entwicklung eines Kindes oder eines Jugendlichen gefährdet ist.

Was geschieht in der Kur?

Eine Kur ist kein Vergnügungsurlaub; Kuren heißt aktive Arbeit an der eigenen Gesundheit leisten. Darauf sollte man gefaßt sein, ehe man eine Kur antritt. Zunächst wird man mit dem Hausarzt besprechen, ob eine Kur angebracht ist und welcher Art die Kur sein sollte. Dementsprechend wählt man den Kurort.

Der aus dem Griechischen stammende Begriff Balneotherapie, abgeleitet von *balneion* (Bad), ist da leicht irreführend. Man könnte meinen, daß es sich hier nur um eine reine Bäderbehandlung handelt. Gemeint ist aber eine Behandlung mit natürlichen Heilwirkstoffen der Erde. Das sind in erster Linie Heilquellen. Heilwässer eignen sich für Bäder, aber auch für Trinkkuren und Inhalationen, Heilerden können ebenfalls zu Vollbädern verwendet werden, ebensogut aber zu Packungen, ja man kann sie gegebenenfalls auch verdünnt trinken. Heilgase können in Bäder geleitet werden, man kann sie aber auch inhalieren. wie etwa das Radon im Radonstollen. Eine Kur

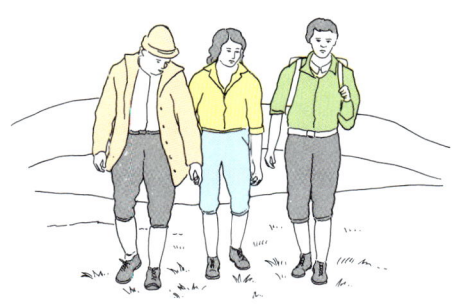

dauert im allgemeinen mindestens 4 Wochen, eine anschließende Nachkur von 7 Tagen tut meist sehr gut – man kann sich sozusagen von der Kur erholen, ehe man sich wieder in den Trubel des Berufslebens stürzt. Ist man im Kurort angekommen und hat man sich am ersten Tag ganz all-

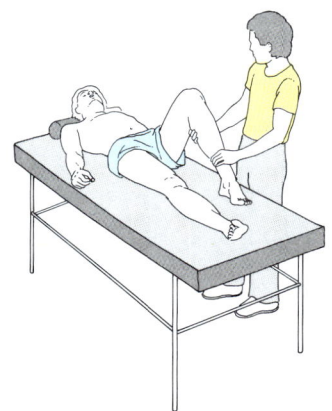

gemein mit der neuen Umgebung vertraut gemacht, hat man ausgekundschaftet, wo sich alle Einrichtungen befinden, dann führt der nächste Gang zum Kurarzt, der den Kurgast gründlich untersucht und dann die geeigneten Kuranwendungen verordnet.

Dazu gehören nicht nur die Anwendungen mit natürlichen Heilmitteln, sondern auch alle anderen zusätzlichen Maßnahmen. Es können z. B. Massagen verordnet werden, es kann dem Kurpatienten angeraten werden, tägliche Spaziergänge zu machen, mit Gymnastik oder Schwimmen etwas für seine körperliche Leistungsfähigkeit zu tun, kurz, es wird ein ganzes Kurprogramm entworfen. Meist hat der Patient dann

einen vollgepackten Stundenplan, er ist die ganze Woche hindurch von morgens bis abends beschäftigt.

Sehr günstig ist es natürlich, wenn das Kurprogramm einheitlich ist, wenn gleichartige Anwendungen jeweils zur gleichen Zeit stattfinden, damit man nicht aus dem Takt kommt und keine Anwendung vergißt. Ein solcher Plan könnte – wenn keine ernste Gesundheitsstörung vorliegt – etwa folgendermaßen aussehen: Aufstehen morgens um 7.30 Uhr. Jeden Morgen bürstet man den trockenen Körper und wäscht immer abwechselnd am einen Tag den Oberkörper, am nächsten den Unterkörper kalt ab. Das kann man allein im Hotel oder in der Pension machen. In aller Ruhe und Bequemlichkeit nimmt man dann sein Frühstück ein und geht um 10 Uhr zur Bewegungstherapie, die zugleich auch Kreislauftraining ist. Das findet regelmäßig jeden Tag – auch samstags – statt, also kann man es kaum versäumen. Dreimal in der Woche hat man dann direkt anschließend eine Massage, an den Tagen ohne Massage hat man ½ Stunde frei, vielleicht für einen kleinen Spaziergang durch den Kurpark. Um 11 Uhr ist jeden Tag Inhalation, im Anschluß daran dreimal in der Woche Atemgymnastik, einmal medizinisches Bad und einmal Unterwassergymnastik und Schwimmen. Man hat gerade Zeit, ein Mittagessen einzunehmen – vielleicht muß man die vom Arzt verordnete Diät halten –, und ist dann von den Anwendungen des Vormittags so rechtschaffen müde, daß einem die Freiluftliegekur von 13 bis 15 Uhr sehr gelegen kommt. Ab 15 Uhr steht dann abwechselnd Terrainwandern mit anderen Kurgästen oder Unter-

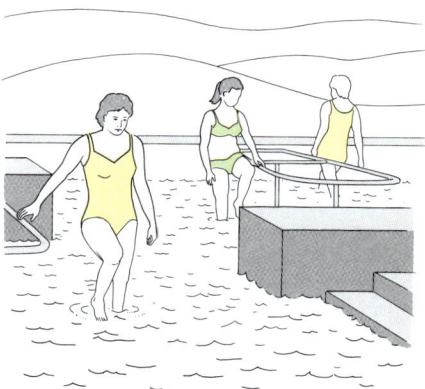

wassergymnastik auf dem Tagesprogramm. Nach dem Terrainwandern ist man gehalten, noch ½ Stunde Wassertreten zu machen, und dann ist der anstrengende Kurtag zu Ende. Es kann sich, sofern man noch Kraftreserven hat, der gemütliche Teil anschließen.

Man geht in den Kurpark zum Kurkonzert, spielt Boccia oder Schach, die ganz Unermüdlichen gehen vielleicht sogar zum Tanzen. Außerdem werden Vorträge angeboten, Hobbykurse, oder man kann Tennis spielen, reiten, Minigolf spielen.

Eine Kur ist anstrengend, doch der Effekt macht alle Mühe wett.

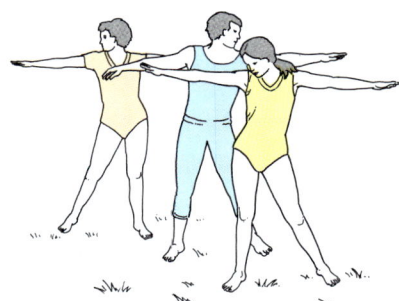

Welchen Einfluß hat das Klima?

Mitte des vergangenen Jahrhunderts konnte der Arzt Hermann Brehmer beweisen, daß die bis dahin als tödlich geltende Lungentuberkulose unter besonderer Klimabehandlung heilbar ist. Es war damit erwiesen, daß das Klima einen sehr wesentlichen Einfluß auf den Organismus besitzt und die körpereigenen Abwehrkräfte in hohem Maße aktivieren kann. Inzwischen ist es allgemeines Erfahrungsgut, daß etwa Asthma, Heuschnupfen oder eine akute Erkältungskrankheit schlagartig gebessert werden kann, wenn der Patient aus dem Großstadtmilieu in einen Kurort kommt.

Natürlich können chronische Erkrankungen nicht allein durch einen Klimawechsel oder durch einen kurzen Aufenthalt verschwinden. Hier sind zusätzliche Therapiemaßnahmen erforderlich. Dem Klima kann eine Heilwirkung zukommen, doch muß man auch damit rechnen, daß unter bestimmten Voraussetzungen vom Klima nachteilige Einflüsse auf den menschlichen Organismus ausgehen. Wetter und Klima beeinflussen in erster Linie nicht die Krankheiten, sondern die vegetativen Regulationsmechanismen des Körpers, das heißt, es werden die gleichen Reaktionswege beschritten, wie sie auch durch die übrigen Maßnahmen einer Kur angesprochen werden.

Hoch und Tief

Die Regulationsfunktionen des Organismus werden am wenigsten in den Hochdruckgebieten mit ihren

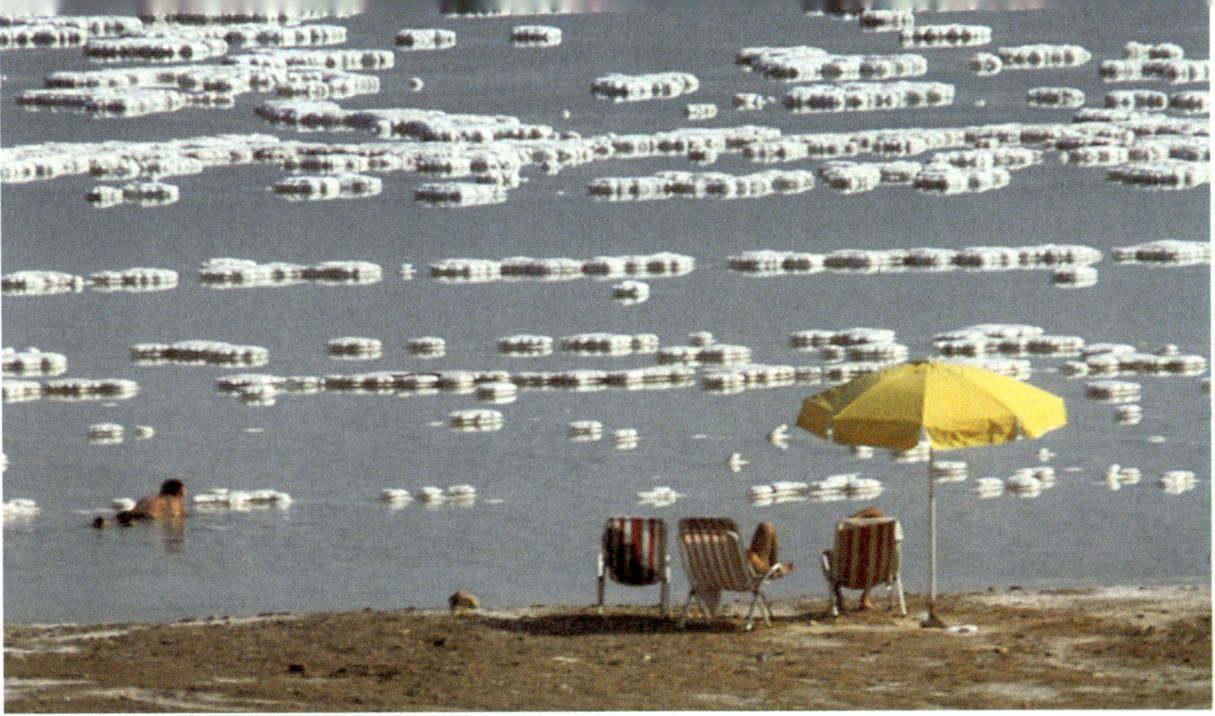

Am Toten Meer sind die besten Bedingungen für die Behandlung der Psoriasis (Schuppenflechte) gegeben: *Wüstenklima, magnesiumhaltiges Wasser sowie der größte Brom- und Sauerstoffgehalt der Luft auf der Welt*

normalen Tagesrhythmen der einzelnen Wetterelemente beansprucht. Man spricht von der „indifferenten Reizphase" des Wetters.

Die Tiefdrucklagen mit ihren Schwankungen der einzelnen Wetterelemente sind für das vegetative Nervensystem belastende Störgrößen. Die Wetterlagen auf der Vorderseite eines Tiefdruckgebietes wirken spannkraftmindernd, leistungseinschränkend und ermüdend. Dagegen hat die Wetterlage auf der Rückseite eines Tiefdruckgebietes eine spannkraftsteigernde, aktivierende und belebende Wirkung. Eine gleichbleibende Schönwetterlage, etwa in den regenarmen Ferienwochen im sonnigen Süden, hat durch die Armut an meteorologischen Reizen einen recht geringen Erholungswert (siehe auch S. 76 bis 77).

Klima und Landschaft

Wesentlich für den Behandlungserfolg ist, daß sich die Klimafaktoren und die übrigen Heilmaßnahmen am Kurort sinnvoll ergänzen. Welche Klimazone am besten geeignet ist, hängt im wesentlichen von der Ausgangslage des vegetativen Nervensystems des Patienten ab. So etwa dämpft ein Waldklima alle Witterungseinflüsse, auch die Temperaturschwankungen; es ist kühl im Sommer und mild im Winter. Demgegenüber haben die Mittelgebirgs-Kurorte mit Höhenlagen zwischen 340 und 1000 m über dem Meeresspiegel bereits ein leichtes Reizklima und verlangen intensivere Anpassungsreaktionen. Ein stärkeres Reizklima stellt das Hochgebirgsklima mit seinem verringerten Sauerstoffpartialdruck, seinen niedrigeren Temperaturen,

der vermehrten Sonneneinstrahlung und größerer Luftreinheit dar. Ein sehr starkes Reizklima herrscht an der Nordseeküste. Hinzu kommt hier das anregende Aerosol, das durch die Brandung entsteht.

Schließlich ist noch die Sonneneinwirkung auf die Haut zu beachten. Ultraviolette Strahlen des Sonnenlichtes wandeln die biologisch unwirksamen Vorläufer des Vitamin D in die biologisch aktiven Stoffe um. Hinzu kommt die Pigmentbildung der Haut, die Bräune, die durch Einwirkung des weniger schädlichen Ultraviolett A entsteht. Überlagert wird die allmähliche Bräunung durch die Strahlung des Ultraviolett B, dem kurzwelligen Teil der natürlichen Sonnenstrahlung. Diese Strahlung bewirkt den unangenehmen Sonnenbrand.

Was sind Heilwässer?

Heilwässer entstammen Quellen, die natürlich zutage treten oder die durch Bohrungen erschlossen wurden.

Alle Heilwässer werden chemisch genau analysiert und regelmäßig auf ihre Zusammensetzung und ihre hygienisch und bakteriologisch einwandfreie Qualität überprüft. Zudem wird durch Einfassung der Quelle und durch die Festlegung eines Quellenschutzgebietes im Rahmen der Quellschutzgesetze eine Vermischung mit Fremdwässern sowie Verunreinigungen verhindert.

Praktisch alle Quellwässer enthalten Mineralien – Natrium, Kalzium, Magnesium und Kalium –, die den Gesteinen und Erdschichten entstammen, mit denen die Quellwässer in Berührung kamen. Von einem Mineralwasser oder Heilwasser spricht man, wenn 1 kg Wasser mindestens 1 g gelöste Mineralien enthält. Häufig ist das Ergebnis der Heilwasseranalyse auf dem Etikett der Flasche vermerkt, so daß die genaue Zusammensetzung ersichtlich wird.

Zu den Heilwässern rechnen auch jene Quellwässer, die besonders wirksame Substanzen in sehr geringen Konzentrationen enthalten, sowie Wässer mit gasförmigen Bestandteilen (Kohlendioxid, Radon) und Thermalwässer. Als Thermalwasser bezeichnet man Quellen, deren Temperatur von Natur aus konstant über 20 °C liegt. Enthalten diese Wässer außerdem mehr als 1 g gelöste Mineralstoffe pro Kilogramm Wasser, so nennt man sie Akratothermen.

Schließlich gibt es Heilwässer, die keine der genannten Voraussetzungen erfüllen, das heißt, sie sind kalt und mineralarm und trotzdem therapeutisch wirksam. Diese Wässer nennt man Akratopegen. Ihre therapeutische Wirksamkeit ist durch exakte klinische Gutachten belegt.

Eine Sonderstellung nehmen die Solequellen ein, die einen Mindestmineralgehalt von 14 g pro Kilogramm Wasser aufweisen müssen.

Nach ihrer Zusammensetzung lassen sich die Heilwässer einteilen in Wässer, die mehr als 1 g feste, gelöste Stoffe pro Kilogramm Wasser enthalten; in eine weitere Gruppe gehören Wässer, die besonders wirksame Bestandteile aufweisen, z. B. eisenhaltige Wässer, die mindestens 10 mg Eisen pro Kilogramm, oder arsenhaltige Wässer, die mindestens 0,7 mg Arsen pro Kilogramm enthalten müssen. Weiterhin teilt man ein in radonhaltige Wässer, Kohlensäurewässer oder Säuerlinge, Thermalquellen, deren Temperatur von Natur aus konstant höher als 20 °C liegt, Mischtypen, wie z. B. kohlensäurehaltige Kochsalzthermen und Solequellen.

Bei Wässern mit größerem Mineralgehalt stellen im allgemeinen Natrium, Kalzium und Magnesium einerseits und Chlorid, Sulfat sowie Hydrogenkarbonat andererseits die Hauptbestandteile dar. Der eine oder andere Bestandteil kann vorherrschen und damit die Quelle charakterisieren. In solchen Fällen ist der Hauptbestandteil maßgebend für die Heilanzeige. Immer sind jedoch die Begleitstoffe an der Wirkung mitbeteiligt und setzen ihre Akzente, wobei den Spurenelementen eine eigene Bedeutung zukommt. Jede Quelle hat ihr eigenes Gepräge.

Die Quelle der Gesundheit

Eine Quellbohrung modernen Stils zeigt diese Schnittzeichnung der bekannten Hirschquelle in Bad Teinach im nördlichen Schwarzwald. Der hier erschlossene Natrium-Kalzium-Hydrogencarbonat-Säuerling fördert die Funktion von Nieren, Blase, Magen und Darm und wirkt harntreibend.

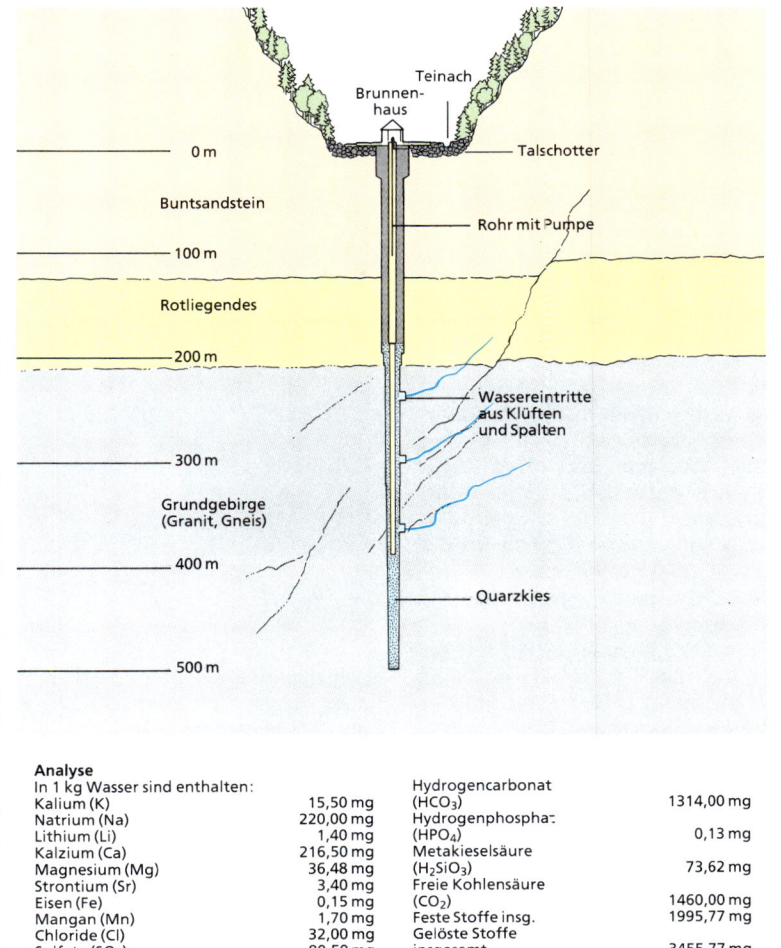

Analyse
In 1 kg Wasser sind enthalten:

Kalium (K)	15,50 mg	
Natrium (Na)	220,00 mg	
Lithium (Li)	1,40 mg	
Kalzium (Ca)	216,50 mg	
Magnesium (Mg)	36,48 mg	
Strontium (Sr)	3,40 mg	
Eisen (Fe)	0,15 mg	
Mangan (Mn)	1,70 mg	
Chloride (Cl)	32,00 mg	
Sulfate (SO$_4$)	80,50 mg	

Hydrogencarbonat (HCO$_3$)	1314,00 mg
Hydrogenphosphat (HPO$_4$)	0,13 mg
Metakieselsäure (H$_2$SiO$_3$)	73,62 mg
Freie Kohlensäure (CO$_2$)	1460,00 mg
Feste Stoffe insg.	1995,77 mg
Gelöste Stoffe insgesamt	3455,77 mg

Die Trinkkur mit Heilwasser

Trotz der Tatsache, daß die pharmazeutische Industrie uns heute für beinahe jede Krankheit und für jedwedes Beschwerdebild ein Medikament zur Verfügung stellen kann, werden in vielen Kurorten auch heute noch Trinkkuren fest in den Behandlungsplan eingebaut. Das gilt ganz besonders für solche Kurorte, in denen Patienten mit Magen- oder Darmbeschwerden, Gallenwegsleiden, Stoffwechselkrankheiten oder Störungen der ableitenden Harnwege behandelt werden.

Verschiedene Arten

Unter einer Trinkkur versteht man das regelmäßige Trinken einer abgemessenen Menge eines Mineralwassers zu bestimmten Zeiten und – je nach Verordnung – mit unterschiedlichen Temperaturen. Man unterscheidet verschiedene Arten von Trinkkuren:
● Die obligatorische Trinkkur bei jeder Kur, unabhängig von der Diagnose und von der besonderen Art des Heilwassers.
● Spezielle Trinkkuren bei Erkrankungen des Magen-Darm-Kanals, der ableitenden Harnwege und bei Stoffwechselstörungen.
● Haus-Trinkkuren und Daueraufnahme von Mineralwässern außerhalb der Kurorte, etwa durch sogenannte Versandbrunnen.

Wie wirkt eine Trinkkur?

Früher nahm man an, daß für die Wirkung der Trinkkur Wirkungsmechanismen zuständig seien, die man

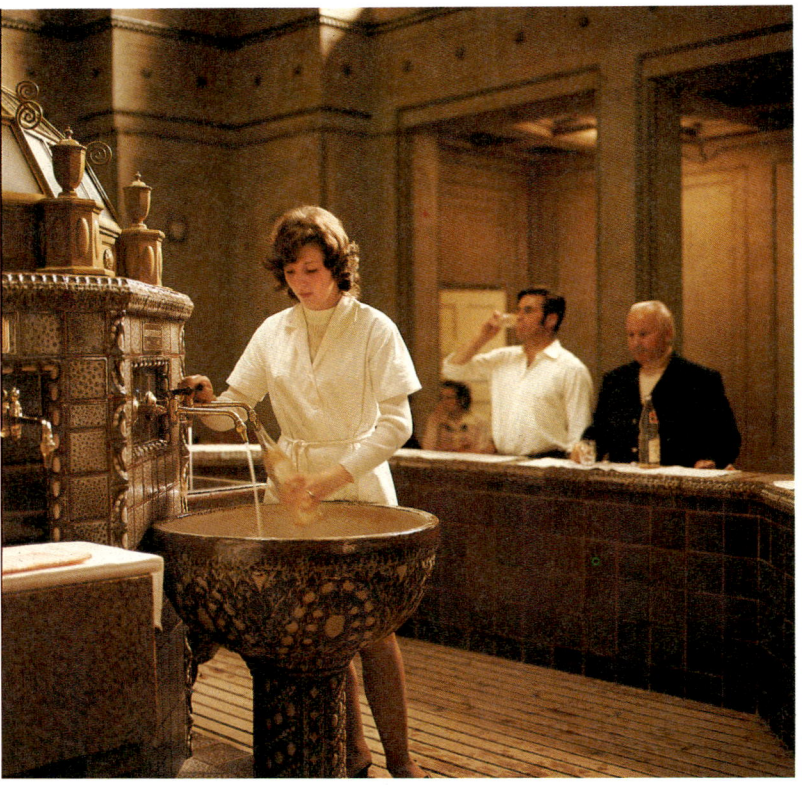

Mit der vom Badearzt verordneten, genau dosierten Trinkkur läßt sich so mancher Krankheit gezielt zu Leibe rücken. Hier eine Szene am Brunnen in der Trinkhalle

zusammenfassend als „Brunnengeist" umschrieb oder auch einzeln als „Transmineralisation" oder „Ganzheitswirkung", „vegetative Umstimmung" und „Fervoreffekt" beschrieb. Diese Wirkungsmechanismen haben sich nicht beweisen lassen.

Heute wird das Augenmerk mehr auf dosisabhängige Wirkungen von einzelnen Bestandteilen der Heilwässer gerichtet. Dennoch ist das

Heilwasser in seiner Wirkung nur in seltenen Fällen mit einem Medikament vergleichbar. Vielmehr soll durch eine Trinkkur ein krankhaft veränderter Funktionsablauf, beispielsweise im Magen-Darm-Kanal und in den Wegen, über die die Verdauungsdrüsen und Schleimhautzellen ihre Sekrete absondern, in eine normale Bahn gelenkt werden. Es soll erreicht werden, daß der Organismus wieder in der richtigen Weise

reagieren und auf Reize wieder richtig antworten kann. Es soll also eine Verhaltensänderung angestrebt werden, wobei die Trinkkur sinnvoll in den Tagesrhythmus eingebaut wird.

Wirkung auf Magen-Darm-Kanal

Die Flüssigkeitszufuhr im Rahmen einer Trinkkur hat direkte Einwirkung auf den Magen-Darm-Kanal. Da es sich um eine mehr oder weniger große Flüssigkeitszufuhr handelt, wird auch die gesunde Niere beteiligt, die für die Ausscheidung der Flüssigkeit und der überschüssigen Mineralstoffe verantwortlich ist. Zwischengeschaltet ist der Blutstrom, mit dem die Mineralstoffe und das Wasser nach der Resorption transportiert werden. Es werden durch die Trinkkur also das ganze Organsystem und die es beeinflussenden Stoffwechselprozesse berührt.

Mineralwässer mit sehr niedriger osmotischer Konzentration passieren den Magen, wenn sie auf nüchternen Magen getrunken werden, sehr schnell. Dabei wandern die Carbonat-Ionen rasch, die Chlorid-Ionen weniger schnell und am langsamsten die Sulfat-Ionen. Der Magensaft wird durch das Mineralwasser verdünnt, und damit findet auch eine Verschiebung des Säurewertes statt. Wie stark die Vorgänge im Magen beeinflußt werden, richtet sich nach der Dosierung des Wassers und nach der Durchführung der Kur – das heißt, ob man das Wasser nüchtern trinkt, ob es Kohlensäure enthält oder nicht. Nachdem es den Magen passiert hat, wird das Wasser in den oberen Dünndarmabschnitten sehr rasch von den Darmwänden aufgenommen, der „Spüleffekt" des Wassers erschöpft sich also bereits hier.

Daneben kommt es aber auch zu Rückwirkungen auf die Verdauungsdrüsen. In den Nachtstunden werden nur geringe Mengen Verdauungssekret gebildet. Bereits beim Aufwachen nimmt die Sekretion zu, und durch die Nahrungsaufnahme oder auch durch Mineralwassergaben wird sie sofort verstärkt. Im Unterschied zur Nahrungsaufnahme wird der Organismus bei der Gabe von Mineralwässern allerdings weniger belastet, denn es besteht kein gesteigerter Bedarf an Verdauungsfermenten.

Neutralisierende Effekte

Hydrogencarbonathaltige Wässer können die Magensäure neutralisieren. Der Effekt ist jedoch nur von kurzer Dauer und wegen der relativ geringen Menge der Bicarbonat-Ionen auch nicht sehr ausgeprägt. Es läßt sich aber zeigen, daß durch solche Heilwässer die Sekretion von Gastrin beeinflußt wird. Es handelt sich bei Gastrin um ein Hormon, das in bestimmten Zellen der Magenwand gebildet wird und das mitverantwortlich ist für die Magensäure- und Pepsinbildung. Aber auch die Muskelbewegung des Magens wird gehemmt. Diese Tatsache kann erklären, weshalb solche Heilwässer eine schmerzlindernde Wirkung bei Patienten mit Magengeschwüren haben können.

Abführende Wässer

Kalzium und Magnesium regen die Magensäurebildung an, entfalten eine krampflösende Wirkung und regen den Abstrom der Galle an, sind also galletreibend. Sulfat-Ionen werden schwer resorbiert und binden zudem Wasser im Magen-Darm-Kanal. Daraus erklärt sich ihre abführende

Wirkung. Die Dosis, die nötig ist, um eine abführende Wirkung zu erzielen, schwankt allerdings sehr. Sie hängt in erster Linie davon ab, wie sehr der betreffende Patient bereits an die Einnahme von Abführmitteln gewöhnt ist.

Vorsicht mit Kochsalz

Natriumchloridreiche, also Kochsalz enthaltende Mineralwässer sollten von Patienten mit erhöhten Blutdruckwerten mit Zurückhaltung angewendet werden. Es ist aber darauf hinzuweisen, daß in dem Maße, in dem die Natriumzufuhr steigt, bei intakter Funktion der Nieren auch die Natriumausscheidung steigt. Zu berücksichtigen ist andererseits, daß der Kochsalzverlust durch eine vermehrte Schweißbildung, besonders an heißen Sommertagen, beachtliche Ausmaße erreichen kann, so daß eine Ergänzung der Körperbestände an Natrium und Wasser unbedingt erforderlich wird. Im Normalfall essen wir eher zuviel Salz als zuwenig. Vorsicht also beim Nachwürzen!

Nicht immer nützlich

Zu den lebensnotwendigen Mineralstoffen gehören neben Natrium vor allem Kalium, Kalzium, Phosphor und Magnesium. Während die Versorgung mit Natrium für den menschlichen Organismus kein Problem darstellt, sind Kaliummangelzustände nicht selten anzutreffen, etwa als Folge der Einnahme von Abführmitteln. Da, gemessen am sehr hohen Kaliumbedarf des Menschen, der Gehalt der Heilwässer an Kalium verhältnismäßig gering ist, eignen sich Trinkkuren nicht zur Behandlung von Kaliummangelzuständen. Ähnliches gilt für den Bedarf an Phosphor. Kalzium wiederum ist in der Nahrung so reichlich enthalten, daß auch ein gesteigerter Bedarf abgedeckt werden kann.

Früher kam den eisenhaltigen Mineralwässern bei der Behandlung der sogenannten Blutarmut eine wesentliche Bedeutung zu, da andere Behandlungsverfahren kaum zur Verfügung standen. Heute kommen Trinkkuren mit eisenhaltigen Wässern allenfalls noch zur Vorbeugung bei einem drohenden Eisenmangel in Betracht.

Ganz anders verhält es sich mit Magnesium. Durch einseitige Ernährung, Erbrechen, Durchfälle oder Nierenkrankheiten kann der Magnesiumspiegel so weit absinken, daß Verkrampfungen der Muskulatur mit gleichzeitiger Muskelschwäche, Angst-, Unruhezustände und Herzfunktionsstörungen auftreten. Es gibt zahlreiche Heilwässer, deren Magnesiumgehalt hoch ist. Durch Trinkkuren mit solchen Wässern läßt sich nicht nur ein Magnesiummangel verhindern, sondern auch ein bestehender Mangelzustand beheben.

Spurenelemente im Heilwasser

Alle Spurenelemente finden sich in ausreichenden Mengen in der festen Nahrung, soweit die Kost ausgewogen zusammengesetzt ist. Einige Spurenelemente werden aber schwer vom Organismus aufgenommen, besonders wenn Funktionsstörungen des Magen-Darm-Traktes vorliegen. Deshalb spielen Quellwässer, die Mineralstoffe enthalten, eine wesentliche Rolle bei der Versorgung des menschlichen Organismus mit diesen Stoffen.

Über den genauen Bedarf an Spurenelementen für den menschlichen Organismus liegen auch heute noch für viele Elemente keine genauen Angaben vor. Die in der folgenden Tabelle wiedergegebenen Zahlen sind Erfahrungswerte.

	Gesamtbestand des Körpers mg	Gehalt der Nahrung mg/Tag	Notwendige Aufnahme mg/Tag	Gehalt der Mineralwässer mg/kg
Zink	3000	10,0 −15,0	15	bis 4,4
Fluor	2600	0,2 − 0,3	−	−
Kupfer	100	2,0 − 5,0	0,6 −1,6	bis 1,6
Vanadium	18	−	1,0 (?)	bis 1,9
Selen	13	0,06− 0,22	0,06−0,12	bis 0,003
Mangan	12	5,0 −10,0	2,0 −3,0	bis 5,0
Nickel	10	0,25− 0,5	0,01 (?)	bis 0,01
Jod	10	0,05− 0,2	0,1 −0,3	bis 30,0
Molybdän	9	0,05− 0,5	0,1 −0,2	bis 0,03
Chrom	1,7	0,05− 0,1	0,02	bis 0,003
Kobalt	1,5	0,05− 1,8	−	bis 0,02

Der Einsatz von Heilwässern

Eine Trinkkur kann die medikamentöse Behandlung unterstützen, unter Umständen sogar allein wirksam sein. Es gibt allerdings auch Fälle, in denen Heilwässer wenig sinnvoll, wenn nicht gar eher schädlich sind. Auf jeden Fall sollte man Rücksprache mit seinem Arzt nehmen, ehe man eine Heilwasserkur beginnt.

Magen- und Darmerkrankungen
Bei chronischen Erkrankungen des Magens, die mit einer herabgesetzten Bildung von Magensäure einhergehen, kann frisches Mineralwasser schon im Mund die Sekretion von Speichel und Verdauungssekret im Magen anregen. Am besten wirken kohlensäurehaltige Säuerlinge. Sie führen bereits 5 Minuten nach dem Trinken zu vermehrter Magensaftbildung. Auch Natrium und Chlor regen die Säurebildung an. Selbstverständlich kann eine solche Wirkung nur dann entfaltet werden, wenn noch genügend reaktionsfähige Magenschleimhaut vorhanden ist.

Bei Patienten mit Magengeschwüren kann durch bicarbonathaltige Heilwässer die Muskeleigenbewegung des Magens gehemmt werden, wodurch eine gewisse Schmerzlinderung erreicht wird.

Zur Behandlung der Stuhlverstopfung eignen sich magnesiumsulfat- und natriumsulfathaltige Wässer. Um einen Gewöhnungseffekt zu vermeiden, sollte eine Trinkkurbehandlung stets mit diätetischen Maßnahmen kombiniert werden, also mit schlakkenreicher Kost.

Bei Darmkatarrhen bevorzugt man kalziumhaltige Heilwässer. Man spricht solchen Wässern beruhigende Einflüsse im Magen-Darm-Kanal zu, die entzündlichen Veränderungen entgegenwirken und darüber hinaus milde stopfend sind.

Wässer zum Inhalieren
Kochsalzhaltige Heilwässer eignen sich, insbesondere wenn sie zur Inhalation verwendet werden, auch zur Behandlung von langwierigen katarrhalischen Erkrankungen der Atemwege, ja selbst der chronischen Bronchitis. Diese Wässer wirken sekretionsfördernd und schleimlösend. Ebenfalls inhaliert werden auch radonhaltige Wässer zur Behandlung von rheumatischen Erkrankungen. Die Wässer werden fein zerstäubt und eingeatmet. Die Alphastrahlung, die Radon aussendet, soll die Körperzellen zu Reparaturvorgängen anregen (siehe auch Abb. S. 282 bis 283).

Heilwasser bei Zuckerkrankheit
Trinkkuren mit alkalischen Heilwässern reichern die Alkalireserven im Körper an und verstärken damit die Fähigkeit des Organismus, das Säure-Basen-Gleichgewicht im Körper zu stabilisieren und die Belastbarkeit mit Säuren zu verbessern.

Immerhin soll die Verbesserung der Belastbarkeit des Körpers für Säuren einer der Faktoren sein, weshalb alkalische Wässer zur unterstützenden Behandlung der Zuckerkrankheit eingesetzt werden können. Freilich, Heilwässer können weder Insulin noch blutzuckersenkende Medikamente in Tablettenform ersetzen. Sie können aber die Wirkung dieser Medikamente eindrucksvoll unterstützen.

Ähnliches gilt für Patienten mit erhöhten Harnsäurewerten, die also an Gicht leiden. Auch hier unterstützen natriumbicarbonathaltige Heilwässer die Therapie. Einen Einfluß auf die zugrundeliegende Harnsäurestoffwechselstörung haben die Heilwässer jedoch nicht.

Leber- und Gallenleiden
Während einer akuten Leber- oder Gallenerkrankung sind Heilwassertrinkkuren nicht angezeigt. Nach dem Abklingen der akuten Erscheinungen werden bei Leber- und Gallenerkrankungen aber Sulfat- oder Schwefelwässer empfohlen. Allerdings setzt der Effekt nicht sofort ein; man muß bei dieser Trinkkur Geduld haben.

Die besten Wirkungen zeigen Trinkkuren bei funktionellen Störungen der Gallenwege.

Nieren- und Blasenleiden
Bei akuten Nierenkrankheiten ist keine Trinkkur angezeigt. Ebenso treten bei fortgeschrittenen chronischen Nierenerkrankungen mit Einschränkung der Nierenfunktion Verschlechterungen ein. Hingegen können bei manchen Erkrankungen nach Abklingen der akuten Phase zur Nachbehandlung Trinkkuren eingesetzt werden. Es kommen aber nur mineralarme Quellen in Betracht.

Demgegenüber sind die harnabführenden Wege einer Trinkkurbehandlung zugänglich. Das wichtigste Prinzip ist dabei der vermehrte Flüssigkeitszufluß durch die ableitenden Harnwege. Dabei stellen die Heilwässer kein harntreibendes Medikament dar, denn es ist mehr die Menge der verabreichten Flüssigkeit, die für die Durchflutung der harnabführen-

den Wege verantwortlich ist. Das Heilwasser darf nicht zu stark mineralhaltig sein und vor allem keine größeren Mengen an Kochsalz enthalten. Ein Sulfatgehalt des Mineralwassers kann die Harnflut vermehren. Aber auch hier gilt einschränkend, daß größere Mengen an Sulfat hemmend wirken.

Die ableitenden Harnwege werden vom stark verdünnten Harn durchspült und von mikroskopisch kleinen Kristallen und kleinen Steinen befreit. Das gilt besonders für Nierenbecken und Blase, wo sich derartige Stoffe leicht ablagern. Unter Umständen kann die starke Harnflut einen Steinabgang oder eine Kolik auslösen. Mit der Durchspülung werden auch Bakterien, weiße Blutkörperchen, Schleim und sonstige Entzündungsprodukte ausgeschwemmt. Somit stellen auch Blasen- und Nierenbeckenentzündungen ein Indikationsgebiet für Trinkkuren dar. In keinem Fall aber ersetzen die Trinkkuren eine etwa erforderliche Behandlung mit Antibiotika.

Bei Harnsteinerkrankungen hat der Säurewert (pH-Wert) des Harns eine besondere Bedeutung, wenn das Wiederauftreten von Steinen verhindert werden soll. Verabfolgt man Heilwässer in größeren Mengen – mehr als 1 l pro Tag –, so nähert sich der Säurewert dem Neutralpunkt. Doch nur durch reine Natriumcarbonat-Wässer kann der pH-Wert in den alkalischen Bereich verschoben werden, was nötig ist, wenn man vermeiden will, daß sich neue Steine bilden.

Bevor bei Steinleiden eine Trinkkur durchgeführt wird, sind eingehende urologische Untersuchungen und, nach Möglichkeit, auch eine Steinanalyse erforderlich.

Welches Heilwasser gegen welche Beschwerden?

Eine Trinkkur muß ohne Unterbrechung über einen Zeitraum von mindestens 4 bis 6 Wochen durchgeführt werden. Das Heilwasser soll stets die gleiche Temperatur haben und jeweils zu den gleichen Tageszeiten getrunken werden. Im allgemeinen wird je ein Drittel der Tagesdosis schluckweise morgens nüchtern, 1 Stunde vor dem Mittag- und 1 Stunde vor dem Abendessen getrunken.

Patienten mit Magenempfindlichkeit sollten das Heilwasser nach den Mahlzeiten trinken, weil sie es dann besser vertragen. Das gilt auch, wenn der Nahrung lediglich Spurenelemente zugeführt werden sollen. Eine gleichzeitig erforderliche Diät ist jeweils vom behandelnden Arzt den besonderen Bedürfnissen des Patienten anzupassen und sollte nicht nach eigenem Ermessen gestaltet werden.

Beschwerden	Heilwasser
Chronische Bronchitis:	Inhalationen mit Solewässern
Chronische Magenschleimhautentzündung:	Kochsalzwässer, Bicarbonatwässer (kleine Dosen vor den Mahlzeiten)
Chronisches Darmkatarrhleiden und funktionelle Darmbeschwerden:	Kalziumsulfatwässer, Kalzium-Natriumchlorid-Wässer
Chronische Stuhlverstopfung:	Natrium- und Magnesiumsulfatwässer in Verbindung mit schlackenreicher Kost
Chronische Gallenwegsleiden und funktionelle Gallenbeschwerden:	Natrium- und Magnesiumsulfatwässer
Chronische Gelenk- und Wirbelsäulenerkrankungen:	Schwefelwässer und Inhalationen mit Radonwässern
Durchblutungsstörungen:	Kohlendioxidhaltige Heilwässer
Leberschäden:	Natriumsulfatwässer, Schwefelwässer
Chronische Erkrankungen im Bereich der ableitenden Harnwege:	Kalzium- und Natriumkalziumbicarbonat-Säuerlinge in reichlicher Dosierung
Nierensteine: a) Phosphatsteine b) Harnsäuresteine c) Oxalatsteine d) Carbonatsteine	Mineralarme Säuerlinge Natriumbicarbonatwässer, Kalzium-Magnesium-Bicarbonat-Wässer Mineralarme Säuerlinge in reichlichen Mengen (Verdünnungseffekt) Mineralarme Säuerlinge
Altersbeschwerden:	Jod- und Radonwässer
Zuckerkrankheit:	Unterstützende Behandlung mit Bicarbonat- oder Schwefelwässern

Schwefelwässer

Bei Schwermetallvergiftungen werden schwefelhaltige Heilwässer verabfolgt (Aachener Trinkkur). Der Schwefel soll mit den im Körper, vor allem im Gehirn und in den Knochen, abgelagerten Schwermetallen lösliche Komplexe bilden, die dann über die Niere ausgeschieden werden. Sulfidschwefelwässer werden aber auch zur unterstützenden Behandlung von Erkrankungen des rheumatischen Formenkreises eingesetzt. Man hat festgestellt, daß die Gelenkinnenhaut sehr schwefelreich ist und den angebotenen Schwefel bevorzugt aufnimmt. Das verbessert die Beweglichkeit der Gelenke.

Wässer mit Spurenelementen

Spurenelemente sind Werkzeuge derjenigen Wirkstoffe, die den Stoffwechsel regeln, der Hormone, Vitamine und Enzyme.

So etwa ist Magnesium wichtig für den Kohlenhydratabbau, Eisen für die Bildung von Blutfarbstoff, Kupfer dient verschiedenen Enzymen, die oxidative Vorgänge steuern, ebenso Mangan. Zink ist wichtig für das Insulin, Jod für die Schilddrüsenhormone, Molybdän für den Harnsäurestoffwechsel, Kobalt für das Vitamin B_{12} und Chrom für verschiedene eiweißspaltende Enzyme. Praktisch alle Heilwässer enthalten Spurenelemente, wobei aber der Gehalt und die Zusammensetzung von Quelle zu Quelle großen Schwankungen unterliegt.

Es wurde bereits erwähnt, daß die Versorgung des menschlichen Organismus mit Spurenelementen im allgemeinen nicht problematisch ist, wenn eine gemischte und vernünftig zusammengesetzte Kost verabfolgt wird. Bei allen einseitigen Ernährungsformen – auch wenn wegen bestimmter Erkrankungen eine strenge Diät eingehalten werden muß – kann es aber zur Unterversorgung des Organismus mit Spurenelementen kommen. Das gilt vor allem auch für Patienten, die unter Funktionsstörungen des Magen-Darm-Traktes leiden.

In solchen Fällen kann durch die Verabreichung eines geeigneten Heilwassers mit dazu beigetragen werden, daß die Entwicklung eines Mangelzustandes verhindert wird. Dabei ist selbstverständlich die zugrundeliegende Gesundheitsstörung durch zusätzliche Therapiemaßnahmen zu beheben, soweit das möglich ist.

Ein besonderes Problem stellt Fluor dar, das, wenn es zur Verhütung der Zahnfäule (Karies) eingesetzt werden soll, regelmäßig getrunken werden muß. In Ländern, in denen ein Fluorzusatz zum Trinkwasser vorgeschrieben ist, stellen sich solche Probleme nicht. In der Bundesrepublik Deutschland gibt es keine gesetzliche Vorschrift für den Fluorzusatz zum Trinkwasser.

Es gibt Heilwässer, deren Gehalt an Fluor so hoch ist, daß auch mit relativ geringen Mengen eines geeigneten Heilwassers bereits der Tagesbedarf gedeckt werden kann. Eine Vorbeugung gegen Zahnfäule wäre damit gegeben, doch sind Heilwässer, die mehr als 2,0 mg Fluorid pro Kilogramm Wasser enthalten, verschreibungspflichtig, sie müssen also vom Arzt verordnet werden. Zu den verordnungspflichtigen Heilwässern gehören auch solche, die mehr als 0,08 mg Arsen pro Kilogramm enthalten.

Thermalbäder – ein altes Vergnügen

Das Baden in Thermen war schon in der Antike beliebt, und besonders die Römer gaben sich gerne Badefreuden hin. Ihre Anlagen waren durchaus mit unseren modernen Bädern vergleichbar

Wenn man heute die Anlage eines modernen Thermalbades betrachtet, fühlt man sich zwangsläufig an die großen Thermen des römischen Imperiums erinnert. Das hier abgebildete Gesundheits- und Freizeitbad Leuze in Stuttgart-Bad Cannstatt z. B. hat ein umfassendes Angebot an Einrichtungen aufzuweisen. Sechs Schwimm- und Badebecken mit 1700 m² Wasserfläche und Temperaturen zwischen naturbelassenen 20 °C und erwärmten 34 °C bieten dem Badefreund gesundheitlich wohltuende Abwechslung. Hinzu kommen eine Sauna und ein attraktives Kurmittelangebot.

Bodensprudler, Massagedüsen und Sprudelliegen lockern Verspannungen von Muskeln und wirken angenehm auf die Gelenke ebenso wie das 34 °C warme Sitz- und Liegebecken und das Bewegungsbad. Das 14 °C kalte Wassertretbecken oder der Strömungskanal sind als Trimmstation geschätzt. Grünanlagen, Spielbereiche, Solarien sowie ein Restaurant erweitern das Angebot.

Ganz ähnliche Badefreuden genossen die Römer, wie uns heute noch Ausgrabungen aus dieser Zeit, etwa im englischen Bath oder in der Nähe von Rottenburg (siehe Abb. S. 279), zeigen.

Neben dem Warmwasserbad *(Caldarium)* gab es ein Kaltwasserbad *(Frigidarium)* und einen lauwarmen

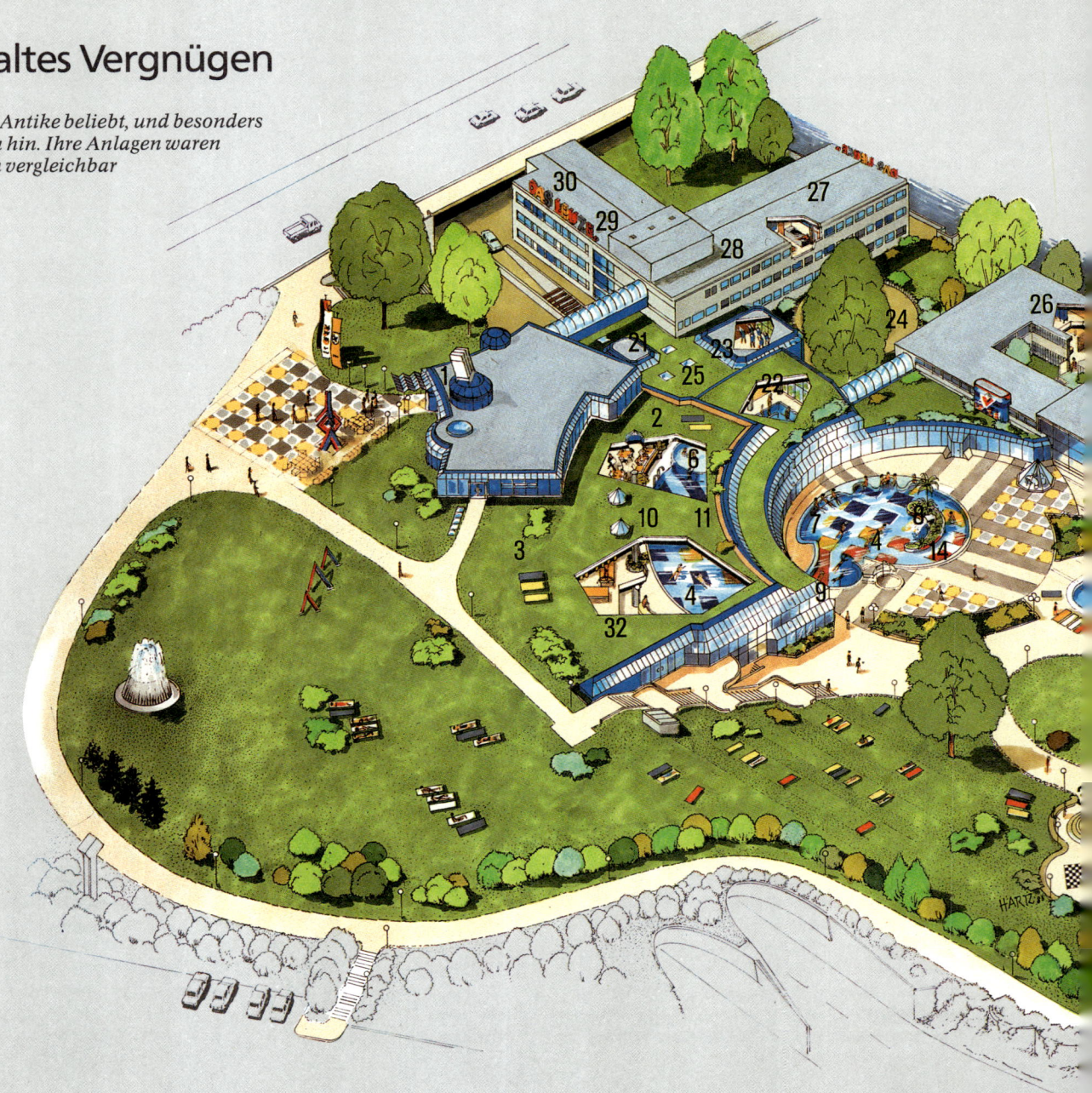

1 Eingangshalle
2 Restaurant
3 Liegeterrasse
4 Mineralschwimmbecken 30 °C
5 Mineralschwimmbecken 20 °C
6 Sitz- und Liegebecken
7 Sprudelliegen
8 Wasserfall
9 Ausschwimmkanal
10 Bodensprudler
11 Massagedüsen
12 Mineralaußenbecken 20 °C
13 Mineralaußenbecken 24 °C
14 Strömungskanal
15 Planschbecken
16 Spielen
17 Kinderspielplatz
18 Sommergaststätte
19 Trimmen
20 Wassertretbecken 14 °C
21 Kleines Mineralbewegungsbad 34 °C
22 Großes Mineralbewegungsbad 34 °C
23 Gymnastikräume (Einzel- und Gruppen-
behandlung)
24 Gymnastikwiese
25 Bewegungstherapiezentrum
26 Sauna
27 Wannenheilbäder
28 Massagen
29 Elektrotherapie
30 Kurarztpraxen
31 Trinkbrunnen
32 Solarien

Übergangsraum *(Tepidarium)*. Gymnastik und Ballspiele trieb man in *Scholae* genannten Räumen, und ein Schwitzbad konnte man im *Sudatorium* oder *Laconicum* nehmen. Außerdem gab es in solchen Anlagen Geschäfte und Bibliotheken.

Oft waren die großen Thermen wahre Prachtbauten. Die berühmtesten in Rom, die Caracallathermen, wiesen über 60 Hallen, Säle und Kuppelbauten auf. Vier Warmwasserbecken und ein großes Areal unter freiem Himmel, dessen Schwimmbecken über 1000 m² maß, boten 1500 Menschen gleichzeitig Platz. Die Badegäste tummelten sich in marmorverkleideten Hallen, die mit Mosaiken und Fresken geschmückt waren. Springbrunnen und Statuen sorgten für eine luxuriöse Atmosphäre.

Die römischen Eroberer bauten ihre Bäder in allen Teilen ihres Weltreiches. Ob in Nordafrika, Arabien, Kleinasien, auf dem Balkan oder im nördlichen Europa – insgesamt soll es während des römischen Imperiums 175 Großthermen in den Kolonien gegeben haben. Für Soldaten, Verwaltungsbeamte, Politiker und Kaufleute aus Rom wurden auch kleinere Bäder entlang den Heerstraßen errichtet, damit sie nirgends auf Badefreuden verzichten mußten.

Von den Anlagen künden heute archäologische Funde in Frankreich, in Großbritannien und in Deutschland (z. B. Aachen, Trier, Wiesbaden), um nur einige zu nennen.

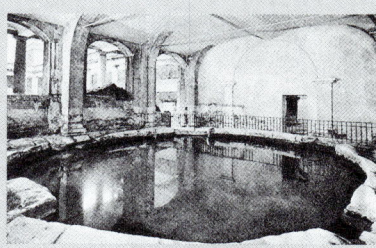

Aquae Sulis, das heutige Bath in Großbritannien, war zur Zeit der Römer ein beliebtes Heilbad

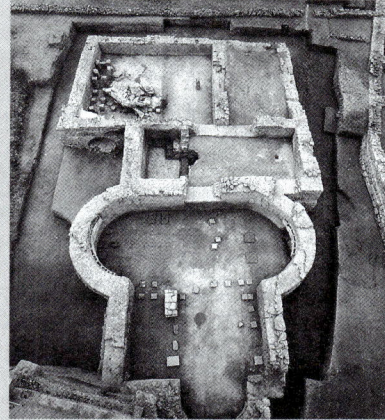

Die Ausgrabung eines römischen Badegebäudes bei Rottenburg

Thermal- und Solebäder

Als Thermalwasser bezeichnet man Quellen, deren Temperatur von Natur aus konstant über 20 °C liegt, die Temperatur von hyperthermischen Wässern liegt sogar konstant bei über 35 °C. Enthält das warme Quellwasser darüber hinaus mehr als 1 g gelöste Mineralstoffe pro Kilogramm Wasser, so spricht man von Akratothermen.

Solequellen enthalten einen Mineralgehalt von mindestens 14 g pro Kilogramm Wasser, wobei mindestens 5,5 g Natrium und mindestens 8,5 g Chlorid den Kochsalzgehalt der Sole ausmachen.

Thermal- und Solequellwässer werden nicht nur zur klassischen Bäderbehandlung verwendet, sondern auch zur Inhalationsbehandlung. Darüber hinaus läßt sich eine entsprechend verdünnte Sole aber auch zur Trinkkurbehandlung einsetzen.

Sole wird ihres teilweise sehr hohen Mineralsalzgehaltes wegen meist in verdünnter Form angewendet. Dabei lassen sich durch entsprechende Verdünnungen alle gewünschten Konzentrationen leicht herstellen. Da die Sole darüber hinaus meistens als Thermal-Solebad verabfolgt wird, wirken bei diesen Behandlungsmaßnahmen mineralhaltiges Wasser und Wärme zugleich auf den Organismus ein, wobei die Wirkung durch den Mineralsalzgehalt verstärkt wird.

Diese Behandlungsform hat bisher nicht an Bedeutung verloren, trotz reicher Forschungsergebnisse und mannigfacher Heilerfolge auf fast allen medizinischen Teilgebieten, die

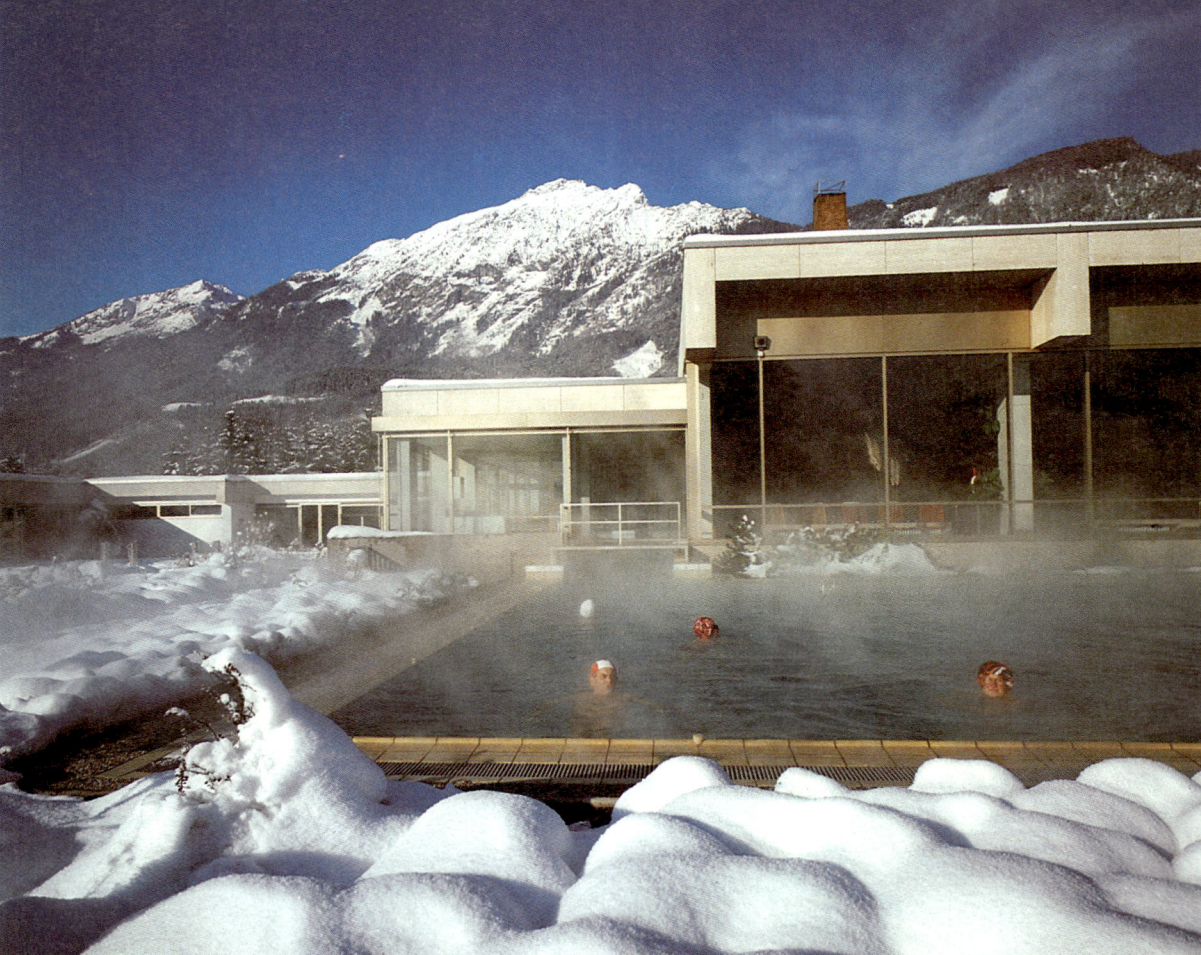

Thermalquellen sprudeln mit einer konstanten Temperatur von mindestens 20 °C aus der Erde. Häufig liegt die Temperatur noch höher, so daß man auch im tiefsten Winter draußen schwimmen kann

mit anderen Verfahren erreicht wurden. Die Hauptursache für diese Tatsache dürfte darin liegen, daß Wasser und Wärme den Organismus zu einer Reihe von Reaktionen veranlassen, die teilweise gegenregulatorisch ablaufen. Damit wird die Wasser- und Wärmetherapie zu einer Reiz- und Regulationsbehandlung, die vorbeugend und heilungsfördernd wirken und die körpereigenen Abwehrkräften anregen kann. Schließlich können Wasser und Wärme auch zur unterstützenden Behandlung von medikamentös nur schwer zu beeinflussenden Krankheiten eingesetzt werden.

Allgemeine Wirkungen
Augenfällig sind zunächst die Auftriebskräfte, die wirksam werden und die um so stärker sind, je höher das spezifische Gewicht der Solelösung ist. Gelenke und Wirbelsäule werden entlastet, und die Bewegungen werden erleichtert, wenn man in stark salzhaltigem Wasser schwimmt.

Der Druck des Wassers führt dazu, daß unter der Haut gelegene Blutgefäße, insbesondere die Venen, zusammengezogen werden. Das in ihnen befindliche Blut weicht aus und verlagert sich in Bereiche, die dem äußeren Wasserdruck nicht zugänglich sind. Messungen haben ergeben, daß die Umschichtung der Blutverteilung beachtliche Ausmaße annehmen kann. Der Beinumfang kann allein durch die Umschichtung der Blutverteilung um 1,5 cm verringert werden; der Bauchumfang kann sogar bis 6,5 cm abnehmen.

Für die Abnahme des Bauchumfangs ist aber nicht nur die Blutverschiebung verantwortlich, sondern auch ein gleichzeitig eintretender Zwerchfellhochstand, der die Einatmung etwas erschwert, während die Ausatmung erleichtert wird.

Darüber hinaus kommt es zu einer Verschiebung des Flüssigkeitsaustausches zwischen den Blutgefäßen und dem Bindegewebe, es setzt ein vermehrter Flüssigkeitsabstrom aus dem Bindegewebe ein. Über diesen und über andere Wege kommt es zu einer Steigerung der Harnproduktion, wodurch vermehrt Flüssigkeit aus dem Organismus ausgeschwemmt wird. Alle diese Wirkungen lassen sich dadurch sehr fein abstufen, daß neben Vollbädern auch Halb- oder Teilbäder gegeben werden können, je nach der Belastbarkeit des Patienten und je nachdem, welche Wirkung erzielt werden soll.

Wirkung des Wärmereizes

Der Wärmereiz führt zunächst zu einer Erhöhung der Hauttemperatur und der Temperatur im angrenzenden Gewebe. Gleichzeitig wird der Stoffwechsel im Gewebe angeregt. Da der Organismus bestrebt ist, die Temperatur konstant zu halten, wird die Durchblutung vermehrt, wodurch der Abstrom von Wärme und der Abfluß von Stoffwechselprodukten erhöht wird. Parallel dazu nimmt der Spannungszustand der Muskulatur ab. Die vermehrte Durchblutung hat aber auch eine Zunahme der Ver-

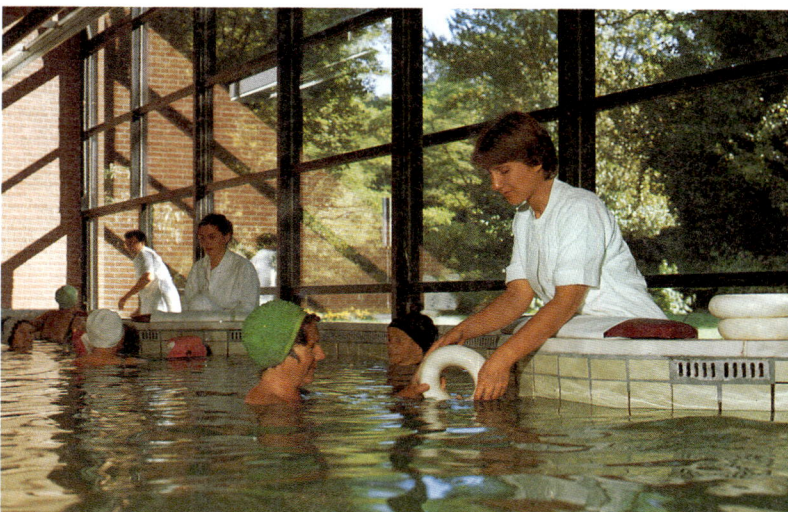

Um einen vollen Erfolg bei der Bäderbehandlung zu erzielen, bedarf es ergänzender Maßnahmen, etwa einer Bewegungstherapie, die unter Anleitung durchgeführt wird

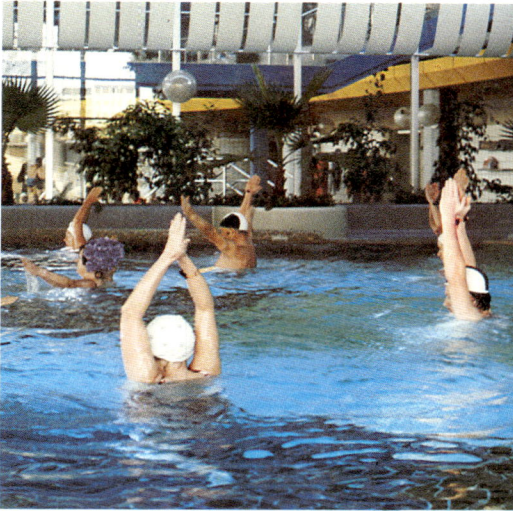

Auch die Wassergymnastik ist eine wertvolle ergänzende Kurmaßnahme

sorgung des Gewebes mit Sauerstoff und Nährstoffen zur Folge. Ferner geht die vermehrte Durchblutung mit Druckänderungen im arteriellen und venösen Schenkel des Kreislaufsystems einher, so daß, wenn der einwirkende Wärmereiz ausgeprägt genug ist, Rückwirkungen auf das Herz und auf den Kreislauf die Folge sind. Durch Erhöhung oder durch Senkung der Wassertemperatur lassen sich die Wärmereize und damit die im Organismus ausgelösten Reaktionen sehr fein regulieren.

Die Wärmeanwendung übt eine schmerzlindernde Wirkung aus. Bis heute ist nicht endgültig geklärt, wie sie zustande kommt. Besonders bewährt hat sich die Wärmeanwendung bei Schmerzzuständen, die durch Verspannungen der Muskulatur ausgelöst werden.

Die Wärmezufuhr hat darüber hinaus aber auch eine beruhigende und oft auch einschläfernde Wirkung. Sie ist am stärksten ausgeprägt, wenn Vollbäder mit 37 bis 38 °C über eine Dauer von 15 bis 20 Minuten gegeben werden.

Die Temperaturempfindungen und die Reaktionen auf Wärmereize hängen nicht allein von der absoluten Temperatur ab, sondern auch von der Wärmeleitfähigkeit der unmittelbar auf die Körperoberfläche einwirkenden Substanz. Wegen der guten Leitfähigkeit von Wasser wird ein Bad von 25 °C wegen des raschen und intensiven Übergangs der Wärme aus dem menschlichen Organismus in das Wasser als kalt empfunden. Ein Luftbad von 25 °C dagegen wird wegen der fast fehlenden Wärmeableitung als warm empfunden.

Indifferenz- und Toleranzpunkt

In diesem Zusammenhang seien die Begriffe Indifferenzpunkt und Toleranzpunkt kurz erläutert. Indifferenzpunkt ist diejenige Temperatur, bei der die wärmeisolierende Funktion der Haut voll wirksam bleibt, das heißt, es erfolgt weder eine Wärmeaufnahme noch ein Wärmeverlust und damit auch keine Kälte- oder Wärmeempfindung.

Wegen der guten Wärmeleitfähigkeit des Wassers liegt der Indifferenzpunkt bei einer Wassertemperatur von 34 bis 36 °C. Im Luftbad liegt, entsprechend der schlechten Wärmeleitfähigkeit der Luft, der Indifferenzpunkt bei 20 °C.

Je schlechter der Wärmeübergang aus einer wärmespendenden Umgebung auf den menschlichen Organismus ist, desto höhere Temperaturen werden vom Körper vertragen. Diese Temperaturen nennt man Toleranzpunkte. Sie liegen für Wasser bei etwa 43 bis 45°C, bei Heilerden etwas höher, bei Paraffin bei 55 bis 60°C und bei erwärmter, feuchtigkeitsarmer Luft sogar bis 100°C, man denke nur an die Temperaturen, die in einer Sauna herrschen.

Wirkung auf die Haut
In jedem Wasserbad, also auch im Mineralwasserbad, quillt die äußerste Hautschicht, im wesentlichen die Hornhaut, auf. Während aber im Süßwasserbad ein Teil der wasserlöslichen Substanzen aus den oberflächlichen Schichten der Haut herausgelöst werden, wird im Mineralbad sowohl der Quellungsvorgang als auch der Lösungsprozeß verändert. Während neutrale Salze den Quellungsprozeß verringern, fördern alkalische und saure Lösungen den Quellungsprozeß. Dabei werden auch Mineralstoffe aus dem Wasser von der Haut aufgenommen. Allerdings sind diese Aufnahmevorgänge nur gering ausgeprägt und nehmen auch mit längerer Badedauer nicht zu. Ein Vollbad in einer starken Schwefelquelle führt dem Körper etwa 6 mg Schwefel zu. Der Gesamtschwefelumsatz des Menschen liegt bei 1,6 bis 3,6 g pro Tag, beträgt also das 300- bis 600fache des von der Haut aufgenommenen Schwefels.

Diese Zahlen zeigen deutlich, daß die Wirkung der Thermal- und Solebäder nicht durch die Aufnahme von Mineralbestandteilen über die Haut zustande kommt, sondern daß es sich wohl in erster Linie um eine Reaktionstherapie handelt. Mit der Wärmezufuhr wird auf den menschlichen Organismus ein Reiz ausgeübt, auf

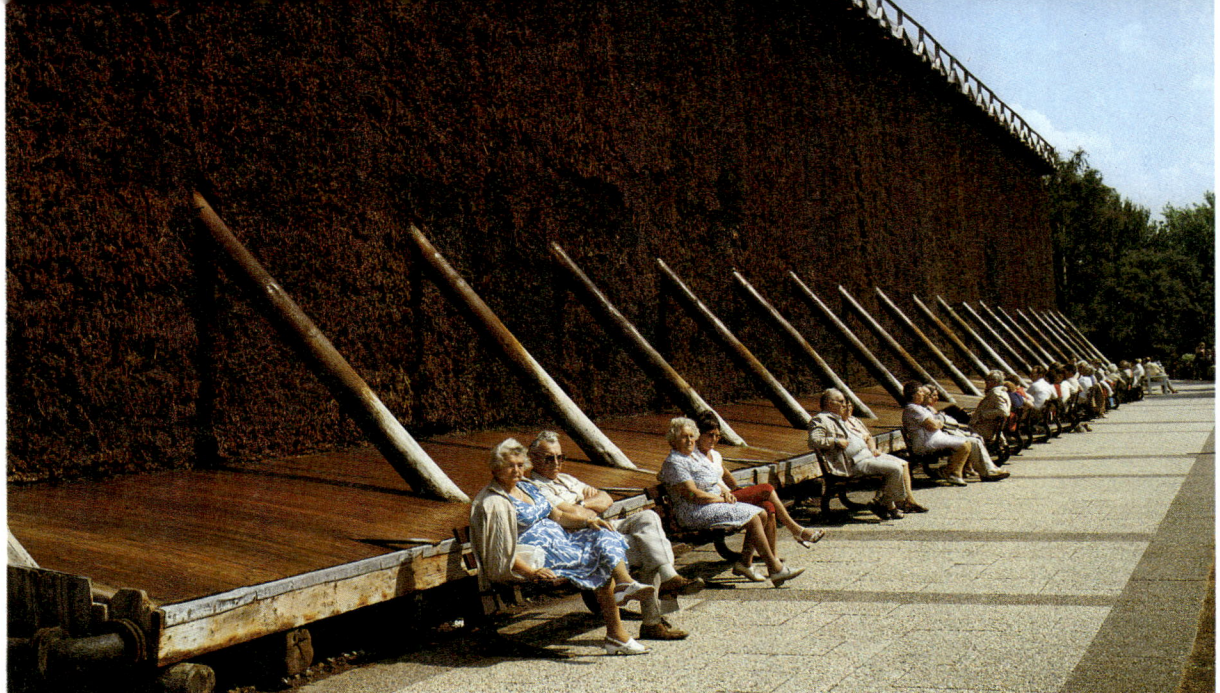

Kurgäste vor einem Gradierwerk. Die durch das Reisiggeflecht laufende Sole wird in feinste Tröpfchen zerstäubt, so daß der Kurgast, der hier sitzt, die Sole einatmen kann. Die Salze wirken dadurch auf die Organe

den der Organismus reagiert. Bei wiederholter und abgestufter Anwendung kann damit erreicht werden, daß die natürlichen Abwehrkräfte des Körpers, die zur Überwindung einer bestehenden Krankheit oder eines chronischen Leidens erforderlich sind, mobilisiert werden.

Die Badekrise bleibt nicht aus
Zu erwähnen ist schießlich noch die sogenannte Badereaktion oder Badekrise. Man versteht darunter eine zeitlich begrenzte Phase der Verschlechterung, die sowohl den Allgemeinzustand des Patienten als auch sein eigentliches Leiden betreffen kann. Neben vermehrter Reizbarkeit, Schlafstörungen und depressiven Verstimmungszuständen finden sich Blutdruckschwankungen und gelegentlich leichte Temperaturerhöhun-

gen. Die Badereaktion setzt meist erst mehrere Tage nach Behandlungsbeginn ein und klingt in der zweiten Kurwoche allmählich wieder ab.

Somit sind zwei Phasen im Verlauf einer Kurbehandlung abzugrenzen. In der ersten Phase überwiegen Reaktionssymptome. Danach setzt die Phase der Beruhigung und des Ausgleichs ein. In der dritten Behandlungswoche kann noch einmal eine leichte Badereaktion auftreten; danach setzt dann die endgültige Erholungsphase ein.

Anwendung der Bäder
Die Soletherapie ist auch als die „weiße Krankenschwester" des Arztes bezeichnet worden. Die hauptsächliche Wirkung dieser Therapie besteht in der vegetativen Umstimmung des Organismus und in der

Entkrampfung der verspannten Muskulatur. Solewannenbäder können als Sitz-, Halb-, Dreiviertel- oder Vollbäder verabreicht werden, abhängig vor der Konstitution, der vegetativen Ausgangslage, der Kreislaufsituation und dem Alter des Patienten. Die Badetemperatur kann anfangs bei 34°C liegen und später über 36°C bis 38°C gesteigert werden. Die Sole wird verdünnt angewendet; man beginnt mit 2prozentiger Sole und steigert die Konzentration später auf 3 oder 4 Prozent. Solelösungen mit geringerem Mineralsalzgehalt können bis zu einer Konzentration von 6 bis 8 Prozent verwendet werden.

Darüber hinaus gibt es die Möglichkeit, Sole mit kohlensäurehaltigen Quellen zu mischen. Die Dauer des Bades wird ebenfalls allmählich

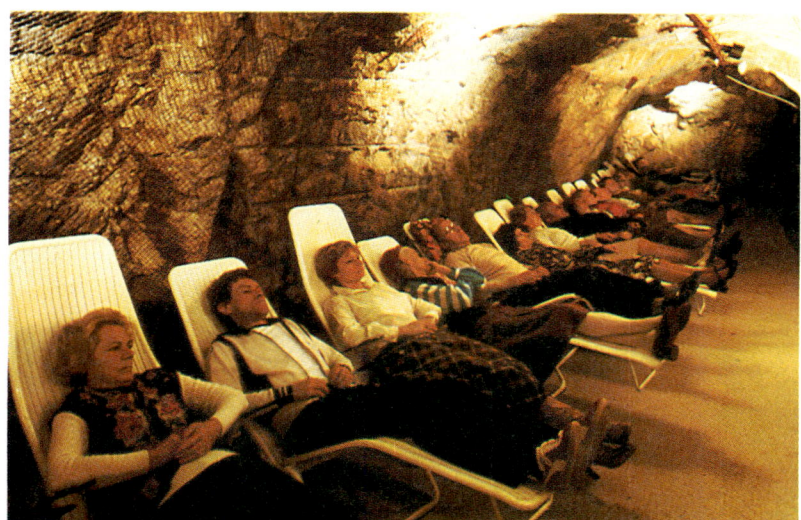

Patienten, die im Radonstollen von Bad Kreuznach eine Liegekur machen. Die Radonkonzentration ist hier besonders hoch

Nieren- und Lebererkrankungen

Die Nieren reagieren auf Bäder zunächst mit einer Steigerung der Harnbildung. Es werden natürliche Thermen, Solebäder und Kohlensäurebäder empfohlen. Bereits Wassertemperaturen von 34,5 °C können die Ausscheidung von Natrium über die Niere um das 25fache steigern. Da mit der Natrium- auch gleichzeitig die Wasserausscheidung ansteigt, eignen sich solche Bäder auch zur Ausschwemmung von Wasseransammlungen im Gewebe. Voraussetzung dafür ist natürlich, daß die Funktion der Nieren intakt ist.

Erkrankung am Bewegungsapparat

Erkrankungen des Bewegungsapparates fallen in die Domäne der kombinierten physikalischen Therapie. Thermalsole-, Schwefel- und Moorbäder werden vorzugsweise bei Patienten eingesetzt, die an Erkrankungen des rheumatischen Formenkreises leiden, einschließlich der Abnutzungs- und Verschleißerscheinungen der Gelenke und der Wirbelsäule.

Daneben kommen aber auch aktive und passive Bewegungsübungen in Thermalsole-Bewegungsbädern oder in großen Wannen in Betracht. Zusätzlich werden krankengymnastische Einzel- und Gruppenbehandlungen angewendet.

Erkrankungen der Atemwege

Vor allem bei chronischen Erkrankungen der Atemwege, angefangen von chronisch-entzündlichen Reaktionen der Nasenschleimhäute, der Luftröhre bis zu den Bronchien, haben sich Inhalationsbehandlungen mit Sole sehr bewährt.

Am wirksamsten ist die Verabreichung der Sole als Einzelinhalation.

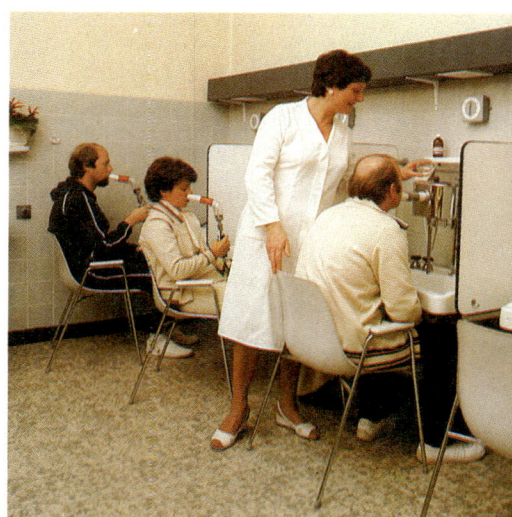

Bei Erkrankungen der Atemwege sind vor allem Inhalationskuren geeignet

Je nach Verordnung des Badearztes wird die zerstäubte Sole unverändert oder unter Zusatz von Medikamenten an Einzelapparaten in einem Inhalationsraum eingeatmet.

In zahlreichen Solebädern gibt es auch heute noch Gradierwerke. Diese aus Reisigwänden aufgebauten Gerüste dienten einst dazu, Salz aus der Sole zu gewinnen. Man ließ die Sole immer wieder über das Gerüst laufen, wobei das Wasser verdunstete und der Salzgehalt stieg. In den Kurorten läßt man Sole über das Astwerk herabrieseln. Ein Teil des Wassers zerstäubt in feinste Tröpfchen und bildet ein Aerosol, das sich gut zur Inhalation eignet.

Kur im Radonstollen

Radon ist ein Edelgas, das beim radioaktiven Zerfall von Thorium, Ac-

---

gesteigert. Man beginnt mit 10- bis 12minütigen Bädern und kann um jeweils 2 Minuten bis auf 18 bis 20 Minuten, höchstens aber auf 24 Minuten steigern. Bei Herz-Kreislauf-Störungen haben jodhaltige Wässer einen günstigen Einfluß. Auch kohlensäurehaltige Bäder entlasten das Herz, indem sie die peripheren Blutgefäße erweitern, die Herzfrequenz verlangsamen und das Herzschlagvolumen vergrößern.

Akratothermen

Akratothermen – auch Wildwässer genannt – werden zur Behandlung von Abnutzungserscheinungen, Schäden des Bewegungsapparates und zur Bewegungsbehandlung eingesetzt. Dabei absolvieren die Patienten gymnastische Übungen in großen Becken.

Frauenheilkunde

Eine der Hauptanzeigen für die Anwendung von Solebädern im Bereich der Frauenheilkunde ist der Kreuzschmerz, insbesondere derjenige, der durch Fehlhaltungen der Wirbelsäule und als Symptom funktioneller Störungen im Bereich des kleinen Beckens auftritt. Unterstützend kann das Solebad eingesetzt werden, wenn durch die Wechseljahre bedingte Ausfallerscheinungen im Vordergrund stehen und die Funktion der Eierstöcke nicht mehr angeregt werden kann.

Bewährt haben sich Solebäder darüber hinaus nach operativen Eingriffen, etwa bei Blasen- und Senkungsbeschwerden. Bei funktionellen Beschwerden im kleinen Becken werden auch Vaginalspülungen mit Sole angewendet.

tinium und Uran entsteht. Dieses Gas spielt in der balneologischen Behandlung vieler Krankheiten eine wichtige Rolle, vor allem die Inhalation des Gases ist äußerst wirksam. Die Skala der günstig zu beeinflussenden Krankheiten reicht von rheumatischen Beschwerden über Frauenleiden bis zu allergischen Erkrankungen der Atemwege wie Asthma und Heuschnupfen.

Obgleich es sich bei Radon um ein Gas mit radioaktiven Eigenschaften handelt, muß man keine Strahlenschäden befürchten, denn das Radon wird innerhalb von Stunden wieder vom Körper ausgeschieden.

Gegenanzeigen

Bei allen akut entzündlichen Erkrankungen, einschließlich akuten Gelenkerkrankungen, Herz-, Nieren- und Lebererkrankungen sowie bösartigen Tumoren, darf man keine Kur machen. Zuerst muß die Entzündung heilen.

Auch bei ausgeprägten Krampfaderleiden, offenen Beinen und Venenentzündungen ist eine Thermalsole-Behandlung nicht angezeigt. Die Anwendung darf ebenfalls nicht erfolgen, wenn akute Infektionskrankheiten vorliegen, und ist auch bei fortschreitenden ernsteren Erkrankungen, wie Lungentuberkulose und ähnlichem, nicht angebracht. Bei bösartigen Erkrankungen – etwa Krebs – kann eine solche Therapie nur nach eingehender Untersuchung und in Abhängigkeit vom jeweiligen Krankheitsstadium angewendet werden.

In der Frauenheilkunde sollten während der Schwangerschaft allenfalls niedrig dosierte Solemineralbäder gegeben werden.

Die „große Welt" in den Bade- und Kurorten

War die Badekur im 18. und bis Mitte des 19. Jahrhunderts noch ein Privileg einer kleinen Schicht von Aristokraten, Offizieren und Großbürgertum, so traf sich im Lauf des 19. Jahrhunderts bald eine ganze Schar von Gästen in den großen Badeorten Mitteleuropas. Es war eine recht gemischte Gesellschaft aus arriviertem Bürgertum, Politikern, Künstlern und geheimnisumwitterten Persönlichkeiten, die nicht erkannt werden wollten.

Nicht zuletzt die Eisenbahn förderte diesen neuen Bädertourismus, der den Kurorten eine ungeahnte Steigerung der Besucherzahlen brachte. Neben den einfachen Gasthöfen entstanden prunkvolle Hotels, in denen sich die „große Welt" traf. Viele kamen nicht nur wegen der heilsamen Quellen, sondern vor allem, um an gesellschaftlichen Ereignissen teilzunehmen. Musik und Theater, Spielbanken, Flanieren auf der Kurpromenade und Einkäufe von Souvenirs zählten zum äußerst wichtigen Rahmenprogramm und gaben der Kur mehr den Anstrich einer Vergnügungsreise. Während dieser Zeit entspann sich in den Bädern außerdem ein regelrechter Heiratsmarkt – nicht nur in Regierungskreisen, sondern auch unter anderen Gästen.

Zum Kreis der vornehmen Badeorte zählten beispielsweise Baden-Baden, Bad Ems, Bad Kissingen, Bad Homburg, Wiesbaden, Wildbad, Karlsbad, Marienbad, Teplitz, Bad Ischl und Badenweiler. Viele wurden Modebäder; sie erlebten eine kurze Glanzzeit und mußten danach wieder anderen Platz machen. Besondere Anziehungskraft besaß die „Hauptstadt Europas", Baden-Baden, in der die Spielbank mit die größte Attraktion darstellte. Es wimmelte geradezu von Glücksspielern und prominenten Gästen aus aller Welt.

Anfang des 19. Jahrhunderts entdeckte man auch das Baden im Meer, und Seebäder wie Norderney, Ostende oder Travemünde blühten unter dem Ansturm der Besucher regelrecht auf. Einige Orte an Nord- und Ostsee mauserten sich zu Luxusbädern mit eleganten Einrichtungen.

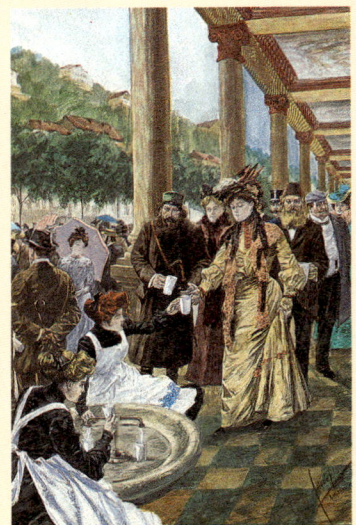

Reges Treiben auf der Kolonnade des Mühlbrunnens in Karlsbad

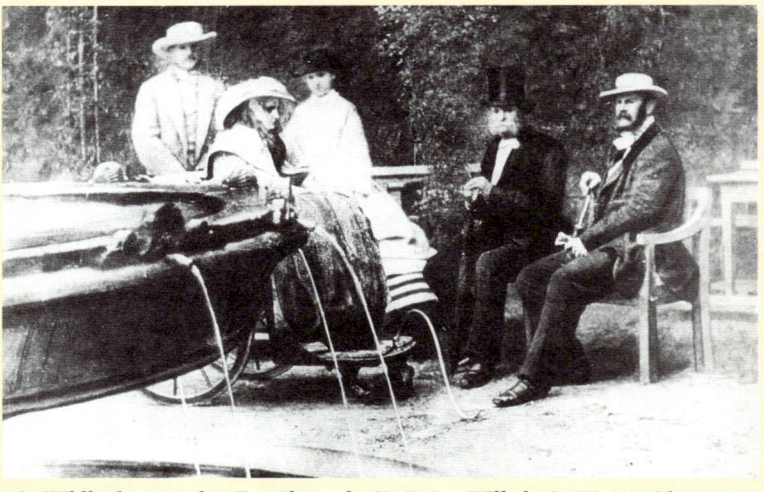

In Wildbad, von rechts: Zar Alexander II., Kaiser Wilhelm I., Königin Olga von Württemberg, die Witwe des Zaren Nikolaus und König Karl von Württemberg

Heilkraft aus der Erde

Erde ist als Heilmittel seit erdenklichen Zeiten bekannt. Freilich wurde nicht wahllos jede Erde benutzt. Der modernen Wissenschaft ist es möglich, die Erfahrungen unserer Vorfahren zu spezifizieren; man kann heute sagen, was an den heilsamen Erden heilend wirkt.

Der Sammelbegriff für alle heilwirksamen Erden ist Peloide. Das kann Moor, Schlamm, Schlick oder Lehm sein. Jedes Peloid enthält besondere Mineralstoffe und hat darüber hinaus noch andere wirksame Inhaltsstoffe.

Peloide sind also durch geologische Vorgänge entstandene anorganische oder organische Stoffe, die in feinkörniger Form vorliegen oder die durch relativ einfache Aufbereitung in einen feinkörnigen oder fein zerteilten Zustand gebracht werden können. Sie werden als schlamm- oder breiförmige Bäder oder Packungen verwendet. Die in der Natur vorkommenden Peloide können wasserhaltig oder trocken sein und müssen eine medizinisch nachgewiesene krankheitsheilende, -lindernde oder -verhütende Eigenschaft haben. Wie die Heilquellen, müssen auch Peloide durch entsprechende Analysen laufend überprüft werden.

Zu den wasserhaltigen Peloiden gehören Torf, bituminöse Schlamme, Ton-, Kalk- und Kieselschlamme, Schlicke und Schlamme, die Sulfide, Phosphate und Schwefel enthalten, zu den trockenen Peloiden gehören alle Heilerden wie Ton, Lehm, Mergel, vulkanischer Tuff (Fango).

Schlamm und Schlick

Unter Schlamm versteht man die unverfestigten, sehr feinkörnigen, mit Wasser durchtränkten Ton-, Schluff- und Feinsandablagerungen im Meer oder in Teichen und Flüssen.

Schlämme können aber auch sekundär entstehen, wenn ein bereits vorhandenes feinkörniges Gestein, etwa Ton, Mergel oder Feinsand oder auch Staub, Lehm und Vulkanasche, mit Wasser durchtränkt und aufgeschwemmt wird.

Eine Sonderform stellen die Thermalschlämme dar, die aus dem Erdinneren kommen und mit Mineralbestandteilen oder Schwefel angereichert sind.

Schlamm- und Schlickbäder, insbesondere Salzwasserschlickbäder, werden bei rheumatischen Erkrankungen und bei Frauenleiden angewendet. Beim Salzwasserschlick spielt vor allem der Jodgehalt eine besondere Rolle. Das Jod kann während des Bades in wirksamen Mengen von der Haut aufgenommen werden. Kalte Schlamm- oder Schlickpackungen können auch bei akut entzündlichen Krankheiten gegeben werden, sogar bei oberflächlichen Venenentzündungen.

Fango und Lehm

Fango ist ein Mineralschlamm vulkanischen Ursprungs und findet sich etwa auf dem Boden heißer Quellseen. Man kann aber auch die trockene Vulkanasche mit Wasser oder Paraffin zu einem Brei vermischen. Durch Zugabe von Paraffin kann die Wärmeabgabe des Fangos sehr stark verzögert werden, so daß auch hier, wie bei der Mooranwendung, dem Körper große Wärmemengen zugeführt werden können.

Zusammensetzung eines Torfpeloids

Als Beispiel für den Gehalt an Mineralstoffen eines Torfpeloides sei hier die Analyse einer Torfprobe aus dem Wöster Moor bei Bad Sassendorf in Nordrhein-Westfalen vorgestellt:

Quantitative Analyse der Mineralstoffe

	in Prozent der Trockenmasse	in Prozent des Torfbreies bei Normalkonsistenz
Kieselsäure	0,880	0,0898
Titan-IV-Oxid	0,028	0,0029
Aluminiumoxid	0,228	0,0233
Eisen-III-Oxid	3,764	0,3843
Mangan-II-Oxid	0,015	0,0015
Kalziumoxid	5,055	0,5161
Magnesiumoxid	0,035	0,0036
Natriumoxid	0,054	0,0055
Kaliumoxid	0,035	0,0036
Phosphor-V-Oxid	0,161	0,0164
Schwefel-VI-Oxid	5,052	0,5158
Chlorid	0,028	0,0029

Zusammensetzung der organischen Stoffe (abgekürzte Gruppenanalyse):

Bitumen (Fette, Wachse, Harze u. a.)	3,63	0,37
wasserlösliche Stoffe (Kohlenhydrate u. Pektine)	3,70	0,37
wasserunlösliche hydrolysierbare Stoffe (Zellulose, Hemizellulose)	16,53	1,69
alkalilösliche, mit Säuren fällbare Stoffe (Huminsäuren)	16,62	1,70
Lignin, Humine (aus der Differenz)	44,17	4,51
	84,65	8,64
Stickstoff	1,73	0,17

Es handelt sich bei der Wärmezuführung durch Fango allerdings vorwiegend um einen genau umschriebenen, begrenzten Effekt, der nicht zu einer Erhöhung der Kerntemperatur des Organismus führt. Ebenso findet keine Resorption irgendwelcher Bestandteile statt.

Trotzdem lassen sich bei umschriebenen Beschwerden im Bereich der Wirbelsäule oder einzelner Gelenke durch Fango- oder Paraffinfangopackungen gute Erfolge erzielen. Eine Gegenanzeige stellen akut entzündliche Gelenk- und Wirbelsäulenerkrankungen dar.

Lehm ist ein Verwitterungsprodukt aus verschiedenen Gesteinen, das durch Eisenverbindungen gelb bis braun gefärbt ist. Dieses zerreibliche Gemenge aus feinen Quarzkörnern und Ton wurde von den Geistlichen Sebastian Kneipp und Emanuel Felke in die Behandlung eingeführt. Lehm wird dabei als Kälte- oder Wärmeüberträger genutzt und entweder als Lehmwickel oder als Lehmteilbad verabfolgt.

Heilerde

Unter Heilerde im engeren Sinn versteht man eine sehr feinkörnige Erde, z. B. Löß, die durch Verwitterung fester Gesteine entstanden ist und entweder äußerlich in Form von kalten und warmen Umschlägen oder innerlich angewendet wird.

Heilerde kann als Wärme- oder Kälteträger zur äußerlichen Behandlung von Erkrankungen des Bewegungsapparates dienen. In bestimmten Zusammensetzungen wird die Heilerde auch als Maske zur Gesichtspflege benutzt.

Die Wirkung bei innerlicher Anwendung beruht auf der Keimfreiheit und auf der sehr geringen Teilchengröße der Heilerde. Sie besitzt dadurch die Fähigkeit, Krankheitskeime und Abbauprodukte von Bakterien anzulagern und aufzunehmen. Bereits im Mund- und Rachenraum können Krankheitskeime absorbiert werden, weshalb sich Heilerde auch zur Behandlung von Angina oder Zahnfleischentzündungen eignet. Im Magen kann sie die Salzsäure binden, während zugleich die Magensäure basische Bestandteile und Spurenelemente aus der Heilerde herauslösen kann, wie Mangan, Kupfer, Nickel und Zink.

Im Darmtrakt zeichnet sich die Heilerde durch ein sehr hohes Bindungsvermögen von Darmgiften aus, etwa von Produkten krankmachender Bakterien und Kleinlebewesen wie Amöben. Somit eignet sich die Heilerde zur Behandlung von Durchfallerkrankungen und Blähungen. Auch Genußmittel, wie etwa Koffein, werden in hohem Maße von Heilerde gebunden, so daß man ihr ganz allgemein eine entgiftende Funktion zuschreiben kann.

Moorgewinnung und -behandlung

Moore sind wasserreiche Gebiete mit bestimmten Pflanzengesellschaften, deren Reste sich unter Luftabschluß nur unvollständig zersetzen. Das kann durch die Verlandung von Seen geschehen.

Um das heilwirksame Moor zu gewinnen, muß zunächst die deckende Erdschicht abgetragen werden. Dann wird das mit Baggern abgeräumte Moor – man kann es auch Torf nennen – zur Zerkleinerung in ein Häckselwerk geschickt. Hier werden unerwünschte Bestandteile wie Steine und unzersetztes Holz aussortiert. Sofort schließt sich ein zweiter Zerkleinerungsprozeß an, bei dem das vorgereinigte Moor durch ein feineres Häckselwerk geschickt wird und eine weitere Trennung von kleinsten Steinen und kleinen Ästchen erfolgt. Erst dann wird es in der Moormühle zu feinen Partikelchen zermahlen.

Für ein Moorbad wird das Moorpulver mit Wasser aufgeschwemmt. Für ein Moorvollbad mit 200 l braucht man etwa 141 kg naturfeuchten Torf und 59 kg Wasser. Dabei beträgt das Verdünnungsverhältnis etwa 5 Teile Moor zu 2 Teilen Wasser. Als Faustregel gilt, daß man auf den entstandenen Moorbrei seinen Namen schreiben kann und dieser eine Zeitlang sichtbar bleibt.

Der von Natur aus keimfreie Moorbrei wird auf die gewünschte Badetemperatur erwärmt. Da eine Sterilisation durch heißen Wasserdampf nicht erforderlich ist, bleiben alle natürlichen Bestandteile des Moores voll erhalten.

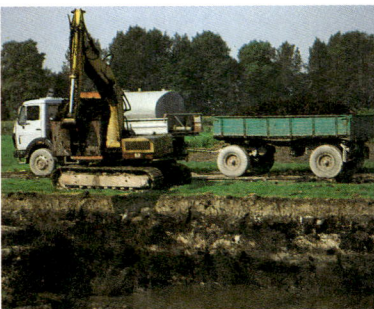

Moorgewinnung *Nach Abräumen der Deckschicht wird das Moor abgebaggert*

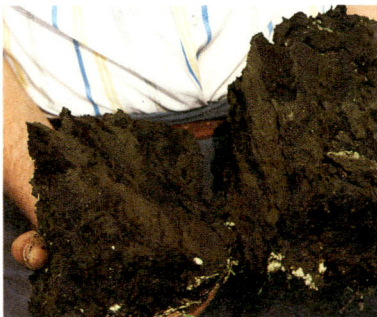

In der Phase der Vertorfung haben sich die heilwirksamen Stoffe gebildet

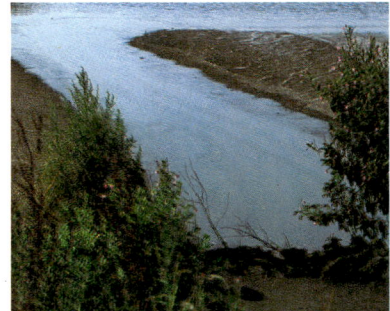

Das abgebadete Moor wird zurückgebracht und regeneriert sich

Moorbäder und Mooranwendungen erfordern einen ganz erheblichen Aufwand, sie können nur dort durchgeführt werden, wo Moor am Kurort selbst zur Verfügung steht.

Die Anwendung in der Praxis

Moorbäder können als Voll-, Halb- oder Sitzbäder verabreicht werden. Im allgemeinen werden nicht mehr als drei Moorbäder pro Woche gegeben, zwischen zwei Moorbädern sollte ein badefreier Tag liegen, um die Reaktion auf die Bäder abklingen zu lassen. Die Wahl der Badetemperatur richtet sich nach der Wärmeverträglichkeit des Patienten. Sie kann zwischen 39 °C und 46 °C liegen.

Moorvollbäder haben ihrer erhöhten Kreislaufbelastung und des vermehrten hydrostatischen Druckes wegen stets niedrigere Temperaturen als Halb- oder Sitzbäder.

Auch die Dauer der Bäder ist individuell verschieden. Bei einer Badetemperatur von 40 °C beginnt man mit einer Badedauer von 6 bis 8 Minuten und steigert auf 15 bis maximal 20 Minuten. Bei Halbbädern kann mit einer Dauer von 12 Minuten begonnen und langsam auf 18 bis 20, höchstens jedoch 24 Minuten gesteigert werden. Längere Zeiten sind unnötig, sie bedeuten nur eine zusätzliche Kreislaufbelastung.

Vor dem ersten Moorbad sind zur Entspannung ein oder zwei Solebäder angebracht, um das vegetative Nervensystem auf die schwereren Moorbäder vorzubereiten.

Nach dem Moorbad kann ein kohlensäurefreies, leicht temperiertes, 2minütiges Nachspülbad geeignet sein, insbesondere, wenn eine Kreislaufregulationsstörung vorliegt. Bei Gesunden genügt eine Dusche.

Von entscheidender Bedeutung für die Verträglichkeit der Moorbäder und für ihre Wirkung ist die anschließende Liegekur, die etwa 30 Minuten dauern sollte. Bei Patienten mit ausgesprochener Labilität des vegetativen Nervensystems können Ruhephasen bis zu 2 Stunden erforderlich sein, die jedoch durch Bewegungsphasen unterbrochen werden dürfen. Niemals sollte man sofort nach dem Moorbad aufstehen. Es muß alles vermieden werden, was der angestrebten vermehrten Durchblutung in bestimmten Körperbereichen entgegenwirkt oder was das vegetative Nervensystem in Erregung versetzt. Bewährt hat sich, wenn nach dem Bad zunächst eine Ruhepause von 30 Minuten im Kurmittelhaus und anschließend zu Hause eine Bettruhe von 1 bis 2 Stunden eingehalten wird.

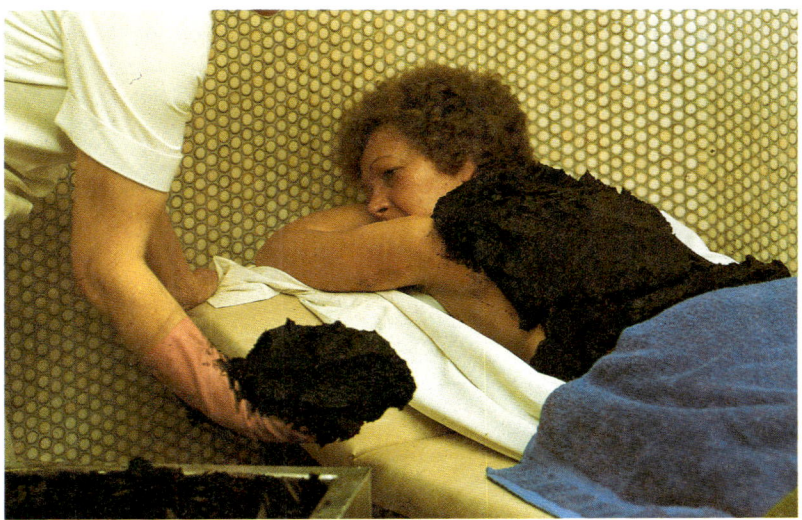

Bestimmte rheumatische Erkrankungen sprechen besonders gut auf eine Moorbehandlung an. Hier eine Moorpackung

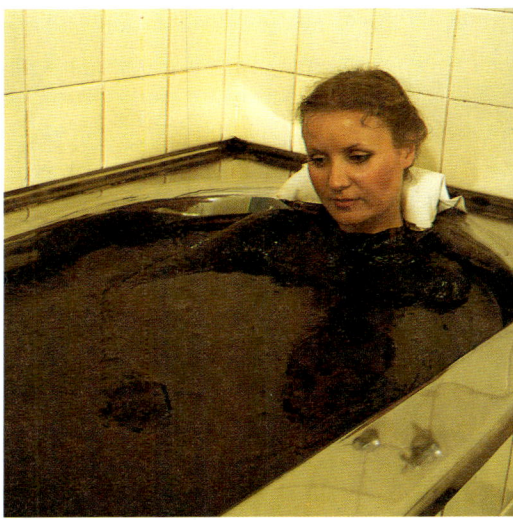

Eine Reihe von Frauenleiden lassen sich mit Moorbädern gut behandeln

Wie wirkt ein Moorbad?

Wenn das Solebad die „weiße Krankenschwester" des Arztes darstellt, so ist das Moorbad seine „schwarze Krankenschwester". Sie unterscheiden sich in ihren Wirkungen auf den Organismus vor allem dadurch, daß die Solebäder überwiegend auf das vegetative Nervensystem einwirken und hier eine Umstimmung verursachen, wohingegen Moorbäder tiefgreifende Einflüsse auf die Blutverteilung und die Blutversorgung bestimmter Abschnitte des Organismus haben, je nachdem, ob Voll- oder Teilbäder verabfolgt oder ob Moorpackungen gegeben werden.

Erster Faktor: Wärme

Auch bei den Moorbädern liegt in erster Linie eine Wärmewirkung auf den Organismus vor. Moorbäder haben eine breiige Konsistenz und kei-

ne Zirkulation. Die feinen organischen Partikel, die bei der Bildung des Moors aus den Hölzern der Pflanzen entstehen, bilden einen isolierenden Schutzmantel. Die geringe Wärmeleitfähigkeit des Holzes bleibt bei der Torfbildung weitgehend erhalten. Der Zusatz von Wasser verschiebt diese Eigenschaften nur wenig, da wegen der fehlenden Zirkulation sowohl die Wärmezufuhr als auch die Wärmeableitung erheblich eingeschränkt sind. Das Zusammenwirken dieser Eigenschaften erlaubt es, daß die Badetemperatur 40 bis 46 °C betragen kann.

Da der Körper die Wärme nur sehr langsam aufnimmt, kann man ihm große Wärmemengen zuführen und dabei seine Kerntemperatur merklich erhöhen. Man bewirkt dadurch eine starke Stoffwechselanregung mit be-

trächtlicher Tiefenwirkung. Dies erklärt, weshalb Patienten mit rheumatischen Beschwerden und Patientinnen mit chronischen Unterleibserkrankungen besonders gut auf diese Behandlung ansprechen.

Zweiter Faktor: Heilstoffe

Neben der Wärme kommt auch den Inhaltsstoffen des Moores eine entscheidende Rolle für die Wirkung auf bestimmte Krankheitsbilder zu. Man hat eine ganze Reihe von Substanzen aus dem Moor isoliert und chemisch untersucht. Dabei hat sich herausgestellt, daß einige Verbindungen, die durch den Abbau von Lignin (das ist der Gerüststoff des Holzes) entstehen, gewisse Ähnlichkeiten mit Medikamenten besitzen, die heute zur Behandlung entzündlicher Erkrankungen eingesetzt werden. Bei der

Spaltung des ebenfalls im Moor enthaltenen Bitumen konnten Stoffe isoliert werden, die eine Hormon- bzw. hormonähnliche Wirkung besitzen.

Mechanische Wirkungen

Schließlich kommt auch mechanischen Wirkungen – besonders bei der Behandlung von rheumatischen Erkrankungen – eine wichtige Bedeutung zu. Das hohe spezifische Gewicht des Moores sorgt für einen entsprechend großen Auftrieb, der die Bewegungen im Moorbad erleichtert und die Gelenke entlastet. Andererseits dämpft die Viskosität übermäßige Bewegungen und sorgt dafür, daß die betroffenen Gelenke nicht überlastet werden.

Alle diese Eigenschaften zeigen, daß Moor eine Sonderstellung unter den natürlichen Heilmitteln des Bodens einnimmt, das durch kein anderes natürliches oder künstliches Peloid ersetzt werden kann. Gerade unter diesem Gesichtspunkt ist es bedauerlich, daß die Moorreserven einiger Bäder zur Neige gehen. Man ist dazu übergegangen, das verwendete Moor in eigenen Lagerstätten in einem Zeitraum von 8 bis 10 Jahren zu regenerieren, um es dann wiederzuverwenden. Man hat festgestellt, daß das Moor nach einer solchen Lagerzeit wieder keimfrei ist.

In anderen Bädern sind noch genügend Reserven vorhanden, so daß eine Lagerung und Wiederverwendung der Heilerde noch nicht erforderlich ist.

Moorbäder bei welchen Leiden?

Die medizinischen Wirkungen des Moores sind breit gefächert und vielfältig. Allerdings gibt es bei allen Heilanzeigen auch Gegenanzeigen, die man unbedingt beachten muß. Grundsätzlich dient die wärmesteigernde, durchblutungsfördernde, innersekretorisch anregende Wirkung des Moores zur Behandlung rheumatischer Erkrankungen ebenso wie chronischer Erkrankungen des Beckens, Unfall- und Verletzungsfolgen wie auch der Behandlung von Nervenschmerzen.

Rheumatische Erkrankungen

Bei einer Reihe von Erkrankungen des rheumatischen Formenkreises sind Moorbäder eine ganz hervorragende Heilanzeige. Dabei ist freilich die grundsätzliche Verschiedenartigkeit der rheumatischen Erkrankungen zu berücksichtigen. Eine sehr sorgfältige Diagnosestellung ist unumgänglich.

Vereinfacht lassen sich rheumatische Erkrankungen in entzündliche, degenerative und weichteilrheumatische Erkrankungen einteilen. Entzündliche Erkrankungen, wie etwa der chronische Gelenkrheumatismus, sind für die Behandlung mit Moorbädern im allgemeinen nicht geeignet, es kann selten eine Besserung erzielt werden. Aber auch hier gibt es Ausnahmen, wie etwa die Bechterew-Krankheit, bei der Moorbäder sehr sinnvoll eingesetzt werden können.

Rheumatische Erkrankungen der degenerativen Art, etwa Abnutzungs- und Verschleißerscheinungen der Wirbelsäule und der Gelenke, sprechen dagegen auf eine Moorbehandlung meist ebenso gut an wie weichteilrheumatische Erkrankungen, also Muskelhartspann, Schulter-, Becken- und Hüftsteife und der berühmte Tennisellbogen.

Die degenerativen und weichteilrheumatischen Erkrankungen erfordern zum Teil sehr starke Reizanwendungen, so daß sie geradezu eine Domäne der Moorbehandlung darstellen.

Allerdings ist die Therapie auch in diesen Fällen fast immer mehrschichtig, wobei insbesondere auf die krankengymnastische Bewegungsbehandlung, vor allem in Form der Unterwasserbewegungstherapie, nicht verzichtet werden kann. Die einzelnen Behandlungsmaßnahmen müssen dabei stets aufeinander abgestimmt sein. So kann beispielsweise die krankengymnastische Übungsbehandlung in dem Maße ausgedehnt und erweitert werden, wie durch physikalische Behandlungsmaßnahmen die verspannte Muskulatur gelockert wird.

Heilende Bäder mit Sand oder Heu

Zwei weniger bekannte und verbreitete Kurmittel sind die Sand- und Heubäder, die wegen ihrer stark schweißtreibenden Wirkung bei manchen Leiden erfolgversprechend sind. So können Sandbäder z. B. bei Rheuma, Neuralgien, Fettsucht und Stoffwechselstörungen angezeigt sein, Heubäder ebenso bei Fettsucht und Neuralgien sowie bei Muskel- und Gelenkentzündungen.

Sandbäder werden entweder am Meer im von der Sonne erwärmten Sand angewendet oder auch künstlich in Sandbadekästen. Dazu legt sich der Patient 30 bis 60 Minuten in den auf 45 bis 50 °C erhitzten Sand und wird anschließend warm gebadet.

Das Heubad ist eine alte Heilmethode in Südtirol und wird heute noch in Völs am Schlern kurmäßig angeboten. Der Patient wird mit nacktem Oberkörper bis zum Hals in einen noch gärenden Heustock einer besonderen Grasart eingebettet. Die Dauer des Bades wird von 10 bis 15 Minuten stufenweise auf 20 bis 30 Minuten gesteigert.

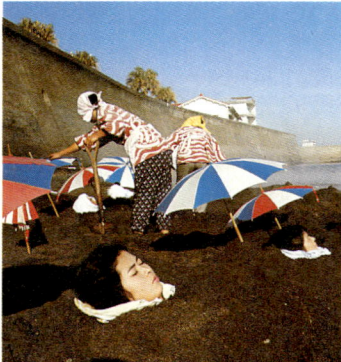

Sandbäder können direkt am Strand genommen werden, wie hier in Japan

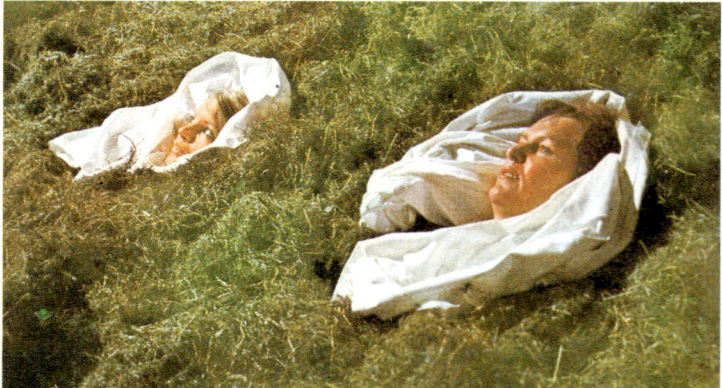

Beim Völser Heubad schaut nur der Kopf noch aus dem Heustock heraus. Diese alte Heilmethode ist nach wie vor beliebt

Wenn sich degenerative Veränderungen besonders an einzelnen Gelenken bemerkbar machen, können auch Moorpackungen verabreicht werden. Die Schichtdicke soll 4 bis 6 cm betragen, um eine genügende Wärmemenge zur Verfügung zu haben.

Dabei kann die Packung bis zu 30 und 45 Minuten lang liegenbleiben, zumal wegen der hohen Wärmekapazität und des hohen Wärmehaltungsvermögens des Moores die Wärme selbst über einen so langen Zeitraum ausreichend nachgeliefert werden kann und vom Patienten als angenehm empfunden wird.

Gegenanzeigen

Zu den Gegenanzeigen für die Anwendung von Moorbädern bei rheumatischen Leiden gehören neben den akut entzündlichen Erkrankungen auch schwere Herzfunktions- und Kreislaufleiden. Nach operativen Eingriffen, etwa einer Bandscheibenoperation, soll frühestens nach 6 Wochen eine Moorbadbehandlung erfolgen.

Eine Gegenanzeige gegen Moorpackungen besteht, wenn umschriebene Gelenkentzündungen vorliegen, wie sie sich auch bei Abnutzungserscheinungen als Begleitentzündung *(Synovitis)* entwickeln können.

Moorbehandlung bei Frauenleiden

In der Frauenheilkunde stellen chronische Entzündungen im Unterleibsbereich die wichtigste Heilanzeige für die Anwendung von Moorbädern, im allgemeinen als Halb- oder Sitzbäder, dar. Es handelt sich um chronische Entzündungen des äußeren Genitales, des Gebärmutterhalses, der

Eileiter und der Eierstöcke. Sehr wichtig ist hier die genaue Unterscheidung von akuten, subakuten und chronischen Krankheitszuständen, bevor man mit der Behandlung beginnt.

Die Mooranwendungen kommen bei Frauenleiden nur in Betracht, wenn chronische Krankheitszustände vorliegen. Sie sind natürlich ebenfalls geeignet für die Behandlung von Verwachsungsbeschwerden, etwa nach Operationen oder nach Abszessen. Die Wirkung besteht nicht nur in einer vermehrten Durchblutung und in einer Anregung des Stoffwechsels, sondern auch in einem besseren Abtransport von Entzündungsprodukten aus dem Gewebe, der die Heilung begünstigt.

Mit Erfolg werden Moorbäder eingesetzt, wenn die Funktion der Eierstöcke ungenügend ist, wie etwa zu Beginn des Klimateriums. Solange der Eierstock noch reagieren kann und mit einer Steigerung der Östrogenbildung antwortet, kann, etwa bei einem verfrüht einsetzenden Klimaterium (z. B. im Alter von 38 bis 40 Jahren) bei unregelmäßigem Zyklus, eine Moorbehandlung angewendet werden, um die Regelblutung zu normalisieren. Wichtig ist dabei die genaue Diagnose- und Indikationsstellung, denn auch hier ist wieder auf Gegenanzeigen zu achten.

Dabei muß neben der allgemeinen Untersuchung und der sorgfältigen Erhebung der Krankengeschichte auch die hormonale Phasendiagnostik und die Messung der Basaltemperatur eingesetzt werden. Bei richtiger Indikationsstellung normalisieren sich die Periodenblutungen, und die vegetativen Beschwerden, wie Hitzewallungen, Schweißausbrüche,

Unruhezustände und Schlafstörungen, klingen ab. Ergeben aber die Untersuchungen, daß die Eierstöcke nicht mehr ausreichend reagieren, dann sollte die Therapie der Moorbehandlung auf keinen Fall angewendet werden.

Bewährt hat sich die Moorbehandlung auch dann, wenn eine Unterentwicklung der Gebärmutter vorliegt, wenn Eisprünge verfrüht, verspätet oder zu selten auftreten. Die durch solche Störungen ausgelöste Sterilität läßt sich durch Moorbehandlungen, sogenannte Stimulationskuren, in vielen Fällen erfolgreich behandeln. Der Gynäkologe kann hier entsprechend beraten und gegebenenfalls eine solche Kur verordnen.

Auch bestimmte Formen schmerzhafter Periodenblutungen sprechen gut auf eine Moorbehandlung an. Nicht indiziert ist dagegen die Moorbehandlung bei Befindlichkeitsstörungen von Frauen, die durch psychische oder vegetative Faktoren ausgelöst sind.

Demgegenüber sprechen Beschwerden, die durch orthopädische Leiden im Unterleibsbereich hervorgerufen werden, gut auf eine Moorbehandlung an, so etwa Schmerzen, die von den Kreuzdarmbeingelenken nach schweren Geburten ausgehen können.

Auch schwere Veränderungen der Beckenbodenmuskulatur, etwa nach zu schnell aufeinanderfolgenden Geburten, eignen sich besonders für die Moortherapie, selbst wenn zusätzlich Blasenfunktionsstörungen bestehen. Allerdings muß in diesen Fällen eine zusätzliche krankengymnastische Übungsbehandlung, die sogenannte Beckenbodengymnastik, erfolgen. Dies kann bei der Zusammen-

stellung des Kurprogramms entsprechend berücksichtigt werden.

Bei der Nachbehandlung operativer Eingriffe werden durch Moorbäder kleine Blutungen und Einwanderungen von weißen Blutkörperchen und Flüssigkeit in das Gewebe aufgenommen und abtransportiert. Die Narben, die bei jeder Operation unausbleiblich sind, werden weich und dehnbar.

Moor nicht immer angezeigt

Außer den schon erwähnten Gegenanzeigen sind Moorbehandlungen auszuschließen, wenn akute entzündliche Unterleibserkrankungen und gewisse subakute Erkrankungen vorliegen. Das gilt natürlich auch bei juvenilen Blutungen und Blutungen, die ausgelöst werden durch eine Störung der Zwischenhirn- und/oder Hirnanhangsdrüsenfunktion.

Während der Schwangerschaft sind Mooranwendungen ebenso zu vermeiden wie bei Unterleibstuberkulose und gutartigen oder bösartigen Tumoren, einschließlich der Eierstockgeschwülste sowie neurovegetativer Störungen im Bereich des kleinen Beckens.

Auch bei Überforderung und Überbelastung durch die Umwelt, bei schweren, lange Zeit anhaltenden Erkrankungen ist die Moorbehandlung allein schon wegen ihrer zusätzlichen massiven körperlichen Anstrengung nicht angezeigt. Welche Umstände für den einzelnen Patienten zutreffen, muß der behandelnde Arzt entscheiden.

Insgesamt läßt sich also feststellen, daß vor allem Erde und Wasser eine Vielzahl natürlicher Heilkräfte besitzen. Je besser man sie kennt, desto besser kann man sie nutzen.

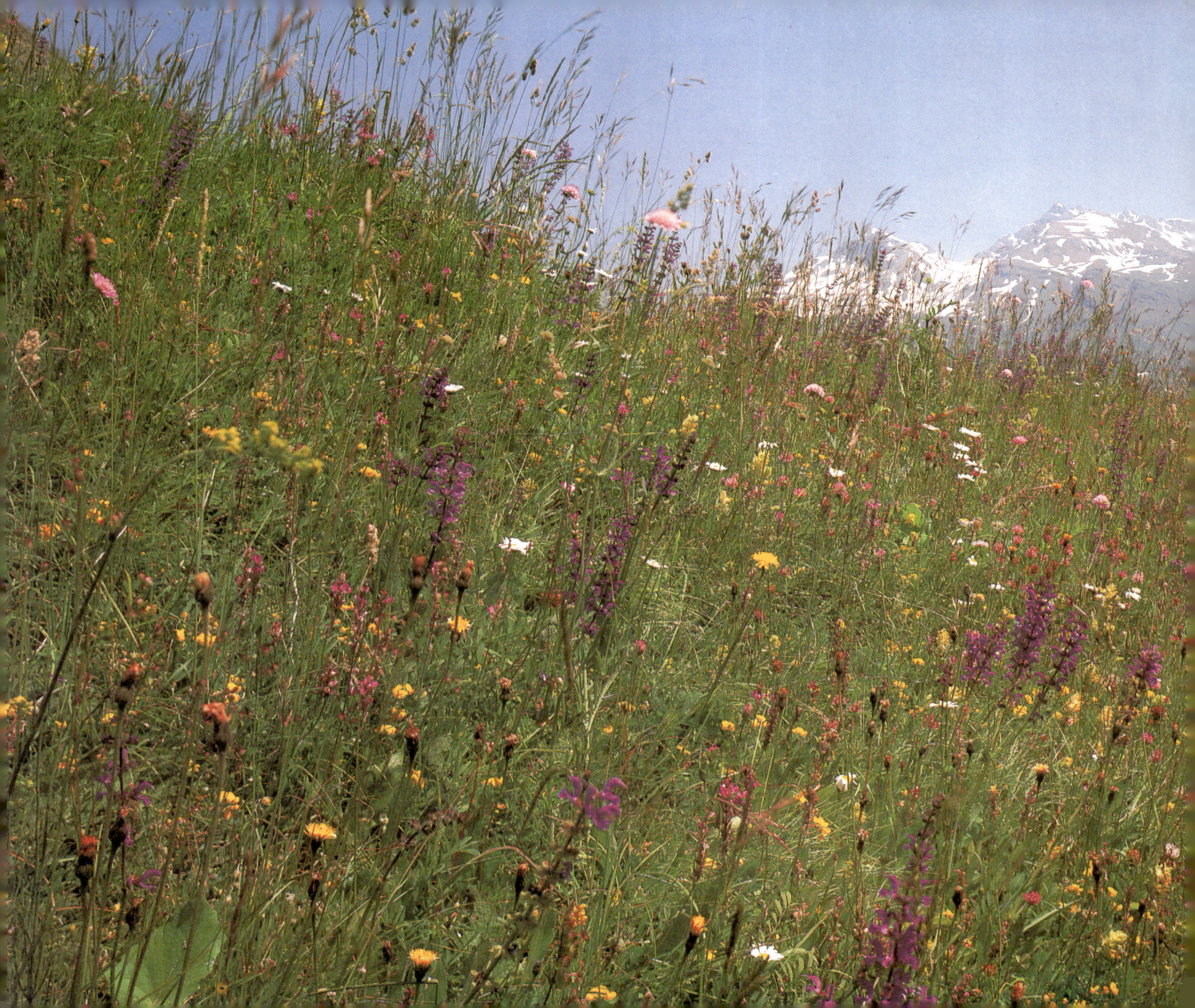

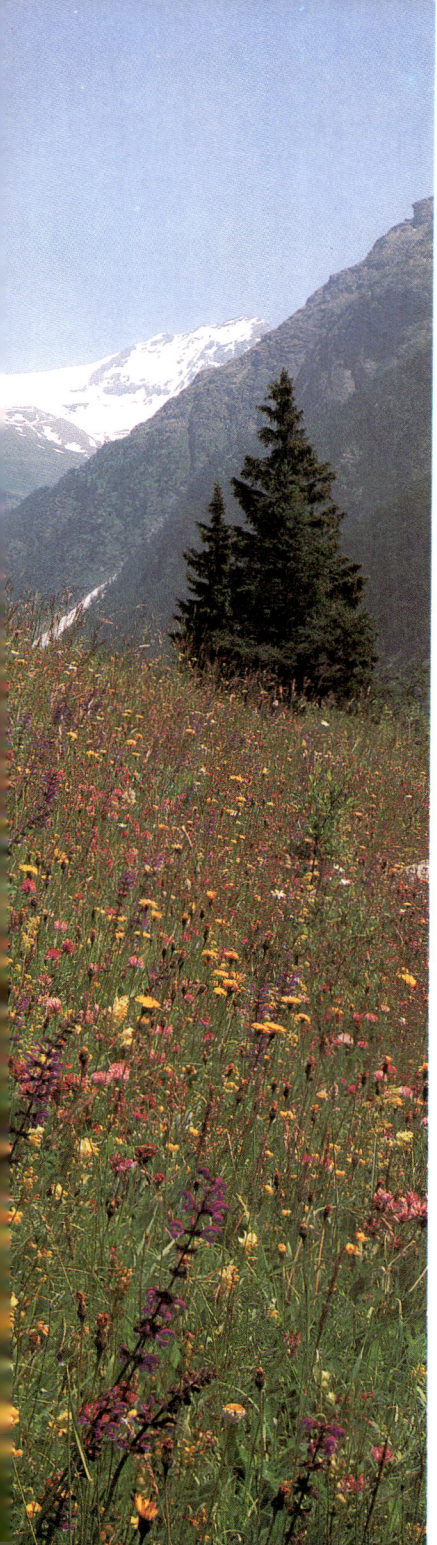

Eine Bergwiese, auf der die Heilpflanzen gerade blühen, ist nicht nur für Kräutersammler eine Augenweide

Arzneien aus der Natur

Jahrhundertealt ist das Wissen um die Heilkraft vieler Pflanzen. Und selbst heute, im Zeitalter der chemischen Arzneimittel, haben die Heilpflanzen nicht an Bedeutung verloren. Vor allem als Hausmittel schätzt man sie

Solange es Menschen gibt, solange gibt es auch Gesundheitsstörungen, Krankheiten und Unpäßlichkeiten, die das Wohlbefinden, die körperliche und geistige Leistungsfähigkeit beeinträchtigen. Und solange es Menschen gibt, versuchen sie, diese Beschwerden zu lindern und die völlige Gesundheit wiederherzustellen.

Auf der Suche nach wirksamen Heilmitteln in der belebten und unbelebten Natur entdeckte man bald die Heilkraft der Pflanzen auf der Wiese und im Wald. Man probierte, man sammelte Erfahrungen und fand auf diese Weise viele wirksame Arzneien.

Auch heute, da die chemische Industrie neue, ganz andersartige Heilmittel entwickelt hat, die dort Heilung bringen, wo man bislang „mittellos" zuschauen mußte, haben Heil-

pflanzen keineswegs an Bedeutung verloren. Sie sind aus der Medizin nicht mehr wegzudenken, und zahlreiche der erfolgreichsten Arzneimittel enthalten Wirkstoffe aus dem Reich der Pflanzen.

Überlieferte Erfahrungen
Früher war das Wissen um die Wirkung der Heilpflanzen eine reine Erfahrungssache, die von Generation zu Generation, von Jahrhundert zu Jahrhundert weitergegeben, erweitert und auch oft revidiert wurde. Vielerlei Anwendungsformen und Anwendungsmöglichkeiten wurden entdeckt, erprobt, kritisch beurteilt und nach und nach von Aberglauben und Zauberei befreit. Heute ist die Heilpflanzenkunde zu einer Wissenschaft geworden. Die Wirkstoffe werden aufgespürt und analysiert, so daß all das, was man früher nur aus Erfahrung wußte, heute mehr und mehr erklärbar wird. Damit erschließen sich auch weitere Anwendungsgebiete und andere Heilungsaussichten.

Noch nicht restlos erforscht
Immer wieder gibt es neue Erkenntnisse, und es wird noch sehr viel Zeit vergehen, bis man alle Geheimnisse über die Wirkung der Heilpflanzen gelüftet hat.

Mit Sicherheit kann man aber sagen, daß nicht allein einer oder mehrere Hauptwirkstoffe für den gesundheitlichen Nutzen der Heilpflanzen verantwortlich sind, sondern das Zusammenspiel aller Inhaltsstoffe. Auch die Begleitstoffe, die abwertend sogar Ballaststoffe genannt werden, sind ein wichtiger Bestandteil unserer Heilpflanzen. Sie steuern die Aufnahme der Wirkstoffe im menschlichen Organismus, mildern Reizwirkungen ab und steigern die Bekömmlichkeit bzw. Verträglichkeit.

So ergänzt sich alles harmonisch und auf natürliche Weise. Ein Gesamtauszug aus einer Heilpflanze wirkt stets weniger aggressiv, schonender und behutsamer als die daraus isolierten Hauptwirkstoffe.

Wirksame Hausmittel

Was darf man nun von Heilpflanzen erwarten? Sie können die körpereigenen Abwehrkräfte stärken, den Körper im heilsamen Sinne umstimmen, eine allgemeine Kräftigung und Leistungssteigerung bewirken und Organe heilen helfen. Heilpflanzen kann man zur Vorbeugung, als Hausmittel bei leichten Befindlichkeitsstörungen, zur Linderung akuter und chronischer Leiden einsetzen und auch in Zusammenarbeit mit dem Arzt zur Unterstützung seiner Bemühungen.

Eines darf man jedoch nicht – und leider geschieht das heute allzuoft –, man darf Heilpflanzen nicht zu Wundermitteln erheben, denn wie jedes Medikament, so hat auch die Heilpflanze ihre Grenzen. Die muß man kennen und respektieren. Wer das nicht tut, der handelt fahrlässig und wird zum Kurpfuscher. Wundermittel gibt es nun einmal nicht.

Sinnvoll verwendet, können Heilpflanzen bei jedem Menschen, ob krank oder gesund, wohltuend wirken, ganz gleich, ob man sie nun zur Vorbeugung oder als Heilmittel einsetzt. Jeder kann unter den vielen Pflanzen ganz nach seinem Bedarf auswählen und sich dann seinen persönlichen Vorrat anlegen.

Wer dieses Kapitel aufmerksam liest und die Ratschläge beherzigt, erweitert nicht nur seine Kenntnisse über die Heilkräfte der Pflanzen, sondern kann dann bei den leichten Unpäßlichkeiten des Alltags gut selbst helfen. Das kann jedoch nicht bedeuten, daß man nun jegliche Beschwerden auf die leichte Schulter nimmt. Wenn man sich nicht ganz sicher ist, gilt: Stets einen Mediziner um Rat fragen.

Pflanzen wirken mannigfach

Wer sich näher mit der Wirkung der Heilpflanzen beschäftigt, der stößt auf Bezeichnungen wie Saponine, Flavone, Glykoside, Bitterstoffe oder ätherisches Öl. All dies sind Wirkstoffgruppen, die in unterschiedlicher Menge in sehr vielen Heilpflanzen vorkommen und wertvolle Hinweise auf ihre Heilwirkung geben. Diese Wirkstoffe sind keine klar definierten Einzelsubstanzen, sondern zumeist ein Gemisch aus vielen ähnlich aufgebauten und wirkenden Bestandteilen. Ein ätherisches Öl kann z. B. aus mehr als 50 Einzelsubstanzen bestehen, und kein pflanzliches ätherisches Öl gleicht genau dem anderen. Dennoch ist es möglich, Aussagen über die Wirkung zu machen.

Alkaloide

Das sind stickstoffhaltige Pflanzenbasen mit sehr starker Wirkung auf den menschlichen Organismus. Pflanzen mit Alkaloiden zählt man zumeist zu den Giftpflanzen. Man kann sie nicht für Kräutertees verwenden, sie werden jedoch von der Pharmaindustrie herangezogen. Das Atropin der Tollkirsche, die Alkaloide des Schlafmohns, des Mutterkorns, der Herbstzeitlose, um nur einige wenige Beispiele zu nennen, sind Bestandteil wichtiger Arzneimittel.

Aber auch in den milde wirkenden Heilpflanzen findet man da und dort eine kleine Menge an Alkaloiden, die hier andere Wirkstoffe unterstützen, ohne selbst „aggressiv" hervorzutreten.

Ätherische Öle

Heilpflanzen mit viel ätherischem Öl erkennt man schon an dem zumeist angenehmen Duft. Ätherische Öle sind flüchtige Substanzen, die von Pflanzen gebildet werden und in Ölzellen, Drüsenhaaren oder Ölgängen verschiedenster Organe (Blüten, Blättern, Rinden, Samen und sogar in Wurzeln) abgelagert werden. Kaum eine Pflanze ist ganz frei davon, doch erst wenn der Gehalt höher als 0,1 Prozent ist, zählt man sie zu den ätherischen Öldrogen.

Ätherische Öle wirken mehr oder weniger stark hautreizend, sie erleichtern das Abhusten, treiben den Harn, lösen Krämpfe und beseitigen Blähungen, sie stärken Magen und Darm, Galle und Leber, wirken desinfizierend und bekämpfen Gärungserreger, Bakterien, Pilze und Viren.

Bitterstoffe

Bitter schmeckende Pflanzeninhaltsstoffe gibt es in sehr großer Zahl, doch wenn man von Bitterstoffdrogen spricht, so meint man nur die Heilpflanzen, deren Bitterstoffe keine oder nur geringe spezifische Wirkung zeigen. Allein der bittere Geschmack macht in diesem Fall die Wirkung aus.

Bekannte Vertreter sind der Enzian und das Tausendgüldenkraut. Enthält die Heilpflanze darüber hinaus auch noch ätherisches Öl (siehe dort) in nennenswerter Menge, dann spricht man von aromatischen Bittermitteln, zu denen z. B. Wermut, Beifuß, Schafgarbe, Engelwurz, Benediktenkraut und auch Kalmus gehören.

Bitterstoffe regen die Magensaftsekretion an und wirken zusätzlich allgemein kräftigend. Wer keinen Appetit hat, wer seine Nahrung schlecht verdaut, wer nach dem Essen das Gefühl hat, daß der Magen nicht richtig arbeitet, dem hilft ein Tee aus bitteren Heilpflanzen schnell und nachhaltig. Rezepte sind bei den jeweiligen Pflanzenbeschreibungen zu finden.

Auch alle, die sich nach überstandener Krankheit noch schwach fühlen, können sich durch kurmäßige Anwendung bitterer Tees stärken.

Enthalten nun Heilpflanzen zusätzlich ätherisches Öl, so erweitert sich das Anwendungsgebiet erheblich. Solche Heilkräuter sind für den gesamten Verdauungstrakt belebend, fördern die Gallebildung in der Leber, sorgen für geregelten Gallefluß und wirken auch desinfizierend. Bei Gärungsvorgängen im Darm, die mit übelriechenden Durchfällen einhergehen, sind solche Heilpflanzen sehr geschätzt.

Außerdem aktivieren aromatische Bittermittel leicht die Nieren, wodurch es zu vermehrter Harnausscheidung kommt.

Von den Grundgeschmacksrichtungen süß, sauer, bitter, salzig kommt übrigens in der heutigen Nahrung das Bittere zu kurz. Man sollte daher grundsätzlich mehr Bitterstoffe zu sich nehmen. Dies ist wohl ein für die meisten unbewußter Grund, warum sich die leicht bittere Biersorte Pils einer immer größeren Beliebtheit erfreut und andere Sorten teilweise direkt verdrängt.

An dieser Stelle müssen ferner die Heilpflanzen erwähnt werden, die neben ätherischen Ölen noch scharf schmeckende Substanzen enthalten, wie z. B. Ingwer, Paprika und Pfeffer (siehe S. 58 bis 71). Neben den bereits geschilderten Wirkungen entlasten sie auch noch den Kreislauf.

Flavone

Diese Stoffe kommen im Pflanzenreich sehr oft vor. Erst in jüngerer Zeit hat man allerdings erkannt, wie sehr sie die Heilwirkung einer Heilpflanze mitbestimmen und oft sogar ganz entscheidend beeinflussen.

Flavone sind Stoffe gleicher chemischer Grundstruktur. Dennoch haben sie recht verschiedene chemische und physikalische Eigenschaften und noch unterschiedlichere Wirkungen auf das Stoffwechselgeschehen im Körper.

Allgemein kann man sagen, daß Flavone die Geschmeidigkeit der Blutgefäße verbessern und deren Platzen verhindern. Sie wirken bei bestimmten Herz- und Kreislaufstörungen, lösen Krampfzustände im Verdauungstrakt, fördern die Harnausscheidung und beeinflussen die Aufnahme anderer Pflanzenwirkstoffe in den Organismus.

Gerbstoffe

Dies sind Pflanzeninhaltsstoffe, die in der Lage sind, Eiweiße der Haut und Schleimhaut zu binden und in widerstandsfähige Stoffe zu überführen. Dadurch entziehen sie den auf der verletzten oder infizierten Haut bzw. Schleimhaut angesiedelten Bakterien den Nährboden und fördern die Heilung.

Blutwurz, getrocknete Heidelbeeren und Eichenrinde sind bekannte Gerbstoffdrogen.

Aber auch in vielen anderen Heilpflanzen sind Gerbstoffe als wirksame und erwünschte Begleitstoffe vorhanden. Bei manchen Pflanzen wiederum sind sie weniger nützlich, wie z. B. in Bärentraubenblättern. In solchen Fällen verhindert ein Kaltansatz des Tees, daß zu viel Gerbstoff

ausgezogen wird. Gerbstoffdrogen setzt man als Gurgelmittel bei Angina, als Mundspülmittel, zur Wundbehandlung und gegen Durchfall mit Erfolg ein.

Glykoside

Auch sie sind im Pflanzenreich sehr verbreitet. Es sind Stoffe, die durch Aufspaltung unter Wasseraufnahme in einen Zucker und einen weiteren Stoff, das sogenannte Aglykon, getrennt werden. Letzteres ist zumeist der Wirkstoff.

Glykoside wirken vielfältig. Die Glykoside der Fingerhutarten sind herzwirksam, die der Primelwurzel lösen und verflüssigen zähen Bronchialschleim, die der Faulbaumrinde wirken abführend, die der Bärentraubenblätter antiseptisch im Bereich der Niere und Blase. Auch die schweißtreibende Wirkung der Lindenblüten ist auf Glykoside zurückzuführen.

Kieselsäure

Heilpflanzen, die der botanischen Familie der Schachtelhalme angehören, die wiederum zur Familie der Rauhblattgewächse oder der Gräser zählen, sind zumeist reich an Kieselsäure.

Diese Kieselsäure ist teilweise wasserlöslich und gelangt beim Zubereiten mit in den Tee.

Da die Kieselsäure ein unentbehrlicher Bestandteil des menschlichen Körpers ist, kann man bei Mangelerscheinungen mit kieselsäurehaltigen Heilpflanzen für Besserung sorgen.

Pflanzenschleim

Viele Heilpflanzen enthalten Pflanzenschleime, aber in nur wenigen

kommt er so konzentriert vor, daß man ihn arzneilich nutzen kann. Bekannt sind Eibisch, Isländisch Moos und Leinsamen.

Pflanzenschleime quellen im Wasser stark auf und bilden eine fadenziehende Flüssigkeit.

Der Schleim legt sich schützend um die gereizten oder geschädigten Schleimhäute im Körper, schützt sie vor neuerlicher Reizung und fördert die Heilung.

Das gilt für die Schleimhäute im Mund ebenso wie für die im Magen und Darm. Auch Reizhusten kann man mit schleimhaltigen Pflanzentees lindern. Bei chronischer Stuhlverstopfung wirkt der Schleim des Leinsamens günstig und ersetzt Abführmittel, die möglicherweise Nebenwirkungen haben können.

Saponine

Bei dieser Stoffgruppe handelt es sich um Glykoside (siehe dort) ganz besonderer Art. Sie geben mit Wasser einen haltbaren Schaum und emulgieren Öl in Wasser.

Saponine lösen festsitzenden Bronchialschleim; manche besitzen eine harntreibende Wirkung und sind oftmals zusammen mit den Flavonen (siehe dort) für die wassertreibende Wirkung bestimmter Heilpflanzen verantwortlich.

In Hustenmitteln, in Blasen- und Nierentees, in den sogenannten Blutreinigungstees sind saponinhaltige Kräuter beliebte Bestandteile. Als Begleitstoffe fördern sie die Aufnahme anderer pflanzlicher Wirkstoffe im Körper.

Doch allzuviel Saponine in Kräutertees können sich auch negativ auswirken, da sie die Magen- und Darmschleimhaut reizen.

Vitamine

Den größten Teil der vom Körper benötigten Vitamine nimmt man durch pflanzliche Nahrung auf. Das gilt auch für Mineralstoffe und die sogenannten Spurenelemente, die der Mensch für seine Gesundheit dringend benötigt, da sie Bestandteil des Bindegewebes, der Knochen, der Haare und der Zähne sind.

Vitamine sind in Heilpflanzentees, gewissermaßen als wichtige Zugabe, immer vorhanden und an der Gesamtwirkung mit beteiligt. Aber erst dann, wenn sie in besonders reichem Maße vorhanden sind, wie in Zitrusfrüchten, Hagebutten, Erdbeeren oder Sanddornfrüchten, kann man diese, als Saft, Extrakt oder Mus zubereitet, direkt bei Vitaminmangelerscheinungen einsetzen.

Ein Kraut für viele Beschwerden

Dadurch, daß mehrere Wirkstoffgruppen in ein und derselben Heilpflanze vorhanden sind, haben unsere Heilkräuter oft eine sehr große Breitenwirkung.

Thymian gilt z. B. als bewährtes Hustenmittel wegen der Saponine und der desinfizierenden ätherischen Öle. Er eignet sich auch als Gurgel- und Spülmittel bei Infektionen im Mund und Rachen. Hier sind es die Gerbstoffe, die das ätherische Öl unterstützen.

Thymian hilft ferner bei übelriechenden Durchfällen, wobei ebenfalls die ätherischen Öle und die Gerbstoffe sowie die überdies vorhandenen Bitterstoffe wirksam werden. Und nicht zuletzt fördert Thymian die Verdauung, weil seine Bitterstoffe den Fluß der Verdauungssäfte aktivieren. Wegen der Bitterstoffe regt er auch den Appetit an.

Heilkräuter sammeln

Ob es sinnvoll ist, den Laien zu ermuntern, sich seine Heilkräuter selber zu sammeln, darüber ist man sich nicht recht einig. Es gibt leidenschaftliche Befürworter, aber auch Gegner.

Selbstbedienung in der Natur?

Die Gegner sagen, es sei ausgesprochener Unsinn, sich draußen in der Natur selbst zu bedienen, denn was man dort finde, sei von Autoabgasen und anderen Luftverunreinigungen total vergiftet. Außerdem seien wildwachsende Heilpflanzen von minderer Qualität als solche aus streng überwachten Kulturen, und schließlich würde durch das Ausschwärmen von mehr oder weniger unkundigen Pflanzensammlern der ohnehin stark angeschlagenen Natur nur noch mehr Schaden zugefügt.

Die Befürworter sind zwar auch der Meinung, daß nur kundige Sammler das Recht hätten, sich draußen selbst zu bedienen, vertreten aber den Standpunkt, daß wildwachsende Heilpflanzen wertvoller seien als die „hochgezüchteten" Kulturpflanzen. Für sie sind Kulturpflanzen beinahe eine Fälschung, denn sie sind der Meinung, wenn man eine Pflanze auf einen bestimmten Wirkstoff hin züchte, so sei der Weg zur Chemotherapie mit Heilpflanzen nicht mehr weit.

Schonender Umgang ist wichtig

Wer Heilpflanzen draußen sicher und zuverlässig bestimmen kann, wer weiß, welche Pflanzenteile gesammelt werden müssen, wer die günstigste Erntezeit kennt und vor allen Dingen, wer das Sammelgut auch sachgerecht aufbereiten kann, dem sollte man die Freude an diesem so gesunden Hobby nicht nehmen.

Der Naturfreund weiß, wie wichtig es ist, vom Aussterben bedrohte oder regional seltene Arten zu schützen. Er wird sie schonen.

Zehn goldene Regeln

Fehler beim Sammeln kann man vermeiden, wenn man die folgenden Vorschriften beherzigt:

1. Bitte nur Pflanzen sammeln, die man ganz genau kennt. Verwechslungen können gefährlich werden, denn es gibt auch giftige Pflanzen, die tödlich wirken (siehe auch S. 295).

2. Da die Wirkstoffe, auf die es letztlich ankommt, nicht gleichmäßig in der Heilpflanze verteilt sind, ist es keineswegs gleichgültig, welchen Pflanzenteil man verwendet. Mal sind es die Blüten, mal die Blätter, mal die Wurzeln, die Rinde oder die Früchte (Samen), die nach dem Trocknen den wertvollsten Tee ergeben. Im anschließenden Bestimmungsteil (S. 298 bis 335) ist dies bei der jeweiligen Pflanze angegeben.

3. Es darf nur an Plätzen gesammelt werden, an denen man auch gesunde Pflanzen findet. An viel befahrenen Straßen, im Umfeld der Großstädte, chemischer Fabrikanlagen oder dort, wo Felder und Weiden mit Unkrautbekämpfungsmitteln oder Insektiziden behandelt werden, findet man keine geeigneten Teekräuter.

4. Es dürfen nur ganz saubere Pflanzen geerntet werden. Staub und

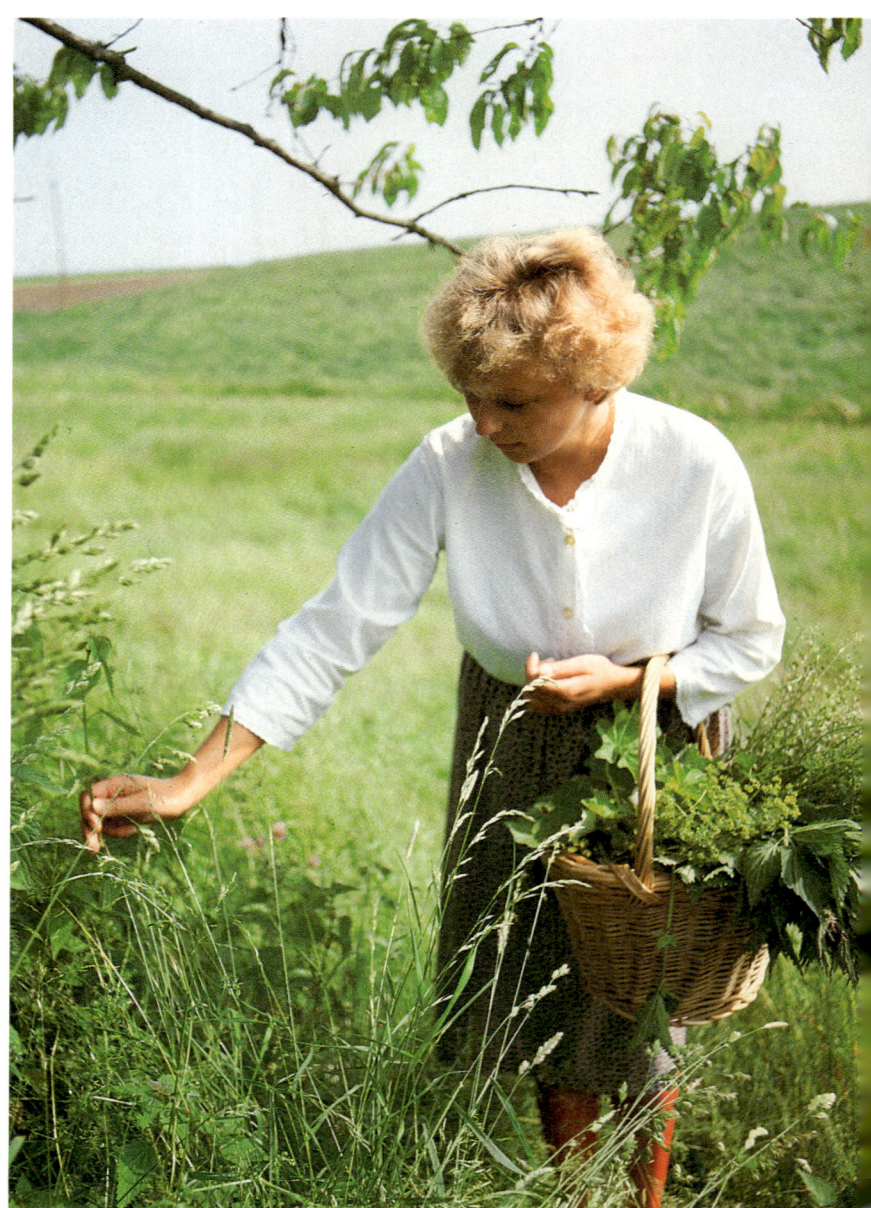

Beim Sammeln sollte man auf die Standorte der Pflanzen achten und nur solche Kräuter mitnehmen, die man kennt

Schmutz machen sie wertlos, denn Heilpflanzen, mit Ausnahme von Wurzeln oder Wurzelknollen, soll man vor dem Trocknen auf keinen Fall waschen.

Am jeweiligen Standort darf man nicht den ganzen Bestand ernten. Seltene Pflanzen sollte man nicht mitnehmen, auch wenn sie nicht unter Naturschutz stehen. Bäume und Sträucher, deren Blätter, Blüten, Früchte oder Rinde man sammeln möchte, darf man nicht zu stark beanspruchen. Äste abzubrechen ist Frevel!

5. Am frühen Vormittag, wenn die Sonne den Morgentau abgetrocknet hat, erntet man wertvolle Kräuter. Bei Nebel und Regen sollte man keine Heilpflanzen sammeln.

6. Blätter von Kräutern, Sträuchern oder Bäumen sammelt man in jungem, doch voll entfaltetem Zustand, Blüten, wenn sie voll erblüht sind. Der 1. bis 5. Tag nach dem Erblühen liefert Qualitätsware.

Ganze Kräuter, darunter versteht man im allgemeinen die oberirdischen Teile (ohne Wurzeln), werden einige Zentimeter über dem Erdboden abgeschnitten. Bitte nicht ausreißen! Sind die unteren Stengelteile

sehr stark verholzt und nur spärlich beblättert, so nimmt man nur die oberen Pflanzenteile. Ganze Kräuter werden zur Blütezeit gesammelt.

Wurzeln, Wurzelstöcke und Knollen werden ausgegraben, wenn sie kräftig und voll entwickelt sind. Das kann im Frühjahr oder im Herbst geschehen. Noch an Ort und Stelle muß man sie vom gröbsten Schmutz (Erdreste) befreien. Zu Hause werden sie vor dem Trocknen gründlich gewaschen und nach dem Abtrocknen der Oberfläche in Scheiben oder kleine Stücke zerschnitten. Rinden, z. B. Faulbaumrinde, müssen von jungen Zweigen geschält werden. Im frühen Frühjahr, wenn die Säfte aufsteigen, ist das leicht möglich.

Samen (Kümmel, Fenchel, Leinsamen usw.) erntet man erst, wenn sie voll ausgereift sind.

7. Sehr viel Sorgfalt muß man beim Trocknen des Sammelgutes walten lassen. Je früher man das Sammelgut trocknet, desto wertvoller ist der Tee. Wurzeln, Wurzelstöcke, Rinden und Knollen müssen ebenso wie größere Blätter (z. B. Huflattich) vorher teegerecht zerschnitten werden, Blüten (z. B. Wollblumen, Lavendel oder Weißdorn) trocknet man ganz, ganze Kräuter hängt man gebündelt zum Trocknen auf und zerkleinert sie erst danach.

Ein luftiger, trockener Ort ist für das Trocknen besser als ein Platz in der prallen Sonne. Heilpflanzen mit viel ätherischem Öl werden durch Sonnenstrahlen im Wert gemindert. Man trocknet auf Sieben oder Darren, auf denen man das Sammelgut in dünner Schicht ausbreitet.

Wenn man auf die richtige Temperatur achtet und für ausreichende Luftzirkulation sorgt, dann kann

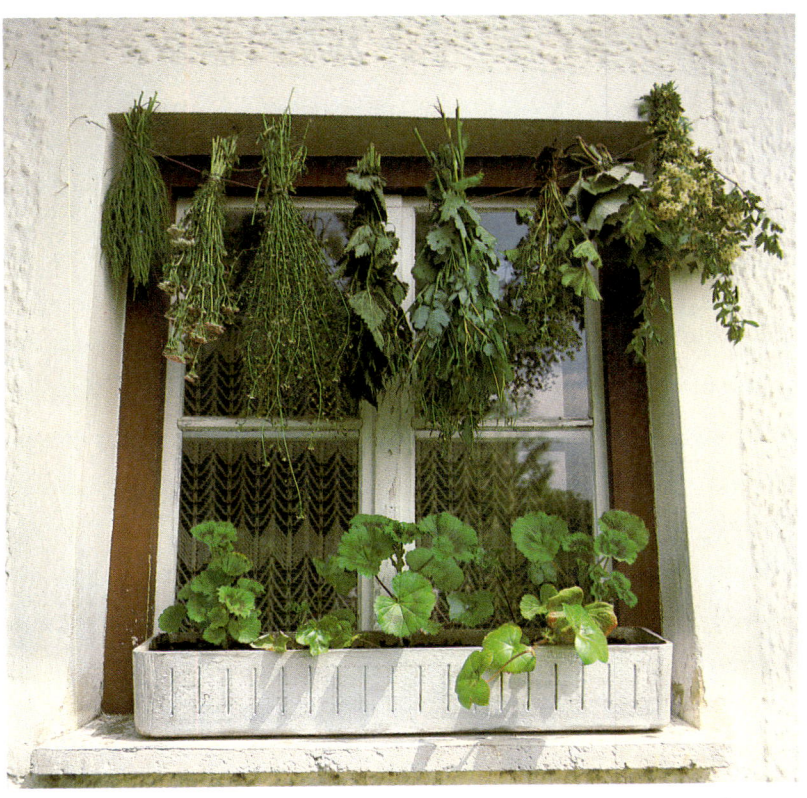

Ganze Kräuter kann man gebündelt an einem luftigen Ort zum Trocknen aufhängen, wie etwa hier vor einem Fenster

man auch im Backofen bei geöffneter Tür trocknen. Als Regel gilt, daß alle stark duftenden Kräuter bei einer Temperatur um 35°C, die anderen um 45°C getrocknet werden dürfen. Temperaturen bis 60°C vertragen nur Hölzer, Wurzeln und Knollen.

8. Nach dem Trocknen bewahrt man seine Tees in gut schließenden Gefäßen auf. Geeignet sind Weißblechdosen oder getönte Plastikgefäße. Es ist sehr wichtig, daß das Trockengut

auch wirklich ganz trocken ist, sonst verdirbt es in kürzester Zeit.

9. Das Aufbewahrungsgefäß muß sorgfältig beschriftet werden, damit nichts verwechselt wird.

10. Wer nicht bereit ist, sich all diesen Sammel- und Aufbereitungsvorschriften zu unterwerfen, der sollte ganz auf das Selbersammeln verzichten. In der Apotheke bekommt er seine Tees in vorzüglicher Qualität zu jeder Zeit.

Die richtige Anwendung

Nicht nur Teefreunde und Hausmittelliebhaber, sondern auch Ärzte und Wissenschaftler sind sich darüber einig, daß Heilpflanzen zu den wichtigsten und wirksamsten Arzneilieferanten gehören. Allerdings wissen sie auch, daß nur dann volle Wirkung zu erzielen ist, wenn man sie richtig einsetzt und anwendet. Ein unsachgemäßer Umgang kann sogar nachteilige Folgen für die Gesundheit haben.

Der vielzitierte Satz: „Wenn es nichts nützt, so schadet es wenigstens nicht" ist reiner Unsinn. Ein Heilmittel, von dem man eine Wirkung erwarten kann, das sollte man nie vergessen, kann auch schaden. Die folgenden Abschnitte sind daher für die erfolgreiche Anwendung von Heilpflanzen sehr wichtig.

Heiltee – beliebt und wirksam

Er ist auch heute noch die beliebteste Zubereitungsart der Heilpflanzen, wirksam und gut verträglich. Man kann Tee aus einer einzelnen Heilpflanze machen oder auch aus einem Kräutergemisch. Ein Tee ist ein wäßriger Auszug, den man mit heißem oder auch mit kaltem Wasser aufgießen kann, je nach Art der Kräuter. Die wasserlöslichen Wirkstoffe gelangen bei der Zubereitung in den Tee, der dann zum Trinken, zum Spülen, für Umschläge, Bäder oder zum Gurgeln verwendet werden kann.

Folgende Zubereitungsart bewährt sich fast überall: Man übergießt 2 gehäufte Teelöffel getrockneter und geschnittener Heilpflanzen mit ¼ l siedendem Wasser, läßt unter gelegent-lichem Umrühren alles etwa 10 Minuten lang ziehen und seiht dann ab. Sollte es dringend notwendig sein, von dieser Zubereitungsart abzuweichen, so ist das bei der jeweiligen Heilpflanze genau angegeben.

Heiltees sollen schluckweise und möglichst warm getrunken werden. Zum Mundspülen, Gurgeln oder für Einläufe ist eine Temperatur von 30 bis 40 °C empfehlenswert, Teil- oder Vollbäder sollten 38 °C warm sein. Auch zur Wundbehandlung (Waschungen oder Umschläge) ist diese Temperatur geeignet.

Das Kräutersäckchen

Es dient einmal der Wärmetherapie, zum anderen der Erweichung und Reifung von Geschwüren und Geschwülsten. Beliebt für beide Zwecke ist der Leinsamen, und auch Heublumen eignen sich dafür. Heublumen sind Gemische von kleinen Blatt- und Blütenstückchen der verschiedensten Wiesenpflanzen; man kann sie in der Apotheke kaufen.

Zur Herstellung eines Kräutersäckchens näht man Heublumen, Leinsamen oder andere Kräuter in ein Leinensäckchen von der Größe der zu behandelnden Körperstelle, legt es für einige Minuten in siedendes Wasser, drückt es kräftig aus und legt es dann auf die kranke Stelle. Es soll so heiß angewendet werden, wie man es vertragen kann.

Kräuterdämpfe inhalieren

Zu Unrecht nicht sonderlich beliebt, weil zu umständlich, ist das Inhalieren von Kräuterdämpfen. Wer es aber ausprobiert hat, der ist von der Wirksamkeit so beeindruckt, daß er die Mühe der Vorbereitung nicht mehr scheut. Bei Husten, Schnupfen, Heiserkeit und Nebenhöhlenkatarrhen wirkt eine Kräuterdampfinhalation vorzüglich. Bei chronischem Schnupfen ist die Inhalation die beste Therapie. Man verwendet dafür vornehmlich Salbeiblätter, Kamillenblüten und Thymiankraut, einzeln oder miteinander gemischt. Empfehlenswert ist auch, diese drei Heilpflanzen im Wechsel einzusetzen.

Man gibt 1 kleine Handvoll der Kräuter in eine große Schüssel und übergießt sie mit etwa 1 l siedendem Wasser. Bald steigen aromatisch duftende Dämpfe auf, die zahlreiche Wirkstoffe enthalten. Diese Dämpfe atmet man nun unter einem Tuch ein, das Kopf und Ansatzgefäß umgibt. Man sollte etwa 10 Minuten inhalieren.

Läßt der Dampfstrom nach, so kann man das Ansatzgemisch noch einmal zum Sieden erhitzen, um die Inhalation fortzusetzen.

Das Kräuterdampfbad

Für Beschwerden im Anal- und Vaginalbereich sind Kräuterdampfbäder – besonders mit Kamillenblüten – sehr hilfreich. Entzündungen und damit verbundene Schmerzen klingen schnell ab. Man benötigt ein standfestes Gefäß, auf das man sich setzen kann. Dorthinein gibt man etwa 2 Handvoll Kamillenblüten, übergießt sie mit 2 bis 3 l siedendem Wasser und setzt sich auf das Ansatzgefäß. Die Dampfbadedauer sollte etwa 5 bis 10 Minuten betragen.

Das Kräuterbad

Bei Rheuma, bei Hautunreinheiten, zur Erfrischung oder zur Beruhigung und Schlafförderung sind Kräutervollbäder sehr geeignet. Man be-

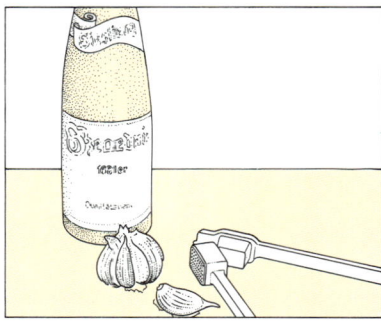

Knoblauchwein *1 große Knoblauchzwiebel (gut zerkleinern oder mit der Presse ausdrücken), 1 Flasche Weißwein*

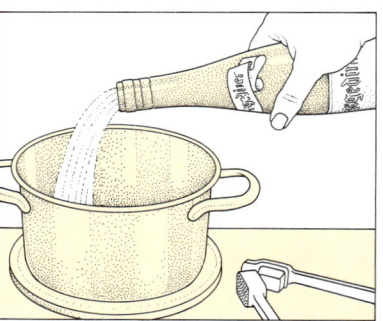

Den Weißwein in einen Kochtopf gießen, die zerdrückten Knoblauchzehen zugeben und alles kurz aufkochen

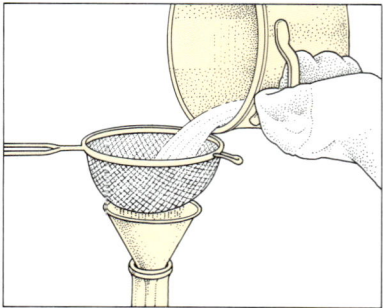

Eine leere Flasche mit Trichter bereitstellen und den Wein durch ein Sieb dorthinein abseihen

kommt gute Badeextrakte im Handel, doch wer es will, kann sich seinen Badeextrakt auch selbst bereiten.

Man benötigt etwa 100 bis 150 g (bei Heublumen die doppelte Menge) Droge, die man in 2 l Wasser etwa 10 Minuten lang auskocht. Der Absud wird dann dem Badewasser zugesetzt.

Die Badetemperatur sollte bei 37 °C liegen und die Badedauer 10 bis 15 Minuten betragen. Danach ist Bettruhe von mindestens 1 Stunde angezeigt.

Auch Teilbäder (Sitzbäder, Fußbäder, Armbäder) sind mit Heilkräutern möglich. Die Badetemperatur ist die gleiche wie beim Vollbad, nur die Kräutermenge entsprechend geringer.

Der Kräuterwein

Das ist eine beliebte Anwendungsform wirksamer Heilpflanzen, die man ohne großen Aufwand selber herstellen kann. Man verwendet als Ansatzwein eine Flasche leichten Moselwein, dem man die entsprechenden Kräuter zufügt (20 bis 30 g). Den Ansatz läßt man etwa 2 Wochen stehen und seiht ihn dann ab. Auf diese Weise lassen sich Melissenwein, Baldrianwein und Hopfenwein zur Beruhigung und gegen Nervosität herstellen, Rosmarinwein zur Anregung und Entwässerung, Beifuß- oder Wermutwein zur Appetitsteigerung, ja sogar ein Knoblauchwein soll gegen vorzeitiges Altern helfen (siehe S. 296).

Die Tinktur

Zieht man Heilpflanzen mit Alkohol statt mit Wasser aus, erhält man die Tinktur. Es gibt sehr viele verschiedene Methoden, sich eine Tinktur zu bereiten, doch die beste Methode ist die, nach der auch der Apotheker seine Tinkturen herstellt.

10 g gut zerkleinerte und getrocknete Heilpflanzen werden mit 90 g 70prozentigem Weingeist übergossen und an einem warmen Ort unter gelegentlichem Umschütteln 10 Tage lang ausgezogen. Nach dem Abseihen und Filtrieren erhält man eine klare Lösung pflanzlicher Wirkstoffe. Tinkturen werden tropfenweise eingenommen.

Der Pflanzensaft

Zur Frühjahrskur sind Pflanzensäfte (Brennessel-, Löwenzahn-, Birken- oder Rettichsaft) sehr beliebt. Sie schwemmen Wasser aus dem Körper und aktivieren den Stoffwechsel. Mittels eines Entsafters kann man Frischsäfte leicht selber bereiten. Die frischen Pflanzenteile werden zerkleinert, mit etwas Wasser versetzt und dann in den Entsafter gegeben. Die ablaufende Flüssigkeit nimmt man löffelweise ein (siehe auch S. 337).

Kräutersalben

Sehr viele Heilpflanzen eignen sich zur Herstellung von Salben, die bei Wunden und Entzündungen verschiedenster Art überaus wirksam sind. Die Arnikasalbe, die Ringelblumensalbe, die Kamillensalbe oder die Hamamelissalbe sind ganz hervorragende Heilsalben. Salben mit ätherischem Öl, die hautreizend und durchblutungsfördernd wirken, sind bei Rheuma und Gicht, bei Verstauchungen und Prellungen und manche auch bei Furunkeln und Abszessen angezeigt. Solche Kräutersalben kann man in der Apotheke fertig kaufen (siehe auch S. 337).

Heilpflanzen auf einen Blick

Auf den folgenden Seiten 298 bis 335 werden die wichtigsten Heilpflanzen, die in Mitteleuropa vorkommen, ausführlich vorgestellt. Man erfährt, wo die einzelnen Pflanzen wachsen, ob man sie selbst sammeln kann und was man dabei beachten muß.

Außerdem wird alles Wesentliche darüber erzählt, wie die Pflanzen wirken und bei welchen Beschwerden sie in der Naturheilkunde eingesetzt werden. Wertvolle Rezepte für Heilkräutertee ergänzen die Pflanzenbeschreibungen.

Die Pflanzen sind alphabetisch nach ihrem botanischen, also wissenschaftlichen Namen geordnet. Dieser steht jeweils kursiv über dem deutschen Namen.

Wer eine Heilpflanze nur unter ihrem deutschen Namen kennt, dem soll die nachstehende Liste das rasche Nachschlagen erleichtern.

Eine weitere Orientierungshilfe bietet der Anhang *Hausmittel auf einen Blick* (S. 424 bis 441), der nach Beschwerden geordnet ist.

Achillea millefolium

Schafgarbe

Die Schafgarbe kannte und nutzte man schon in der Antike, jedoch vornehmlich als Wundkraut. Heute ist sie mehr als Magenmittel beliebt und wird auch in der Frauenheilkunde erfolgreich eingesetzt

Von Juni bis Oktober blüht die Schafgarbe auf Wiesen, an Weg- und Feldrändern in ganz Europa. Sie ist an den feinzerteilten Blättern und den trugdoldig angeordneten Blütenköpfchen leicht zu erkennen. Die Zungenblüten sind weiß, seltener rosa oder kräftiger rot gefärbt.

Man erntet zur Blütezeit das ganze Kraut und trocknet es an der Luft. Die holzigen Stengelteile sollte man aussortieren.

Aufgrund der Inhaltsstoffe, ätherisches Öl mit Proazulenen, Bitterstoffe und Flavone (siehe S. 292 bis 293), wirkt ein Schafgarbentee bei Appetitlosigkeit und Verdauungsschwäche (Zubereitung siehe S. 296).

Neuerdings setzt man die Schafgarbe auch bei der sogenannten vegetativen Dystonie des kleinen Beckens von Frauen und Mädchen mit Erfolg ein. Krampfartige Schmerzen im Unterleib, verbunden mit Kreuzschmerzen, Schmerzen an den Brüsten und besonders schmerzhafte Regelblutungen sprechen auf Schafgarbentee gut an. Bevor man sich selbst behandelt, sollte man sich jedoch frauenärztlich untersuchen lassen.

Tip: Bei Magen- und Darmbeschwerden muß der Tee ungesüßt getrunken werden. Ein Schafgarbenbad (siehe S. 296) ist bei Leiden im Bereich des kleinen Beckens wirksam.

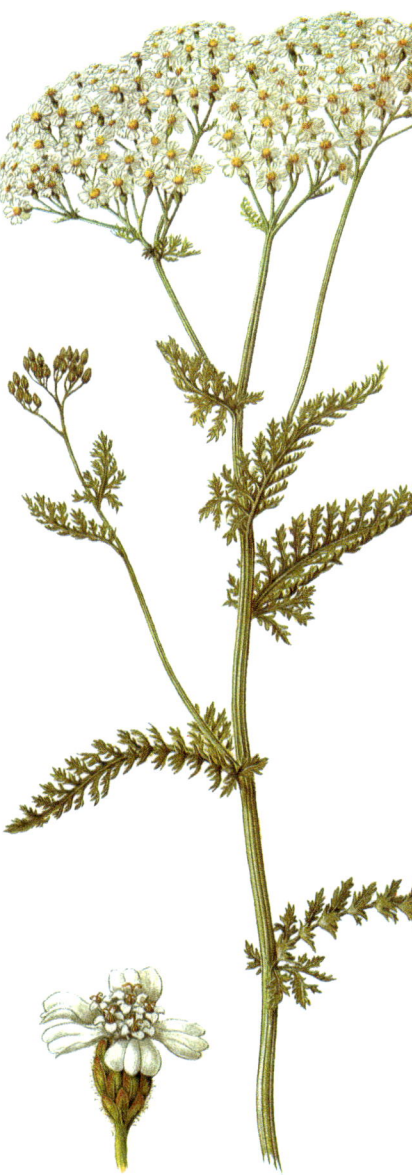

Die Schafgarbe ist in ganz Europa an trockenen und sonnigen Standorten zu finden

Althaea officinalis

Eibisch

Eibisch ist ein wirksames Arzneimittel bei allen Reizerscheinungen an den Schleimhäuten des Mundes, des Rachens, des Magens und des Darms. Verantwortlich dafür ist der vor allem in der Eibischwurzel enthaltene Pflanzenschleim

Eibisch gehört in die botanische Familie der Malvengewächse. Er ist mit unseren Wilden Malven eng verwandt. Seine Heimat dürften die Länder um das Kaspische Meer, das Schwarze Meer und um das östliche Mittelmeer sein. Die arzneilich hauptsächlich genutzte Wurzel stammt aber fast ausschließlich aus Kulturen.

Diese Heilpflanze ist eine ausdauernde Staude mit behaarten Stengeln und Blättern, die bis 1,5 m hoch werden kann. In den Blattachseln entwickeln sich in büscheliger Anordnung große, gestielte, typische Malvenblüten von weißer oder rötlicher Farbe. Sie erblühen in den Monaten Juni bis August.

Wurzeln schnell trocknen

Wenn die Pflanze 2 Jahre alt ist, kann man die Wurzeln ernten. Sie müssen sofort schonend und schnell getrocknet werden (siehe S. 295).

Danach bewahrt man sie in gut schließenden Gefäßen auf. Das rasche Trocknen ist deshalb wichtig, weil sich wegen des hohen Gehalts an Stärke auf der noch feuchten Wurzel schnell Pilze ansiedeln, die die Ware zersetzen und verderben. Sie riecht dann muffig und sieht graufleckig aus.

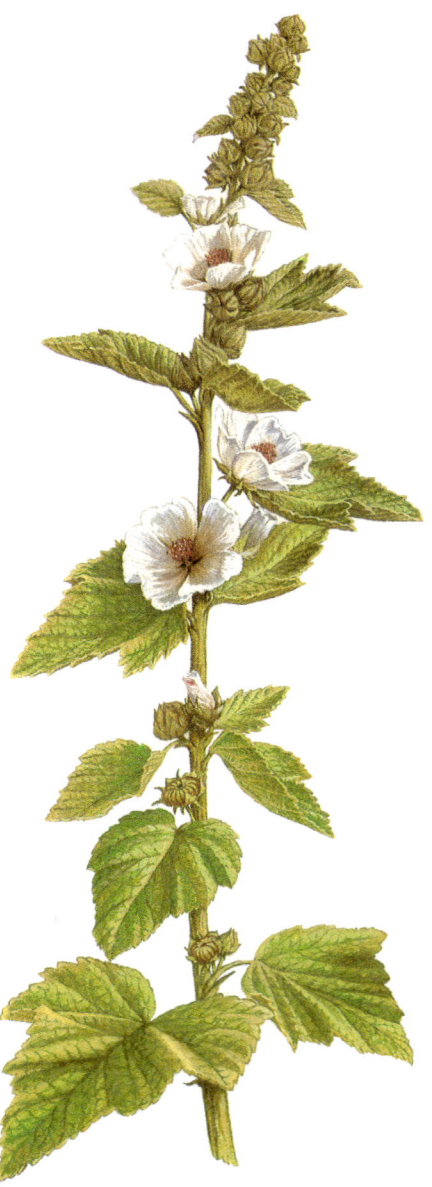

Die stattliche Eibischpflanze mit den dekorativen Blüten ist eine Zierde in jedem Kräutergarten

Pflanzenschleim, der Hauptwirkstoff der Eibischwurzel, wirkt reizmildernd bei entzündeten Schleimhäuten. Man verwendet daher die Eibischwurzeln als Tee zum Gurgeln und Spülen bei Reiz- und Entzündungserscheinungen im Mund und Rachen sowie bei Reizhusten oder Kitzelhusten, der durch Reizungen am Kehlkopf hervorgerufen wird. Hilfreich ist der Tee auch, wenn Kinder Bronchitis haben.

Bei einer Magenschleimhautentzündung und Darmerkrankungen kann der schleimige Eibischtee ebenfalls erfolgreich eingesetzt werden.

Eibischtee kalt ansetzen

Im Gegensatz zu anderen Kräutertees muß Eibischtee kalt zubereitet werden, weil bei einem Heißaufguß die Stärke quellen und verkleistern würde.

Man geht folgendermaßen vor: 1 Eßlöffel geschnittene Eibischwurzeln wird mit ¼ l kaltem oder zimmerwarmem Wasser übergossen und unter gelegentlichem Umrühren etwa ½ bis 1 Stunde ausgezogen. Dann seiht man den Tee ab und erwärmt ihn erst jetzt auf Trinktemperatur. Man kann damit gurgeln und spülen.

Will man den Tee gegen Kitzelhusten oder Bronchitis trinken, süßt man am besten mit 1 Teelöffel echtem Bienenhonig; wenn er gegen Magen- und Darmstörungen eingesetzt werden soll, trinkt man ihn ungesüßt.

Bei Erkältungen kann man auch in Honig eingelegte Eibischwurzeln kauen. Dieses alte Rezept ist aus der Volksmedizin überliefert.

Tip: Beim Einkauf von Eibischwurzeln ist unbedingt darauf zu achten, daß sie ohne graue Flecken sind und nicht muffig riechen.

Arctostaphylos uva-ursi

Bärentraube

Man kann die Blätter der Bärentraube leicht mit denen der Preiselbeere verwechseln, doch wer darauf achtet, daß sie an der Unterseite frei von braunen Punkten sind, kann sich eigentlich nicht irren

Die Bärentraube ist ein immergrüner, niederliegender Halbstrauch aus der botanischen Familie der Erikagewächse mit ledrigen, dicken Blättern und glockigen, weißlich-rosaroten Blüten, aus denen sich rote, säuerlich herb schmeckende Früchte entwickeln.

Sie wächst auf humusreichen Böden im Norden von Europa, aber auch in den Nadelwäldern der Alpen.

Das in den Blättern enthaltene Arbutin ist für die Wirkung verantwortlich, denn aus ihm spaltet sich nach Durchlaufen der Nieren im Harn das desinfizierende Hydrochinon.

Bärentraubenblättertee ist angezeigt bei allen Entzündungen der Nieren, der Blase und der ableitenden Harnwege. Da die Bärentraubenblätter aber neben dem eigentlichen Wirkstoff noch viel Gerbstoff enthalten, der den Magen belastet, ist es zweckmäßig, den Bärentraubenblättertee kalt anzusetzen. Man läßt ihn 12 Stunden stehen, dann ist der Wirkstoff fast völlig ausgezogen, die Gerbstoffe aber nur zu einem geringen Teil. Nun erwärmt man den Tee auf Trinktemperatur.

Teemischungen gegen Blasen- und Nierenleiden, die neben Bärentraubenblättern noch andere Heilpflanzen enthalten, dürfen jedoch ruhig heiß aufgebrüht werden.

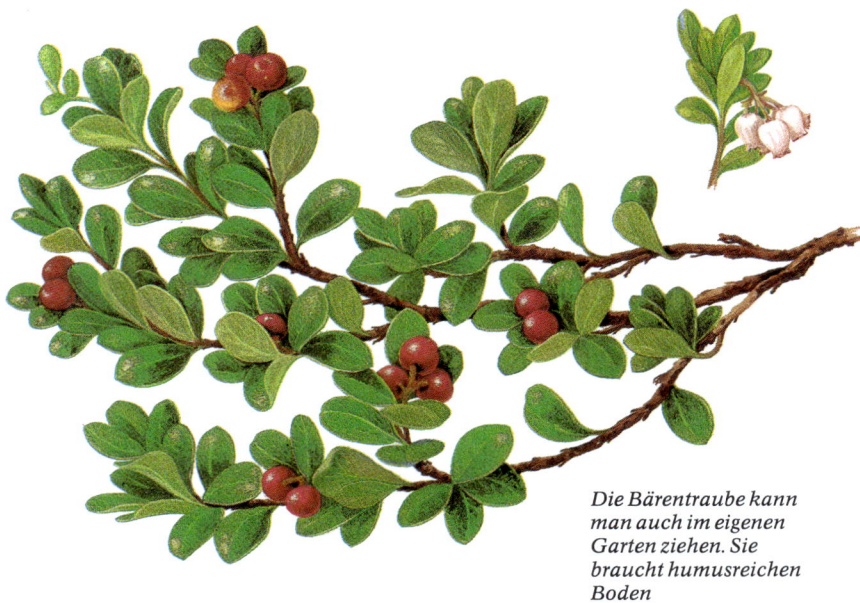

Die Bärentraube kann man auch im eigenen Garten ziehen. Sie braucht humusreichen Boden

Blasen- und Nierentee

20 g Bärentraubenblätter, 20 g Orthosiphonblätter, 10 g Birkenblätter, 10 g Hauhechelwurzel, 10 g Goldrutenkraut

2 gehäufte Teelöffel dieser Mischung mit ¼ l siedendem Wasser übergießen und 10 Minuten lang ziehen lassen. Nach dem Abseihen ist der Tee trinkfertig. Bei Bedarf trinkt man täglich 2 bis 3 Tassen, z. B. bei den ersten Anzeichen eines Blasenkatarrhs (Brennen beim Wasserlassen).

Anmerkung: Die Wirkstoffe der Bärentraube, das Arbutin und das Methylarbutin, kommen erst dann zur Wirkung, wenn sie in der Niere und in der Blase zu dem desinfizierenden Hydrochinon umgewandelt worden sind. Das geschieht aber nur ausreichend, wenn der Harn eine alkalische Reaktion zeigt.

Man muß daher während einer Teekur mit Bärentraubenblättern oder mit diesem Blasen- und Nierentee reichlich pflanzliche Kost verzehren, um für einen alkalischen Harn zu sorgen.

Auch das Beigeben 1 großen Messerspitze voll Natron sorgt für die kurzfristige Alkalisierung des Harns.

Artemisia absinthium

Wermut

*„Die Medizin muß bitter schmek-
ken, sonst nützt sie nichts!" Dieser
Ausspruch eines alten Landarztes
hat auch heute noch volle Gültigkeit, wenn es darum geht, den Fluß
der Verdauungssäfte anzuregen.
Wermut ist dafür bestens geeignet*

An Wegrändern, Flußufern, Hecken,
Zäunen und auf felsigem Grund
wächst der Wermut, eine ausdauernde Staude von 60 bis 100 cm Höhe.
Stengel und Blätter tragen ein silbri-
ges Haarkleid, so daß die ganze
Pflanze grau aussieht. Die fiederspal-
tigen Blätter werden nach oben hin
kleiner und einfacher.

Der Blütenstengel trägt zahlreiche
halbkugelige, nickende, hellgelbe
Blütenköpfe, die in reichblütigen,
verzweigten Rispen angeordnet sind.
Die Pflanze riecht aromatisch
würzig.

Große Ähnlichkeit mit Beifuß
Ein naher Verwandter mit ähnlichem
Aussehen und ähnlichen Eigenschaften ist der Beifuß, der noch häufiger
bei uns vorkommt als der Wermut.
Wenn Sammler diese beiden Pflanzen miteinander verwechseln, so ist
das nicht gefährlich, doch sollte man
auf die Unterscheidungsmerkmale
achten: Der Wermut ist kleiner, der
Stengel ist silbrig behaart, während
der Beifußstengel zumindest unten
rötlich bis bräunlich angelaufen ist.
Beifußblüten sind länglicher und zumeist rötlich.

Wer Wermut selber sammeln
möchte, der muß das zur Blütezeit in
den Monaten Juni bis August tun. Be-

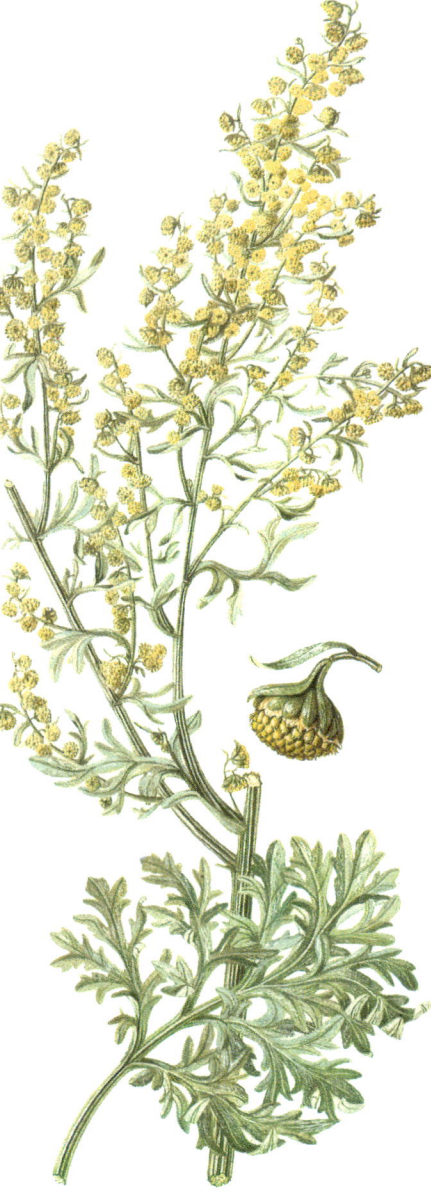

*Wermut hat rundliche gelbe Blütenköpf-
chen und silbrig behaarte Stengel. Die
Blätter werden nach oben hin kleiner*

vorzugt nimmt man die oberen
Pflanzenteile mit den Blühtrieben.
Sie werden dann gebündelt an der
Luft getrocknet (siehe S. 295).

Der Wermut verdankt seine Wirkung dem ätherischen Öl und den
Bitterstoffen. Er hilft bei Magen- und
Darmstörungen mit schlechter Verdauung, er beruhigt aber auch die un-
ruhige Steingalle.

Oft genügt schon 1 Tasse Tee, um
den Appetit anzuregen oder die Verdauung zu regulieren (Zubereitung
siehe S. 296).

Tip: Wer Gallensteine hat, spürt es
meistens schon vorher, wenn eine
Gallenkolik ansteht. Dann kann
schon 1 Tasse Wermuttee, heiß und
schluckweise getrunken, die Kolik
verhüten. Erwähnt sei auch die Wer-
muttinktur (siehe S. 297), die bei drohenden Gallenkoliken beruhigend
wirkt.

Magentee

20 g Wermut, 20 g Tausendgüldenkraut, 10 g Pfefferminzblätter, 10 g Kamillenblüten

2 gehäufte Teelöffel dieser Mischung mit ¼ l siedendem
Wasser überbrühen und 5 bis
10 Minuten ziehen lassen.

Täglich vor den Haupt-
mahlzeiten je 1 Tasse Tee
möglichst warm und unge-
süßt trinken. Dieser Tee wirkt
bei chronischer Verdauungsschwäche, bei gestörtem Le-
berstoffwechsel und mangeln-
dem Gallenfluß.

Betula pendula

Hängebirke

*Nicht nur die Hängebirke, sondern
auch die weniger häufig vorkommende behaarte Moorbirke liefert
dem Heilpflanzensammler die angenehm duftenden Birkenblätter,
die sich vielfältig nutzen lassen*

Die Hängebirke, an ihrem weißen
Stamm leicht erkennbar, braucht
man sicherlich nicht zu beschreiben.
Sie wächst an Waldrändern und wird
in Gärten und Parkanlagen gern gehalten. An trockenen Standorten gedeiht sie am besten.

Es lohnt sich, seinen Vorrat an Birkenblättern selbst zu sammeln. Im
Frühjahr, wenn die Blätter noch zart,
jedoch schon voll entfaltet sind, muß
man sie von den Zweigen streifen
und sie sofort an der Luft gut trocknen. In dicht schließenden Gefäßen
halten sie sich bis zur Erntezeit im
nächsten Frühjahr.

Aber auch frisch geschnitten unter
Salate gemischt, zu Weichkäse oder
feingehackt in Suppen und Eintöpfen serviert, verfehlen Birkenblätter
ihre Wirkung nicht.

Schon die heilkundige Äbtissin
Hildegard von Bingen nennt die Bir-
ke eine Heilpflanze. Heute kennt
man darüber hinaus genau ihre Wirkstoffe, nämlich Flavone, wenig Saponine, ätherisches Öl und Bitterstoffe
(siehe auch 292 bis 293).

Gut zur Blutreinigung
Ein Birkenblättertee wirkt leicht und
schonend harntreibend. Ohne die
Nieren zu reizen, wie das etwa beim
Wacholder der Fall ist, wird gestautes
Wasser durch Anregung der Nieren-

tätigkeit ausgeschwemmt, Schlacken und Harnsäure gehen dabei mit. Aus diesem Grunde schätzte man zu allen Zeiten einen Birkenblättertee im Frühjahr als Blutreinigungsmittel.

Die Volksmedizin schreibt dem Birkenblättertee auch zu, Blasen- und Nierensteine aufzulösen. Doch dafür gibt es bislang keine ausreichenden Beweise.

Birkenblätter befinden sich in zahlreichen Rheumatees, wo sie andere Heilpflanzen wie Löwenzahn, Schachtelhalm, Hauhechel und Holunderblüten in ihrer Wirkung unterstützen.

Auch als Haarwasser beliebt

Aus Birken gewinnt man sogar Haarwasser, das den Haarwuchs fördern und Kopfschuppen beseitigen soll. Es wird in der Volksmedizin auf unterschiedliche Weise hergestellt. Entweder werden die Birkenblätter mit 30- bis 50prozentigem Alkohol ausgezogen, oder man verdünnt den Birkensaft mit Alkohol.

Sehr zum Leidwesen der Naturschützer wird Birkensaft in jedem Frühjahr durch Anbohren junger Birken oder durch Einschnitte in die Rinde gezapft. Daß dies den Bäumen nicht sonderlich bekommt, muß wohl nicht extra betont werden. Da die Wirkung des Birkensaftes auf den Haarwuchs ohnehin sehr umstritten ist, sollte man die jungen Birken im Frühjahr dieser Prozedur wirklich nicht aussetzen.

Tip: Frische Brunnenkresse, frische Löwenzahnblätter, frische Birkenblätter und junger Feldsalat werden zu gleichen Teilen gemischt und mit Essig und Öl zu einem Salat angerichtet. Damit kann man das Frühjahr gesund beginnen.

Die hübschen Kätzchen sind die Blüten der Hängebirke. Nach der Reife der weiblichen Kätzchen fallen die kleinen geflügelten Nüßchen ab und werden durch den Wind weit verbreitet

Calendula officinalis
Ringelblume

Die Verwendung der Ringelblume ist fast ausschließlich der Volksmedizin vorbehalten. Ganz langsam aber findet sie auch Anerkennung bei den Ärzten, die sie einmal in ihrer Praxis ausprobiert haben. Die Wirkung überzeugt sie schnell

Die Ringelblume, auch Ringelrose genannt, dürfte ihre Heimat im Mittelmeergebiet haben. Doch das ist nicht mehr genau festzustellen, da sie schon sehr früh auch nördlich der Alpen Einzug in die Gärten hielt, woraus sie verwildert ist.

Die Ringelblume wird bis zu 70 cm hoch, ist filzig behaart und trägt am Ende der Triebe große, gelbe Blütenköpfe. Die behaarten Laubblätter stehen wechselständig an den verästelten Stengeln.

Arzneilich werden die gelben Zungenblüten verwendet, die man sehr schonend trocknen muß.

Ätherisches Öl, Flavone und Bitterstoffe sind die Wirkstoffe dieser so beliebten Heilpflanze (siehe auch S. 292 bis 293).

Hervorragendes Wundheilmittel

Die Ringelblume ist hauptsächlich anzuwenden bei schlecht heilenden Wunden, Unterschenkelgeschwüren, Brandwunden, Schnitt-, Riß-, Stich- und Quetschwunden, Nagelbettentzündung sowie stumpfen Verletzungen.

Ein Umschlag mit Ringelblumentee (Zubereitung siehe S. 296), eine heiße Kompresse oder ein Bad der verletzten Stellen in Ringelblumentee bringt sehr schnelle Heilung. Ärz-te, die das einmal ausprobiert haben, bestätigen, daß die Heilwirkung einer antibiotikahaltigen Salbe vergleichbar ist. Die Arzneimittelhersteller liefern seit einiger Zeit hervorragende Ringelblumensalben (Calendulasalbe). Es lohnt sich aber auch, nach alter Vorschrift aus dem Medikamentenschatz unserer Vorfahren die Salbe selbst herzustellen (siehe unten).

Innerlich wird Ringelblumentee bei Magenschleimhautentzündung, bei Magengeschwüren und bei krampfartigen Beschwerden im Verdauungstrakt mit Erfolg angewandt, denn eine leichte krampflösende Wirkung ist nachgewiesen worden.

Tip: Junge Mädchen, bei denen die Periode schmerzhaft ist, sollten zur Linderung bereits 1 Woche vor Beginn der Monatsblutung jeden Tag 1 Tasse Ringelblumentee zu sich nehmen.

Ringelrosenbutter

Diese Salbe gilt als vorzügliche Wund- und Heilsalbe für alle Wunden und ist ein altes Hausrezept:

20 g frische Ringelblumenblüten werden fein zerquetscht und mit 25 g Ziegenbutter (oder normaler, ungesalzener Butter) vermengt und im Wasserbad erhitzt, bis das Fett flüssig ist.

Dann läßt man alles 15 Minuten lang unter Umrühren ziehen und seiht es durch ein Tuch ab. Nach dem Abkühlen ist die Salbe fertig.

Carum carvi

Kümmel

Kümmelfrüchte sind das beste pflanzliche Mittel gegen Blähungen. Sie stammen – ebenso wie der Gewürzkümmel – von besonderen Sorten, die viel ätherisches Öl enthalten und in Großkulturen gezogen werden

Die Wildform des Kümmels wächst in fast ganz Europa auf Wiesen und Weiden, an Böschungen, Wegrändern und Bahndämmen. Kümmel ist ein zweijähriges Kraut mit einer spindelförmigen Pfahlwurzel, einem aufrechten, gefurchten, verästelten Stengel mit doppelfiederteiligen grasgrünen Blättchen. Die Blütenstände sind Doppeldolden ohne Hüll- und Hüllchenblätter. Die kleinen Einzelblüten sind weiß.

Die Früchte zerfallen in reifem Zustand in zwei sichelförmige Teilfrüchte. Sie sind es, die für Arzneien verwendet werden und auch den Gewürzkümmel darstellen.

Kümmelfrüchte enthalten als Hauptwirkstoff viel ätherisches Öl mit einem hohen Anteil an Carvon. Das wirkt entkrampfend und vertreibt die Blähungen. Wer Hülsenfrüchte, Kraut oder Kohl nicht gut verträgt, wer nach fettem Essen über Völlegefühl klagt, wer krampfartige Bauchschmerzen hat, der sollte einen Kümmeltee trinken (Zubereitung siehe S. 296).

Achtung: Diese Heilpflanze gehört in die Familie der Doldenblütler. Eine Verwechselung mit tödlichen Arten dieser Familie ist möglich (siehe auch S. 295). Deshalb beim Bestimmen besonders vorsichtig sein!

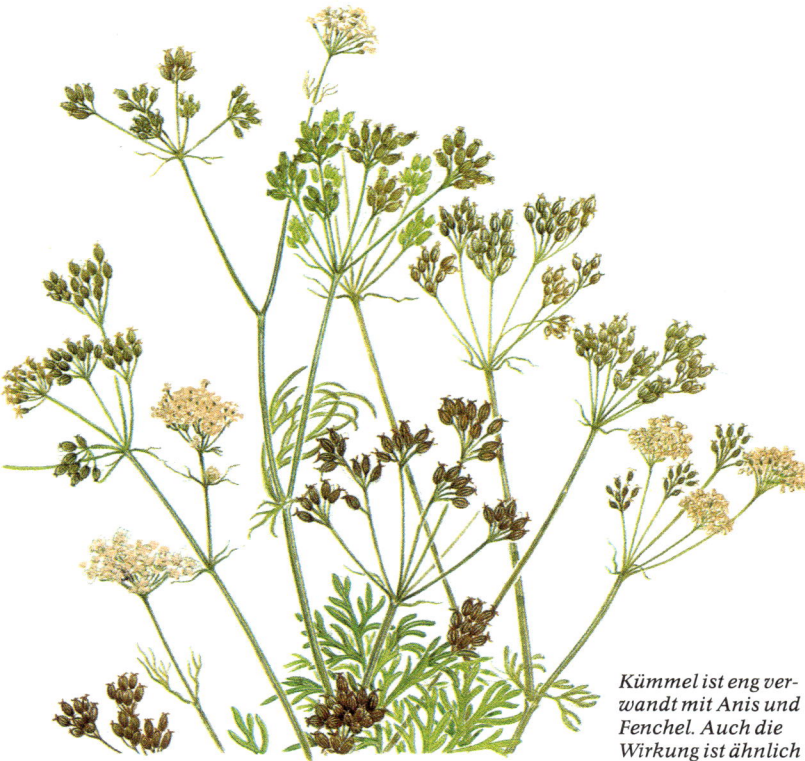

Kümmel ist eng verwandt mit Anis und Fenchel. Auch die Wirkung ist ähnlich

---

Tee für Magen und Darm

10 g zerstoßene Kümmelfrüchte, 30 g Kamillenblüten, 5 g Melissenblätter

2 gehäufte Teelöffel mit ¼ l siedendem Wasser übergießen und 5 Minuten ziehen lassen.

Täglich 2 bis 3 Tassen gut warm und schluckweise trinken.

Dies ist ein bewährter Tee bei einer Magenschleimhautentzündung oder bei Magengeschwüren.

Wer an Stuhlverstopfung leidet, kann noch 5 g Sennesblätter oder Faulbaumrinde beifügen.

Manche Menschen, bei denen der Darm nicht richtig arbeitet, leiden häufig unter Blähungen im Oberbauch. Dadurch kommt es zu Zwerchfellhochstand und Herzverlagerung. Man spricht in solchen Fällen von einem Roemheld-Syndrom. Die Betroffenen klagen über Herzbeklemmung und Schmerzen, die in die linke Schulter ausstrahlen.

In solchen Fällen hilft nebenstehender Tee besonders gut, wenn man ihm noch 10 g zerdrückte Korianderfrüchte zufügt.

Getrunken wird diese Mischung ungesüßt; bei Bedarf kann man bis zu 3 Tassen täglich zu sich nehmen.

Cassia angustifolia und Cassia senna

Senna

Arabische Ärzte brachten im 9. Jahrhundert die Sennesblätter und die Früchte der Senna nach Europa. Seit dieser Zeit gebraucht man sie als sicheres und zuverlässig wirkendes Mittel gegen akute und chronische Stuhlverstopfung. Vor Dauergebrauch der Senna muß allerdings gewarnt werden, denn das hat gesundheitliche Schäden zur Folge

Beide Senna-Arten sind kleine Sträucher, die 0,5 bis 1,5 m hoch werden. Die *Cassia angustifolia* ist in Somalia und Arabien beheimatet und wird in Südindien angebaut, während die *Cassia senna* im Sudan und weiter bis Westafrika verbreitet ist. Die Blätter der *Cassia angustifolia* sind unter der Handelsbezeichnung Tinnevelly-Senna bekannt, während die Blätter der *Cassia senna* unter dem Namen Alexandrina-Senna gehandelt werden.

Die Droge besteht aus den Fiederblättchen, die von der Blattspindel abgestreift und an der Luft getrocknet werden.

Aus den gelben Schmetterlingsblüten beider Arten entwickeln sich bei der Reife flache, etwa 1 cm breite und 2 bis 4 cm lange, braune Schotenfrüchte mit harten, dreieckigen Samen. Auch diese Früchte werden als Abführmittel genutzt und sind unter dem Namen Mutterblätter bekannt.

Für die Abführwirkung sind in der Hauptsache freie und glykosidisch gebundene Anthrachinone verantwortlich, die den Dickdarm reizen und auf diese Weise eine Stuhlentleerung erzwingen. Wenn auch in therapeutischen Dosen kein Schaden entsteht, so muß vor Dauergebrauch gewarnt werden (das gilt für fast alle Abführmittel). Elektrolytverlust, also die Abnahme von mineralhaltiger Körperflüssigkeit, mit all seinen Folgen und die Reizung des Darms sind sonst zu befürchten.

Die Homöopathie gebraucht die Zubereitung aus der Senna zumeist in der 6. Dezimalpotenz (D_6) bei Blähungen von Säuglingen und Kleinkindern. Die Erfolge werden als sehr gut und schonend bezeichnet.

Den Darm kann man erziehen

Wer an chronischer Stuhlverstopfung leidet, der sollte bemüht sein, den Darm auf andere Weise zur Pünktlichkeit zu erziehen, um keinen Schaden zu nehmen. Man kann z. B. die Ernährung umstellen und mehr schlackenreiche Kost wie Kleie, Vollkornbrot, Obst und Gemüse zu sich nehmen. Wer aber dennoch ein Abführmittel benötigt, der hat mit Senna ein bewährtes Mittel zur Hand.

Sennesblätter kalt ansetzen

Um „Bauchgrimmen" zu vermeiden, muß man den Tee aus Sennesblättern kalt ansetzen. Man übergießt 1 bis 2 Teelöffel Sennesblätter mit ¼ l kaltem Wasser und läßt den Ansatz 12 Stunden lang stehen. Dann wärmt man den abgeseihten Tee auf Trinktemperatur an. Die Mutterblätter sind milder in der Wirkung. Man kann sie ebenso zubereiten.

Tip: Wer den Tee am Abend vor dem Schlafengehen trinkt, hat meistens trotzdem eine ruhige Nacht, denn er wirkt erst nach etwa 8 Stunden.

Centaurium erythraea

Tausendgüldenkraut

Nicht jeder erkennt auf den ersten Blick, daß das Tausendgüldenkraut ein Enziangewächs ist. Es steht aber, wie alle unsere Enziane, unter gesetzlichem Schutz und darf nicht gesammelt werden

Lichte Waldungen und feuchte Wiesen sind die Standorte des Tausendgüldenkrautes. Es ist nicht gerade häufig zu finden, doch wo es wächst, kommt es immer wieder. Die Blütezeit fällt in die Monate Juli bis September. Das Tausendgüldenkraut enthält, wie alle Enziangewächse, Bitterstoffglykoside und zählt zu den wirksamsten und zuverlässigsten Heilpflanzen zur Bekämpfung der Appetitlosigkeit. Kinder, die nicht essen wollen, ältere Menschen, deren Magen und Darm nicht mehr genügend Verdauungssäfte erzeugen, erfahren durch einen Tausendgüldenkrauttee schnelle Hilfe.

Aber auch bei Störungen der Magenentleerung, Blähungen und Erschlaffungszuständen des Magens und des Darms wirkt dieser Tee.

Gut zur Entspannung

Erwähnt sei auch, daß Bitterstoffdrogen kreislaufwirksam sind. Für die Enzianwurzel ist das wissenschaftlich nachgewiesen worden. Das erklärt auch die Tatsache, daß Menschen, die körperlich und seelisch überfordert sind, z. B. Manager und berufstätige Frauen, gegen ihre nervöse Erschöpfung gern einen Tausendgüldenkrauttee trinken.

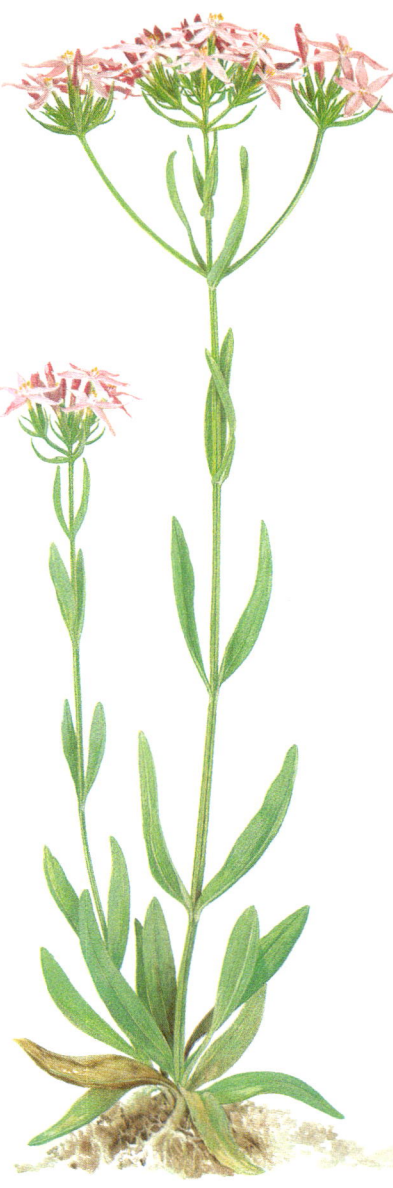

Nur bei strahlendem Sonnenschein öffnen sich die Blüten des Tausendgüldenkrauts

Tausendgüldenkrauttee sollte kalt angesetzt werden. Man übergießt 1 Teelöffel des zerschnittenen Krauts mit ¼ l kaltem Wasser und läßt alles 6 bis 10 Stunden ziehen. Nach dem Abseihen erwärmt man den Tee auf Trinktemperatur. Man trinkt vor den Mahlzeiten ½ Tasse.

In der Volksmedizin gilt Tausendgüldenkrauttee auch als gutes Fiebermittel und wird gegen Blutarmut, Hautunreinheiten und bei Leberleiden eingesetzt. Das sind allerdings Heilanzeigen, die schwer erklärbar sind.

Als Stärkungsmittel für ältere Menschen erfreut sich der Tausendgüldenkrautwein besonderer Beliebtheit. Regelmäßig ein kleines Gläschen davon vor den Hauptmahlzeiten getrunken, steigert er den Appetit, belebt und regt an (siehe Rezept unten).

Tausendgüldenkrautwein

30 g Tausendgüldenkraut, 30 g Pfefferminzblätter, 1 l Weißwein, 1 Zitrone

Die Pfefferminzblätter und das Tausendgüldenkraut gibt man in eine große Flasche mit breiter Öffnung und übergießt sie mit dem Wein. Nach etwa 5 Tagen fügt man die mitsamt der Schale fein zerschnittene Zitrone hinzu.

Nach weiteren 5 Tagen seiht man das Ganze durch ein Leinentuch ab. Jetzt ist der Wein trinkfertig.

Cetraria islandica

Isländisch Moos

Diese so wertvolle Heilpflanze wird bei uns erst seit dem 17. Jahrhundert eingesetzt. Man gebrauchte sie zumeist bei Lungentuberkulose. Heute wird die wachstumshemmende Wirkung der Inhaltsstoffe auf Tuberkelbakterien noch nicht allgemein anerkannt

Die Bodenflechte Isländisch Moos kommt bei uns sehr häufig vor. Sie wächst in den Bergen ebenso wie im Flachland. Im Spätsommer erntet man die geweihartig verzweigten 4 bis 12 cm großen Pflanzen, trocknet sie an der Luft und bewahrt sie in gut schließenden Gefäßen auf.

Außer den eingangs erwähnten – umstrittenen – Eigenschaften hat Isländisch Moos gewisse antibiotische Wirkstoffe, Bitterstoffe und Schleim aufzuweisen (siehe auch S. 292 bis 293). Als appetitanregendes Stärkungsmittel sowie als reizmilderndes Hustenmittel hat sich diese Heilpflanze bewährt. Bei Entzündungen im Mund und Rachen kann man auch damit gurgeln und spülen.

Den Tee setzt man kalt an und erhitzt ihn dann langsam zum Sieden. Danach muß sofort abgeseiht werden. Pro Tasse benötigt man 2 gehäufte Teelöffel. Wird er gegen Husten eingesetzt, gibt man 1 Teelöffel Bienenhonig hinein. Wenn der Tee gegen Magen- und Darmreizungen getrunken wird, ist Süßen nicht zu empfehlen.

Es gibt Isländisch Moos auch als wirksame Halspastillen, die selbst bei Dauergebrauch ohne Nebenwirkungen sind.

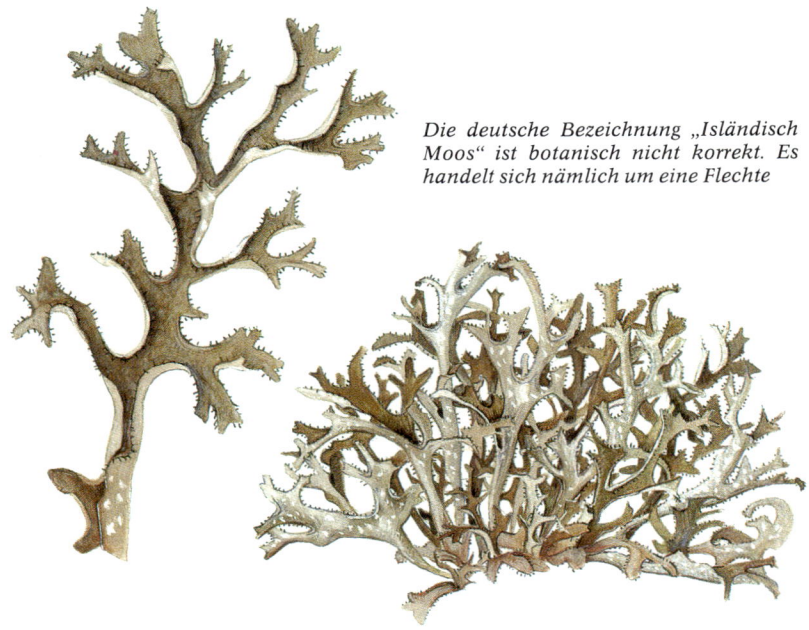

Die deutsche Bezeichnung „Isländisch Moos" ist botanisch nicht korrekt. Es handelt sich nämlich um eine Flechte

Tees mit Isländisch Moos

Bei Husten
25 g Isländisch Moos, 20 g Huflattichblätter, 10 g Thymian, 5 g Wollblumen

2 gehäufte Teelöffel dieser Mischung werden mit ¼ l siedendem Wasser übergossen. 10 Minuten lang ziehen lassen und dann abseihen.

Patienten mit chronischer Bronchitis, Lungenemphysem (Lungenblähung) oder Staublunge erleichtert dieser Tee das morgendliche Abhusten des zähen Bronchialschleims. Noch vor dem Frühstück trinken.

Für Magen und Darm
25 g Isländisch Moos, 25 g Kamillenblüten, 20 g Huflattichblätter, 20 g Süßholzwurzel, 10 g Fenchelfrüchte, 10 g Melissenblätter

2 bis 3 Teelöffel dieser Mischung werden mit ¼ l siedendem Wasser übergossen. 10 bis 15 Minuten lang ziehen lassen und dann abseihen.

Man trinkt den Tee ungesüßt, denn durch die Süßholzwurzel schmeckt er schon von selbst süß. Die Mischung wirkt allgemein reizlindernd auf Magen und Darm.

Citrus aurantium amara

Pomeranze

Pomeranzenbäume sehen zwar Orangenbäumen zum Verwechseln ähnlich, und beide sind auch nahe miteinander verwandt, aber die arzneilich verwendeten Pomeranzen oder Bitterorangen sind zum direkten Verzehr nicht geeignet. Man zieht diese Bäume in speziellen Kulturen

Es waren die Araber, die den in Ostindien beheimateten Pomeranzenbaum etwa um 1200 in das Mittelmeergebiet brachten, wo er sich vorzüglich entwickelte. Heute kultiviert man ihn dort in großen Anlagen. Aber auch in anderen tropischen und subtropischen Gebieten wird er angebaut.

Der flachwurzelige Baum, der 6 bis 12 m hoch wird, hat eine reich verästelte kugelige Krone. Die Blätter sind lanzettlich-elliptisch ausgebildet und an den Ästen spiralig angeordnet. In ihren Achseln, oft auch an den Zweigenden zu kleinen Blütenständen vereinigt, stehen die kurzgestielten weißen Blüten, die angenehm duften. Aus diesen Blüten entwickeln sich dann die fast kugeligen Früchte, die denen der süßen Unterart, den Orangen, gleichen.

Arzneilich verwendet man auch schon die unreifen Früchte, wenn sie einen Durchmesser von 0,5 bis 1 cm haben. Sie werden an der Luft getrocknet und bilden die Droge *Fructus aurantii amari immaturi* (unreife Pomeranzen).

Sehr viel häufiger aber nutzt man die Fruchtschalen ganz reifer Pomeranzen. Sogleich nach der Ernte werden sie geschält, und die weiße Innenschicht, die Albedoschicht, wird abgetrennt. Was übrig bleibt, ist die äußere Schicht der Fruchtschale, die Flavedoschicht, die reich mit Ölzellen durchsetzt ist. Das ätherische Öl ist nämlich der wichtigste Wirkstoff der Pomeranzen. Nach dem Trocknen, was sehr schonend geschehen muß, kommen diese Schalen als *Aurantii pericarpium* in den Handel.

Klassisches Bittermittel

Das ätherische Öl und die bitteren Flavone machen die Pomeranzenschalen zu einem klassischen aromatischen Bittermittel. Der angenehme aromatische Duft und die anregenden Bitterstoffe verleihen jeder Teemischung mit Pomeranzenschalen eine belebende Komponente.

Pomeranzenschalentee allein wird nur selten gebraucht, obgleich er auf Magen und Darm verdauungsfördernd wirkt.

Tinktur für besseren Appetit

Auch die Pomeranzentinktur erfreut sich großer Beliebtheit. Sie wird Arzneimitteln, die der Anregung und Kräftigung dienen, gerne beigegeben.

Kinder, die schlecht essen, verfügen zumeist über zu wenig Verdauungssäfte, die auch den Appetit beeinflussen. Gibt man ihnen etwa ½ Stunde vor dem Essen 20 Tropfen Pomeranzentinktur in einem kleinen Gläschen Wasser, so bekommen sie Hunger und verdauen die Nahrung ohne Schwierigkeiten.

In jüngerer Zeit nutzt man auch die Pomeranzenblüten und die Blüten der süßen Art, die Orangenblüten, für Teemischungen, die der Entspannung und Beruhigung dienen (siehe Rezept unten).

Tees mit Pomeranzen und Orangen

Zur Entspannung
20 g Orangenblüten, 10 g Orangenblätter, 10 g Orangenschalen, 10 g Melissenblätter, 10 g Hopfenzapfen

2 gehäufte Teelöffel dieser Mischung werden mit ¼ l siedendem Wasser übergossen. Dann läßt man die Mischung 5 bis 10 Minuten lang ziehen.

Nach dem Abseihen gibt man noch 1 bis 2 Teelöffel Honig hinzu und trinkt den Tee schluckweise und gut warm.

Besonders am Abend ist dieser Kräutertee sehr wohltuend.

Gegen Appetitlosigkeit
10 g Pomeranzenschalen, 10 g Tausendgüldenkraut, 10 g Hagebutten

2 gehäufte Teelöffel dieser Teemischung mit ¼ l siedendem Wasser übergießen und 10 Minuten lang ziehen lassen.

Vor dem Essen jeweils 1 Tasse Tee trinken.

Die Produktion der Verdauungssäfte wird angeregt und die Verdauung verbessert. Somit ist dieser angenehm belebende Tee für jeden ideal, der sich einen besseren Appetit wünscht.

Coriandrum sativum

Koriander

Seit etwa 3000 Jahren kennt man die Heilkraft des Korianders. Man benutzte ihn – wie auch heute noch – als Gewürz und Verdauungshilfe. Nördlich der Alpen gibt es seit Karl dem Großen (742–814) Belege für die Verwendung, und der bekannte Botaniker Hieronymus Bock berichtet 1540 in seinem New Kreuterbuch *über die arzneiliche Nutzung*

Beheimatet ist der Koriander in Vorderasien und in Nordamerika, doch er wird heute in sehr vielen Ländern kultiviert. Die im Handel erhältlichen arzneilich verwendeten Früchte stammen beispielsweise aus Marokko, Ägypten, Indien, Japan und China.

Der Koriander ist ein Doldengewächs mit runden Stengeln, die sich im oberen Teil verzweigen. Die Pflanze wird etwa 0,5 m hoch. Die grundständigen Blätter sind nur wenig geteilt; die oberen hingegen fein zerschnitten. Im oberen Teil der Pflanze sitzen die kleinen, weißen oder schwach rosa gefärbten Blüten in drei- bis fünfstrahligen Dolden.

Die Früchte riechen in frischem Zustand unangenehm nach Wanzen, später jedoch angenehm würzig. Im Gegensatz zu anderen Früchten aus der Familie der Doldengewächse (Kümmel oder Fenchel) zerfallen Korianderfrüchte niemals in die zwei Teilfrüchte.

Wirksam für die Verdauung
Die getrockneten Früchte enthalten als Wirkstoff viel ätherisches Öl. Dieses Öl ist in der Lage, die Verdauung anzuregen, krampfartige Schmerzen im Magen und Darm zu beseitigen und vor allen Dingen Blähungen zu vertreiben. So ist Koriander Bestandteil vieler wirksamer Magen- und Verdauungstees.

Als Gewürz hat er die gleiche Aufgabe (siehe auch S. 64). Er macht frisches Brot bekömmlicher. Kraut- und Kohlgerichte, Gemüse- und Hülsenfruchteintöpfe sowie fette Speisen werden leichter verdaulich. Koriander ist auch Bestandteil des beliebten Currypulvers. Wer Gurken, Kürbisse oder rote Rüben einlegt, der ist gut beraten, wenn er einige Korianderfrüchte beigibt.

Achtung: Diese Heilpflanze gehört in die Familie der Doldenblütler. Eine Verwechslung mit tödlichen Arten dieser Familie ist möglich (siehe auch S. 295). Deshalb beim Bestimmen besonders vorsichtig sein!

Tee gegen Blähungen

20 g Kümmel zerstoßen, 10 g Anis, 10 g Fenchel, 10 g Koriander

2 Teelöffel dieser Mischung werden mit ¼ l siedendem Wasser übergossen. Dann läßt man alles zugedeckt 10 Minuten lang ziehen. Der Tee wird bei Bedarf ungesüßt getrunken.

Dieser Tee hilft auch bei dem sogenannten Roemheld-Syndrom, den Herzbeschwerden, die durch Blähungen mit Zwerchfellhochstand ausgelöst werden.

Crataegus

Weißdorn

Die verschiedensten in Europa vorkommenden Weißdornarten sind vom Deutschen Arzneibuch für die arzneiliche Anwendung zugelassen. Man verwendet die Blüten, gemischt mit den jungen Blättern, ebenso wie die Früchte; doch den Blüten ist der Vorzug zu geben

Die verschiedenen Weißdornarten sind mittelgroße Sträucher oder kleinere Bäume. Sie tragen sehr zahlreiche weiße Blüten, die in aufrechten Doldenrispen angeordnet sind. Die spitzen Dornen, mit denen die Zweige ausgestattet sind, gaben der Pflanze den Namen. Die oberseits dunkelgrünen, an der Unterseite helleren Blätter sind im vorderen Teil zumeist dreilappig.

Wenn es warm geworden ist, öffnen sich die Blüten. Das ist zumeist in den Monaten Mai und Juni der Fall. Trotz ihrer Schönheit verströmen sie einen unangenehmen Aasgeruch. Aus den Blüten entwickeln sich rote, mehlige Früchte.

Finden kann man den Weißdorn in lichten Wäldern, an Flußufern, Waldrändern, in Hecken und Zäunen.

Es lohnt sich, den eigenen Vorrat an Weißdornblüten selber zu sammeln. Das muß zur Blütezeit geschehen, wenn die Blüten voll erblüht sind. Zu dieser Zeit sind auch die Blätter noch zart und frisch, so daß man ruhig einige Blättchen mit einsammeln kann. Das Sammelgut muß schonend und schnell an der Luft getrocknet werden (siehe auch S. 295). Die Früchte kann man im Spätsommer ernten.

Gut für Herz und Kreislauf

Weißdorntee ist ein hervorragender Tee zur Unterstützung des überanstrengten oder durch das Alter geschwächten Herzens. Er wirkt regulierend auf den Blutdruck, steigert die Herzmuskelspannung und versorgt die Herzkranzgefäße mit genügend Sauerstoff. Weißdorn wirkt beruhigend, krampflösend, gegen Herzrhythmusstörungen und beugt Hirndurchblutungsstörungen vor. Wer regelmäßig seinen Weißdorntee trinkt (Zubereitung siehe S. 296), tut viel für die Gesunderhaltung seines Herzens. Welche der zahlreichen Inhaltsstoffe für diese Wirkung verantwortlich zu machen sind, ist auch heute noch nicht mit Sicherheit zu sagen. Wahrscheinlich ist das, was man unter der Weißdornwirkung versteht, auf das Zusammenspiel aller Inhaltsstoffe zurückzuführen. Das ist bei sehr vielen, wenn nicht gar bei allen Heilpflanzen der Fall.

Viele Tees enthalten Weißdorn

Weil Weißdorn so wohltuend wirkt und vor allen Dingen weil Weißdorn auch bei langer Anwendungsdauer nachweislich ohne schädliche Nebenwirkungen ist, setzt man ihn gern als kreislaufstärkendes Mittel zu. Nerven-, Beruhigungs-, Entspannungs- oder Schlaftees enthalten meistens bis zu 25 Prozent Weißdornblüten. Selbst Knoblauchpillen gibt es mit Weißdornzusatz, da sich beide in ihrer Wirkung ideal ergänzen.

Wer keinen Weißdorntee mag, aber auf die Heilkraft dieser Pflanze dennoch nicht verzichten möchte, der bekommt in der Apotheke Weißdornauszüge auch in Tropfen oder Dragees.

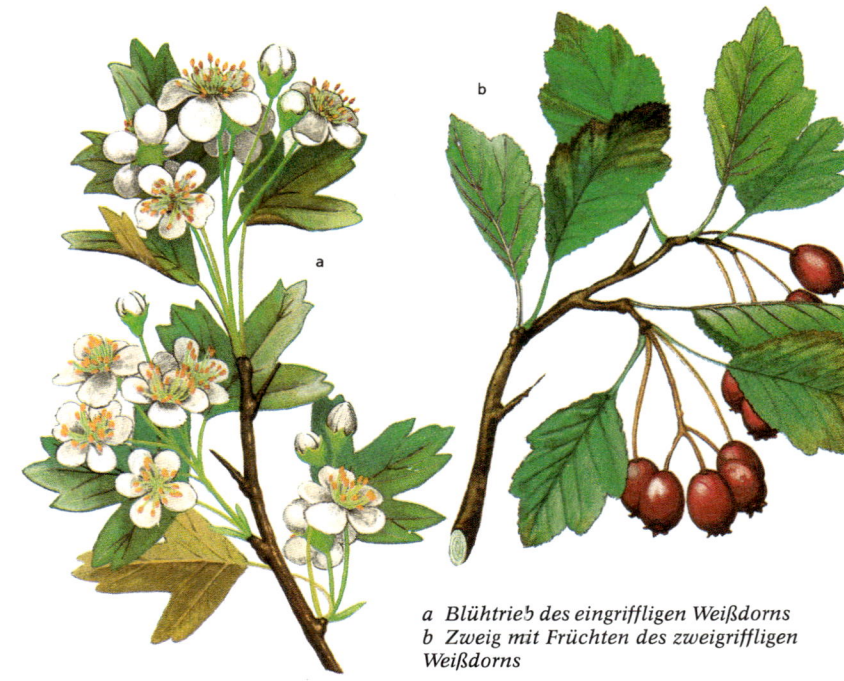

a *Blühtrieb des eingriffligen Weißdorns*
b *Zweig mit Früchten des zweigriffligen Weißdorns*

Teemischungen mit Weißdorn

Für Herz und Kreislauf
30 g Weißdornblüten, 20 g Melissenblätter, 10 g Orangenblüten, 10 g Hagebutten, 5 g Lavendelblüten

2 gehäufte Teelöffel dieser Teemischung mit ¼ l heißem Wasser übergießen und 15 Minuten lang ziehen lassen.

Täglich 2 Tassen Tee gut warm und langsam trinken.

Dieser Tee ist für alle, die unter gelegentlichen Rhythmusstörungen leiden oder die im Alter ihr Herz stützen möchten, ein bewährtes Mittel.

Zur Nervenberuhigung
20 g Weißdornblüten, 30 g Johanniskraut, 30 g Melissenblätter, 10 g Hopfenzapfen, 10 g Orangenblüten, 10 g Lavendelblüten, 10 g Hagebutten mit Kernen

2 bis 3 Teelöffel dieser Mischung mit ¼ l siedendem Wasser übergießen und nach 10 Minuten abseihen. 2 bis 3 Tassen pro Tag sind die rechte Dosierung.

Wer schlecht einschlafen kann, trinkt diesen Tee am besten abends ½ Stunde vor dem Zubettgehen; man kann den Tee mit 1 Löffel Honig süßen.

Curcuma zantorrhiza

Kurkuma

Seit vielen Jahrhunderten ist Kurkuma in Java unter der Bezeichnung Temu lawak als Gallemittel im Gebrauch. Den Holländern ist zu verdanken, daß diese Heilpflanze, die man auch unter dem Namen Gelbwurz kennt, nach Europa gelangte

Kurkuma ist ein Ingwergewächs und ähnelt auch im Aussehen der Ingwerpflanze sehr. Sie wird etwa 1 m hoch. Aus der Hauptwurzelknolle entspringen ein Blattbündel und eine Achse mit einem etwa 20 cm langen Blütenstand. Arzneiliche Verwendung finden die Knollen der in Kulturen gezogenen Pflanzen.

Sie werden nach der Ernte von den Wurzelfasern befreit und dann in siedendes Wasser getaucht. Anschließend läßt man sie an der Sonne trocknen.

Die Inhaltsstoffe, ätherisches Öl, Kurkumin und zahlreiche andere, sind für die Wirkung auf die Leberparenchymzellen verantwortlich. Sie regen die Gallebildung stark an und sorgen auch dafür, daß der Galleabfluß in die Gallenblase und von dort in den Darm störungsfrei verläuft.

Wirksam bei Lebererkrankungen

Aufgrund dieser Eigenschaften ist Kurkuma ein wirksames Mittel bei Erkrankungen der Leber und bei Störungen im Bereich der Gallenblase. Bei Verdauungsschwäche im Alter oder nach Magen- und Gallenblasenoperationen ist Kurkuma hilfreich, als Arzneimittel oder als verdauungsförderndes Gewürz (siehe S. 65).

Als Tee wird Kurkuma nur selten alleine verwendet, in Teemischungen jedoch schon häufiger. Die Pharmaindustrie verarbeitet große Mengen Kurkuma zu Arzneimitteln gegen die so sehr verbreiteten Magen-, Galle- und Leberbeschwerden.

Auch die Homöopathie (siehe S. 338 bis 347) schätzt Kurkuma. In Form der 2. oder 3. Dezimalpotenz (D_2 oder D_3) wird sie zur Anregung der Gallesekretion gegeben.

Heilwirkung seit langem belegt

Die medizinische Anwendung der Kurkumawurzel wird zum erstenmal im indischen *Kausika-Sutra* erwähnt. Man beschrieb dort ihre Wirkung bei Gelbsucht. Diese Aufzeichnung stammt etwa aus dem 5. Jahrhundert v. Chr. Später dann erwähnt man Kurkuma in allen bedeutenden Kräuterbüchern. Dioskurides, Tabernamontanus und andere Autoren loben sie, und in dem Buch *Vollständiger Arzneischatz* von Schroeder aus dem Jahr 1721 findet man alle Heilanzeigen, die auch heute noch Gültigkeit haben.

Aber die Kurkumawurzel war nicht nur als Arzneimittel hoch geschätzt; man nutzte ihre gelbe Farbe gleichfalls zum Färben kostbarer Gewänder. Der Inhalts- und Wirkstoff der Kurkuma, das Kurkumin, färbt intensiv gelb. Daher ist es auch nicht verwunderlich, daß diese Wurzel den Namen Gelbwurz bekam.

Entsprechend der Herkunft war die Farbtönung immer etwas anders. So färbten die ostasiatischen Mönche rotgelbe Gewänder mit der dort wachsenden Kurkuma. Die Wurzeln aus Madras waren für grüngelbe und die von den Philippinen für orangefarbene Gewänder geeignet.

Echinacea angustifolia

Sonnenhut

Die Anwendung dieser Heilpflanze ist uns von den Sioux-Indianern überliefert. Sie verwendeten Wurzelzubereitungen des Sonnenhuts als Wundmittel und gegen Schlangenbiß

Man findet eine verwandte Art dieser heute neu entdeckten Heilpflanze als Ziergewächs auch schon bei uns in Gärten, nämlich die Rudbeckie. Auch die so beliebten Sonnenblumenarten sind mit der *Echinacea* botanisch verwandt.

Die Heimat des Sonnenhuts sind die Vereinigten Staaten von Amerika. Besonders in Kansas und Nebraska wächst er wild; aber der Hauptbedarf wird durch Kulturen gedeckt. Sowohl die Wurzeln als auch das Kraut werden medizinisch genutzt.

Die Pflanze zählt zu den Korbblütlern und wird 30 bis 120 cm hoch. Der aufrechte Stengel ist borstig behaart, und die lanzettlichen Blätter stehen zerstreut am Stengel. Am Triebende sitzt eine große Blüte mit kegelförmigem Blütenboden und etwa 15 rosa bis purpurrot gefärbten Strahlenblüten.

Nachdem man schon lange gute Erfahrungen mit Preßsäften aus der Pflanze zur Aktivierung der körpereigenen Abwehrkräfte gemacht hatte, wurde sie wissenschaftlich untersucht. Dabei bestätigten sich die Erfahrungswerte. Die wirksamen Inhaltsstoffe sind Polysaccharide (Mehrfachzucker), doch zusätzlich hat das Zusammenspiel aller Bestandteile eine sehr große Bedeutung.

Zum Gurgeln geeignet

Mit dem Tee aus den Blättern und der Wurzel (Zubereitung siehe S. 296) kann man bei Halsentzündungen, Zahnfleisch- und Mundschleimhautentzündungen gurgeln. Bei schlecht heilenden Wunden hilft oft ein feuchter, luftdurchlässiger Verband mit Sonnenhuttee; auch Lippenbläschen kann man mit dem Tee erfolgreich betupfen.

Man kann Sonnenhuttee auch vorbeugend in Erkältungszeiten trinken (siehe unten), in denen man sich leicht mit den zahlreichen Viren infiziert, die die sogenannten grippalen Infekte auslösen.

Tip: Im Handel sind zahlreiche Präparate erhältlich, die Extrakte aus *Echinacea* enthalten. Es gibt auch einen reinen Preßsaft aus der Pflanze zu kaufen und ausgezeichnet wirksame Salben.

Vorbeugetee

20 g Sonnenhutkraut, 20 g Kamillenblüten, 10 g Lindenblüten, 10 g Holunderblüten, 10 g Hagebuttenfrüchte

2 gehäufte Teelöffel dieser Mischung werden mit ¼ l siedendem Wasser übergossen. Dann läßt man den Tee 10 Minuten lang ziehen und seiht anschließend ab.

Es empfiehlt sich, täglich 2 bis 3 Tassen Tee lauwarm, mit etwas Bienenhonig gesüßt, zu trinken.

In Erkältungszeiten ist dies ein bewährter Haustee.

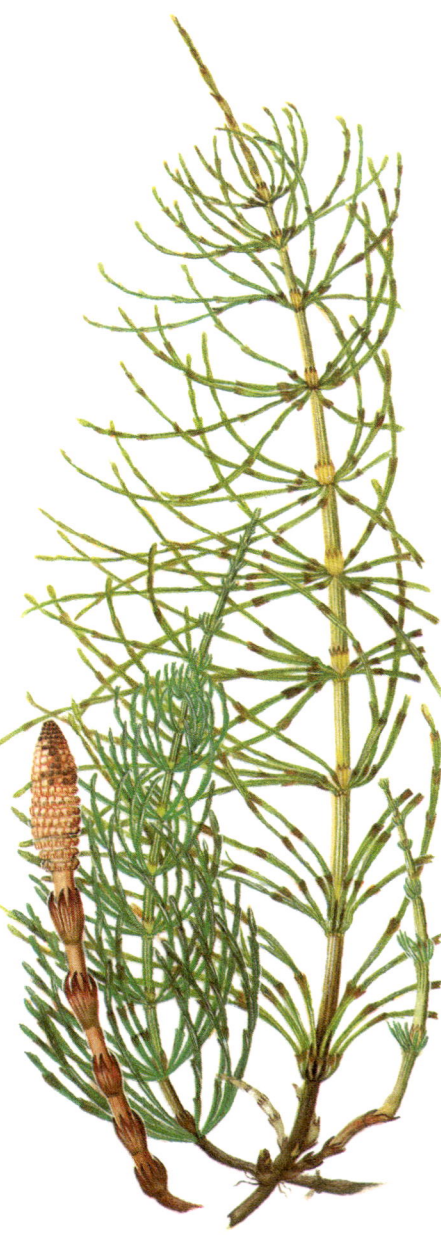

Zuerst erscheinen die Sporentriebe (links), danach werden die „Zinnkrautwedel" (rechts) ausgebildet

Equisetum arvense

Ackerschachtelhalm

Um sogleich jeden Zweifel auszuräumen: Es sind nicht die gelben Sporentriebe, die arzneilich verwendet werden, sondern vielmehr die unfruchtbaren, grünen Sommertriebe, die auch unter der Bezeichnung Zinnkraut bekannt sind

Auf Ackerland ist der Schachtelhalm ein lästiges Unkraut, und man versucht dort seine Verbreitung einzudämmen. Aber auch auf Ödland, an Grabenrändern und Böschungen findet man diese Heilpflanze, die durch ihren hohen Gehalt an zum Teil löslicher Kieselsäure von großer Wirksamkeit ist.

Wer seinen Vorrat selbst sammeln möchte, der muß im Frühsommer die grünen Triebe ernten. Man schneidet sie etwa 5 cm über dem Erdboden ab und trocknet sie gebündelt an der Luft (siehe S. 295).

Dann werden sie zerschnitten und in gut schließenden Gefäßen aufbewahrt.

Neben der schon erwähnten Kieselsäure enthält der Ackerschachtelhalm auch noch Flavone und wenig Saponine. Er ist oft Bestandteil der sogenannten Blutreinigungstees, da er leicht entwässert.

Wohltuend bei Rheuma und Gicht

Patienten mit Rheuma und Gicht loben ihn als Tee und als Bad gleichermaßen, und alle diejenigen, die unter unreiner Haut, brüchigen Fingernägeln oder stumpfem und glanzlosem Haar leiden, können mit guten Heil-

erfolgen rechnen. Um möglichst viel der löslichen Kieselsäure herauszulösen, muß man Schachtelhalmtee über einen längeren Zeitraum ziehen lassen.

Bewährt hat sich folgende Zubereitung: Man übergießt 2 bis 3 gehäufte Teelöffel Schachtelhalmkraut mit ¼ l kaltem Wasser und läßt den Ansatz etwa 10 bis 12 Stunden stehen. Dann seiht man ihn ab, oder man übergießt ihn mit siedendem Wasser und seiht nach 2 bis 3 Stunden ab.

Eine Kur über einen Zeitraum von einigen Wochen ist empfehlenswert. 2 bis 3 Tassen des auf Trinktemperatur erwärmten Tees am Tag sind die richtige Dosierung.

Für ein Schachtelhalmbad benötigt man 100 g Kraut, das man 1 bis 2 Stunden in heißem Wasser ziehen läßt und dann dem Vollbad zugibt.

Frühjahrskurtee

20 g Schachtelhalmkraut, 20 g Löwenzahnwurzel mit Kraut, 10 g Birkenblätter, 10 g Hauhechelwurzel, 10 g Hagebutten

3 Teelöffel dieser Mischung mit ¼ l siedendem Wasser übergießen und 15 Minuten lang ziehen lassen. Dann wird durch ein Sieb abgeseiht.

Man trinkt täglich 2 Tassen. Dieser Frühjahrskurtee ist besonders auch Rheumatikern kurmäßig über einen Zeitraum von 4 Wochen zu empfehlen.

Eucalyptus globulus

Eukalyptus

Von dieser Heilpflanze wird das ätherische Öl arzneilich verwendet. Im Jahr 1866 gelangte es aus Australien erstmals in den europäischen Handel

Heute wird der Eukalyptusbaum in sehr vielen anderen Ländern kultiviert, vornehmlich im Mittelmeerraum, im tropischen Asien und in Afrika. Da er sehr schnellwüchsig ist, verwendet man ihn in Afrika auch zur Trockenlegung von Sümpfen, um dadurch die Brutstätten der Fiebermücke (Anopheles) zu beseitigen.

In den ledrigen Blättern und in den Zweigspitzen ist der Hauptwirkstoff zu finden, nämlich das ätherische Öl, das man durch Wasserdampfdestillation gewinnt. Die Ausbeute an Rohöl beträgt etwa 1 Prozent. Da in diesem Öl noch zahlreiche Reizstoffe enthalten sind, die besonders die Atemwege stark angreifen, wird das Rohöl gereinigt.

Dieses gereinigte Eukalyptusöl eignet sich ganz besonders gut für Inhalationen bei Bronchialkatarrhen. Es verstärkt den Auswurf und reinigt die kranken Bronchien von festsitzendem Schleim.

Auch innerlich (1 Tropfen auf Zucker) wirkt es ähnlich. Zahlreiche Einreibungen gegen Erkältung enthalten Eukalyptusöl, und selbst gegen Rheuma sind solche durchblutungsfördernden Einreibungen sehr wohltuend.

Im Handel sind auch zahlreiche fertige Präparate erhältlich, die Eukalyptus enthalten; besonders bekannt sind sicher die Eukalyptusbonbons.

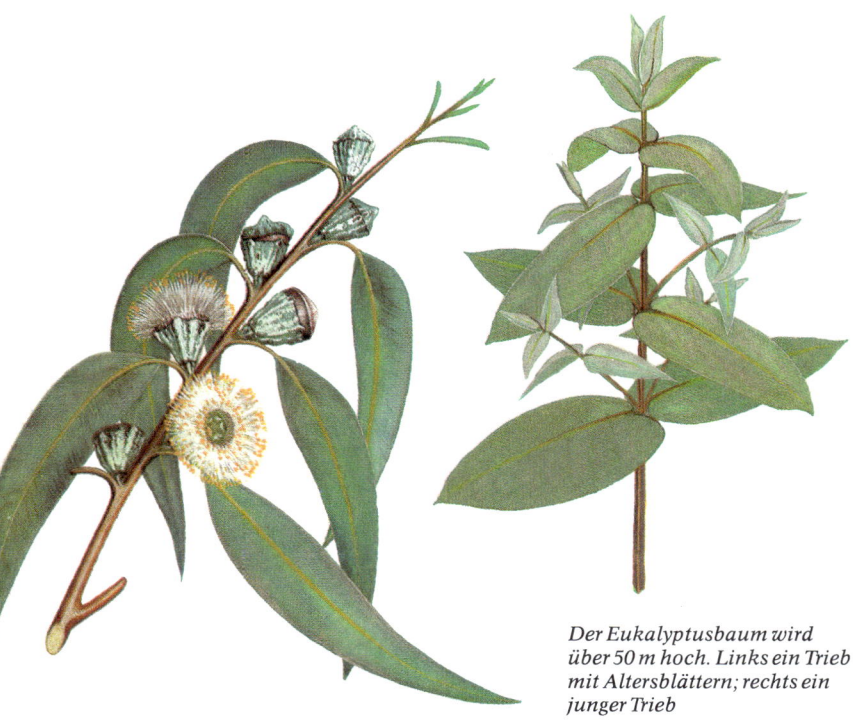

Der Eukalyptusbaum wird über 50 m hoch. Links ein Trieb mit Altersblättern; rechts ein junger Trieb

Dreierlei Tropfen

10 g Eukalyptusöl, 10 g Pfefferminzöl, 10 g Latschenkiefernöl

Für dieses alte Hausmittel werden einfach alle Öle miteinander vermischt. 5 Tropfen davon gibt man in 1 l siedendes Wasser und inhaliert damit, Gefäß und Kopf mit einem Tuch bedeckt (siehe S. 257), bei allen Erkrankungen der Atemwege, der Nasennebenhöhlen und bei Schnupfen.

Wenn man 1 Tropfen davon auf ein Taschentuch gibt und es sich öfter vor Mund und Nase hält, kann man sich gut gegen Infektionen schützen.

Anmerkung: Heilpflanzen, die viel ätherisches Öl enthalten oder die daraus auf die verschiedenste Weise gewonnenen Öle erfreuten sich schon immer großer Beliebtheit bei Erkältungskrankheiten im weitesten Sinne.

Bis vor kurzem wußte man lediglich aus Erfahrung um die Wirkung. Inzwischen ist bekannt, daß ätherische Öle sowohl Viren (die Erreger der sogenannten grippalen Infekte) als auch Bakterien und verschiedene krankmachende Pilze abtöten oder zumindest in ihrem Wachstum behindern können.

Eupatorium cannabinum

Wasserdost

Bis vor kurzer Zeit verwendete man den Wasserdost oder Wasserhanf fast nur in der Homöopathie und der Volksmedizin, in der er mancherorts als Allheilmittel galt. Heute weiß man, daß in dieser Heilpflanze Stoffe enthalten sind, die die körpereigenen Abwehrkräfte aktivieren

Der Wasserdost wird bis über 50 cm hoch, er wächst aufrecht, ist krautig und im oberen Teil verästelt. An dem rot angelaufenen Stengel sitzen sehr kurz gestielte dreiteilige Blätter und an den Enden der Zweige die kleinen Körbchenblüten in dichten Trugdolden. Sie blühen in den Monaten Juli bis September auf. Zu dieser Zeit muß man auch das Kraut ernten, wobei die oberen Teile zu bevorzugen sind. Getrocknet wird es, zu Sträußen gebündelt, an der Luft (siehe S. 295).

Den Tee (Zubereitung siehe S. 296) kann man äußerlich zur Wundbehandlung verwenden, indem man beispielsweise einen feuchten, luftdurchlässigen Verband damit macht oder bei Halsentzündungen damit gurgelt.

Innerlich angewendet stärkt der Tee die Abwehrbereitschaft des Körpers gegen die verschiedensten Infektionskrankheiten und unterstützt auch die ärztlichen Bemühungen bei einer Behandlung mit Antibiotika.
Tip: Als besonders wirksam gilt eine Mischung aus gleichen Teilen Wasserdost, Kamillenblüten und Melissenblättern. 2 Tassen Tee täglich sind die rechte Dosierung.

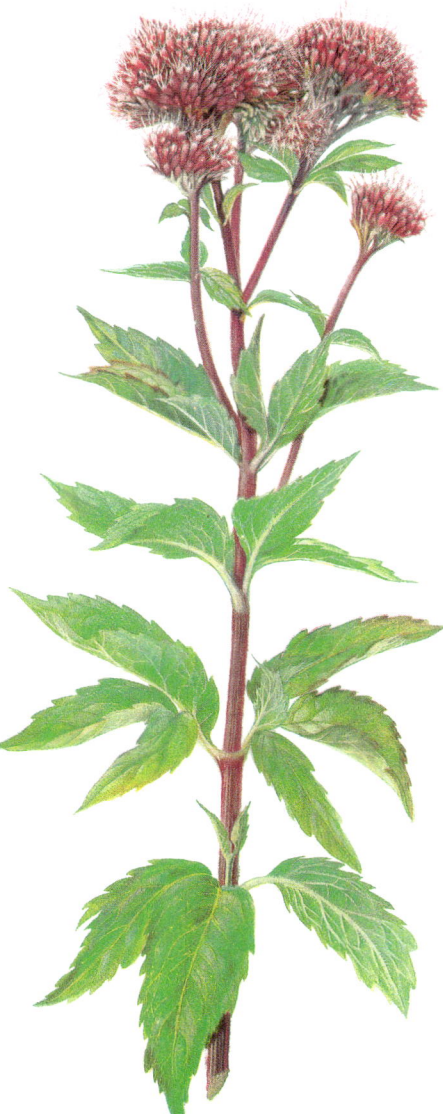

Der Wasserdost wächst zumeist in feuchten Gebüschen, Gräben und an Bachufern

Euphrasia-Arten

Augentrost

Die Augentrostarten sind Halb-schmarotzer, die mit ihren Saug-wurzelfasern aus den Wurzeln der Gräser in ihrer Nachbarschaft ferti-ge Nährlösung aufnehmen

An trockenen Abhängen und in lich-ten Wäldern in bergiger Gegend, auf Bergwiesen, Heiden und an Wegrän-dern findet man diese Heilpflanze, die von der Wissenschaft wenig be-achtet wird, doch in der Gunst der Volksmedizin an vorderer Stelle steht. Von August bis September sammelt man das blühende Kraut und hängt es gebündelt zum Trock-nen auf (siehe S. 295).

Der Name deutet es an, Augentrost dient der Kräftigung schwacher Au-gen, heilt Lidrand- und Bindehaut-entzündung, wirkt schmerzlindernd und heilend bei Augenverletzungen.

Augentrosttee bereitet man, indem man 1 bis 2 Teelöffel des geschnitte-nen Krauts mit ¼ l kaltem Wasser übergießt, zum Sieden bringt und 1 bis 2 Minuten lang ziehen läßt.

Man braucht den Tee für Umschlä-ge und Waschungen bei Augenleiden (jedesmal frisch anrichten).

Bei schwächlichen Kindern wirkt Augentrosttee kräftigend, und allen, die leicht erkältet sind, die bei der geringsten Zugluft „Wasser in den Augen haben", kann Augentrosttee Besserung bringen. Man trinkt täg-lich morgens und abends 1 Tasse Tee.
Tip: Wer unter Akne zu leiden hat, sollte folgendes versuchen: Augen-trost zu gleichen Teilen mit Stief-mütterchenkraut mischen und den Tee über einige Wochen trinken.

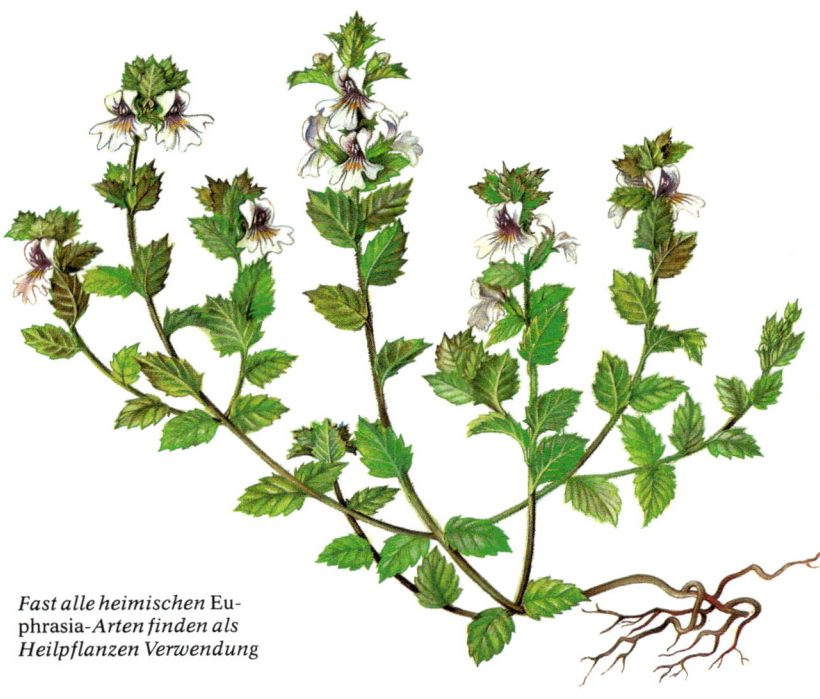

Fast alle heimischen Eu-phrasia-Arten finden als Heilpflanzen Verwendung

Teemischungen mit Augentrost

Zur Stärkung der Abwehrkräfte
10 g Augentrost, 10 g Fenchel-früchte, 10 g Melissenblätter, 5 g Lindenblüten, 5 g Pfefferminz-blätter, 5 g Holunderblüten, 20 g Hagebutten mit Kernen

2 gehäufte Teelöffel dieser Mi-schung mit ¼ l kaltem Wasser übergießen, zum Sieden erhitzen und nach 2 Minuten abseihen. Mit Honig süßen.

Dies ist ein Haustee für Fami-lien, die in der kalten Jahreszeit häufig erkältet sind. 1 Tasse Tee täglich stärkt die Abwehrkräfte des Körpers.

Zur Hautreinigung bei Akne
20 g Augentrost, 20 g Kamillen-blüten, 20 g Ringelblumen, 10 g Arnikablüten, 10 g Huflattich-blätter

2 bis 3 Teelöffel dieser Mischung mit ¼ l siedendem Wasser über-gießen und 10 Minuten lang zie-hen lassen. Nach dem Abseihen ist der Tee gebrauchsfertig.

Man betupft damit alle von Akne befallenen Hautstellen und reinigt die Haut durch leichtes Rubbeln mit einem teegetränkten Wattebausch. An stark entzünde-ten Pusteln behutsam reiben.

Foeniculum vulgare

Fenchel

Fenchel, Kümmel und Anis sind die drei Doldengewächse, deren Früch-te gleichermaßen als Gewürz und als Arzneimittel beliebt sind

Die Heimat des Fenchels ist der Mit-telmeerraum. Heute wird er in fast allen südeuropäischen Ländern an-gebaut. Sogar in die Gärten hat er Einzug gehalten.

Man unterscheidet zwei Handels-arten, nämlich den normalen Fen-chel und den Kamm- oder Traumel-fenchel, der von besserer Qualität ist, jedoch auch teurer bezahlt werden muß. Die Fenchelfrüchte reifen näm-lich in den Kulturen nicht gleichmä-ßig, so daß man die Ernte nicht auf einmal erledigen kann.

Fenchelfrüchte enthalten reichlich ätherisches Öl (bis zu 6 Prozent), und darauf beruht ihre Wirksamkeit. Als Gewürz (siehe S. 64) und als Arznei-mittel fördert Fenchel die Verdau-ung, beseitigt krampfartige Blähun-gen und ist wirksam bei Husten.

Am bekanntesten ist sicher der Fencheltee. Dafür werden die Früch-te vorher zerstoßen, damit man das ätherische Öl besser ausziehen kann: 1 Teelöffel zerstoßene Früchte wer-den mit ¼ l siedendem Wasser über-brüht. Dann läßt man alles 15 Minu-ten lang ziehen. Als Magentee trinkt man Fencheltee ungesüßt, als Hu-stentee mit Honig gesüßt.
Achtung: Diese Heilpflanze gehört in die Familie der Doldenblütler. Eine Verwechselung mit tödlichen Arten dieser Familie ist möglich (siehe auch S. 295). Deshalb beim Bestimmen be-sonders vorsichtig sein!

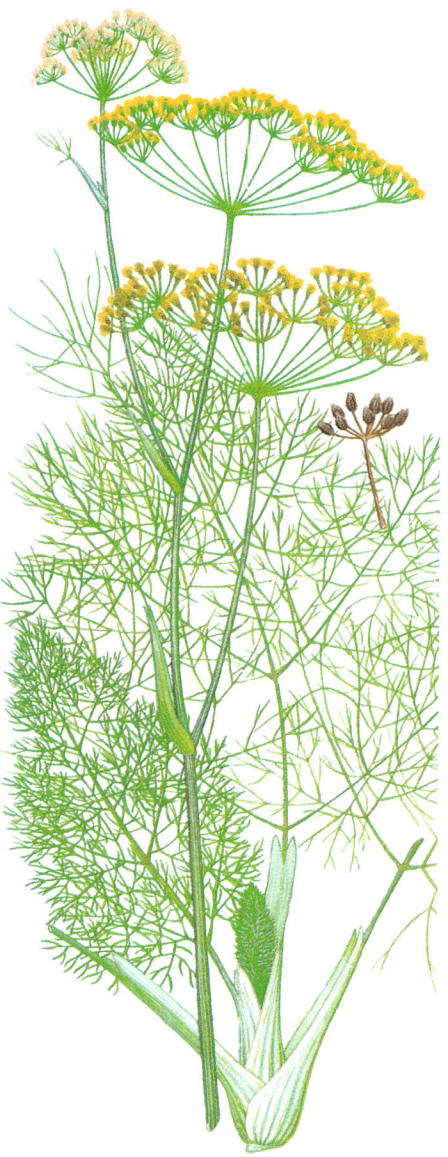

Gentiana lutea

Gelber Enzian

Alle Enziane genießen gesetzlichen Schutz, man darf sie nicht selbst sammeln. Die als Tee gebrauchten Enzianwurzeln stammen daher aus Kulturen

Von den mehreren hundert Enzianarten kommen nur etwa 30 in Mitteleuropa vor. Der Gelbe Enzian ist eine der schönsten und größten Arten, die auf Gebirgsweiden und -wiesen zu finden ist. Er wächst sehr langsam und entwickelt nur alle 4 bis 8 Jahre einen neuen Blütenstengel.

Für die Heilwirkung des Enzians sind die darin enthaltenen Bitterstoffe verantwortlich. Alle anderen Bestandteile, wie z. B. die ebenfalls in allen Enzianwurzeln vorkommende Stärke oder die geringen Gerbstoffmengen, sind von untergeordneter Bedeutung.

Bitterstoffe wirken allein durch ihren bitteren Geschmack anregend auf alle Verdauungssaftdrüsen (siehe auch S. 292).

Schon im Mund beginnt die Wirkung durch vermehrte Speichelabsonderung, die die Vorverdauung der Nahrung einleitet. Einem läuft das Wasser im Mund zusammen, könnte man sagen. Aber auch im Magen und Darm „läuft das Wasser zusammen", und das sind die benötigten Verdauungssäfte.

Schon im Mittelalter bekannt
Wer einen chronisch schwachen Magen hat, wer viele Speisen nicht gut verdaut, wer sich voll und gebläht fühlt, der findet Hilfe durch einen Enziantee.

Nicht nur die Fenchelfrüchte werden genutzt, es gibt auch eine Sorte, die als Gemüse verwertet wird

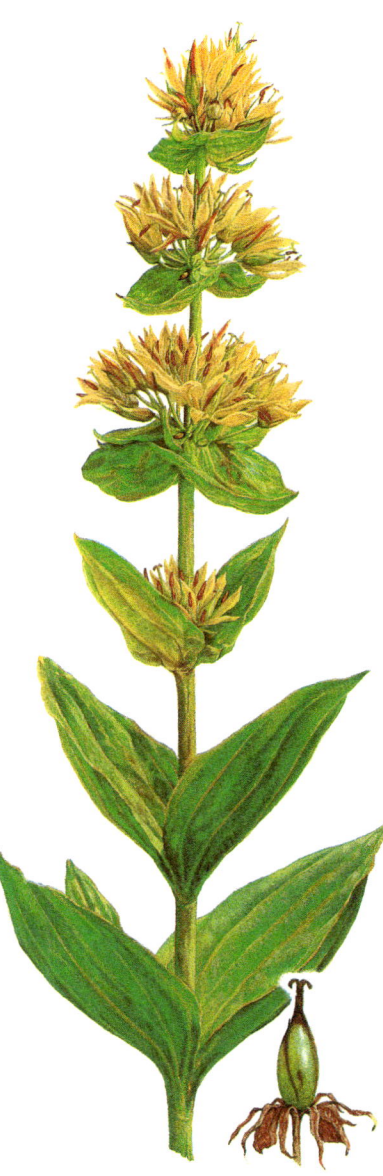

Der Gelbe Enzian ist der Hauptlieferant der arzneilich verwendeten Enzianwurzel

Schon Hieronymus Bock lobte im Jahr 1577 den Enzian in seinem Kräuterbuch: „... die aller gebreuchlichst wurtzel ist Entian/ ... So weiss der gemein man kein besseren Tiriak oder magenartznei / als eben den Entian. Dann was sie jnnerliche presten im leib und magen fülen / vertreiben sie mit Entian."

Wer an chronischer Appetitlosigkeit leidet, bekommt nach einem Enziantee wieder Appetit, denn die Ursache sind mangelnde Verdauungssäfte.

Kein Universalmagenmittel
Falsch ist es jedoch, den Enzian zu einem Universalmagenmittel zu erheben, denn wer an Magenübersäuerung leidet, an chronischer oder akuter Magenschleimhautentzündung, an Magen- oder Zwölffingerdarmgeschwüren, dem schadet Enziantee, weil der Magen ohnehin übersäuert ist. In solchen Fällen wirkt ein Kamillen-, Pfefferminz-, Melissen- oder Kümmeltee besser.

Es gibt zwei Methoden, sich einen guten Enziantee zu bereiten: 1 gehäufter Teelöffel Enzianwurzeln wird mit ¼ l Wasser übergossen und 5 Minuten lang ausgekocht, oder man läßt die Wurzelmenge in ¼ l kaltem Wasser 8 bis 10 Stunden lang ziehen und erwärmt den Tee dann auf Trinktemperatur.

Letzteres liefert einen etwas weniger starken Tee, der für ältere Leute und Kinder zu empfehlen ist.

Tip: Auch ein Enzianschnaps kann Arznei sein. Er belebt bei Kollaps- und Ohnmachtszuständen und hebt den Blutdruck leicht an. Die verdauungsfördernde Wirkung ist jedoch gering, weil in einem Enzianschnaps nur wenig Bitterstoff enthalten ist.

Glycyrrhiza glabra

Süßholz

In der Medizin finden sowohl die Süßholzwurzeln als auch der daraus gewonnene Süßholzsaft, die Lakritze, vielseitige Verwendung. Wer sich an die empfohlenen Dosierungen hält, der braucht Nebenwirkungen nicht zu befürchten. Nur bei vielfacher Überdosierung kann es zu Ödemen (Gewebewassersucht) und Blutdruckanstieg kommen

Die Stammpflanze gehört in die botanische Familie der Schmetterlingsblütler. Sie ist eine mehrjährige Staude, die 1 bis 1,5 m hoch wird, ein ausgedehntes Wurzelsystem mit einer Pfahlwurzel, Nebenwurzeln und zahlreichen Wurzelausläufern besitzt. Die unpaarig gefiederten Blätter mit neun bis 17 ovalen bis herzförmigen Fiederblättchen entwickeln in ihren Blattachseln Blütentrauben mit 20 bis 30 Schmetterlingsblüten, die blaulila gefärbt sind.

Die Handelsware stammt fast ausschließlich aus Kulturen. Man unterscheidet die „Spanische Ware" aus Spanien, Italien und Südfrankreich von der „Russischen Ware", die aus dem Wolgagebiet, dem Irak und China stammt.

Als Lakritze bekannt

Man erntet die Wurzelausläufer im Spätherbst, wäscht sie sorgfältig und trocknet sie an der Sonne. Zumeist werden sie vorher noch geschält. Der Süßholzsaft wird durch Auskochen der Wurzelausläufer mit Wasser und anschließendem Eindicken des Saftes im Vakuum gewonnen. Er kommt als dickflüssige Masse, in Stangen gegossen oder zu Strängen gepreßt als Lakritze in den Handel.

Für die vielseitige Anwendung des Süßholzes und der Lakritze in der Medizin sind die Flavone und das Glycyrrhizin verantwortlich (siehe auch S. 292 bis 293). Letzteres schmeckt etwa 50mal süßer als Rohrzucker.

Husten- und Magenmittel

Süßholz fördert den Auswurf bei Husten, wirkt Entzündungen der Magenschleimhaut entgegen und ist wirksam bei Magengeschwüren und krampfartigen Magenschmerzen. Sowohl der Tee aus der Wurzel als auch der Saft finden Verwendung. In zahlreichen Teemischungen (siehe unten) ist Süßholzwurzel ein wirksamer Bestandteil, und noch mehr Arzneispezialitäten enthalten Auszüge dieser Heilpflanze.

In der Volksmedizin mischt man gemahlene Süßholzwurzeln mit der doppelten Menge Bienenhonig und nimmt davon drei- bis fünfmal täglich 1 Teelöffel ein.

Für einen Süßholzwurzeltee sowohl gegen Husten als auch gegen Magenbeschwerden übergießt man 2 gehäufte Teelöffel Süßholzwurzeln mit ¼ l siedendem Wasser und läßt alles 15 Minuten lang ziehen. Wer den Saft bevorzugt, der muß 1 g davon in 100 ml heißem Wasser auflösen. 2 bis 3 Tassen täglich sind in beiden Fällen die rechte Dosierung.
Tip: Da die Süßholzwurzel sehr süß schmeckt, kann man bei Husten oder Magenbeschwerden auch mehrmals täglich kleinere Stückchen im Mund zerkauen. Das soll auch den Kater nach zuviel Alkohol vertreiben. Der Rückstand der Wurzel wird dann nach dem Auskauen ausgespuckt.

Tees mit Süßholz

Bei Husten
20 g Süßholzwurzel, 20 g Huflattichblätter, 10 g Spitzwegerichblätter

Für den Magen
20 g Süßholzwurzel, 20 g Kamillenblüten, 5 g Pfefferminzblätter, 5 g Melissenblätter, 5 g Tausendgüldenkraut

Die Zubereitung ist einheitlich:
2 bis 3 Teelöffel der jeweiligen Mischung werden mit ¼ l siedendem Wasser übergossen. Der Aufguß muß 10 bis 15 Minuten lang ziehen.

Die Tees sollen sehr warm, langsam und schluckweise getrunken werden.
Anmerkung: Man sollte Süßholzwurzel nicht in großen Mengen (mehr als 50 g pro Tag) einnehmen, da es dann zu vermehrter Wassereinlagerung mit leichtem Blutdruckanstieg, Schwellungen im Gesicht und im Bereich der Fußgelenke kommen kann. Bei normaler Anwendung ist dies nicht zu befürchten.

Es ist empfehlenswert, während einer Teekur (höchstens 6 Wochen) kaliumreiche Kost (z. B. Bananen, Aprikosen) zu essen.

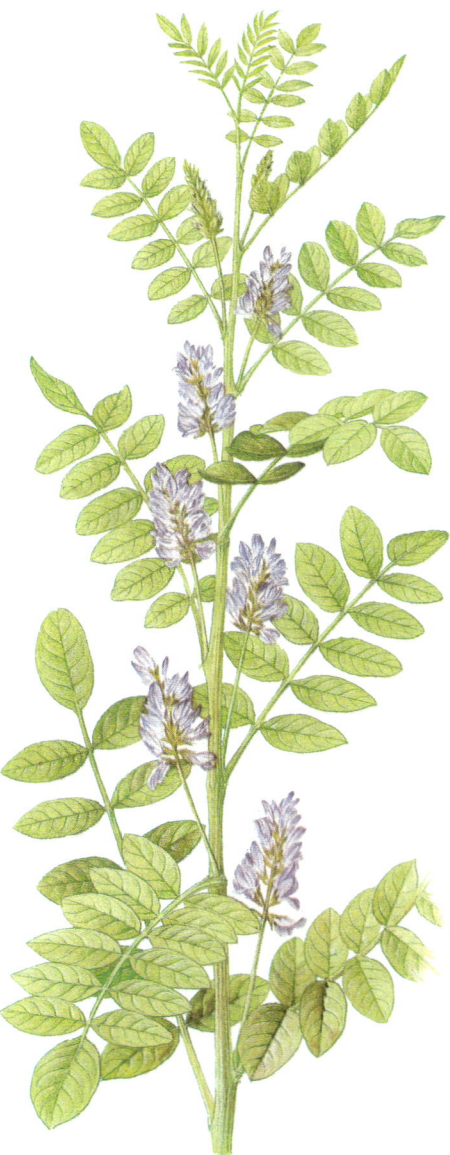

Die Heimat des Süßholzes ist das Mittelmeergebiet, doch auch in Rußland wächst die Pflanze wild

Herniaria glabra

Bruchkraut

Seit langer Zeit kennt man das Bruchkraut als harntreibendes Mittel, doch plötzlich schien man an seiner Wirksamkeit zu zweifeln. Erst jetzt erobert es sich seinen Platz als Heilmittel bei Wasserausscheidungsstörungen sowie Blasen- und Nierenleiden zurück

Das Bruchkraut gehört in die Familie der Nelkengewächse, aber um das zu erkennen, muß man sich das niederliegende Kraut mit seinen kleinen kahlen, bis 7 mm langen Blättchen und den noch unscheinbareren Blüten schon etwas näher betrachten. Die Blüten werden nämlich selten größer als 1 mm. Sie sind grünlichgelb gefärbt und stehen knäuelförmig in den Blattachseln. Der Stengel ist kahl.

Bruchkraut ist sehr häufig zu finden, und wer es kennt, kann es zur Blütezeit in den Sommermonaten selber sammeln und es dann gebündelt an der Luft trocknen (siehe S. 295). Man findet es auf Wegen, sandigen Äckern und Weiden, auf Schuttplätzen und steinigem Ödland in ganz Europa.

Schnell verbrauchen
Wer neben der oben beschriebenen Art das Behaarte Bruchkraut *(Herniaria hirsuta)* mit grauweißen steifen Haaren an den Blättern findet, darf auch dieses ernten, denn beide Arten besitzen die gleiche Wirkung. Wichtig ist jedoch, daß man die Pflanzen sehr schonend trocknet, denn bei künstlicher Wärme verlieren sie schnell an Wirksamkeit. Man

kann Bruchkraut auch nicht lange lagern, deshalb sollte man es höchstens 1 Jahr aufheben.

Vielleicht war die geringe Haltbarkeit der Grund, daß man plötzlich an der Wirkung zu zweifeln begann.

Saponine, Flavone sowie Kumarine sorgen für die harntreibende Wirkung. Außerdem wirkt Bruchkraut harndesinfizierend und hilft bei Krämpfen im Bereich der Blase und der ableitenden Harnwege.

Ein Bruchkrauttee ist ein guter Blasentee. Er kann auch zur Unterstützung der sogenannten Blutreinigungstees verwendet werden. 2 Teelöffel werden mit ¼ l siedendem Wasser übergossen, dann läßt man den Aufguß 5 bis 10 Minuten zugedeckt ziehen. Der Tee darf nie kochen, weil dann die Wirkstoffe zerstört werden. 2 bis 3 Tassen täglich sind die rechte Dosierung.

Blasentee

25 g Bruchkraut, 25 g Bärentraubenblätter

2 gehäufte Teelöffel dieser Mischung werden mit ¼ l kaltem Wasser angesetzt und nach 12 Stunden abgeseiht. Danach muß man den Tee auf Trinktemperatur erwärmen.

Bei Bedarf trinkt man zwei- bis dreimal täglich 1 Tasse dieser Mischung.

Da Bruchkraut krampflösend wirkt, ist es eine ideale Ergänzung der desinfizierenden Bärentraubenblätter bei Blasenentzündungen.

Humulus lupulus

Hopfen

Hopfengärten werden bereits seit dem 9. Jahrhundert urkundlich erwähnt, aber im Altertum scheint man diese Pflanze nicht gekannt zu haben. Die ersten Aufzeichnungen über die arzneiliche Verwendung stammen aus dem 19. Jahrhundert

Der Hopfen ist ein ausdauerndes, rechtswindendes Schlinggewächs mit langgestielten, fünflappigen, rauhen Blättern. Männliche und weibliche Blüten wachsen auf verschiedenen Pflanzen. Sowohl in der Brauindustrie als auch in der Medizin werden nur die weiblichen Blütenstände genutzt, die sogenannten Hopfenzapfen, die mit Lupulindrüsen besetzt sind. Sie bilden dichtblütige Blütenstände aus.

Hopfen stammt ausschließlich aus Kulturen. Man erntet die Hopfenzapfen, kurz bevor sie völlig ausgereift sind, damit die wirkstoffhaltigen Drüsenschuppen nicht abfallen.

Drei Wirkungen muß man dem Hopfen zugestehen: Er wirkt appetitanregend wegen seines Bitterstoffgehaltes, beruhigend durch die Wirkstoffe aus dem ätherischen Hopfenöl und dem Harzanteil, und er wirkt gegen sexuelle Übererregbarkeit.

Von dem Hopfentee (Zubereitung siehe S. 296) trinkt man bei Bedarf zwei- bis dreimal täglich 1 Tasse. Bei dieser Dosierung sind keine Nebenwirkungen zu befürchten.

Häufig ist Hopfen Bestandteil von Teemischungen; erwähnt sei auch das Schlafkissen, das neben Hopfen Lavendel, Johanniskraut und Baldrian enthält.

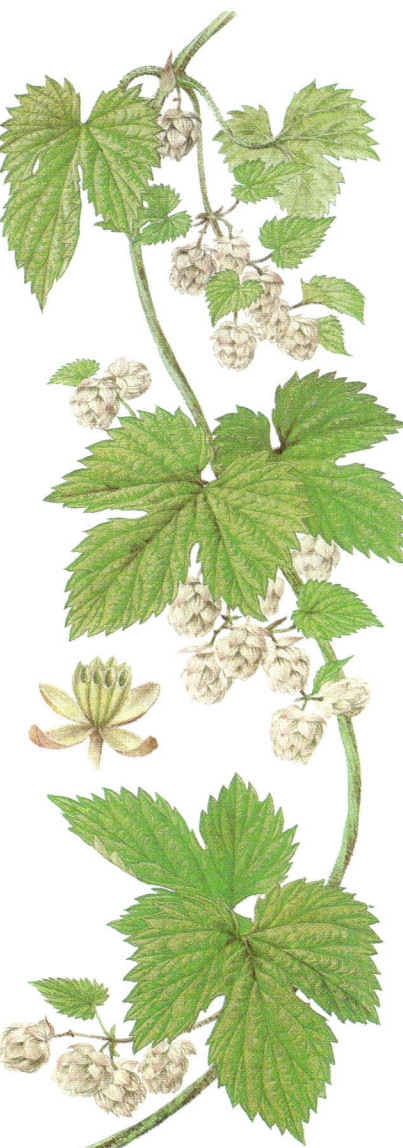

Die beste Ware stammt aus Kulturen. Es lohnt sich nicht, Wildhopfen selbst zu ernten

Hypericum perforatum

Johanniskraut

Johanniskraut ist eine sehr alte Heilpflanze. Schon Paracelsus rühmte sie als Wundkraut und nannte sie hilfreich „gegen die dollen Phantaseien". Auch heute noch ist dieses Kraut ein Favorit unter den Heilpflanzen

In lichten Wäldern, Gebüschen, an Wegrändern, Dämmen und Feldrainen blüht das Johanniskraut von Ende Juni (der 24. Juni ist der Johannistag) bis in den Herbst hinein.

Die Volksmedizin berichtet, daß nur die Pflanzen, die um Johanni herum gesammelt werden, von besonderer Wirksamkeit sind.

Man sammelt die voll erblühten Pflanzen und bevorzugt die obere Region mit den Blüten. Getrocknet wird an der Luft. Dazu hängt man das Kraut gebündelt an einen schattigen Ort (siehe S. 295).

Ätherisches Öl, Harze, Flavone und Gerbstoffe sind für die Wirkung verantwortlich. Sie regen die Drüsen der Verdauungsorgane (auch der Galle und Leber) an und stärken den Kreislauf.

Stimmungslage bessert sich

Außerdem sagt man dem Johanniskraut eine beruhigende Wirkung nach und eine positive Beeinflussung depressiver Zustände. Das hatte schon Paracelsus erkannt. Die Wissenschaft heute kommt zu ähnlichen Ergebnissen.

Eine Kur mit Johanniskrauttee über einen Zeitraum von 4 bis 6 Wochen führt bei depressiven Patienten zu einer Aufhellung der Stimmungs-

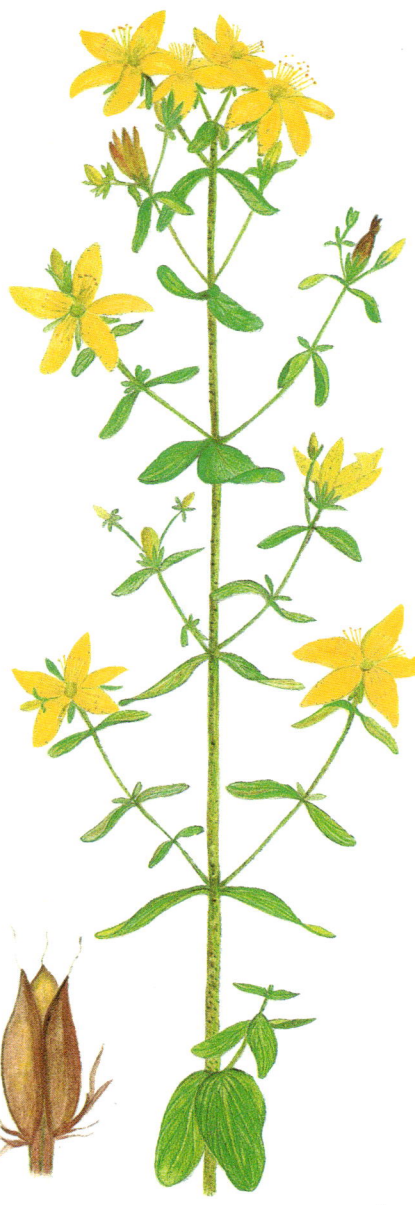

Zahlreiche Drüsen mit ätherischem Öl befinden sich in den gegenständigen Johanniskrautblättern

lage. 2 bis 3 gehäufte Teelöffel Johanniskraut werden mit ¼ l kaltem Wasser übergossen und langsam zum Sieden erhitzt. Nach wenigen Minuten wird abgeseiht. 2 bis 3 Tassen Tee täglich sind die rechte Dosierung.

Das Johanniskrautöl, zumeist durch Ausziehen der Blüten mit Olivenöl bereitet, wird innerlich bei Gallenbeschwerden gebraucht, doch in der Hauptsache zur Wundbehandlung. Man legt ein mit Johanniskrautöl getränktes Mulläppchen auf die Wunden, die darunter gut abheilen. Als Einreibung lindert Johanniskrautöl Schmerzen nach Verstauchungen, Prellungen und Blutergüssen.

Wer Johanniskrautöl oder -tee zu sich nimmt, sollte während dieser Zeit das pralle Sonnenlicht und die Höhensonne meiden. Johanniskraut macht lichtempfindlich.

Beruhigungstee

25 g Johanniskraut, 20 g Melissenblätter, 20 g Hagebutten, 10 g Hopfenzapfen

2 Teelöffel dieser Mischung mit ¼ l siedendem Wasser übergießen und 15 Minuten lang ziehen lassen. Bei Bedarf 2 Tassen Tee täglich sind die rechte Dosierung.

Dieser Tee hilft bei vegetativer Dystonie (andere Maßnahmen flankierend), Unruhezuständen und leichten Depressionen; auch Bettnässen kleiner Kinder kann man damit behandeln.

Inula helenium

Alant

Der Alant ist eine Heilpflanze, die besonders in der Volksmedizin eine Rolle spielt und schon seit dem Altertum einen guten Ruf genießt. Man schätzt seine Heilkraft sehr, und in ländlichen Gegenden ziert Alant so manchen Kräutergarten. Auch in der Tierheilkunde wird die Alantwurzel gebraucht

Alant ist eine ausdauernde Pflanze, die eine Höhe von über 1 m erreicht. Einem knolligen, verdickten Wurzelstock entspringt ein aufrechter, gefurchter, nur oben verzweigter Stengel. Die großen Grundblätter sind langgestielt, die Stengelblätter hingegen stengelumfassend.

Alle Blätter sind an der Unterseite filzig behaart. Die Blütenköpfchen, von goldgelber Farbe, erreichen einen Durchmesser von 6 bis 7 cm. Sie stehen einzeln oder in sehr lockerer Doldentraube im oberen Teil der Pflanze.

Die Heimat des Alants ist Zentralasien, doch in Europa zieht man ihn in Gärten und Kulturen. Er kommt jedoch auch verwildert in Ufergebüschen, auf Dorfangern, in Hecken und auf Brachland vor.

Die arzneilich genutzten Wurzelstöcke erntet man von etwa 3 bis 5 Jahre alten Pflanzen im Frühjahr oder im Herbst, schneidet sie in Scheiben und trocknet sie an der Luft (siehe auch S. 295).

Wirksam bei Bronchitis

Ein Tee aus Alantwurzeln alleine oder mit anderen Hustenkräutern gemischt ist wirksam und beliebt gegen

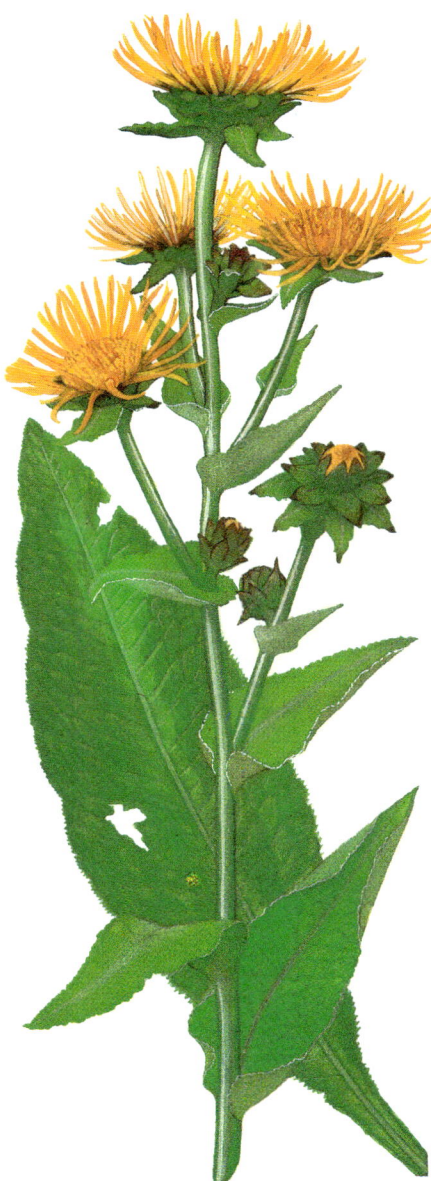

Bronchitis (Zubereitung siehe S. 296). Verantwortlich für die Wirkung sind das ätherische Öl mit Helenin und Alantolacton sowie Bitterstoffe (siehe auch S. 292 bis 293).

In der Volksmedizin nimmt man den Tee auch gegen Magen- und Darmbeschwerden, die sich in Blähungen und Völlegefühl äußern. Bei Blasen- und Darmkatarrhen wird er ebenfalls versucht.

In der Tierheilkunde gibt man die gepulverte Wurzel gegen die sogenannte Futterverstellung und das Keuchen bei Rindern.

Tip: Hier eine auf dem Lande beliebte Arznei gegen Husten: Man legt Alantscheiben noch vor dem Trocknen in Bienenhonig und läßt sie darin einige Wochen ziehen. Bei Husten kaut man die honigdurchtränkten Scheiben. Auch Kindern, die keinen Appetit haben, kann dies helfen.

Hustentee mit Alant

20 g Alantwurzel, 20 g Thymiankraut, 20 g Huflattichblätter, 10 g Schlüsselblumenwurzel

2 Teelöffel dieser Mischung mit ¼ l siedendem Wasser übergießen und 10 Minuten lang ziehen lassen. Dann durch ein Sieb abseihen.

Man trinkt zwei- bis dreimal täglich 1 Tasse Tee heiß und schluckweise.

Dieser sehr wohlschmeckende Tee hilft mit Honig gesüßt zuverlässig bei allen Arten von Husten.

Alant wird nicht nur als Arznei-, sondern auch als Zierpflanze geschätzt. Er blüht von Mai bis September

---

Juniperus communis

Wacholder

Wacholderbeeren kannten schon die alten Ägypter. Besonders häufig gebrauchte man sie im Mittelalter gegen Rheuma, Gicht und Wassersucht. Diese Heilanzeigen stimmen auch heute noch. Da aber das ätherische Wacholderöl aus den Beeren die Nieren reizt, ist Vorsicht bei der Dosierung geboten

Berghänge, Heiden und Moore, Triften und lichte Wälder sind die Standorte für den Wacholder (siehe auch S. 69), der als niederliegender Strauch oder als säulenförmiger Baum wächst. Die Beeren enthalten viel ätherisches Öl, Flavone und Gerbstoffe.

Sie wirken entwässernd und werden bei Blasen- und Nierenkatarrhen eingesetzt. Man darf sie jedoch nicht lange einnehmen und nicht sehr hoch dosieren, da eine Nierenreizung nicht auszuschließen ist.

Abgewandelte Kneippkur

Auch die so beliebte Kur nach Kneipp gegen Rheuma und Gicht ist heute nur in abgewandelter Form empfehlenswert. Man beginne mit dreimal täglich 1 Beere, erhöhe um jeweils 1 Beere pro Einnahme, bis man bei dreimal täglich 20 Beeren angekommen ist (Kneipp ließ bis dreimal täglich 50 Beeren steigern), und beende die Kur dann absteigend wieder mit dreimal täglich 1 Beere.

In der Schwangerschaft sollten Wacholderbeeren in keiner Form verwendet werden, und Nierenkranke müssen vorher unbedingt ihren Arzt um Rat fragen.

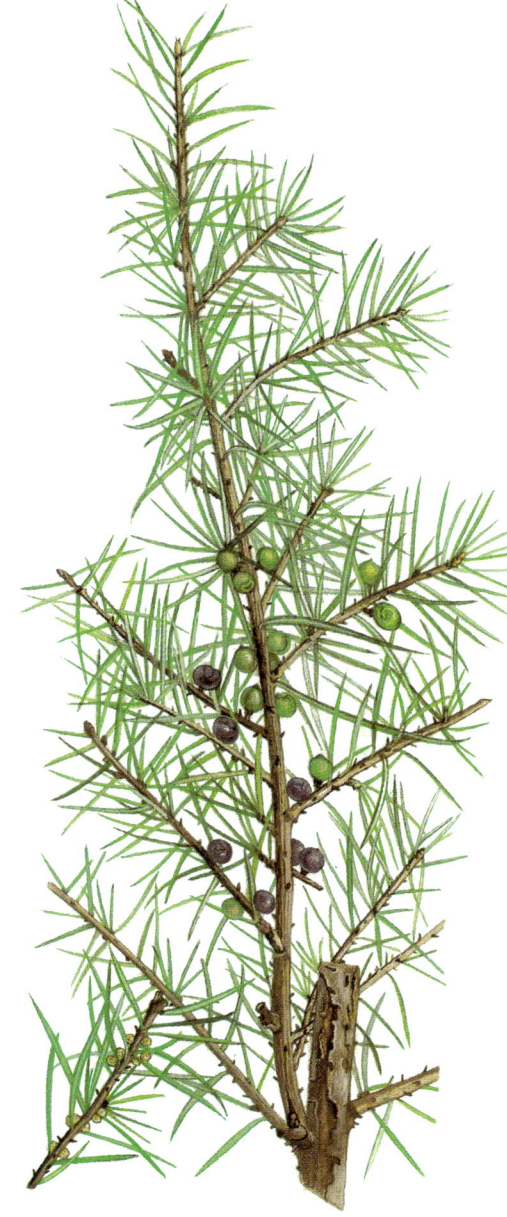

Die Wacholderbeeren waren eine Lieblingsarznei von Pfarrer Kneipp (siehe S. 244 bis 245)

Linum usitatissimum

Lein

All denen, die unter chronischer Stuhlverstopfung leiden, kann man Leinsamen zur Abhilfe sehr empfehlen. Man weiß heute, wie wenig sinnvoll es ist, mit drastischen Abführmitteln diesem verbreiteten Übel zu begegnen, da bei Dauergebrauch solcher Mittel vielerlei Nebenwirkungen zu befürchten sind

Der Lein, auch Flachs genannt, ist ein einjähriges Kraut, dessen Anbau sich Tausende von Jahren zurückverfolgen läßt. Er wird bei uns in Kulturen gezogen, wobei man Sorten verwendet, die große und schleimstoffreiche Samen ausbilden.

Auf schlanken Stengeln, die wechselständig mit schmalen Blättchen besetzt sind und etwa 50 bis 80 cm hoch werden, entwickeln sich im oberen Teil endständig zarte, fünfblättrige Blüten, die zumeist blau, seltener auch weiß gefärbt sind. Nach der Reife bildet sich daraus eine runde Kapselfrucht, die acht bis zehn flache Samen enthält (Flachslinsen). In der Hauptsache werden die Samen, die man durch Dreschen gewinnt, und das daraus gepreßte Öl arzneilich verwendet. Sie müssen voll ausgereift sein, damit sie möglichst viel Pflanzenschleim enthalten.

Muntermacher für den Darm

Der Schleim ist nämlich der wichtigste Wirkstoff des Leinsamens. Meist setzt man ihn bei chronischer Stuhlverstopfung ein. Durch das hohe Quellvermögen zerdrückter oder sehr grob gemahlener Leinsamen kommt es im Darm zu einem Dehnungsreiz,

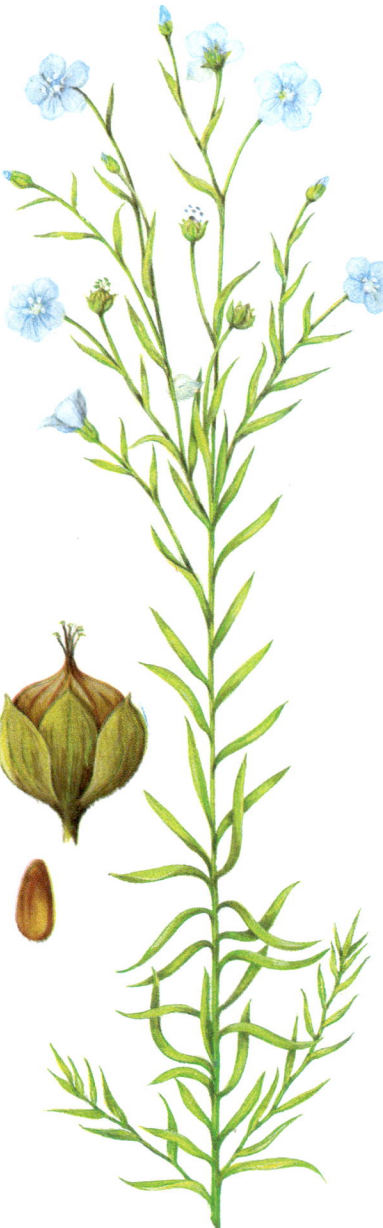

Lein blüht nicht immer blau. Es gibt auch Arten mit weißen oder gelben Blüten

der die Darmbewegung fördert und zur Stuhlentleerung führt.

Wer regelmäßig morgens und abends 1 bis 2 Eßlöffel Leinsamen ißt, kann seinen müden Darm wieder zur Pünktlichkeit erziehen. Die Wirkung zeigt sich nicht sofort, aber geduldiges Abwarten lohnt sich.

Leinsamensäckchen, heiß aufgelegt, lindern Bauchweh, Gallenkoliken, Gesichtsneuralgien, Zahn- und Nierenschmerzen.

Auch das Leinöl, das fette Öl aus dem Leinsamen, wird arzneilich erfolgreich angewandt. Es ist äußerlich z. B. wirksam bei schrundigen Hautaffekten, bei Restherden der Schuppenflechte und trockenen Hautausschlägen.

Tip: Vermischt man Leinsamen mit Fruchtmus, Feigensirup, Honig oder Milchzucker, so läßt sich die Wirkung noch steigern.

Leinölliniment

Hier ein altes Hausmittel gegen Sonnenbrand und nicht offene Verbrennungen:

Man mischt Leinöl und Kalkwasser zu gleichen Teilen und schüttelt so lange, bis man eine dickflüssige, gelbliche Emulsion erhalten hat.

Reibt man damit sonnenverbrannte Haut oder nicht offene Verbrennungen ein, so wird der Schmerz gelindert und die Heilung gefördert.

Das Leinölliniment soll auch bei Gürtelrose schmerzlindernd wirken.

Malva silvestris

Wilde Malve

Sehr hohes Ansehen genossen die verschiedenen Malvenarten schon in der Antike. Bei Hieronymus Bock heißt es (1577): „Plinius schreibt / welcher allen tag ein drunck thu vom Pappelsaft (gemeint ist die Malve) / der sei denselbigen tag für allen zufallenden kranckheiten behüt."

Weg-, Feld- und Wiesenränder, Schuttplätze und sonnige Hänge sind die Lieblingsplätze der verschiedenen Malvenarten. Sie blühen von Juni bis in den August hinein, und zu dieser Zeit muß man sie sammeln.

Verwendet werden sowohl die Blüten als auch das ganze Kraut, denn worauf es bei der Malve ankommt, das sind die Schleimstoffe, die sowohl in den Blüten als auch in den Blättern (wenn auch etwas weniger) vorhanden sind.

Malventee (Zubereitung siehe S. 296) hilft bei Husten, besonders wenn es sich um einen Reizhusten handelt, aber auch bei leichteren Formen von Darmkatarrhen.

Wenn neuerdings von einem Malventee die Rede ist, der besonders erfrischend wirkt und als Haustee empfohlen wird, dann handelt es sich um die Hibiskusblüten. Das sind die getrockneten derben, roten Kelchblätter des *Hibiscus sabdariffa*, der auch Rote Malve genannt wird. Er wächst baum- oder strauchartig im Sudan und wird in Ägypten, Mexiko, auf Sri Lanka (Ceylon) und Java angebaut. Die verschiedenen Fruchtsäuren, die darin enthalten sind, haben diesen Tee beliebt gemacht.

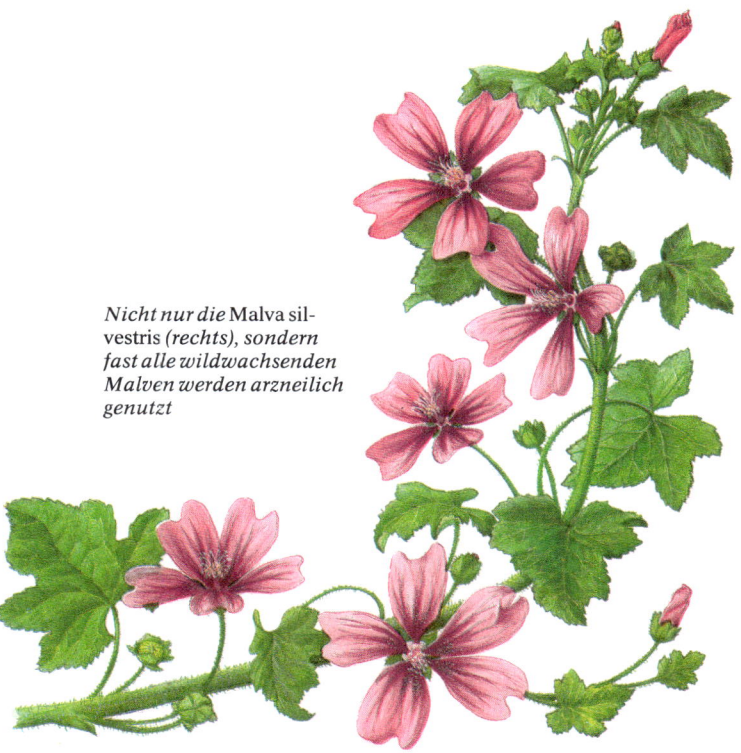

Nicht nur die Malva silvestris *(rechts), sondern fast alle wildwachsenden Malven werden arzneilich genutzt*

Tees mit Wilder und Roter Malve

Gegen Geschwülste
Eibischblätter, Malvenblätter, Steinklee, Kamillenblüten und Leinsamen zu gleichen Teilen

Wenn man diese Mischung in ein Leinensäckchen gibt und 10 Minuten in heißes Wasser hängt, hat man eine ideale Auflage für Geschwülste, Furunkel oder Abszesse, die sich damit verteilen bzw. erweichen lassen.

Mit abgekühltem Tee kann man unreine Haut waschen:
2 Teelöffel werden mit ¼ l siedendem Wasser übergossen. Alles muß 5 Minuten lang ziehen.

Zur Erfrischung
25 g Rote Malve (Hibiskusblüten), 25 g Hagebutten ohne Kerne, 20 g Himbeerblätter, 10 g Pfefferminzblätter, 10 g Pomeranzenschalen

2 bis 3 Teelöffel dieser Mischung mit ¼ l siedendem Wasser übergießen und 10 bis 15 Minuten lang ziehen lassen. Nach dem Abseihen ist der Tee trinkfertig.

Dieser Tee schmeckt im Winter heiß, im Sommer kalt getrunken gleichermaßen gut. Er erwärmt bei Kälte, erfrischt bei Hitze und löscht den Durst.

Matricaria chamomilla

Echte Kamille

Die Echte Kamille zählt zu den wirksamsten und am meisten erforschten Heilpflanzen. Man verwendet die Körbchenblüten, die sogleich nach dem Erblühen eingesammelt werden müssen, da sie zu dieser Zeit am meisten Wirkstoffe enthalten

Wirksam ist in der Hauptsache das ätherische Öl der Kamillenblüten. Es wirkt entzündungswidrig, entkrampfend und desinfizierend.

Innerlich angewandt hilft Kamillentee (Zubereitung siehe S. 296) bei krampfartigen Magen- und Darmbeschwerden, bei Magenschleimhautentzündung und Magengeschwüren.

Mit feuchten Umschlägen oder Bädern mit Kamillentee kann man Wunden behandeln, durch Spülen mit Kamillentee alle Entzündungen im Mund und am Zahnfleisch beheben und bei Halsentzündungen, Mandelentzündung mit Kamillentee gurgeln. Bei chronischem Schnupfen und Nebenhöhlenerkrankungen wirkt die Inhalation ausgezeichnet (siehe S. 296).

Augenwaschungen mit Kamillentee sind nicht zu empfehlen. Es kann zu schweren Reizerscheinungen kommen.

Tip: Besonders wirksam bei Magenbeschwerden ist eine Rollkur mit Kamillentee. Man trinkt ¼ l Tee, legt sich danach 10 Minuten auf den Bauch, dann 10 Minuten auf den Rücken und jeweils 10 Minuten auf beide Seiten. So umspült der Tee die kranke Magenschleimhaut und wirkt heilend.

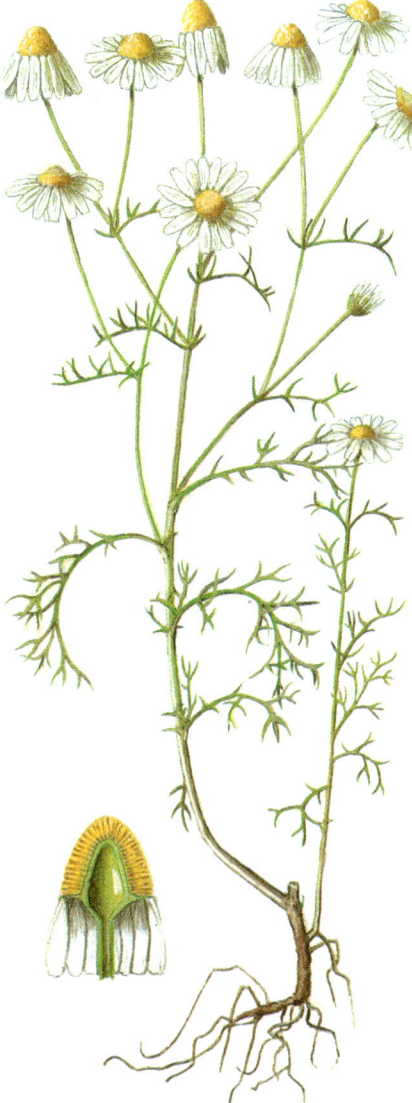

Die Echte Kamille erkennt man am Duft und an dem hohlen Blütenboden (siehe kleinere Abb.)

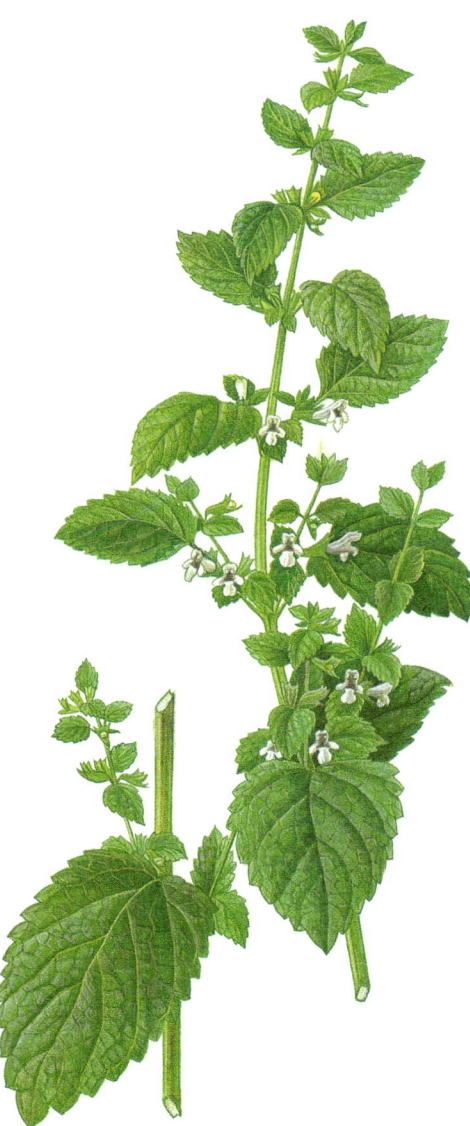

Melisse kann man im Garten anbauen; sie ist auch als Gewürz beliebt

Melissa officinalis

Melisse

Die Melisse ist ein Heilkraut mit breitem Wirkungsspektrum, doch meistens wird sie arzneilich zur Beruhigung verwendet. Neben vielen fertig zu kaufenden Heilmitteln, die z. B. Destillate aus dieser Pflanze enthalten, gebraucht man die getrockneten Blätter als Tee oder auch als Badezusatz

Die Heimat der Melisse ist das östliche Mittelmeergebiet. Bei uns fehlt sie in der freien Natur, doch in Gärten ist sie ein beliebtes Gewürz- und Heilkraut (siehe auch S. 66), das viele auch als Zitronenmelisse kennen. In großen Kulturen, z. B. in Spanien, wird Melisse für den Bedarf der Arzneimittelhersteller und der Apotheken angebaut.

Während man andere Heilkräuter zumeist zur Blütezeit erntet, ist bei der Melisse wichtig, die Blätter kurz vor der Blüte zu sammeln. Während der Blütezeit haben sie weder einen sonderlich guten Duft noch einen angenehmen Geschmack. Schonendes Trocknen (nicht über 40 °C) erhält die so wichtigen ätherischen Öle (siehe S. 295).

Balsam für die Nerven

Strapazierte Nerven werden durch Melisse ebenso beruhigt wie ein nervöser Magen, und wenn man keinen Schlaf findet, so kann ein Melissentee (Zubereitung siehe S. 296) gut Abhilfe schaffen.

Erwähnenswert ist auch die krampflösende Wirkung eines Melissentees, der zusammen mit Pfefferminze im Magen und Darm kolikartige Schmerzen beseitigt. Eine einzige Tasse – sehr warm und schluckweise getrunken – genügt oft schon.

Entspannendes Bad

Das Melissenbad dient der Entspannung. Man übergießt etwa 50 bis 60 g Melissenblätter mit 1 l Wasser, erhitzt das Ganze zum Sieden und seiht, ohne weiter zu erhitzen, nach 10 Minuten ab. Die Flüssigkeit wird dann dem Vollbad zugesetzt.

Unsere Melisse ist die hier abgehandelte Zitronenmelisse. Wenn man aber in der Schweiz von Melisse spricht, so meint man meist die rot blühende Goldmelisse *(Monarda didyma)*. Die Goldmelisse ist in Südamerika heimisch und wird in der Schweiz gern als bewährtes Mittel gegen allgemeine Verdauungsbeschwerden und auch gegen Erkältungshusten eingesetzt.

Magenberuhigungstee

20 g Melissenblätter, 20 g Kamillenblüten, 15 g Pfefferminzblätter, 5 g Tausendgüldenkraut

2 gehäufte Teelöffel dieser Mischung mit ¼ l siedendem Wasser übergießen und 5 Minuten lang ziehen lassen. Dann abseihen.

Bei Bedarf oder täglich 2 bis 3 Tassen gut warm und schluckweise trinken. Bei nervösen, oft krampfartigen Magenbeschwerden hilft dieser Tee rasch.

Mentha piperita

Pfefferminze

Duft, Geschmack und Wirksamkeit sind bei keiner wilden Minzenart so gut wie bei der Echten Pfefferminze, die als Bastard im Jahr 1696 in einem Feld von Mentha spicata *aufgetreten ist und seither angebaut wird. Wild kommt diese Minzenart also nicht vor*

Ihre wildwachsenden Verwandten, z. B. Wasserminze, Krauseminze oder Ackerminze, sind zwar bei uns häufig anzutreffen, vor allem an nassen oder feuchten Orten, aber sie reichen in Duft und Geschmack nicht an die Echte Pfefferminze heran. Deshalb ist es nicht ratsam, sie für arzneiliche Zwecke zu sammeln.

Die Echte Pfefferminze bildet zahlreiche unterirdische und oberirdische Ausläufer und wird etwa 30 bis 80 cm groß. Die vierkantigen Stengel sind anfangs einfach, später wenig verzweigt. Die gegenständigen Blätter sind 4 bis 7 cm lang und am Rand grob gezähnt; die rosaroten Blüten stehen sehr dicht.

Das ätherische Pfefferminzöl, das für die Heilwirkung verantwortlich ist, enthält sehr viel Menthol (bis zu 60 Prozent). Außerdem sind die Gerb- und Bitterstoffe an der Wirkung mitbeteiligt.

Pfefferminztee ist ein überzeugendes Magen- und Darmmittel. Bei Übelkeit, Brechreiz und Darmkrämpfen helfen meist 1 bis 2 Tassen Tee ausgezeichnet (Zubereitung siehe S. 296).

Pfefferminztee fördert aber auch den Gallefluß und regt die Bildung der Gallenflüssigkeit in der Leber an.

Kein Wunder, daß Pfefferminzblätter in unzähligen fertigen Teemischungen enthalten sind, die den gesamten Verdauungsvorgang beeinflussen. Es gibt kaum einen Leber-, Gallen- oder Magentee, in dem sie fehlen.

Die krampflösende Wirkung beschränkt sich aber nicht nur auf Magen und Darm: Patienten mit Gallensteinen, die eine Kolik befürchten, können das Unheil oftmals abwenden, wenn sie sich einen Tee aus gleichen Teilen Pfefferminze und Wermut bereiten und diesen ungesüßt und möglichst heiß schluckweise trinken. Patienten mit Magengeschwüren, das lehrt die Erfahrung, vertragen Pfefferminztee weniger gut. Ihnen ist Kamillentee anzuraten.

Ähnlich wie der Tee wirken die in der Apotheke erhältlichen Pfefferminztropfen, wenn man 15 Tropfen davon mit Wasser einnimmt.

Verdauungstee

10 g Pfefferminzblätter, 10 g Kamillenblüten, 5 g Enzianwurzel, 5 g Schafgarbenkraut, 5 g Tausendgüldenkraut

Man übergießt 1 gehäuften Eßlöffel dieser Mischung mit ¼ l siedendem Wasser und läßt alles zugedeckt an einem warmen Ort 15 Minuten lang ziehen. Dann wird abgeseiht.

Nach den Hauptmahlzeiten 1 Tasse Tee ungesüßt trinken. Er hilft bei allgemeiner Verdauungsschwäche, wenn jedes Essen wie ein Stein im Magen liegt.

Oenothera biennis

Nachtkerze

Schon der Name verrät, daß die aus Nordamerika stammende Nachtkerze vor allem nachts aktiv wird. Ihre gelben, trichterförmigen Blüten öffnen sich nämlich meistens erst am Abend und werden von Nachtschmetterlingen bestäubt

Die Nachtkerze, die 1612 nach Europa gelangte, ist eine stattliche zweijährige Pflanze, die bis über 1 m hoch werden kann. Der aufrechte Stengel ist gelegentlich rot überlaufen und im oberen Teil etwas kantig. In den Blattachseln sitzen die über 2 cm großen, duftenden schwefelgelben Blüten. Die Blütezeit sind die Monate Juni bis Oktober.

Ödland, Weg- und Straßenböschungen sowie Bahndämme sind die Standorte der Nachtkerze. Die Blätter werden zur Blütezeit geerntet und an der Luft getrocknet (siehe auch S. 294 bis 295), die Wurzeln, die als kräftigendes Gemüse genutzt werden, gräbt man im Herbst aus, und die Samen erntet man zur Gewinnung des fetten Öls nach völliger Reife im Sommer und im Herbst.

Gerbstoffe in den Blättern, ungesättigte Fettsäuren mit einem sehr hohen Anteil an Gamma-Linolensäure (10 Prozent) in den Samen, Stärke, Eiweißkörper und Mineralstoffe in den Wurzeln sind die wichtigsten Wirkstoffe der Nachtkerze.

Über Nacht berühmt geworden
Bis vor kurzem führte die Nachtkerze ein Schattendasein. Die Schulmedizin kümmerte sich nicht um sie, lediglich die Volksmedizin gebrauchte

die Blätter als Tee gegen Durchfallerkrankungen. Neuerdings entdeckten Forscher den hohen Anteil Gamma-Linolensäure im fetten Öl der Samen, und gewissermaßen über Nacht war die Nachtkerze ein begehrtes Diätetikum und eine bedeutende Heilpflanze geworden.

Die Gamma-Linolensäure macht es unserem Organismus nämlich leichter als die anderen ungesättigten Fettsäuren, die für viele Organfunktionen wichtigen Prostaglandine, hormonähnliche Substanzen mit vielfältiger Wirkung, zu bilden. Bisher ist keine Pflanze bekannt, die die Gamma-Linolensäure in ähnlich großer Menge enthält.

Nur gelegentlich gebraucht man in der Volksmedizin noch den Tee aus den Blättern als Mittel gegen Durchfälle. Die Wirkung geht auf die Gerbstoffe zurück, die darin in reichlicher Menge enthalten sind.

Die Wurzel gibt Kraft
Die Wurzeln nutzt man als kräftigendes Gemüse. Man gräbt die bis 5 cm dicke und bis zu 10 cm lange Wurzel im Herbst aus, schneidet sie in Scheiben und richtet sie mit Essig und Öl an oder dünstet sie in Fleischbrühe. Darin stecke – so sagt man – ungeheure Kraft, die Kranke schnell wieder stärken könne.

In einer überlieferten Mitteilung heißt es sogar, daß 500 g dieser Wurzel mehr Kraft gäben als 1 Zentner Ochsenfleisch. Zweifellos eine maßlose Übertreibung, doch deutet sie an, welche Wertschätzung man dieser Wurzel beimißt.

Über Nebenwirkungen wird nirgendwo berichtet, so daß anzunehmen ist, daß bei richtiger Anwendung keine zu befürchten sind.

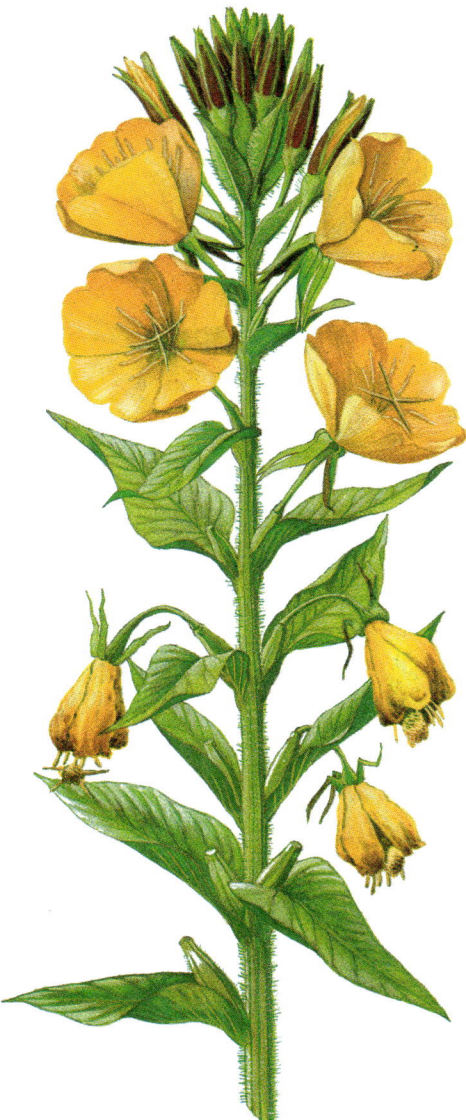

Die attraktive Nachtkerze entfaltet ihre trichterförmigen, gelben Blüten jeden Abend für 24 Stunden

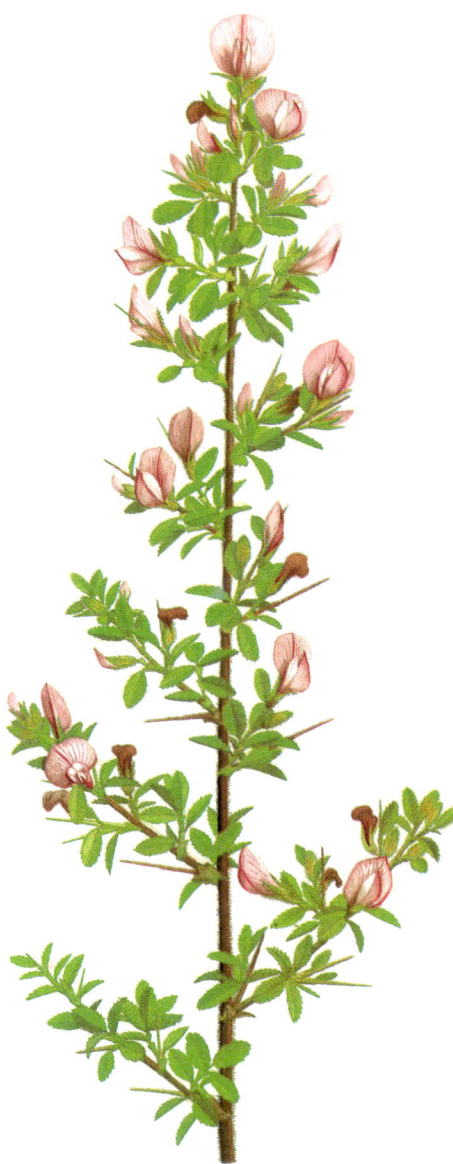

Blühend ist die Hauhechel im Sommer eine regelrechte Zierde für Wegränder und Weiden

Ononis spinosa

Hauhechel

In deutschen Kräuterbüchern wird die Hauhechel erstmals im 16. Jahrhundert erwähnt, doch weiß man, daß sie bereits im 4. Jahrhundert v. Chr. als Heilpflanze bekannt war. Damals gebrauchte man sie als Mittel gegen Blasen- und Nierensteine

Die Hauhechel, ein 30 bis 60 cm hoch werdender Halbstrauch, blüht rosarot in den Monaten Juni bis August an sonnigen, trockenen Plätzen, vornehmlich auf Weiden, an Waldrändern und an Feldwegen. Die Pflanze ist mit einer langen Pfahlwurzel im Erdboden verankert, und ihre Stengel sind dornig bewehrt.

Die Ernte der 50 bis 100 cm langen Wurzel, die arzneilich genutzt wird, ist nicht ganz einfach, da sie fest im Erdreich verankert ist. Man befreit sie von Erdresten, schneidet sie der Länge nach auf und trocknet sie an der Luft. Man kann auch bei künstlicher Wärme trocknen, doch darf die Temperatur nicht mehr als 45°C betragen (siehe auch S. 295).

Die Wirkstoffe der Hauhechel sind ätherisches Öl, Flavone und Gerbstoffe. Man gebraucht die Heilpflanze – meist als Tee – gegen Wasserstauungen im Körper, gegen Hautunreinheiten, zur sogenannten Blutreinigung, gegen Rheuma und Gicht.

Hauhecheltee richtig zubereiten

Bei Wurzeltees ist man immer versucht, den Tee über einen längeren Zeitraum kochen zu lassen, um alle Wirkstoffe aus dem derben Material herauszuziehen. Das darf man bei der Zubereitung des Hauhechelwur-

zeltees aber nicht machen. Denn sonst geht das wasserdampfflüchtige ätherische Öl verloren, und die Flavone vertragen längere Hitzeeinwirkung ebenfalls nicht gut.

Diese falsche Zubereitung hat auch dazu geführt, daß man den Tee als unwirksam bezeichnet hat. Wird er aber richtig hergestellt, so ist seine entwässernde Wirkung überzeugend: 2 gehäufte Teelöffel Hauhechelwurzeln werden mit ¼ l siedendem Wasser übergossen. Dann läßt man alles an einem warmen Ort 30 Minuten lang ziehen. Dabei soll in Abständen von jeweils 5 Minuten umgerührt werden. Auf diese Weise erhält man einen wirkstoffreichen Tee. 2 bis 3 Tassen Tee pro Tag sind die rechte Dosierung für eine wirkungsvolle Blutreinigungskur oder für eine kurmäßige Anwendung bei Stoffwechselstörungen.

Entwässerungstee

25 g Hauhechelwurzel, 20 g Brennesselblätter, 20 g Löwenzahnwurzel mit Kraut, 10 g Birkenblätter

2 gehäufte Teelöffel dieser Mischung mit ¼ l siedendem Wasser übergießen und unter gelegentlichem Umrühren 30 Minuten lang ziehen lassen.

2 bis 3 Tassen Tee von dieser Mischung kann man bei Bedarf täglich trinken. Das führt zu vermehrter Wasserausscheidung. Gut wirkt dieser Entwässerungstee auch gegen unreine Haut.

Orthosiphon aristatus

Orthosiphon

Diese Heilpflanze wurde erst 1927 in Europa bekannt. Es waren die in Batavia ansässigen Europäer, die auf die Wirkung der Orthosiphonblätter bei Blasen- und Nierenleiden aufmerksam machten

Die Stammpflanze des Orthosiphons oder Indischen Blasen- und Nierentees ist ein Halbstrauch, der kreuzgegenständig angeordnete, etwa 5 cm lange und 2 cm breite Blätter trägt. In sechsblütigen Scheinquirlen angeordnet, stehen die bläulichweißen Blüten, zu einer Scheinähre vereinigt, an kurzen Stielen.

An Inhaltsstoffen sind ätherisches Öl, Flavone, wenig Saponine, aber relativ viel Kaliumsalze zu nennen. Die getrockneten Blätter ergeben einen ausgezeichneten Tee mit entwässernder Wirkung. Es werden auch Harnsäure und Chloride ausgeschwemmt. Den Tee bereitet man so: 1 Eßlöffel geschnittene Blätter wird mit ¼ l kaltem Wasser angesetzt. Dies läßt man dann 12 Stunden unter gelegentlichem Umrühren ziehen. Nach dem Abseihen wird auf Trinktemperatur erwärmt. 2 bis 3 Tassen Tee sind die rechte Dosierung. Man sollte den Tee nicht mehr am Abend trinken, weil die Entwässerung die Nachtruhe stören könnte.

Erfolgversprechend bei Gicht

Da erwiesen ist, daß durch den Indischen Blasen- und Nierentee Harnsäure mit ausgeschwemmt wird, können Gichtpatienten zur Unterstützung der ärztlichen Therapie diesen Tee mit Erfolg trinken. Auch den Birkenblättern sagt man eine derartige Wirkung nach.

Wer eine Kur bei Gicht versuchen möchte, der sollte Birkenblätter mit der gleichen Menge Orthosiphonblätter mischen und sich daraus einen Tee bereiten:

2 gehäufte Teelöffel dieser Mischung werden mit ¼ l siedendem Wasser übergossen, dann läßt man alles 15 Minuten lang ziehen. Auch von diesem Tee müssen täglich 2 bis 3 Tassen getrunken werden, die letzte Portion jedoch nicht mehr nach 17 Uhr.

Und nicht zuletzt sei erwähnt, daß der Indische Blasen- und Nierentee die desinfizierende Wirkung der Bärentraubenblätter bei Katarrhen der Blase und der ableitenden Harnwege in idealer Weise unterstützt. Auch für einen solchen Tee ist ein Kaltansatz (siehe oben) empfehlenswert.

Tee gegen Blasen- und Nierenleiden

20 g Orthosiphonblätter, 20 g Birkenblätter, 20 g Bärentraubenblätter, 20 g Hauhechelwurzel

2 bis 3 Teelöffel werden mit ¼ l kaltem Wasser angesetzt. Der Aufguß muß 12 Stunden ziehen. Nach dem Abseihen wird auf Trinktemperatur erwärmt.

2 bis 3 Tassen Tee, täglich getrunken, helfen bei allen chronischen und akuten Blasen- und Nierenerkrankungen mit Wasserstauungen.

Plantago psyllium

Flohsamen-wegerich

Da man erkannt hat, daß die ständige Einnahme von stark wirkenden Abführmitteln, auch rein pflanzlicher Art, bei chronischer Stuhlträgheit zu gesundheitlichen Schäden führt, gewinnen Quellsubstanzen, wie sie der Flohsamenwegerich bietet, immer mehr an Bedeutung

Wenn man das Wort Wegerich hört, so fallen dem Kundigen zumeist sofort die drei bekanntesten Wegeriche ein, die man auf Wiesen, an Wegrändern, auf Schuttplätzen und Ödland sehr häufig findet.

Auf Wiesen dominiert der Spitzwegerich mit den lanzettlichen, längsadrigen Blättern und dem kurzen Blütenstand. Auf Wegen und Ödland trifft man den Breitwegerich mit ovalen bis rundlichen Blättern und einem walzenförmigen Blütenstand häufiger, und die Mittelstellung in bezug auf die Blattbreite und die Länge des Blütenstandes nimmt der Mittlere Wegerich ein. Diesen Arten gemeinsam ist auch der blattlose Blühtrieb (siehe Abb. S. 322).

Ganz anders sieht der Flohsamenwegerich aus. Ihm fehlt die Blattrosette; er ist am Stengel mit schmalen Blättchen ausgestattet, und im verzweigten oberen Teil sitzen kugelige Blütenstände. Dennoch ist er ein echter Vertreter der Wegerichgewächse *(Plantaginaceae)*.

Seine Heimat ist das Mittelmeergebiet, Nordwestafrika und Westasien. Er wird allerdings heute in zahlrei-

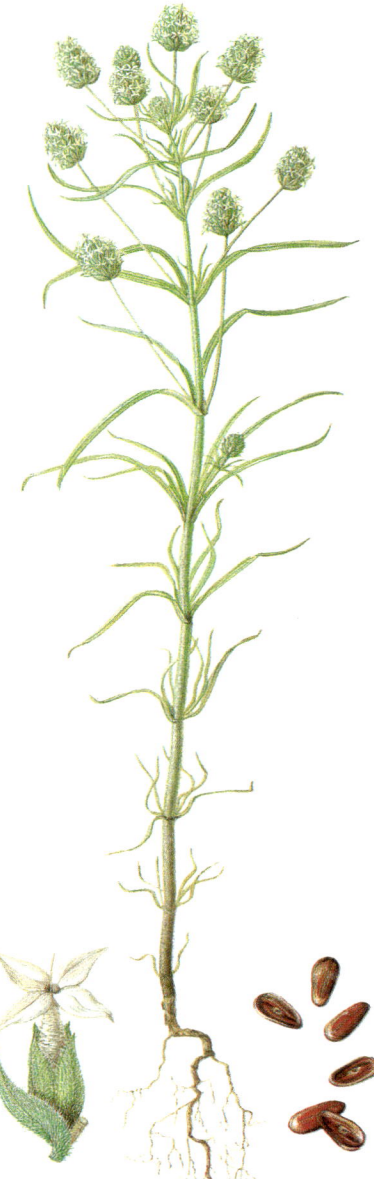

Mit unseren Wegericharten (siehe S. 322) hat der Flohsamenwegerich wenig Ähnlichkeit

chen Ländern in Großkulturen gezogen, weil er eine beliebte, schleimhaltige Abführdroge ist. Verwendung finden die Samen, die sehr viel saure und neutrale Pflanzenschleime enthalten. Die Samen sind 2 bis 3 mm lang, etwa 1 mm breit und sehen dunkelrotbraun aus. Weicht man sie in Wasser ein, so sind sie in ganz kurzer Zeit von einem farblosen, geruch- und geschmacklosen Schleim umgeben, der bei der Einnahme nicht verdaut wird.

Bei der Einnahme viel trinken

Nimmt man die Samen ein, so ist es wichtig, gleichzeitig viel zu trinken. Durch die Zunahme des Darminhaltsvolumens (die Samen quellen auf) wird die Darmbewegung angeregt, und nach etwa 8 bis 10 (12) Stunden kommt es zu einer Stuhlentleerung.

Nimmt man den Flohsamen am Abend ein, so hat man eine ruhige Nacht und am nächsten Morgen eine weiche Stuhlentleerung.

Erwähnt sei noch eine andere Wegerichart, *Plantago ovata*, die auf dem indischen Subkontinent und im Iran vorkommt. Dieser Wegerich hat Samen, bei denen sich die Samenschale ablösen läßt. Da in der Schale der meiste Schleim vorhanden ist, ist die Ware *Plantaginis ovatae testa* von besonderer Bedeutung.

Unschädliche Stuhlregulierung

Da Schleimdrogen den Darm nicht reizen, ja die Schleimhaut sogar ausgezeichnet schützen, sind die Samen in jeder Hinsicht ein brauchbares Arzneimittel zur Stuhlregulierung. Zweimal täglich 5 bis 10 g sind auch bei Dauergebrauch unschädlich und dennoch wirksam.

Plantago lanceolata

Spitzwegerich

Eine der beliebtesten Heilpflanzen gegen Husten als Folge von grippalen Infekten ist seit Jahrhunderten der Spitzwegerich. In ländlichen Gegenden ist Spitzwegerichsaft oft noch heute der klassische Hustensaft, den man frisch zubereitet

Es lohnt sich gewiß, diese Heilpflanze für den Hausgebrauch selber zu sammeln, denn sie ist so häufig, daß man davon immer genug findet. Gesammelt werden die lanzettlichen Blätter im Frühsommer. Sie müssen nach der Ernte sofort sorgfältig und gründlich getrocknet werden, sonst färben sie sich braun (siehe S. 295).

Schleim, Bitter- und Gerbstoffe sind die wichtigsten Inhaltsstoffe, doch das Flavon Aucubin, das für die gewisse antibakterielle Wirkung verantwortlich zu machen ist, ist wohl der bedeutendste Wirkstoff (siehe auch S. 292 bis 293).

Verordnet und zur Eigenbehandlung gebraucht wird vornehmlich der Tee (Zubereitung siehe S. 296). Man schätzt ihn allein oder als Bestandteil unzähliger Hustentees. Hustentropfen und Hustensäfte enthalten ebenfalls Auszüge aus Spitzwegerichblättern.

Saft selbst herstellen

Ein altes Hausmittel, nämlich ein Spitzwegerichsaft mit Honig zubereitet, ist auch heute noch empfehlenswert, da der Saft leicht herzustellen ist und sehr wohltuend wirkt. Besonders Kinder, die öfter unter Husten leiden, können ihn gut zur Vorbeugung und Kräftigung einnehmen.

So wird er hergestellt: Frische Spitzwegerichblätter werden im Mörser oder in einer angerauhten Reibe gut zerdrückt und anschließend fein verrieben. Zu diesem Brei gibt man dann etwas Wasser und erhitzt ihn 30 Minuten lang im Wasserbad. Der abgekühlte Brei wird mit ebensoviel Honig verrührt und in Flaschen mit weiter Öffnung abgefüllt. Bei Bedarf nimmt man diesen Saft zwei- bis dreimal ein; Erwachsene jeweils 1 Eßlöffel, Kinder 1 Teelöffel.

Aus Spitzwegerichblättern kann man auch gut Frischsaft gewinnen. Mit einem Entsafter ist er leicht herzustellen. Die zerschnittenen Blätter werden mit etwas Wasser verrührt und in den Entsafter gegeben. Dieser Saft muß ebenfalls löffelweise eingenommen werden.

Nichts für die Wundbehandlung

In der Volksmedizin gebraucht man Wegerichblätter – hier vornehmlich die größeren Blätter des Breitwegerichs – auch zur Wundbehandlung. Die gewaschenen Blätter werden auf die Wunden gelegt, die darunter schnell abheilen sollen. Die Landbevölkerung schwört noch darauf, doch allgemein hat man heute eine andere Vorstellung von exakter, vor allem steriler Wundbehandlung. Daher muß man davor warnen, denn Infektionen sind dabei nicht auszuschließen.

Tip: Wer von Insekten gestochen wurde und auf die betroffenen Stellen zerdrückte frische Spitzwegerichblätter legt, verhindert weitgehend Schwellungen und Juckreiz. Gegen diese Behandlung – auch sie stammt aus der Volksmedizin – ist nichts einzuwenden.

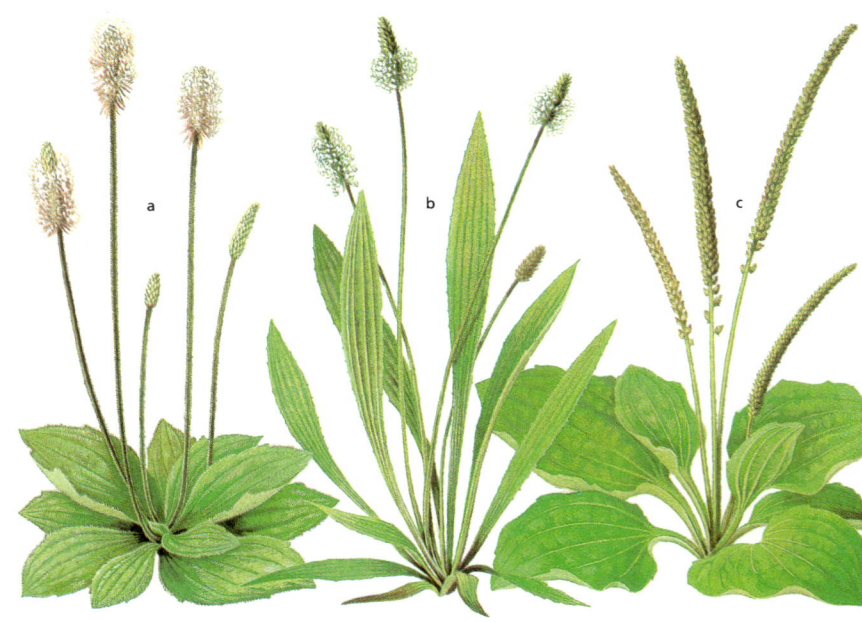

Die drei häufigsten bei uns heimischen Wegeriche: Mittlerer Wegerich (a), Spitzwegerich (b), Breitwegerich (c)

Teemischungen mit Spitzwegerich

Bei Erkältung
25 g Spitzwegerichblätter, 20 g Huflattichblätter, 20 g Hagebutten, 10 g Lindenblüten

2 gehäufte Teelöffel dieser Mischung mit ¼ l siedendem Wasser übergießen und 5 bis 10 Minuten lang ziehen lassen.

Bei Bedarf trinkt man 2 bis 3 Tassen Tee täglich mit Bienenhonig gesüßt.

Dieser Tee beugt vor und lindert die verschiedensten Symptome bei Erkältungen, wie Husten, Heiserkeit, Halsentzündung und Schnupfen.

Bei Asthma und Bronchitis
30 g Spitzwegerichblätter, 20 g Thymiankraut, 20 g Huflattichblätter, 10 g Wollblumen (Königskerzenblüten), 10 g Holunderblüten

2 bis 3 gehäufte Teelöffel dieser Mischung mit ¼ l siedendem Wasser übergießen, zugedeckt 10 Minuten lang ziehen lassen, abseihen und mit Honig süßen.

Möglichst warm, langsam und schluckweise trinken. 3 bis 5 Tassen pro Tag bei Asthma, Staublunge, Bronchitis und Keuchhusten sind angezeigt.

Polygonum fagopyrum und
Fagopyrum esculentum

Buchweizen

*Seit man weiß, daß im Buchweizen-
kraut bis zu 8 Prozent Rutin und
andere Flavone enthalten sind, verwendet man Buchweizentee als
Venenmittel und zur vorbeugenden
Behandlung der Arteriosklerose*

Buchweizen ist ein einjähriges Kraut,
das etwa 15 bis 60 cm hoch wird und
aufrecht wächst. Der zuerst grüne
Stengel wird bald rot. Daran sitzen
kurz gestielt die herzpfeilförmigen
Blätter.

In deren Achseln entspringen die
knäuelförmigen Blütenstände mit
vielen Einzelblüten von roter oder
auch weißer Farbe. Die Früchte sind
scharfkantig und in reifem Zustand
schwarz.

Der Buchweizen gelangte im Mittelalter aus Mittel- und Ostasien nach
Europa, wo er auf kargen und sandigen Böden angebaut wurde. Aus diesen Kulturen ist er da und dort verwildert anzutreffen. Die medizinisch
verwendeten Pflanzenteile – das
Kraut mit Blüten und Blättern –
stammen ebenso aus Kulturen wie
die Früchte. Sie werden wegen des
hohen Vitamin- und Mineralstoffge-
halts sowie wegen des wertvollen
Pflanzeneiweißes als Getreideersatz
gebraucht.

Bis vor kurzer Zeit verwendete
man den Buchweizen nur in England
als Arzneipflanze, doch heute ist er
auch im deutschsprachigen Raum
wegen seines hohen Gehalts an Rutin
und anderen Flavonen eine beliebte
Heilpflanze für die Behandlung
von Gefäßveränderungen. Durch-

blutungsstörungen, Venenschwäche,
Krampfadern und Ödeme sprechen
auf Buchweizen ebenso an wie überhöhte Kapillardurchlässigkeit oder
Kapillarbrüchigkeit.

Bei Arterienverkalkung wirksam
Auch zur Vorbeugung der Arteriosklerose (Arterienverkalkung) ist
Buchweizen sehr geschätzt. Wie sehr
oft bei der Anwendung von Heilpflanzentees ist keine Sofortwirkung
zu erwarten, doch nach regelmäßiger
Einnahme von 2 bis 3 Tassen Tee aus
Buchweizenkraut ist bereits nach
2 bis 3 Wochen eine deutlich spürbare subjektive Besserung festzustellen.

2 Teelöffel Buchweizenkraut werden mit ¼ l siedendem Wasser übergossen. Diesen Aufguß läßt man
dann noch etwa 1 Minute lang kochen, nimmt ihn vom Feuer und läßt
ihn zugedeckt etwa 10 bis 15 Minuten ziehen. Nach dem Abseihen ist
der Tee trinkfertig. 2 bis 3 Tassen
täglich über einen längeren Zeitraum
(4 bis 8 Wochen) getrunken sind die
rechte Dosierung.

Buchweizengrütze zur Stärkung
Über Buchweizen als Hausmittel ist
wenig bekannt. Nur die aus den
Früchten bereitete Buchweizengrütze gilt als kräftigende Diät für ältere
Leute und für Patienten nach überstandenen schweren Krankheiten.
Mancherorts trinkt man Buchweizentee zum Abendessen und rühmt
seine schlaffördernde Wirkung. Für
diese vermeintliche Wirkung gibt es
aber keine wissenschaftlichen Anhaltspunkte.

Auch bei längerer Verwendung in
der angegebenen Dosierung sind keinerlei Nebenwirkungen zu befürchten.

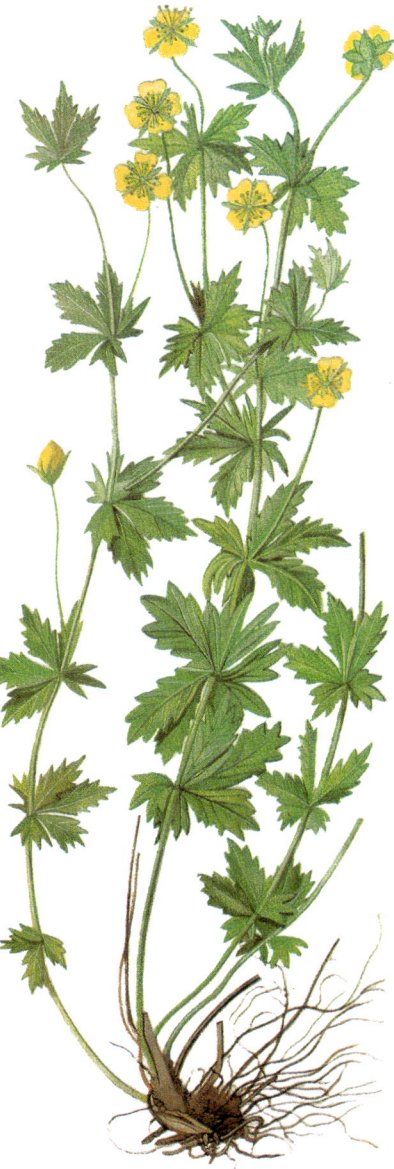

*Weil sich die Wurzeln an Schnitt- oder
Bruchstellen rot färben, hat man diese
Pflanze Blutwurz genannt*

Potentilla erecta

Blutwurz

*Die Blutwurz oder Tormentill ist ei-
ne unserer bekanntesten und beliebtesten Gerbstoffdrogen mit einem Catechingerbstoffgehalt bis
über 20 Prozent. Ein Tee aus dieser
Wurzel ist vielseitig verwendbar*

Gerbstoffe (siehe auch S. 293) besitzen die Eigenschaft, Eiweißstoffe
auszufällen und zu härten. Auf diese
Weise werden tierische Häute zu Leder. Überträgt man diese Wirkung auf
die obersten Schichten der Schleimhäute in Mund und Rachen, so nehmen sie äußere Reize weniger stark
wahr und sind weniger anfällig, denn
Bakterien und andere Krankheitserreger verlieren ihren Nährboden.

Gurgelt man daher mit Blutwurztee oder spült den Mund damit bei
entzündlichen Prozessen, so führt
das zu rascher Heilung. Die gehärteten Schleimhäute werden bald abgestoßen, und darunter hat sich neues,
gesundes Gewebe gebildet.

Die Schleimhäute im gereizten
oder entzündeten Darm reagieren
ebenso. Giftstoffe können dann nicht
mehr aufgesaugt werden, und Bakterien verlieren ihren Nährboden.

Man verwendet den Blutwurztee
daher auch bei Durchfällen und als
Gegenmittel bei Vergiftungen. Den
Tee bereitet man, indem man 1 bis 3
Eßlöffel getrocknete Blutwurzeln mit
½ l kaltem Wasser übergießt, das
Ganze zum Sieden erhitzt und etwa
15 Minuten lang auskocht. Nach dem
Abseihen durch ein Sieb ist der Blut-
wurztee sowohl zum Gurgeln und
Spülen als auch zum Trinken ge-
brauchsfertig.

Primula elatior und *Primula veris*

Schlüsselblume

Diese beiden Schlüsselblumenarten werden arzneilich genutzt. Da aber alle Schlüsselblumen (Primeln) unter Naturschutz stehen, darf man die Wurzeln nicht selber sammeln. Man bekommt sie in jeder Apotheke

Seit dem Mittelalter nutzt man Schlüsselblumen wegen ihres Saponingehalts (siehe auch S. 293) als Hustenmittel. Die Saponine verringern die Oberflächenspannung des Schleims, der dadurch dünnflüssiger wird und leichter abgehustet werden kann. Das bringt vor allen Dingen Patienten mit chronischer Bronchitis große Erleichterung.

Anregend und entwässernd
Ältere Leute, die unter dem sogenannten Altershusten leiden, der nicht zuletzt auch durch Mangelleistungen des Herzens gefördert wird, finden oftmals überraschende Linderung, wenn sie einen Schlüsselblumentee trinken. Die anregende Wirkung und auch die entwässernden Eigenschaften der Saponine in den Schlüsselblumenwurzeln sind dafür verantwortlich zu machen.

Die ebenfalls häufig gebrauchten Schlüsselblumenblüten sind weniger wirksam.

So bereitet man sich einen Tee aus den Wurzeln: 1 gehäufter Teelöffel Schlüsselblumenwurzeln wird mit ¼ l kaltem Wasser angesetzt und zum Sieden erhitzt. Danach läßt man ihn noch 3 bis 5 Minuten ziehen.

In Hustentropfen und Hustensäften sind Schlüsselblumenwurzelauszüge ebenfalls häufig enthalten.

Die Primula veris *(rechts), die Duftende Schlüsselblume, hat dottergelbe Blüten mit fünf rötlichen Flecken. Die* Primula elatior *ist höher und blüht hellgelb*

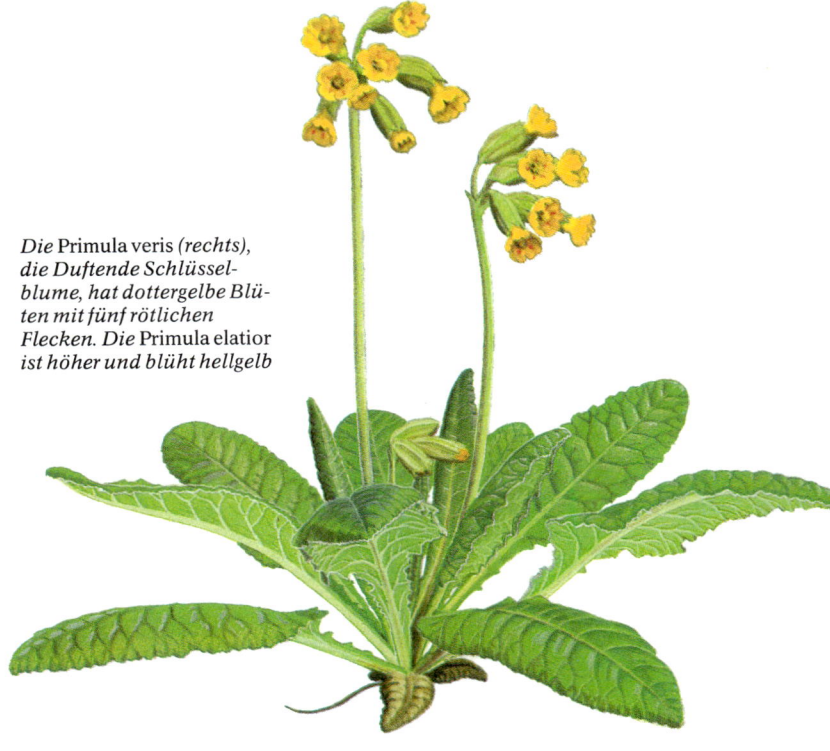

Schleimlösender Tee

20 g Schlüsselblumenwurzeln, 20 g Huflattichblätter, 5 g Wollblumenblüten, 5 g Thymiankraut

2 gehäufte Teelöffel dieser Mischung werden mit ¼ l siedendem Wasser übergossen. Diesen Aufguß läßt man 5 bis 10 Minuten lang ziehen und seiht dann durch ein Sieb ab.

Man trinkt täglich 2 Tassen Tee mit Honig gesüßt.

Diese Teemischung löst zähen Bronchialschleim und erleichtert das Abhusten. Er ist besonders geeignet bei chronischer Bronchitis, Asthma, Staublunge und Lungenemphysem (Lungenblähung).

Anmerkung: Als Hustenmittel werden auch die Blüten der Schlüsselblumen verwendet. Schleimlösend wirkt ein Tee aus gleichen Teilen Schlüsselblumenblüten und Huflattichblättern. Er wird vor allem von Kindern lieber getrunken. Die Zubereitung ist die gleiche wie bei vorstehendem Rezept.

Wer gegen Primeln allergisch ist, also beim Kontakt mit diesen Blüten unter Juckreiz und Hautrötung zu leiden hat, der sollte diesen Tee nicht verwenden.

Rosa canina

Hundsrose

Die verschiedenen Wildrosenarten, für die stellvertretend hier die Hundsrose oder die Gemeine Hekkenrose, wie sie auch genannt wird, beschrieben ist, sind vor allem wegen ihrer roten Scheinfrüchte – den bekannten Hagebutten – beliebt. Hagebutten sind ein wichtiger Vitamin-C-Spender und zugleich eine erfrischende Beigabe in vielen Tees

Nicht nur die oben erwähnte Hundsrose wird arzneilich genutzt, sondern auch verschiedene andere Wildrosenarten wie die in Südeuropa heimische *Rosa gallica*, die in Gebirgsgegenden wachsende *Rosa pendulina* oder die verschiedenen Bastarde. In den Früchten aller dieser Arten sind Vitamin C, Fruchtsäuren, Flavone und Carotinoide enthalten (siehe auch S. 292 bis 293).

Man kann Hagebutten im Spätherbst auch selber sammeln. Allerdings eignen sich nur wirklich reife, rote Früchte. Zum Trocknen schneidet man die Früchte auf. Am besten verwendet man Fruchtboden und Kerne, weil die Kerne etwas Vanillin enthalten und dadurch den Geschmack des Tees veredeln.

Hagebutten sind nützlich bei Kreislaufschwäche, bei Erschöpfungszuständen verschiedenster Art, während der Schwangerschaft, bei Blutarmut und in Erkältungszeiten zur Stärkung der Abwehrkräfte.

Sie wirken darüber hinaus leicht entwässernd, regen den Stuhlgang an und können bei entzündlichen Harnwegserkrankungen die ärztliche Behandlung unterstützen.

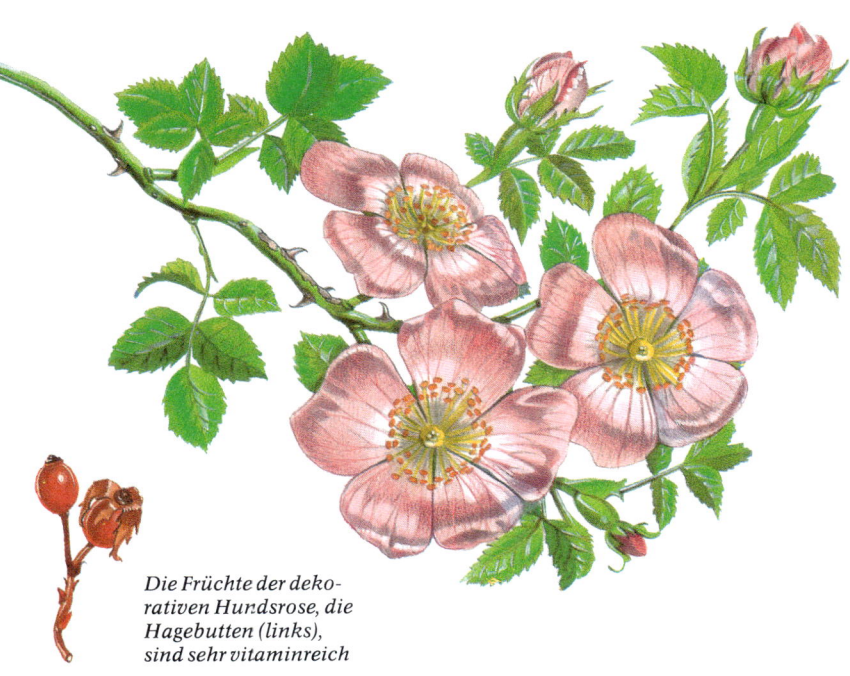

Die Früchte der dekorativen Hundsrose, die Hagebutten (links), sind sehr vitaminreich

Teemischungen mit Hagebutten

Haustee für jeden Tag
30 g Hagebutten mit Kernen, 20 g Himbeerblätter, 20 g Brombeerblätter, 10 g Pfefferminzblätter, 10 g Melissenblätter

2 gehäufte Teelöffel dieser Mischung werden mit ¼ l siedendem Wasser übergossen. Dann läßt man den Tee 5 bis 10 Minuten lang ziehen.

Dieser gesunde Tee schmeckt gut und ist reich an Vitaminen und Mineralstoffen. Man kann ihn mit Honig oder Zucker süßen, man kann ihn mit Zitrone und sogar mit Milch versetzen.

Bei Fieber
40 g Hagebutten mit Kernen, 30 g Lindenblüten, 20 g Weidenrinde

2 gehäufte Teelöffel dieser Mischung werden mit ¼ l siedendem Wasser übergossen. Den Aufguß läßt man 10 bis 15 Minuten lang ziehen. Nach dem Abseihen trinkt man den Tee lauwarm.

Fieberkranke haben Durst. Sie dürfen nicht nur, sie sollen sogar viel trinken. Dafür eignet sich dieser Tee besonders gut, denn er enthält erfrischende Fruchtsäuren und reichlich Vitamin C aus den Hagebutten.

Rosmarinus officinalis

Rosmarin

Der Rosmarin, ein aromatisch duftender Strauch, ist eine typische Mittelmeerpflanze. Dort wächst er an sonnigen Hängen. Die Benediktiner brachten ihn vor über tausend Jahren über die Alpen

Der Wirkstoff des Rosmarins ist das kompliziert zusammengesetzte ätherische Öl. Es enthält unter anderem eine Substanz, die dem Kampfer ähnlich ist.

Rosmarin stärkt den Kreislauf und wirkt ausgleichend auf das Nervensystem. Man verwendet den Tee aus den Blättern bei allen chronischen Schwächezuständen, vor allen Dingen bei zu niedrigem Blutdruck, wie er oft in der Genesungsphase nach grippalen Infekten auftritt.

Als Wein sehr beliebt
Beliebter als der Tee ist jedoch der Rosmarinwein, den man bereits fertig bekommt. Man kann ihn sich aber auch selber bereiten: Dafür gibt man etwa 10 bis 20 g Rosmarinblätter in 1 Flasche Wein, läßt die Mischung unter gelegentlichem Umschütteln 5 bis 8 Tage stehen und seiht ab. Zweimal täglich 1 Gläschen ist die richtige Dosierung.

Wer duftende Bäder liebt, der kann sich mit einem Rosmarinbad aktivieren und erfrischen (siehe auch S. 206). Im Handel gibt es fertige Badeextrakte aus Rosmarin.

In der Küche sind Rosmarinblätter ein beliebtes Gewürz. Sieht man einmal von Fisch und Innereien ab, so paßt es zu fast allen Gerichten, wenn man es sparsam einsetzt.

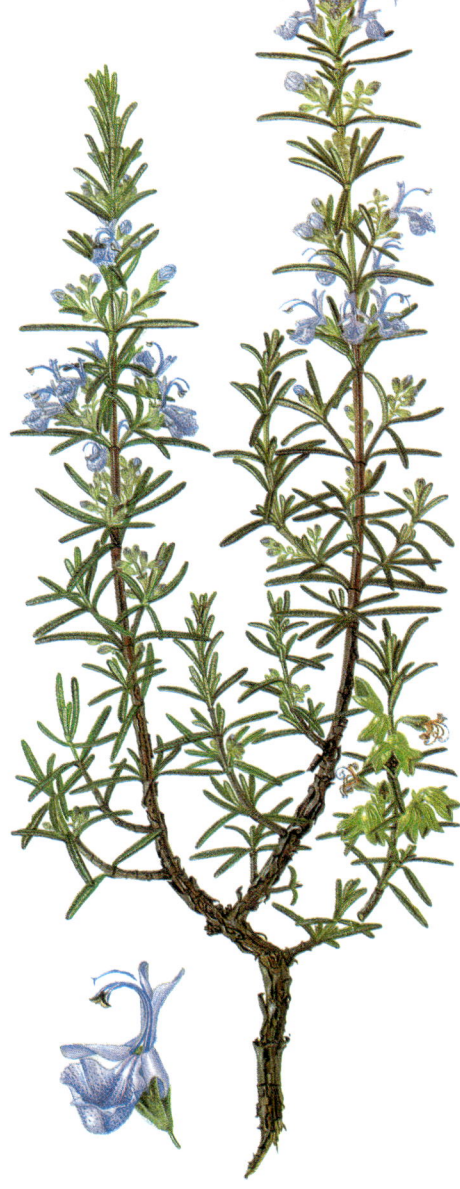

Schade, daß Rosmarin nicht winterhart ist, sonst würde er bestimmt in keinem Kräutergarten fehlen

Salvia officinalis
Salbei

Lange Zeit hindurch wollte man von Salbei als Gurgelmittel bei Halsentzündungen nicht mehr viel wissen. Heute jedoch hat man erkannt, daß er ein wirksames pflanzliches Heilmittel bei allen entzündlichen Prozessen im Mund und Rachen ist

Wer bei den Anzeichen einer Erkältung, die sich durch Kratzen und Stechen im Hals bemerkbar macht, mit einem Salbeitee (Zubereitung S. 296) gurgelt, kann oftmals die Infektion im Keim ersticken.

Die Wirkstoffe, ätherische Öle, Gerbstoffe, Bitterstoffe und Flavone, wirken adstringierend und desinfizierend. Auch entzündetes Zahnfleisch, Druckstellen durch Zahnprothesen oder Entzündungen an der Mundschleimhaut heilen durch Behandlung mit Salbeitee schnell ab.

Innerlich wird Salbeitee gegen Magen- und Darmbeschwerden mit häufigen Durchfällen eingesetzt, doch die Wirkung ist wenig überzeugend.

Wer einen Salbeitee gegen übermäßige Schweißabsonderung trinken möchte, der muß die Ansatzmenge hoch dosieren. Während sonst meist 1 gehäufter Teelöffel pro ¼ l Wasser genügt, muß man hierfür 2 (besser 3) Teelöffel Salbeiblätter nehmen.

Erwähnt seien auch die Salbeibonbons, die in Erkältungszeiten ein wirksames Vorbeugemittel sind.
Tip: Kinder, die sich leicht erkälten, werden widerstandsfähiger, wenn man ihnen täglich 1 Teelöffel fein zerhackte Salbeiblätter mit Honig vermischt verabreicht.

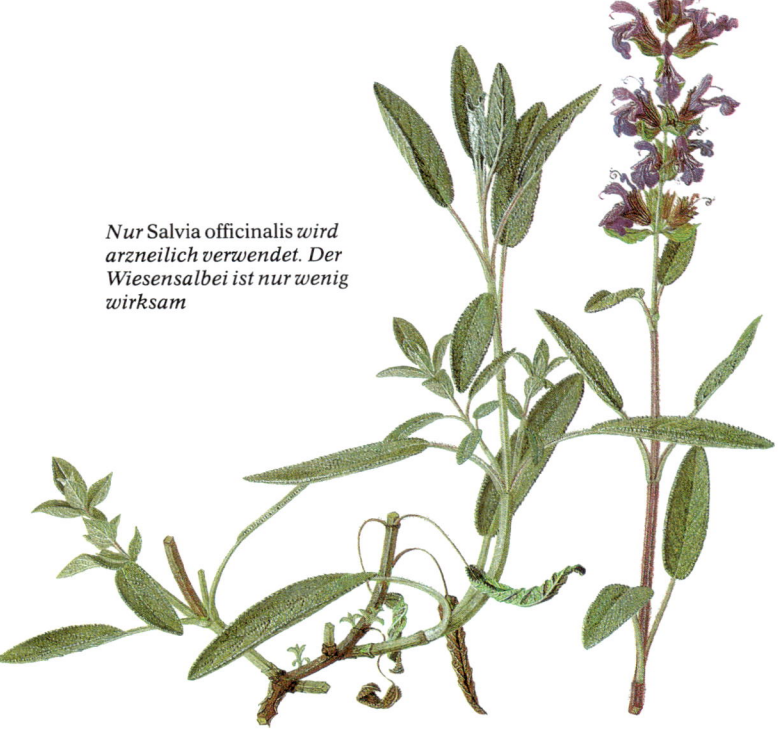

Nur Salvia officinalis wird arzneilich verwendet. Der Wiesensalbei ist nur wenig wirksam

Teemischungen mit Salbei

Zum Gurgeln und Inhalieren
20 g Salbeiblätter, 20 g Kamillenblüten, 10 g Thymiankraut

Zum Gurgeln werden 2 Teelöffel mit ¼ l siedendem Wasser aufgegossen. Man läßt den Ansatz 10 Minuten lang ziehen.

Zum Inhalieren gibt man 1 Eßlöffel voll in ein Ansatzgefäß und übergießt die Mischung mit siedendem Wasser. Gefäß und Kopf unter einem Tuch (siehe S. 257), inhaliert man 5 Minuten.

Beides hilft bei Husten, Schnupfen und Nebenhöhlenkatarrhen.

Gegen übermäßiges Schwitzen
30 g Salbeiblätter, 30 g Johanniskraut, 30 g Melissenblätter, 20 g Hopfenblüten (Hopfenzapfen)

2 bis 3 gehäufte Teelöffel dieser Mischung werden mit ¼ l siedendem Wasser übergossen. Den Aufguß läßt man 10 Minuten zugedeckt ziehen. Nach dem Abseihen soll dieser Tee lauwarm getrunken werden. 2 bis 3 Tassen täglich sind die rechte Dosierung.

Da übermäßiges Schwitzen oft auch nervlich bedingt ist, wird die Salbeiwirkung durch Melisse und Hopfen unterstützt.

Sambucus nigra
Schwarzer Holunder

Der Frau Holle aus dem gleichnamigen Grimmschen Märchen geweiht, galt der Holunderstrauch im Mittelalter als Beschützer von Haus, Hof und Vieh. Auch heute noch hat er in der Volksmedizin einen hohen Rang

Was ist nun wirklich von seiner Heilkraft zu halten? Die Inhaltsstoffe sind Flavone, wenig ätherische Öle, Gerbstoffe und Schleim. Die Blüten wirken, als Tee (Zubereitung siehe S. 296) getrunken, schweißtreibend, entwässernd und schmerzlindernd bei Rheuma. Auch die Abwehrkräfte werden aktiviert, und der Tee bringt Kindern Linderung, die unter Asthma leiden. Das sind alles Erfahrungen, die immer wieder bestätigt werden.

Da der Holunderstrauch recht häufig vorkommt, lohnt es sich, seinen Vorrat selber zu sammeln.

Voll geöffnete Blüten ernten
Man erntet die Blüten, sobald sie voll geöffnet sind. Die ganzen Blütenstände werden abgeschnitten und an der Luft getrocknet (siehe S. 295). Erst dann rebelt man die kleinen Einzelblüten ab, trocknet noch kurz nach und bewahrt sie in besonders gut schließenden Gefäßen auf, weil sie leicht Feuchtigkeit anziehen und dann schnell an Wirkung verlieren.

Die Beeren muß man in vollreifem Zustand ernten und schnell verarbeiten. In ungekochtem Zustand sollten sie nicht verwendet werden.

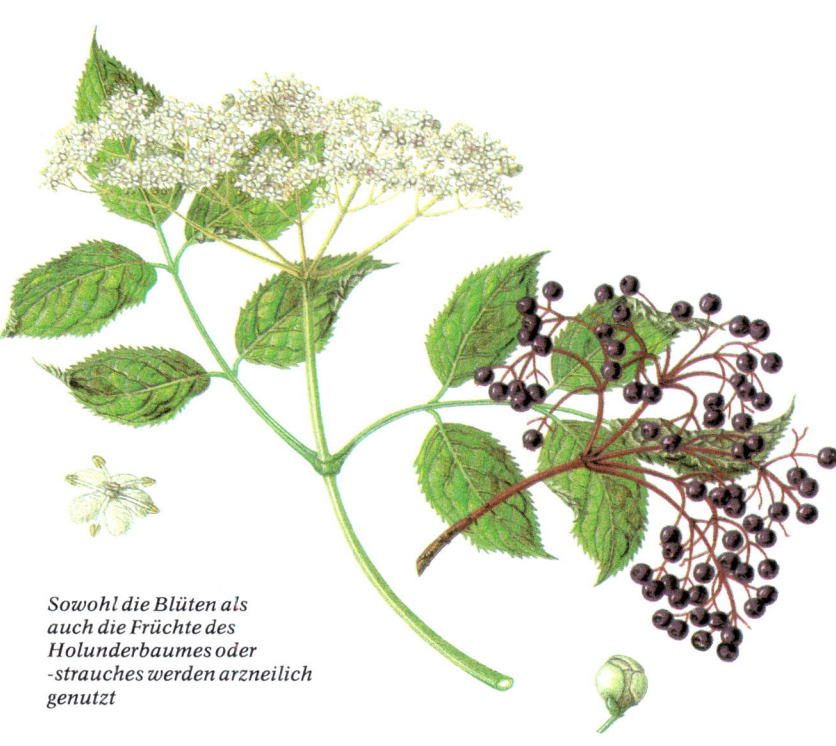

Sowohl die Blüten als auch die Früchte des Holunderbaumes oder -strauches werden arzneilich genutzt

Teemischungen mit Holunderblüten

Bei Rheuma
20 g Holunderblüten, 20 g Birkenblätter, 20 g Schachtelhalmkraut, 10 g Brennesselblätter, 10 g Löwenzahnwurzel

2 gehäufte Teelöffel dieser Mischung mit ¼ l siedendem Wasser übergießen und 5 Minuten lang ziehen lassen.

Kurmäßig über einen längeren Zeitraum täglich 2 Tassen Tee trinken.

Dieser Tee wird von Patienten mit Gelenkrheuma besonders gelobt. Er eignet sich auch für eine Frühjahrs- und Herbstkur.

Bei Asthma
30 g Holunderblüten, 30 g Huflattichblätter, 20 g Wollblumen (Königskerzenblüten)

2 gehäufte Teelöffel dieser Mischung werden mit ¼ l siedendem Wasser übergossen. Man läßt den Aufguß 10 Minuten lang ziehen und seiht dann ab.

3 bis 5 Tassen Tee pro Tag sind die rechte Dosierung.

Asthmatiker und Patienten mit chronischer Bronchitis sollten 1 Tasse Tee noch im Bett trinken. Dafür gibt man den Tee abends in ein Warmhaltegefäß.

Silybum marianum

Mariendistel

Mariendistelfrüchte sind ein Heilmittel für die angegriffene Leber. Ihre Wirkstoffe sind gründlich untersucht, und man konnte die alten Erfahrungen voll bestätigen

Der wichtigste Wirkstoff ist ein Komplex, den man Silymarin genannt hat. Er wirkt bei Leberparenchymschäden, Stauungsleber, Fettleber, Leberzirrhose und allen Schäden, die durch Lebergifte (Alkohol) entstanden sind, regenerierend. Die Leberschutzwirkung wurde im Tierversuch eindeutig nachgewiesen. Leberschädigende Stoffe konnten in ihrer Wirkung abgeschwächt, in manchen Fällen konnte die Giftwirkung sogar aufgehoben werden.

Für Leberkranke ist daher eine Teekur mit Mariendistelfrüchten empfehlenswert. Allerdings setzt sich der Tee nur langsam durch, denn es gibt heute sehr gute Fertigpräparate, die den Wirkstoff, exakt dosiert, in Reinsubstanz enthalten.

Die Heimat der Mariendistel sind die Mittelmeerländer. Ihrer Schönheit wegen hat man sie bald auch in Gärten angepflanzt, und daraus ist sie verwildert.

Man erkennt sie leicht an ihren großen, grün-weiß marmorierten Blättern, die am Rande dornig gezähnt sind. Die kugelrunden, purpurrot gefärbten Korbblüten stehen an den Enden der Triebe.

Aus den befruchteten Blüten entwickeln sich Früchte mit einer langen, seidigen Haarkrone, die aber dann abgeworfen wird. Diese Früchte werden arzneilich genutzt.

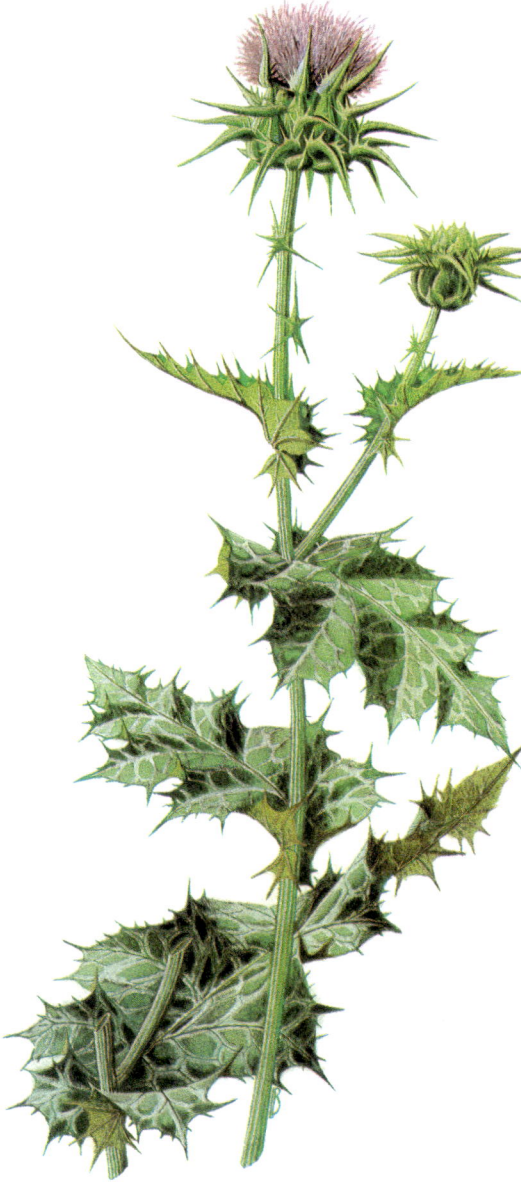

Die Mariendistel ist eine der größten und schönsten Disteln und eine Zierde in jedem Garten

Solidago virgaurea

Echte Goldrute

Die Goldrute hat sich als Tee einen festen Platz bei der Behandlung von Nieren- und Blasenleiden erobert. Aber auch zur Entwässerung, zur Anregung des Stoffwechsels und bei Hautkrankheiten leistet Goldrutentee gute Dienste

Da es diese Heilpflanze auf Waldlichtungen, an Waldrändern und auf trockenen Waldwiesen reichlich gibt, lohnt es sich, seinen Bedarf für die Hausapotheke selber zu sammeln.

Zur Blütezeit, im Spätsommer oder im frühen Herbst, erntet man das ganze Kraut, wobei man die oberen, nur schwach verholzten Teile der Pflanze bevorzugen sollte. Dann wird es gebündelt und an der Luft getrocknet (siehe S. 295).

Ätherisches Öl, Bitterstoffe, Flavone, Saponine und Gerbstoffe sind für die Wirkung verantwortlich (siehe auch S. 292 bis 293). Den Tee bereitet man aus 2 gehäuften Teelöffeln Goldrutenkraut, das man mit ¼ l siedendem Wasser übergießt, zum Sieden erhitzt und anschließend noch etwa 2 Minuten lang ziehen läßt.

In der Homöopathie bewährt

Das Homöopathikum *Solidago virgaurea* wird aus den frischen Blütenständen hergestellt. Es gilt in der Homöopathie als ein Mittel für Nierenerkrankungen. Besonders chronische Nierenentzündungen, die mit Drüsenschwellungen, Wasserstauungen und auch Hautausschlägen einhergehen, wobei auch rheumatische Schmerzen auftreten, sprechen auf dieses Mittel gut an.

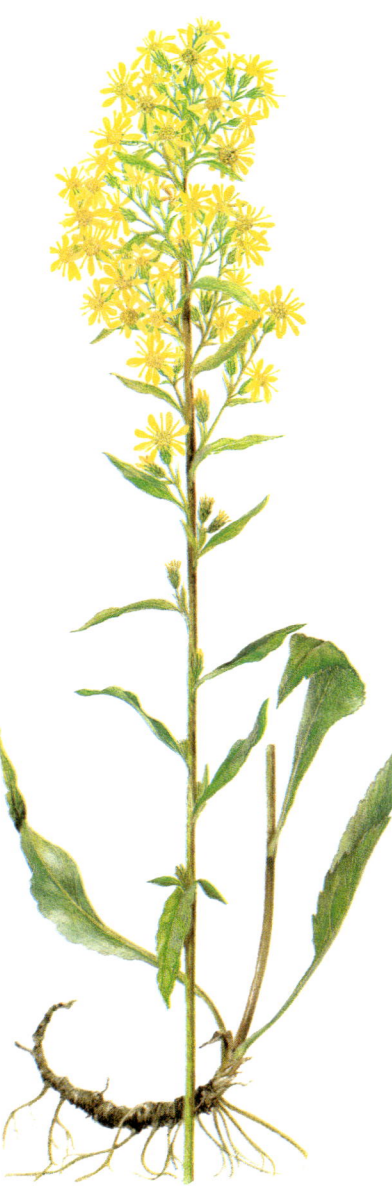

Die Goldrute schmückt mit ihren hübschen Blüten sonnige Waldränder im Spätsommer

Taraxacum officinale

Löwenzahn

Wenn man unter Blutreinigung die Aktivierung der Körperdrüsen versteht, wenn man eine Entwässerung für erstrebenswert hält, dann ist der Löwenzahn einer der besten Blutreinigungstees. Schon Hieronymus Bock führt 1546 seine harntreibenden Eigenschaften an

Es ist zweifellos das Zusammenspiel aller Inhaltsstoffe, das den Löwenzahn zu einer empfehlenswerten Heilpflanze macht. Die Wissenschaft verhält sich gegenüber dem Löwenzahn jedoch immer noch ein wenig zurückhaltend, da darin keine aufsehenerregenden Wirkstoffe nachgewiesen werden konnten, doch in der Praxis bestätigt sich seine Wirkung stets aufs neue. Solche Beobachtungen, daß Heilpflanzen überzeugend helfen, auch ohne daß man eine bestimmte Wirkstoffgruppe dafür verantwortlich machen kann, sind nicht selten.

Man verwendet die Wurzeln mit dem Kraut, genauer mit der Blattrosette. Unter der Drogenbezeichnung *Radix Taraxaci cum herba* ist dieser Tee im Handel.

Will man die Wirkung dieser Pflanze zusammenfassen, so kann man sagen, daß der Löwenzahn Niere und Leber zu erhöhter Aktivität anregt, daß er die Durchblutung des Bindegewebes fördert und dadurch zur Regeneration beiträgt.

Teekur mit Löwenzahn

Das erste und wichtigste Anwendungsgebiet ist daher die Frühjahrs- und Herbstkur. Die Teekur mit Lö-

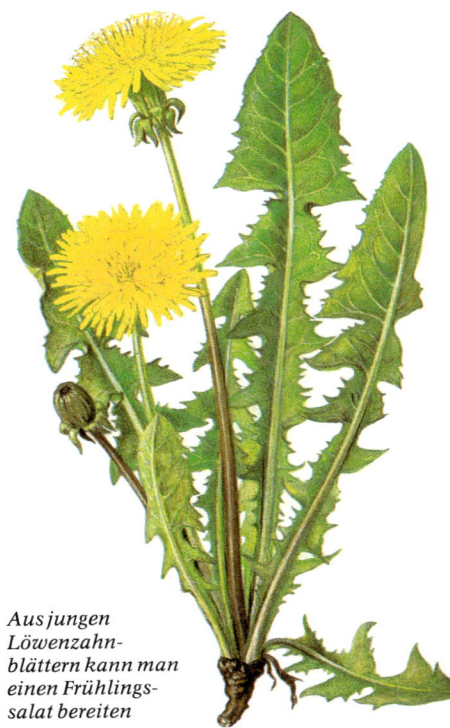

Aus jungen Löwenzahnblättern kann man einen Frühlingssalat bereiten

---

Blutreinigungstee

30 g Löwenzahnwurzel mit Kraut, 20 g Hagebutten mit Kernen

2 gehäufte Teelöffel mit ¼ l Wasser übergießen, langsam zum Sieden erhitzen und noch 5 Minuten lang auskochen. Nach dem Abseihen ist der Tee gebrauchsfertig.

2 Tassen Tee täglich ergeben die richtige Dosierung.

Diesen Tee loben ganz besonders Rheumapatienten, aber auch ganz allgemein tut eine Blutreinigungskur im Frühjahr und Herbst gut.

wenzahn sollte über einen Zeitraum von 4 bis 6 Wochen durchgehalten werden. Danach fühlt man sich wohler, erfrischt und auch widerstandsfähiger gegen Infektionen.

Den Tee bereitet man sich aus 2 bis 3 Teelöffeln Löwenzahnwurzeln mit Kraut, die man mit ¼ l Wasser übergießt, zum Sieden erhitzt und noch 1 Minute lang kocht. Nach weiteren 10 Minuten wird abgeseiht. 2 Tassen Tee pro Tag sind die richtige Dosierung.

Auch für Rheumatiker

Eine solche Teekur ist auch Rheumatikern zu empfehlen, die dadurch Linderung ihrer Schmerzen erfahren. Bei beginnenden Arthrosen, den später so schmerzhaften Gelenkerkrankungen, kann man das Fortschreiten der Gelenkzerstörungen aufhalten.

Neuere Forschungen haben ergeben, daß Löwenzahn die Bildung von Gallen- und Nierensteinen verhindert sowie die Vergrößerung vorhandener Steine. Aufgelöst – wie das leider auch behauptet wird – werden vorhandene Steine jedoch nicht.

Wasserstoß bei Nierensteinen

Eine empfehlenswerte Kur zum Abtreiben kleiner Nierensteine ist der sogenannte Wasserstoß. Dafür bereitet man sich einen Tee aus 2 gehäuften Eßlöffeln Droge, die man mit ½ l kaltem Wasser übergießt, zum Sieden erhitzt und nach 20 Minuten abseiht. Die abgeseihte Flüssigkeit wird nunmehr mit 1 l warmem Wasser verdünnt. Diese Menge – es sind etwa 1½ l Flüssigkeit – trinkt man nun innerhalb von 20 bis 30 Minuten. Durch die bald einsetzende Harnflut werden kleinere Steine mit ausgeschwemmt.

Thymus vulgaris

Echter Thymian

Zunächst denkt man bei Thymian sicher an das Küchenkraut, das vielen Speisen ein besonderes Aroma verleiht. Doch Thymian ist auch eine Heilpflanze, die ein breit gefächertes Anwendungsgebiet besitzt

Er ist ein ausgezeichnetes Mittel gegen Keuch- und Krampfhusten, er hilft als Gurgelmittel bei Entzündungen im Hals und Rachen, wirkt als Spülflüssigkeit bei Mundschleimhaut- und Zahnfleischentzündungen und hilft bei Durchfällen und anderen Darmerkrankungen, wie Völlegefühl und Appetitlosigkeit.

Verantwortlich für seine arzneiliche Wirkung ist in erster Linie das ätherische Öl, welches sehr viel Thymol und Carvacrol enthält. Thymol wirkt desinfizierend und zeichnet sich durch eine große Gewebefreundlichkeit aus. Auch krampflösende Eigenschaften werden dem Thymianöl nachgesagt.

Verwendung findet zumeist der Tee (Zubereitung siehe S. 296), mit dem man gurgelt, den Mund spült oder den man trinkt. Bei Husten und Bronchitis ist ein Zusatz von Honig angezeigt, während man ihn als Magen- und Darmtee ungesüßt trinken muß.

Auch das Inhalieren ist bei chronischer und akuter Bronchitis von Nutzen. Man gibt 1 Eßlöffel Thymiankraut in eine Schüssel und übergießt es mit 1 l siedendem Wasser. Kopf und Schüssel mit einem Tuch bedeckt (siehe S. 257), muß man die heißen Dämpfe etwa 5 Minuten lang einatmen.

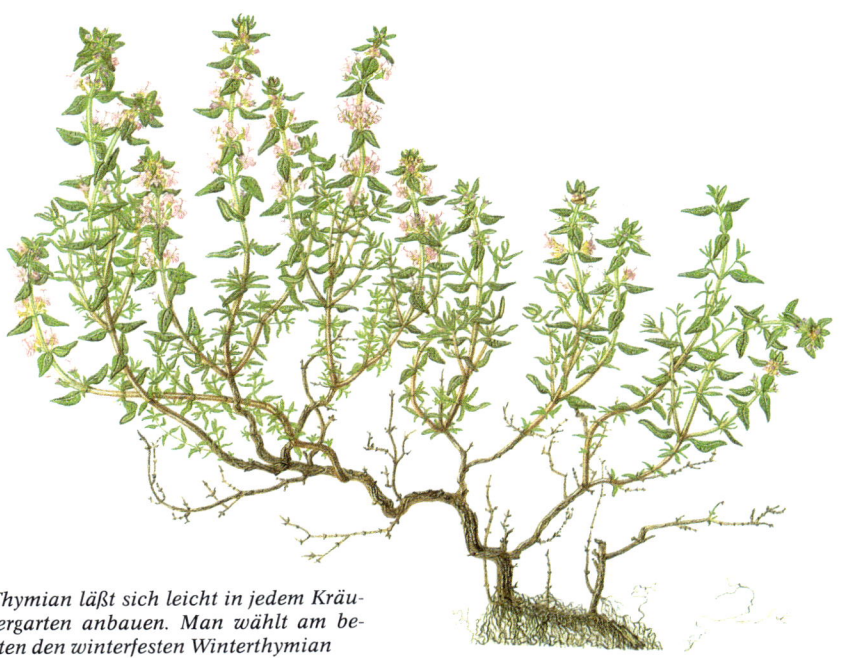

Thymian läßt sich leicht in jedem Kräutergarten anbauen. Man wählt am besten den winterfesten Winterthymian

Teemischungen mit Thymian

Für den Magen
20 g Thymiankraut, 20 g Kamillenblüten, 10 g Pfefferminzblätter, 5 g Tausendgüldenkraut, 5 g zerstoßene Kümmelfrüchte

Bei Husten
20 g Thymiankraut, 10 g Schlüsselblumenwurzeln, 10 g Huflattichblätter, 10 g Fenchelfrüchte

Beide Tees werden gleich zubereitet: 2 gehäufte Teelöffel der jeweiligen Mischung werden mit ¼ l siedendem Wasser übergossen. Dann läßt man alles 10 Minuten lang ziehen.

Bei Bedarf sollte man jeweils 2 Tassen Tee täglich trinken; den Magentee ungesüßt, den Hustentee mit Honig gesüßt.
Anmerkung: Ebenfalls sehr viel ätherisches Öl, wenn auch unterschiedlicher Zusammensetzung, enthält der sogenannte Wilde Thymian oder Quendel (siehe auch S. 70), der in der Volksmedizin als Hustenmittel geschätzt wird.

Hervorzuheben ist die belebende Wirkung des Quendelbades, es entkrampft und stimmt heiter. Man mischt Quendel mit Rosmarin, Lavendel und Heublumen.

Tilia platyphyllos und *Tilia cordata*

Linde

Wenn die Lindenbäume von Bienen umsummt werden, dann ist es die rechte Zeit, die Blütenstände mit dem daran haftenden pergamentartigen Hochblatt zu ernten. Etwa 1 Tag, längstens 4 Tage nach dem Aufblühen enthalten die Lindenblüten die meisten Wirkstoffe

Die arzneilich verwendeten Lindenblüten stammen von beiden Lindenarten, der Winter- und der Sommerlinde. Man findet die stattlichen Bäume an Waldrändern, in Parkanlagen, auf Dorfplätzen oder in Gärten.

Nach der Ernte müssen die frischen Blüten schnell getrocknet werden, damit die wertvollen Inhaltsstoffe erhalten bleiben. Am besten geht das im Backofen bei geöffneter Tür und einer Temperatur von etwa 40 °C. Nach dem Trocknen gibt man die zerkleinerten Lindenblüten in ein gut schließendes Vorratsgefäß (siehe auch S. 295).

Wirksam sind bei den Lindenblüten das ätherische Öl, die Flavone und auch die zahlreichen Begleitstoffe (siehe auch S. 292 bis 293).

Bekannt war zu allen Zeiten die schweißtreibende Wirkung der Lindenblüten, doch heute weiß man mehr darüber, was sie im Körper bewirken: Lindenblüten – vornehmlich als Tee – aktivieren die körpereigenen Abwehrkräfte und beugen Erkältungskrankheiten vor.

Tip: Bei den ersten Anzeichen einer Erkältung sollte man ein heißes Fußbad nehmen und 1 bis 2 Tassen Lindenblütentee mit Honig gesüßt trinken (Zubereitung siehe S. 296).

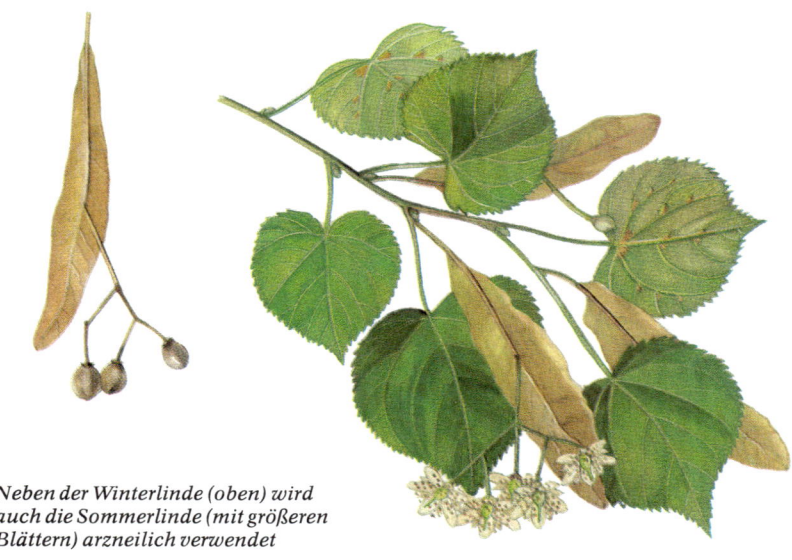

Neben der Winterlinde (oben) wird auch die Sommerlinde (mit größeren Blättern) arzneilich verwendet

---

Teemischungen mit Lindenblüten

Für die kalte Jahreszeit
25 g Lindenblüten, 20 g Huflattichblätter, 20 g Hagebutten, 10 g Brombeerblätter, 10 g Himbeerblätter, 10 g Melissenblätter

1 bis 2 Eßlöffel dieser Mischung werden in eine Teekanne gegeben und mit ¾ l siedendem Wasser übergossen.

Nach 10 Minuten ist der Tee gebrauchsfertig, und man seiht ihn durch ein Sieb ab.

Zum Frühstück und zum Abendessen ist dies der ideale Haustee für die ganze Familie. Er schmeckt gut und beugt vor.

Für die Schwitzkur
25 g Lindenblüten, 25 g Holunderblüten, 25 g Hagebutten mit Kernen, 25 g Weidenrinde

2 gehäufte Teelöffel dieser Mischung werden mit ¼ l siedendem Wasser übergossen. 15 Minuten lang ziehen lassen, dann mit ¼ l heißem Wasser verdünnen. Heiß und relativ schnell trinken.

Legt man sich nun gut zugedeckt in ein vorgewärmtes Bett, beginnt man heftig zu schwitzen. Nach ½ Stunde wäscht man sich kalt ab, wechselt die Wäsche und ruht noch 1 Stunde.

Tussilago farfara

Huflattich

Der Huflattich bevorzugt lehmigtonigen Boden. Man findet ihn scharenweise auf Ödland, an Böschungen und Bahndämmen, vor allem aber in der Nähe von Ziegeleien. Gesammelt werden die sich im April und Mai ausbildenden Blätter, wenn sie etwa handtellergroß sind

Wegen des hohen Schleimgehalts der Huflattichblätter ist ein daraus bereiteter Tee (Zubereitung siehe S. 296) ein wirksames Reizlinderungsmittel. Besonders der Kitzelhusten spricht gut auf Huflattichtee an. Aber auch bei starker Verschleimung ist er hilfreich, da er das Abhusten des zähen Bronchialschleims erleichtert. Darüber berichten besonders Patienten mit chronischer Bronchitis und solche, die an einem Lungenemphysem (Lungenblähung) oder unter einer Staublunge leiden.

Abhusten wird erleichtert
Wenn man am Abend vor dem Schlafengehen einen mit Honig gesüßten Huflattichtee trinkt und die nächste Tasse am Morgen noch vor dem Aufstehen, kann man sich das sonst so quälende Abhusten merklich erleichtern.

Wer einen reizempfindlichen Magen hat, der kann einen Tee aus Huflattichblättern und Kamillenblüten (zu gleichen Teilen gemischt) trinken.

In der Volksmedizin werden auch die Blüten des Huflattichs verwendet. Deren Schleimgehalt ist aber wesentlich geringer.

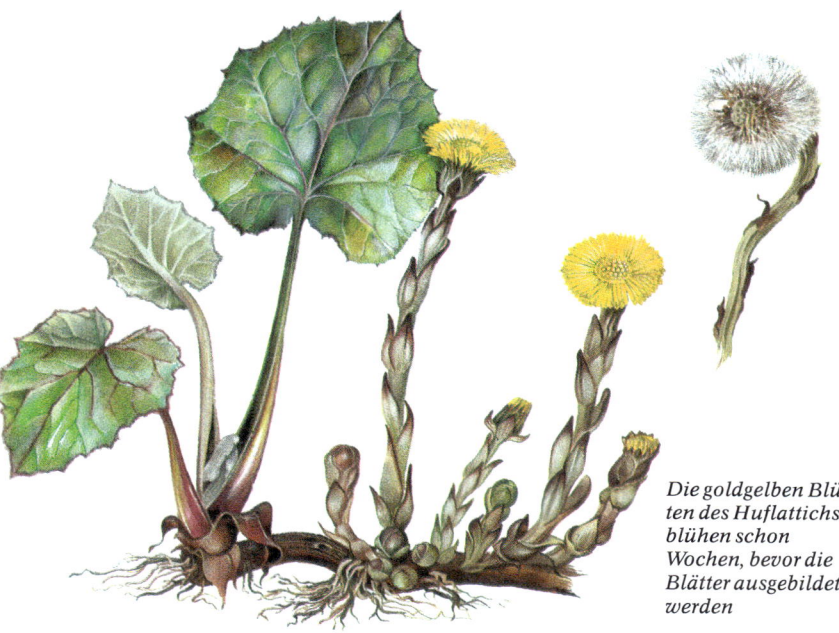

Die goldgelben Blüten des Huflattichs blühen schon Wochen, bevor die Blätter ausgebildet werden

Huflattich richtig gesammelt

Huflattichblüten müssen bei Sonnenschein gesammelt werden, wenn sie sich ganz geöffnet haben. Die Blätter wählt man von Pflanzen, die in der Sonne wachsen, da die Schattenblätter weniger wirksam sind. Man darf nur ganz saubere Blätter einsammeln, die frei von Staub und Erdresten sind. Waschen ist wegen des Schleimgehaltes nicht möglich.

Es ist zweckmäßig, die Blätter noch vor dem Trocknen zu zerschneiden. Vor dem Einfüllen in die Vorratsgefäße müssen Huflattichblätter ganz trocken sein.

Huflattich wurde schon im Altertum gegen Husten gebraucht. Sein botanischer Name *Tussilago* enthält das lateinische Wort für Husten (*tussis*).

Teemischung gegen Reizhusten

20 g Huflattichblätter, 10 g Isländisch Moos, 10 g Spitzwegerich, 5 g Wollblumen

2 gehäufte Teelöffel dieser Mischung mit ¼ l siedendem Wasser übergießen und 10 Minuten lang ziehen lassen. Dann abseihen.

Bei Bedarf dreimal täglich 1 Tasse Tee gut warm und schluckweise trinken, dann verspürt man bald und nachhaltig Linderung. Mit dieser Teemischung kann man auch gurgeln.

Urtica dioica
Große Brennessel

Auch die Kleine Brennessel, Urtica urens, *die besonders in Gärten häufig vorkommt, wird arzneilich verwendet. Wer sich seinen Vorrat selber sammeln möchte, der muß in den Monaten Mai und Juni ernten*

Brennesseln, die man überall in Europa bis in Höhenlagen über 3000 m findet, sind ein vielgerühmtes Rheumamittel, da sie den gesamten Stoffwechsel anregen. Ganz besonders beliebt war früher die Anwendung der Brennesselrute bei Ischias und Hexenschuß.

Kur mit der Brennesselrute

Heute erinnert man sich wieder an dieses alte Hausmittel, weil es wirklich hilfreich ist. Dafür benötigt man einige Triebe der Großen Brennessel, die man zu einer Rute bündelt, um damit die schmerzenden Stellen zu peitschen.

Das muß an 3 aufeinanderfolgenden Tagen geschehen. Das anfängliche Brennen geht bald in ein wohliges Wärmegefühl über, und der Rheumaschmerz wird erträglicher.

Nach einer Pause von 3 Tagen kann die Kur wiederholt werden. Während der Behandlung dürfen die betroffenen Stellen nicht mit kaltem Wasser in Berührung kommen, weil das Brennen sonst wiederkommt.

Tip: Wer Schwierigkeiten beim Wasserlassen hat (z. B. bei Prostatavergrößerung), der kann mit einem Brennesseltee (Zubereitung siehe S. 296) Abhilfe schaffen. 2 Tassen täglich reichen im allgemeinen aus, um die Beschwerden zu lindern.

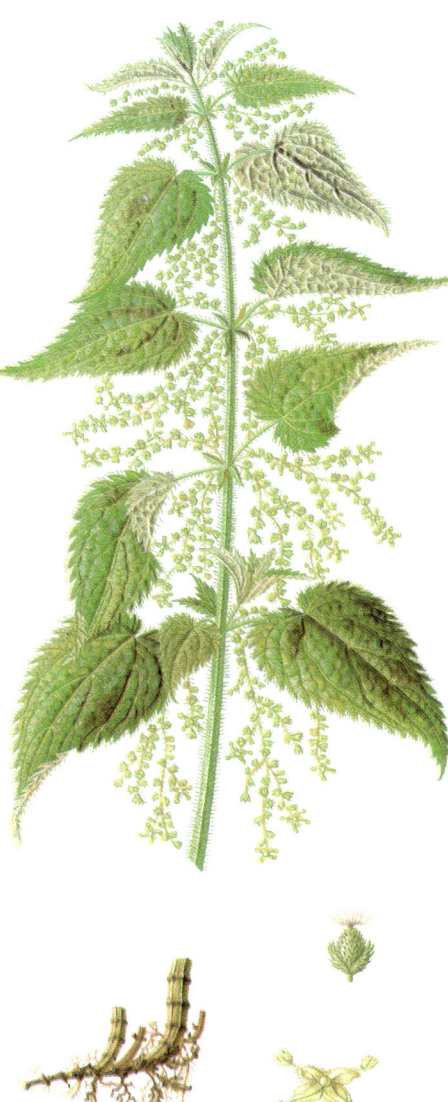

Beim Sammeln streift man die Blätter mit der Hand ab (Handschuhe anziehen!)

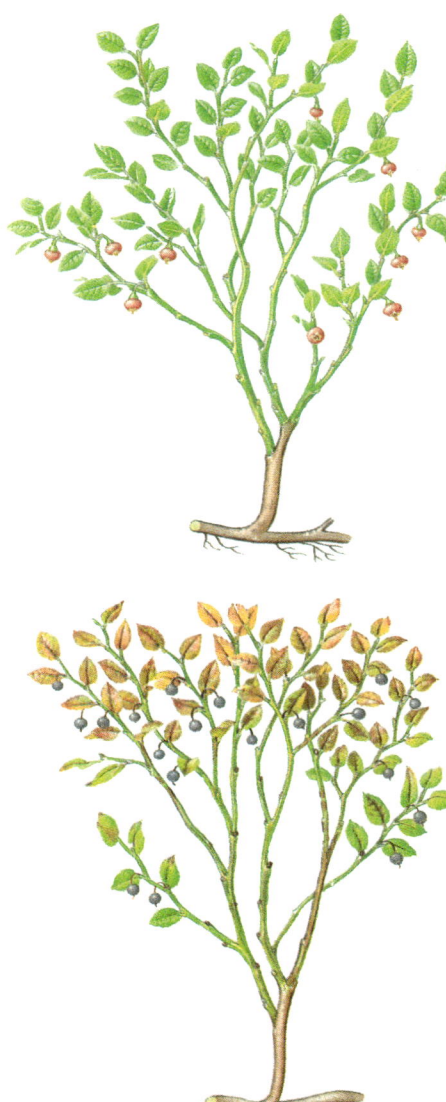

Die Blätter der Heidelbeere – oft als Diabetikertee verwendet – sind nicht empfehlenswert

Vaccinium myrtillus

Heidelbeere

Dieser Zwergstrauch aus der Familie der Erikagewächse hat viele Volksnamen bekommen, aber alle beziehen sich auf die Beeren: Blaubeere, Schwarzbeere, Blaue Buschbeere, Griffelbeere, Taubeere und viele andere. Die blauen Früchte mit dem stark färbenden Saft sind sowohl als Nahrungsmittel (Obst) als auch als Arzneimittel überaus beliebt

Die Heidelbeere wächst in schattigen Wäldern, in Moorgebieten und auf Heiden, wo sie große Bestände bildet. Aus den kugelig-glockigen, grünen, rot überlaufenen Blüten entwickeln sich nach der Befruchtung die dunkelblauen, bereiften Früchte. Frisch sind sie ein wohlschmeckendes Obst und in getrocknetem Zustand wegen des Gerbstoffgehaltes ein vielseitig verwendbares Arzneimittel.

Einen Tee daraus setzt man z. B. bei Durchfällen verschiedenster Art ein, besonders bei den sogenannten Zahnungsdurchfällen kleiner Kinder. Er unterstützt die Normalisierung des Stuhlgangs.

Aber auch als Gurgelmittel bei Halsentzündung ist ein Tee aus den Früchten hilfreich. Man bereitet ihn, indem man 3 gehäufte Eßlöffel getrockneter Heidelbeeren mit ½ l kaltem Wasser übergießt, zum Sieden erhitzt und noch etwa 10 Minuten lang kocht. Dann wird abgeseiht. Im Verhältnis 1:1 mit Wasser verdünnt, wird dieser Auszug zum Gurgeln und Mundspülen verwendet, innerlich wird er eßlöffelweise eingenommen.

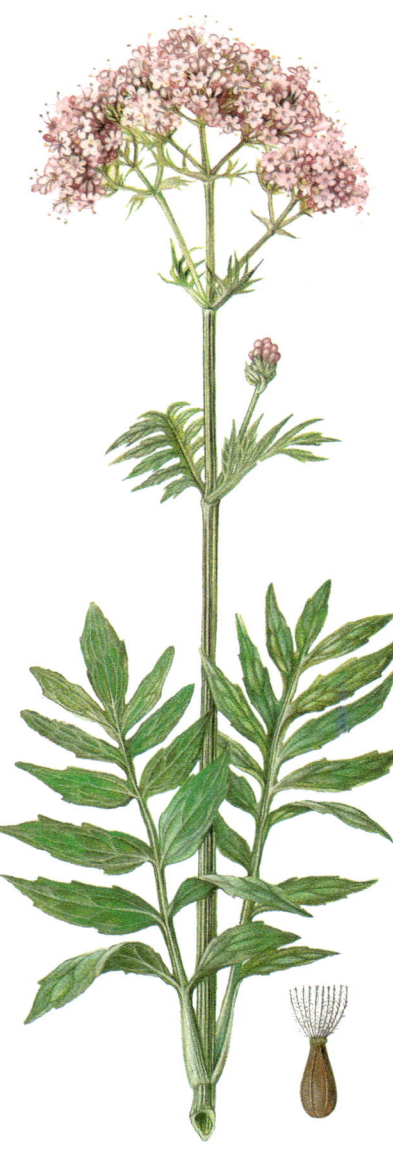

Der Echte Baldrian gedeiht sowohl auf feuchten als auch auf trockenen Böden sehr gut; man verwendet die Wurzeln

valeriana officinalis

Echter Baldrian

Baldrian ist ein uraltes Heilmittel aus dem Pflanzenreich. Er wird von Ärzten und Laien als unschädliches Beruhigungs- und Schlafmittel geschätzt und sowohl als Tee, als Beruhigungsbad, als Tinktur, Wein oder Elixier, in Tabletten-, Dragee- oder in Kapselform gebraucht

Baldrian wächst sowohl an trockenen als auch an feuchten Stellen. Von Mai bis August zeigen sich die kleinen doldenartigen Blütenstände. Man findet Baldrian auf feuchten Wiesen, an Flußufern, in feuchten Wäldern ebenso wie auf Schutthalden und trockenen Dämmen von der Ebene bis in die Berge. Aber er wird wenig gesammelt. Das Ausgraben der Wurzel, das Waschen, Auskämmen und sachgerechte Trocknen ist den meisten Teefreunden zu umständlich, zumal man sehr gute Baldrianwurzeln aus Kulturen preiswert kaufen kann.

Frische Baldrianwurzeln sind fast geruchlos. Der charakteristische Baldriangeruch entwickelt sich erst beim Trocknen.

Valepotriate, ätherisches Öl und krampflösende Inhaltsstoffe sind die wirksamen Bestandteile der Baldrianwurzel. Die beruhigende, entkrampfende, ausgleichende und schlaffördernde Wirkung ist erwiesen.

Leichter entspannen

Wer nach der Hetze des Tages am Abend nicht zur Ruhe kommen kann, wer keinen Schlaf findet, weil ihn Sorgen quälen, der findet nach

1 Tasse Baldriantee oder 1 Teelöffel Baldriantinktur, in 1 Glas Wasser eingenommen, Ausgleich und Entspannung.

Diese Baldrianwirkung beruht nicht auf einer Abstumpfung, sondern ist vielmehr als eine Entkrampfung anzusehen.

Auch leichte Herzbeschwerden, wie z. B. nervöses Herzklopfen, kann Baldrian bessern, und wer vor Prüfungen oder anderen spannungsgeladenen Situationen Baldrian nimmt, vermindert die Aufregung oder die Erwartungsangst.

Baldrian ist das richtige Mittel, wenn man sich abschirmen will. Dadurch verhütet man gleichzeitig auch zahlreiche Folgekrankheiten, wie Magen- und Leibschmerzen, Schmerzen in der Herzgegend und Gallenbeschwerden, die durch Unrast ausgelöst werden können.

Teemischungen für jeden Zweck

Wenn es darum geht, seelisch bedingte Verkrampfungen zu lösen, Prüfungsangst zu überwinden, dann ist ein Tee aus Baldrianwurzeln und Melissenblättern zu gleichen Teilen zu empfehlen.

Wenn es aber darum geht, das Ein- und Durchschlafen zu fördern, dann ist ein Tee aus Hopfenzapfen und Baldrianwurzeln (ebenfalls zu gleichen Teilen gemischt) besser.

Und wenn man nervöse Magenbeschwerden lindern möchte, dann eignet sich dafür eine Mischung aus Kamillenblüten und Baldrianwurzeln.

Nicht weniger wirksam ist auch ein Baldrianbad vor dem Schlafengehen.

Die Zubereitung aller hier genannten Teemischungen ist gleich: 2 bis 3 Teelöffel mit ¼ l siedendem Wasser übergießen und nach 15 Minuten abseihen.

Baldrian für Erwachsene und Kinder

Schlaftrunk für Erwachsene

10 g Baldrianwurzel, 10 g Johanniskraut, 10 g Melissenblätter, 5 g Lavendelblüten, 5 g Hopfenzapfen, 2 g Zimtrinde, 1 l Rotwein

Die Zutaten werden mit dem Rotwein übergossen und müssen bei Zimmertemperatur 1 Woche lang ziehen.

Dann seiht man das Getränk ab (nicht auspressen) und füllt es in eine saubere Flasche um. Am Abend vor dem Schlafengehen nimmt man 1 bis 3 Eßlöffel davon ein. Die Schlafbereitschaft wird dadurch gefördert.

Schlaftee für Kinder

20 g Baldrianwurzel, 10 g Melissenblätter, 10 g Kamillenblüten, 10 g Orangenblüten, 10 g Hagebuttenfrüchte mit Kernen

1 bis 2 Teelöffel dieser Mischung werden mit ¼ l siedendem Wasser übergossen. Der Aufguß muß 10 Minuten lang ziehen und wird dann abgeseiht.

Kinder, die am Abend nicht einschlafen können, bekommen ½ Stunde vor dem Zubettgehen 1 Tasse des wohlschmeckenden Tees mit Honig gesüßt als Schlummertrunk.

Verbascum

Königskerze

Seit dem Altertum nutzt man die Königskerzen oder Wollblumen arzneilich als reizmilderndes und schleimlösendes Hustenmittel. Einen Tee aus den Blüten trinkt man jedoch selten alleine. Wollblumen unterstützen andere Heilpflanzen in zahlreichen Teemischungen

Königskerzen bilden zunächst eine kräftige Blattrosette aus, aus der im darauffolgenden Jahr die kräftigen, hohen Blühtriebe entspringen. Diese sind über und über mit Blütenknospen besetzt, und täglich öffnen sich neue, leuchtendgelbe Blüten. Ihren Namen verdankt sie ihrem kerzenförmigen, aufrechten Wuchs.

Wer sie ernten will, muß das in den Vormittagsstunden, nach dem Abtrocknen des Morgentaus, tun, denn nur dann lassen sich die Kronblätter leicht von den Kelchblättern trennen. Das Trocknen muß sehr schnell und behutsam geschehen, damit die Farbe erhalten bleibt (siehe auch S. 295).

Gut trocknen ist wichtig

Wollblumen sind sehr empfindlich. Wenn sie feucht werden, verderben sie leicht und büßen ihre Wirksamkeit ein. Es ist sogar ratsam, in das Aufbewahrungsgefäß ein Trockenmittel (Blaugel) hineinzulegen.

Tip: Den so wertvollen Huflattichtee (siehe S. 330 bis 331) kann man durch Zugabe von Wollblumen bereichern, weil diese Blüten mithelfen, den zähen Bronchialschleim zu verflüssigen. Die verantwortlichen Inhaltsstoffe sind Saponine, Schleimstoffe und Flavone.

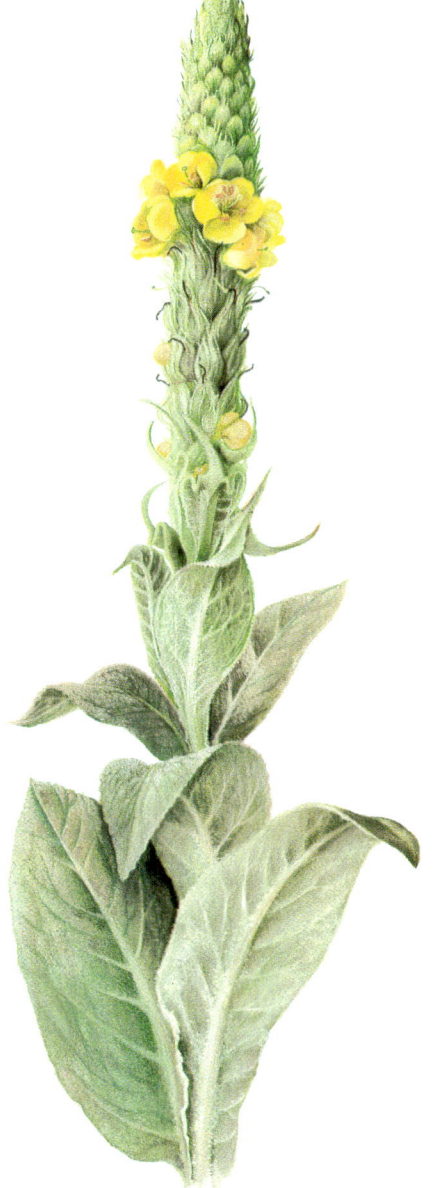

Wenn die Königskerze blüht, ist sie eine Augenweide und ziert außer Wegrändern auch den eigenen Garten

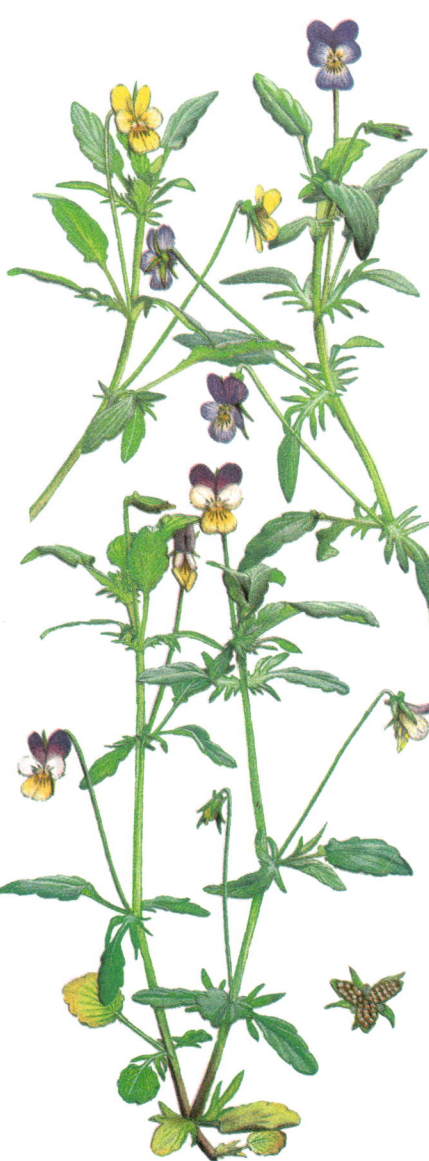

Das hübsch blühende Ackerstiefmütterchen wird schon seit dem 18. Jahrhundert arzneilich genutzt

Viola tricolor

Acker-stiefmütterchen

Wer an hartnäckiger Akne leidet, sollte zur Unterstützung aller anderen Bemühungen auch einmal eine Kur mit Stiefmütterchentee versuchen. Es wird immer wieder von beachtlichen Erfolgen berichtet

Als Unkraut wächst das Ackerstiefmütterchen auf Wiesen und Feldern, auf Ödland und in Gärten. Es kann bis zu 30 cm hoch werden und blüht vom Mai bis in den Herbst hinein. Die großen Blüten ähneln denen der Gartenstiefmütterchenarten sehr. Sie sind recht unterschiedlich gefärbt: gelb, blau, blauviolett oder gemischtfarben. In der Volksmedizin ist man der Ansicht, daß die blauen Sorten wirksamer seien, doch das ist durch nichts belegt.

Von Mai bis Juli sammeln

Wer Ackerstiefmütterchen sammeln will, muß das zur Blütezeit in den Monaten Mai bis Juli tun. Genutzt wird das ganze Kraut, das man gebündelt an der Luft im Schatten trocknet (siehe auch S. 295) und dann fein zerschneidet. Die Saponine und die Flavone, Bitterstoffe und Gerbstoffe (siehe auch S. 292 bis 293) sind für die blutreinigende Wirkung verantwortlich. Man verwendet den Tee (Zubereitung siehe S. 296) bei den verschiedensten Hautunreinheiten, denn er wirkt bei Akne, schorfigen Ausschlägen und besonders bei den sogenannten Faulecken, das sind schlecht heilende Einrisse in den Mundwinkeln, bei Kindern.

Auch für Gesichtsumschläge

Älteren Jungen und Mädchen, die unter Aknepusteln leiden, sei empfohlen, eine Teekur über 8 Wochen zu machen und zusätzlich täglich vor dem Zubettgehen einen feuchten Gesichtsumschlag mit Stiefmütterchentee anzulegen.

Bei Hautkrankheiten (Ekzemen) von Säuglingen und Kleinkindern kann man ebenfalls lokale Umschläge mit Stiefmütterchentee machen.

Gegen Rheuma wird der Tee empfohlen sowie gegen Bronchitis und fiebrige Erkältungskrankheiten.

Interessant ist die Anwendung des Homöopatikums *Viola tricoloris*, das man aus der frischen, blühenden Pflanze herstellt. Es wird bei Hautausschlägen, trockenen und nässenden Ekzemen, Juckreiz im Bereich der Scheide und Nachtschweiß in den Wechseljahren verordnet.

Aknetee

20 g Stiefmütterchenkraut, 20 g Augentrostkraut, 10 g Isländisch Moos, 10 g Ackerschachtelhalmkraut

2 Teelöffel dieser Mischung mit ½ l siedendem Wasser übergießen und 10 Minuten lang ziehen lassen.

Dieser Tee eignet sich zum Trinken und zum Waschen der befallenen Hautstellen.

Jugendliche, für die Akne ein Schönheitsproblem und eine psychische Belastung darstellt, sollten den Tee kurmäßig anwenden.

Viscum album

Mistel

Die arzneiliche Verwendung der Mistel läßt sich bis ins 5. Jahrhundert v. Chr. zurückverfolgen. Gegen Fallsucht und Schwindelanfälle – so berichtet Plinius – wurde sie viel verwendet

Heute gilt die Mistel als ein Mittel zur Durchblutungsverbesserung des Herzmuskels und zur Dämpfung nervöser Herzbeschwerden. Rekonvaleszenten, die sich nach überstandenen Infektionskrankheiten nicht so recht erholen können, sind gut beraten, wenn sie die kräftigende Wirkung der Mistel nutzen.

Mistelgewächse sind Pflanzen, die auf Bäumen schmarotzen. Die bei uns vorkommende Art besiedelt bevorzugt Nadelhölzer und weichholzige Laubbäume. Wer so einen Mistelstrauch im Baum entdeckt, kann die beblätterten Zweigspitzen selbst sammeln. Die günstigste Erntezeit ist im März und April. Man trocknet die Zweigspitzen schonend und zerschneidet sie dann.

Misteltee kalt ansetzen

Den Misteltee bereitet man sich als Kaltansatz: Man übergießt 2 gehäufte Teelöffel möglichst mit ¼ l kaltem Wasser und läßt den Ansatz unter gelegentlichem Umrühren etwa 10 bis 12 Stunden stehen. Nach dem Abseihen wird der Tee auf Trinktemperatur erwärmt. 2 Tassen pro Tag sind die richtige Dosierung.

Die Wirkung der Mistel bei erhöhtem Blutdruck wird zumeist überwertet, doch kann sie die ärztliche Therapie unterstützen.

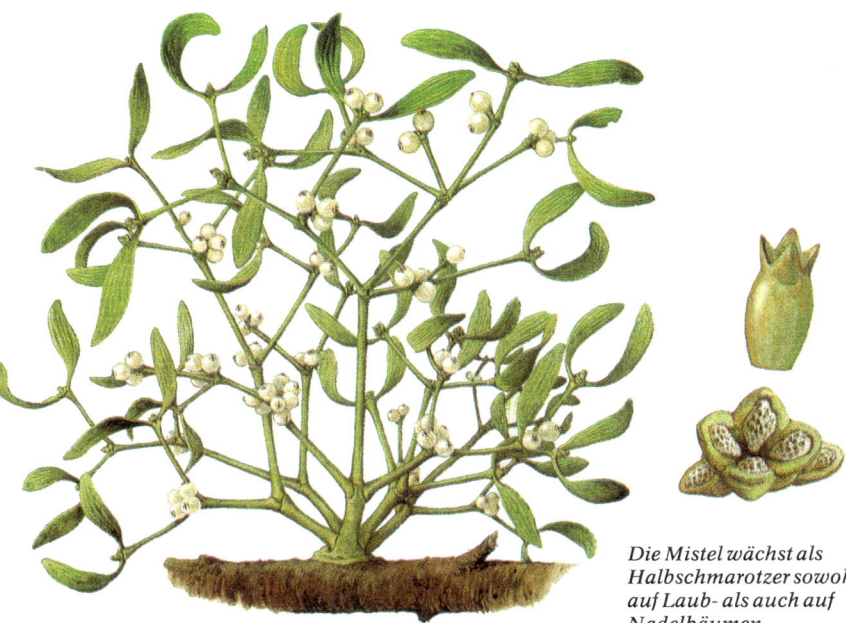

Die Mistel wächst als Halbschmarotzer sowohl auf Laub- als auch auf Nadelbäumen

---

Zingiber officinale

Ingwer

Zu uns gelangte der Ingwer im 9. Jahrhundert, doch bei den Indern und Chinesen wird er seit alter Zeit angebaut. Er wird in den ältesten chinesischen Gesundheitsbüchern und in den Sanskritschriften vielfach erwähnt

Bei uns ist die Ingwerwurzel heute als Gewürz und Arzneimittel gleichermaßen geschätzt. Wo die Heimat dieser Pflanze zu suchen ist, ist umstritten. Möglicherweise ist es der Bismarck-Archipel. Von Indien bis Malaysia, in China und zahlreichen Tropengebieten wird Ingwer angebaut.

Man legt im Frühjahr Wurzelstökke in den gedüngten Boden und kann bereits 10 Monate später ernten. Die Wurzelstöcke werden nach dem Ausgraben sorgfältig gewaschen, dann geschält und anschließend etwa 24 Stunden lang gewässert. Das Trocknen erfolgt zumeist an der Sonne.

Die Ingwerpflanze ist mit einem Wurzelstock in der Erde verankert, der horizontal kriecht und sich nur in einer Ebene geweihartig verzweigt. Die dicken, kurzen Glieder sind zuweilen seitlich zusammengedrückt.

Der Scheinstengel wird über 1 m lang. Die endständige Blütenähre ist zapfenförmig und mit großen, grünen Deckblättern versehen, die gelb berandet sind. Auf einen röhrenförmigen Kelch folgt eine trichterförmige, gelbe Kronröhre mit drei Zipfeln. In der Blüte fällt ein dreilappiges Labellum auf.

Der Wirkstoff der Ingwerwurzel ist ätherisches Öl. In diesem Öl sind scharf schmeckende Wirkstoffe, die Gingerole, enthalten. Für den erfrischenden Duft ist das Zingiberol verantwortlich.

Das Essen schmeckt wieder

Ingwer ist ein hervorragendes Mittel zur Anregung des Appetits. Durch seinen scharf aromatischen, leicht brennenden Geschmack aktiviert er die Verdauungssäfte und regt – so neuere Forschungsergebnisse – auch den Kreislauf an. Man verwendet ihn hauptsächlich als Tinktur oder in anderen arzneilichen Zubereitungen bei den verschiedensten Verdauungsbeschwerden. Selbst bei Magengeschwüren ist Ingwer hilfreich. Von der Tinktur nimmt man dreimal täglich 10 bis 30 Tropfen. Als Gewürz ist Ingwer bei fast allen Diätformen erlaubt (siehe auch *Gewürze halten gesund*, S. 64).

Teemischungen mit Mistelkraut

Für Herz und Kreislauf
20 g Mistelkraut, 20 g Weißdornblüten, 20 g Melissenblätter, 10 g Baldrianwurzel

2 gehäufte Teelöffel dieser Mischung werden mit ¼ l lauwarmem Wasser übergossen. Alles muß 3 bis 5 Stunden lang ziehen. Nach dem Abseihen ist der Tee gebrauchsfertig. 2 Tassen pro Tag sind die richtige Dosierung.

Dieser Tee beruhigt und stärkt das überanstrengte oder altersgeschwächte Herz und beseitigt nervöse Herzbeschwerden (Herzklopfen, Herzenge).

Gegen Bluthochdruck
25 g Mistelkraut, 25 g Weißdornblüten (oder 50 g Weißdornblüten mit Blättern), 25 g Hagebutten mit Kernen

2 gehäufte Teelöffel dieser Mischung mit ¼ l lauwarmem Wasser übergießen und 3 bis 5 Stunden lang ziehen lassen. Dann abseihen und erwärmen. Man trinkt 2 Tassen pro Tag.

Dieser Tee kann verordnete blutdrucksenkende Mittel nicht ersetzen, sondern nur die Therapie unterstützen. Vorher mit dem Arzt sprechen.

Gewürzmischung

10 g feinzermahlene Ingwerwurzel, 10 g feinzermahlene Kurkumawurzel, 2 g gepulverte Cayennepfefferschoten, 1 g gepulverte Muskatnuß, 1 g gepulverte Rosmarinblätter

Sämtliche Zutaten sorgfältig miteinander vermischen und anschließend in einem gut schließenden dunklen Glasgefäß aufbewahren.

Diese Würzmischung paßt zu sehr vielen Gerichten, sie fördert den Gallefluß und hilft verdauen. Gut für Galle- und Leberkranke.

Heilpflanzen als Hausmittel

Inwieweit man sich mit Heilpflanzen selbst behandeln kann, darüber ist schon immer viel diskutiert worden. Der Nutzen für die Gesundheit ist dabei ebenso herausgestellt worden wie die Gefahr, daß daraus eine unverantwortliche Kurpfuscherei werden könnte.

Deshalb soll hier kurz dargestellt werden, wann man Heilpflanzen verantwortungsbewußt auch selbst anwenden kann und wo die Grenzen zu sehen sind. Man muß dabei unterscheiden, ob es sich um vorübergehende Beschwerden oder chronische Erkrankungen handelt oder ob die ärztliche Behandlung unterstützt werden soll.

Vorübergehende Beschwerden

Oft bekommt man Magendrücken, krampfartige Magenschmerzen oder klagt über Übelkeit. Man weiß aber, man hat zu reichlich gegessen. Besonders bei Kindern kommt das häufig vor, denn sie kennen die Grenzen nicht. Dann hilft zumeist 1 Tasse Kamillentee, Pfefferminztee oder ein Magentee schnell und nachhaltig.

Oder man spürt, daß man sich infiziert hat. Es kratzt bereits im Hals, die Stimme ist belegt, und das Allgemeinbefinden verschlechtert sich. Gurgeln mit Salbei, rechtzeitig und ausdauernd, bringt Hilfe. Ein heißes Fußbad und 1 bis 2 Tassen Lindenblütentee sind ebenfalls angezeigt.

Oder man muß häufiger Wasser lassen, und es brennt in der Harnröhre. Der Grund ist bekannt: Man hat ungeschützt auf kalter Erde gesessen, Zugluft abbekommen, den nassen Badeanzug nicht rechtzeitig gewechselt, um nur einige Beispiele zu nennen.

Wenn man sofort eine größere Menge eines guten Blasen- und Nierentees trinkt, verhütet man, daß die Krankheit sich ausbreitet.

Diese Beispiele ließen sich endlos weiterführen. Hier wird die Selbstbehandlung nur dann zur Kurpfuscherei, wenn man den Gang zum Arzt unterläßt oder unnötig verschiebt, wenn die Beschwerden nicht baldigst nachlassen.

Chronische Erkrankungen

Viele Menschen haben einen – wie sie es nennen – schwachen oder empfindlichen Magen. Das Essen liegt ihnen „wie ein Stein im Magen", und der Appetit läßt zu wünschen übrig. Verdauungsinsuffizienz könnte die Diagnose lauten.

Ein Kräutertee aus bitteren Kräutern (Tausendgüldenkraut, Wermut, Kalmus oder auch Kamille) regt die Produktion der Verdauungssäfte an, fördert den Gallefluß und bessert die Beschwerden schnell.

Auch Schlafstörungen und Nervosität sind weitverbreitete Befindlichkeitsstörungen, die sich hervorragend mit Kräutertees behandeln lassen. Es ist wenig ratsam, sich durch Abstumpfung zu beruhigen, besser ist es, durch ausgleichende Heilkräuter den Schlaf vorzubereiten und die überreizten Nerven wieder ins Gleichgewicht zu bringen. Gerade dafür gibt es bewährte und erprobte Kräuter, wie Melisse, Lavendel, Hopfen, Johanniskraut, Orangenblüten oder Baldrian.

Auch zur Behandlung des Altersherzens, das noch ohne ärztliche

Wie Paracelsus nach Heilpflanzen suchte

Nach der Signaturenlehre (*Signatura plantarum naturae rerum*) von Paracelsus „zeichnet die Natur ein jegliches Gewächs, so von ihr ausgeht, zu dem, dazu es gut ist. Darum, wenn man erfahren will, was die Natur gezeichnet hat, so soll man's an den Zeichen erkennen, was Tugend in selbiger sind".

Diese Theorie war lange Zeit beherrschend für die Beurteilung der Arzneikräuter und Mineralien gewesen.

Paracelsus und seine Schüler interessierte vor allem die Form und Gestalt einer Pflanze, weil sie meinten, daraus deren Heilkraft am besten erkennen zu können. Aber auch Farbe, Geruch und Geschmack waren ihnen wichtig. Aufmerksamkeit schenkte Paracelsus auffallenden Merkmalen, wie z. B. roten Flecken auf den Blättern, farbigem Milchsaft oder warzigen Früchten.

Viele Wirkungen, die aufgrund der Signaturenlehre den verschiedensten Heilpflanzen zugeschrieben wurden, sind falsch, doch da und dort entdeckte man sehr wirksame Kräuter, an denen man vielleicht sonst achtlos vorübergegangen wäre.

Beim Schöllkraut deutete man den gelben Milchsaft als Hinweis auf seine Gallenwirksamkeit. Heute weiß man, daß es tatsächlich gallenwirksam ist.

Beim Wasserpfeffer sah man in den gelegentlich vorkommenden braunroten Flecken auf den sonst

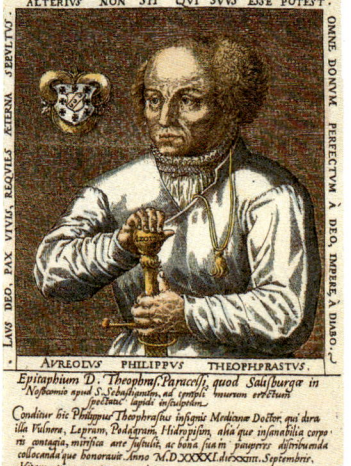

Theophrastus Bombastus von Hohenheim (1493–1541), genannt Paracelsus

rein grünen Blättern einen Hinweis auf seine Verwendung bei Blutungen. In die Volksmedizin ging diese Heilpflanze als Mittel gegen zu starke Monatsblutungen der Frauen und blutende Hämorrhoiden ein.

Auch das Johanniskraut, von Paracelsus als Wundkraut hoch geschätzt, verwendet man als Johanniskrautöl heute noch zur Behandlung von schlecht heilenden Wunden.

Neben den Treffern gab es natürlich ebenso viele Fehlanzeigen, doch muß man Paracelsus zugute halten, daß er ein sehr strenger Beobachter war, der Irrtümer schnell erkannte.

Therapie auskommt, weil es nur einer kleinen Stütze bedarf, sind Heilpflanzentees (Melisse, Weißdorn, Mistel) geeignete Hilfen, die bei älteren Menschen eine Aktivierung bewirken und deren Wohlbefinden steigern.

Nicht selbst den Arzt spielen

Man muß es mit der Selbstbehandlung durch Hausmittel sehr genau nehmen, damit man nicht seine Gesundheit aufs Spiel setzt, obwohl man ja eigentlich gerade das Gegenteil wollte, nämlich gesund werden.

Es gibt Fälle, in denen man stets umgehend einen Arzt aufsuchen muß. Wenn z. B. die Selbstbehandlung innerhalb weniger Tage keinen Erfolg zeigt. Wenn man nach der Selbstbehandlung zunächst beschwerdefrei ist, aber kurz darauf die Symptome wieder da sind. Wenn starke Schmerzen auftreten. Wenn man über einen langen Zeitraum Beschwerden hat. Wenn man Veränderungen in bezug auf Herz, Kreislauf, Atmung oder ähnliche elementare Körperfunktionen feststellt.

Zusammenarbeit mit dem Arzt

Trotz überragender Erfolge der Arzneimittelforschung kann man heute nicht jede Krankheit ursächlich behandeln, und nicht alles ist völlig heilbar. In solchen Fällen kann man die ärztlichen Bemühungen durch Heilpflanzen unterstützen.

Das akzeptieren die Ärzte nicht nur, sondern sie begrüßen in den meisten Fällen die Eigeninitiative ihrer Patienten, wollen aber davon unterrichtet werden. Eine solche Zusammenarbeit ist sinnvoll und hilfreich. Unzählige Möglichkeiten auch bei der Vor- und Nachsorge lassen sich auf diesem Wege nutzen.

Fertigprodukte nutzen?

Von Kräuterteefreunden wird immer wieder die Frage gestellt, was von den zahlreichen anderen Zubereitungen aus Heilpflanzen zu halten sei, die heute in großer Auswahl auf dem Arzneimittelmarkt zur Eigenbehandlung angeboten werden.

Nicht nur in Apotheken, sondern auch in Drogerien und Reformhäusern findet man Teeaufgußbeutel aus Einzeldrogen oder Drogengemischen, tassenfertige Pulvertees (Instanttees), Frischpflanzenpreßsäfte, Kräuterelixiere und sogar Kräuterdragees und Kräutersalben.

Teeaufgußbeutel Hier handelt es sich um pulverisierte oder sehr fein zerschnittene Heilpflanzen in portionsgerechten Teeaufgußbeuteln. Sie sind deswegen so beliebt, weil man damit schnell und problemlos Tee zubereiten kann.

Man erhitzt einfach das Teewasser auf Siedetemperatur, hängt den Aufgußbeutel dort hinein und entfernt ihn nach etwa 10 Minuten wieder. Schon ist der Tee fertig.

Eine angenehme Hilfe, doch muß man bei der Beurteilung dieser Teebeutel bedenken, daß darin die Teedroge oftmals pulverisiert vorzufinden ist. Das hat einen Wirkstoffverlust zur Folge, da die ätherischen Öle schneller entweichen oder verharzen. Einige Hersteller haben daher versucht, diesen Nachteil dadurch auszugleichen, daß sie die Kräuter nicht pulverisieren, sondern sehr fein zerschneiden (Miniquadratschnitt). In solchen Teeaufgußbeuteln ist der Wirkstoffverlust in der Tat weniger auffallend.

Instanttees Noch einfacher ist die Teezubereitung mit Hilfe der löslichen Instanttees. Das sind Teepulver oder Granulate, die aus Heilpflanzen auf unterschiedliche Weise hergestellt werden und sich in trinkwarmem Wasser augenblicklich lösen.

Zumeist sind sie den Kräutertees sehr ähnlich, da man bei der Herstellung ebenfalls von einem Heilkräuterextrakt (Tee) ausgeht, der dann schonend und wirkstofferhaltend getrocknet und aufbereitet wird.

Instanttees aus einzelnen Heilkräutern gibt es nicht sehr viele. Vorwiegend werden solche Tees aus mehreren Kräutern bereitet, die dann für bestimmte Leiden und Befindlichkeitsstörungen gedacht sind, wie z. B. Blasen- und Nierentee, Leber- und Gallentee, Magentee, Hustentee oder Rheumatee. Qualität und Wirkung sind gut.

Wichtig ist es zu wissen, daß einige solcher Instanttees, die als Granulate zubereitet sind, einen zuckerhaltigen „Kern" (die Matrix) enthalten, auf den die Pflanzenextrakte „aufgezogen" sind. Besonders Diabetiker müssen darauf achten, daß sie den auf der Teepackung angegebenen Kohlenhydratgehalt in ihre Diät mit einbeziehen.

Pflanzensäfte Preßsäfte aus Frischpflanzen sind empfehlenswerte natürliche Arzneien. Wer es versteht, der kann sie sich auch selber bereiten; mit einem Haushaltsentsafter ist das durchaus möglich. Allerdings erfordert dies Vorkenntnisse und Erfahrung.

Die fertig zu kaufenden Heilpflanzenfrischsäfte sind schonend und sachgerecht hergestellt und können empfohlen werden.

Es gibt Frischpflanzensäfte aus einzelnen Heilpflanzen und solche, die aus mehreren Kräutersäften gemischt worden sind.

Auch Frischsäfte aus Gemüsepflanzen sind im Handel zu haben.

Kräuterelixiere Hier handelt es sich meistens um Kräuterextrakte, also um Gesamtauszüge aus verschiedenen Heilpflanzen, die, um der Arznei einen besseren Geschmack zu verleihen, in Südwein aufgelöst sind.

Sie sind gegen bestimmte Beschwerden gedacht, was sich auch im Namen niederschlägt: Hustenelixier, Magenelixier usw.

Den Namen Elixier gebrauchte man im Mittelalter für wertvolle Arzneimittel. Ganz berühmt waren die Elixiere des Theophrastus Bombastus von Hohenheim, genannt Paracelsus (siehe S. 336).

Kräuterdragees Wie die Elixiere sind auch die Dragees Heilpflanzenextrakte in moderner und bequemer Darreichungsform. Kräuterdragees gibt es aus einzelnen Heilpflanzen wie Baldrian, Hopfen, Weißdorn oder Mistel oder als Kombinationen aus verschiedenen Heilpflanzenextrakten, die – wie die Elixiere – gegen bestimmte Leiden und Befindlichkeitsstörungen gedacht sind. Am häufigsten werden Abführdragees aus Kräutern gebraucht.

Kräutersalben Nicht zuletzt seien die zahlreichen Wund- und Heilsalben sowie die verschiedensten Rheumasalben aus Pflanzenwirkstoffen und ätherischen Ölen genannt.

Es wäre müßig, sich diese Salben selber herstellen zu wollen. Zumeist scheitert das schon an der geeigneten Salbengrundlage, denn Talg, Schweine- und Hundefett, die man früher zur Salbenherstellung benutzte, sind ebenso überholt wie die Verwendung ungesalzener Butter. Kräutersalben sind nützliche und empfehlenswerte Heilpflanzenzubereitungen.

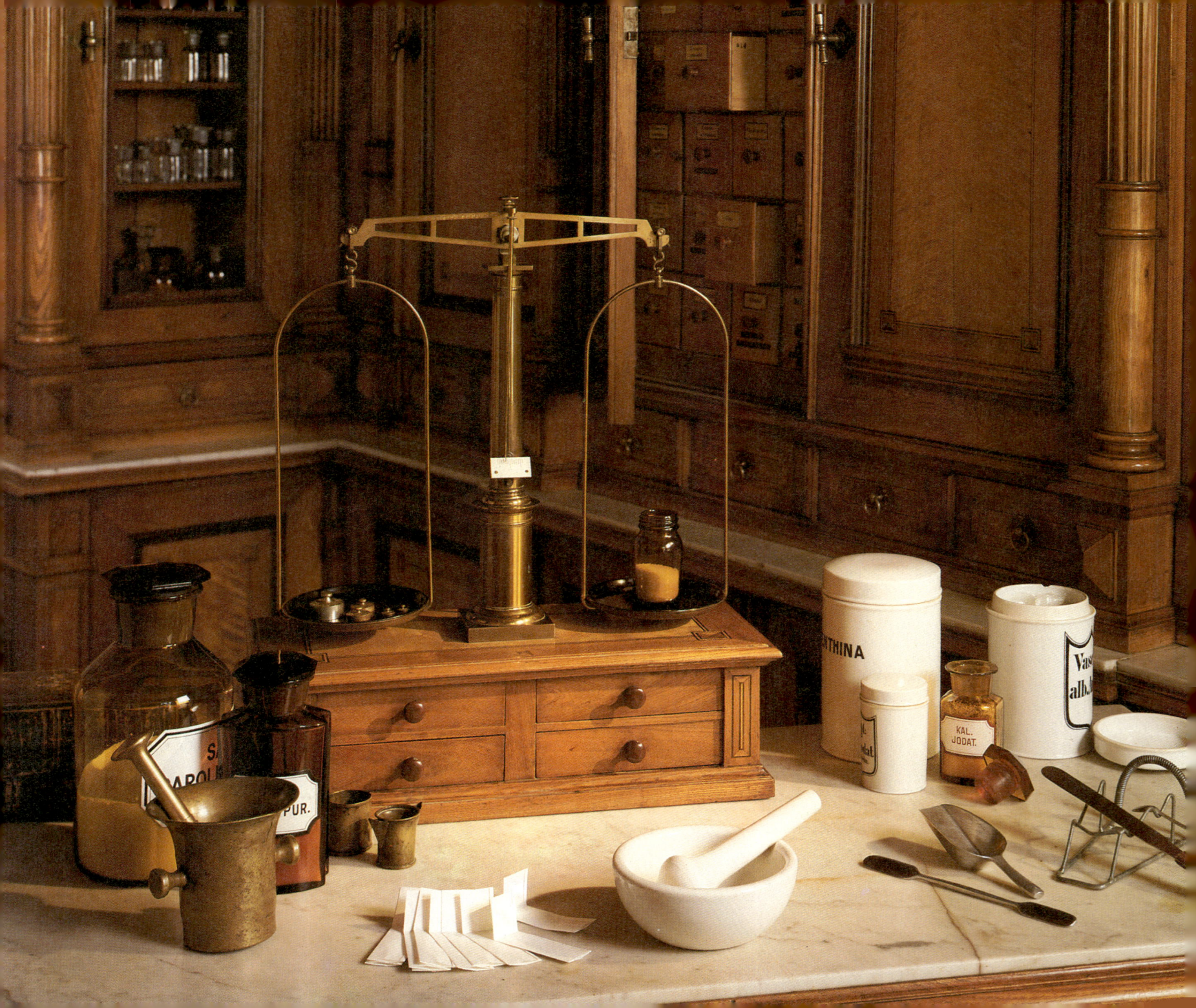

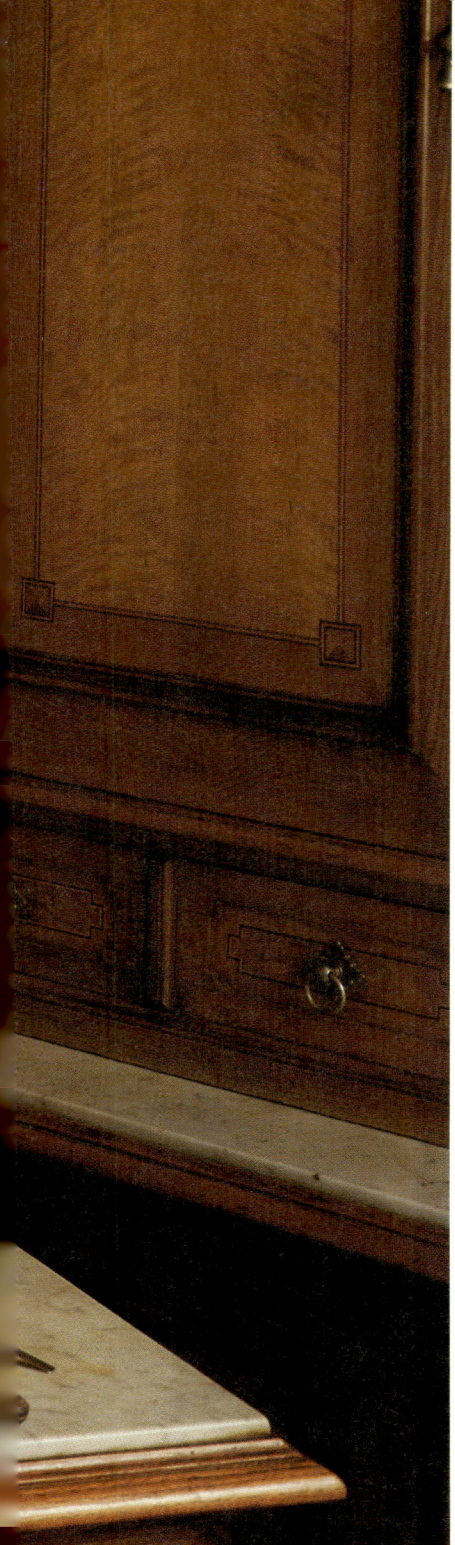

Heilsystem Homöopathie

Seit ihrer Entwicklung vor rund 200 Jahren
steht die Homöopathie im Kreuzfeuer
widerstreitender Lehrmeinungen. Vieles an ihr
kann wissenschaftlich nicht erklärt werden,
doch die Erfolge lassen sich nicht leugnen

Die Homöopathie ist ein Heilsystem, das der deutsche Arzt Christian Friedrich Samuel Hahnemann (1755–1843) entwickelte. Ähnliche Heilkunstprinzipien wurden zwar schon in der Antike – etwa von Hippokrates – und im Mittelalter von Paracelsus angewendet, doch erst Hahnemann prägte den Begriff Homöopathie, der in seiner Zusammensetzung aus den griechischen Wörtern *homoios* (ähnlich) und *pathos* (Leiden) zugleich den Grundsatz dieser besonderen Therapie formuliert: nämlich Ähnliches durch Ähnliches zu heilen.

In einer 1796 erschienenen Arbeit hatte Hahnemann dieses Prinzip erstmals beschrieben. „Man ahme die Natur nach, welche zuweilen eine chronische Krankheit durch eine andere hinzukommende heilt, und wende in der zu heilenden Krankheit

Nach den Prinzipien Hahnemanns stellen viele Apotheker homöopathische Arzneimittel auch heute noch selbst her

dasjenige Heilmittel an, welches eine andere, möglichst ähnliche, künstliche Krankheit zu erregen imstande ist, und jene wird geheilet werden. *Similia similibus curentur* (Ähnliches soll mit Ähnlichem geheilt werden)."

Dem Begriff der Homöopathie stellte Hahnemann die Bezeichnung Allopathie gegenüber. Abgeleitet von den griechischen Wörtern *allos* (anderes) und *pathos* (Leiden), umreißt der Begriff ein noch heute gültiges Prinzip der Schulmedizin, wonach die Arznei den Symptomen der Krankheit entgegenwirken, sie unterdrücken soll. Die Grundsätze von Hahnemanns Lehre zielen genau in die entgegengesetzte Richtung.

Nach Hahnemanns Ansicht wirken die Arzneien nicht durch die in ihnen enthaltenen Substanzen heilend, sondern durch die ihnen innewohnenden unkörperlichen, immateriellen Kräfte. Je mehr das Arzneimittel verdünnt wird, desto stärker

machen sich diese immateriellen Kräfte geltend, denn die Arzneisubstanz wird ja verringert. Große Arzneimitteldosen können schädlich auf den Organismus wirken. Bei Gesunden erzeugen sie in noch nicht in vollem Umfang giftiger Dosis einen krankheitsähnlichen Zustand mit seelisch-geistigen und körperlichen Veränderungen, der in der Homöopathie als Arzneimittelbild bezeichnet wird. Wird dieselbe Arznei jedoch in kleinen, eben homöopathischen Dosen angewendet, so ruft sie beim Kranken, der ähnliche Symptome aufweist wie die, welche die Arznei beim Gesunden bewirkt, eine Regulationsänderung hervor, die die betreffende Krankheit auslöscht. Koffein beispielsweise wirkt auf den Gesunden in großen Mengen belebend und aufputschend, in kleinen Mengen dagegen wirkt es auf den nervösen Patienten beruhigend.

Der Homöopath behandelt also die Krankheitssymptome mit Stoffen, die die Krankheit eigentlich verstärken müßten. Er verabreicht die Medikamente aber in so geringen Mengen, daß keine Störungen oder Schädigungen hervorgerufen werden. Seit Hahnemann sind die Erkenntnisse über diese umkehrende Wirkung der Arzneien systematisch erforscht und ergänzt worden, und in vielen Fällen konnte die homöopathische Lehre bestätigt werden. Zugleich aber mußte ein Teil der von Hahnemann aufgestellten Prinzipien neueren Erkenntnissen weichen.

Als Therapiemethode klammert sich die Homöopathie also nicht an alte, starre Regeln, sie ist vielmehr – wie die Schulmedizin – flexibel, sie wird ständig verfeinert.

Zur Weiterentwicklung der Homöopathie gehört auch die Erkenntnis der Grenzen dieser Heilmethode. Es gibt Fälle, in denen die homöopathische Behandlung versagen muß, in denen also unbedingt eine Behandlung mit den Mitteln der klinischen Medizin erfolgen sollte. Homöopathen selbst machen darauf mit Nachdruck aufmerksam. Es gibt aber auch Fälle, in denen die Homöopathie noch Hilfe brachte, nachdem alle Maßnahmen der Schulmedizin versagt hatten.

Allein der Arzt kann aufgrund seiner Diagnose und Erfahrung entscheiden, ob eine homöopathische Behandlung angezeigt ist. Auf keinen Fall aber sollte ein Patient selbst experimentieren; die Ansicht, daß homöopathische Mittel ihrer geringen Dosierung wegen unschädlich seien, ist weit verbreitet – und gefährlich falsch! Die Lehre der Homöopathen ist einfach und einleuchtend, die richtige Behandlung dagegen ist sehr schwierig und gehört unbedingt in die Hand des Fachmanns.

Entwicklung der Homöopathie

Samuel Hahnemann hatte nicht nur Medizin studiert, sondern auch gründliche Kenntnisse in Chemie und Pharmazie erworben. Er praktizierte als Arzt in verschiedenen Städten Deutschlands und veröffentlichte bereits medizinische Schriften, war aber dann so von der Medizin seiner Zeit enttäuscht, daß er sich vorübergehend ganz wissenschaftlicher Arbeit zuwandte. Im Jahr 1790 übersetzte er die Arzneimittellehre des schottischen Arztes William Cullen. Die schon damals gut bekannte Heilwirkung der Chinarinde bei Malaria führte der schottische Mediziner auf die magenstärkende Kraft der Rinde zurück. In der Tat gehört der Inhaltstoff Chinin ja zu den Bittermitteln, die durchaus eine funktionsverbessernde Wirkung auf den Magen besitzen. Dennoch widersprach Hahnemann der Meinung Cullens, indem er ausführte, daß man durch Vereinigung der stärksten bitteren und der stärksten adstringierenden (zusammenziehenden) Substanzen zwar eine Zusammensetzung bekomme, die selbst in kleinen Dosen weit mehr von beiden Eigenschaften besitze, als die Chinarinde sie hätte, und doch würde aus dieser Mischung in Ewigkeit kein Fieberspezifikum. Gerade dies aber hätte Cullen bedenken und erklären sollen. Um nun selbst der Wirkung der Rinde auf den Grund zu kommen, unternahm Hahnemann einen Selbstversuch und berichtete darüber: „Ich nahm etliche Tage zweimal täglich jedesmal 4 Quentchen gute Chinarinde ein. Die Füße,

die Fingerspitzen usw. wurden mir erst kalt, ich ward matt und schläfrig, dann fing mir das Herz an zu klopfen, mein Puls ward hart und geschwind; eine unleidliche Ängstlichkeit, ein Zittern (aber ohne Schaudern), eine Abgeschlagenheit durch alle Glieder; dann ein Klopfen im Kopfe, Röte der Wangen, Durst, kurz, alle mir sonst beim Wechselfieber [Malaria] gewöhnlichen Symptome erschienen nacheinander, doch ohne eigentlichen Fieberschauder." Es stellten sich also die charakteristischen Symptome der Malaria ein, doch dauerten die Anfälle nur wenige Stunden und ließen nach, sowie er keine Chinarinde mehr einnahm.

Diese Erfahrung wurde der Grundstock des von Hahnemann formulierten Heilprinzips, daß nämlich eine Ähnlichkeit bestehen muß zwischen den Symptomen, die eine Arznei beim Gesunden hervorruft, und den Symptomen des Kranken, dem genau diese Arznei dann hilft.

Dennoch dauerte es bis 1796, ehe Hahnemann seine Theorie erstmals veröffentlichen konnte. Im Jahr 1810 publizierte er dann sein Hauptwerk, *Organon der rationellen Heilkunde*, das sechs Auflagen erlebte. Organon heißt Werkzeug; das Buch sollte also eine praktische Anleitung zur Ausübung der Homöopathie sein. Der Leitsatz der neuen Therapie fand sich in der Vorrede des Werkes, in der es heißt: „Wähle, um sanft, schnell und dauerhaft zu heilen, in jedem Krankheitsfalle eine Arznei, welche ein ähnliches Leiden vor sich erregen kann, als sie heilen soll *(similia similibus curentur)!"*

Um mit dieser Forderung praktisch arbeiten zu können, benötigt der Arzt zwei Dinge: Eine genaue Kenntnis al-

ler Wirkungen der vorhandenen Arzneisubstanzen und eine sorgfältige Feststellung sämtlicher objektiver und subjektiver Symptome des Kranken. Doch das Wissen vieler Ärzte der damaligen Zeit reichte nicht aus.

Arzneien, im Versuch erprobt
Deshalb nahm Hahnemann die Arbeiten seines Vorgängers Anton Störck wieder auf und führte systematisch Arzneimittelprüfungen an gesunden Versuchspersonen durch; zunächst an sich selbst und seiner Familie, später auch an seinen Freunden und Schülern. Er erkannte sehr bald, daß für solche Prüfungen nur Personen in Frage kommen, die ein sehr empfindliches gesundheitliches Gleichgewicht hatten, die also leicht auf den milden Arzneireiz reagierten. Hahnemann zeichnete bei diesen Prüfungen sorgfältig alle, auch die ausgefallensten subjektiven und objektiven Symptome auf. Es zeigte sich, daß gerade die sonderbarsten und ungewöhnlichsten Symptome die wichtigsten waren. Die Gesamtheit aller Symptome, die ein Arzneimittel hervorrufen kann, wird als Arzneimittelbild bezeichnet. Im Lauf seines langen Lebens hat Hahnemann mehr als 100 Einzelstoffe eingehend geprüft. Seine Schüler und Nachfolger haben die mühevolle Arbeit der Arzneimittelprüfungen planmäßig fortgesetzt. Heute sind etwa 300 Arzneimittel geprüft, und von weiteren 700 sind die Wirkungen teilweise bekannt, so daß man über rund 1000 Mittel verfügt.

Das richtige Mittel finden
Aufgabe des Homöopathen ist es nun, unter dieser Fülle von Mitteln das für den Patienten geeignete her-

Herstellung und Anwendungsformen homöopathischer Arzneimittel

Diese schematisierte Darstellung zeigt, wie homöopathische Arznei- mittel gewonnen werden und in welcher Darreichungsform sie in den Handel gelangen. Der Arzt verordnet sie individuell.

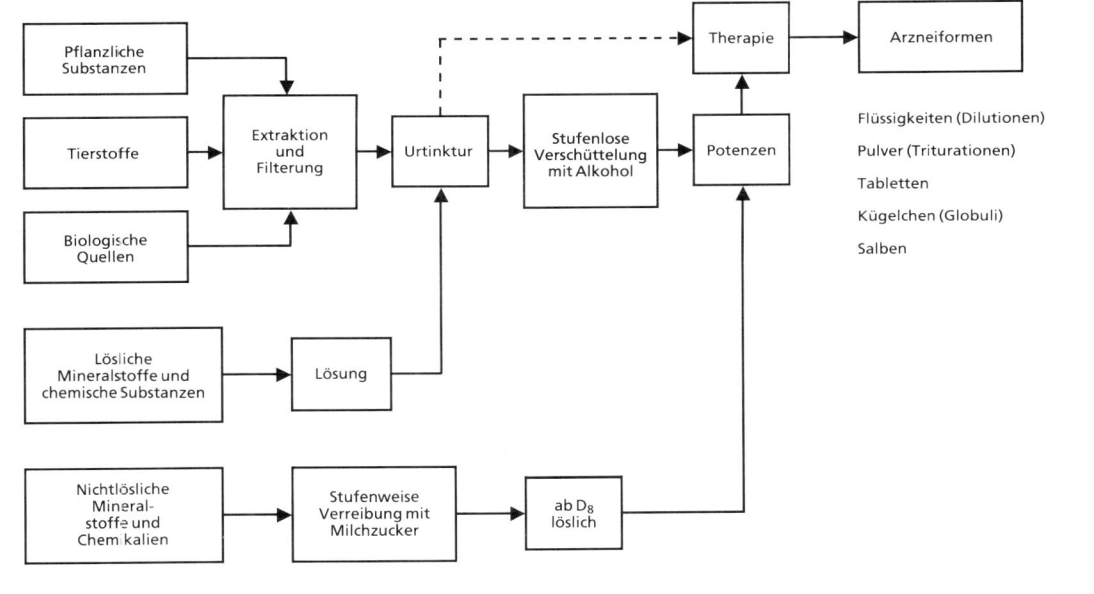

auszufinden. Dazu bedarf es einer sehr sorgfältigen, umfassenden Erhebung der Krankengeschichte (Anamnese), wobei nicht nur die augenblicklichen Beschwerden des Patienten interessieren, sondern auch die Faktoren, die sie auslösten. Auch charakterliche Besonderheiten des Kranken und vor allem auch ungewöhnliche Empfindungen werden festgehalten. Das Arzneimittel, dessen Bild diesem individuellen Krankheitsbild am ähnlichsten ist, wird jetzt zur Heilung verabreicht.

Hahnemann hatte seinen Patienten zunächst die damals üblichen relativ großen Arzneidosen gegeben und beobachtete dabei häufig anfangs eine Verstärkung der vorhandenen Krankheitssymptome; später erfolgte dann die Heilung. Um dies zu verhindern, verringerte Hahnemann die Arzneidosis im Verhältnis 1:100 durch Verschüttelung mit Alkohol bei flüssigen Stoffen oder durch Verreiben mit Milchzucker bei festen Substanzen. Zu seiner Überraschung stellte er fest, daß die

Arzneien mit zunehmender Verdünnung rascher und nachhaltiger wirkten. Er sprach deshalb später nicht mehr von Verdünnungen, sondern von Potenzen – von lateinisch *potentia* (Kraft).

Was sind Potenzen?

In Deutschland bürgerte sich zunehmend eine Verdünnung im Verhältnis 1:10 ein, die als Dezimalpotenz – von lateinisch *decem* (10) – bezeichnet wird, während die Verdünnung 1:100 Centesimalpotenz – von

lateinisch *centum* (100) – genannt wird. Die Potenzierung geht folgendermaßen vor sich: 1 Teil Ursubstanz wird mit 9 Teilen Verdünnungsmittel – das kann Milchzucker, Wasser oder verdünnter Weingeist sein – zur 1. Dezimalpotenz (D_1) verrieben oder verschüttelt. Sind weitere Potenzen vorgesehen, wird von der Substanz D_1 wiederum 1 Teil mit 9 Teilen Verdünnungsmittel verrieben oder verschüttelt, dies entspricht der Dezimalpotenz D_2 oder rechnerisch der Centesimalpotenz C_1 und ist eine Verdünnung im Verhältnis 1:100. Man kann diese Verdünnung beliebig fortsetzen. Die Verdünnungen bis D_6 respektive C_3 werden als tiefe Potenzen bezeichnet, als mittlere die von D_7 bis D_{15}, als höhere dann die bis D_{30}. Hochpotenzen gehen über D_{30} hinaus. Die gebräuchlichsten Potenzen liegen zwischen D_2 und D_6. Es werden aber auch Potenzen bis zu C_{60} verordnet – das entspricht etwa einem Tropfen Ursubstanz in einem Schwimmbekken voll Wasser.

Wegen der sehr zeitaufwendigen Herstellung der homöopathischen Arzneien geriet Hahnemann in Streit mit den Apothekern, die sich weigerten, seine Vorschriften korrekt auszuführen. Er begann deshalb seine Arzneien selbst anzufertigen, womit er sich erst recht den Zorn der Apotheker zuzog. 1821 mußte Hahnemann Leipzig verlassen; er ging nach Köthen, wo ihm der dortige Herzog das Dispensierrecht, also das Recht, Arzneimittel herzustellen und zu verbreiten, verliehen hatte.

Heute werden die meisten homöopathischen Arzneimittel von spezialisierten pharmazeutischen Firmen hergestellt.

Die Behandlung

Grundsätzlich ist zwischen zwei Arten von Krankheiten zu unterscheiden, zwischen akuten und chronischen. Bei beiden Arten kann eine homöopathische Behandlung sinnvoll und angezeigt sein; der Arzt wird den Patienten sorgfältig untersuchen und dann entscheiden, welche Behandlung in Frage kommt. Ist die Entscheidung zugunsten der Homöopathie gefallen, muß eine sorgfältige Krankenbefragung folgen.

Es wird die übliche Krankenvorgeschichte erhoben, der Patient zählt seine jetzigen Beschwerden auf, der Arzt wird ihn aber auch nach seiner Biographie fragen und dabei auch Charakterzüge des Patienten erkennen, die für seine Diagnose ebenso wichtig sein können wie die körperlichen Symptome des Patienten. Auch völlig unerklärliche Krankheitszeichen, Gefühle und Empfindungen des Patienten spielen eine wichtige Rolle. Zu guter Letzt ergibt sich ein vollständiges, individuelles Bild des kranken Menschen, und dieses Gesamtbild dient dann als Grundlage – insbesondere bei chronischen Erkrankungen. Akute Erkrankungen können mitunter erfolgreich behandelt werden, ohne daß eine so umfassende Krankheitsgeschichte aufgenommen wurde.

Akute Krankheiten

Dabei handelt es sich zum einen meist um Infektionskrankheiten, deren Erreger man inzwischen kennt und die sich heute sehr wirksam mit Antibiotika behandeln lassen. Eine homöopathische Behandlung ist weniger angezeigt.

Anders steht es dagegen bei Viruskrankheiten wie etwa der echten Grippe. Hier fehlt es noch immer an schulmedizinischen Behandlungsmöglichkeiten, die die Ursache angreifen. Gerade die Homöopathie läßt sich hierbei jedoch oft erfolgreich einsetzen, besonders wenn die Behandlung sofort bei den ersten Anzeichen der Krankheit begonnen wird. Gerade bei der echten Grippe wechseln die Symptome ja bekanntlich, je nachdem, welcher Viruserreger Auslöser der Krankheit ist. Je nach Art der Krankheitszeichen ist eine ganz bestimmte homöopathische Arznei zu wählen, die dann im Fall der Grippe ein sogenanntes epidemisches Mittel darstellt. Hat man dieses Mittel ausfindig gemacht, lassen sich fast alle Grippefälle einer spezifischen Art damit behandeln; die sonst nötige strenge Individualisierung ist in diesen Fällen – wie auch bei anderen Infektionskrankheiten mit bestimmten Erregern, beispielsweise Masern und Windpocken – nicht nötig.

Chronische Krankheiten

Während es der modernen Medizin weitgehend gelungen ist, die akuten Krankheiten auszurotten, zurückzudrängen oder wirksam zu behandeln, wächst die Zahl der chronisch Kranken, für die es keine standardisierte gezielte Behandlung gibt. Um chronische Leiden wirksam behandeln zu können, müßte man ihre Ursachen kennen, doch die in der Medizin heute vorherrschenden Forschungsmethoden versagen oft, wenn es um die Suche nach der Ursache der vorhandenen Störung geht. Hier bietet die Homöopathie Möglichkeiten, die der Schulmedizin abgehen.

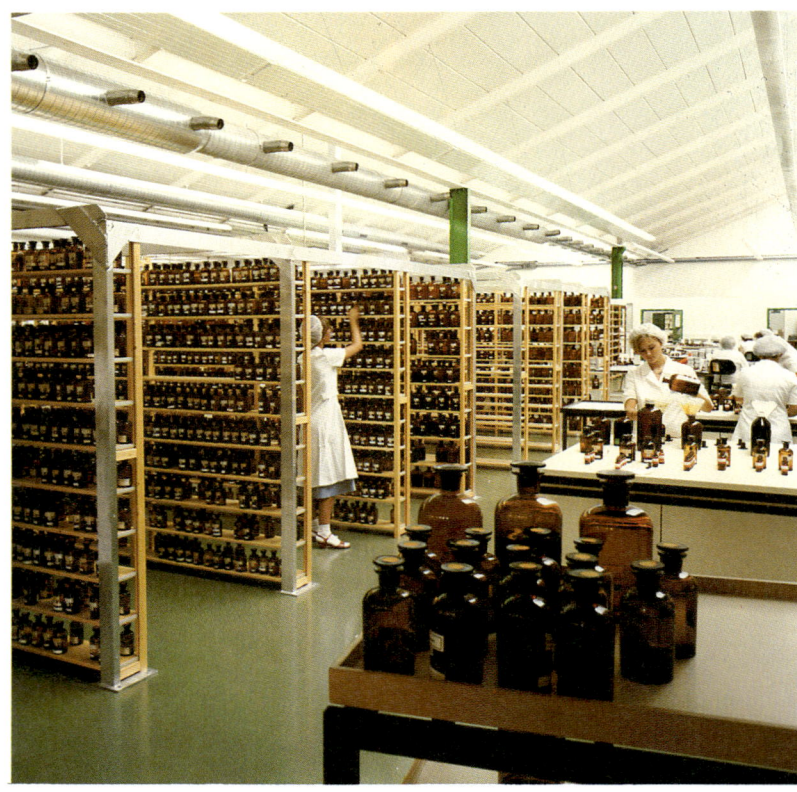

In speziellen, sehr aufwendigen Verfahren und mit großer Sorgfalt stellen pharmazeutische Betriebe Homöopathika für einen größeren Abnehmerkreis her

Für die Behandlung chronischer Erkrankungen ist eine Entdeckung wichtig, die Constantin Hering machte, ein Schüler Hahnemanns. Er fand heraus, daß Krankheiten stets von oben nach unten und von innen nach außen heilen. Das bedeutet: Bei der Behandlung einer Krankheit muß sich zuerst das subjektive Befinden des Patienten bessern. Die objektive körperliche Besserung der Symptome folgt später.

Hautkrankheiten beispielsweise liegen nach Herings Ansicht immer innere Erkrankungen zugrunde. Sie können erst endgültig heilen, wenn die eigentliche innere Störung behoben ist. Eine äußerliche Behandlung etwa eines Ekzems mit einer Cortisonsalbe beseitigt zwar das Symptom an der Haut, nicht aber die innere Erkrankung. Es besteht aber die Gefahr, daß sich die innere Erkrankung an einem anderen Organ auswirkt, wenn das „Ventil Haut" verstopft wird. So kann einige Zeit nach der Heilung eines Hautausschlags, die im Sinne Herings nur eine Unterdrükkung der Krankheit ist, Bronchialasthma auftreten, das dann noch wesentlich schwieriger zu behandeln ist.

Grundübel chronischer Leiden

Bereits Hahnemann hatte beobachtet, daß homöopathische Arzneimittel nach anfänglicher Besserung einer chronischen Erkrankung plötzlich versagten. Er charakterisierte das mit den Worten: „Der Anfang war erfreulich, der Fortgang minder günstig, der Ausgang hoffnungslos." 10 Jahre beschäftigte er sich intensiv mit diesem Problem, dann war er der Sache auf die Spur gekommen. In seinem Werk *Die chronischen Krankheiten, ihre eigentümliche Natur und homöopathische Heilung* führte er die chronischen Krankheiten auf drei Grundübel zurück, die ererbt oder erworben sein konnten. Diese drei Grundübel – Hahnemann nannte sie Psora, Sykose und Syphilis – blokkierten seiner Ansicht nach die körpereigenen Regulationen oder führten zu Fehlsteuerungen, die dann ganz bestimmte Krankheitsausprägungen nach sich zogen.

Unter Psora verstand Hahnemann in erster Linie entzündliche Erkrankungen, aber auch Folgen von Unterdrückungen, etwa von Hautkrankheiten. Als wirkungsvolles Heilmittel gegen diese Art von Grundübel erkannte Hahnemann den Schwefel.

Mit Sykose bezeichnete er einen Erkrankungstyp, bei dem gutartige Gewebsneubildungen auftreten, z. B. Warzen oder Geschwülste aller Art. Ein hier wirksames Heilmittel ist Thuja, der Lebensbaum.

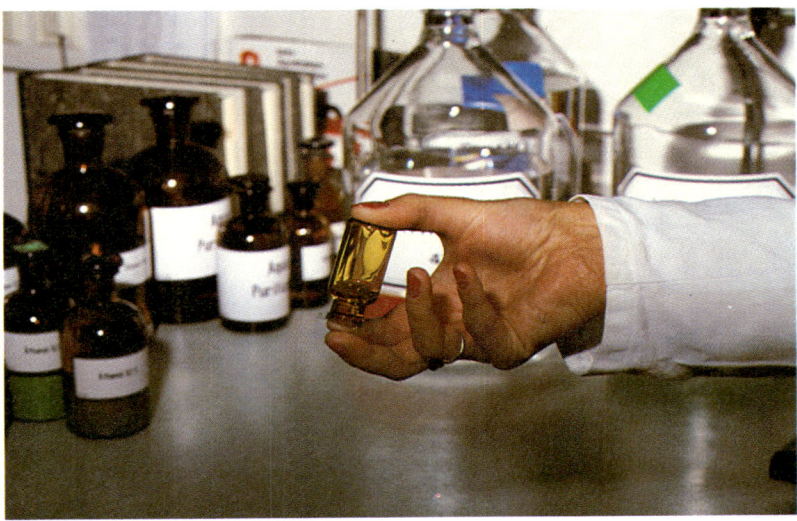

Die stufenweise Verschüttelung mit Alkohol ist hier im Bild festgehalten. Wichtig bei der Potenzierung sind genau abgezählte, kräftige Schüttelschläge

Unter Syphilis verstand Hahnemann nicht ausschließlich die bekannte Geschlechtskrankheit, er meinte damit alle Veränderungen, die mit einer Gewebezerstörung einhergehen. Im allgemeinen handelt es sich hier um schon fortgeschrittene, teilweise lebensgefährliche Krankheitsbilder. Ein Haupttheilmittel gegen diese Art der Störungen ist nach Hahnemann das Quecksilber.

Hahnemann hatte also herausgefunden, daß sich eine chronische Erkrankung nicht unmittelbar mit dem passenden homöopathischen Mittel heilen läßt. Es müssen vielmehr zunächst die Hindernisse beseitigt werden, die die körpereigene Regulation blockieren. Je nach der vorliegenden Symptomatik wählt der Arzt deshalb unter den sogenannten antipsorischen, antisykotischen oder antisy-philitischen homöopathischen Arzneimitteln das passendste aus und versucht damit gleichsam zunächst einmal den Schutt der Vorerkrankungen des Patienten abzuräumen. Erst wenn diese Arbeit getan ist, kann das entsprechende homöopathische Mittel wirksam werden.

Abwehrschwäche als Alarmsignal

Grundsätzlich kann ein Mensch aus voller Gesundheit heraus von einer akuten Erkrankung befallen werden und nach der Genesung seine volle Gesundheit wieder zurückerlangen. Dies wird allerdings in den meisten Fällen die Ausnahme sein. Viel häufiger liegt bereits eine verborgene Schwächung der Abwehrlage vor, eine gewisse Krankheitsbereitschaft, die schon mit leichten Störungen des Wohlbefindens einhergeht, jedoch kaum beachtet wird. Kommt es in diesem Zustand zu einer akuten Erkrankung, so kann diese häufig die körpereigene Regulation so anregen, daß der ursprüngliche Zustand der Vollgesundheit nach der Genesung wieder erreicht wird. Der Mensch ist also nach dem Überstehen der akuten Erkrankung gesünder, als er vorher war. In vielen Fällen aber entwikkelt sich aus dieser Krankheitsbereitschaft allmählich eine chronische Krankheit. Die Befindensstörung verstärkt sich, und es tritt nun ein Krankheitsbefund auf. Meist sucht der Patient erst in diesem Stadium den Arzt auf. In diesem frühen Stadium einer chronischen Krankheit sind die Chancen einer homöopathischen Behandlung gut, noch günstiger sind sie natürlich im Zustand der Krankheitsbereitschaft. Erfolgt nun keine oder eine ungenügende Behandlung, so kann sich die chronische Krankheit weiter verschlechtern, indem neue Organe oder andere Funktionssysteme zusätzlich befallen werden. Aus der Krankheit ist jetzt ein Leiden geworden, das nur bei radikaler Umstellung der Lebensweise und intensiver langdauernder Behandlung, häufig über Jahre hinweg, noch aufgehalten oder geheilt werden kann. Oft muß der Patient sogar mit einer Defektheilung zufrieden sein, eine Heilung, die wiederum eine erhöhte Krankheitsanfälligkeit mit sich bringt. Es kommt also darauf an, daß ein unaufhaltsames Fortschreiten der chronischen Erkrankung in einem möglichst frühen Stadium gestoppt und umgekehrt wird. Dabei kann die von Hahnemann geschaffene Konzeption der chronischen Krankheiten ganz Entscheidendes bewirken.

Wann ist Homöopathie sinnvoll?

Über die Wirkung und die Wirkungsmöglichkeiten der homöopathischen Mittel wurden seit Bestehen der Homöopathie immer wieder kontroverse Diskussionen geführt. Besonders die sogenannten Hochpotenzen liegen dabei im Visier der Kritiker. Sie stellen fest, daß oberhalb einer Verdünnung von D_{23} kein Molekül der Ausgangssubstanz mehr in der Arznei vorhanden sein kann. Wenn aber kein Arzneistoff vorhanden sei, so könne er selbstverständlich auch keine Wirkung entfalten. Dieses Argument muß man in der Tat ernst nehmen. Es soll im folgenden Abschnitt ausführlicher diskutiert werden.

Hier sei zunächst einmal ein Blick auf die Möglichkeiten der Krankenbehandlung überhaupt geworfen. In der Medizin unterscheidet man unterschiedliche Behandlungsarten:

Behandlung nach der Ursache

Es ist das Ziel eines jeden Arztes, die Ursache einer Krankheit herauszufinden und durch Ausschalten der Ursache das Übel zu beheben – das ist jedoch leider nur selten möglich. Handelt es sich um einen eingedrungenen Fremdkörper, der eine eiternde Wunde hervorruft, so ist die Behandlung nach der Ursache einfach, ebenso wenn Infektionskrankheiten vorliegen, die z. B. mit Antibiotika behandelt werden können. Die meisten Krankheiten aber haben komplexe Ursachen, und mitunter ist es sehr problematisch, der wahren Ursache auf den Grund zu kommen.

Ersatz eines fehlenden Stoffes

Ein Zuckerkranker, der an Insulinmangel leidet, muß selbstverständlich Insulin zugeführt bekommen. Die Krankheit wird dadurch zwar nicht geheilt, jedoch verschwinden ihre Symptome. Gleiches gilt für alle Mangelkrankheiten, sei es, daß es an Vitaminen, Mineralien oder Spurenelementen oder an Hormonen und anderen Stoffen fehlt.

Unterstützende Behandlung

Wenn durch chronische Erkrankungen einzelne Organe oder Funktionssysteme des Körpers dauerhaft geschädigt sind, benötigen sie eine ständige medikamentöse oder mechanische Unterstützung, um ihre Funktion in befriedigendem Umfang aufrechterhalten zu können. Ein Beispiel wäre die chronische Herzschwäche, die mit Digitalis (Fingerhut) behandelt wird.

Gegensätzliche Behandlung

Krankheitssymptome wie Fieber, Schmerzen, Durchfall, Schlaflosigkeit, Verstopfung sind lästig. Doch kann man sie heute fast alle rasch mit Medikamenten beseitigen. Die Sache hat allerdings einen Haken. Die Mittel gegen die kleinen Wehwehchen des Alltags sind oft nicht ohne Nebenwirkungen und können bei länger dauerndem Gebrauch zu schweren Schädigungen des Organismus führen. Außerdem beseitigen sie lediglich die Symptome der Krankheit, nicht die Ursache. Setzt man das Medikament ab, stellen sich die alten Beschwerden gewöhnlich rasch wieder ein. Es gibt allerdings Fälle, in denen eine gegensätzliche Behandlung auch vom homöopathischen Arzt vorgenommen werden muß, et-

wa wenn der Patient an akuten, schweren Schmerzen leidet. Hier hat schon Hahnemann schmerzlindernde Mittel empfohlen, denn akute Schmerzen lassen sich mit homöopathischen Arzneien nicht in der erwünschten kurzen Zeit beseitigen.

Regulationsbehandlung

Wenn man bedenkt, daß eine Reihe von Krankheitssymptomen – etwa Fieber – ein Ausdruck für die sinnvollen Maßnahmen ist, die der Körper selbst zur Bekämpfung der krankheitsauslösenden Erreger oder sonstigen Schadstoffe unternimmt, so erscheint es doch nur richtig, den Organismus in diesem Bestreben zu unterstützen. Genau das tut die homöopathische Behandlung. Da die Steuerungsprozesse des lebenden Organismus aber sehr empfindliche, fein abgestimmte Vorgänge darstellen, wird auch der ärztliche Eingriff hier mit äußerster Behutsamkeit erfolgen müssen. Dies bedeutet, daß nur kleine Arzneidosen verwendet werden dürfen, die nach Qualität und Quantität streng individuell dosiert werden müssen.

Dadurch läßt sich dann die körpereigene Regulation des Patienten zur Heilung der Krankheit anregen. Infolge der erforderlichen kleinen Dosis werden Nebenwirkungen selten auftreten. Sollte die Arznei falsch gewählt sein, können bei empfindlichen Patienten Arzneiprüfsymptome auftreten, die aber rasch wieder verschwinden, sobald das Medikament abgesetzt wird. Arzneimittelschäden, wie etwa Leber- oder Nierenschäden, können sich bei homöopathischen Mitteln überhaupt nicht entwickeln.

Nachweis der Wirksamkeit

Seit Samuel Hahnemann seine ersten Schriften über das von ihm entwickelte Heilverfahren der Homöopathie veröffentlicht hatte, stand diese Heilmethode im Kreuzfeuer der Kritik. Doch von Anfang an hatte sie auch begeisterte Anhänger, nicht nur unter den Patienten, sondern auch unter den Ärzten. Allerdings bildeten sich unter diesen Ärzten rasch zwei Gruppen heraus; die einen, die ausschließlich nach den Vorschriften Hahnemanns behandelten, die klassischen Homöopathen, und die anderen, die eine gemischt schulmedizinisch-homöopathische Behandlung befürworteten und sich naturwissenschaftlich-kritische Homöopathen nannten.

Selbstverständlich aber haben profilierte homöopathische Ärzte gleich welchen Lagers versucht, die Lehre Hahnemanns mit modernen Methoden wissenschaftlich zu untermauern. So werden beispielsweise Arzneimittelprüfungen mit einer speziell auf die Belange der Homöopathie zugeschnittenen statistischen Auswertung gemacht.

Vor allem der Wirksamkeitsnachweis der sogenannten Hochpotenzen spielt hier eine wichtige Rolle. Ein Beispiel dazu ist die Entdeckung, die dem Tierarzt Dr. Wolter gelang. Er hatte durch Vorversuche festgestellt, daß Frauenwurz (*Caulophyllum*) bei der Wehenschwäche des mehrgebärenden Hausschweines half, aber nicht in der sonst üblichen Darreichungsform D_6, sondern nur in der „substanzlosen" Hochpotenz D_{30}.

Die Anfänge: Hahnemann und seine Vorgänger

Die Anfänge der Homöopathie gehen auf den griechischen Arzt Hippokrates (460–377 v.Chr.) zurück, in dessen überliefertem Werk sich folgender bemerkenswerter Satz findet: „Die Schmerzen werden durch das ihnen Entgegengesetzte behoben, jede Krankheit nach ihrer Eigenart … Eine andere Art ist folgende: Durch das Ähnliche entsteht die Krankheit, und durch Anwendung des Ähnlichen wird die Krankheit geheilt." Hier ist erstmals das Ähnlichkeitsprinzip, der Grundpfeiler der Homöopathie, formuliert.

Eine andere überragende Gestalt der Medizingeschichte war Theophrastus Bombastus von Hohenheim (1493–1541), der sich später Paracelsus nannte. Auch er gibt deutliche Hinweise auf eine Heilungsmöglichkeit nach dem Ähnlichkeitsprinzip.

Erst rund 200 Jahre nach Paracelsus begannen einzelne Ärzte mit einer systematischen Prüfung der Wirkung von Arzneisubstanzen an gesunden Menschen. Der bekannteste unter ihnen war Anton Störck in Wien. Er berichtete zwischen 1760 und 1762 über Versuche mit Schierling, Stechapfel, Bilsenkraut und Eisenhut. Aus seinen Untersuchungen zog er einen bemerkenswerten Schluß, er fragte sich nämlich, ob nicht der Stechapfel, der durch Verwirrung des Geistes Gesunde krank machte, umgekehrt an Geistesverwirrung leidende Menschen gesund machen könne. Auch Störck war also ein Ver-

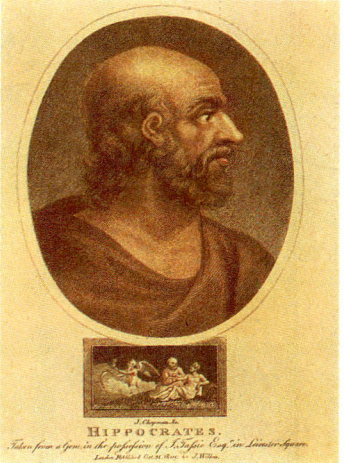

Der griechische Arzt Hippokrates

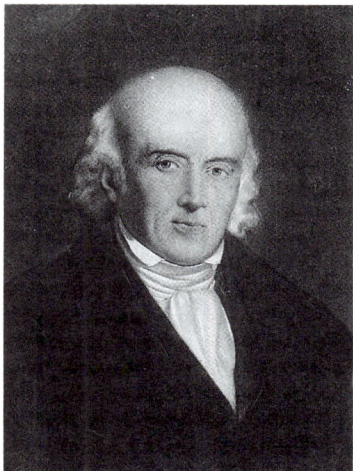

Christian F. Samuel Hahnemann

fechter der Ähnlichkeitsregel, die Hahnemann zur Grundlage der Homöopathie machen sollte.

Christian Friedrich Samuel Hahnemann wurde 1755 in Meißen geboren. Er ging nach dem Abitur nach Leipzig und begann Medizin zu studieren. Da ihn der Unterricht hier nicht befriedigte, übersiedelte er nach Wien, wo er dem Leibarzt der Kaiserin Maria Theresia, Quarin, auffiel. Er vermittelte ihm eine Stelle als Leibarzt und Bibliothekar des Barons von Brukenthal, der damals Gouverneur von Siebenbürgen war. Dort gab es noch Fälle von Malaria, die Hahnemann auf diese Weise kennenlernte. 1777 ging er nach Erlangen, um zu promovieren, und heiratete. In der Apotheke seines Schwiegervaters

erwarb er sich gründliche pharmazeutische Kenntnisse und schrieb später ein vierbändiges Apothekerlexikon, das noch 100 Jahre später das Standardwerk in allen deutschen Apotheken war. Nur sein eigentlicher Beruf als Arzt enttäuschte ihn; er geißelte die Methoden seiner Kollegen.

Hahnemann machte selbst bahnbrechende Vorschläge für Verbesserungen in der medizinischen Behandlung. So empfahl er die Anwendung von Wasser und Musik zur Heilung und betonte den Wert der Diät. Auch forderte er, daß die Kleider und Ausscheidungen von Infektionskranken verbrannt und daß die Ärzte Schutzkittel tragen und sich die Hände mit Essigwasser waschen sollten.

Die Frage war: Wie ist es möglich, daß ein Mittel wirksam sein kann, das molekular nicht nachweisbar, also scheinbar gar nicht vorhanden ist? Reine Suggestivwirkung durfte beim Hausschwein ja wohl ausgeschlossen werden. Nun weiß man aber schon lange, daß Kristallgitter Informationen speichern können. Resch und Gutmann in Wien versuchten zu zeigen, daß dies mit großer Wahrscheinlichkeit auch bei einem Wasser-Alkohol-Gemisch zutrifft, wie es ja zur Herstellung homöopathischer Potenzen verwendet wird. Es ist demnach durchaus vorstellbar – aber noch nicht bewiesen –, daß der Arzneistoff dem Verdünnungsmedium seine Information aufprägt. Durch den Potenzierungsvorgang wird diese Information immer schärfer herausgearbeitet. Dies würde die vielfach beobachtete, erheblich tiefer gehende Wirkung der Hochpotenzen erklären.

Eine solche Annahme steht freilich in krassem Widerspruch zur Stofftheorie der modernen Pharmakologie, die besagt, daß nur tatsächlich nachweisbar vorhandene Substanzen eine Wirkung auslösen können. Die klassische Homöopathie geht aber davon aus, daß die Arznei nicht nur aufgrund ihrer Substanz chemische Reaktionen im Körper hervorruft, sondern auch als Information, als Impulsgeber auf die körpereigene Regulation einzuwirken vermag.

Wenn diese Annahme richtig ist, und einiges spricht dafür, dann wäre auch verständlich, warum die Homöopathie in Fällen wirkt, in denen an sich eine psychotherapeutische Behandlung angezeigt wäre, nur daß die Heilung auf homöopathischem Wege wesentlich rascher erfolgt.

Möglichkeiten der Homöopathie

Jede Krankheit beginnt zunächst mit einer Störung des Befindens. Oft handelt es sich dabei um ganz bestimmte Symptome. Die Patienten sagen: „Ich fühle mich einfach nicht wohl", können ihren Zustand aber im übrigen nicht genauer beschreiben oder erklären.

Oft suchen solche Menschen den Arzt gar nicht erst auf, da sie sich mit ihren geringen Beschwerden lächerlich vorkommen. Dabei wäre es gut, gerade in diesem Stadium der bloßen Störung der Befindlichkeit mit der Behandlung zu beginnen, denn wenn erst ein Befund erhoben und damit auch meist eine Diagnose gestellt werden kann, ist die Krankheit bereits fortgeschritten und die Heilung viel schwieriger und langwieriger. Gerade für diese unbestimmten Anfangsstadien einer Erkrankung gibt es jedoch kaum Mittel in der klinischen Medizin, schon deshalb nicht, weil sich eine exakte Diagnose noch nicht stellen läßt. Diese ist aber in aller Regel die Voraussetzung für eine Behandlung mit den stark wirkenden Arzneien.

Der homöopathische Arzt ist in einer solchen Situation in einer weit besseren Lage. Er kann an die schon jetzt feststellbaren Krankheitssymptome anknüpfen, die individuellen Symptome heraussuchen und danach die ähnlichste homöopathische Arznei auswählen. So lassen sich Krankheiten bereits im allerersten Beginn heilen, eine weitere, schlimmere Entwicklung läßt sich verhüten.

Fallbeispiel I

Ein junger Mann berichtet, daß er jedesmal, wenn er auf den Balkon seiner Hochhauswohnung trete und in die Tiefe sehe, das Gefühl habe, er müsse hinunterspringen. Er erhält täglich 5 Tropfen Aurum D$_{30}$. Nach 3 Wochen sind die Beschwerden verschwunden. Bei der Arzneimittelprüfung von Gold *(Aurum)* war dieses Symptom als „Impuls, aus großer Höhe zu springen", beobachtet worden. Das Mittel war deshalb das Simile. Die hohe Verdünnung wurde wegen der geistig-seelischen Störung gewählt.

Das sonderbare Symptom

Manchmal berichten die Patienten von eigenartigen Empfindungen, die keine exakte Diagnose erlauben, die auch objektiv keinen Krankheitswert besitzen und doch für den Betroffenen äußerst störend sind (siehe Fallbeispiel I). In solchen Fällen kann nur mit Hilfe der Homöopathie gezielt und auch erfolgreich behandelt werden.

Leichte organische Erkrankung

Oft klagen Patienten über relativ harmlose, nicht zu diagnostizierende Störungen, die sich ebenso erfolgreich mit Arzneien der klinischen Medizin wie mit denen der Homöopathie behandeln lassen. In solchen Fällen ist die Homöopathie vorzuziehen, da das Risiko von Nebenwirkungen viel geringer ist. Außerdem ist die Heilung mit wesentlich niedrigeren Kosten zu erzielen, ein heute ebenfalls sehr wichtiger Aspekt.

Chronische organische Erkrankung

Besteht eine körperliche Erkrankung bereits längere Zeit, wird sie als chronisch bezeichnet.

Hier muß man oft sehr sorgfältig nach den Hintergründen in der Krankheitsvorgeschichte fahnden. Keinesfalls darf ein solches Symptom einfach unterdrückt werden, da sonst, wie bereits geschildert, die Gefahr besteht, daß sich die Erkrankung auf ein anderes Organ verlagert, was die Schwierigkeiten der Behandlung erheblich erhöht. Auch hier ist die Homöopathie in der Regel der Schulmedizin überlegen, da sie sich der individuellen Situation anpassen kann (siehe Fallbeispiel II).

Fallbeispiel II

Eine 74jährige Hausfrau kommt zur Nachbehandlung nach einer Brustkrebsoperation. Nebenbei erzählt sie, daß sie schon längere Zeit ein unangenehm juckendes, trockenes Ekzem an den Fingerknöcheln habe. Die Untersuchung bestätigt diese Angabe. Die Diagnose lautet: trockenes Ekzem. Zur Behandlung erhält sie 3 × 1 Tablette Petroleum D$_6$. Nach 4 Wochen hat sich die Haut an den Händen gebessert, die Behandlung mit Petroleum D$_6$ wird fortgesetzt. Nach weiteren 4 Wochen ist das Ekzem verschwunden.

Fallbeispiel III

Eine Frau mittleren Alters klagt seit 1 Tag über heftigen Fließschnupfen und Tränen der Augen. Sie erhält *Euphorbium* D$_3$, dreimal täglich 5 Tropfen. Bereits nach 24 Stunden ist der lästige Schnupfen völlig abgeklungen. *Euphorbium* wird aus dem erhärteten Milchsaft einer in Nordamerika heimischen Pflanze, *Euphorbia resinifera*, hergestellt. Der Saft wirkt stark reizend auf Haut und Schleimhäute. Charakteristisch ist ein ausgeprägter Fließschnupfen, das Leitsymptom der Patientin.

Schwere chronische Krankheiten

Ist die Regulationsfähigkeit des Körpers noch erhalten, kann die Homöopathie auch bei schweren chronischen Erkrankungen wirksam sein. Erst wenn eine nicht zu behebende Blockade oder ein Zusammenbruch der körpereigenen Regulation vorliegt, können auch homöopathische Mittel nicht greifen.

Die akute Organkrankheit

Es wird immer wieder behauptet, die homöopathische Behandlung wirke sehr langsam. Das trifft aber keineswegs immer zu.

Bei akuten Erkrankungen wirken homöopathische Mittel oft überraschend schnell, besonders wenn der Patient Symptome aufweist, die die Arzneimittelwahl leichtmachen (siehe Fallbeispiel III).

Grenzen der Homöopathie

Die Wirkung der homöopathischen Mittel beruht zu einem sehr großen Teil auf der Aktivierung der körpereigenen Regulationsmechanismen. Durch die Arzneigaben wird der Körper angeregt, sich selbst zu helfen. Dort, wo diese körpereigene Regulation blockiert oder zusammengebrochen ist, kann die homöopathische Arznei also nicht wirken. Wie kann es aber dazu kommen, daß der Körper nicht mit Selbsthilfe reagiert?

Blockade durch Störfelder

Eine Blockierung der körpereigenen Regulation kann durch sogenannte Störfelder eintreten. Darunter versteht man z. B. Narben, aber auch Herdinfekte kommen in Betracht. Solche Infekte sind beispielsweise eine chronische Mandelentzündung, Nasennebenhöhlenentzündungen, Entzündungen der Gallenblase, der Vorsteherdrüse, der inneren weiblichen Geschlechtsorgane, besonders aber Zahnwurzeleiterungen, sogenannte Granulome.

Derartige Entzündungsherde und Blockaden müssen selbstverständlich erst beseitigt werden, ehe mit einer homöopathischen Behandlung überhaupt begonnen werden kann.

Es wurde bereits erwähnt, daß Hahnemann zwischen drei Arten von Grundübeln unterschied, welche die körpereigene Regulation im krankmachenden Sinne verändern, daß er diesen Grundübeln aber wiederum mit homöopathischen Mitteln entgegenzuwirken wußte.

Homöopathika – Scheinarzneien, ja oder nein?

Die Gegner der Homöopathie glauben sich im Besitz eines mächtigen Arguments, wenn sie behaupten, daß die zweifellos zu beobachtenden Wirkungen homöopathischer Arzneien nichts weiter als Suggestivwirkungen seien – der Einbildung der Patienten entsprungen. Es handele sich, so argumentieren die Kritiker, um Wirkungen, wie sie auch von Placebos, von Scheinarzneien, erzeugt werden könnten. Dabei vergessen sie allerdings einen ganz wichtigen und entscheidenden Punkt: daß nämlich zwischen Wirkung und Wirksamkeit streng unterschieden werden muß!

Unter Wirkung versteht man die kurzfristige Beseitigung unerwünschter Krankheitssymptome; man hat beispielsweise Kopfschmerzen, die nach Einnahme eines Schmerzmittels nachlassen, man leidet an Stuhlverstopfung und behebt das Übel durch ein Abführmittel, man kann nicht einschlafen, schluckt deshalb eine Schlaftablette und schläft sofort ein. All dies sind Wirkungen, die kurzfristig erzielt werden und die nachweislich auch mit einer Zuckertablette, die keinerlei Wirkstoff enthält, also mit einem Placebo, erreicht werden können. Unter Wirksamkeit dagegen versteht man die Heilung einer Krankheit auf Dauer, also das endgültige Verschwinden einer früher immer wieder auftretenden Migräne nach einer entsprechenden Behandlung, die endgültige

Behebung einer Schlafstörung, so daß die Einnahme von Schlafmitteln überflüssig wird.

Jede Maßnahme des Arztes geht mit einem gewissen suggestiven Effekt einher; das gilt für jede Behandlungsmethode. Dieser suggestive Effekt teilt sich selbstverständlich auch den Scheinarzneien mit, so daß diese, besonders bei den sogenannten psychosomatischen Erkrankungen, zum Teil ganz erstaunliche Wirkungen zu erzielen vermögen. Doch immer lassen sich deutliche Unterschiede – auch in der Wirkung – zwischen einem Placebo und einer homöopathischen Arznei feststellen:

1. Gerade wenn das homöopathische Medikament sehr gut paßt, kann es anfangs zu einer Verstärkung der krankhaften Symptome kommen. Eine solche Erstreaktion tritt bei einem Placebo niemals auf.

2. Bei falscher homöopathischer Arzneimittelwahl können sich bei empfindlichen Patienten Arzneimittelprüfsymptome einstellen, die für das verwendete Medikament charakteristisch sind. Solche streng gerichteten Wirkungen werden bei einem Placebo nicht beobachtet.

3. Das Placebo beseitigt bestenfalls vorübergehend bestimmte Krankheitssymptome. Das richtig gewählte homöopathische Arzneimittel packt dagegen die Krankheit bei der Wurzel und kann sie heilen.

Wann keine Homöopathika?

Bei schweren Stoffwechselentgleisungen, wie sie etwa beim völligen Versagen der Leber- oder Nierenfunktion auftreten, kann die homöopathische Behandlung nicht mehr wirken, da das Grundübel nicht mehr auszuräumen ist. Auch eine Zuckerkrankheit läßt sich mit homöopathischen Mitteln weder heilen noch behandeln. Es ist eine Stoffwechselkrankheit, deren Ursache im Fehlen eines Stoffes, des Insulins, zu suchen ist, und die einzige Behandlung besteht darin, dem Körper diesen Stoff künstlich zuzuführen.

Auch wenn bereits alle körpereigenen Regulationen zusammengebrochen sind, wie dies beispielsweise in den Endstadien einer Krebskrankheit der Fall ist, kann die homöopathische Behandlung keine Reaktivierung dieser Regulation bewirken, das heißt, die homöopathische Arznei bleibt unwirksam. Hier müssen die Mittel der klinischen Medizin sinnvoll zum Einsatz kommen.

Störung durch andere Arzneien

Hahnemann hatte verlangt, daß andere Arzneien abgesetzt werden sollten, solange eine Behandlung mit homöopathischen Mitteln durchgeführt wurde, auch Genußgifte, besonders Alkohol, sollten gemieden werden.

Die klinische Erfahrung hat gezeigt, daß homöopathische Mittel durchaus neben klinischen Mitteln wirksam sein können, dennoch empfiehlt es sich, stark wirkende, tief in die körpereigene Regulation eingreifende Stoffe, wie etwa Cortison, nicht gleichzeitig zu verabreichen. Es besteht sonst die Gefahr, daß die Wirkung der homöopathischen Mittel blockiert wird.

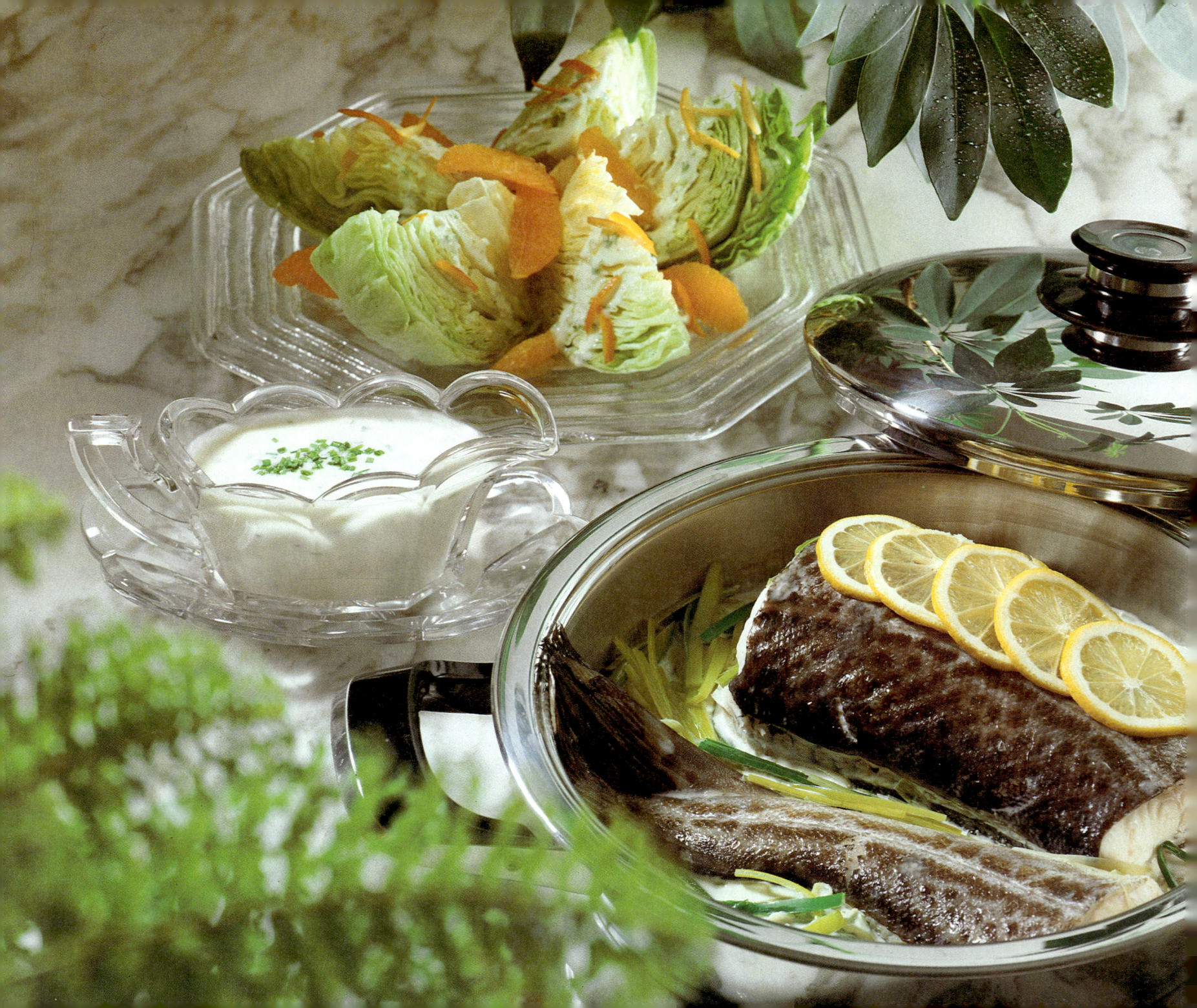

Fasten und Diät

In den westlichen Industriestaaten ist heute fast jeder dritte übergewichtig. Da Übergewicht aber das psychische wie das gesundheitliche Wohlbefinden beeinträchtigt, sollen Diäten und Fastenkuren diesem Übel abhelfen

Als Diät bezeichnet man in der Ernährungswissenschaft und Medizin eine gezielte Maßnahme, die dazu dient, ernährungsabhängigen Krankheiten vorzubeugen oder sie zu heilen. In der Diätetik, so nennt man die Lehre von der richtigen Ernährung, unterscheidet man zwischen klassischer und klinischer Diätetik.

Die klinische Diätetik beruht auf medizinisch-naturwissenschaftlichen Erkenntnissen und hat als Krankenernährung oder Ernährungstherapie zum Ziel, Krankheiten zu lindern und zu heilen, die vor allem durch eingeschränkte Organfunktionen bedingt sind. Beispiele für Krankheiten, mit deren Behandlung sich die klinische Diätetik befaßt, sind unter anderem Leber-, Gallen- und Nierenerkrankungen sowie die Zuckerkrankheit.

Wie dieses Bild zeigt, kann auch ein Diätgericht durchaus eine Freude für die Augen wie auch für den Gaumen sein

Die klassische Diätetik reicht in ihren Ursprüngen bis in die Antike zurück. Im Griechischen bedeutet *diaita* allgemein eine gesunde Lebensweise, die gleichermaßen körperliches und psychisches Wohlbefinden gewährleisten soll. Entsprechend umfaßte die klassische Diätetik einst neben den Grundsätzen für eine richtige und gesunde Ernährung auch Vorschriften für gymnastische Übungen zur Körperertüchtigung, für die allgemeine Körperpflege sowie Ratschläge, um die geistige Gesundheit zu erhalten.

Auch heute noch geht die klassische Diätetik nicht nur von rein ernährungswissenschaftlichen Prinzipien aus, sondern stellt den gesamten Menschen und seine Lebensweise in den Mittelpunkt ihrer Überlegungen. Besonders in den letzten Jahren hat die klassische Diätetik zunehmend an Bedeutung gewonnen, denn man hat erkannt, daß eine gesunde Ernährung und Lebensweise eine zentrale Rolle spielen, will man ursächlich durch falsche Ernährung und ungesunde Lebensweise bedingten Krankheiten vorbeugen.

Eine Diät kann nur dann erfolgreich sein, wenn sie den häuslichen Bedingungen und den finanziellen Möglichkeiten sowie den beruflichen Anforderungen des einzelnen gerecht wird. Wohlbefinden und Leistungsfähigkeit sollten durch eine Diät nicht beeinträchtigt werden.

Eine sinnvolle Diät erfüllt ohne weiteres alle diese Anforderungen. Dennoch halten es viele für einfacher und bequemer, sich entsprechende Arzneimittel verschreiben zu lassen; oft aber haben diese unerwünschte Nebenwirkungen und sind – über längere Zeit hinweg eingenommen – der Gesundheit nicht zuträglich.

Verlockend scheint manchem Übergewichtigen auch das Fasten, der vollständige Verzicht auf Nahrungszufuhr, denn zum einen ist es die billigste, einfachste und obendrein schnellste Methode, überflüssige Pfunde zu verlieren, zum andern verschwindet bereits in sehr kurzer Zeit das Hungergefühl.

In nahezu allen Kulturkreisen kannte und kennt man Zeiten der Nahrungsenthaltung. Dabei lassen sich bis heute zwei Formen des Fastens unterscheiden: das Heilfasten und das religiös motivierte Fasten. Das Fasten als Heilmittel wandten bereits vor mehr als 4000 Jahren die Sumerer an, und auch chinesische Herrscher mußten bei Krankheit fasten, wie die Quellen aus der Zeit von 2800 bis 2600 v. Chr. bezeugen.

Während das Heilfasten eine Reinigung des Körpers von innen zum Ziel hat, dienen die von fast allen Religionen vorgeschriebenen Fastenzeiten in erster Linie der seelischen Erneuerung.

Strenggenommen muß auch das Fasten als Diät bezeichnet werden. Da es jedoch eine extreme Diätmaßnahme ist, sollte man nicht leichtfertig von dieser Möglichkeit Gebrauch machen. Auch ist das Fasten nur dann zu empfehlen, wenn der Übergewichtige nicht wieder in alte Ernährungsgewohnheiten zurückfällt, also erneut übermäßig viel ißt, um dann die überzähligen Pfunde abzuhungern. Als Folge eines derartigen Wechsels in der Ernährung schwanken die Blutfettwerte und der Blutzuckerspiegel extrem nach oben und unten und wird der gesamte Stoffwechsel übermäßig belastet.

Langfristig die besten Maßnahmen, um das Körpergewicht zu normalisieren und dann das erreichte Gewicht beizubehalten, sind eine gesunde Lebensweise sowie eine fettarme, ballaststoffreiche Kost. Diese Kostform sollte man daher auch nicht als Diät, sondern besser als Reduktionskost bezeichnen.

Wie entsteht Übergewicht?

Übergewicht, auch Fettsucht oder Fettleibigkeit, medizinisch Adipositas genannt, bezeichnet die Neigung, im Übermaß Fett im Körper anzuhäufen; Folge davon ist, daß das Körpergewicht über das Normalgewicht hinaus ansteigt.

Die Ursachen des Übergewichts sind selten organischer Natur (Drüsen- und Hormonstörungen), in 98 Prozent aller Fälle aber beruht Übergewicht auf der Tatsache, daß mehr Energie in Form von Nahrung aufgenommen wird, als der Körper verbraucht. Diese Nahrungsaufnahme über das notwendige Maß hinaus begünstigt zum einen das Entstehen von ernährungsabhängigen Krankheiten, zum andern wirkt sich Übergewicht nachteilig auf das Wohlbefinden und Leistungsvermögen des Betroffenen aus.

Anerzogene Unsitten
Voraussetzungen für die Entstehung von Übergewicht werden in vielen Fällen bereits im Kindesalter geschaffen. Die irrige Meinung, Mütter müßten während der Schwangerschaft „für zwei" essen, sowie die Angewohnheit, überernährte Babys als besonders „gesund" zu betrachten, tragen nachhaltig dazu bei, bei Kindern Übergewicht aufzubauen. Denn Überernährung in dieser Phase frühkindlicher Entwicklung bewirkt, daß sich die Anzahl der Fettzellen im Körper von vornherein erhöht. Der nächste Schritt ist, daß das Kind die falschen Ernährungsgewohnheiten der Eltern übernimmt.

Dazu kommen dann noch andere Unsitten, die dem Kind buchstäblich anerzogen werden: Wer beispielsweise als Kind gezwungen wurde, immer seinen Teller leer zu essen, der wird auch als Erwachsener nicht mit dem Essen aufhören, wenn er satt ist, sondern erst, wenn er alles aufgegessen hat. Ein weiteres Beispiel ist, daß Eltern ihr Kind oft mit Süßigkeiten belohnen; dadurch erhält Süßes im Bewußtsein des Kindes einen hohen Stellenwert, der auch im späteren Leben kaum eingeschränkt wird.

Mit zu den falschen Ernährungsgewohnheiten trägt bei, daß ein breites Angebot an kalorienreichen Nahrungsmitteln besteht, aus dem dann oft unkontrolliert eine Auswahl getroffen wird. Ferner nehmen viele Menschen, statt das Essen zu genießen, ihre Mahlzeiten hastig und in Eile ein; dadurch verbleiben die Speisen nur kurze Zeit in der Mundhöhle, werden zu wenig gekaut, es fließt zu wenig Speichel, und das Geschmackserlebnis geht verloren. Neben den regulären Mahlzeiten greift man dann zwischendurch zu hoch kalorienhaltigen Knabbereien wie gesalzenen Nüssen, Kartoffelchips und ähnlichem und anschließend vielleicht noch zu gesüßten Getränken. Der Vielzahl an Kalorien, die auf diese Weise aufgenommen werden, steht ein extremer Bewegungsmangel gegenüber.

Die Menge der Nahrungsenergie, die dem Körper zugeführt wird, errechnet sich aus dem, was und wieviel wovon gegessen wird. Ein Vergleich der Hauptnährstoffe macht die Unterschiede des Energiegehalts deutlich: So liefert 1 g Fett 9 Kilokalorien (kcal) bzw. 39 Kilojoule (kJ), 1 g Kohlenhydrate dagegen nur

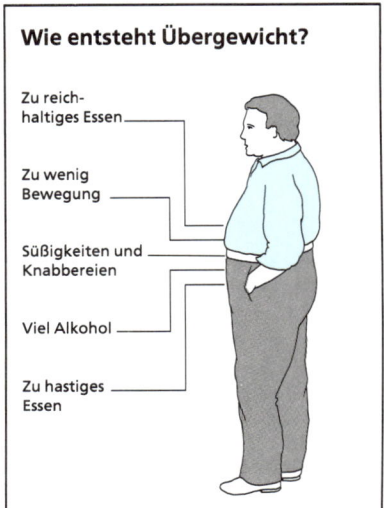

Wie entsteht Übergewicht?

Zu reichhaltiges Essen

Zu wenig Bewegung

Süßigkeiten und Knabbereien

Viel Alkohol

Zu hastiges Essen

Übergewicht hat selten nur eine Ursache, meist tragen mehrere „Ernährungssünden" zu seiner Entstehung bei

4 kcal bzw. 17 kJ, 1 g Eiweiß enthält ebenfalls nur 4 kcal bzw. 17 kJ, während 1 g Alkohol mit 7 kcal bzw. 30 kJ zu Buche schlägt. Will man also Kalorien einsparen, dann sollte man zunächst den Anteil von Fett in der Nahrung einschränken und auf Alkohol ganz verzichten.

Aber interessant sind nicht nur die absoluten Energiewerte der einzelnen Nahrungsmittel, sondern auch ein Vergleich der Menge: So liefert z. B. 1 Tafel Schokolade annähernd die gleiche Energie wie 1 kg Äpfel.

Grundsätzlich gilt: Wer abnehmen will, muß die Energiezufuhr drastisch verringern, so daß er weniger Nahrungsenergie aufnimmt, als der Körper verbraucht, und zwar über längere Zeit hinweg. Für die meisten Menschen ist es aber oft nicht einfach, ihre bisherige Ernährungsweise radikal umzustellen. Willensschwäche, unzureichendes Durchhaltevermögen oder mangelnde Selbstdisziplin sind nicht die alleinigen Ursachen für den Mißerfolg vieler Bemühungen, das Körpergewicht zu verringern; es ist vielmehr die Tatsache, daß lebenslang praktizierte falsche Ernährungsgewohnheiten sich als sehr hartnäckig erweisen und dem zunächst ungewohnten Eßverhalten Widerstand entgegensetzen.

Gestörtes Verhältnis zum Essen

Häufig ist bei Übergewichtigen auch das Empfinden für Hunger, Appetit und Sättigung gestört; obwohl der Bedarf des Körpers bereits gedeckt ist, sie also satt sind, essen sie weiter. Hinzu kommt, daß äußere Reize wie Verpackung, Aussehen, Geruch oder Geschmack von Speisen das Eßverhalten beeinflussen. Und nicht zuletzt ist es oft auch das Gefühl, „sich etwas Gutes tun zu müssen".

Es genügt daher nicht, bei einer Behandlung des Übergewichts nur das Wissen um Kalorienzahlen und um die Grundsätze einer gesunden Ernährung zu vermitteln, sondern man muß das Ernährungsverhalten insgesamt schulen.

Ratschläge für eine gesunde Ernährung und dauerhafte Gewichtsabnahme geben unter anderem die Deutsche Gesellschaft für Ernährung in Frankfurt am Main, die Krankenkassen sowie die Volkshochschulen. Darüber hinaus kann der Übergewichtige Hilfestellung bei zahlreichen Selbsthilfegruppen finden, aber auch Familie und Freunde sollten ihn bei seinem Bemühen um eine grundlegende Änderung seines Ernährungsverhaltens unterstützen.

Schritt für Schritt abnehmen

Der einzig vernünftige Weg abzunehmen ist eine sinnvolle Reduktionskost und zusätzliche körperliche Bewegung mit dem Ziel, einerseits den Energieverbrauch des Körpers zu steigern und andererseits die Energiezufuhr so weit zu verringern, daß mehr verbraucht als zugeführt wird. Bei einer sinnvollen Reduktionskost müssen die Nahrungsmittel so gewählt werden, daß der Körper, um gesund und leistungsfähig zu bleiben, mit allen lebenswichtigen Nährstoffen versorgt wird. Dies erfordert zunächst einmal, sich genau zu überlegen, was man ißt, sowie die Mengen zu kontrollieren und Kalorien zu zählen, es verlangt aber auch, der ständigen Verführung kulinarischer Genüsse zu widerstehen.

Viele Menschen scheuen diese Mühe und bauen statt dessen auf extreme Außenseiterdiäten, auf Tabletten oder andere fragwürdige Methoden, um ihr Gewicht möglichst bequem unter Kontrolle zu bekommen. Abgesehen von den gesundheitlichen Risiken haben diese Methoden den Nachteil, daß man dabei eine grundsätzlich neue und gesündere Ernährungsweise nicht erlernt.

Eine vernünftige Reduktionskost dagegen bewirkt nicht nur eine Gewichtsabnahme ohne Risiko, sondern sie ermöglicht auch, neue und gesündere Ernährungsgewohnheiten einzuüben. Dies wiederum hilft, ernährungsbedingten Krankheiten vorzubeugen, und steigert langfristig das allgemeine Wohlbefinden und damit die Lebensfreude.

Was und wieviel man wann ißt, sollte man sich bei einer Diät genau aufschreiben. Dann kann man stets überprüfen, wann man gesündigt hat (siehe obiges Beispiel)

Das richtige Körpergewicht

Ziel einer Reduktionsdiät soll zunächst sein, das Normalgewicht zu erreichen. Das Normalgewicht errechnet sich aus der Körpergröße in Zentimetern minus 100 (Beispiel: Körpergröße 175 cm −100 = 75 kg Normalgewicht).

Wichtig ist während der Reduktionsdiät, täglich das Gewicht zu kontrollieren und aufzuschreiben, ob, wann und wieviel man abgenommen hat. Um möglichst genaue Werte zu ermitteln, sollte man sich immer zur gleichen Tageszeit und gleich gekleidet wiegen.

Zu Beginn einer Reduktionsdiät scheidet der Körper zunächst verstärkt Wasser aus; der Gewichtsverlust ist daher anfangs recht hoch, verlangsamt sich aber ab der 2. Woche. Außerdem stellt sich der Körper im Verlauf einer Reduktionsdiät auf die verminderte Energiezufuhr ein, er arbeitet gleichsam auf Sparflamme, so daß der Energieverbrauch nach und nach sinkt.

Im allgemeinen geht man davon aus, daß Männer bei einer täglichen Energiezufuhr von durchschnittlich 2700 kcal (11 300 kJ) und Frauen bei 2100 kcal (8800 kJ) ihr Körpergewicht beibehalten. Um etwa 1 kg Körpergewicht zu verlieren, muß man 6000 bis 7000 kcal einsparen. Wer also pro Woche 1 kg Körpergewicht abnehmen will, muß seine tägliche Energiezufuhr um etwa 1000 kcal (4200 kJ) drosseln. Folglich sollte eine Reduktionskost für Frauen nicht mehr als 1100 kcal (4600 kJ) und für Männer weniger als 1700 kcal (7100 kJ) pro Tag enthalten.

Es gibt aber auch eine Menge Leute, die bei einer solchen Kalorienzahl nicht abnehmen. Bei diesem Typ verlangsamt sich die Geschwindigkeit des Energieumsatzes so stark, daß er mit so wenig Kalorien auskommt. Für ihn gibt es nur einen Ausweg: durch sportliche Anstrengung die Sparflamme des Energieumsatzes zu durchbrechen; erst dann ist eine Gewichtsabnahme möglich.

Das Ernährungsprotokoll

Um zunächst einen Überblick über die täglichen Ernährungsgewohnheiten zu gewinnen, erstellt man am besten ein Ernährungsprotokoll, man schreibt also genau auf, was und wieviel man wann ißt. Für das Ernährungsprotokoll kann man vorgedruckte Formblätter verwenden, wie sie in Apotheken, Drogerien, Reformhäusern oder bei den Krankenkassen erhältlich sind, man kann es jedoch auch selbst nach dem auf voriger Seite gegebenen Beispiel anfertigen. Erfahrungsgemäß nimmt man

Energieverbrauch bei körperlicher Bewegung

Vergleicht man, wie lange man welche Art körperlicher Bewegung betreiben muß, um den Energiegehalt verschiedener Nahrungsmittel zu verbrauchen, so wird rasch deutlich, daß man diesen Verbrauch nicht überschätzen darf. Man kann zwar durch körperliche Bewegung den Energieverbrauch steigern, aber daneben ist es unerläßlich, auf überflüssige Nahrungsenergie zu verzichten, um wirklich abzunehmen.

Nahrungsmittel	Energiegehalt kcal	kJ	verbraucht durch:
1 mittelgroßer Apfel	65	270	12 min Rasenmähen
1 Ei	80	330	8 min Trimmtrab
1 Scheibe Graubrot	100	420	12 min Schwimmen
1 Banane (170 g)	105	440	25 min Federball
1 Glas Weißwein oder Sekt	105	440	25 min Tanzen
1 Brötchen (40 g)	110	460	13 min Tennis
1 Scheibe Vollkornbrot	120	500	24 min Kegeln
1 Becher Fruchtjoghurt (150 g)	150	630	25 min Spazierengehen
1 Portion Schlagsahne (50 g)	150	630	40 min Hausputz
200 g Geflügelfleisch	210	880	30 min Radfahren
50 g Emmentaler	210	880	60 min Gehen (3 km/h)
1 Flasche Bier (0,5 l)	235	990	40 min Spazierengehen
1 Stück Schwarzwälder Kirschtorte	290	1220	50 min Spazierengehen
150 g Eiscreme	300	1240	60 min Ballspielen
1 Portion Pommes frites (150 g)	330	1390	55 min Skilanglauf
0,5 l Trinkmilch	330	1390	70 min Wandern
1 Paar Frankfurter Würstchen (150 g)	375	1575	47 min Tennis
1 mittelfettes Schweinekotelett (125 g)	470	1970	90 min Wandern
1 Tafel Schokolade (100 g)	565	2370	85 min Radfahren

bereits in dem Moment weniger zu sich, in dem man genau Protokoll führt. Dabei darf man jedoch auch das zwischendurch Verzehrte nicht vergessen.

Mit Hilfe eines solchen Ernährungsprotokolls kann man anhand einer Kalorientabelle genau errechnen, wieviel Nahrungsenergie man insgesamt im Lauf eines Tages aufgenommen hat und welche Nahrungsmittel weglassen oder ausgetauscht werden sollten, um die angestrebte Kalorienzahl nicht zu überschreiten.

Zusätzliche körperliche Bewegung

Eine der Ursachen für Übergewicht ist nicht zuletzt mangelnde körperliche Bewegung. Wer also Übergewicht abbauen will, sollte für regelmäßige körperliche Bewegung sorgen und Sport treiben. Es gibt heute viele Möglichkeiten sportlicher Betätigung, so daß jeder eine seinem Alter und seiner Leistungsfähigkeit angemessene Bewegungsform finden kann (siehe auch *Fit bleiben mit Sport*, S. 98 bis 139).

Die Befürchtung, daß man nach körperlicher Bewegung mehr ißt, trifft nicht zu, im Gegenteil, denn sportliche Aktivität fördert das deutliche Empfinden von Hunger und Sättigung. Darüber hinaus beugt sportliche Betätigung Herz- und Kreislauferkrankungen vor, vermittelt ein erhöhtes Körperbewußtsein und das Gefühl, aktiv und nicht nur durch passiven Verzicht an der Verringerung oder Erhaltung des Körpergewichts mitzuwirken.

Allerdings sollte man den Energieverbrauch durch körperliche Bewegung auch nicht überschätzen (siehe nebenstehende Tab.).

Der Speiseplan bei Diät

Die richtige Wahl der Lebensmittel, die Menge und ihre Zubereitung sind ausschlaggebend dafür, daß auch während einer Schlankheitskur Wohlbefinden und Leistungsfähigkeit erhalten bleiben. Wichtig ist, daß bei einer Reduktionskost der Bedarf an lebensnotwendigen Nährstoffen ausreichend gedeckt wird. Dies setzt allerdings Wissen um eine gesunde Ernährung allgemein und um den jeweiligen Nährstoff- und Energiegehalt der Nahrungsmittel im einzelnen voraus; hierzu liefert eine Nährstofftabelle die notwendigen Informationen. Ein nächster Schritt ist, einen ausgewogenen Speiseplan auszuarbeiten. Bei der Zubereitung sollte man dann die jeweiligen Mengen genau abwiegen und darauf achten, daß so wenig Nährstoffe wie möglich verlorengehen.

Bereits das Ernährungsprotokoll bietet ausreichend Anhaltspunkte dafür, wo überflüssige Kalorien eingespart werden können. Es ist statistisch erwiesen, daß durchschnittlich etwa 8 Prozent der täglichen Energie in Form von Alkohol, 13 Prozent in Form von Zucker und 40 Prozent in Form von Fett aufgenommen werden. Meidet man also die sichtbaren oder versteckten Fette in Fleisch und Wurstwaren und verzichtet man auf Süßigkeiten und alkoholische Getränke, so kann man bereits einen erheblichen Teil der Kalorien einsparen. Prinzipiell sollten auch bei einer Reduktionsdiät Zwischenmahlzeiten eingeplant werden. Nach dem Abendessen sollte man nichts mehr essen.

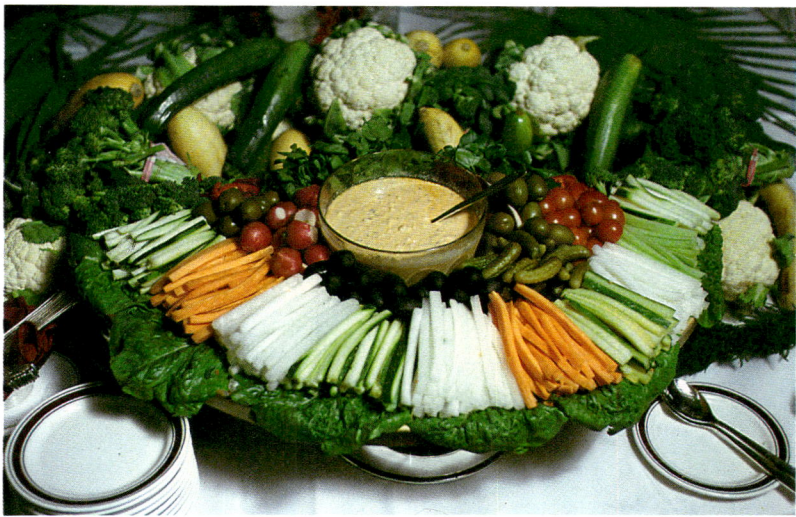

So appetitlich kann man Rohkost anrichten. Wer woanders wieder Kalorien einspart, darf zwischendurch auch mal eine saure Gurke oder eine Olive naschen

Pflanzliche Rohkost

Rohkostsalate und frisches Obst sind ideale Nahrungsmittel, um abzunehmen. Sie liefern Vitamine, Mineralstoffe, Spurenelemente und Ballaststoffe, sättigen gut und enthalten verhältnismäßig wenig Kalorien. Insofern sind sie ideal als Zwischenmahlzeit, aber auch als Einleitung einer Hauptmahlzeit. Sie zwingen zu sorgfältigem Kauen, verlängern dadurch die Essenszeit und bewirken bald ein Gefühl der Sättigung, so daß man von den nachfolgenden Speisen nur noch wenig verzehren kann.

Es sind vor allem die Ballaststoffe, die bei pflanzlichen Nahrungsmitteln dafür sorgen, daß der Magen bald gefüllt ist. Ferner verbleiben die Ballaststoffe länger im Magen, es wird nur verlangsamt das Hormon Insulin ausgeschüttet, wodurch wiederum verhindert wird, daß der Blutzuckerspiegel zu rasch absinkt. Folge davon ist, daß nicht so schnell wieder Hungerfühl auftritt.

Ferner fördern Ballaststoffe die Verdauungstätigkeit des Darms. Zwar gewöhnt sich der Darm recht bald an eine ballaststoffreiche Kost, es können aber anfangs verstärkt Völlegefühl und Blähungen auftreten. Bei schlechtem Gebiß oder empfindlichem Magen sollte man die Rohkost sehr klein schneiden oder, wenn möglich, fein reiben.

Grundsätzlich lassen sich außer Kartoffeln und grünen Bohnen alle Gemüsesorten zu Rohkostsalaten verarbeiten. Bei der Zubereitung sollte man darauf achten, daß die Salatsoßen fettarm sind; empfehlenswert sind Soßen auf der Grundlage von Zitronensaft oder Joghurt.

Vollkornprodukte bevorzugen

Vollkornbrot und Gerichte aus Vollkorngetreide haben eine ähnliche Wirkung wie Obst und Gemüse. Aufgrund ihres hohen Anteils an Ballaststoffen sättigen sie gut, wirken fördernd für eine geregelte Darmtätigkeit und bilden wegen ihres Gehalts an Vitaminen und Mineralstoffen, an Eiweiß und Fett eine ideale Ergänzung zu Rohkostsalaten.

Vollkornprodukte in die Reduktionskost aufzunehmen bedeutet jedoch nicht nur, daß man Brötchen oder helles Brot durch Vollkornbrot ersetzt, sondern verlangt auch, daß man zu ungeschältem Reis, Vollkornnudeln oder Vollkornhaferflocken greift und für Mehlspeisen oder Backwaren Vollkornmehl nimmt.

Fleisch und Milchprodukte

Fleisch und Milchprodukte sind wertvolle eiweißhaltige Nahrungsmittel, gleichzeitig aber auch Träger versteckter Fette. Aus diesem Grund sollte man im Rahmen einer Reduktionsdiät die Zahl der Fleischgerichte wie auch die Menge einschränken und vor allem mageres Fleisch und Geflügel bevorzugen. Fettarm zubereiteter Fisch kann oft das Fleisch ersetzen und bringt Abwechslung in den Speiseplan.

Bei Milchprodukten sollte man ebenfalls zu den fettarmen Erzeugnissen greifen. Eine Ausnahme ist Milch selbst: Da beim Entrahmen der Milch wertvolle Vitamine verlorengehen, empfiehlt es sich, zu Vollmilch (3,5 Prozent Fett) zu greifen, sie jedoch nur in geringen Mengen zu trinken. Denn Milch muß als Lebensmittel und darf nicht als Durstlöscher betrachtet werden, da 1 l Vollmilch 680 kcal (2860 kJ) enthält.

Vor allem Magerquark und Frischkäse eignen sich vorzüglich als Dessert, Zwischenmahlzeit oder Brotaufstrich.

Obwohl auch Eier wertvolle Eiweißträger sind, sollte man pro Woche nicht mehr als 3 Stück zu sich nehmen, weil sie zugleich auch sehr viel Cholesterin enthalten. Wer gerne Eier ißt, sollte jeweils von zwei Eiern nur ein Eigelb verwenden, da das gefährliche Cholesterin nur im Eigelb sitzt.

Alternativ würzen

Vor allem Menschen, die außer an Übergewicht auch noch an Herz- und Kreislaufbeschwerden sowie unter Bluthochdruck leiden, sollten sowenig Kochsalz wie möglich verwenden. Bereits nach kurzer Gewöhnungszeit reagiert der Geschmack empfindlicher, so daß man nicht mehr das Gefühl hat, es fehle etwas am Essen. Statt Salz, scharfer Gewürze oder fertigen Gewürzmischungen, die meist einen hohen Anteil an Kochsalz enthalten, sollte man lieber zu frischen oder getrockneten Kräutern greifen, die neben ihrer geschmacklichen Wirkung oft auch noch reich an Mineralstoffen und Vitaminen sind und durch zahlreiche andere Inhaltsstoffe die Verdauung fördern (siehe auch *Gewürze halten gesund*, S. 58 bis 71).

Menschen mit niedrigem Blutdruck müssen dagegen auf ausreichende Salzzufuhr achten, da sonst beim Fasten die Gefahr von Ohnmachtsanfällen gegeben ist.

Süßigkeiten und Getränke

Das Verlangen nach Süßem ist ein Hemmschuh jeder Reduktionsdiät. Wer abnehmen will, muß jedoch gesüßte Nahrungsmittel jeder Art meiden. Dazu zählen nicht nur Süßigkeiten und Gebäck, sondern auch industriell vorgefertigte, bereits gesüßte Lebensmittel wie Pudding, Cremespeisen, Joghurt- und Quarkzubereitungen, die im Vergleich zu den ungesüßten Milchprodukten sehr viel kalorienreicher sind.

Oft nicht bewußt ist vielen Menschen, daß auch Fruchtsaftgetränke und Limonaden bis zu 10 Prozent, also bis zu 100 g/l Zucker enthalten. Vor allem bei Kindern ist die Gefahr groß, daß sie auf diese Weise übermäßig viel Nahrungsenergie aufnehmen.

Obwohl der Zucker in Süßwaren, Gebäck, Getränken und anderem den Energiegehalt massiv erhöht, trägt er kaum zur Sättigung bei und enthält keine lebenswichtigen Nährstoffe. Darüber hinaus bewirkt Süßes, daß sich der Blutzuckerspiegel deutlich erhöht; Folge davon ist, daß Insulin in die Blutbahn abgegeben wird, um den Blutzuckerspiegel zu senken. Die überschießende Insulinabgabe kann wiederum zu einem Zustand der Unterzuckerung führen, der das Gefühl von Hunger auslöst.

Ebenso wie das Verlangen nach Süßem tragen bei vielen Menschen alkoholische Getränke zum Übergewicht bei. Schon 1 Glas Wein enthält soviel Nahrungsenergie wie 1 Brötchen oder 2 kleine Äpfel.

Zusammenfassend kann man das Thema mit der Empfehlung abschließen, daß man statt Süßigkeiten und Gebäck zwischendurch lieber etwas Obst essen sollte und daß man bei Getränken statt zu Alkohol und gesüßter Limonade zu kalorienlosem ungesüßtem Frucht- und Kräutertee sowie zu Mineralwasser greifen sollte.

Welche Lebensmittel bei Diät?

Lebensmittelgruppe	bevorzugen	meiden
Obst	Frisches, wenig gesüßtes Kompott Tiefkühlobst	Gesüßtes Konservenobst oder Kompott
Gemüse	Frische Salate Gedünstet Tiefkühlgemüse	Fertige Gemüsesalate Gekocht Konservengemüse (Salz!)
Getreideprodukte und Nährmittel	Vollkornbrot Vollkorngebäck Vollkornreis Vollkornnudeln Buchweizen, Hirse Müsli	Weißmehl Süßes Gebäck Weißmehlbrot und -gebäck Weißmehlkuchen und -torten
Kartoffeln	Pellkartoffeln Gebacken	Kartoffelchips Pommes frites Bratkartoffeln
Milch und Milchprodukte	Buttermilch Sauermilch Joghurt Vollmilch Frischmilch Magere Käsesorten Sahne nur in kleinen Mengen (1 bis 2 TL/Tag)	Kondensmilch Gesüßte Milchprodukte Fettreiche Käsesorten
Eier	Bis zu 3 Stück pro Woche	Mehr als 3 Stück pro Woche
Fleisch- und Wurstwaren	Geflügel Mageres Fleisch Fettarme Wurstsorten	Fette Wurstwaren Speck Fleischsalate mit Mayonnaise
Fisch	Süßwasserfisch Seefisch Gedünstet oder gegrillt	Paniert Fette Fischsorten Fischkonserven
Süßspeisen/ Süßwaren	Vollkorngebäck Vollkornkuchen Dicksäfte Honig Trockenobst	Bonbons, Pralinen Schokolade, Eiscreme Vorgefertigte Desserts Fettgebackenes
Fett	Butter Pflanzenmargarine Sahne	Schlachtfette Schmalz Streichfette allgemein
Getränke	Fruchtsäfte Mineralwasser Malzkaffee Ungesüßter Tee und Kaffee	Alkoholische Getränke Limonaden Colagetränke
Gewürze	Frische oder getrocknete Kräuter	Salz Gewürzmischungen auf Salzbasis

Entlastungs- oder Schalttage

Entlastungs- oder Schalttage kann man sowohl im Rahmen einer Reduktionsdiät als auch im Anschluß an eine Fastenkur einplanen. Sie sind aber ebenso geeignet, nach kulinarisch üppigen Fest- und Feiertagen kleinere Ernährungssünden wieder auszugleichen.

Entlastungs- oder Schalttage kann man ein- bis zweimal pro Woche einschieben. Dabei wird die Kost für 1 bis 2 Tage auf eine, in manchen Fällen auf zwei Lebensmittelgruppen beschränkt. Die Energiezufuhr beträgt durchschnittlich nur 500 bis 700 kcal (2100 bis 2900 kJ).

Da die Kost für die Entlastungs- oder Schalttage nahezu frei von Kochsalz und meistens reich an Kalium ist, schwemmt der Körper überschüssige Flüssigkeit aus. Dadurch wirken Entlastungstage entwässernd und entschlackend und entlasten auf diese Weise den Kreislauf und die Verdauung. Sie beschleunigen auch die Gewichtsabnahme, doch ist zu bedenken, daß der Gewichtsverlust dabei hauptsächlich auf der verstärkten Wasserausscheidung beruht.

Naturheilärzte haben bei der Anwendung von Kostformen für Entlastungstage deutliche Stoffwechselumstellungen beobachtet und zum Teil beachtliche Heilerfolge erzielt.

Dennoch muß einschränkend gesagt werden, daß zu Hause kurzfristig eingelegte Entlastungstage zwar durchaus positive Wirkung haben, daß sie aber längerfristig aufgrund der einseitigen Kost gesundheitliche Risiken bergen.

Kostformen für Entlastungstage

Kostform	Zusammensetzung	Wirkung	Spezielle Hinweise	Beurteilung
Saftdiät	½ bis 1 l frische Obst- und Gemüsesäfte	Stark entwässernd, entlastend für Herz, Kreislauf und Verdauung	Blutdruckabfall beachten	Medizinisch bewährt, kurzfristig problemlos
Reisdiät	Mittags und abends je 100 g Reis dünsten, dazu etwa 100 g gedünstetes Obst und Gemüse. Morgens etwa 100 g Obst	Stark entwässernd, blutdrucksenkend	Möglichst Naturreis, kein Salzzusatz	Bewährt bei Bluthochdruck. Sinnvoll bei Nierenerkrankungen und Verstopfung. Kurzfristig empfehlenswert
Obstdiät	1½ bis 2 kg frisches Obst. Zusätzlich ½ l Obstsäfte, 1 bis 2 Scheiben Knäckebrot	Verstärkte Verdauungsarbeit, entwässernd	Großes Nahrungsvolumen, geringer Energiegehalt. Völlegefühl und Blähungen möglich	Empfehlenswert vor Fastenkuren, während Reduktionsdiäten, bei Darmträgheit
Sauerkraut-tag	1 kg Sauerkraut, roh oder erhitzt, über den Tag verteilt. 1 bis 2 Scheiben Vollkorn- oder Knäckebrot. Evtl. Sauerkrautsaft	Gut sättigend, gegen Darmträgheit	Blähungen und Völlegefühl bei empfindlichen Menschen möglich. Großes Nahrungsvolumen. Gut kauen	Einmal monatlich empfehlenswert
Obst-Gemüse-Frischkost-Diät	Insgesamt 1 bis 1½ kg Obst und Gemüse pro Tag. Mittags und abends reichlich Frischkost, zwischendurch frisches Obst. Morgens Müsli mit hohem Obstanteil, Joghurt, Zitrone, frische Kräuter	Regt Verdauung an	Salate frisch nach der Zubereitung verzehren. Gut kauen	Auch als längerfristige Reduktionskost möglich. Empfehlenswert bei Darmträgheit, Herz-Kreislauf-Erkrankungen, Bluthochdruck
Milchdiät	Milch oder Sauermilch, insgesamt 1 bis 1½ l. Mit Fruchtsäften abschmecken	Leicht abführend (Milchzucker)	Vorsicht bei Milchunverträglichkeiten. Gut geeignet bei Magenempfindlichkeit	Zur Unterbrechung einer Reduktionsdiät, kurzfristig (1 Tag pro Woche) problemlos
Kartoffeldiät	500 bis 600 g Kartoffeln als Back- oder Pellkartoffeln. Zusätzlich 100 g Quark oder Hüttenkäse mit Kräutern, gedünsteten Tomaten oder Blattsalat	Gut sättigend	Wenig Salzzusatz. Günstiges Natrium-Kalium-Verhältnis. Gut magenverträglich und sättigend	Auch als Reduktionsdiät (bis zu 1 Woche) empfehlenswert
Quarkdiät	800 bis 1000 g Magerquark. Zubereitung z. B. mit frischen Kräutern, sauren Gurken oder Zwiebeln	Gut sättigend	Keine gesüßten Quarkfertigprodukte verzehren. Eiweißreiche Kostform	Kurzfristig empfehlenswert

Getränke für alle Entlastungstage: Früchte-, Kräutertee, Malzkaffee, Wasser, Mineralwasser

Verschiedene Diätformen

Grundlage der ernährungswissenschaftlichen Beurteilung einer Reduktionsdiät sind deren Zusammensetzung sowie deren Nebenwirkungen und die Frage, ob die jeweilige Kostform auch als sinnvolle Dauerernährung geeignet ist.

Vegetarische und vegetarisch betonte Kostformen bauen hauptsächlich auf pflanzlichen Nahrungsmitteln auf. Strenge Vegetarier lehnen grundsätzlich alle tierischen Produkte ab, während gemäßigte Vegetarier entweder Eier (Ovo-) oder Milch und Milchprodukte (Lacto-) oder beides (Ovo-Lacto-Vegetarier) zulassen. Während der strenge Vegetarismus sehr genaue Kenntnisse über den Nährstoffgehalt, vor allem den Eiweißgehalt der verschiedenen pflanzlichen Produkte, voraussetzt und von daher nicht ganz unproblematisch ist, kann der durch Milch und Milchprodukte ergänzte Vegetarismus als Dauerkost durchaus empfohlen werden.

Die vegetarisch betonten Kostformen gestatten in Maßen auch Fisch und Fleisch, lehnen aber hochverfeinerte Lebensmittel wie Weißmehl, Haushaltszucker und anderes sowie Genuß- und Suchtmittel ab und lassen nur naturbelassene Produkte zu.

Besonders empfehlenswert ist eine ausgewogene Mischkost. Bei den energiereduzierten Mischkostformen sollten die angegebenen Mengen genau abgewogen werden, um ein ausgewogenes Nährstoffverhältnis zu erhalten; in manchen Fällen empfiehlt es sich, zusätzlich Vitamin-

Diätformen im Überblick

Kostform	Prinzip, Zusammensetzung	Ziel, Begründung	Beurteilung
Vegetarische Kostformen:			
Vegetarismus	Hauptsächlich pflanzliche Lebensmittel; Eier, Milch und Milchprodukte teilweise erlaubt	Vorbeugung gegen ernährungsabhängige Krankheiten	Mit Milchprodukten als Dauerkost geeignet. Bei Kindern ausreichende Kenntnisse erforderlich
Bircher-Benner-Kost	Unverarbeitete Nahrung, basierend auf Rohkost, schonend erhitztem Getreide und Gemüse	Heilerfolge, besonders bei chronischen Krankheiten	Als Reduktionskost ideal, da sättigend. Als Dauerkost geeignet
Waerland-Kost	Rohkost und Getreidemahlzeiten im Wechsel. Verboten: Genußmittel, scharfe Gewürze, Salz, reiner Zucker	Stoffwechselumstellung durch basische Lebensmittel	Als Dauerkost geeignet
Vegetarisch betonte Kostformen:			
Evers-Diät	Möglichst wenig verarbeitete Lebensmittel. Geringe Mengen Fisch und kurzgebratenes Fleisch	Behandlung und Heilung von Stoffwechselkrankheiten. Gesunderhaltung	Als Dauerkost geeignet
Grunddiät nach Anemueller	Vorwiegend naturbelassene Lebensmittel. Quantitativ und qualitativ geordnete Kostform, die je nach gesundheitlichen Beschwerden variiert werden kann	Zur Vorbeugung und Heilung ernährungsabhängiger Krankheiten	Als Dauerkost geeignet
Kollath-Bruker-Kost	Vollwertige, naturbelassene Getreideprodukte und Rohkost als zentrale Lebensmittel	Gesunderhaltung und Vorbeugung gegen ernährungsabhängige Krankheiten	Als Dauerkost geeignet
Schnitzer-Normalkost	Naturbelassene Kost	Gesunderhaltung, Stärkung der körperlichen Abwehr	Als Dauerkost geeignet
Vollwert-ernährung	Verzehr von Lebensmitteln mit geringem Verarbeitungsgrad	Optimale Versorgung des Organismus mit allen wichtigen und gesundheitsfördernden Nährstoffen	Als Dauerkost geeignet
Energiereduzierte Mischkostformen:			
Brigitte-Diät	Ausgewogene Mischkost, 1000 kcal	Gewichtsreduktion; auch zur längerfristigen Ernährung bieten diese Reduktionsdiäten geeignete Speisepläne. Genaues Abwiegen der Speisen notwendig	Zur langfristigen Gewichtsreduktion empfehlenswert
Brotdiät	Ausgewogene Mischkost mit erhöhtem Brotanteil, 1200 kcal		
Diät nach Holtmeier	Ausgewogene Mischkost		
Diät nach Blohm und Cremer	Ausgewogene Mischkost		
Weight-Watchers	Ausgewogene Mischkost	Verhaltenstraining in der Gruppe zum Einüben von richtigem Ernährungsverhalten in der häuslichen Umgebung	Gute Dauererfolge und zur Gewichtsreduktion vor allem bei massivem Übergewicht auch langfristig (bis zu 20 Wochen) geeignet
Deutsche Gesellschaft für Ernährung	Ausgewogene Mischkost		

Diätformen im Überblick (Fortsetzung von Seite 356)

Kostform	Prinzip, Zusammensetzung	Ziel, Begründung	Beurteilung
Pritikin-Diät	Fettarme, ballaststoffreiche Kost. Bis zu 100 g mageres Fleisch pro Tag oder 680 g pro Woche erlaubt. Verboten: Fett, Zucker, Salz, Koffein, Alkohol. Meiden: Innereien, fette Fleischsorten	Zur Gewichtsreduktion und Steigerung der körperlichen Leistungsfähigkeit	Als Dauerernährung empfehlenswert
Bio-Kur	Fleischarme Kost, basierend auf naturbelassenen Lebensmitteln, Vollgetreide, Obst und Gemüse. Meiden von Genußmitteln, hochverfeinerten Lebensmitteln	Gewichtsreduktion, natürliche Lebensweise	Als Dauerernährung empfehlenswert
F-Plan-Diät	Vorwiegend ballaststoffreiche Lebensmittel, auch Weizenkleie und Kleieprodukte. Ausreichende Sättigung	Zur Gewichtsabnahme, gegen Darmträgheit	Weizenkleie bei Verzehr von Vollgetreide überflüssig. Zur Gewichtsreduktion und hinsichtlich einer darauf aufbauenden Dauerernährung empfehlenswert

Kohlenhydratarme, eiweiß- und fettreiche Reduktionsdiäten:

Kostform	Prinzip, Zusammensetzung	Ziel, Begründung	Beurteilung
Atkins-Diät **Banting-Diät** **Cooley-Diät** **Hollywood-Kur** **Lutz-Diät** **Punktediät**	Viel tierische, wenig pflanzliche Nahrungsmittel. Teilweise nur mit zusätzlichen Vitaminpräparaten durchführbar	Gewichtsreduktion	Nicht empfehlenswert, da langfristig gesundheitlich bedenklich
Managerdiät	Eiweißreiche Mischkost	Magenfreundlich, leicht verdaulich, zeitsparende Zubereitung für streßgeplagte Menschen	Zur Gewichtsreduktion gefahrlos, langfristig bedingt empfehlenswert
Mayo-Diät-Kur	Kurzgebratenes Fleisch, frisches Obst, Salat, Eier, wenig Milchprodukte	Weitgehender Verzicht auf Fette, wurde auch in der „Mayo-Klinik" praktiziert	Als Dauerernährung gesundheitlich bedenklich

Formula-Diäten:

Kostform	Prinzip, Zusammensetzung	Ziel, Begründung	Beurteilung
Weizengelkur	Dreimal täglich Weizengelbrei	Gewichtsreduktion	Nur in Verbindung mit anderen Diätformen sinnvoll
Formula-Diät-Fertig-produkte	Eiweißreiche, kohlenhydrat- und fettarme Nährstoffgemische zum Anrühren. Ausgewogene Nährstoffverhältnisse. Keine Ballaststoffaufnahme	Gewichtsreduktion	Durchführung längerfristig möglich, jedoch eintönig
Diätfertig-mahlzeiten, Diätmüsli-mischungen	Mit Eiweißflocken, Fruchtbestandteilen, Haferflocken, auch gesüßt, mit Weizenkleie als Ballaststoffbestandteil	Gewichtsreduktion; gegen Darmträgheit	Größere Variationsmöglichkeiten als bei reinen Pulverpräparaten. Kurzfristig gesundheitlich unbedenklich, in Verbindung mit einem Diätplan zur Gewichtsreduktion

präparate einzunehmen. Grundsätzlich haben Mischkostdiäten den Vorteil, daß sie den Umgang mit Lebensmitteln und deren Energie- und Nährstoffgehalt lehren. Unter den Mischkostformen spielen die kohlenhydratbetonten Diäten eine besondere Rolle. Sie sättigen sehr gut und lassen Brot, Getreide und Kartoffeln in ausreichender Menge zu.

Viele der ständig neu erscheinenden Modediäten, die meist nur auf einem Nahrungsmittel oder einer Nahrungsmittelgruppe beruhen, versprechen zwar eine rapide Gewichtsabnahme, sind aber allenfalls kurzfristig für Entlastungs- oder Schalttage geeignet. Die Einseitigkeit der Ernährung führt rasch dazu, daß man die Diät aufgibt; ferner wären sie, über längere Zeit durchgeführt, gesundheitsschädlich.

Abzuraten ist auch von kohlenhydratarmen, dafür aber eiweiß- und fettreichen Diäten. Auch hier ist die Ernährung zu einseitig, und die Sättigungswirkung ist nur gering. Außerdem führen diese Diäten zu Nährstoff-Mangelerscheinungen, die hohe Fettzufuhr steigert die Blutfettwerte und erhöht den Cholesterinspiegel; dadurch steigt das Risiko für Herz- und Kreislauferkrankungen. Der geringe Anteil an Ballaststoffen wirkt sich negativ auf die Verdauung und die Darmfunktion aus, und der Mangel an Kohlenhydraten führt zu Stoffwechselstörungen.

Formuladiäten werden bei der klinischen Behandlung bestimmter chronischer oder akuter Krankheiten eingesetzt; als längerfristige Kostform zum Abnehmen sind sie jedoch nicht geeignet. Ebensowenig sind energiereduzierte Fertiggerichte auf Dauer empfehlenswert.

Fastenmethoden

Mit zunehmender Information über gesunde Ernährung und Reduktionskost wächst auch das Interesse vieler Menschen an einer Fastenkur. Da eine Fastenkur aber eine völlig ungewohnte Lebenssituation und Ernährungsweise mit sich bringt, ist es wichtig, ihre Durchführung zu planen und sich über die Umstellung sorgfältig zu informieren.

Tee- und Wasserfasten

Die Vorgängerin dieser Fastenkur, die Nulldiät, war die drastischste Art der Nahrungsenthaltung. Wichtig ist, daß dem Körper dabei ausreichend Flüssigkeit, etwa 2 bis 3 l pro Tag, zugeführt wird. Da der Körper bei totalem Nahrungsverzicht größere Mengen an Eiweiß und Mineralstoffen, vor allem an Kalium, verliert, ist die Nulldiät gefährlich. Sie wird daher heute nicht mehr angewandt. Ein kurzfristiges, 1 bis 2 Tage dauerndes Fasten mit Kräuter- und Früchtetee jedoch wirkt bei akuten Magenschleimhautentzündungen heilend (mit dem Arzt absprechen).

Saftfasten

Im Gegensatz zur Nulldiät wird beim Saftfasten der Abbau von Eiweiß begrenzt und der Körper mit Vitaminen und Mineralstoffen versorgt. Um den Übergang zum Fasten zu erleichtern, steht am Beginn der Fastenkur ein Entlastungstag mit Obst und Gemüserohkost. Während der Fastentage selbst trinkt man außer Mineralwasser und Tee mittags und abends je etwa ¼ l Obst- oder Gemüsesaft oder Gemüsebrühe. Die dabei zugeführte Menge an Nahrungsenergie

Verschiedene Fastenmethoden im Überblick

Fastenmethode	Durchführung	Ziele	Hinweise
Tee- und Wasserfasten	Kräutertee, Mineralwasser, zusätzlich Vitamin- und Mineralstoffpräparate	Gewichtsreduktion bei massivem Übergewicht. Kurzfristiges Teefasten bei akuten Magen- und Darmstörungen, akuten fieberhaften Erkrankungen und Bluthochdruck	Zur Gewichtsreduktion nur unter ärztlicher Kontrolle; nur 1 bis 2 Tage akzeptabel
Saftfasten **a) nach Buchinger-Lützner**	Fruchtsäfte, Gemüsesäfte, Gemüsebrühe, Tee, Mineralwasser	Gewichtsreduktion und Entschlackung. Steigerung der Selbstheilungsfähigkeit und Abwehrkräfte des Organismus. Behandlung ernährungsabhängiger Krankheiten wie Bluthochdruck, Zuckerkrankheit, Fettstoffwechselstörungen, Herz- und Kreislauferkrankungen sowie Lebererkrankungen	Selbständiges Fasten für Geübte möglich. Bei Einnahme von Medikamenten und für Ungeübte ärztliche Kontrolle ratsam. Günstiges Natrium-Kalium-Verhältnis, Vitamine und Mineralstoffe in natürlicher Form in den Säften enthalten
b) mit Rohsäften	Frische Fruchtsäfte, frische Gemüsesäfte, Tee, Mineralwasser		
Molkefasten	1 bis 1½ l Diätmolke pro Tag; Frischpflanzensäfte von Artischocke, Löwenzahn, Rettich in kleinen Mengen; Tee, Mineralwasser	Gewichtsreduktion und Entschlackung. Behandlung und Heilung von Lebererkrankungen und Bluthochdruck. Regeneration der Darmflora, besonders bei Verstopfung und nach Abführmittelmißbrauch	Weniger Eiweißverlust als beim Saftfasten und bei der Nulldiät. Auch im Wechsel mit oder als Ergänzung zu einer Reduktionsdiät geeignet
Eiweißsubstituiertes Fasten	Pulverisierte Nährstoffmischpräparate (Eiweißkonzentrate), nach Zusatz von Wasser trinkfertig	Zur klinischen und ambulanten Behandlung von Übergewicht. Verlust an Körpereiweiß wird ab der 2. Fastenwoche ausgeglichen	Unter ärztlicher Kontrolle auch längerfristig durchführbar
Modifiziertes Fasten **a) mit Formula-Präparaten**	Nährstoffgemisch, z. B. Milcheiweiß, Pflanzenfett und Zucker. Auch als Flüssigspeisen erhältlich	Gewichtsreduktion	Erfolg nur, wenn die empfohlene Tagesration (1000 kcal pro Tag) eingehalten wird. Für Ungeübte zur kurzfristigen Gewichtsreduktion geeignet. Verhältnismäßig teuer und geschmacklich wenig abwechslungsreich
b) nach F. X. Mayr	Milch und altbackene Semmel zum sorgfältigen Einspeicheln	Entschlackung und Gewichtsreduktion; Heilerfolge bei chronischen Erkrankungen, Regeneration der Darmflora	Kurzfristig problemlos, längerfristig nur unter Kontrolle

schwankt zwischen 200 und 400 kcal (920 und 1840 kJ) pro Tag. Die Vielzahl der Säfte ermöglicht jedem, eine seinem Geschmack und der individuellen Verträglichkeit entsprechende Auswahl zu treffen (siehe auch Kasten S. 360).

Molkefasten

Das Molkefasten wendet man mit Erfolg als Heilverfahren nicht nur bei Übergewicht, sondern auch bei Bluthochdruck, Lebererkrankungen und bei einer durch Abführmittel geschädigten Dickdarmflora an. Frischmolke, die als Nebenprodukt bei der Käsegewinnung anfällt, ist nur sehr kurze Zeit haltbar; sie muß also auf schnellstem Weg aus den Käsereien zum Kunden gelangen. Um dieses Problem zu entschärfen, stellt man heute eine eiweißangereicherte Spezialmolke her, die länger haltbar ist. Der Zusatz verschiedener Fruchtsäfte macht das Angebot abwechslungsreich und geschmacklich attraktiv.

Beim Molkefasten trinkt man pro Tag 1 bis 1½ l Spezialmolke und zusätzlich 8 ml Frischpflanzensaft, der aus Brennesselkraut, Löwenzahn, Artischocken oder Weißdorn hergestellt und mit Wasser verdünnt wird. Ergänzend kann man auch Kräutertees trinken.

Eiweißsubstituiertes Fasten

Ziel des eiweißsubstituierten Fastens ist es, den Verlust an Körpereiweiß während des Fastens einzuschränken, indem man Eiweiß und andere Nährstoffe in Form von pulverisierten Spezialpräparaten zu sich nimmt. Es gibt inzwischen mehrere dieser Präparate auf dem Markt, die beim eiweißsubstituierten Fasten einge-

setzt werden können. Diese Produkte werden in verschiedenen Geschmacksrichtungen angeboten und enthalten in einer Tagesration 300 bis 500 kcal (1260 bis 2100 kJ) an Energie, 40 bis 70 g Eiweiß, 20 bis 30 g Kohlenhydrate sowie eine dem täglichen Bedarf entsprechende Menge an Vitaminen und Mineralstoffen.

Diese Fastenmethode hat den Vorteil, daß man sie auch über einen längeren Zeitraum hinweg problemlos machen kann, sie ist also nicht nur zur klinischen Behandlung von Übergewicht geeignet, sondern kann auch zu Hause ohne Risiko angewandt werden. Denn durch die beim eiweißsubstituierten Fasten verwendeten Präparate beugt man der Gefahr von Mangelerscheinungen vor und treten unangenehme Nebenwirkungen wie Kopfschmerzen und Müdigkeit nicht auf.

Allerdings muß man einschränkend sagen, daß ein gewisser Verlust an Eiweiß in den ersten zwei Fastenwochen auch bei dieser Methode nicht ganz verhindert werden kann. Ein Nachteil ist ferner, daß diese Fastenmethode nicht die Möglichkeit eröffnet, durch einen radikalen Einschnitt falsche Ernährungsgewohnheiten abzulegen und neue zu erlernen.

Neben den genannten strengen und substituierten Fastenmethoden gibt es noch eine Anzahl weiterer Möglichkeiten des modifizierten, also des eingeschränkten Fastens, wobei jedoch die Grenze zur Diät hin unscharf ist. Die Rede ist hier von den Formulapräparaten, die als ausgewogene Nährstoffmischungen in Form von verzehrfertigen Happen, als Granulat oder in Pulver- oder Flockenform angeboten werden.

Der Körper stellt sich um

Ein normalgewichtiger gesunder Mensch kann bei ausreichender Flüssigkeitszufuhr problemlos bis zu 40 Tagen fasten. Übergewichtige können je nach Fettreserven noch länger ohne Nahrungsaufnahme auskommen. Jedoch sollte man bei länger dauernden Fastenkuren grundsätzlich einen Arzt zu Rate ziehen. Bei den geringsten Zweifeln, ob einem das Fasten schaden könnte, sollte man dies von Anfang an tun.

Etwa 3 Tage braucht der Körper, um sich auf die Ernährung „von innen" umzustellen. Zunächst überbrückt der Körper den Mangel an Energiezufuhr von außen, indem er auf die Kohlenhydratreserven in der Leber, auf das Glykogen, zurückgreift, um den Blutzuckerspiegel (Blutglukose) aufrechtzuerhalten. Denn die Glukose ist notwendig für die Energieversorgung der Zellen und die Funktionen des Gehirns.

Nach etwa 24 Stunden sind die Glykogenspeicher erschöpft. Jetzt beginnt der Körper, Eiweiß in Glukose umzuwandeln. Nach den ersten Fastentagen greift er dann zunehmend auf seinen größten Energiespeicher, das Fettgewebe, zurück. Die gleichzeitig damit verbundene hormonelle Umstellung bewirkt, daß sich der Glukosebedarf des Körpers insgesamt vermindert. Als Abbauprodukte des Fettstoffwechsels entstehen sogenannte Ketonkörper, die nach mehrwöchigem Fasten im Gehirn die fehlende Blutglukose teilweise ersetzen und einen großen Teil der Energieversorgung übernehmen.

Ein weiteres Abbauprodukt des Fettstoffwechsels ist Aceton, das vermehrt an das Blut abgegeben wird und sich im Urin und Atem bemerkbar macht.

Normale Folgeerscheinungen des Fastens sind, daß der Blutdruck und der Blutzuckerspiegel deutlich sinken. Darum sollte man bei dieser massiven Stoffwechselumstellung übermäßige körperliche Belastungen vermeiden sowie auf Alkohol verzichten, denn sonst besteht die Gefahr, daß der Blutzuckerspiegel zu tief sinkt und daß Schwindelgefühl oder sogar ein Kreislaufkollaps auftritt. Soll das Fasten also erholsam sein und gesundheitlichen Gewinn bringen, so ist es notwendig, die Durchführung genau zu planen und zu kontrollieren. Fastenratgeber können hierbei nützliche Hinweise geben und Fastengruppen Hilfestellung leisten.

Wer nicht fasten darf

Grundsätzlich sollte man seinen Arzt um Rat fragen, vor allem, wenn man niedrigen Blutdruck hat. Nicht fasten sollten:
- kranke Menschen,
- Zuckerkranke,
- psychisch Kranke,
- Schwangere und Stillende,
- Kinder und Jugendliche,
- über 65jährige mit altersbedingten Erkrankungen,
- Genesende,
- Berufstätige, die an Maschinen arbeiten oder sich stark konzentrieren müssen.

Fastengetränke und Suppen

Das Angebot an Gemüse- und Obstsäften im Handel ist heute reichlich. Beim Kauf sollte man jedoch darauf achten, daß die Säfte unverdünnt, ungesüßt und frei von Konservierungsstoffen sind. Will man die Säfte selbst herstellen, benötigt man eine Saftpresse, in der man das gründlich gewaschene Obst und Gemüse auspressen kann. Obst- und Gemüsesäfte sollten so frisch wie möglich getrunken werden und niemals längere Zeit offen stehenbleiben, da sie sonst gären. Zitronensaft, Zwiebelsaft oder Kräuter (kein Salz!) können die jeweiligen Fastengetränke geschmacklich abrunden (Vorschläge siehe Kasten rechts). Alle Obst- und Gemüsesäfte kann man mit Wasser verdünnen. Die Säfte sollten schluckweise getrunken oder besser noch gelöffelt werden.

Der Wert der Säfte beruht auf ihren Inhaltsstoffen. Ein besonderer Vorteil ist das günstige Kalium-Natrium-Verhältnis, das heißt, sie enthalten reichlich Kalium und nur wenig Natrium. Kalium fördert die Harnausscheidung und verhindert die Ansammlung von Wasser im Körpergewebe, ferner trägt es dazu bei, den Blutdruck zu senken.

Der Kohlenhydratanteil der Säfte schwankt zwischen 8 und 18 g je 100 ml. Führt man während des Fastens geringe Mengen Kohlenhydrate zu (etwa 50 g pro Tag), so baut der Körper weniger Eiweiß ab, um es in Blutglukose zu verwandeln. Ferner begünstigen Kohlenhydrate die Ausschwemmung von Natrium zu Beginn der Fastenkur.

Verschiedene Saftarten zum Fasten

Obstsäfte:

Pur, unverdünnt	**Verdünnt, etwa 1:1**	**Nur zum Mischen** (1 bis 2 Eßlöffel pro Glas)
Apfelsaft	Aprikosensaft	Holundersaft
Apfelsinensaft	Brombeersaft	Sanddornsaft
Ananassaft	Heidelbeersaft	Zitronensaft
Birnensaft	Himbeersaft	
Grapefruitsaft	Johannisbeersaft	
Melonensaft	Kirschsaft	
Traubensaft	Pfirsichsaft	
	Pflaumensaft	
	Stachelbeersaft	

Gemüsesäfte:
mit Küchenkräutern würzen

Pur, unverdünnt	**Nur zum Mischen** (1 bis 2 Eßlöffel pro Glas)
Karottensaft	Spinat
Tomatensaft	Schwarzwurzel
Rote-Bete-Saft	Rettich (strenger Geschmack)
Selleriesaft	Mangold
Sauerkrautsaft	Artischocke
Gurkensaft	Weißdorn
Weißkohlsaft	Löwenzahn
Kartoffelsaft	Brunnenkresse
	Wermut (sehr bitter)

Magen- und darmempfindliche Menschen sollten magenfreundliche Säfte wie Tomaten-, Karotten- oder Rote-Bete-Saft wählen. Zusätzlich kann man den Säften auch kleine Mengen von Hafer-, Reis- oder Leinsamenschleim zusetzen, doch kann man sie auch direkt als Fastengetränke zu sich nehmen.

In der kalten Jahreszeit, bei Unverträglichkeiten oder auch nur zur Abwechslung kann man statt der Säfte zu Gemüsesuppen greifen (siehe Kasten S. 361).

Der „Speiseplan" für einen Fastentag mit Säften kann etwa folgendermaßen aussehen: Morgens beginnt man mit Kräutertee oder dünnem schwarzem Tee, den man mit einem Teelöffel Honig süßt; mittags löffelt man 300 bis 400 ml Gemüsesaft oder -suppe, nachmittags gibt es nochmals Kräutertee mit einem Teelöffel Honig, und abends beschließt man den Tag mit 300 bis 400 ml Obstsaft. Darüber hinaus kann man ungesüßten Tee und Mineralwasser in beliebiger Menge zu sich nehmen.

Ablauf einer Fastenkur

Heute versteht man unter einer Fastenkur das Heilfasten, wie es seit den 40er Jahren von Otto Buchinger (1882–1970) und Hellmut Lützner empfohlen wird. Diese beiden Ärzte betrachten das Fasten als ein ganzheitliches Heilverfahren, das auch Bäder, Massagen und körperliche Bewegung beinhaltet und sowohl zur Vorbeugung wie auch zur Behandlung chronischer Krankheiten eingesetzt werden kann. Dies wird im folgenden näher beschrieben.

Die Fastenkur stellt als Zeit der Nahrungsenthaltung eine ungewöhnliche Lebenssituation dar. Wer fasten will, braucht daher nicht nur Entschlußkraft und Disziplin, sondern auch Ruhe und die Möglichkeit, sich vom Alltag zu lösen. Am besten ist es, wenn man sich an einen ruhigen Ort zurückziehen und ungestört entspannen kann. Ideale Fastenorte sind spezielle Sanatorien und Kurkliniken, die auf dieses Heilverfahren eingerichtet sind; aber auch ein Urlaub bietet dem, der selbständig fasten will, eine gute Gelegenheit, sich vom Alltagsstreß zu lösen und erholsam zu fasten. Viele Menschen fasten zwar auch während ihres Berufsalltags, doch sollte eine Fastenkur unter diesen Bedingungen nur eingeplant werden, wenn die körperlichen und seelischen Anforderungen des Berufs dies zulassen. Denn gerade in den ersten Fastentagen können Müdigkeit und Schwindelgefühl die sonstige Leistungs- und Konzentrationsfähigkeit beeinträchtigen.

Gemüsesuppen zum Fasten

Kartoffelbrühe

1 l Wasser
250 g ungeschälte Kartoffeln
½ Stange Lauch
¼ Knolle Sellerie, 2 Karotten
½ Teelöffel Kümmel, Majoran

Zutaten waschen und zerkleinern, 10 bis 20 Minuten kochen. Durchpassieren und mit wenig Salz, Hefeflocken, Muskatnuß und Petersilie abschmecken

Gemüsesuppe

¼ l Wasser
50 g Karotten
50 g Sellerie
50 g durchpassierte Tomaten
Hefeflocken
Selleriebrühe

Zubereitung wie Kartoffelbrühe. Mit frischen und getrockneten Kräutern abschmecken

Selleriebrühe

1 l Wasser
250 g Sellerieknollen
etwas Lauch und Karotten

Zubereitung wie Kartoffelbrühe. Mit frischen und getrockneten Kräutern sowie Hefeflocken abschmecken

Tomatenbrühe

1 l Wasser
500 g Tomaten oder 50 g
Tomatenmark ohne Salz
Knoblauch, Lauch und Sellerie

5 bis 10 Minuten kochen. Nach dem Durchpassieren mit Gewürzen (Oregano, Majoran, Liebstöckel) abschmecken

Was bedeutet Fasten?

Fasten bedeutet, über einen längeren Zeitraum hinweg nichts zu essen. Gleichzeitig muß man dabei 2 bis 3 l Flüssigkeit pro Tag zu sich nehmen; als Fastengetränke geeignet sind Tee, Kräutertee, Mineralwasser, stilles Wasser, aber auch Obst- und Gemüsesäfte. Die Säfte können auch selbst mit einer Saftpresse zubereitet werden. Erlaubt sind Bienenhonig, Leinsamen und Backpflaumen.

Eine Wärmflasche und Lesestoff sowie Ruhe und verständnisvolle Mitmenschen können das Fasten neben der eigenen positiven Einstellung zusätzlich erleichtern.

Eingeleitet wird die Fastenkur am besten mit einem Obst- oder Gemüsetag, an dem man hauptsächlich Rohkost zu sich nimmt. Auf diese Weise schafft man gute Voraussetzungen für eine Darmentleerung vor dem Fasten.

Darmreinigung

Die klinische Diätetik mißt der Darmpflege keine besondere Bedeutung bei, dagegen gilt sie innerhalb der Naturheilverfahren als ein wichtiges Mittel, um die Ausscheidungsprozesse zu fördern.

Um vor Fastenbeginn den Darm gründlich zu entleeren, kann man 20 bis 40 g Glauber- oder Bittersalz, aufgelöst in ¾ l Wasser, einnehmen; den unangenehmen Geschmack vertreibt man, indem man anschließend Fruchtsaft trinkt.

Wer magenempfindlich ist, sollte statt dessen lieber einen Einlauf machen. Ein entsprechendes Einlaufgerät erhält man in Sanitätsgeschäften. Der Einlaufbehälter wird mit körperwarmem Wasser gefüllt, das man über ein Einlaufrohr oder über einen Gummischlauch, der etwas gefettet in den After eingeführt wird, in den Darm einlaufen läßt.

Die Erfahrung von Fastenden und Fastenärzten beweist, daß eine gründliche Darmentleerung zu Beginn des Fastens lästige Hungergefühle einzuschränken vermag.

Die ersten Fastentage

Die Stoffwechselumstellung beeinflußt in den ersten Fastentagen das Wohlbefinden am stärksten. Es treten gelegentlich sogenannte Fastenkrisen auf, die sich in Abgeschlagenheit, Schwindelgefühl, Trägheit und möglicherweise in Verdauungsbeschwerden äußern. Verantwortlich dafür ist hauptsächlich der Blutdruckabfall, der sich bei Menschen, die ohnehin nur niedrigen Blutdruck haben, besonders stark bemerkbar macht. Nach dem dritten Fastentag verschwinden die Beschwerden meist wieder. Um den Kreislauf anzuregen, kann man eine Tasse schwarzen Tee mit Honig oder Ginsengtee trinken. Ebenso hilft leichte körperliche Bewegung, den Kreislauf zu stabilisieren, mag sie den Fastenden auch viel Überwindung kosten. Mit der körperlichen Bewegung abwechseln sollten ausgiebige Ruhepausen; sich hinlegen, warm halten und entspannen: So gewinnt man am schnellsten körperliches und seelisches Wohlbefinden wieder.

Die Anpassung an den Hungerstoffwechsel macht sich nicht nur körperlich, sondern auch seelisch bemerkbar. Der Fastende reagiert auf äußere Reize empfindlicher, er ist nervöser und reizbarer als unter normalen Umständen. Darum sollte er die Möglichkeit haben, sich an einen ruhigen Ort zurückziehen zu können. Außerdem braucht der Fastende weniger Schlaf als andere, er sollte also auch die Nacht nach seinen Bedürfnissen gestalten können.

Trotz dieser anfänglichen Schwierigkeiten hat das Fasten neben der Überwindung des Hunger- und Appetitgefühls und neben der „belohnenden" Gewichtsabnahme auch positive Auswirkungen auf das Selbstwertgefühl des Fastenden. Mit Hilfe psychologischer Tests, die man unter klinischen Bedingungen durchgeführt hat, konnte man feststellen, daß sowohl die Merkfähigkeit als auch die Lernbereitschaft bei Fastenden höher lag als bei nicht fastenden Übergewichtigen. Auch stellt sich nach Überwindung der Fastenkrise in den ersten Tagen meist ein gutes psychisches Allgemeinbefinden wieder ein.

Genußmittel

Eine Fastenkur ist zwar keine Entziehungskur, doch eine sehr günstige Gelegenheit, Unabhängigkeit von übermäßig konsumierten Genuß-

und Suchtmitteln sowie Medikamenten zu gewinnen. Personen jedoch, die ärztlich verordnete Arzneimittel regelmäßig einnehmen, sollten nur nach Absprache mit ihrem Arzt und dessen Erlaubnis fasten.

Der Körper des Fastenden reagiert auf Nikotin, Alkohol, Kaffee sowie auf viele Medikamente wesentlich empfindlicher als bei sich normal ernährenden Menschen. Koffein steigert den Blutdruck, eine Wirkung, die bei Menschen mit überhöhtem Blutdruck nicht erwünscht ist. Ferner reizen Kaffee wie auch Alkohol die Magenschleimhaut und rufen als Säurelocker Hungergefühle hervor, eine Wirkung, die aufgrund der Röstsubstanzen selbst bei koffeinfreiem Kaffee eintritt. Zwar enthält auch schwarzer Tee Koffein, das jedoch wesentlich langsamer freigesetzt wird und daher gleichmäßiger anregend wirkt. Viele Fastende nutzen den bewußten Verzicht auf Nahrung auch dazu, sich gleichzeitig das Rauchen abzugewöhnen.

Die Erfahrung hat gezeigt, daß der Verzicht auf Süßigkeiten und Genußmittel leichtfällt, wenn die empfohlene Menge Flüssigkeit aufgenommen wird.

Hunger und Appetit

Wer fastet, hungert nicht, und wer hungert, fastet nicht. So umschreiben Fastenärzte Hunger- und Appetitgefühle während einer Fastenkur. Hunger ist Nahrungsverlangen, das bedingt ist durch den Bedarf des Körpers an Energie und Nährstoffen. Appetit dagegen ist eher ein psychisches Nahrungsverlangen, das sich nur auf bestimmte Speisen richtet und zum Essen verführt, auch wenn kein Hungergefühl vorhanden ist.

Gewichtsverluste kontrollieren

Wie bei einer konsequenten Reduktionsdiät, so sollte man auch während des Fastens täglich sein Gewicht kontrollieren. Um einen genauen Überblick über den fortschreitenden Gewichtsverlust zu gewinnen, trägt man die täglichen Werte am besten in ein Gewichtsprotokoll ein. Damit die Werte vergleichbar sind, sollte man sich täglich zur gleichen Zeit und mit gleicher Bekleidung wiegen, beispielsweise immer morgens nach dem Aufstehen im Schlafanzug.

Die Eintragungen in das Protokoll dokumentieren den täglichen Gewichtsverlust, der zu Beginn des Fastens zunächst sehr deutlich ist, da verstärkt Wasser ausgeschwemmt wird; danach verlangsamt sich dann die Gewichtsabnahme. Auch nach Beendigung der Fastenkur sollte man weiterhin noch sein Gewicht kontrollieren. Allerdings muß man nicht erschrecken, wenn in der Nachfastenzeit das Körpergewicht zunächst sprunghaft ansteigt, denn jetzt lagert der Körper wieder Wasser ein.

Im Durchschnitt kann man während der ersten Fastenwoche bis zu 5 kg verlieren, danach beträgt der Gewichtsverlust pro Woche erfahrungsgemäß 2 bis 2,5 kg bei Frauen und etwa 3 kg bei Männern.

Den Erfolg einer Fastenkur sollte man jedoch nicht nur am Gewichtsverlust messen.

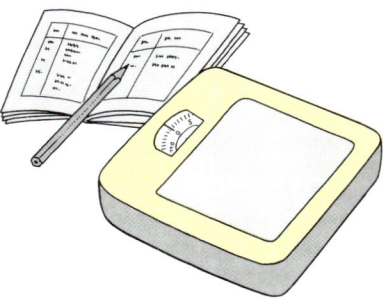

Klinische Untersuchungen mit Fastenden zeigen, daß Hunger- und Appetitgefühle ab dem dritten Fastentag nachlassen und dies die Fastenkur erleichtert. Grundsätzlich ist der Appetit ausgeprägter als der Hunger. Betroffene können beides gut voneinander unterscheiden. Um vor allem in den ersten Fastentagen das Hungergefühl zu überwinden, sollte man viel Wasser und ungesüßten Tee trinken. Hilfreich ist auch eine gründliche Darmreinigung mit Bittersalz oder durch Einläufe.

Und dem Appetit kann man begegnen, indem man während des Fastens die jeweiligen Lieblingsspeisen aus dem Gesichtskreis verbannt, sie also an einem sicheren Ort aufbewahrt.

Das ausbleibende Hungergefühl ist ein Vorteil aller Fastenkuren gegenüber den energiereduzierten Diäten. Es klingt zwar widersprüchlich, doch ist durch Erfahrungen und Untersuchungen bewiesen, daß Hunger- und Appetitgefühle um so geringer sind, je niedriger der Energiegehalt der Reduktionsdiät ist.

Fasten und Bewegung

Fasten und körperliche Aktivität schließen einander keineswegs aus, im Gegenteil: Angepaßt an das Alter und Leistungsvermögen des einzelnen, dient körperliche Bewegung durchaus dem Wohlbefinden und wird daher von fastenerfahrenen Ärzten ausdrücklich als ergänzende Maßnahme empfohlen.

Untersuchungen an übergewichtigen Fastenden sowie die Berichte von Fastenärzten bestätigen, daß sich bei körperlicher Aktivität Kreislauf und Blutdruck allmählich stabilisieren, Ermüdungserscheinungen verschwinden und daß das objektiv gemessene sowie das subjektiv empfundene Leistungsvermögen deutlich ansteigen. Gewarnt werden muß allerdings vor ungewohnter, großer Belastung, da unter Fastenbedingungen die Gefahr besteht, daß es dann zu Schwächeanfällen, übermäßigem Blutdruckabfall oder gar zu einem Kreislaufkollaps kommt.

Am besten geeignet sind einfache Ausdauersportarten wie Wandern, Schwimmen, Radfahren und leicht erlernbare Ballspiele. Die körperliche Belastung sollte nur langsam gesteigert werden, wobei man mehr Wert auf die Dauer als auf die Intensität der Übungen legen sollte. Es ist also besser, die Wanderstrecke zu verlängern als die gleiche Strecke in kürzerer Zeit zurückzulegen. Kurzzeitbelastungen wie Sprints oder Krafttraining sollte man während des Fastens unterlassen.

Eine sinnvolle Ergänzung sind ferner Sauna, Bäder und Massagen, nicht nur weil sie die Ausscheidungsprozesse fördern, sondern auch weil Fastende oft kälteempfindlich sind und mehr Wärme benötigen.

Ernährung nach dem Fasten

Verdauung, Kreislauf und Wasserhaushalt müssen sich in der sogenannten Aufbauphase, dem letzten Drittel der Fastenzeit, erst allmählich wieder an die Aufnahme fester Nahrung gewöhnen.

Bis zum Zeitpunkt des Fastenbrechens war die Verdauung ruhiggestellt, als Folge wurden weniger Verdauungssäfte produziert. Die erneute Umstellung auf Normalkost muß schrittweise und diszipliniert erfolgen, da es sonst zu Blähungen, Übelkeit oder Magenkrämpfen kommen kann. Die Aufbautage bieten eine gute Gelegenheit, sich an eine gesunde, vollwertige Kostform zu gewöhnen, die man dann beibehält.

Das Fastenbrechen kann mit einem gedünsteten Apfel beginnen. Wichtig ist, langsam zu essen und gut zu kauen. Sobald man das Gefühl hat, satt zu sein, sollte man mit dem Essen aufhören, denn eine Überfüllung des Magens führt zu unangenehmen Beschwerden. Ruhe und Entspannung nach den Mahlzeiten beeinflussen den Verdauungsvorgang günstig; zusätzlich fördern kann man ihn noch durch feuchtwarme Leberwickel.

Bedenken sollte man, daß während des Fastens die Alkoholverträglichkeit beträchtlich sinkt. Auch nach dem Fasten muß sich die Leber erst langsam wieder auf den Abbau von Alkohol und anderen Genußmitteln einstellen. Alkoholkonsum kann also während des Fastens und des Fastenbrechens bereits in kleinsten Mengen zu Trunkenheit führen.

Essen nach dem Fasten

1. Tag:

Morgens:	Tee, Kräutertee
Mittags:	gedünsteter oder roher Apfel
Abends:	1 Teller Kartoffelsuppe 2 Scheiben Knäckebrot 1 Becher Naturjoghurt
Zwischen- durch:	1 Apfel

Über Nacht Backpflaumen einweichen und am nächsten Morgen zur Verdauungsförderung verzehren.

2. Tag:

Morgens:	2 Scheiben Knäckebrot 50 g Kräuterquark
Mittags:	Rohkostsalat, z. B. aus Karotten 2 kleine Pellkartoffeln gedünstetes Gemüse Joghurt, Quark mit Früchten
Abends:	Gemüsesuppe oder Kartoffelsuppe

In den nächsten 2 bis 3 Tagen sollte die Kost hauptsächlich aus folgenden Lebensmitteln bestehen:

Birchermüsli
Knäckebrot, Vollkornbrot
Getreidegerichte, Kartoffelgerichte,
Gemüseaufläufe
Rohkostsalat, frisches Obst

gedünstetes Gemüse
Kompott, möglichst wenig gesüßt
Sauermilchprodukte, Frischkäse
magere Wurstsorten in kleinen Mengen

Was ist am Fasten gesund?

Als Methode, Übergewicht zu behandeln und ernährungsabhängigen Krankheiten vorzubeugen oder sie zu heilen, steht das Fasten noch immer im Kreuzfeuer der Kritik. Ob dieses Naturheilverfahren als belastend oder wohltuend empfunden wird, kann nur im Einzelfall ermittelt werden, da die Nahrungsenthaltung individuell unterschiedlich wirkt.

Während das eiweißsubstituierte Fasten ausschließlich zur Gewichtsabnahme durchgeführt wird, dienen das Saft- und Molkefasten vor allem dazu, den Körper zu entschlacken und so zahlreichen Zivilisationskrankheiten vorzubeugen.

Fasten entlastet den Stoffwechsel, indem es Energiereserven in Form von gespeichertem Fett abbaut. Dadurch sinkt das Körpergewicht und damit die Belastung für den Stütz- und Bewegungsapparat. Ferner wirkt sich das Fasten positiv auf Herz und Kreislauf aus, da durch die Entschlackung des Körpers, das heißt, Wasser und Salze werden ausgeschwemmt, der Blutdruck sinkt. Weiterhin normalisieren sich während des Fastens erhöhte Blutfettwerte, erhöhter Cholesterinspiegel sowie erhöhte Blutzuckerwerte.

Die Ruhigstellung von Magen und Darm beim Fasten empfinden viele Menschen vor allem nach üppigen Fest- und Feiertagen oder bei Magenverstimmungen als wohltuend und heilend. Bei übersäuertem Magen oder bei der Neigung zu Magengeschwüren muß man allerdings die jeweiligen Fastengetränke besonders sorgfältig auswählen. Selbst hartnäckige Verdauungsstörungen wie Verstopfung lassen sich ohne Medikamente durch Fasten und anschließend ballaststoffreiche Kost heilen. Auch Lebererkrankungen können durch Fasten abheilen.

Fasten kann auch die körperlichen Abwehrkräfte mobilisieren. Gerade vor Operationen, wo man bisher fürchtete, daß die Nahrungsenthaltung die Abwehr des Organismus schwächen könnte, hat sich gezeigt, daß Fasten das Immunsystem günstig beeinflußt.

Ferner wird das Fasten bei Hauterkrankungen als Kosmetik von innen empfohlen, da die Nahrungsenthaltung Ausscheidungsprozesse fördert.

Vorsicht beim Fasten ist geboten, wenn jemand an erhöhtem Harnsäurespiegel oder an Gicht leidet und entsprechende harnsäuresenkende Medikamente einnehmen muß, denn selbst bei Gesunden steigt während des Fastens der Harnsäurespiegel an. Hier wie auch in jedem anderen Fall, in dem regelmäßig Medikamente eingenommen werden müssen, sollte man seinen Arzt um Rat fragen.

Für die meisten Menschen stellt das Fasten eine wichtige Erfahrung dar, nämlich daß man auch bei Nahrungsverzicht körperlich und geistig leistungsfähig bleiben kann und daß sich mit der Verringerung des Körpergewichts das allgemeine Wohlbefinden erhöht. Auf dieser Erfahrung aufbauend, fällt es den meisten nach dem Fasten leicht, eingefahrene Ernährungsgewohnheiten und falsches Eßverhalten bewußt zu korrigieren. Und nicht zuletzt hat eine Fastenkur den Vorteil, daß man sich leichter vom übermäßigen Konsum bestimmter Genußmittel lösen kann.

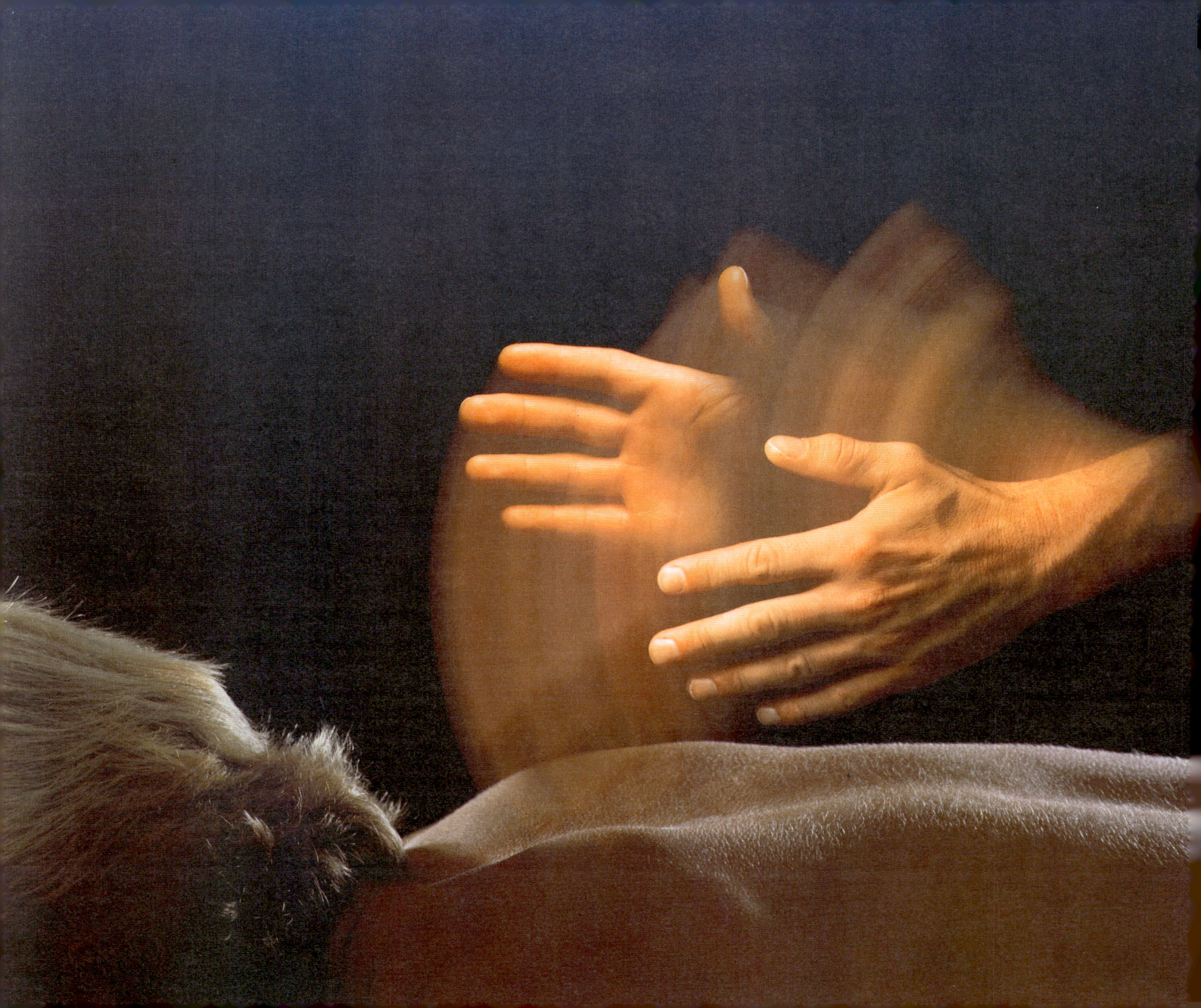

Die Kunst der Massage

Wer sich schon einmal den geschulten Händen
eines Masseurs anvertraut hat, weiß, wie gut man
mit Massage den gesamten Körper in Schwung
bringen kann. Ob als Therapie oder zur Vorsorge –
Massage hilft bei vielen Beschwerden

Wenn man Massage in die Medizin einordnen will, so stellt man fest, daß sie einen festen Platz in der Vorsorge zur allgemeinen Gesunderhaltung gefunden hat. In Verbindung z. B. mit Sauna oder mit allgemeiner Entspannung wird sie auch von gesunden Menschen in ihr Fitnessprogramm mit einbezogen.

Die größte Verbreitung und den wirksamsten Einsatz aber erlebt die Massage als ausgezeichnete Therapie bei degenerativen Verschleißerscheinungen an den Gelenken der Extremitäten und der Wirbelsäule sowie bei schmerzhaften Stoffwechsel- und Spannungsveränderungen der Muskulatur. Hier wird Massage oft in Verbindung mit Wärmemaßnahmen und Bewegungsübungen verabreicht.

Schließlich wendet man Massage in der Rehabilitation nach Unfällen,

*Mit einer erstaunlichen Fingerfertigkeit
kann der Masseur müde Muskeln munter
machen und Verspannungen lösen*

Operationen und nach langem Krankenlager zusammen mit der Krankengymnastik an, um den Patienten damit in seiner Genesung zu unterstützen und ihn bis zur Wiederherstellung zu begleiten.

In allen drei Bereichen, ob Gesundheitsvorsorge, Therapie oder Rehabilitation, nimmt Massage einen hervorragenden Platz ein, nicht zuletzt deshalb, weil sie ohne Nebenwirkungen und wohltuend für die körperliche Verfassung ist.

Wen wundert es angesichts dieser positiven Wirkung, daß auch schon unsere Vorfahren die heilsamen Handgriffe entdeckt hatten und sie sich, der jeweiligen Zeit gemäß, zunutze machten.

Wie so viele Bereiche in Wissenschaft, Technik und Kunst hat auch die Massage in der Geschichte Zeiten durchlaufen, in denen sie allgemein bekannt oder in denen sie fast vergessen war. Eine sogenannte massagelose Zeit gab es über 500 Jahre im Mittelalter. Demgegenüber steht die

Wiederentdeckung der Massage durch den Schweden Per Henrik Ling im 19. Jahrhundert und eine geradezu euphorische Ausbreitung der medizinischen Massage in den Jahren zwischen 1870 und 1930. Parallel hierzu liefen wissenschaftliche Forschungen über die Wirksamkeit der Massage. In dem erwähnten Zeitraum wurde Massage auf allen Gebieten der Medizin verordnet und auch praktisch von Ärzten ausgeführt.

Was versteht nun der moderne Mensch unter Massage? Im engeren Sinne ist dies – abgesehen von der selten angewandten Selbstmassage – der Gesamtbegriff für alle zu Heilzwecken angewandten Handgriffe, die unabhängig von den Willensimpulsen des Patienten (also passiv) auf mechanischem Wege die Gewebe des Körpers beeinflussen.

Dazu erstellt der Masseur zunächst einen eingehenden Sicht-, Tast- und Funktionsbefund. Das bedeutet, er studiert z. B. die Körperhaltung des Patienten, ertastet mögliche Verhärtungen im Körpergewebe und prüft die Funktionsfähigkeit der Gelenke.

Daraufhin behandelt er alle veränderten Strukturen im Gewebe mit gezielten Griffen. Das Massagegebiet wählt er dabei so groß, daß alle Muskeln und Gewebsstrukturen in ihrer ganzen Ausdehnung erfaßt werden können, die im Schmerzgebiet Ursprung oder Ansatz haben. In der modernen Massage werden stets neben der örtlichen Wirkung auch reflektorische und allgemeine Reaktionen gesehen und – soweit dies möglich ist – auch in die Behandlung mit einbezogen.

Im folgenden soll nun das große Gebiet der Massage so verständlich dargelegt werden, daß Interesse und Freude geweckt wird, sich mit der Massage näher zu befassen. Einfache Massagegriffe, also Griffe, die keine komplizierten Bewegungsabläufe beinhalten und deshalb leicht zu erlernen sind, sollen so erläutert werden, daß jeder sie mit etwas Übung auch zu Hause an jedem anderen ausüben kann. Jeder darf massieren, ebenso wie jeder einen Hammer, einen Schraubenzieher oder ein Blutdruckmeßgerät benutzen kann. Allerdings ist man deswegen noch kein Schreiner, Elektriker, Arzt oder Masseur. Nur wer die erforderliche Ausbildung durchlaufen, die Abschlußprüfung bestanden und eventuell eine Approbation abgelegt hat, darf die entsprechenden Titel führen. Daß man sich mit ernsten Beschwerden nur über einen Arzt einem erfahrenen Masseur anvertrauen sollte, liegt auf der Hand. Den leichten Verspannungen des Alltags jedoch kann auch ein Laie mit etwas Geschick erfolgreich entgegenwirken.

Wann darf man massieren?

Das wichtigste und zugleich schwierigste in allen Lebensbereichen ist es, einen Tatbestand richtig zu erkennen oder zu deuten und eine entsprechende Schlußfolgerung daraus zu ziehen. Dies gilt auch für den medizinischen Bereich, der die Massage mit einschließt. Man spricht hier von Befund und Diagnose.

Der Unterschied zwischen Befund und Diagnose besteht darin, daß der Befund den augenblicklichen Tatbestand feststellt, während die Diagnose nach möglichen Zusammenhängen fragt und insbesondere die Vorgeschichte in die Überlegungen mit einbezieht. Eine Diagnose stellen kann ausschließlich ein Arzt. Der Befund aber, als Grundlage einer jeglichen Therapie, muß stets vor jeder Behandlung neu erstellt werden, weil nach dem neuesten Stand ein Behandlungsaufbau erfolgt.

Der Masseur wird sich also, bevor er mit der Massage beginnt, ein genaues Bild von seinem Patienten machen. Was er im einzelnen untersucht, soll im folgenden näher erläutert werden.

Allgemeiner Eindruck Den ersten Eindruck vom Allgemeinzustand gewinnt der Behandler bereits, wenn er den Patienten noch in seiner Kleidung betrachtet.

So läßt etwa das Gangbild grobe Rückschlüsse auf die psychische Verfassung und mögliche Störungen oder Einschränkungen im Bereich des Bewegungsapparates und der Wirbelsäule erkennen. Diese Beobachtungen geben dem Behandler er-

ste, grobe Hinweise auf die Belastbarkeit und darauf, wie die Massage im großen und ganzen dosiert sein sollte. Auch der Bereich, wo die Behandlung einsetzen soll, bzw. das Gelenk (oder die Region), das besonders zu berücksichtigen ist, kann jetzt zum erstenmal eingegrenzt werden.

Bei nervösen oder erregten Patienten muß die Massage ruhig und großflächig ausgeführt werden. Bei jemandem, der blaß und kraftlos im Bett liegt, wird man hingegen mit raschen, wohldosierten, aber relativ kräftigen Reizgriffen das Gewebe bearbeiten.

Haut Nach dem Entkleiden wird der Patient nun vor allem im Hinblick auf seine Haut untersucht. Der Masseur streicht flächig über die Haut und beobachtet gleichzeitig die Hautareale intensiv. Mit der ersten Berührung stellt er die Hauttemperatur fest. Grundsätzlich gilt, daß bei einer Temperaturerhöhung, die mit Schmerzen verbunden ist, nicht massiert werden darf, da man annehmen muß, daß hier ein akuter Prozeß stattfindet. Bei extrem trockener Haut sollte ein gutes Hautfunktionsmittel benutzt werden, um die Ernährung der Haut (Trophik) zu unterstützen.

Sollte die Haut an einer umschriebenen Stelle unempfindlich oder überempfindlich sein – vielleicht durch eine hier befindliche Narbe oder Störungen an der Wirbelsäule –, so wird dieser Bereich ausgespart, aber eine Massage ist grundsätzlich möglich. Auch Hautunreinheiten werden wegen der Gefahr einer Schmierinfektion umgangen.

Muskulatur Einen Befund über den Zustand der Muskulatur kann der Masseur nur erheben, wenn diese

völlig entspannt ist. Dazu trägt entscheidend die richtige Lagerung bei (siehe auch S. 368 bis 369). Der Masseur tastet den Muskel immer quer zum Faserverlauf, wobei seine Hand steil aufgerichtet ist und mäßigen Druck ausübt. Gibt der Patient Muskelschmerzen ohne objektiv nachweisbare Strukturveränderungen an, spricht man von Muskelschmerzen (Myalgien). Diese werden – wenn sich der Abschnitt „kalt" anfühlt – mit sanften Drückungen und Vibrationen angegangen.

Vor allem ist beim Abtasten der Muskulatur auf Spannungsveränderungen (Tonusveränderungen) zu achten. Sie zeigen sich durch harte Stränge, die oftmals mit Schmerzen verbunden sind, oder eher schlaffe Abschnitte.

Weiterhin muß der Masseur Stoffwechselveränderungen der Muskulatur, sogenannte Myogelosen, registrieren. Sie sind deutlich zu tasten und können erbsengroß bis kleinfingergroß und je nach Alter von unterschiedlicher Festigkeit sein. Da es sich bei Myogelosen um Stoffwechselstörungen handelt, müssen durch gezielte direkte Einwirkungen (Dosierung bis an die Schmerzgrenze) der Stoffwechsel und die Durchblutung angeregt werden.

Wann kann Massage helfen?
Verständlicherweise kann sich Massage nicht bei allen Beschwerden mit dem gleichen Erfolg auswirken. Man unterscheidet deshalb Fälle, bei denen die Massage Mittel der Wahl ist, von solchen, wo sie nur eine unterstützende Funktion erfüllt.

Als Mittel der Wahl bezeichnet man ein Verfahren, das sich bei einer bestimmten Krankheit über Jahre hinweg als besonders wirksam herausstellt, so z. B. bei schmerzhaften Muskelverspannungen im Nackenbereich, die infolge langer Schreibarbeiten auftreten können.

Jede Mutter kann berichten, welche beruhigende Wirkung von einer einfachen Streichmassage ausgehen kann, wenn ein Kind einmal aufgeregt und nervös ist. Größere Erfahrung oder spezielles Können braucht man, wenn die Massage zur Anregung der Durchblutung und des Stoffwechsels und zur Schmerzlinderung bei Arthrosen und degenerativen Verschleißerscheinungen an Gelenken und Wirbelsäule angewandt werden soll.

Eine unterstützende Funktion hat Massage in zahlreichen Fällen, z. B. in der Unfallnachbehandlung. Bei vielen Formen der Schmerzbehandlung hat sich die Massage zusammen mit der Elektrotherapie und einer Wärmebehandlung ausgezeichnet bewährt. Zusammen mit der kneippschen Wasseranwendung (siehe S. 234 bis 265) hat Massage bei Umstimmungen der vegetativen Reaktionslage gute Ergebnisse erzielt.

Umstritten ist hingegen der Stellenwert der Massage im Rahmen einer allgemeinen Gewichtsreduzierung. In diesem Zusammenhang wird gelegentlich humorvoll bemerkt, daß bei der Massage in erster Linie der Masseur abnehme. Tatsächlich verhält es sich so, daß man nur durch eine gezielte Reduktionsdiät (siehe S. 348 bis 363) in Verbindung mit Bewegung, Massage usw. erfolgreich abnehmen kann. Die Massage verfolgt bei so einem Schlankheitsprogramm das Ziel, durch ganz bestimmte Reize einen gezielten Fettabbau zu

Massage – richtig angewandt

● Bei kranken Menschen muß Massage stets von einem ausgebildeten Masseur ausgeführt werden und von einem Arzt verordnet sein. Wenn nach der Verordnung eine Situation eintritt, die die Massage verbietet oder einschränkt, muß der Masseur die Behandlung einschränken oder abbrechen.

● Als Laie sollte man sich nur dann gegenseitig massieren, wenn keine der auf dieser Seite genannten Kontraindikationen vorliegt. Um kleine Verspannungen zu lösen, bedarf es keines aufwendigen Programms (Beispiele für Nacken- und Rückenmassage siehe S. 372 bis 373). Man sollte sich auf einfache Massagen beschränken und alles andere dem Fachmann überlassen.

erreichen. Die betreffenden Stellen werden besonders kräftig massiert, um auf diese Weise den Stoffwechsel anzuregen, ohne daß das Gewebe beim Abnehmen schlaff und welk wird.

Ihren Hauptwirkungsbereich hat Massage bei schmerzhaften Muskelhärten (Myogelosen). Wenn diese Muskelhärten in ihrer Dichtigkeit noch nicht zu hart sind, ist eine kräftige Massage in diesem Bereich hilfreich. Allerdings handelt es sich nicht bei allen harten Stellen und „Knoten"

um Myogelosen, da sich jedes Gewebe in Form von punktförmigen Gewebsansammlungen vermehren kann. Diese Geschwülste sind ihrer Natur nach gutartig. Sie stellen in den meisten Fällen keine ernsthafte Bedrohung der Gesundheit dar.

Wann muß man Massage meiden?
Zustände oder Beschwerden, die nicht behandelt werden dürfen, weil sie den Zustand verschlechtern können, bezeichnet der Mediziner als Kontraindikationen. Hier wirken sich andere Verfahren (Medikamente, Operationen, Ruhigstellung) günstiger aus. Verständlicherweise ist die Liste der Kontraindikationen wichtig, da der oberste Grundsatz der Medizin sagt, daß sie dem ihr anvertrauten Menschen helfen soll und niemals schaden darf. Deshalb sollte man in fraglichen Fällen unter keinen Umständen massieren.

Die Kontraindikationen sind in zwei Gruppen einzuteilen:

Absolute Kontraindikationen
(grundsätzlich keine Massage): Hier ist in erster Linie an Infektionskrankheiten zu denken, weil jede Aktivierung durch Massage zu einer Verteilung der Infektionserreger über den ganzen Körper führt. Auch bei Thrombosen und Embolien ist Massage verboten, da eine Anregung der Durchblutung ein Blutgerinnsel weiterbefördern und infolge Lungen-, Herz- oder Hirnembolie zum sofortigen Tod führen kann. Natürlich ist Massage auch bei Blutungen und akuten Entzündungen verboten.

Relative Kontraindikationen
(Massage nur außerhalb bestimmter Bereiche und Zeiten): Unter relative

Kontraindikationen fallen Zustände oder Beschwerden, bei denen an einer ganz eng umschriebenen Stelle oder zu einer ganz bestimmten Zeit keine Massage ausgeführt werden darf. Außerhalb dieser bestimmten Stellen und Zeiten ist jedoch grundsätzlich eine Massage möglich.

Hier einige Beispiele: Mitunter kann man beobachten, daß Menschen sich nach einem Unfall an den verletzten Stellen reiben. Dies ist jedoch nicht richtig, da es oftmals gerade durch Manipulationen von außen zu einer Lageveränderung der Knochenenden kommen muß, wenn ein Knochenbruch vorliegt. Aber auch Wochen nach dem Unfall kann es zu Störungen in der Heilung kommen, z. B. zu knöchernen Verhärtungen bei Knochenbrüchen im Bereich der Gelenke. An solchen Körperstellen darf nicht massiert werden.

Eine Massage im Bereich des Bauches, der Hüfte und der Beine während der Menstruation beeinflußt die Blutung unnötigerweise und ist daher nicht zu empfehlen. Ebenfalls kann sich eine Massage in diesen Regionen bei Schwangerschaft nachteilig auswirken. Nicht zuletzt sollte unmittelbar nach dem Essen keine Massage erfolgen, da die massierten Stellen dann mehr durchblutet werden, was die Verdauung behindert.

Gelegentlich liest man, daß Massage bei schlaffer oder zu kleiner weiblicher Brust empfohlen wird. Aus der Sicht des Fachmannes ist dies unsinnig und hat eher nachteilige Auswirkungen. Die weibliche Brust ist kein Muskel, den man trainieren kann, sondern ein Drüsengewebe, das ausschließlich durch Geschlechtshormone beeinflußt wird.

Lagerung und Entspannung

Eine wichtige Voraussetzung für den erfolgreichen Ablauf einer Massage ist die richtige Lagerung. Im Handel werden Massagebänke angeboten, die allen Anforderungen gerecht werden, da sie sowohl in der Höhe als auch an den Kopfteilen verstellbar sind. Es gibt außerdem Behandlungsbänke, bei denen sich die Beinteile einzeln verändern lassen. Diese Möglichkeit der Positionsveränderung ist aus mehreren Gründen erforderlich:

1. Der Patient kann so in eine Lagerung gebracht werden, die in der Vorbereitungsphase, bei der Massage selbst und bei der Nachruhe den beabsichtigten Effekt unterstützt.

2. Gelenke und Muskulatur werden in eine optimal entspannte Position gebracht, so daß eine bessere Tiefenwirkung erreicht wird.

3. Die Höhe der Behandlungsebene (Massagebank, Tisch, Bett, Boden) sollte so sein, daß der Masseur nach Möglichkeit aufrecht stehend arbeiten und durch langsames Vor- und Zurückbeugen des Körpers den Druck allmählich verstärken oder abschwächen kann. So kann man auch kräftige Reizgriffe ohne Kraftanstrengung ausführen.

4. Die Behandlungsebene muß für den Patienten und ebenso für den Masseur so sein, daß äußerlich und innerlich eine weitgehende Entspannung erfolgen kann, die einen offenen und spannungsfreien Austausch der körperlichen, geistigen und seelischen Kräfte während der Massage gewährleistet

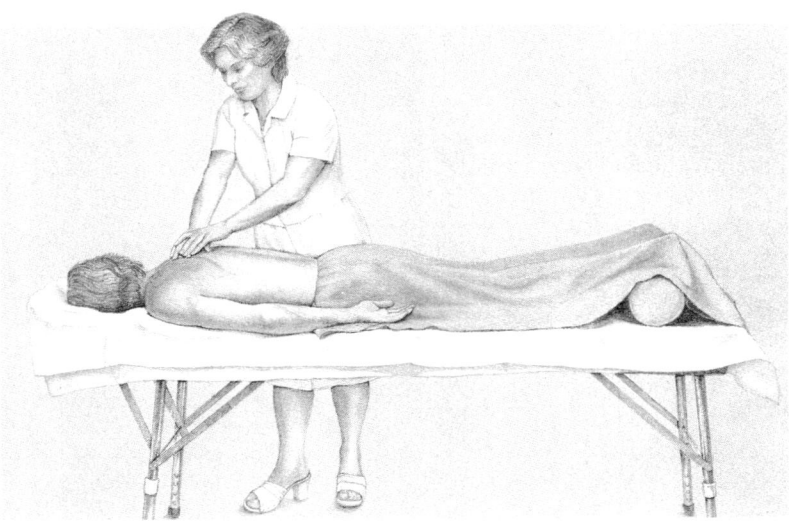

In der Praxis wird der Patient auf einer Massagebank behandelt. Bei der Rückenmassage wird eine Rolle unter die Füße geschoben, der Kopf liegt entspannt in einer Mulde

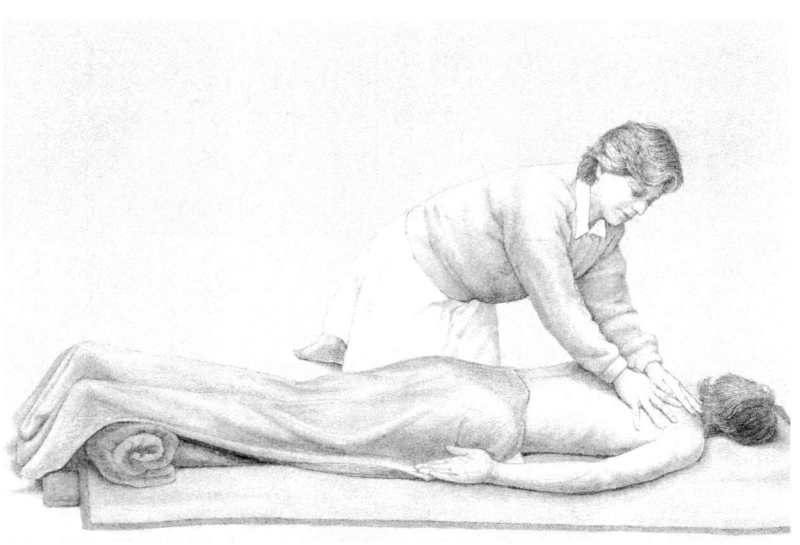

Zu Hause breitet man auf dem Boden eine Decke aus und kniet sich für die Behandlung neben den Patienten. Unter den Füßen eine zusammengerollte Decke

All diese Forderungen sind nach Möglichkeit zu erfüllen. Hierzu werden zahlreiche Hilfsmittel wie Kissen und Rollen benutzt. Die Abbildungen auf dieser und der folgenden Seite zeigen, wie der Patient, auch zu Hause, gelagert werden kann.

Mit Gleitmittel massieren?
Gleitmittel sind von untergeordneter Bedeutung. Sie sollen nur bei stark behaarter und feuchter Haut verwendet werden, um eine bessere Gleitfähigkeit zu erreichen und eine Haarbalgentzündung zu vermeiden. Natürlich können wohlriechende Salben, Öle, Lotionen und Puder (Talkum) benutzt werden. Für die Ausführung der Massage selbst sind sie jedoch entbehrlich. Anders ist es bei Hautfunktionsölen oder Rheumamitteln, die zusammen mit der Massage eingerieben werden, um die Hauternährung zu verbessern oder die Durchblutung und den Stoffwechsel anzuregen.

Entspannung des Patienten
Einerseits ist es das Ziel der Massage, eine Entspannung der Muskulatur herbeizuführen, andererseits muß die Muskulatur aber in einem gewissen entspannten Zustand sein, damit man überhaupt massieren kann.

Was versteht also der Masseur unter Entspannung? Oftmals streckt z. B. ein Patient bei der Armmassage seinen Arm dem Masseur entgegen, um so seine Arbeit zu unterstützen. Hierdurch wird jedoch das Gegenteil erreicht. Um die Arbeit des Masseurs zu erleichtern, muß der Patient versuchen, den zu behandelnden Körperteil schlaff hängen zu lassen.

Dies ist nicht ganz einfach, weil viele Menschen wenig auf ihren Kör-

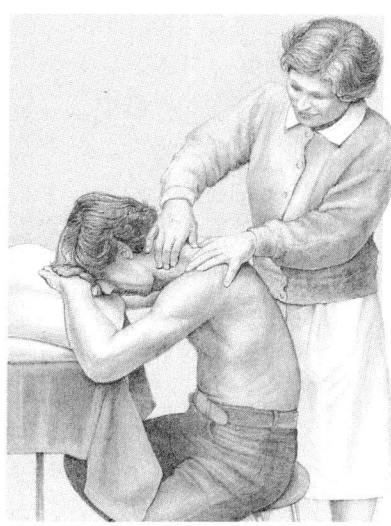

Zur Nackenmassage sitzt man am Tisch und stützt den Kopf auf einem Kissen auf

per achten und dadurch auch kein Körpergefühl besitzen. Obwohl dem Patienten die Verkrampfung bewußt wird, ist es für ihn schwer, diese Spannung loszulassen und den schließlich erreichten entkrampften Zustand beizubehalten. Manchmal ist es eine kleine Hilfe, wenn man den Patienten bittet, seine Augen zu schließen, um nach „innen" zu schauen und so gespannte und entspannte Zonen sowie das Atmen besser wahrzunehmen.

Bei einem sehr aktiven Menschen kann der Masseur vielleicht die Entspannung durch einige isometrische Spannungsübungen erreichen. Dazu soll der Patient ungefähr 4 Sekunden die Muskeln so stark anspannen, wie es geht, und sie danach plötzlich loslassen. Das Prinzip ist, daß der Patient aus der maximalen Anspannung

der Muskeln in die maximale Entspannung gelangt. Das geschieht, indem er z. B. die Hände fest auf die Tischkante oder beide Knie fest gegeneinander drückt.

Andere Patienten wiederum können sich besser entspannen, wenn man die Lagerung verändert, also z. B. zuerst in Rücken- oder in Bauchlage mit der Massage beginnt.

Manchmal erzielt der Masseur erst die bewußte Entspannung, wenn der Patient sich nicht ganz entkleidet oder er, mit Ausnahme der zu massierenden Region, völlig abgedeckt ist. Hier muß der Masseur behutsam auf möglicherweise vorhandene Schamgefühle oder Ängste Rücksicht nehmen und soweit wie möglich auf den Patienten eingehen.

Die Ursache für die mangelnde Entspannungsbereitschaft bei Patienten kann z. B. Mißtrauen oder Furcht vor Verletzungen sein. Hier kann der Masseur einerseits durch die oben genannten Maßnahmen, andererseits durch ein vertrauensvolles Gespräch die richtige Ausgangsbasis schaffen. Es sollte ein offener, freier Austausch zwischen Patient und Masseur erfolgen, dann stellt sich die körperliche und geistige Entspannung ganz von selbst ein. Wenn sich die Muskeln in der gewünschten Ausgangslage befinden, kann die Massage beginnen. Die jetzt noch festgestellten Spannungserhöhungen können während der Behandlung behoben werden.

Vielleicht ist ein Patient aufgeregt, weil er zum erstenmal zur Massage geht. Aber erstens ist einmal immer das erste Mal, und zweitens wissen erfahrene Masseure, daß viele Verspannungen sich erst nach und nach in mehreren Sitzungen lösen.

Aufbau einer Massage

Es gibt mehrere Konzepte, wie eine Massage aufgebaut sein und ablaufen kann. Generell unterscheidet man drei Formen:

Allgemeine Massage Eine Allgemeinbehandlung, also die Massage einer ganzen Region (z. B. des Rückens oder der Beine) ohne besondere Berücksichtigung einer Stelle oder eines speziellen Befundes, ist ohne Zweifel die am meisten praktizierte Massagebehandlung in Laienkreisen.

Dabei werden verschiedene Griffe über eine längere Zeit angewandt, wobei jeder einzelne Griff mehrmals wiederholt wird. Die Reihenfolge der Griffe soll so gewählt werden, daß ein deutlicher Aufbau erkennbar ist; z. B. Einleitung: Effleuragen (Streichungen); Hauptteil: Friktionen (Reibungen), Petrissagen (Knetungen); Schlußteil: Tapotement (Klatschen, Klopfen), Vibrationen (Erschütterungen), Effleuragen (Streichungen).

Insgesamt gibt es bei der klassischen Massage fünf Grundgriffe. Der Begründer der modernen Massage, der Schwede Per Henrik Ling, hat diese Grundgriffe beschrieben und ihnen französische Bezeichnungen gegeben. Auf den folgenden Seiten 370 und 371 werden sie ausführlich auch im Hinblick auf ihre Wirkung vorgestellt.

Wie der Aufbau einer Massage aussehen kann, wird an den Beispielen Nackenmassage (S. 372) und Rückenmassage (S. 373) deutlich. Sie sind als Vorschläge gedacht, wie man auch als Laie einmal jemanden zu

Hause massieren kann, wenn man sich vorher mit den Grundgriffen vertraut macht.

Am besten übt man z. B. an einem Familienmitglied, das einem sagt, ob es die Griffe als angenehm empfindet und wie kräftig man massieren darf. Dabei entwickelt man rasch ein Gefühl für die richtige Anwendung. Die Dauer steigert man langsam von 10 Minuten bis zu höchstens 1 Stunde. Man behandelt übrigens nur die Muskeln; Gelenke, Sehnen und Drüsen werden nicht massiert. Blutergüsse oder Muskelrisse darf man ebenfalls nicht massieren, so daß man sich also nicht dazu verleiten lassen sollte, Sportverletzungen etwa mit Massage zu behandeln. In Zweifelsfällen gilt ohnehin, daß man den Arzt fragen sollte.

Massage nach Angaben des Patienten Diese Form der Behandlung wird ebenfalls häufig praktiziert. Der Masseur ist besonders dort tätig, wo der Patient seine Schmerzen angibt. Auf den ersten Blick könnte diese Behandlungsform als gezielte Therapie angesehen werden, da sie exakt die Schmerzbereiche angeht. Das wesentliche Merkmal einer erfolgreichen Behandlung fehlt jedoch, da keine Befunderhebung erfolgt. Bei einer Massage, die auf Angaben des Patienten basiert, besteht die Gefahr, daß unter Umständen auch Stellen behandelt werden, bei denen Massage nicht angezeigt ist (siehe S. 367).

Gezielte Massage nach Befund Diese Massage beginnt mit einer genauen Befunderhebung in einer kleinen Region. Anschließend erfolgt die sofortige Therapie, das heißt, es wird dieser Bereich besonders behandelt. Daran schließt sich eine allgemeine Massage an.

Gezielte   Kombinationstherapie
Sie beginnt mit einer umfassenden Befunderhebung Anschließend folgt die punktförmige Massage der soeben festgestellten Störungen. Wie bei der gezielten Massage nach Befund ist dann eine allgemeine Massage anzuschließen. Das Besondere daran ist, daß bereits schon vor der eigentlichen Massage eine Vorbehandlung erfolgt, z. B. mit einem Bad oder einer Wärmebehandlung (Fango, Heißluft oder heiße Kompressen). In die anschließende eigentliche Massagebehandlung werden zusätzlich krankengymnastische Techniken eingebaut. Als Abschluß kann eine Therapie folgen, z. B. Elektrotherapie oder Ultraschall, die den beabsichtigten Reiz noch unterstützt.

Nach Beendigung der verschiedenen Therapien ist dringend eine Nachruhe von 20 Minuten geboten.

Wie die klassische Massage wirkt
Die Gesamtwirkung der einzelnen Therapieformen, bei denen viele Griffe verabreicht werden, hängt von einer Reihe von Faktoren ab. Wichtig sind die Wahl der Therapie, die Abfolge der Massagegriffe und deren Einwirkungszeit, die Dauer der Massage, die nervliche Ausgangslage des Patienten, das fachliche Können und die Persönlichkeit des Behandlers sowie die Atmosphäre der Behandlungsräume.

Massagewirkungen können sich spontan oder als Spätreaktionen zeigen. Reaktionen während der Behandlung und der Nachruhe gelten als spontan. In der Regel sind sie heftiger als die Spätreaktionen, die bis zu 24 Stunden später auftreten können. Man unterscheidet folgende Wirkungen:

Grundgriffe der klassischen Massage

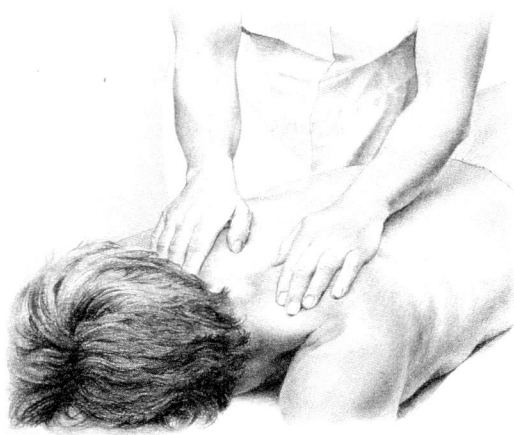

Streichung *(Effleurage) Dieser Griff wird am Anfang und Ende einer Massage oder zwischen anderen Griffen benutzt. Die Hände liegen locker auf der Haut. Langsam und relativ großflächig werden nun längs, quer und kreisförmig Streichungen ausgeführt. Der Druck ist leicht und kann an- und abschwellen*

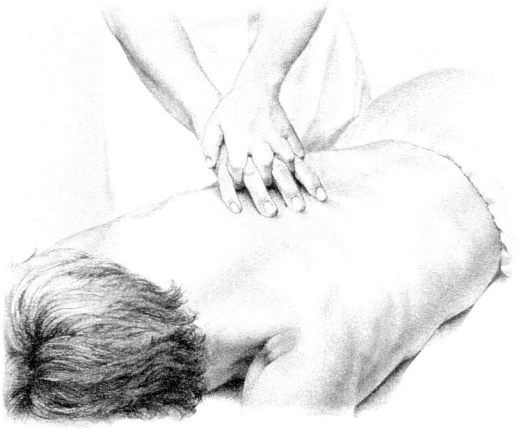

Achterstreichung *(Effleurage) Für diese Streichung spreizt man die Finger der einen Hand und greift mit der anderen Hand von oben hinein. Mit sanftem Druck wird dieser Griff zwischen den Dornfortsätzen der Wirbelsäule ausgeführt. Diese Schlangenlinie ergibt die Form einer doppelten Acht (Symbol siehe S. 372)*

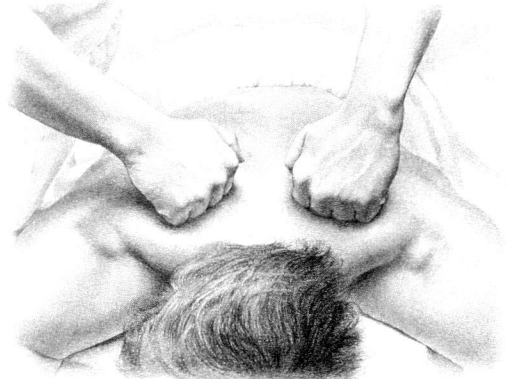

Knöchelgriff *(Effleurage) Die Wirkungen der Streichungen kann man auch mit dem Knöchelgriff erreichen. Dazu werden die Hände zur Faust geballt, und man streicht mit den Knöcheln. Wie die Streichungen mit der flachen Hand wirkt auch der Knöchelgriff anregend auf den Lymphfluß und allgemein beruhigend*

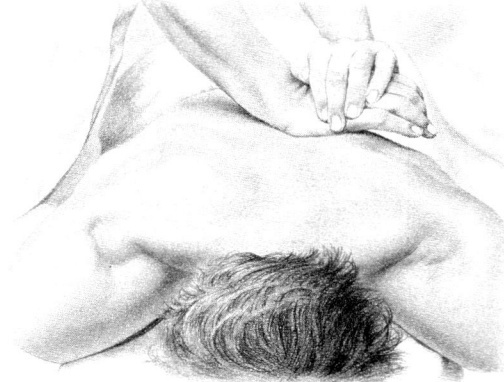

Reibung *(Friktion) Reibungen sollen anregen und werden deshalb sehr rasch ausgeführt. Man massiert längs oder kreisförmig mit den Handflächen oder Handballen. Die freie Hand kann auf der Massagehand liegen, um den Druck zu verstärken. Die Bewegungen können auch synchron mit beiden Händen ausgeführt werden*

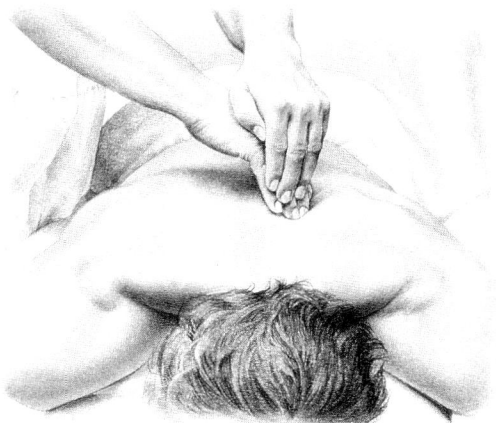

Zirkelreibung *(Friktion) Eine Variante der Reibungen (siehe S. 370 unten) sind die Zirkelreibungen. Es wird in kleinen Kreisen sehr rasch massiert, und zwar mit den Fingerbeeren der steil aufgerichteten Hand. Die andere Hand liegt darüber und verstärkt den Druck (Partien für Zirkelreibungen siehe S. 372 und 373)*

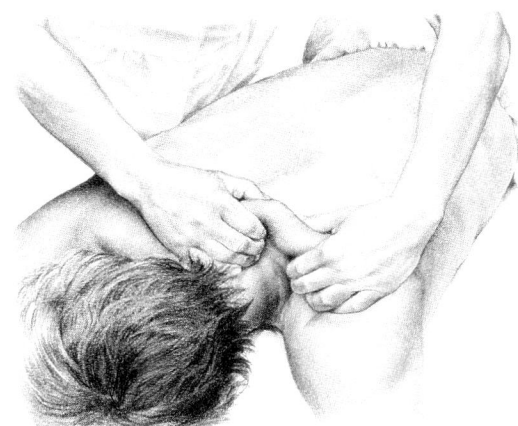

Knetung *(Petrissage) Hier wird die Muskulatur beeinflußt, und zwar dadurch, daß die Muskeln gegeneinander verwrungen werden. Alle Knetungen müssen weich und geschmeidig sein, so daß kein Kneifen oder Drükken entsteht. Geknetet werden einzelne Abschnitte, z. B. an der Schulter (siehe auch S. 372 und 373)*

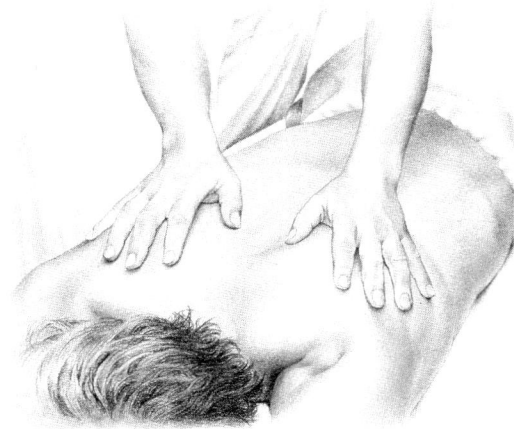

Schüttelung *Die Wirkung der Erschütterung und die der Schüttelung sind ähnlich. Bei der Schüttelung liegen die Hände leicht gespreizt auf der Haut und schütteln nun leicht einzelne Partien, z.B. am Rücken (siehe auch S. 373). Dies wirkt entspannend auf die Muskulatur und hat eine relative Tiefenwirkung*

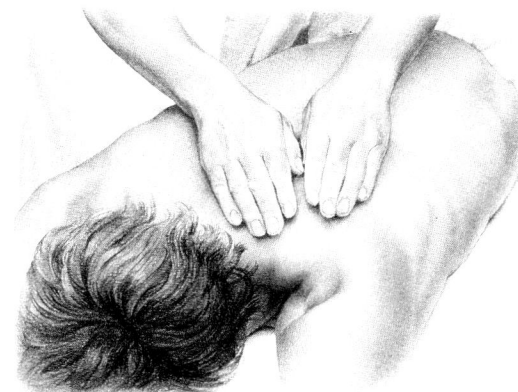

Erschütterung *(Vibration) Für diesen Massagegriff ist die französische Bezeichnung geläufiger als die deutsche. Die Vibration dient zur lokalen Entspannung. Beide Hände liegen dicht nebeneinander und vibrieren leicht hin und her. Ein gelernter Masseur erreicht eine Frequenz von 8 bis 11 Schwingungen pro Sekunde*

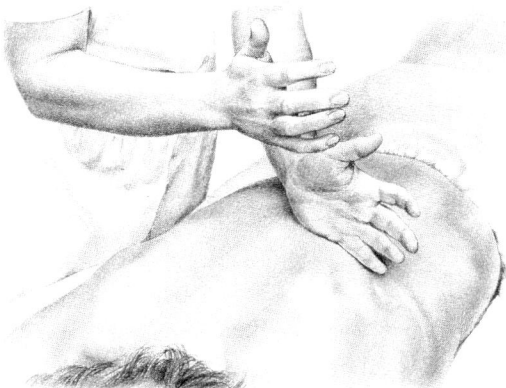

Klatschen *(Tapotement) So bezeichnet man alle Griffe, bei denen die Hand des Behandlers nicht aufliegt, sondern rhythmisch in einem gewissen Tempo auftrifft. Beim Klatschen (oben) werden die Handkanten oder die Handflächen auf und nieder geführt. Der Patient muß dies als angenehm und schmerzlos empfinden*

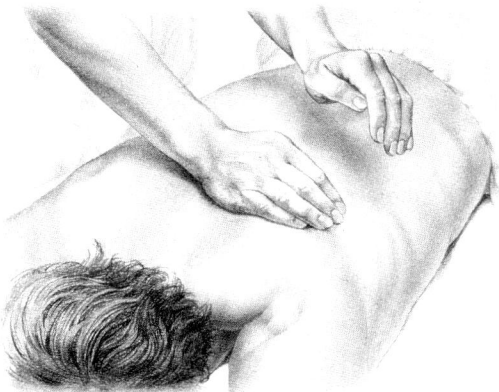

Klopfen *(Tapotement) Eine Variante des Klatschens ist das Klopfen, bei dem die hohlen Hände oder die Fäuste des Masseurs die Muskulatur bearbeiten. Wichtig ist, daß diese Technik rasch, aber sanft ausgeführt wird. Der Patient muß diese Griffe vornehmlich als erwärmend und in zweiter Linie als entspannend empfinden*

Lokale oder örtliche Wirkungen Meistens handelt es sich hier um Durchblutungsverbesserungen (Hyperämien), die sich in einer leichten Rötung zeigen. Ferner können sich Muskelverspannungen normalisieren, und schmerzhafte Zustände können beseitigt werden.

Reflektorische Wirkungen Hierunter versteht man alle Wirkungen, die außerhalb des eigentlichen Reizortes auftreten. So können z. B. an den Organen, etwa dem Magen, oder an den entfernten Gelenken Reaktionen festgestellt werden. Zu den reflektorischen Wirkungen gehören auch Kopfschmerzen, die während der Massage entstehen oder verschwinden.

Allgemeinwirkungen Hierzu zählen Blutdruckveränderungen und Verlangsamung der Atmung. Manche Patienten fühlen sich nach der Massage erfrischt, andere schlafen ein. Wesentlich ist, daß der Patient sich wohl fühlt, also nicht über negative Organreaktionen klagt.

Wie lange hält die Wirkung an?
Es ist verständlich, wenn Patienten häufig fragen, wie man die Erfolgsaussichten einer Massagebehandlung beurteilt. Für den Masseur ist die Antwort oft nicht ganz leicht, weil viele Umstände bei den Heilungserfolgen eine Rolle spielen.

So ist z. B. der Allgemeinzustand des Patienten wichtig. Man muß berücksichtigen, ob etwa gleichzeitig andere Krankheiten bestehen, wie die Vorgeschichte zu einer Krankheit aussieht und wie die Einstellung des Patienten heute dazu ist. Ferner ist von Bedeutung, ob der Patient bereit ist mitzuarbeiten und ob er die innere Ruhe für die Behandlung mitbringt.

Nackenmassage

Wer keine Massagebank besitzt, breitet auf dem Boden eine Decke aus. Der Patient liegt entspannt auf dem Bauch und hat die Hände unter die Stirn geschoben oder an die Seite gelegt. Unter die Füße wird eine Rolle gelegt (siehe S. 368).

Die Nackenmassage kann man auch anwenden, wenn der Patient am Tisch sitzt (siehe S. 369). Dann muß er die Arme auf einer weichen Unterlage (z. B. einer zusammengerollten Decke oder einem großen Kissen) aufstützen und die Stirn auf die Hände legen.

Bei den Massagegriffen im Bereich des Halses fixiert die freie Hand des Masseurs den Kopf des Patienten, damit sich dieser völlig entspannen kann.

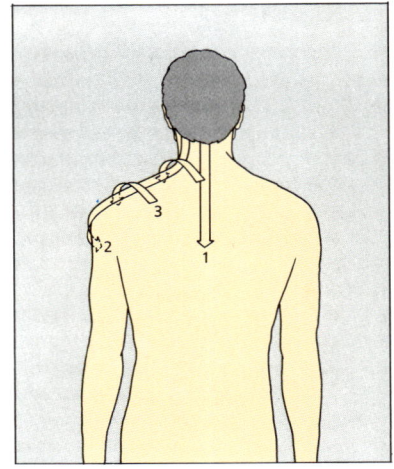

1. *Streichungen (Abb. S. 370) vom Haaransatz entlang der Wirbelsäule (1), über den Nacken entlang den Schultern (2), vom Rücken um die Schultern herum (3)*

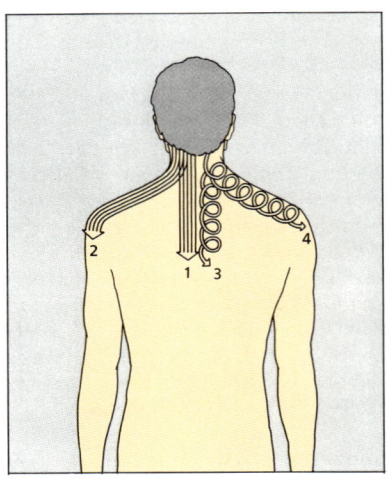

2. *Im Knöchelgriff (Abb. S. 370) entlang der Wirbelsäule (1) und den Schultern (2) streichen. Mit Handballenreibungen (Abb. S. 370) fortfahren (3, 4)*

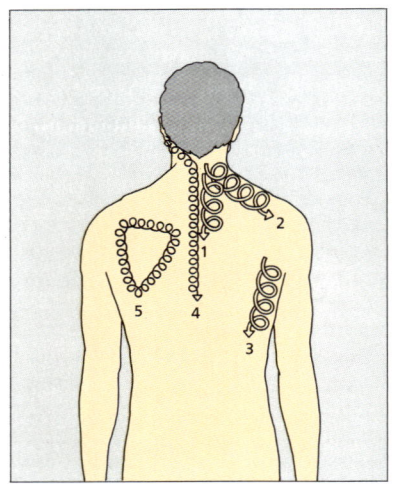

3. *Synchron mit beiden Handballen in Pfeilrichtung reiben (1, 2 und 3), dann Zirkelreibungen (Abb. S. 371) unmittelbar neben den Knochenkanten (4 und 5)*

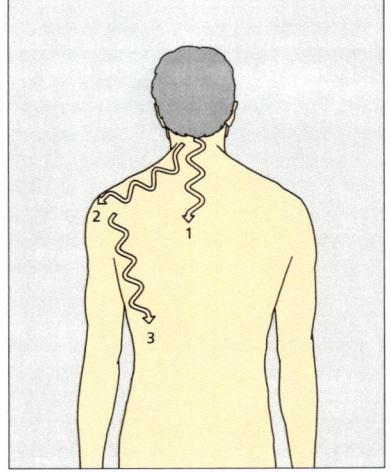

4. *Knetungen (Abb. S. 371) einzelner Abschnitte: vom Nacken ausgehend entlang der Wirbelsäule (1), den Schultern (2), der seitlichen Rückenpartien (3)*

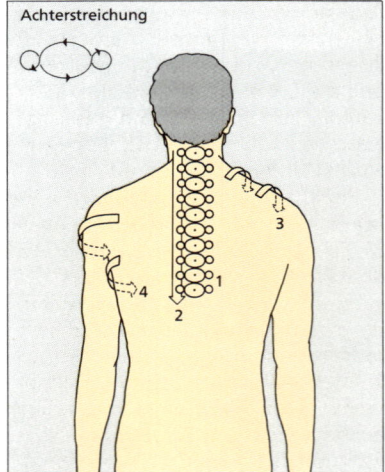

5. *Achterstreichungen (Abb. S. 370) an der Wirbelsäule (1), Streichungen mit flacher Hand an der Wirbelsäule (2) und den übrigen Abschnitten (3 und 4)*

Allgemein kann man jedoch sagen, daß eine Behandlung pro Woche nur symbolischen Wert hat. Es ist sinnvoller, akute Erscheinungen mit schwacher Dosierung und chronische Beschwerden mit kräftiger Dosierung zwei- bis dreimal wöchentlich zu behandeln.

In der Regel zeigt schon die erste Behandlung, ob der Aufbau der Massage richtig war. Die Wirkung dieser ersten Behandlung wird nicht lange, vielleicht 1 bis 2 Stunden anhalten. Deshalb muß die nächste Massage unbedingt kurzfristig folgen, um den Heilerfolg zu stabilisieren.

Sonderformen der Massage
Hierzu zählt die **Sportmassage.** Bei dieser Massageform geht man davon aus, daß der Sportler gesund ist. Es gibt Massagebehandlungen im Rahmen des Trainingsprogramms, unmittelbar vor dem Wettkampf zum Aufwärmen, die Zwischenmassage in der Wettkampfpause, um Ermüdungserscheinungen zu begegnen, und die Behandlung nach dem Wettkampf, die sogenannte Entmüdungsmassage, mit der der muskuläre Stoffwechsel intensiv beeinflußt wird.

Erwähnt sei hier auch noch die **Massage in der Kosmetik.** Hier geht es nicht um Schmerzbeseitigung, sondern fast ausschließlich um das Wohlgefühl, die Ernährung und Durchblutungsverbesserung der Haut. Reflektorisch nehmen hiermit auch die muskulären Verspannungen ab. Fast immer wird die Massage in Verbindung mit einer Lotion oder einem Hautfunktionsöl ausgeführt, wobei nicht selten warme Kompressen vorausgehen. Man massiert sehr langsam und unter besonderer Berücksichtigung des Lymphflusses.

Rückenmassage

Wie bei der Nackenmassage (siehe S. 372) muß der Patient flach und entspannt auf dem Bauch liegen. Unter die Füße wird eine Rolle geschoben (siehe S. 368), die Arme liegen seitlich am Körper an.

Die Grundgriffe, mit denen man für die Rückenmassage vertraut sein sollte, sind: Streichungen, Zirkelreibungen, Handballenreibungen, Knetungen, Schüttelungen, Erschütterungen und Achterstreichungen (siehe S. 370 bis 371).

Noch ein Hinweis: Man spart die oberflächlich liegenden Knochenstellen, z.B. Dornfortsätze der Wirbelsäule, die Knochenkanten des Schulterblattes und des Beckens, aus, während man unmittelbar daneben intensiv arbeitet.

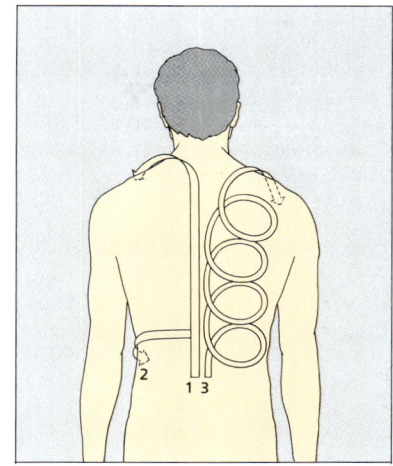

1. *Streichungen (Abb. S. 370) mit der flachen Hand neben der Wirbelsäule (1), von der Wirbelsäule her quer (2) und kreisförmig bis hinauf zur Schulter (3)*

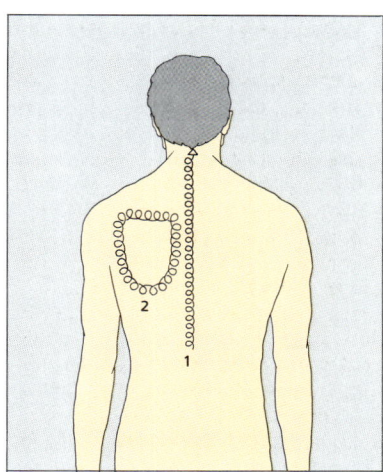

2. *Rasche Zirkelreibungen (Abb. S. 371), besonders unmittelbar neben den Dornfortsätzen der Wirbelsäule (1) und den Knochenkanten des Schulterblatts (2)*

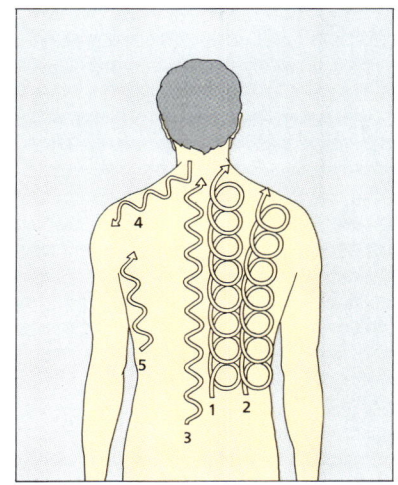

3. *Handballenreibungen (Abb. S. 370) den Rücken hinauf zu den Schultern (1 und 2), Knetungen (Abb. S. 371) an den Weichteilregionen (3, 4 und 5)*

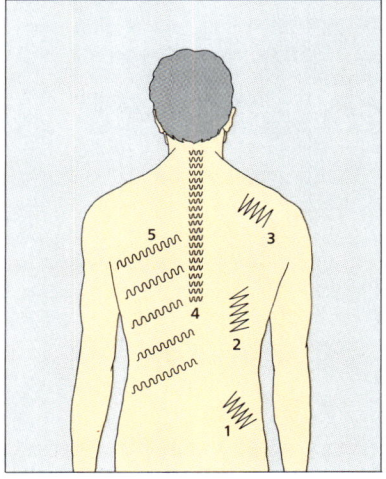

4. *Schüttelungen (Abb. S. 371) bis hinauf zu den Schultern (1, 2 und 3), Vibrationen (Abb. S. 371) entlang der Wirbelsäule (4) und von dort nach außen (5)*

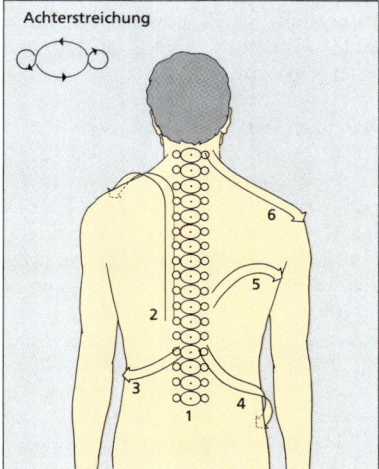

5. *Achterstreichungen (Abb. S. 370) zwischen den Dornfortsätzen der Wirbelsäule (1), abnehmende Streichungen mit der flachen Hand (2, 3, 4, 5 und 6)*

Die Reflexzonen-behandlung

Man kann Reflexzonenbehandlungen mit dem Vorgang des Telefonierens vergeichen. So wie sich nach dem Wählen einer ganz bestimmten Nummer ein ganz bestimmter Teilnehmer meldet, so soll nach den Vorstellungen der Therapeuten bei manueller Reizung einer bestimmten Körperregion ein ganz bestimmtes Organ oder ein bestimmtes Organsystem reagieren.

Man kennt heute eine Reihe von Reflexzonenbehandlungen, von denen hier aus grundsätzlichen Erwägungen und wegen der Übersichtlichkeit der Darstellung nur drei Methoden herausgegriffen sind, und zwar die Bindegewebsmassage, die Fußreflexzonenmassage und die Akupressur. Alle drei Methoden sind völlig unabhängig voneinander und sind in verschiedenen Ländern (in China und Japan, den Vereinigten Staaten und in der Bundesrepublik Deutschland) fast zur gleichen Zeit (1910 bis 1930) entstanden.

Bindegewebsmassage

Die Bindegewebsmassage erlernt jeder Masseur und Krankengymnast in seiner Ausbildung. Man geht davon aus, daß bei Erkrankungen innerer Organe im lockeren Bindegewebe der Unterhaut (siehe S. 189) Spannungsveränderungen entstehen, die man beheben muß.

Dazu reizt man mit einer besonderen Technik die Gewebsabschnitte, in denen die Spannung vermindert ist, bis ein Spannungsausgleich erreicht ist. Die Reizung wiederum be-

einflußt das vegetative Nervensystem, so daß indirekt oder reflektorisch gestörte Organfunktionen behandelt werden.

Die Bindegewebsmassage wurde in den 30er Jahren von der deutschen Krankengymnastin Elisabeth Dicke (1885–1952) entwickelt. Sie stellte fest, daß ihre schweren Durchblutungsstörungen in den Beinen zu beeinflussen waren, indem sie einen scharfen Zugreiz im Unterhautbindegewebe ansetzte.

Aufgrund des damaligen Kenntnisstandes ging Elisabeth Dicke davon aus, daß der Reiz an einen Hautabschnitt (Segment) gebunden ist, der von einem zum Rückenmark gehörenden Nerv versorgt wird. Heute weiß man, daß der Reiz sich reflektorisch ausbreitet, das bedeutet, daß er sich gleichzeitig in mehreren Hautabschnitten und/oder in ganz eng umschriebenen Arealen oder Zonen ausdehnen kann.

Wie eingangs erwähnt, beruht die Bindegewebsmassage auf der Überlegung, daß Störungen einzelner innerer Organe oder Gelenke und Gewebsabschnitte sich in Spannungsveränderungen im besagten Unterhautbindegewebe zeigen. Es gilt nun, diese Spannungsveränderungen genau zu lokalisieren und einen Spannungsausgleich herzustellen.

Diese Spannungsunterschiede in der Unterhaut werden mit einer sogenannten Hautfaltentastung exakt ermittelt (siehe Abb. rechts). Dabei werden die Hautfalten im Verlauf der Spaltlinien, das sind die Bindegewebsfasern in der Subkutis bzw. Lederhaut, abgezogen. Während dieser Tastung darf kein Reiz entstehen. Der Patient darf also kein Ziehen oder Reißen verspüren.

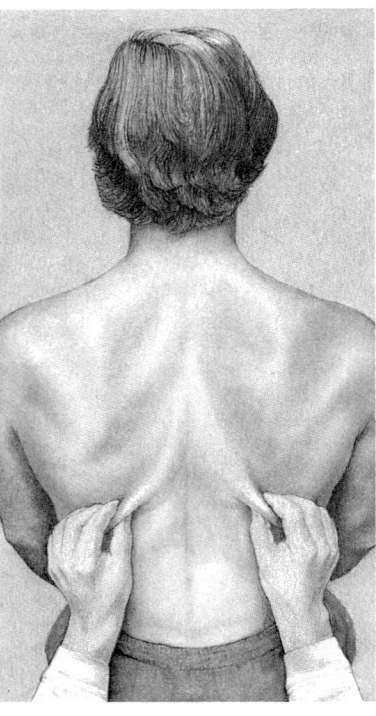

Mit solchen Tastungen prüft der Masseur die Spannung der einzelnen Hautabschnitte und baut darauf die Behandlung auf

Behandlungsaufbau

Mit den ersten Tastungen stellt der Masseur die Grundspannung an fünf oder sechs markanten Stellen fest. Danach prüft er die Spannungsqualitäten der einzelnen Zonen. Man unterscheidet normale Spannung, Über- und Unterspannung sowie Quellungen und Verklebungen. Bei Gewebezonen mit einer Überspannung lassen sich nur kleine Hautfalten abziehen, bei Abschnitten mit Unterspannung dagegen große Hautfalten.

Die Therapie besteht nun darin, mittels fünf verschiedener Griffe einen Spannungsausgleich im Bindegewebe der Unterhaut und eine Entstörung einer eventuell bestehenden Narbe zu erreichen. Folgende Techniken wendet man an:

- die Faszientechnik (an Muskel- und Sehnenbändern),
- die Unterhauttechnik (an allen Stellen, die unterspannt sind, führt man mehr oder weniger lange Striche aus),
- die Hauttechnik (wenn ein Gewebe nicht in der vom Therapeuten zu erwartenden Weise reagiert, wird die Haut gereizt),
- die flächige Technik (an großen Flächen, z.B. an Schulter und Hüfte, wird sie mit beiden Daumen ausgeführt),
- die subkutane Petrissage (kleinflächige Knetungen an Gewebsstellen, an denen Verklebungen zu lösen sind).

Die Erfahrungen haben gezeigt, daß der Spannungsausgleich auch auf das vegetative Nervensystem einen harmonisierenden Einfluß hat. Durch die Harmonie des vegetativen Nervensystems werden auch die körpereigenen Abwehrkräfte mobilisiert. Streng genommen laufen bei der Bindegewebsmassage also mehrere Wirkungsmechanismen ab und lösen eine Kettenreaktion aus.

Der Patient verspürt während der Ausführung des therapeutischen Zuges ein klares und helles Schneiden oder Ritzen. Dieses Schneidegefühl entsteht immer, wenn ein Zugreiz über die Verschiebegrenze hinausgeht, und ist Ausdruck für die richtige nervös-reflektorische Schaltung im Gewebe. Somit sollte der Behandler dieses Schneiden immer anstreben.

Massage – eine klassische Kunst

Aus der Zeit um 2000 v. Chr. gibt es erste Hinweise auf die Massage als Hilfs- und Heilmittel bei Prellungen, Druckverletzungen und Schmerzen.

Die ersten schriftlichen Aussagen über Massage sind bei Homer (um 800 v. Chr.) verzeichnet. Homer beschreibt in seiner *Odyssee* sehr anschaulich, wie von der Schlacht heimkehrende Krieger massiert werden. Wenig später schildert Hippokrates (um 460–370 v. Chr.), der Begründer der wissenschaftlichen Medizin, detailliert die Massage eines Körperabschnittes.

Etwa von der Zeitwende bis 800 n. Chr. werden bei den Griechen und Römern bei Kampfspielen und Wettkämpfen die Teilnehmer mit Ölen eingerieben und vor und nach dem Wettkampf massiert.

Um 1800 verschafft der Schwede Per Henrik Ling (1776–1839)

der Massage einen bedeutenden wissenschaftlichen Ruf. Bis etwa 1930 haben dann verschiedene Wissenschaftler und Ärzte der Massage endgültig zu ihrem heutigen Stellenwert im Gesundheitswesen verholfen.

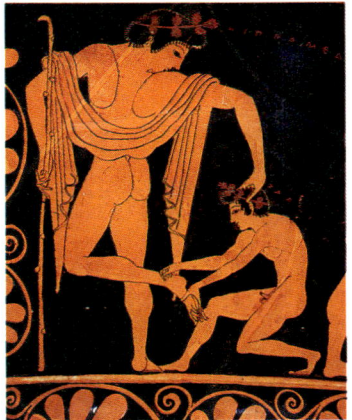

Ein Sportler im antiken Griechenland, dem der Fuß massiert wird

Zunächst wird die am meisten unterspannte Stelle gereizt. Danach erfolgt die Lösung von Verklebungen und die Entstörung von Narben. Zum Schluß werden ausgiebig alle unterspannten Stellen noch einmal gereizt.

Narbenbehandlung

Wenn hier von Narbenbehandlungen die Rede ist, dann sind ganz konkret sekundär geheilte Narben gemeint, die im Rahmen der Bindegewebsmassage entstört werden.

Was sind sekundär geheilte Narben, und welche Bedeutung haben sie für das Wohlbefinden? Unter einer sekundären Wundheilung versteht man eine Wunde, die sich nicht sofort problemlos verschlossen, sondern die geeitert hat oder deren Heilungsprozeß mehrfach gestört wurde. Diese Narben können auch noch 20 Jahre später große Beschwerden auslösen. Die Störungen treten unmittelbar im Narbenbereich selbst oder an inneren Organen oder als Migräne usw. auf.

Zunächst muß jede Narbe überprüft werden, ob sie einen Störherd darstellt. Anschließend wird durch die Hautfaltentastung festgestellt, ob eine Über- oder Unterspannung im Narbenbereich besteht. Bei einer Unterspannung wird die Narbe mit der Unterhauttechnik der Bindegewebsmassage scharf angehakt, ohne den Strich durch das Narbengewebe zu ziehen.

Ist aber das Bindegewebe im Narbenbereich erhöht gespannt, wird zunächst im unterspannten Bereich und anschließend die Narbe gereizt. Daran schließt sich eine abermalige Reizung des unterspannten Gebietes an. Dieser Vorgang – gleich ob unter- oder überspannt – wird als Entstörung bezeichnet und sollte innerhalb von 2 Wochen insgesamt sechsmal wiederholt werden.

Fußreflexzonenmassage

In den 20er Jahren stellte der amerikanische Zahnarzt William Fitzgerald einer verblüfften Fachwelt eine neue Form der Dämpfung bzw. Ausschaltung von Schmerzen vor. Sie bestand darin, daß bei Zahnschmerzen bestimmte Bereiche der Zehen und Füße mit Zirkelreibungen gereizt wurden. Es wurden also am Fuß Reize gesetzt, die sich am Kopf auswirkten.

Dieses Beispiel könnte beweisen, daß ein Reiz fast alle Hautabschnitte überspringen kann. Die von Elisabeth Dicke zur Bindegewebsmassage aufgestellte Theorie, nach der sich ein Reiz des Unterhautbindegewebes in quer zur Körperlängsachse verlaufenden Abschnitten ausbreitet, wurde von Fitzgerald nicht übernommen. Er ging vielmehr davon aus, daß zehn Längssegmente (fünf auf jeder

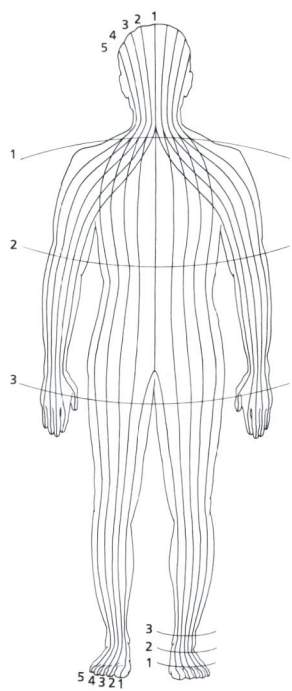

Die Bindegewebsmassage teilt den Körper in drei Quersegmente ein, während nach der Fußreflexzonentheorie zehn Längssegmente den Körper durchziehen

Seite) den Körper durchziehen und alle Nerven an den Füßen enden (siehe Abb. rechts). Abfallprodukte des Stoffwechsels (Harnsäure und Kalzium) können sich an den Nervenenden der Füße kristallisieren. Die Kristalle blockieren den Nerv und vermindern das normale Stimulans von Drüsen und anderen Organen (siehe Abb. S. 376). Die Fußreflexzonenmassage versucht, diese Kristalle aufzulösen.

Möglicherweise war die Fußreflexzonenmassage den Menschen schon

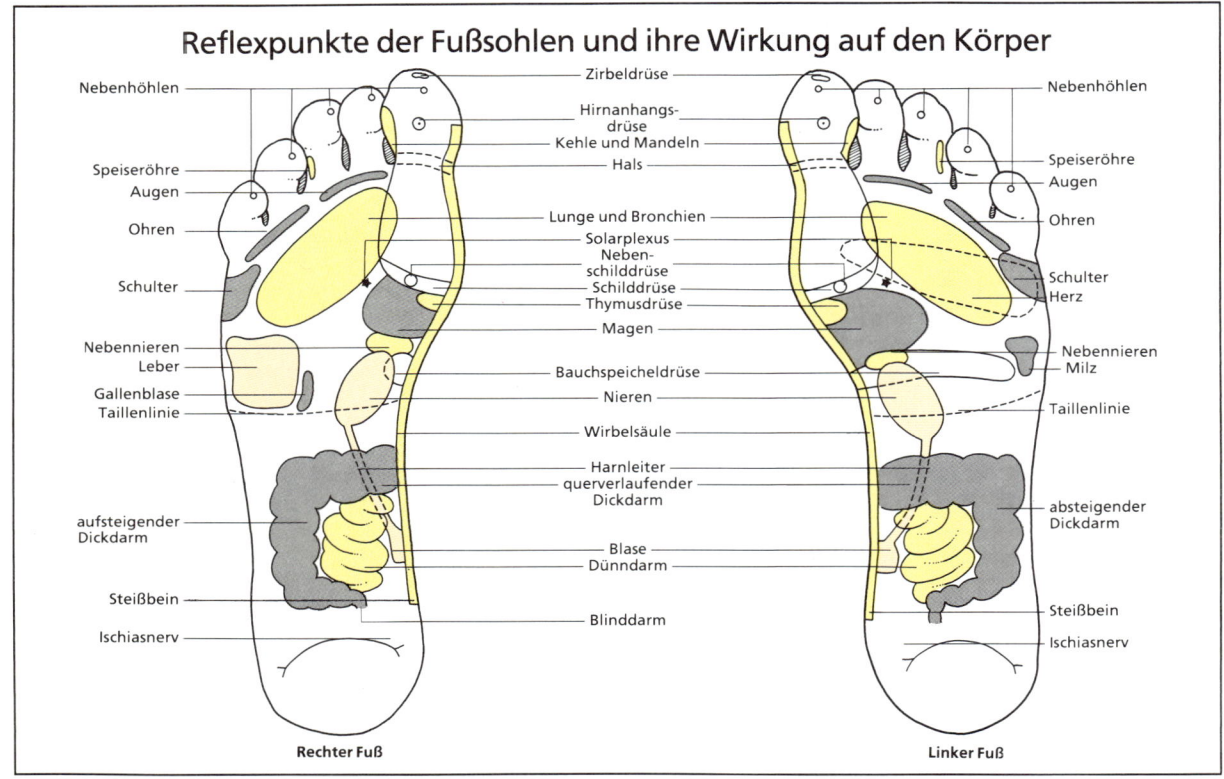

Reflexpunkte der Fußsohlen und ihre Wirkung auf den Körper

Nebenhöhlen
Speiseröhre
Augen
Ohren
Schulter
Nebennieren
Leber
Gallenblase
Taillenlinie
aufsteigender Dickdarm
Steißbein
Ischiasnerv

Zirbeldrüse
Hirnanhangsdrüse
Kehle und Mandeln
Hals
Lunge und Bronchien
Solarplexus
Nebenschilddrüse
Schilddrüse
Thymusdrüse
Magen
Bauchspeicheldrüse
Nieren
Wirbelsäule
Harnleiter
querverlaufender Dickdarm
Blase
Dünndarm
Blinddarm

Nebenhöhlen
Speiseröhre
Augen
Ohren
Schulter
Herz
Nebennieren
Milz
Taillenlinie
absteigender Dickdarm
Steißbein
Ischiasnerv

Rechter Fuß   **Linker Fuß**

vor Tausenden von Jahren bekannt; es gibt Hinweise auf eine ähnliche, bereits vor 5000 Jahren in China praktizierte Heilmethode, altägyptische Darstellungen zeigen Anwendungen von Reflexzonentherapie, und auch die Stammesmedizin soll diese Massageform angewendet haben. Heute hat sie von Amerika aus längst Einzug in die Praxis der Naturheilkunde gefunden.

Die eigentliche Massage beginnt nach einigen wenigen allgemeinen Streichungen und Reibungen des Fu-ßes. Sie besteht darin, daß mit dem Daumen Beuge- und Streckbewegungen ausgeführt werden und dadurch eine Vorwärtsbewegung entsteht. Mit einem mäßigen Druck wird der ganze Fuß bis über die Knöchel hinaus abgetastet und Millimeter für Millimeter nach Ablagerungen und Schmerzen abgesucht. Dabei verspürt der Patient an der kranken und somit behandlungsbedürftigen Stelle einen sehr scharfen punktförmigen Schmerz, der wie der Einstich eines spitzen Gegenstandes empfunden wird. Dieser Schmerz begrenzt bei manchen Patienten den Wert der ganzen Behandlungsmethode. Die Massage kann mit dem Daumen oder Mittelgelenk des Zeigefingers ausgeführt werden. Die andere Hand umschließt den Fuß des Patienten und fixiert ihn, so daß der Patient entspannt sitzen kann.

Akupressur und Shiatsu
Die Akupressur wurde in China, Shiatsu zu Anfang dieses Jahrhunderts in Japan entwickelt. Wörtlich übersetzt heißt Shiatsu Fingerdruck. Es wird ein Druck auf Punkte im Verlauf der Meridiane ausgeübt. Der Begriff Meridian (Energiebahn) ist ausführlich im Rahmen der Akupunktur und Akupressur dargestellt (siehe S. 388).

Ebenso wie bei der Bindegewebsmassage und der Fußreflexzonenmassage geht man hier davon aus, daß diese Punkte Verbindung zu inneren Organen besitzen. Da sich durch den Fingerdruck vorhandene Spannungen auflösen, die zuvor zu einer Blockierung des Energieumlaufes beigetragen haben, besteht der erste Effekt in einer Verstärkung des Energieflusses.

Zuerst muß der Masseur eine gestaute Stelle erspüren, oder der Patient muß sie angeben. Dann wird diese Stelle sanft, aber fest mit dem Mittelfinger oder dem Daumen der rechten Hand gedrückt. Die Verweildauer kann bis zu 5 Minuten betragen. Anschließend ist eine andere Stelle zu suchen und zu behandeln. Da mitunter bei der Behandlung einzelner Punkte Schmerzen auftreten können, ist darauf zu achten, daß der Patient ruhig und gleichmäßig atmet.

Manchmal wird der Druck mit beiden Daumen gleichzeitig ausgeführt. Die beiden Daumennägel berühren sich dabei. Die blockierten Zonen oder Punkte können aber auch je nach Verfassung des Patienten mit Handballen, Ellbogen, Knie und eventuell mit den Füßen bearbeitet werden.

Was die Dosierung anbelangt, so geht der Behandler je nach Therapieauffassung unterschiedlich vor. Meistens wird in energieschwache Gebiete ein stärkerer Reiz gesetzt. In manchen Fällen ist es richtig, Gebiete mit ohnehin starker Spannung auch intensiv und kräftig zu reizen, um die Spannung aufzulösen. Ebenso ist es umgekehrt möglich, in energieschwachen Gebieten sehr sanft zu arbeiten, um so die Spannung oder Energie noch tiefer einwirken zu lassen. Der Druck bei Akupressur und Shiatsu soll wohltuend weh tun. Keinesfalls darf der Patient ihn als unangenehm empfinden.

Wie wirkt Reflexzonenmassage?
Von wenigen speziellen Wirkungen abgesehen, kann man allen hier beschriebenen Massagemethoden die gleichen Wirkungen und damit die gleichen Heilanzeigen zuschreiben. Im Vordergrund stehen die reflektorischen Wirkungen. Es werden also die örtlichen Wirkungen vernachlässigt, das heißt einfach übersehen, obwohl sie bestehen.

Jede der drei Massagemethoden benutzt andere Wirkungsmechanismen und kommt dennoch nahezu zu dem gleichen Ergebnis:
● Bindegewebsmassage wirkt durch Reize der Bindegewebsunterhaut in bestimmten Hautabschnitten über das vegetative Nervensystem.
● Fußreflexzonenmassage reizt die Nervenenden am Fuß und soll die energetische Fehlfunktion des Organismus beheben.
● Shiatsu (wie Akupressur) wirkt durch Fingerdruck einzelner Punkte, wodurch es zur Harmonie des Energieflusses in den Meridianen kommt.

Interessant ist außerdem, daß jede Methode für sich in Anspruch nimmt, eine umfassende Befunderhebung zu erstellen und von einem übergeordneten Zentrum aus auf alle Funktionen des Organismus einzuwirken. Gewiß hat jedes System seine Berech-tigung, da jede der hier beschriebenen drei Methoden in der Vergangenheit große Erfolge für sich zu verzeichnen hatte. Das läßt sich aus der Tatsache heraus erklären, daß jede Erkrankung eines inneren Organs zur Folge hat, daß sich spontan in den verschiedenen Geweben eine erhöhte Spannung oder Stoffwechselveränderung einstellt. Diese Störungen werden durch Reflexzonenmassage mit der für das jeweilige Gewebe notwendigen Therapieform behandelt.

Vegetative Organreaktionen
Das gemeinsame Ziel aller Reflexzonenmassagen ist, daß sie auf das Organgeschehen regulierend einwirken. Demgemäß kommt es zu vegetativen Organreaktionen, das bedeutet, die Schmerzen nehmen zu oder ab, und die Drüsentätigkeit wird beschleunigt oder vermindert. Außerdem verändert sich der Allgemeinzustand, indem sich der Patient müde und abgeschlagen oder aber kraftstrotzend und frisch fühlt.

Behandler und Patient müssen berücksichtigen, wann welche Körperreaktion eintritt. So setzt z.B. erst Stunden nach der Reizung die eigentliche Organreaktion ein. Ist der Therapiereiz kräftig – im Verhältnis zum erkrankten Organ (oder Organsystem) –, kommt es auch zu einer kräftigen Reaktion. Mitunter können nach Reflexzonenmassagen kolikartige Zustände auftreten.

Von einer positiven Wirkung spricht man, wenn diese Organreaktionen auftreten und wieder verschwinden. Als negativ bezeichnet man das Ergebnis einer Therapie, wenn nach der letzten Behandlung die Beschwerden in fast unveränderter Art und Stärke fortbestehen.

Lymphdrainage

Diese Sonderform der Massage dient dazu, mit einer speziellen Grifftechnik krankhaft gestaute Lymphgefäße auszustreichen. Die aus Gewebsflüssigkeit und weißen Blutkörperchen gebildete Lymphe fließt in einem eigenen Gefäßsystem durch den Körper und hat die Aufgabe, Krankheitserreger mit abzuwehren, Schlacken abzutransportieren und Gewebe mit Nährstoffen zu versorgen, die vom Blut nicht erreicht werden. In diesem Gefäßsystem verteilt, befinden sich zahlreiche Lymphknoten, die als Filterstation dienen. Die Lymphe wird unter anderem durch Muskeltätigkeit in Fluß gehalten, so daß bei mangelnder körperlicher Bewegung der Lymphumlauf stocken und es zu einer Ansammlung von Stoffwechselschlacken kommen kann. Die Lymphdrainage soll den Lymphfluß wieder anregen.

Diese Technik wurde von dem dänischen Biologen Dr. E. Vodder im Jahr 1935 erarbeitet. Die Lymphdrainage kommt überall dort zur Anwendung, wo es sich um weiches, schwammiges und wassergefülltes Gewebe handelt, mit Ausnahme von Wasseransammlungen (Ödemen) durch Nierenstörungen, Rechtsherzinsuffizienz und Hungerödemen, wo eine Therapie des Eiweißstoffwechsels zweckmäßiger ist.

Die meisten Wasseransammlungen treten nach operativer Entfernung der Lymphknoten bei Tumoren oder bei Verklebung der Lymphkapillaren durch entzündliche Vorgänge auf. Es können auch Lymphbahnen durch Unfälle und Röntgenbestrahlungen durchtrennt werden.

Ferner ist nicht selten zu beobachten, daß Lymphbahnen durch beengende Kleidungsstücke abgedrückt werden.

Wenn das Ödem schon sehr lange besteht, werden die Lymphkapillaren ausgeweitet. Dadurch schließen die Klappenventile unzureichend, und es kommt zu einem Stillstand des Lymphflusses.

Vor der Behandlung stellt der Masseur fest, um welche Art von Wasseransammlung es sich handelt, wie ihre Ausdehnung ist und in welchem Zustand sich die Lymphknoten in diesem Abschnitt befinden. Jede Lymphdrainage beginnt im Bereich der Lymphknoten in diesem Gewebeabschnitt. Wichtig ist:
1. Die Arbeitsrichtung: Alle Griffe (Streichungen, Drückungen usw.) müssen in Herzrichtung ausgeführt werden. Die Massage beginnt herznah und wird langsam weiter vom Herzen weg (distal) ausgedehnt. Die Begründung liegt auf der Hand: Solange die Verstopfung besteht, wird jeder Griff in Richtung der verengten Passage den Flüssigkeitsdruck erhöhen und die Stauung ausdehnen.
2. Der Arbeitsdruck: Es handelt sich hier um ein sanftes, weiches und rhythmisches Streichen oder Pumpen. Der Druck muß sanft sein, weil die Lymphkapillaren sehr oberflächlich liegen und starke Reize zu einer verstärkten Produktion der Lymphe führen und damit die Ödeme vergrößern. Es wird nun versucht, mechanisch die Lymphe zu bewegen. Anwendung findet die Lymphdrainage bei allen Erkrankungen, die durch gestaute Lymphe entstanden sind, z.B. offene Beine, bestimmte Formen von Kopfschmerzen und Migränen, Krampfadern und dicke Arme als Folge einer Brustentfernung.

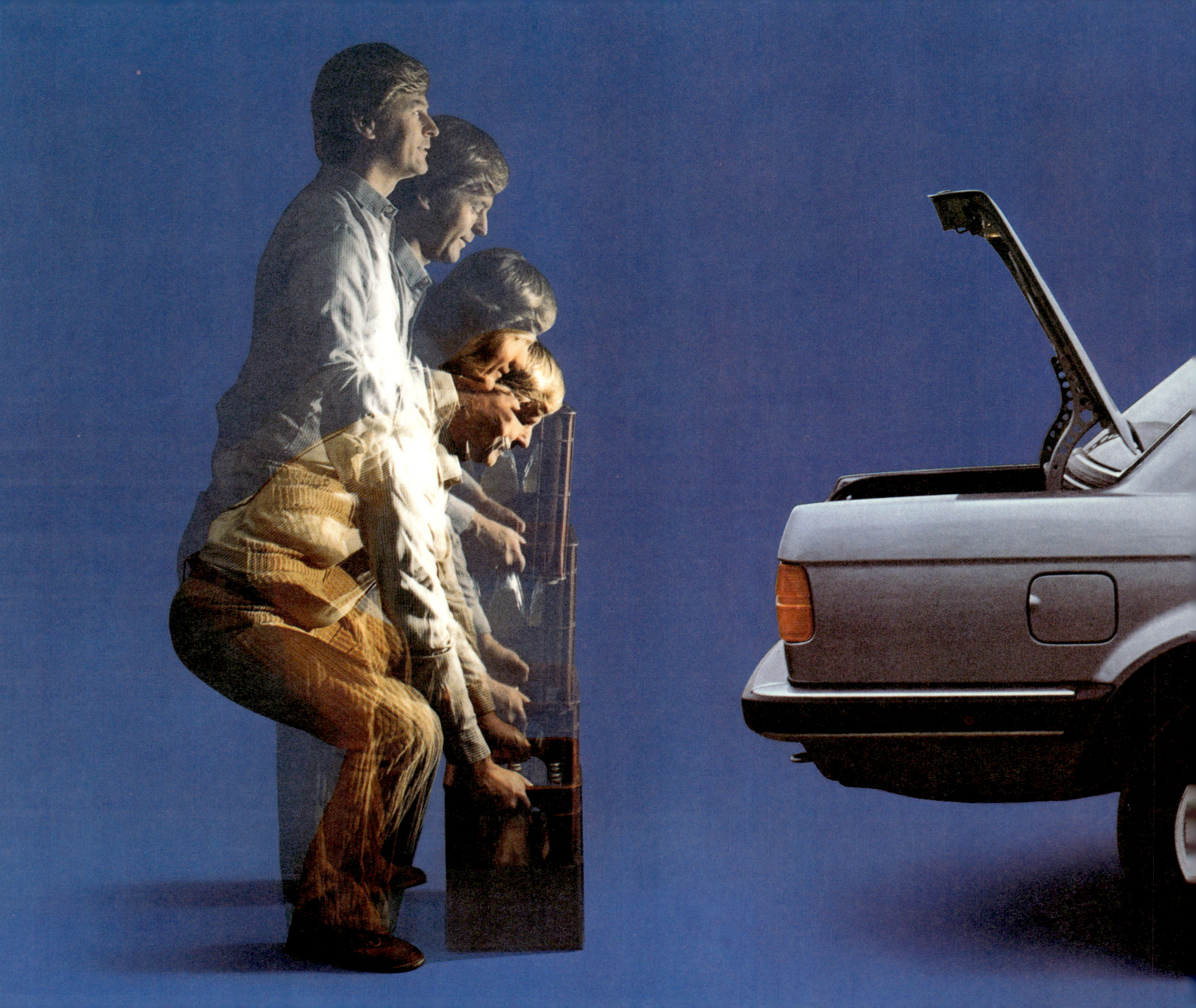

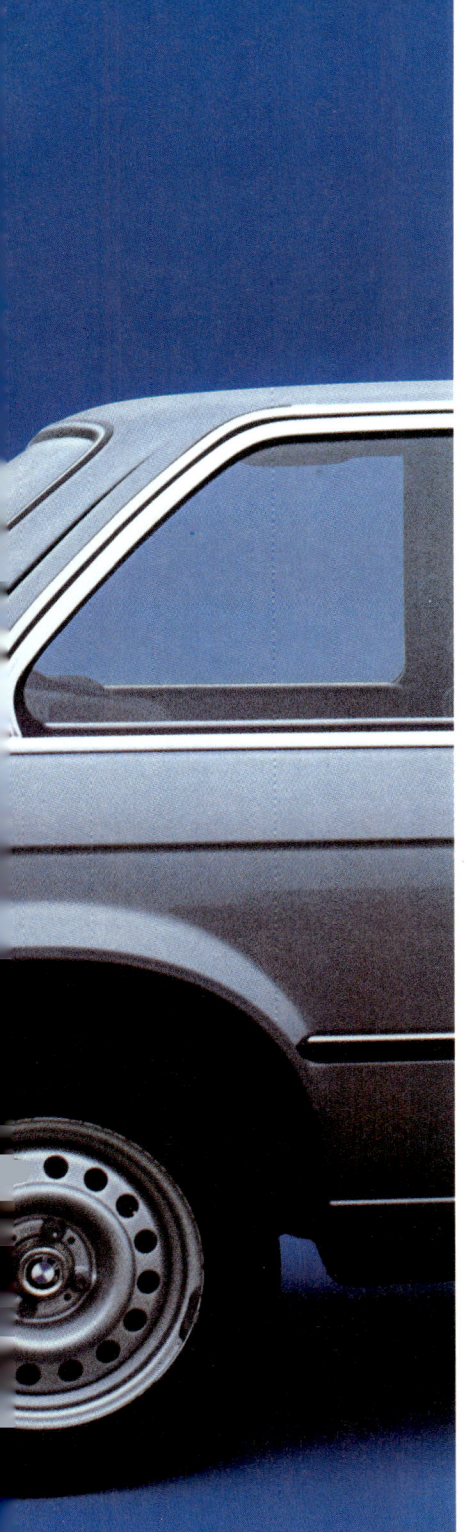

An die Wirbelsäule muß stets gedacht werden, wie hier beim richtigen Heben aus den Knien heraus

Der heilende Ruck

Früher als Kurpfuscherei verrufen, werden heute der heilende Ruck und andere chirotherapeutische Techniken von der Medizin anerkannt und von Ärzten und Heilpraktikern bei Gelenkstörungen zum Wohle der Patienten ausgeführt

Man nennt die Chirotherapie auch manuelle Medizin. In beiden Ausdrücken steckt das griechische bzw. das lateinische Wort für Hand (*cheir, manus*), was auf die ausschlaggebende Bedeutung der Hand und der Handgriffe bei Diagnose und Therapie hinweist.

Die Chirotherapie befaßt sich mit der Erkennung, Behandlung und Verhütung von Funktionsstörungen am Haltungs- und Bewegungsapparat des Menschen. Sie umfaßt alle Techniken, durch die solche Störungen an der Wirbelsäule und an den Gliedmaßengelenken aufgefunden und behoben werden können. Solche Funktionsstörungen eines Gelenkes der Wirbelsäule oder der Gliedmaßen nennt man Blockierungen. Hier soll vor allem von den Funktionsstörungen der Gelenke der Wirbelsäule die Rede sein.

Eine Blockierung läßt sich wie folgt bestimmen:

1. Die Funktion eines Gelenkes ist gestört, was sich als Bewegungseinschränkung äußert. Die Störung ist nicht irreversibel, sondern kann beseitigt werden. Das Gelenk kann an jedem Punkt seiner Bewegungsbahn blockiert sein. Seine Beweglichkeit ist nie ganz aufgehoben, sondern in einer Richtung oder mehreren Richtungen eingeschränkt. Das Gelenkspiel (auch jede Türangel braucht etwas Spiel, um sich bewegen zu können) ist stets beeinträchtigt.

2. Die zum Gelenk gehörende Muskulatur ist entsprechend der Richtung der Bewegungseinschränkung verspannt.

3. Die Funktion der dem Gelenk zugeordneten Gewebe und inneren Organe kann beeinträchtigt sein.

Zunächst gilt es hier, sich mit einigen Vorstellungen auseinanderzusetzen, die zwar überholt sind, aber noch immer Patienten und teilweise auch Ärzte beeinflussen. So kommt

etwa ein Patient in die Sprechstunde und klagt, ihm sei „ein Wirbel herausgesprungen". Oder er gibt an, er habe sich „verrenkt", denn er habe Schmerzen und könne sich nicht mehr bewegen. Mit solchen Äußerungen vertritt er eine Theorie aus dem letzten Jahrhundert, als es noch keine Röntgenapparate gab. Die alten Osteopathen und Chiropraktoren ertasteten Bewegungseinschränkungen und Gewebeverspannungen über den gestörten Gelenken, ähnlich wie bei einer Verrenkung. Eine echte Verrenkung, bei der es zu einer Fehlstellung des Gelenkes durch Überdehnung oder Zerreißung von Bändern oder Kapseln gekommen ist, wird jedoch nicht mit chirotherapeutischen, sondern mit chirurgisch-orthopädischen Maßnahmen behandelt. Die Enttäuschung war groß, als man auf den ersten Röntgenaufnahmen keine Verrenkung oder Wirbelfehlstellung bei Blockierungen fand. Dies mag auch einer der Gründe gewesen sein, warum die Chirotherapie so spät von der Schulmedizin anerkannt wurde.

Gelegentlich klagt ein Patient, ein „Nerv sei eingeklemmt". Dann muß der Arzt herausfinden, ob es sich um eine echte Nerveneinklemmung, meist infolge eines Bandscheibenvorfalles, handelt oder um Schmerzen, die von einer Wirbelblockierung ausstrahlen. Die Wirbelgelenkblockierung hat nämlich nichts mit einer Nerveneinklemmung zu tun, kann sie aber vortäuschen. Die Diagnose ist sehr wichtig, da die Behandlung jeweils eine völlig andere ist. Bei einer Nerveneinklemmung kann ein operativer Eingriff erforderlich sein. Nur eine Blockierung verlangt den „heilenden Ruck". Bei einer Wirbelgelenkblockierung ist also nichts herausgesprungen, verrenkt oder eingeklemmt.

Gestörtes Gleichgewicht

Um zu verstehen, was bei einer Blokkierung geschehen ist, muß man sich etwas mit der Anatomie der Wirbelsäule befassen. Ihre kleinste funktionelle Einheit ist das Bewegungssegment, vereinfacht gesagt, der Raum zwischen zwei Wirbelkörpern. Das Bewegungssegment besteht aus dem beweglichen System Bandscheibe und Wirbelgelenk, sowie dem haltenden System Bandapparat und Muskulatur. Alle diese Teile stehen in einem funktionellen Gleichgewicht miteinander. Der Innendruck der Bandscheibe, die Elastizität des Bandapparates und die Spannung der Muskulatur sind fein aufeinander abgestimmt. Die Störung in einem seiner Teile beeinträchtigt immer die Gesamtfunktion. Beispielsweise führt die Blockierung eines Wirbelgelenkes zur Mangelernährung der

Bandscheibe. Länger bestehende Wirbelgelenkblockierungen können deshalb eine vorzeitige Abnutzung des Bandscheibengewebes begünstigen.

Die Wirbelgelenkblockierung verursacht nicht nur eine mechanische Fehlfunktion im Bewegungssegment. In jeder Gelenkkapsel sowie in den zugeordneten Bändern und Muskelansätzen finden sich zahlreiche Nervenendigungen, die jede normale Bewegung, aber auch jeden Schaden wie ein Feuermelder über die Nervenbahnen in das Rückenmark und damit in das zentrale Nervensystem melden. Im Rückenmark wird die Schadensmeldung wie in einem Computer gespeichert und an verschiedene Stellen weitergegeben. Über rückführende Nervenbahnen erfolgt dann die Reaktion auf die Meldung. So zuckt eine Hand, mit der man einen heißen Topf anfaßt, automatisch zurück. Man nennt das einen einfachen Reflex.

Ähnlich verhält sich der Körper bei der Blockierung eines Wirbelgelenkes. Er reagiert mit einer Reihe von Reflexen in allen dem Wirbelgelenk zugeordneten Gewebsstrukturen. So verspannt sich die dem gestörten Gelenk zugeordnete Muskulatur. In der dem Gelenk unmittelbar zugeordneten tiefen Rückenmuskulatur ertastet man als örtliche Reaktion druckempfindliche Verspannungen über dem gestörten Gelenk.

Dem gleichen Gelenk sind aber auch Rumpf- oder Gliedmaßenmuskeln zugeordnet, die im Lauf der embryonalen Entwicklung vom ursprünglichen Segment in die Peripherie abgewandert sind und ihre Nervenverbindung mitgenommen haben. So findet man bei der Blockie-

rung des Wirbelgelenkes zwischen dem 5. und 6. Halswirbel nicht nur einen örtlichen Druckpunkt, sondern auch eine Verspannung der dem gleichen Gelenk zugeordneten Unterarmstreckmuskulatur. Das ist übrigens eine der Ursachen für den sogenannten Tennisellbogen. Eine Blockierung zwischen dem 2. und 3. Brustwirbel verursacht einen Schmerz an der Vorderwand des Brustkorbes, der mit einem ähnlichen Schmerzbild bei Herzinfarkt zu verwechseln ist. Schließlich kann die Blockierung eines Gelenkes in der unteren Lendenwirbelsäule Verspannungen an der Rückseite des Beines verursachen, die Symptomen ähnlich sind, die bei einem Bandscheibenvorfall auftreten.

Den einzelnen Bewegungssegmenten sind auch entsprechende Bezirke der Haut zugeordnet. Die Funktionsstörung eines Wirbelgelenkes führt daher auch zu segmentalen Veränderungen in der Haut. Man kann eine Verdickung und eine vermehrte Kneifempfindlichkeit ertasten.

Kennzeichen einer Wirbelgelenkblockierung sind also Bewegungseinschränkung, örtliche und periphere Muskelverspannung, Hautveränderung, eventuelle Funktionsstörung innerer Organe, Schmerz. Wichtig ist, daß jede der genannten Gewebsstrukturen (Gelenke, Muskeln, Haut, innere Organe) Sender oder Empfänger einer Störung sein kann.

Erwähnt sei hier, daß Blockierungen auch in Gliedmaßengelenken eine ganze Reihe von Beschwerden verursachen können, die häufig nur mit der manuell-medizinischen Untersuchungstechnik erfaßbar sind und mit Chirotherapie geheilt werden können.

Was macht der Chirotherapeut?

Wenn man vom „heilenden Ruck" spricht, nennt man nur eine der heute vorhandenen Möglichkeiten, eine Wirbelgelenkblockierung zu behandeln. Die Chirotherapie besitzt inzwischen ein ganzes Arsenal von differenzierten Techniken, die je nach Fall und Eignung eingesetzt werden. Es gibt die Weichteil- und die Mobilisationstechnik, ferner funktionelle Techniken (Muskelenergie-, Neutralpunkt-, Augenmuskel- und Atemtechnik) und schließlich den heilenden Ruck, nämlich die Manipulationstechnik.

Einzelne Techniken

Die Weichteiltechnik ist eine spezielle Form der Massage. Dabei wird die verkrampfte Muskulatur des klemmenden Gelenkes durch langsame Quer- oder Längsdehnungen entspannt und das umgebende verquollene Bindegewebe gelöst. Krankengymnastische Übungen, Elektrotherapie, das Setzen von Hautreizen oder andere physikalische Maßnahmen können die Behandlung ergänzen.

Bei der Mobilisationstechnik wird, ähnlich wie beim Hin- und Herbewegen einer klemmenden Türangel, das blockierte Gelenk vom Behandler tangential zu den Gelenkflächen durchbewegt und sein Bewegungsspielraum hierdurch allmählich vergrößert. Bei schon länger bestehenden Blockierungen, bei denen der heilende Ruck zu brüsk wäre oder nicht gelingt, hat sich die Mobilisation bewährt. Sie darf jedoch, wie jede andere manuelle Behandlung, nie Schmerzen verursachen.

In den vergangenen 20 Jahren sind ferner eine Reihe von besonders schonenden funktionellen Techniken entwickelt worden, bei denen man dem Körper innewohnende Kräfte benutzt. Diese Techniken wendet man mit Erfolg an bei sehr ängstlichen Patienten, bei schlechtem Allgemeinzustand oder wenn über starke Schmerzen geklagt wird. Sie können in vielen Fällen, aber nicht immer den heilenden Ruck ersetzen.

Was bei dem heilenden Ruck in Bruchteilen von Sekunden geschieht, wird bei der Muskelenergietechnik wie bei der passiven Mobilisation schrittweise vollzogen. Nachdem eine exakte Diagnose die Segmenthöhe und die Richtung der Blockierung ermittelt hat, wird das Gelenk gegen die klemmende Sperre eingestellt. Der Patient muß dann in Richtung dieser Sperre einen leichten Gegendruck ausüben, während der Behandler für einen festen Widerstand sorgt, so daß eine Anspannung der Muskulatur entsteht (daher Muskelenergietechnik). Nach etwa 5 bis 10 Sekunden soll sich der Patient vollständig entspannen. Durch die nun eintretende reaktive Muskelentspannung gewinnt das blockierte Gelenk an Beweglichkeit. Dieser Vorgang wird zwei- bis sechsmal wiederholt, bis die Beweglichkeit des Gelenks wiederhergestellt oder wenigstens wesentlich verbessert worden ist.

Die Neutralpunkttechnik erfordert ein besonders gut geschultes Einfühlungsvermögen des Behandlers. Sie geht davon aus, daß die Muskulatur eines Gelenkes ihre Ruhespannung

Wie können Gelenkblockierungen entstehen?

Gelenkblockierungen können direkte, indirekt mechanische oder indirekt reflektorische Ursachen haben. Direkte Ursache ist die einmalige Fehlbelastung eines Gelenks bei einer falschen Bewegung (z. B. Verfehlen einer Treppenstufe) oder durch „Verheben" (z. B. Anheben einer Last aus dem Kreuz heraus bei gleichzeitiger Drehung der Wirbelsäule – siehe Abb. S. 384 oben) oder durch einfaches „Verliegen".

Eine indirekt mechanische Ursache liegt vor bei Störung des muskulären Gleichgewichts durch Kreuzbeinschiefstand infolge von Beinlängendifferenz, Wirbelsäulenverbiegungen, Abnutzungserscheinungen an den Bandscheiben, Bewegungsstörung der großen Körpergelenke (z. B. Arthrosen), Gangstörung durch Fußdeformationen, Fehlhaltungen (siehe Abb. S. 384 Mitte und unten).

Von einer indirekt reflektorischen Ursache spricht man etwa bei einem steifen Genick durch „kalten Zug". Ursache hierfür ist nicht die Unterkühlung der Muskulatur, sondern die Reizung der Nervenendigungen in der Haut, die als Reflex die zugeordnete Muskulatur verspannen und das Wirbelgelenk blockieren. Auch Funktionsstörungen nach ausgeheilten Herzinfarkten können so verursacht worden sein.

Je nachdem wo sich eine Blockierung befindet, reagiert der Körper mit unterschiedlichen Schmerzen (siehe Abb.)

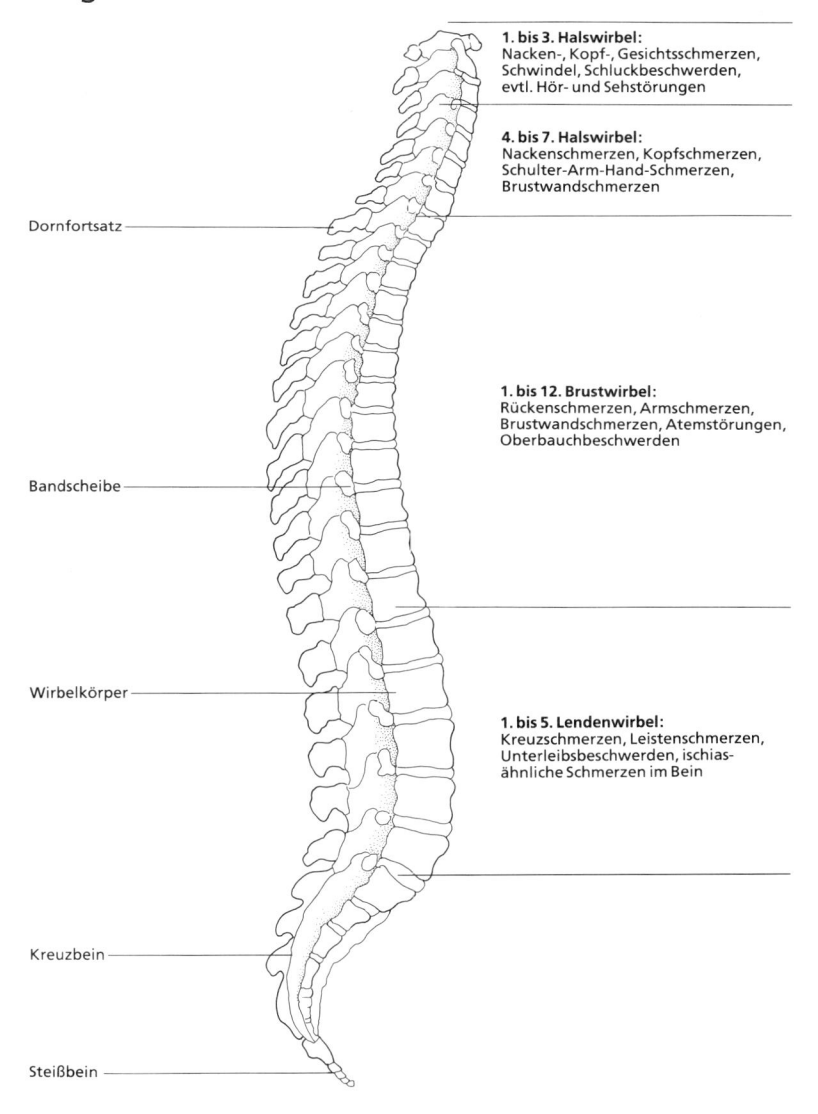

1. bis 3. Halswirbel:
Nacken-, Kopf-, Gesichtsschmerzen, Schwindel, Schluckbeschwerden, evtl. Hör- und Sehstörungen

4. bis 7. Halswirbel:
Nackenschmerzen, Kopfschmerzen, Schulter-Arm-Hand-Schmerzen, Brustwandschmerzen

Dornfortsatz

1. bis 12. Brustwirbel:
Rückenschmerzen, Armschmerzen, Brustwandschmerzen, Atemstörungen, Oberbauchbeschwerden

Bandscheibe

Wirbelkörper

1. bis 5. Lendenwirbel:
Kreuzschmerzen, Leistenschmerzen, Unterleibsbeschwerden, ischiasähnliche Schmerzen im Bein

Kreuzbein

Steißbein

einnimmt, sobald sich dieses im Neutralpunkt seiner Beweglichkeit befindet. Wenn z. B. ein schmerzendes Hüftgelenk in leichter Abspreizung, Außendrehung und Beugung gehalten wird, befindet es sich im Neutralpunkt seiner Beweglichkeit. Die Gelenkkapsel und sämtliche zum Gelenk gehörenden Muskeln sind dann optimal entspannt.

Ein blockiertes Gelenk hat mit einem Teil seiner Beweglichkeit auch seinen ursprünglichen Neutralpunkt verloren. Seine Muskulatur ist entsprechend verspannt. Der Behandler muß durch eine ganz feine manuelle Untersuchung den Neutralpunkt des verbliebenen Bewegungsraumes finden. Hat er das Gelenk entsprechend gestellt, entspannt sich nach durchschnittlich 60 bis 90 Sekunden die Muskulatur; das Gelenk gewinnt an Beweglichkeit. Nach drei bis vier Wiederholungen lösen sich viele Blockierungen spontan.

Augenmuskel- und Atemtechnik
Bei jeder Augenbewegung bewegen sich der Kopf und die Wirbelsäule mit. Schaut man z. B. im Sitzen mit beiden Augen zur Zimmerdecke, dann legt man unwillkürlich den Kopf in den Nacken. Hindert man den Kopf daran, spannen sich die kleinen Nackenmuskeln an und bewegen die oberen Halswirbel. Wenn man hinter dem Ohrläppchen, zwischen aufsteigendem Kieferast und dem Warzenfortsatz des Schädels, die Fingerkuppen auflegt, dann fühlt man in der Tiefe einen etwa erbsengroßen, druckempfindlichen Widerstand, den Querfortsatz des Atlas, des ersten Halswirbels. Wendet man den Blick nach oben, ohne den Kopf zu bewegen, fühlt man eine ganz

leichte Mitbewegung des Atlas. Diese geringfügigen Bewegungen nutzt der Chirotherapeut bei der Augenmuskeltechnik, um blockierte Wirbelgelenke zu mobilisieren.

Bei dieser Technik, die sich besonders für Behandlungen der Halswirbelsäule eignet, wird das blockierte Gelenk an die Grenze seiner Bewegungseinschränkung geführt. Eine Hand fixiert den Wirbel unterhalb der Blockierung und kontrolliert laufend die Gewebsspannung. Sie erkennt am Spannungszustand der Muskulatur, ob die Einstellung in drei Ebenen ganz exakt erfolgt ist. Die andere Hand fixiert mit leichtem Fingerdruck den Kopf des Patienten, genau entgegen der Bewegungssperre.

Nun muß der Patient tangential zur Ebene des blockierten Gelenkes seinen Blick wenden, und zwar in Richtung der Blockierung. Als Richtungshilfen dienen die Zahlen des Zifferblattes. Der tastende Finger fühlt über dem Gelenk eine Zunahme der Gewebsspannung. Dann sieht der Patient von der Blockierung weg. Der Finger fühlt nun eine Abnahme der Gewebsspannung. Dieser Vorgang wird im 5-Sekunden-Rhythmus drei- bis viermal wiederholt.

Mit der Augenmuskeltechnik lassen sich auf schonendste Weise viele Blockierungen lösen oder wenigstens so weit bessern, daß eine Manipulation mit leichtester Hand ausgeführt werden kann.

Die Atemtechnik macht sich die Spannung der Muskulatur zunutze, die sich mit der Atmung ändert. Die hierbei auftretenden geringen Kräfte reichen häufig aus, um ein Gelenk zu mobilisieren, wenn es vom Behandler richtig eingestellt worden ist.

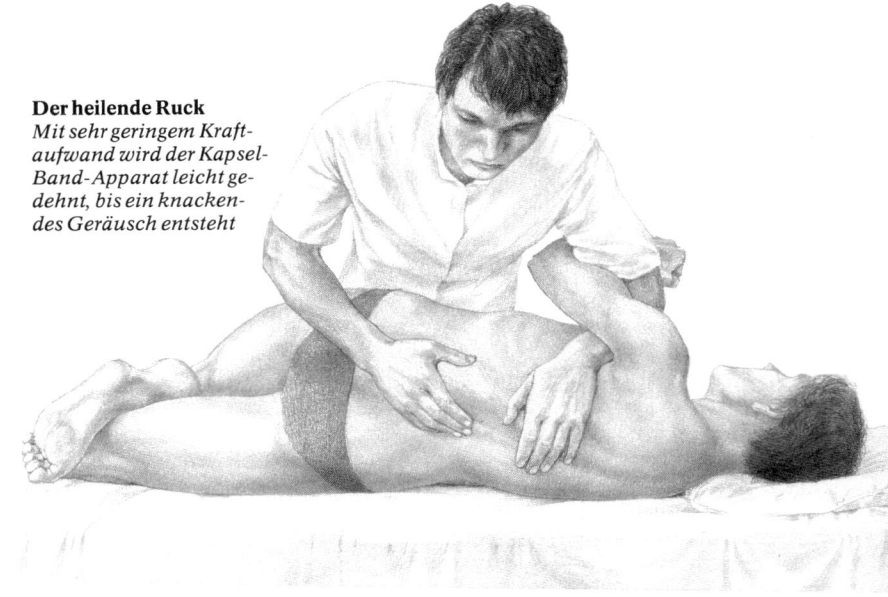

Der heilende Ruck
Mit sehr geringem Kraftaufwand wird der Kapsel-Band-Apparat leicht gedehnt, bis ein knackendes Geräusch entsteht

Alle diese Techniken können die Manipulation ersetzen oder vorbereiten. In der Praxis ist man häufig gezwungen, mehrere Behandlungstechniken nebeneinander anzuwenden. Der Behandler muß von Fall zu Fall variieren.

Die gezielte Manipulation
Die gezielte Manipulation, wie der heilende Ruck in der Medizin heißt, muß gut vorbereitet werden. Dabei wird das Gelenk, ähnlich wie beim Druckpunktnehmen am Gewehr, nach sorgfältiger Einstellung der geplanten Behandlungsrichtung in eine Vorspannung gebracht. Nehmen bei diesem Probezug die Beschwerden des Patienten zu oder treten andere unangenehme Sensationen (z. B. Schwindel) auf, muß die Behandlung abgebrochen und die Blockierung erneut untersucht werden, um überse-

hene Gegenanzeigen (z. B. eine Entzündung oder eine Geschwulst) auszuschließen. Der Probezug hat also Schutzfunktion. Wird er vom Patienten toleriert, dann kann die Manipulation bei guter Technik des entsprechend ausgebildeten Arztes oder Heilpraktikers gefahrlos vorgenommen werden.

Die Manipulation eines Gelenkes erfolgt durch einen sehr kurzen Impuls tangential oder senkrecht zu den Gelenkflächen. Der Kapsel-Band-Apparat wird geringfügig gedehnt, wobei das bekannte knackende Geräusch entsteht. Der Kraftaufwand ist äußerst gering (siehe Abb. oben). Der Manipulation folgt sofort eine Bewegungsprüfung des Gelenkes, um den Behandlungserfolg festzustellen.

Mit dem heilenden Ruck wird also nicht – wie früher fälschlich angenommen – etwas eingerenkt oder ein verklemmter Nerv befreit; sondern durch die plötzliche Dehnung wird eine reflektorische Entspannung der dem Gelenk zugeordneten verkrampften Muskulatur erreicht, die Lage der Gelenkflächen zueinander verbessert und damit die Funktion des vorher blockierten Gelenkes wiederhergestellt.

Den Behandlungserfolg sichern

Der Erfolg der Chirotherapie ist nicht nur von der richtig gewählten Behandlungstechnik abhängig, sondern auch von der Bestimmung des Stellenwertes der Blockierung im Gesamtbild der Erkrankung der Wirbelsäule und des ganzen Organismus. Ist die Blockierung Hauptursache der Beschwerden (z. B. bei einem akuten Schiefhals oder einem Hexenschuß), dann wird die Chirotherapie, eventuell unterstützt durch eine physikalische oder medikamentöse Behandlung der begleitenden Reizzustände, rasch und elegant zum Erfolg führen.

Handelt es sich um eine Begleitblockierung im Rahmen einer mechanischen oder reflektorischen Störung des Gelenkes, dann wird die Chirotherapie dem Patienten Erleichterung bringen. Er kann sogar beschwerdefrei werden, obwohl die ursächlichen Störungen noch unterschwellig fortbestehen. Ein Dauererfolg läßt sich nur dann erreichen, wenn die Grundursache der Blockierung durch die Behandlung des Grundleidens beseitigt wird.

Die Chirotherapie erfordert eine enge Zusammenarbeit von Arzt und Patient. Der Arzt stellt die Diagnose, erarbeitet den Therapieplan und ergreift die auf seinem Gebiet erforderlichen Maßnahmen. Eine grundlegende Therapie ist oft nur in Zusam-

menarbeit mit der Krankengymnastik möglich. Der Patient muß geschult werden, im Alltag und am Arbeitsplatz eine optimale Haltung einzunehmen, denn seine Mitarbeit ist entscheidend. Außerdem muß er ein Übungsprogramm erlernen und regelmäßig selbst absolvieren, um die Funktion seines zivilisationsgeschädigten Haltungs- und Bewegungsapparates zu verbessern und zu erhalten und damit Blockierungen vorzubeugen (siehe S. 384 bis 385).

Grenzen der Chirotherapie

Gegenanzeigen zu Weichteil-, Mobilisations- und funktionellen Techniken sind nicht bekannt. Jedoch muß die Behandlung stets schmerzfrei sein. Dagegen gibt es eine Reihe von Bedingungen, die den heilenden Ruck, also die Manipulationstechnik, verbieten. Es darf nicht manipuliert werden bei Entzündungen, destruierenden Prozessen (z.B. Krebserkrankungen und ihren Tochtergeschwülsten), Verletzungen anatomischer Strukturen (Knochenbrüche, Verrenkungen), schweren Formen der Osteoporose (Kalksalzschwund im Knochen), schweren degenerativen Veränderungen, Verdacht auf Erkrankung der Halswirbelschlagader *(Arteria vertebralis)* und seelischen Störungen. Nur ein entsprechend ausgebildeter Arzt oder Heilpraktiker darf die gezielte Manipulation ausführen.

Wenn alle diese Gesichtspunkte beachtet werden, ist nach einer eingehenden Untersuchung und einer von Fall zu Fall richtigen Auswahl der geeigneten und dann sorgfältig angewandten Behandlungstechnik die Chirotherapie eine der gefahrlosesten Behandlungstechniken.

Vom Knochensetzen zur Chirotherapie

Das Knochensetzen ist so alt wie die Menschheit. Seit eh und je gab es Kundige, die durch Handgriffe Beschwerden an Wirbelsäule und Gliedmaßen lindern oder beseitigen konnten. Im alten Orient übten meist Priester diese Kunst aus. Dennoch gelangte sie erst spät in die Hand des Arztes.

Die Wurzeln der heutigen Chirotherapie sind Osteopathie und Chiropraxis. Schon 1874 hatte der amerikanische Arzt Andrew Taylor Still (1828–1912) das Heilen durch Handgriffe an Wirbelsäule und Gliedmaßengelenken zu einer Wissenschaft ausgebaut, die er Osteopathie nannte. Er gründete 1892 eine Schule, an der diese Technik gelehrt wird.

Wesentlich bekannter in Europa ist die Chiropraxis, die auf den Amerikaner David Daniel Palmer (1845–1913) zurückgeht. Die

Chiropraktiker haben von der Osteopathie abweichende Handgrifftechniken entwickelt. Wegen ihrer theoretischen Vorstellungen gerieten sie bald in einen scharfen Gegensatz zur Schulmedizin. In letzter Zeit scheint allerdings ein Teil von ihnen die bisherigen philosophischen Erklärungen durch naturwissenschaftliche Begründungen zu ersetzen.

Nach dem 2. Weltkrieg ließen sich eine Reihe von Chiropraktikern und Osteopathen in Deutschland nieder und erzielten hier mitunter spektakuläre Erfolge. Auch einheimische Ärzte setzten sich mit der Chiropraxis auseinander. Heute werden diese laufend verfeinerten manuellen Techniken, die man als Chirotherapie zusammenfaßt, zum Wohle des Patienten von entsprechend ausgebildeten Ärzten eingesetzt.

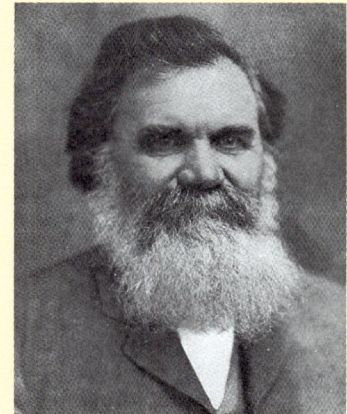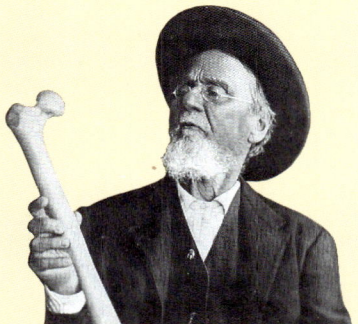

Die Chirotherapie entfaltete sich aus der Osteopathie von Andrew Taylor Still (oben) und der Chiropraxis von David Daniel Palmer (links)

Beschwerden verhüten

Bei allen Arten von Rückenschmerzen ist in jedem Fall zuerst der Arzt aufzusuchen, denn auch ein Herzinfarkt oder eine Nierenkolik kann Rückenschmerzen verursachen.

Sollte ein Arzt nicht sofort erreichbar sein, kann man in bestimmten Fällen selbst etwas tun. So ist bei einem eindeutigen Hexenschuß oder akutem Schiefhals zunächst dringend Ruhe erforderlich. Man sollte den schmerzenden Körperteil warm abdecken, wobei man weder Heizkissen noch Wärmflasche verwenden darf. Außerdem kann man eines der gebräuchlichen Schmerzmittel einnehmen.

Eine direkte Selbstbehandlung der Blockierung ist in akuten Fällen wegen der starken Muskelverspannung und Schmerzen nicht möglich. Bei länger bestehenden, hartnäckigen oder immer wieder auftretenden Blockierungen kann man einige Methoden der Selbstbehandlung anwenden.

So gibt es ein System der Selbstmobilisation blockierter Gelenke, das man allerdings nur mit Hilfe entsprechend ausgebildeter Ärzte und Krankengymnasten erlernen kann. Das gleiche gilt für eine weitere Methode, die aufbauend auf der Muskelenergie- und Augenmuskeltechnik (siehe S. 381 und 382) entwickelt worden ist. Der Möglichkeit zur Selbstbehandlung im Rahmen der Chirotherapie sind also enge Grenzen gesetzt.

Um so größer ist der Beitrag, den der Patient selbst zur Verhütung von allen Wirbelsäulenbeschwerden und damit auch Blockierungen leisten kann. Hierzu folgen einige Ratschläge.

Wie man vorbeugen kann

Das Fehlverhalten beim Bücken ist eine der häufigsten Ursachen für Wirbelsäulenbeschwerden. Besonders schädlich ist es, wenn man eine Last bei gebeugtem und verdrehtem Rumpf hebt. Man sollte versuchen, den Rumpf möglichst gerade zu halten und die Last dicht am Körper aus den Knien heraus zu heben (siehe Abb. rechts oben). Dabei steht man breitbeinig mit rutschfestem Schuhwerk. Die Last wird möglichst auf beide Körperhälften verteilt. Man trägt also lieber zwei kleinere Koffer statt eines großen. Ist eine Last teilbar, so bückt man sich lieber öfter, auch wenn es mehr Zeit erfordert.

Jegliches Arbeiten mit gebeugter Wirbelsäule ist nach Möglichkeit zu vermeiden. So sollte man beim Staubsaugen oder Kehren den Rumpf stets gerade halten und sich aus den Knien heraus bewegen (siehe Abb. rechts Mitte).

Man kniet sich beim Bettenmachen oder beim Auswischen einer Badewanne hin und benutzt bei der Gartenarbeit oder ähnlichen Tätigkeiten Werkzeuge mit genügend langen Stielen. Der Rücken wird dafür dankbar sein.

Richtig liegen, sitzen, stehen

Um richtig zu liegen, muß die Matratze nicht hart sein. Wichtig ist die Unterlage der Matratze, die ein Durchhängen verhindern muß. Hierzu dient z. B. ein Lattenrost (siehe Abb. S. 385). Man vermeide im Schlaf möglichst die Bauchlage; das kann man erreichen, indem man ein Bau-

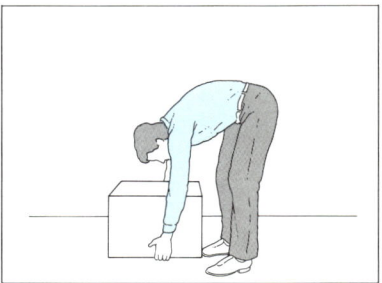

Falsch *Eine Last hebt man nicht aus dem Stand vom Boden hoch, weil das die Wirbelsäule sehr belastet*

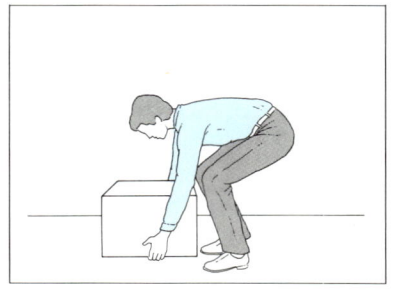

Richtig *Hebt man jedoch die Last aus den Knien heraus hoch, bleibt die Wirbelsäule gerade und wird geschont*

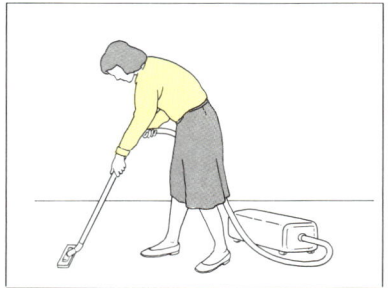

Falsch *Beim Staubsaugen oder Fegen führt man das Gerät nicht mit gekrümmtem Rücken vor sich her*

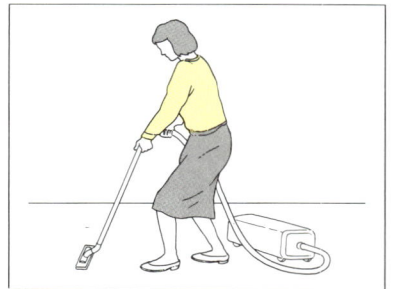

Richtig *Man hält statt dessen die Wirbelsäule gerade, schreitet nach vorn und führt das Gerät an einem langen Stiel*

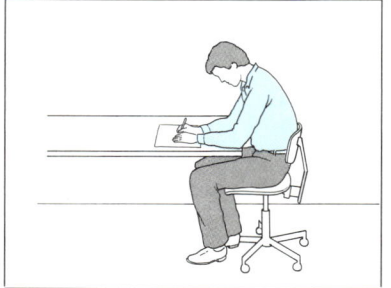

Falsch *Bei Arbeiten im Sitzen sollte man sich wegen falsch eingestellter Sitzhöhe nicht vorbeugen müssen*

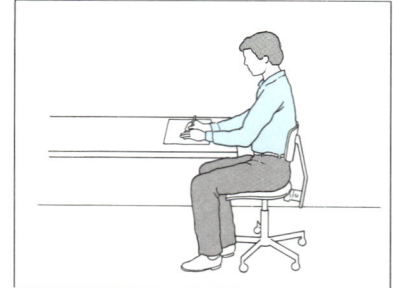

Richtig *Bei genau eingestellter Sitzhöhe kann man bequemer arbeiten, indem man sich gegen die Rückenstütze lehnt*

klötzchen in die Vorderseite des Schlafanzuges einnäht. Damit beugt man Blockierungen in der Halswirbelsäule und oberen Brustwirbelsäule vor.

Nichts schadet dem Rücken mehr als langes Sitzen in einem weichen, tiefen Sessel. Man achte auf eine optimale Sitzhöhe und eine gute Auflagefläche für die Oberschenkel sowie auf eine Rückenstütze in der richtigen Höhe (siehe Abb. S. 384 unten). Armlehnen entlasten den Rücken.

Beim Kauf eines Autos sollte man auch auf die Qualität der Sitze achten und sich eventuell einen Spezialsitz kaufen.

Beim Arbeiten im Sitzen ist unter anderem die Neigung der Arbeitsfläche wichtig. Schulbänke und Schreibtische sollten einen Arbeitswinkel von 16° Neigung haben. In Schweden sind bei Bandarbeitern Arbeitsflächen von bis zu 35° Neigung erprobt worden. Mit Erfolg, denn es traten viel weniger Schulter-Nacken-Beschwerden auf.

Auch beim Stehen muß man auf die richtige Höhe des Arbeitsplatzes achten. Man sollte seine Arbeit nie mit halbgebeugtem Rücken, sondern immer mit gerader Wirbelsäule ausüben können. Wo das nicht der Fall ist, muß entweder der Arbeitsplatz verändert oder der Höhenunterschied in Knie- und Hüftgelenken ausgeglichen werden.

Man steht möglichst breitbeinig, denn das ermüdet weniger, und wechselt öfter das Standbein. Den Rumpf stützt man nach Möglichkeit ab, indem man sich z. B. an ein Spülbecken oder an eine Werkbank anlehnt.

Nach Rücksprache mit dem Arzt sollte man jeden Beckenschiefstand

ausgleichen. Etwa 10 Prozent der Bevölkerung haben Beckenasymmetrien oder ungleich lange Beine. Vielen ist dieser Längenunterschied nicht bewußt. Jedoch bereits ab 0,5 cm Beckenschiefstand, röntgenologisch gemessen an der Kreuzbeinbasis, besteht eine sieben- bis achtfach höhere Neigung zu allen Arten von Wirbelsäulenbeschwerden bis hin zu Kopfschmerzen. Der Unterschied kann leicht durch einen entsprechend höheren Schuh ausgeglichen werden.

Pflege der Muskeln
Die Devise, durch aktive Bewegung wie Laufen, Radfahren, Schwimmen oder eine andere Sportart täglich einmal in Schweiß zu kommen, wird zwar von einem großen, jedoch noch immer nicht ausreichenden Teil unserer Bevölkerung befolgt (siehe *Fit bleiben mit Sport*, S. 98 bis 139). Das jedoch allein genügt nicht. Auch in Fachkreisen wird zu wenig beachtet, daß einzelne Muskelgruppen in unterschiedlicher Weise vor jedem Ausdauer- oder Geschicklichkeitstraining neben dem Warmlaufen vorbereitet werden müssen. Es ist bereits seit mehr als 20 Jahren bekannt, daß es Muskelgruppen gibt, die auf schädigende Einflüsse, wie Bewegungsarmut oder Fehlbelastung, mit Verkürzung und andere mit Abschwächung reagieren.

Im Vergleich mit unseren Vorfahren sind wir überwiegend Sitzmenschen. Die hieraus resultierende Bewegungsarmut führt nicht nur zu einer allgemeinen Abschwächung der Muskulatur, sondern auch zu einer Störung des muskulären Gleichgewichtes mit Verkürzung bzw. mit Abschwächung bestimmter Muskeln.

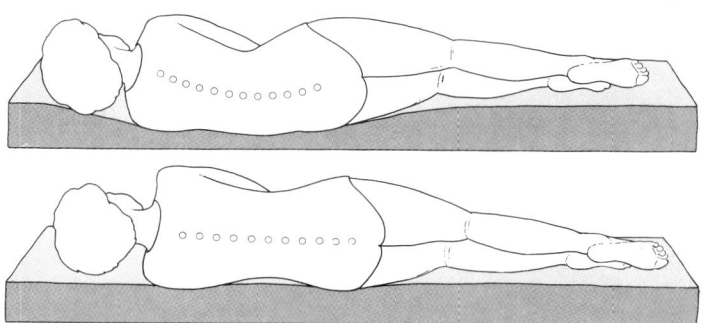

Richtig liegen *Beim Liegen darf die Wirbelsäule nicht gekrümmt sein (oben). Sie bleibt gerade, wenn die Matratze nicht durchhängt, was ein Lattenrost verhindert (unten)*

Diese Störung, die oft schon in der Kindheit auftritt, ist nach heutigen Erkenntnissen eine der häufigsten Ursachen von Wirbelsäulenbeschwerden überhaupt.

Leider ist diese Tatsache auch Sportlern und Trainern noch zu wenig bekannt. So kann ein generelles Krafttraining, das die unterschiedliche Reaktionsweise der Muskulatur unberücksichtigt läßt, einen verkürzten Muskel noch weiter verkürzen und die Neigung zu Wirbelsäulenbeschwerden stärken.

Man hat in letzter Zeit Übungsprogramme entwickelt, um unseren Zivilisationsschäden und den Folgen falschen Trainings entgegenzuwirken. So wie sich jede Katze jeden Morgen instinktiv streckt, um ihre Muskulatur von Ruhe auf Bewegung umzustellen, so sollte man jeden Morgen einige Minuten ein kurzes Übungsprogramm absolvieren, durch das zunächst die verkürzten Muskeln gedehnt und dann die abgeschwächten gekräftigt werden (siehe auch S. 132 bis 137). Eine Wiederholung am Abend wäre ideal, um ermüdete steife Muskeln in ihre normale Spannung zu bringen. Und das gleiche Pro-

gramm sollte man vor (noch vor dem Warmlaufen) und nach dem Sport absolvieren.

Der Wahlspruch sollte lauten:
• Täglich 10 Minuten durch aktiven Ausgleichssport schwitzen.
• Täglich 10 Minuten durch gezielte Gymnastik strecken.

Zu warnen ist vor allen gymnastischen Übungen, welche die Wirbelsäule verdrehen, vor allem vor dem so verbreiteten Kopfrollen. Weder die Wirbelgelenke noch die Bandscheiben sind für diese Form von Belastungen gebaut. Wirbelgelenkblockierungen nach dieser Art falscher Morgengymnastik sind ausgesprochen häufig.

Es ist äußerst schwierig, seine Gewohnheiten zu ändern und sich zu überwinden, regelmäßig etwas Sport und etwas Gymnastik zu treiben. Richtige Haltung und Bewegung im Alltag und bei der Arbeit sowie täglich einige Minuten Sport und auf die persönlichen Verhältnisse zugeschnittene Gymnastik können den immer häufiger werdenden und die Volksgesundheit stark belastenden Wirbelsäulenbeschwerden vorbeugen.

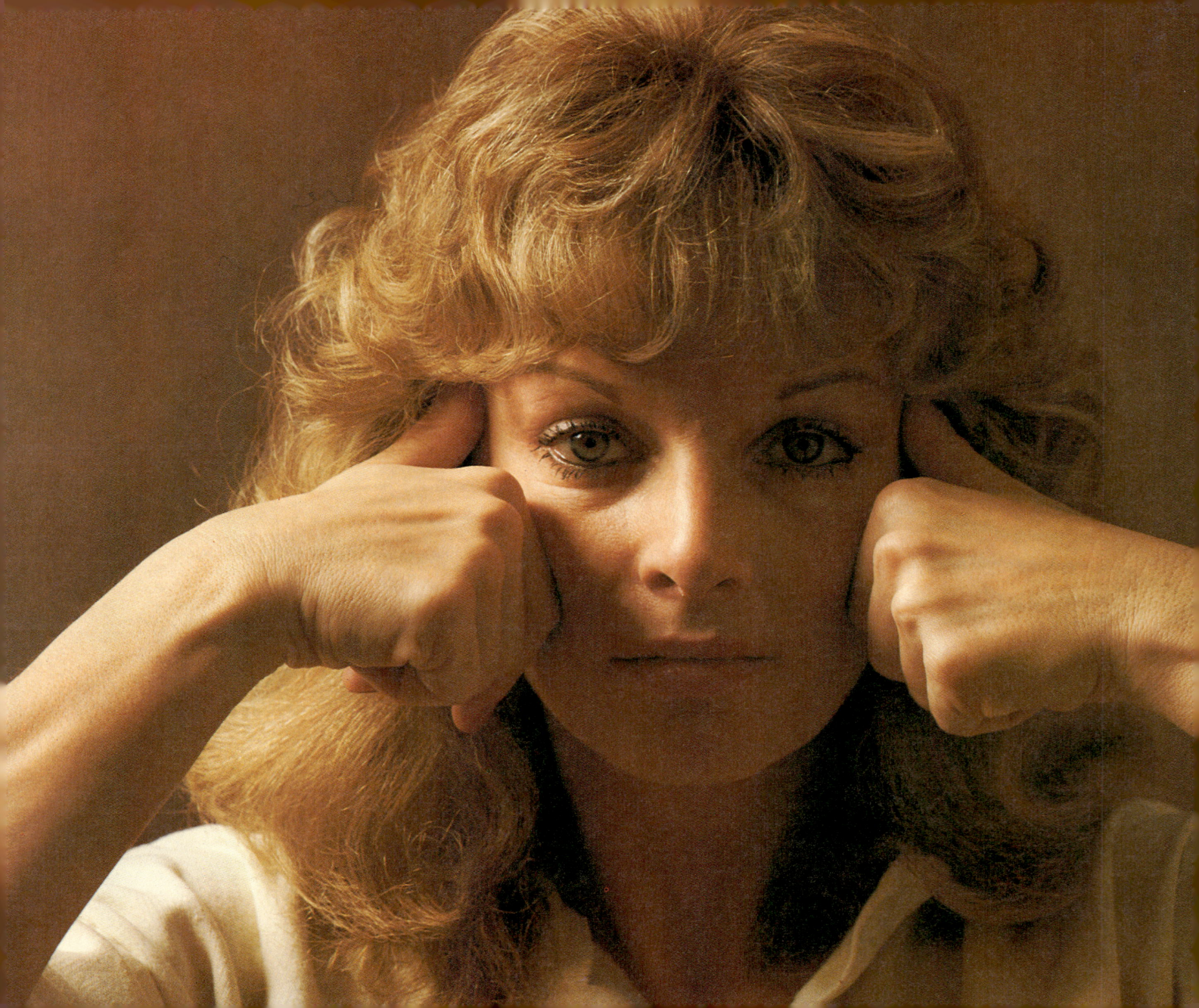

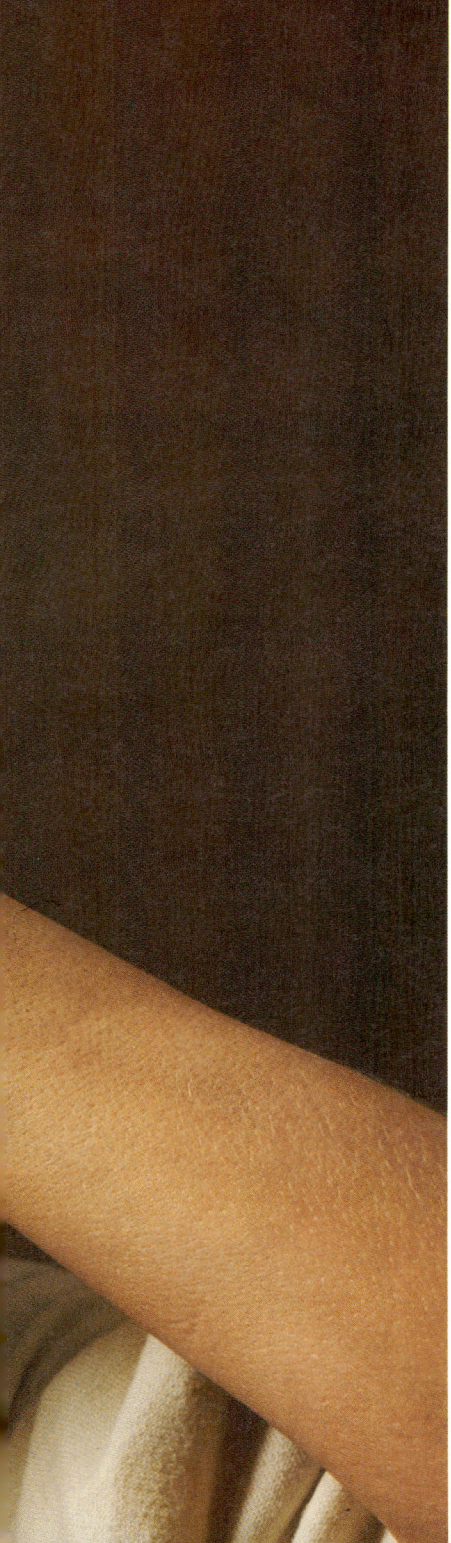

Akupunktur und Akupressur

Aus der chinesischen Medizin stammt die
Methode, Schmerz und Organkrankheiten durch
Einstechen von Nadeln oder durch Fingerdruck
zu heilen. Auch im Westen ist man inzwischen
mit dieser Behandlungsform erfolgreich

Die Akupunktur ist eine der ältesten Krankheitsbehandlungsmethoden der Menschheitsgeschichte. Archäologische Funde beweisen, daß man sie schon in der Steinzeit im Gebiet des späteren Chinas angewendet hat. Dort entwickelte sich daraus im Lauf der Jahrtausende ein Lehrsystem auf naturphilosophischer Grundlage.

Aus China zurückgekehrte Missionare und Schiffsärzte machten die Methode ab dem 17. Jahrhundert auch in Europa bekannt. Hier erhielt sie ihren europäischen Namen aus lateinisch *acus* (Nadel) und *punctura* (Stich). Die Chinesen nennen die Akupunktur *Tschen tschiu (Zhen jiu)*, was wörtlich übersetzt „Nadeln und Erwärmen" bedeutet, die beiden am häufigsten angewandten Reizarten dieser Therapieform. Zunächst vermochte sich die Akupunktur

Mit Akupressur an ganz bestimmten Körperpunkten kann man sich in Schmerzsituationen gut selbst helfen

jedoch im Westen nicht durchzusetzen, vor allem wegen der krassen Gegensätze in der asiatischen und europäischen Denkweise. Die Medizin des Abendlandes verstand die altchinesischen Vorstellungen von Krankheitsentstehung und Krankheitsbehandlung nicht und verwies sie in den Bereich des Mystischen und Unwissenschaftlichen.

In den 50er Jahren dieses Jahrhunderts begannen die Chinesen mit einer tiefgreifenden Reformierung ihrer traditionellen Medizin. Die philosophischen, astrologischen und mystischen Elemente traten weitgehend in den Hintergrund. Statt dessen entstand auf der Basis jahrtausendealten Wissens die neue chinesische Akupunktur. Von dieser Reform profitiert nicht allein die Bevölkerung im Reich der Mitte, sondern auch die westliche Medizin, denn inzwischen hat die Akupunktur bei uns Einzug in den medizinischen Alltag gehalten.

An vielen Universitäten der Welt wird heute Akupunktur gelehrt, und

Tausende von Ärzten bilden sich in Seminaren darin weiter. In Westeuropa, Nordamerika, Japan und Rußland beispielsweise wird sie häufig angewandt, meist zusammen mit orthodoxen Verfahren.

Besonders erfolgreich ist die Akupunktur in der Schmerzbehandlung, so daß die Patienten darauf verzichten können, starke Schmerzmittel einzunehmen. Zahlreiche körperliche und seelische Leiden lassen sich mit der Akupunktur lindern oder heilen, so die Therapeuten, z. B. Migräne, Arthritis, rheumatische Beschwerden, Hautkrankheiten, Asthma, Depressionen und Angst. Bei Suchtkrankheiten konnten ebenfalls schon gute Ergebnisse erzielt werden.

Die Reizung der Akupunkturpunkte macht sich auch die Akupressur zunutze, nur daß anstelle von Nadeln mit den Fingern oder den Daumen stimuliert wird. Man kann also die Akupressur als eine Art Massage bezeichnen. Während die Nadeln nur ein geschulter Mediziner setzen sollte, kann sich der Patient selbst akupressieren. In vielen Fällen, in denen er sonst zu Tabletten greifen würde, kann er dann aktiv Akupressur anwenden, ohne daß er Nebenwirkungen befürchten müßte.

Akupressur kann in zahlreichen Situationen eine wirksame Methode sein. Sie kann z. B. Schmerzen lindern, bis man einen Arzt aufsuchen kann. Wenn der Arzt eine genaue Diagnose erstellt hat, kann sie den Heilungsprozeß als flankierende Maßnahme begleiten. Funktionelle Störungen und anhaltende Beschwerden, mit denen man leben muß, kann Akupressur erträglicher machen. Schließlich kann sie sogar in der Vorsorge genutzt werden, also auch vor bestimmten Krankheiten schützen (ähnlich etwa einer Grippeschutzimpfung), und ferner der Leistungssteigerung dienen.

Auf den folgenden Seiten werden beide fernöstlichen Heilmethoden nun genauer beschrieben, und ihre Wirkung für den Laien wird verständlich erklärt. Dabei soll bewußt der Eindruck vermieden werden, man könne mit der Akupunktur oder der Akupressur Wunder vollbringen. Gerade ihre überzeugten Anhänger wissen, daß auch diese Methoden ihre Grenzen haben. So soll z. B. nicht akupunktiert werden bei Krebs, Erbkrankheiten, Infektionskrankheiten oder Leiden, bei denen eine Operation unumgänglich ist. Allerdings kann man die Abwehrkräfte des Körpers durch Akupunktur anregen.

Gewarnt wird ferner davor, mit Hilfe der Akupressur eine Eigenbehandlung vornehmen zu wollen. Der heilsame Fingerdruck kann die eingehende ärztliche Untersuchung nicht ersetzen.

Die Kunst des Nadelstichs

Wer sich mit der Akupunktur vertraut machen will, sollte die Hauptgesichtspunkte der chinesischen Medizin kennen. Danach bilden Körper und Psyche eine untrennbare Einheit. Der Mensch ist ein Ganzes, in dem alles mit allem in engster Beziehung steht. So drückt sich eine psychische Störung oder Erkrankung immer auch in Form körperlicher Krankheitssymptome aus, und umgekehrt muß man bei körperlichen Beschwerden nach psychischen Ursachen suchen.

Hinzu kommt eine Vielzahl weiterer Gesichtspunkte, die zusammen erst eine exakte Diagnose und Bestimmung der wirksamsten Therapieform ermöglichen. So wird der Patient gemäß seiner körperlichen und psychischen Konstitution vom Arzt beurteilt, aber auch nach seiner Reaktionsweise. Ist er beispielsweise ängstlich, mutlos, inaktiv, kälteempfindlich – oder vielmehr überaktiv, hektisch, getrieben und wärmeempfindlich? Ist er ein lebensbejahender oder ein zu Kummer, Angst und Sorgen neigender Mensch? Wie empfindet er seine Krankheit, seinen Schmerz? Wie reagiert er auf Umwelteinflüsse, auf Klimaveränderungen und dergleichen?

Aus solchen und anderen Fakten macht sich der Arzt ein individuelles Bild von dem Patienten und seinem Leiden. Neben dem meßbaren Befund der Krankheit wird das nicht meßbare Befinden des Kranken diagnostisch wie therapeutisch berücksichtigt.

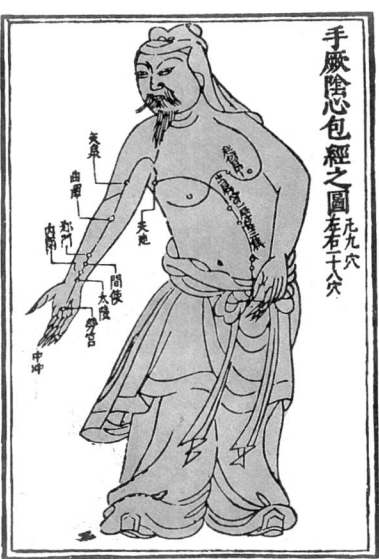

Diese altchinesische Tafel aus dem Jahr 1031 diente als Vorlage für Akupunktur

Aus der Erkenntnis heraus, daß es in der Medizin – wie auch in jeder anderen Wissenschaft – nichts Endgültiges gibt, richtet man sich dabei nach Erfahrungen, die über Generationen hinweg immer wieder überprüft, neu erprobt, bestätigt, korrigiert und differenziert worden sind. Nur was sich in der Praxis über lange Zeit bewährt hatte, wurde in das theoretische Gebäude einbezogen – entsprechend der für die chinesische Medizin geltenden Auffassung, daß Theorien und Ideen nur dann von bleibendem Wert sind, wenn sie aus der Erfahrung kommen.

Was hat man sich nun aber konkret unter Akupunktur vorzustellen? Akupunktur ist eine Technik, mit der man Heilreize erzeugt, die sich überall im Organismus auswirken. Man sticht dazu feine Nadeln in präzise erforschte Punkte an der Körperoberfläche (man kennt inzwischen weit über 1000), die durch ein Netz von Längslinien miteinander verbunden sind (siehe Abb. S. 389). Diese Linien nennt man Meridiane, und ihre jeweiligen Bezeichnungen machen deutlich, für welches Organ sie zuständig sind und welche Funktionen durch sie beeinflußt werden können.

Energieströme Yin und Yang

In diesem unsichtbaren Meridiannetz kreisen nach Auffassung der traditionellen chinesischen Medizin die Energieströme *Yin* und *Yang*, die sich stets im harmonischen Gleichgewicht befinden müssen. Ist dieses Gleichgewicht gestört, wird der Mensch krank. Die Akupunkturnadeln greifen in diesem Fall regulierend ein und stellen die Harmonie im Organismus wieder her.

Es werden Nadeln aus Gold, Silber oder Stahl verwendet. Die goldenen Nadeln dienen der Anregung, die silbernen der Beruhigung und die stählernen der Harmonisierung.

Voraussetzung ist, wie schon gesagt, eine umfassende Diagnose durch den Arzt, die alle notwendigen

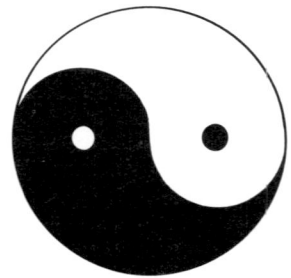

Dieses Zeichen symbolisiert die beiden Energieströme Yin *und* Yang

Fakten einbezieht. Erst sie macht es möglich, die heilenden Reize an die jeweils richtigen Akupunkturpunkte zu setzen. Von dort gelangen sie über die Nervenbahnen in jenen Körperteil, wo sie ihren heilenden Effekt entfalten sollen. Oft liegen Akupunktur- und Schmerzpunkte weit voneinander entfernt in ganz verschiedenen Körperregionen. Daß bestimmte Zusammenhänge zwischen der Haut und den inneren Organen bestehen, wurde Anfang unseres Jahrhunderts von dem Londoner Neurologen Henry Head (1861–1940) nachgewiesen. Er stellte fest, daß die schmerzleitenden Nerven der Haut aus demselben Rückenmarkssegment entspringen wie die Nerven, die zu den erkrankten Organen führen. Diese Headschen Zonen decken sich allerdings nicht mit den Einstichpunkten der Meridiane, sind aber ein Beweis dafür, daß sich Schmerzreize der inneren Organe in bestimmten Hautbezirken äußern (siehe auch S. 374 bis 377).

Daß zur Anwendung der Akupunktur ein fundiertes Wissen gehört, das nur in gründlichem Studium erworben werden kann, versteht sich von selbst. Vor der im Westen vielfach geübten Manier, sich in Schnellkursen zum Akupunkteur ausbilden zu lassen, soll hier ausdrücklich gewarnt werden. Derartige Scharlatanerie kann dramatische, sogar tödliche Folgen haben.

Sonderform Ohrakupunktur

Eine Sonderform der Akupunktur hat in letzter Zeit immer mehr an Bedeutung gewonnen: die Ohrakupunktur. Sie ist auf der Erfahrung begründet, daß sich der Großteil des Organismus in der Ohrmuschel

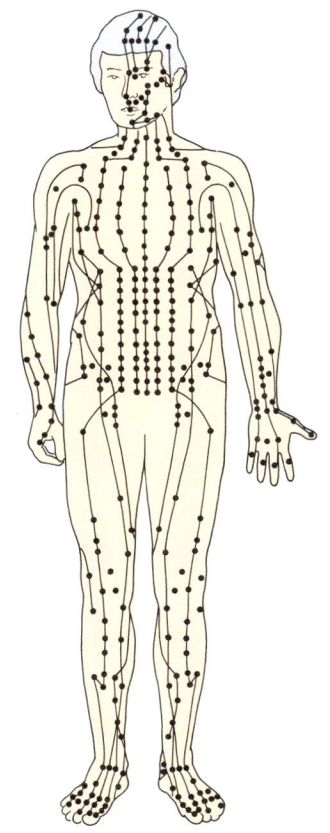

Auf Meridianen, die den Körper durchziehen, liegen die Akupunkturpunkte

widerspiegelt. Von hier aus ist er über ein eigenes System von Akupunkturpunkten zu beeinflussen.

Statt des ganzen Körpers benötigt der erfahrene Ohrakupunkteur also nur das Ohr des Patienten für seine diagnostischen, therapeutischen, schmerzhemmenden und vorbeugenden Maßnahmen. Denn einerseits lassen sich Erkrankungen durch Druckempfindlichkeit, Rötung oder einen meßbar verringerten elektri-

schen Hautwiderstand an den entsprechenden Ohrpunkten feststellen. Andererseits greifen von hier aus die Nadelreize gezielt regulierend in das gestörte Körpergeschehen ein.

Auch diese Methode ist seit Jahrtausenden bekannt. Nicht nur in China wurde sie angewendet, sondern auch von den Ägyptern und Griechen im Altertum. Hippokrates, der bedeutendste Arzt der Antike, behandelte beispielsweise Ischias durch Reizung der gleichen Punkte, die auch die heutige Ohrakupunktur dafür vorsieht. Allerdings ist die moderne Form der Ohrakupunktur nicht in China, sondern in Frankreich von Dr. Paul Nogier entwickelt worden, der 1957 damit erstmals an die Weltöffentlichkeit trat. Nogier fand zunächst in Europa keine Beachtung. Vielmehr waren es die Chinesen, die sich für seine Arbeit interessierten und die Ohrakupunktur praktisch erprobten.

Für westliche Menschen wirken die Nadeln im Ohr ohne Zweifel am eindrucksvollsten, wenn sie zur Schmerzbekämpfung im allgemeinen und als Narkosehilfe im besonderen eingesetzt werden. In weit über zwei Millionen Fällen haben chinesische Ärzte die Ohrakupunktur als Narkosehilfe schon erprobt, und auch in den Operationssälen des Abendlandes wird sie heute angewandt, obwohl sich die Schulmedizin den Nadeleffekt wissenschaftlich noch nicht ausreichend erklären kann.

Dennoch sehen die Fachleute der Weltgesundheitsorganisation (WHO) die therapeutische Wirkung der Akupunktur als erwiesen an und empfehlen ihren Mitgliedstaaten, sie als Bestandteil der medizinischen Versorgung anzuerkennen.

Neue Entwicklungen

Eine Kombination aus altchinesischem Wissen und moderner Technik ist die Elektro-Akupunktur. Die Aufgabe der Nadeln hat dabei eine Elektrode übernommen, die über das vegetative Nervensystem elektrische Impulse aussendet und damit auf erkrankte Organe einwirkt.

Das Gerät dient jedoch nicht nur der Therapie. Mit ihm lassen sich auch die erkrankten und funktionsschwachen Organe innerhalb von Sekunden aufspüren.

Schließlich muß hier noch die neueste Entwicklung auf dem Gebiet der Akupunktur erwähnt werden, bei der ein Laserstrahl die Nadeln ersetzt. Die hierfür entwickelten Geräte senden eine „Lichtnadel" aus, die absolut schmerzfrei wirkt.

Der Initiator und Erfinder der Laserakupunktur, der deutsche Wissenschaftler Professor Dr. Friedrich Plog, erklärte in einem Interview:

„Alle chronischen und akuten Leiden, die heute mit klassischer Akupunktur behandelt werden, lassen sich auch mit der ‚Lichtnadel' des Laserstrahls behandeln. Ein besonderer Vorteil dabei ist, daß auch bei nervlichen Belastungen und bei Zuständen, bei denen bisher keine Metallnadel half, die Laserakupunktur noch erfolgreich eingesetzt werden kann."

Ohne Zweifel handelt es sich um eine neue und sicher erst am Anfang ihrer Entwicklung stehende Behandlungstechnik, die auf der Basis der uralten chinesischen Erfahrungsheilkunde schon jetzt beachtenswerte Erfolge erzielt. Die hohen Kosten der Geräte und die noch fehlende Erfahrung sind Probleme jeder Neuentwicklung.

Schmerzfrei auf Fingerdruck

Eine in China und Japan entwickelte Variante der Akupunktur ist die Akupressur, bei der die Nadeln durch Massage oder durch Fingerdruck auf die Akupunkturpunkte ersetzt werden. In vielen Ländern des Fernen Ostens steht die Akupressur in hohem Ansehen. Als Selbsthilfemaßnahme wird sie sogar in den Schulen gelehrt. Plakate mit präzisen Akupressuranweisungen sind in großen Auflagen verbreitet.

Um Mißverständnissen vorzubeugen, soll hier ganz klar festgestellt werden: Die Akupressur ist kein Allheilmittel und kann erst recht keine Wunder vollbringen. Als Grundregel gilt: Wenn ein Schmerz nach richtig angewandter Akupressur nicht verschwindet, sollte man zum Arzt gehen. In diesem Fall handelt es sich um ein Alarmsignal des Körpers, der damit auf eine ernsthafte Erkrankung aufmerksam machen will.

Von diesen Einschränkungen abgesehen, kann Akupressur jedoch für jedermann eine echte Hilfe gegen die Mehrzahl der Beschwerden des Alltags sein. Richtig angewandt kann sie Schmerzen beseitigen oder mindestens lindern, innere Leiden günstig beeinflussen und die Dauer von Krankheiten verkürzen.

Im Gegensatz zur Akupunktur, die ein intensives Studium und jahrelange Erfahrung erfordert, braucht man zur Akupressur keinerlei Vorkenntnisse. Es genügt, die präzisen Anweisungen zur Behandlung zu befolgen. Zu beachten ist, daß jeweils beide Körperseiten akupressiert werden.

Wie man akupressiert

Es gibt vier verschiedene Grundformen des Akupressierens:
1. Die jeweiligen Akupressurpunkte werden mit der Fingerkuppe 2 bis 3 Minuten lang leicht beklopft. Diese Art empfiehlt sich insbesondere bei Kindern und Menschen mit schwächlicher Konstitution.
2. Die Punkte werden massiert. Dazu läßt man die Fingerkuppe leicht kreisen. Wie stark der dabei ausgeübte Druck sein muß, ist bei jedem Menschen verschieden. Man muß selbst erproben, wann die angestrebte Wirkung eintritt.
3. Die stärkere Form der Akupressur, das Massieren der Punkte mit den Fingernägeln in Richtung der Akupunkturmeridiane, ist dann recht schmerzhaft, wenn der Fingernagel stark geneigt über den Punkt hinwegstreicht.
4. Die Akupressurmassage mit dem Holzstab ist die stärkste Anwendungsform und sollte keinesfalls selbst, sondern nur von Fachleuten in Massagezentren oder anderen entsprechenden Instituten ausgeübt werden. Der dazu verwendete Holzstab ist an einem Ende breit und rund, am anderen schmal.

Vor und während der Akupressur sollte man eine locker entspannte Körperhaltung einnehmen, denn nur so ist es möglich, die richtigen Punkte zu finden.

Es würde den Rahmen des Buches sprengen, wollte man auf alle Anwendungsmöglichkeiten der Akupressur eingehen. Die hier getroffene Auswahl beschränkt sich auf die verbreitetsten Gesundheitsstörungen und unter diesen wiederum auf solche, bei denen man mit Akupressur in der Regel rasch Erfolge erzielt.

Kopfschmerzen

Es gibt wohl kaum jemanden, der nicht zumindest gelegentlich von Kopfschmerzen heimgesucht wird.

Sie können die verschiedensten Ursachen haben; die im folgenden genannten zählen zu den häufigsten.

Leber-Galle-Störung

Bei Störungen im Leber-Galle-System beginnen die Kopfschmerzen in der Regel hinter dem Auge, werden oft bohrend und treten schließlich halbseitig auf. Nach chinesischer Auffassung beginnt der Gallenmeridian (siehe auch S. 389) direkt neben dem Auge.

Leber und Galle bilden funktionell eine Einheit. Patienten, die unter Gallenwegverspannungen leiden, haben nicht selten auch Beschwerden unter dem rechten Rippenbogen – also dort, wo Galle und Leber sitzen. Migräneanfälle, die mit einer Leber-Galle-Störung zusammenhängen, gehen oft mit bestimmten Nahrungsmittelunverträglichkeiten einher. So kann z. B. der Konsum von Schokolade, Alkohol, Kaffee oder Schweinefleisch die Kopfschmerzen auslösen. Die Betroffenen gehen häufig ohne Beschwerden zu Bett und wachen am nächsten Morgen sehr früh mit starken Schmerzen auf.

Neben einer Leber- und Gallenschonkost nach Anweisung des Arztes kann man sich bis zur Beschwerdefreiheit helfen, indem man bis zu dreimal täglich jeweils 5 Minuten die folgenden Punkte akupressiert.

Der Hauptpunkt für Gallenwegverspannungen befindet sich etwa vier Querfinger unterhalb des Wadenbeinköpfchens (siehe Abb. unten links). Man akupressiert diesen Punkt kräftig nach unten.

Zwei weitere wichtige Punkte liegen auf dem Fuß (siehe Abb. unten rechts). Der erste befindet sich in der Falte zwischen Großzehe und zweiter Zehe, der zweite liegt zwei bis drei Querfinger darüber. Beide Punkte werden nach oben akupressiert; man drückt jeweils an beiden Füßen gleichzeitig.

Ferner kann man den Punkt, von dem die Kopfschmerzen ausstrahlen, direkt akupressieren.

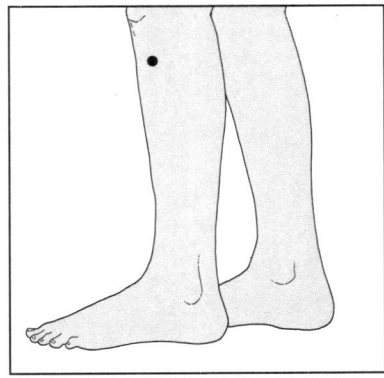
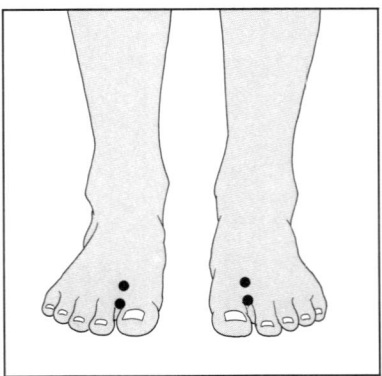

Wetterfühligkeit

Viele Menschen reagieren auf Wetterumschwünge mit Kopfschmerzen (siehe auch S. 72 bis 85). Akupressur kann die Beschwerden lindern; daneben hilft es aber oft, wenn man seine Lebensweise umstellt, z. B. für mehr Bewegung sorgt.

Am Handrücken liegt ein wichtiger Akupressurpunkt gegen Kopfschmerzen durch Wettereinflüsse. Man findet ihn, indem man vom Grundgelenksknochen des Ringfingers etwa einen Querfinger entlang der Handwurzel in Richtung Kleinfinger fährt (siehe Abb. unten links). Man akupressiert kräftig zum Ellbogen hin an beiden Händen.

Der zweite Punkt befindet sich am äußeren Ende der Augenbrauen. Man drückt beidseitig nach hinten und unten in Richtung Augenwinkel.

In der Mitte zwischen Bauchnabel und Brustbeinfortsatz liegt ein weiterer Punkt, der nach oben akupressiert wird; zusätzlich pressiert man einen Punkt etwa vier Querfinger unter diesem Mittelpunkt sowie einen Punkt zwei Querfinger oberhalb von ihm.

Hormonstörungen

Diese Art von Kopfschmerzen beruht auf einem Ungleichgewicht der beiden Hormone Östrogen und Gestagen im weiblichen Menstruationszyklus. Die Schmerzen beginnen häufig an der Schläfe, dehnen sich dann über die Stirn und auch im ganzen Kopf aus, und zwar meistens kurz vor oder während der Periode. Wer diesen Zeitpunkt kennt – denn meistens stellen sich die Beschwerden regelmäßig ein –, sollte schon in den Tagen zuvor die folgenden Punkte intensiv akupressieren.

Der erste Punkt befindet sich in der Mitte zwischen Augenwinkel und Haaransatz in einer leichten Mulde. Diesen Punkt akupressiert man beidseitig mit den Daumen nach oben (siehe Foto S. 386).

Auf der tastbaren Hinterseite des Schienbeins, etwa vier Querfinger oberhalb des Innenknöchels, liegt ein weiterer wichtiger Punkt (siehe Abb. unten); ebenso etwa drei Querfinger unterhalb der Handgelenksinnenseite in einer gedachten Verlängerung des Kleinfingers. Beide Punkte akupressiert man nach oben.

Halswirbelsäuleschaden

Kopfschmerzen, die mit der Halswirbelsäule zusammenhängen, erkennt man unzweifelhaft daran, daß sie direkt im Nacken beginnen und dann nach vorne und oben ausstrahlen. Bei solchen dauernden Beschwerden im Bereich der Halswirbelsäule sollte man unbedingt den Arzt aufsuchen, der mit Hilfe eines Röntgenbildes eine Diagnose stellen kann.

Auslöser der Kopfschmerzen kann sowohl ein Bandscheibenschaden als auch eine leichte Verschiebung der Halswirbel sein. Neben der ärztlichen Behandlung, z. B. durch einen Chirotherapeuten (siehe auch S. 378 bis 385), kann Akupressur helfen, die Beschwerden zu lindern.

Die wirkungsvollsten Akupressurpunkte liegen direkt im Nackenbereich. Die ersten beiden sind die sogenannten Kratzpunkte, seitlich der Halswirbel (etwa zwei Querfinger) kurz oberhalb des Haaransatzes (siehe Abb. unten rechts). Man akupressiert gleichzeitig links und rechts nach unten.

Zwei weitere Punkte liegen zwei Querfinger links und rechts neben dem Dornfortsatz des ersten Brustwirbels (siehe Foto rechts). Oft ist auch ein Punkt genau in der Mitte zwischen diesen beiden Punkten druckschmerzhaft; diesen sollte man dann ebenfalls akupressieren.

Ferner gibt es noch einen Punkt unter dem Dornfortsatz des siebten Halswirbels, der nach oben akupressiert wird (siehe Abb. unten rechts).

Hinter dem Ohr liegt drei Querfinger hinter der tastbaren Knochenwölbung ein weiterer Punkt, der nach unten massiert wird. In gerader Linie darunter, am Übergang von Hals zu Schulter, liegt noch ein Akupressur-

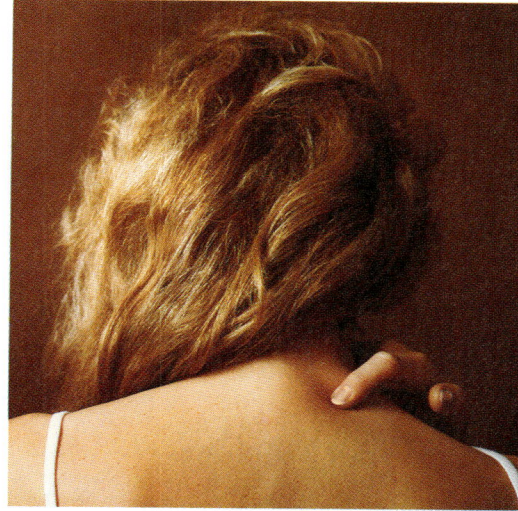

Hier befindet sich ein wirkungsvoller Punkt gegen Nackenschmerzen

punkt; auch ihn muß man nach unten massieren.

Je nachdem wie stark die Beschwerden sind, sollte man ein- bis dreimal täglich für 5 bis 10 Minuten akupressieren.

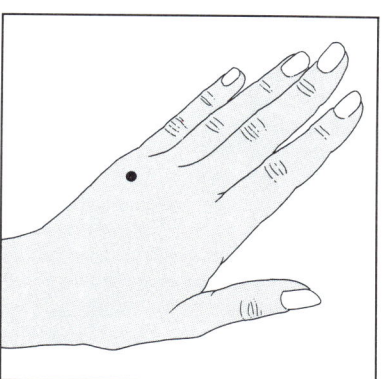

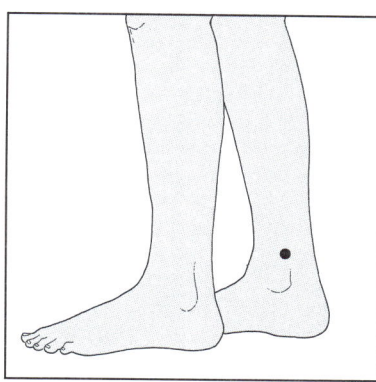

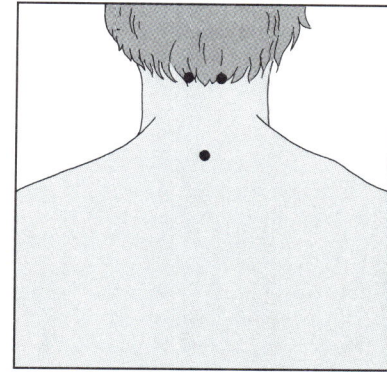

Zahnschmerzen

Sicher hat es jeder schon einmal selbst erlebt: Man bekommt plötzlich heftige Zahnschmerzen, ohne daß man gleich einen Arzt aufsuchen könnte. Dann kann man sich mit Akupressur leicht helfen.

Akupressur kann aber auch nach dem Zahnarztbesuch angebracht sein, wenn man beispielsweise nach einem größeren Eingriff noch Schmerzen verspürt oder die Wirkung der Spritze nachläßt. Selbstverständlich sollte man in solchen Fällen vorher über die Akupressurbehandlung mit dem behandelnden Zahnarzt sprechen.

Die Punkte gegen Zahnschmerzen liegen auf den Zeigefingern unmittelbar neben den Fingernägeln, und zwar jeweils zur Daumenseite hin (siehe Abb.). Wenn man mit den Daumennägeln dort drückt, wo die Nägel aus der Haut wachsen, kommt man etwa 2 mm neben dem Nagelbett an einen Punkt, der schmerzt. Hier akupressiert man in Richtung des Fingergelenks.

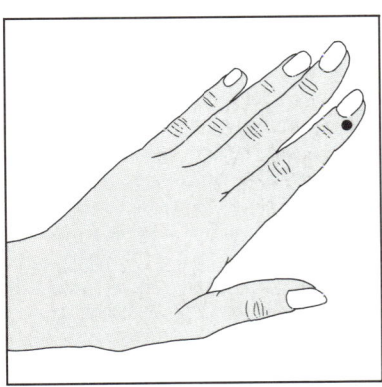

Magen- und Darmstörungen

Natürlich ist die ärztliche Diagnose und Behandlung bei ernsthaften Beschwerden unumgänglich. Selbst helfen kann man sich jedoch mit Akupressur gegen die Schmerzen.

Gegen plötzlich auftretende Magenschmerzen mit heftigem, kolik- oder krampfartigem Charakter hilft am besten das Akupressieren eines Punktes in der Mitte der Strecke zwischen Unterende des Brustbeins und Nabel (siehe Abb. unten). Von diesem Punkt aus massiert man über eine Strecke von 5 bis 8 cm nach oben hin (etwa zehnmal).

Darunter liegen jeweils drei Querfinger seitlich und oberhalb des Nabels zwei Punkte, die nach unten akupressiert werden (siehe Abb. unten).

In der Mitte des Brustbeins in Höhe der Brustwarzen liegt noch ein wichtiger Punkt (siehe Abb. unten), den man auch bei Sodbrennen akupressieren muß.

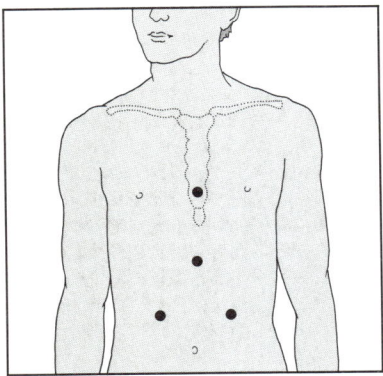

Husten

Eigentlich ist Husten eine Schutzreaktion des Körpers, mit der er Lungen und Bronchien von unerwünschtem Schleim und Fremdkörpern reinigt. Man atmet zunächst tief ein, und die Stimmritze des Kehlkopfs wird unwillkürlich geschlossen. Die in der Lunge angesammelte Luft wird durch die Bauchmuskulatur unter Druck gesetzt und bricht dann stoßartig hervor, wobei sich die verschlossene Stimmritze wieder öffnet, so daß der Auswurf als Husten hörbar wird.

Hauptsächlich ist Husten Anzeichen bzw. Begleiterscheinung von Erkrankungen der Atemwege, z.B. Bronchitis. In verschiedenen Branchen tritt er als Berufskrankheit auf, weil die Kehlkopfschleimhaut durch Einatmen von Fremdpartikeln (z.B. Stein- und Kohlenstaub) ständig gereizt wird. Auch der sogenannte Raucherhusten gehört in diesen Bereich. Die gleiche Wirkung kann kalte Luft haben.

In solchen Fällen kann die Akupressur wesentlich dazu beitragen, die lästigen und oft schmerzhaften Hustensymptome günstig zu beeinflussen. Wichtig ist jedoch, daß bei länger anhaltendem Husten zunächst ein Arzt die Diagnose stellt. Die Akupressur kann dann die ärztliche Therapie unterstützen.

Folgende Punkte muß man dreimal täglich akupressieren, wenn einen der Husten plagt.

Die ersten beiden Punkte befinden sich an den Ausgängen der Nasenlöcher (siehe Abb. rechts). Man massiert diese Stellen mit Zeige- und Mittelfingerkuppe, und zwar mit gut spürbarem Druck. Damit beeinflußt

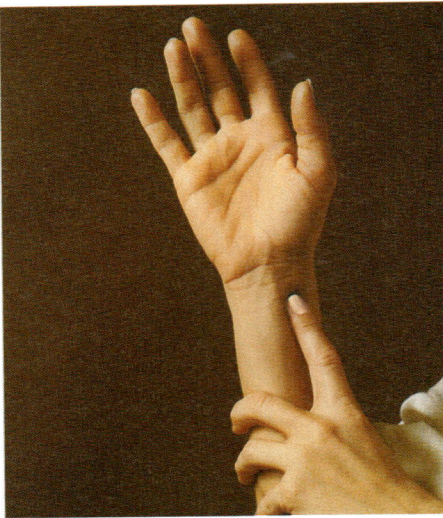

Bei Stauungen im Brustraum akupressiert man diesen Punkt

man besonders die Schleimhäute bei hartem Husten.

Der nächste Punkt liegt zwei Querfinger unterhalb des Handansatzes (siehe Foto). Hier drückt man in Richtung Daumenballen.

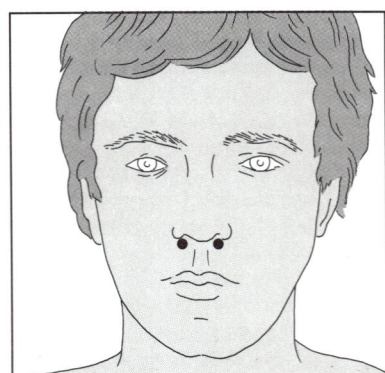

Rückenschmerzen

Rücken- und Kreuzschmerzen können die verschiedensten Ursachen haben. Zum einen können sie durch Überanstrengung und Ermüdung entstehen, sie können aber auch durch organische Veränderungen, Erkrankungen der Wirbelsäule oder durch gynäkologische Krankheiten hervorgerufen werden. Man muß also bei ständigen Beschwerden stets den Arzt konsultieren. Die Akupressur kann zwar die Schmerzen, aber nicht die Ursache beseitigen.

Man beginnt zunächst mit den Stellen am Rücken, von denen die Schmerzen ausgehen, und massiert von diesen Punkten sternförmig nach links, rechts, oben und unten. Unter Umständen muß man sich dabei helfen lassen.

Ein Punkt, der besonders auf die Rückenmuskulatur wirkt, befindet sich in einer Vertiefung zwischen äußerem Fußknöchel und Achillessehne (siehe Abb. unten links). Er wird an beiden Füßen nach unten hin akupressiert.

Ebenfalls ein Hauptpunkt für Muskelschmerzen liegt direkt vor und unter dem Wadenbeinköpfchen. Man massiert gleichzeitig am linken und am rechten Bein in Richtung Füße.

Ein weiterer Punkt liegt in der Mitte zwischen der Wirbelsäule und äußerer Schulterhöhe (siehe Abb. unten rechts). Er ist sehr druckempfindlich.

Die nächsten Punkte liegen links und rechts der Wirbelsäule dicht oberhalb des Gesäßes (siehe Abb. unten rechts). Man pressiert beidseitig mit vier Fingern.

Zwei weitere Punkte befinden sich dort, wo der Oberschenkelknochen seinen hervorspringendsten Punkt hat (siehe Abb. unten rechts). Man sollte entspannt stehen, um sie zu finden, und am besten mit dem Daumen tasten. Akupressiert wird links und rechts gleichzeitig.

Akupressiert wird am besten immer dann, wenn man die Verspannungen spürt, also z. B., wenn man von der Arbeit nach Hause kommt. 5 bis 10 Minuten sollte man sich dafür Zeit nehmen.

Schlafstörungen

Erschreckend viele Menschen leiden heute unter Schlafstörungen, und ein hoher Prozentsatz der Bevölkerung in den Industrieländern nimmt dagegen Schlaf- und Beruhigungstabletten.

Für die Konsumenten dieser Mittel kann das höchst unerfreuliche Folgen haben, denn ihr Dauergebrauch ist mit brisanten Risiken belastet, von schweren organischen Schäden bis hin zur Abhängigkeit von diesen Medikamenten.

Hinzu kommt, daß die chemischen Einschlafhelfer lediglich betäuben, also keine erquickende Nachtruhe schenken. Infolgedessen kommt es auch nicht zur Regeneration der Kräfte, die der Körper unbedingt braucht. Der Mensch erwacht matt und abgeschlagen und kann sein tägliches Arbeitspensum in der Regel nur mit Hilfe anderer Medikamente bewältigen.

Es gibt unzählige Ursachen für Schlafstörungen. Aber nur relativ selten wird es sich dabei um ein organisches Leiden handeln. Überwiegend werden dagegen Streß, persönliche Probleme, psychische Störungen und dergleichen der Grund sein.

Die Akupressur ist daher eine ideale Alternative zu den risikobehafteten chemischen Arzneimitteln. Die hier vorgestellten Punkte dienen alle als Einschlafhilfe und sollen einem das lästige, oft stundenlange Wachliegen ersparen. Ein Hauptpunkt liegt genau zwischen den Augenbrauen (siehe Abb. unten links). Man spürt, wenn man mit dem Finger an die richtige Stelle kommt, weil sie wie alle Akupressurpunkte druckempfindlich ist.

Weitere Punkte für die Einschlafhilfe liegen auf den Fingerkuppen (siehe Abb. rechts unten). Durch Beklopfen mit den Daumenkuppen kann man sie beeinflussen und meistens bald in den ersehnten Schlaf fallen. Man fängt gleich nach dem Zubettgehen mit dem Akupressieren an, und zwar an beiden Händen gleichzeitig, indem man mit dem Daumen nacheinander alle Fingerkuppen drückt. Dies macht man etwa 2 bis 3 Minuten lang.

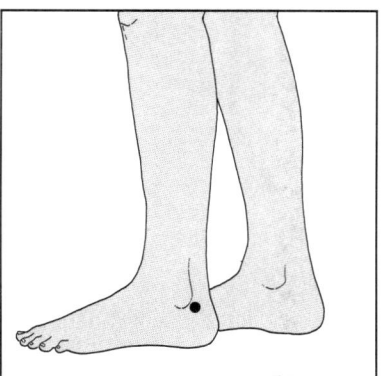
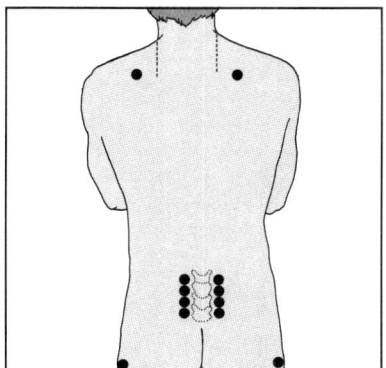
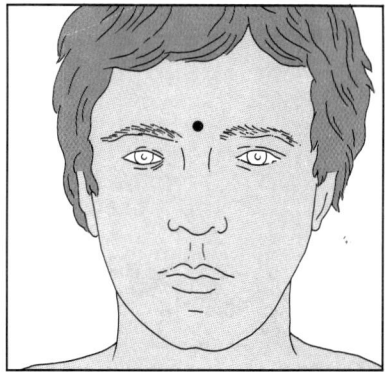
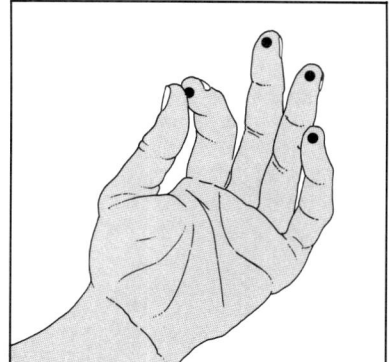

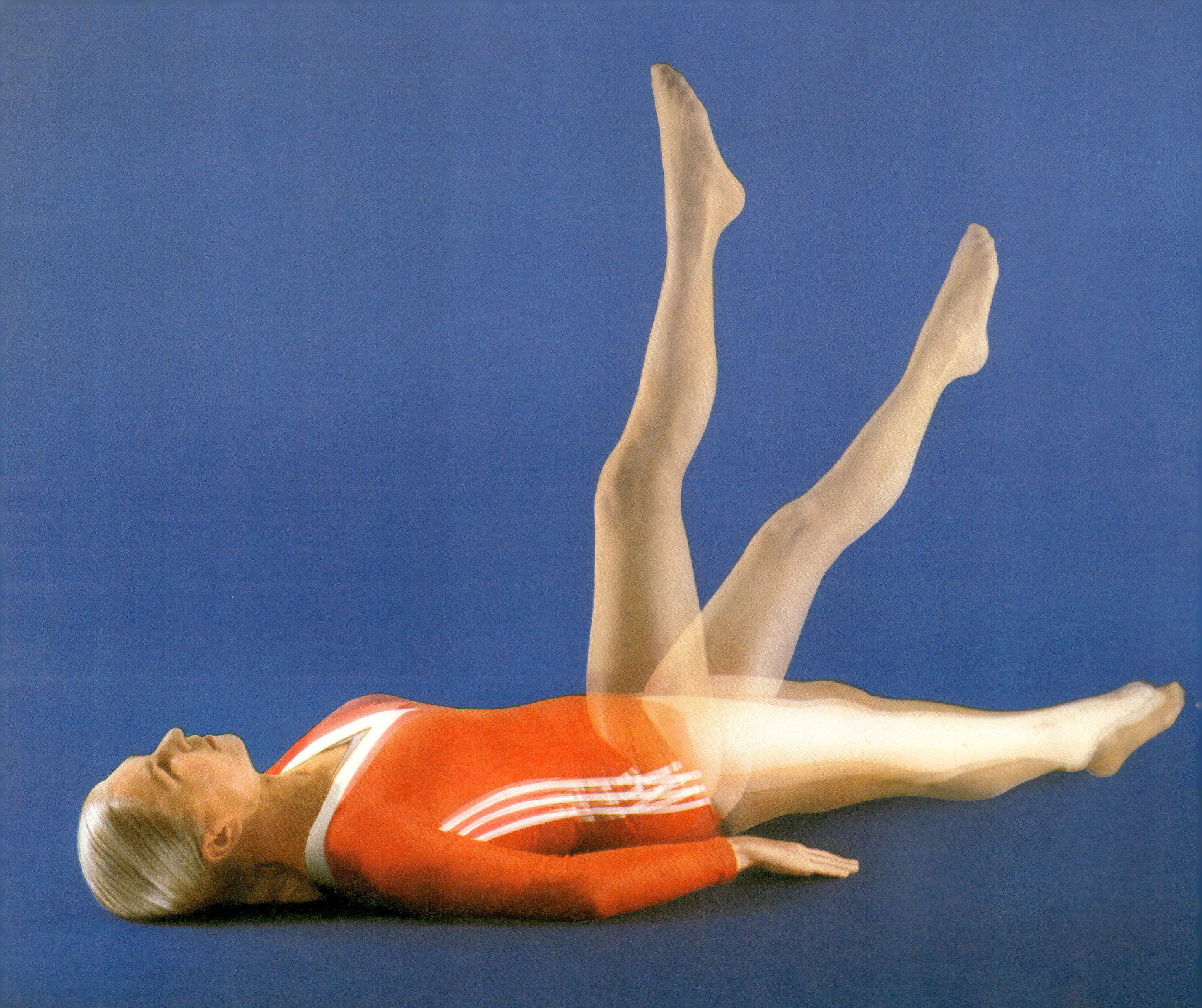

Bewegungstherapie

Seit mehr als einem Jahrhundert weiß man, daß gezielte Bewegungsübungen bei vielen Krankheiten Schmerzen lindern und den Heilungsprozeß fördern können. Auch zu Hause kann man diese Therapie anwenden

Es kann nicht oft genug betont werden, wie wichtig Bewegungsübungen sind, um die medikamentöse Behandlung bestimmter Krankheiten zu unterstützen und zu ergänzen. Entzündungshemmende und schmerzlindernde Mittel allein haben langfristig nie den Erfolg, den man mit gezielten Bewegungsübungen erreichen kann.

Bewegungstherapie ist nicht nur für ältere Menschen gedacht, denn auch mancher noch mitten im Berufsleben stehende Mensch hat Probleme mit seinen Kniegelenken; Kinder klagen bereits über Kreuzschmerzen; wer den ganzen Tag sitzt, leidet oft an Darmträgheit; nach einem Knochenbruch müssen Muskeln reaktiviert werden – die Anwendungsbereiche für eine Bewegungstherapie sind breit gefächert. Selbst bei psychosomatischen Erkrankungen haben sich gezielte Bewegungsübungen als hilfreich erwiesen.

Ziel und Zweck einer Bewegungstherapie ist es,
● Verkrampfungen im Schmerzbereich zu lösen,
● die Durchblutung zu fördern,
● langsam die Beweglichkeit zu erhöhen,
● Muskeln zu reaktivieren und zu stärken,
● durch das Bewegungserlebnis dem Patienten wieder Mut zu machen und so seinen Willen, gesund zu werden, und seine Bereitschaft, sich aktiv dafür einzusetzen, zu fördern.

Gerade diesen letzten Punkt sollte man nicht unterschätzen. Jeder, der längere Zeit das Bett hüten mußte, weiß aus Erfahrung, wie froh man ist, wenn man wieder aufstehen und sich bewegen darf. Von diesem Zeitpunkt an macht die Genesung deutliche Fortschritte, weil das Gefühl, nun auch aktiv durch körperliche Bewegung dazu beitragen zu können, das Gesundwerden beschleunigt.

Mit Bewegungsübungen kann man den Verlauf vieler Krankheiten günstig beeinflussen und beschleunigen

Was ist eine Schonreaktion?

Instinktiv entlastet jeder Patient den schmerzenden Körperteil, z. B. ein schmerzendes Bein, und überlastet dadurch auf Dauer andere, noch gesunde Körperteile, z. B. das andere, nicht schmerzende Bein. Diese unbewußte Schonreaktion sollte man daher so schnell wie möglich ausschalten, indem man den akuten Schmerz beseitigt und dem kranken Körperteil durch Bewegungsübungen seine ursprüngliche Beweglichkeit und Funktionstüchtigkeit wiedergibt.

Einige Worte vorab

Bevor hier auf einzelne Bewegungsübungen, die auf ganz bestimmte Körperbereiche abzielen, eingegangen werden kann, sollen zunächst einige grundsätzliche Dinge geklärt werden.

Selbstverständlich darf man alle folgenden Hinweise auf bewegungstherapeutische Übungen nicht als strenge Vorschriften betrachten, denn sowohl der Umfang der Beschwerden als auch die Bereitschaft und Fähigkeit des einzelnen Patienten, die dargestellten Übungen auszuführen, sind recht unterschiedlich. Mit Sicherheit können sportlich geübte Menschen den Bewegungen und Übungsanleitungen leichter folgen, weil sie bereits gewohnt sind, sich auf bestimmte Bewegungsabläufe zu konzentrieren, und weil sie über mehr Körperbeherrschung verfügen. Außerdem fehlt Ungeübten auch meist das notwendige Maß an Bewegungsfreudigkeit, so daß es sie mehr Überwindung kostet, eine gezielte Gymnastik zu treiben. Insofern ist die Bereitschaft zu einer Bewegungstherapie mitunter gar keine Frage des Alters, sondern vielmehr abhängig von der bisherigen Einstellung zur allgemeinen Körperschulung. Es ist bekannt, daß etliche Kuranwendungen bzw. Kurbehandlungen wie z. B. die Wassergymnastik von Patienten nicht in Anspruch genommen werden wollen, weil sie einfach Angst vor dem Wasser haben und nie dazu angehalten wurden, schwimmen zu lernen. Dabei könnte gerade die Wassergymnastik ein erster Schritt sein, um diese Scheu zu verlieren, da man dabei im Becken steht.

Andererseits kann ein bißchen guter Wille und Konsequenz viele anfängliche Schwierigkeiten überwinden helfen, und zahlreiche Menschen fanden gerade über die Erfolge, die sie durch eine Bewegungstherapie erzielten, auch Freude an körperlicher Bewegung allgemein. Sie lernten den Nutzen des Körpertrainings kennen, setzen nun ein Leben lang auf vernünftige Weise die körperliche Aktivität fort und erhalten sich dadurch auf lange Sicht ihren Therapieerfolg.

Wichtige Hinweise und Empfehlungen

Bewegungstherapie zu Hause kann nur dann wirksam sein, wenn man zusätzlich zu den jeweiligen Übungsbeschreibungen die folgenden Informationen über die Art und Weise ihrer Ausführung beherzigt. Grundsätzlich zu beachten ist, daß man
- keine ruckartigen, heftigen Bewegungen macht,
- jede Bewegung bewußt ausführt,
- sich nicht verkrampft, sondern beim Üben stets Schwung und Schwerkraft nutzt,
- sich auf den Angriffsbereich konzentriert,
- auf die richtige Atmung achtet.

Jeder Bewegungsablauf sollte – wenn im Übungstext nicht anders angegeben – mindestens zehnmal wiederholt werden. Wichtig ist auch, regelmäßig zu üben. Dreimal 5 Minuten täglich sind wertvoller als nur einmal täglich und dann zu lange. Einziger Grund, die Übungen ausfallen zu lassen, darf sein, daß man unter einer heftigen akuten Entzündung leidet und große Schmerzen hat. „Normales" Schmerzempfinden darf kein Hinderungsgrund sein. Und nicht zuletzt muß man auf die richtige Atmung achten.

Wie, wann und wo üben?
Grundsätzlich kann man die meisten Bewegungsübungen zu jeder Zeit und an jedem Ort machen. Auch eine besondere Bekleidung ist dafür nicht nötig; wesentlich ist nur, daß man ausreichend Bewegungsfreiheit hat und der sogenannte Angriffsbereich der Übungen nicht durch einengende Kleidungsstücke beeinträchtigt wird. Wer z. B. ein sehr knapp und fest sitzendes Korsett trägt, wird weder tief atmen können noch die Muskeln ausreichend arbeiten lassen. Und wer feste, schwere Schuhe an den Füßen hat, kann keine Fußgymnastik treiben. Bei den meisten Übungen aber wirkt die gewohnte Tageskleidung nicht hinderlich. Daß die Übungen hier im Gymnastikanzug ausgeführt werden, soll lediglich den jeweiligen Bewegungsablauf besonders deutlich machen.

Geübt werden sollte regelmäßig, und zwar dreimal täglich für je 5 Minuten. Wer frei über seine Zeit verfügen kann, wird sich schnell an ein festes Schema gewöhnen: morgens, mittags, abends. Bei dem, der berufstätig ist, werden sich zwangsläufig zwei Schwerpunktzeiten zum Üben herausschälen: morgens noch vor dem Frühstück und abends nach dem Nachhausekommen. Die dritte Übungsgelegenheit sollte man während des Arbeitstages suchen und finden; vielleicht kann man 5 Minuten der Mittagspause „opfern".

Nicht erwarten darf man von der Bewegungstherapie, daß sie von heute auf morgen Fortschritte erzielt. Es gehört schon ein großes Maß an Selbstdisziplin und Durchhaltevermögen dazu, doch langfristig wird der Erfolg den, der sich dieser Mühe unterzieht, reichlich entschädigen.

Übungen für die Wirbelsäule

Immer mehr Menschen unterschiedlichsten Alters klagen über Rückenschmerzen. Meist ist die Ursache ein extremer Bewegungsmangel und eine berufsbedingte, über Stunden gleichbleibende Körperhaltung. Bei sitzenden Tätigkeiten wird der Oberkörper ständig leicht vorgeneigt; wer stundenlang stehen muß, verschiebt unbewußt das Becken und bewirkt dadurch eine Fehlhaltung der Wirbelsäule. Folge davon ist, daß durch die gleichbleibende Körperhaltung bestimmte Muskelgruppen sich verkrampfen, andere durch den Mangel an Bewegung erschlaffen. Man fühlt sich steif und ungelenk, der Stoffwechsel in den verkrampften Muskelpartien ist unzureichend, es treten Schmerzen auf.

Vielen Beschwerden könnte man schon durch richtiges Verhalten entgegenwirken (siehe auch S. 384 bis 385). Zunächst einmal sollte man eine dauernde Gleichbelastung der Wirbelsäule oder eine einseitige Belastung (z. B. durch das Tragen schwerer Lasten nur mit einem Arm) vermeiden. Wichtig ist auch, daß der Arbeitsplatz zweckmäßig gestaltet ist. Eine zu hoch oder zu niedrig angebrachte Arbeitsfläche verursacht zusätzlich Probleme. Kündigt sich bereits durch leichtes Ziehen an der betroffenen Körperstelle ein Muskelkrampf an, sollte man sofort einige entspannende Übungen machen. Fühlt man z. B. dieses Ziehen im Nackenbereich, dann sollte man sich gemütlich zurücklehnen und den Kopf langsam vorwärts und rückwärts bewegen und nach vorn und nach hinten hängen lassen. Treten die Schmerzen im Kreuzbereich auf, dann läßt man im Sitzen den Oberkörper tief nach unten hängen oder schaukelt im Stehen mit dem Becken vorwärts und rückwärts.

Grundsätzlich sollte man darauf achten, daß der Wirbelsäule bis ins Alter hinein größtmögliche Beweglichkeit erhalten bleibt, und zwar vom Nacken abwärts bis zum Lendenbereich. Man unterscheidet vier Bereiche der Wirbelsäule, für die es jeweils entsprechende Übungen gibt: Halswirbel, Brustwirbel, Kreuzwirbel und Lendenwirbel (siehe Abb. S. 381). Die Übungen sollen jedoch nur dann angewendet werden, wenn Rückenschmerzen durch Bewegung geheilt werden können, also auf Verkrampfungen durch Fehlverhalten beruhen. Jede krankhafte Veränderung der Wirbelsäule (Deformation, Bandscheibenschäden usw.) gehört in ärztliche Behandlung.

Die hier dargestellten Übungen helfen jedoch nicht nur, wenn ein Verkrampfungsschmerz bereits aufgetreten ist, sondern wirken bei regelmäßiger Ausführung auch vorbeugend gegen mögliche Rückenbeschwerden, da sie mit dazu beitragen, das „Muskelkorsett", die natürliche Stütze der Wirbelsäule, zu trainieren. Über diese Übungen hinaus ist es hilfreich, sich täglich einmal an einer Stange oder Leiter „aufzuhängen". Dieses Hängen belastet zwangsläufig die Arme und Schultern, entlastet aber dafür die Wirbelsäule, da in diesem Moment das Körpergewicht nicht mehr in vollem Umfang auf ihr ruht. Ein Vorteil beim Hängen ist, daß es ein deutliches Gefühl für die Streckung des Rückens vermittelt.

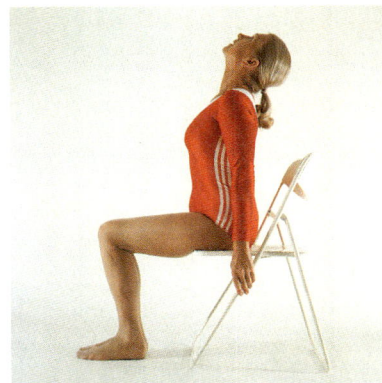

Halswirbel *Man sitzt gerade auf einem Stuhl. Die Arme hängen lassen. Man neigt den Kopf langsam vor, gibt im Rücken nach, ohne den Oberkörper zu senken, läßt den Kopf hängen und atmet aus. Dann richtet man sich langsam auf, streckt den Rücken, neigt den Kopf nach hinten und atmet ein*

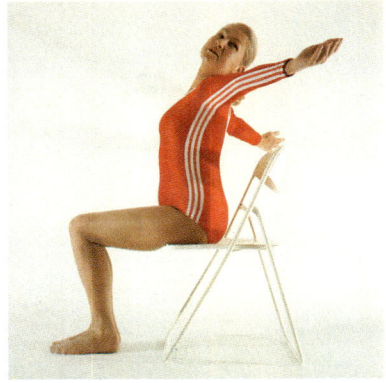

Brustwirbel *Die Arme liegen zunächst gekreuzt auf den Oberschenkeln. Dann breitet man sie in Schulterhöhe aus, streckt den Rücken, hebt den Kopf und läßt die Arme zweimal nach hinten wippen; dabei atmet man ein. Man senkt die Arme wieder nach vorn, entspannt den Rücken, neigt den Kopf und atmet aus*

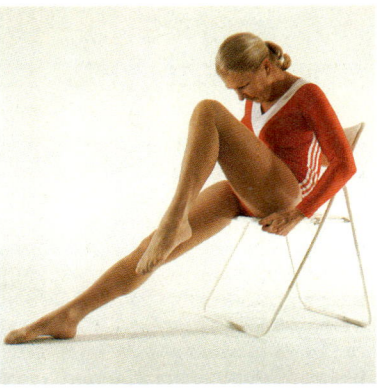

Kreuzwirbel *Am Stuhl festhalten, Beine ausstrecken, mit den Fersen am Boden. Das linke Knie zur Stirn führen; dabei gibt man im Kreuzbereich nach, senkt den Kopf und atmet aus. Dann streckt man das Bein vor, richtet den Rücken auf, neigt den Kopf nach hinten und atmet ein. Je viermal mit jedem Bein*

Lendenwirbel *Die Füße werden breit auseinander gestellt. Man hebt die Arme und streckt den Rücken. Dann neigt man den Oberkörper langsam vor und senkt ihn immer tiefer, bis die Handflächen auf dem Boden liegen und die Schultern neben den Knien ruhen. Dabei atmet man aus. Dann richtet man sich langsam wieder auf, baut Wirbel für Wirbel auf, hebt die Arme und atmet ein*

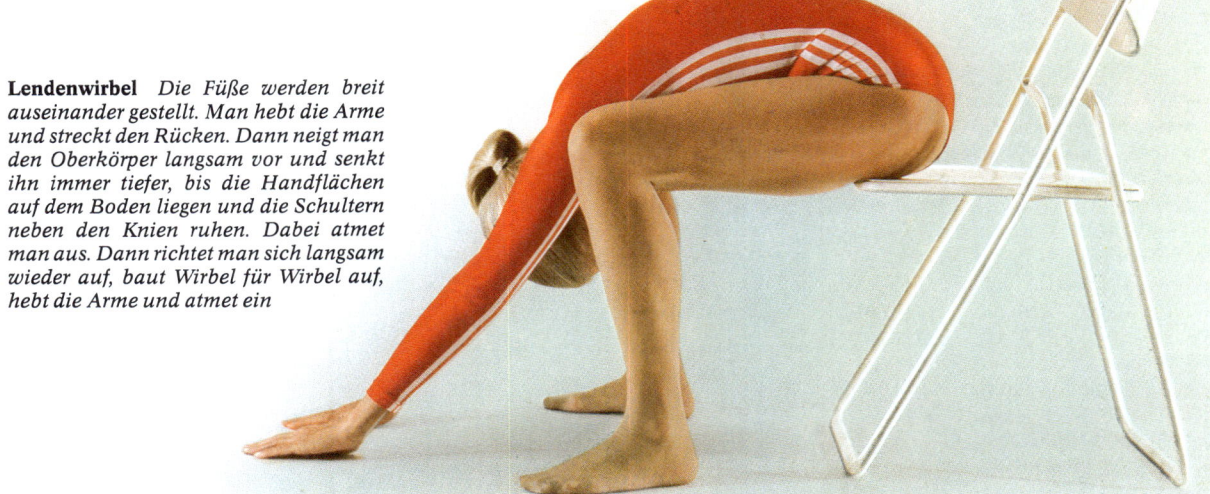

Übungen bei Rheumatismus

Rheumatismus ist eine allgemeine Bezeichnung für Schmerzen, die in den Muskeln und Gelenken auftreten und von Steifheit begleitet sein können. Der Begriff faßt eine ganze Reihe von rheumatischen Erkrankungen zusammen; am häufigsten treten akuter Muskel- und Gelenkrheumatismus sowie der chronische Gelenkrheumatismus auf.

Überbeanspruchung der Muskeln, Kälte oder Zugluft sind oft auslösende Ursachen des Muskelrheumatismus, der sich durch Überempfindlichkeit und Schmerzhaftigkeit der Muskeln und Bänder äußert. Häufig verhärten sich die Muskeln auch. Die Beschwerden gehen oft wieder, wie sie gekommen sind, doch wiederholt sich der akute Verlauf viele Male.

Dem Muskelrheumatismus nahe verwandt ist der Gelenkrheumatismus, eine Entzündung der Gelenkkapsel sowie der die Gelenke umgebenden Gewebe. Von dieser akuten Form der Erkrankung zu unterscheiden ist der chronische Gelenkrheumatismus, eine schleichende Krankheit. Erste Anzeichen sind Steifheit, Schmerzen und später Schwellungen in den Kapseln der kleinen Gelenke, also zunächst an den Gelenken der Hände, manchmal auch der Füße. In einem späteren Stadium greift die Krankheit auch auf die Gelenkknorpel über und führt zu der charakteristischen Deformierung der Gelenke. Schließlich werden auch die großen Gelenke des Knies, der Hüfte und der Schulter in Mitleidenschaft gezogen. Folge sind die Schwächung und

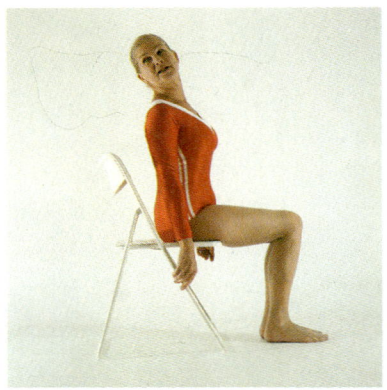

Nacken *Die Arme hängen neben dem Körper, der Rücken bleibt nahezu unbeweglich. Man neigt den Kopf vor, läßt ihn hängen, dreht ihn langsam über die linke Schulter nach hinten, neigt ihn rückwärts, dreht ihn über die rechte Schulter wieder nach vorn und läßt ihn hängen. In umgekehrter Richtung wiederholen*

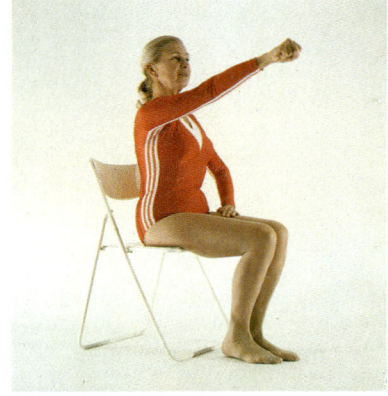

Ellbogen *Eine Hand auf den Oberschenkel legen, den anderen Arm anwinkeln, die Hand zur Faust ballen. Diesen Arm vorstrecken und wieder anwinkeln. Allmählich zum Vorschleudern steigern. Immer wieder die Arme wechseln*

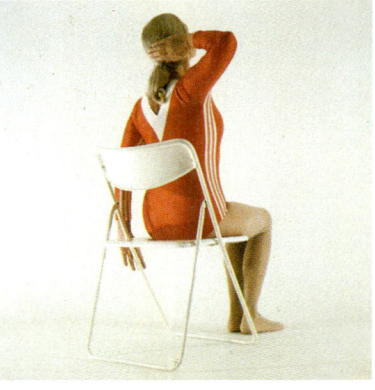

Schultern *Mit geradem Rücken sitzen, die Arme hängen lassen. Den rheumageplagten Arm langsam seitlich heben und senken. Man versucht, die Übung mit immer mehr Schwung auszuführen, bis die Hand den Hinterkopf berühren kann. Nach fünf Armschwüngen wechselt man den Arm*

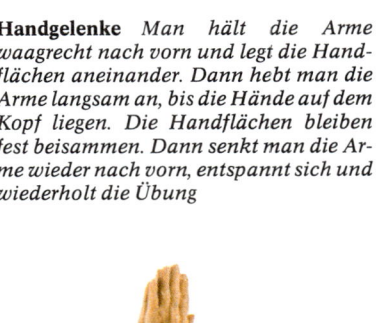

Handgelenke *Man hält die Arme waagrecht nach vorn und legt die Handflächen aneinander. Dann hebt man die Arme langsam an, bis die Hände auf dem Kopf liegen. Die Handflächen bleiben fest beisammen. Dann senkt man die Arme wieder nach vorn, entspannt sich und wiederholt die Übung*

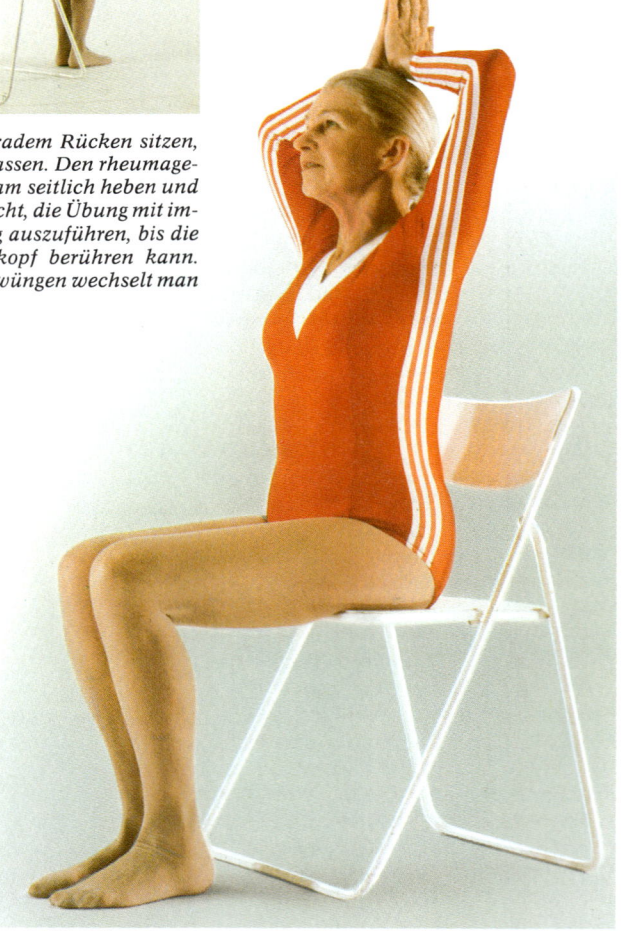

Rückbildung der Muskulatur und – sofern dieser Prozeß nicht aufgehalten werden kann – weitgehende Bewegungsunfähigkeit.

Bei all diesen rheumatischen Erkrankungen kann gar nicht deutlich genug hervorgehoben werden, wie wichtig eine gezielte Bewegungstherapie für den Heilungsprozeß ist. Der Arzt versorgt den rheumageplagten Patienten mit Medikamenten, Kurbehandlungen, rät eine Umstellung in der Ernährung an; der Bewegungstherapeut aber sorgt dafür, daß der Patient seine Beweglichkeit zurückgewinnt. Ferner können regelmäßige leichte Übungen, die man auch ohne Hilfestellung zu Hause machen kann, dazu beitragen, akuten rheumatischen Anfällen vorzubeugen.

Wie bei jeder Bewegungstherapie steht auch bei den Übungen für rheumatische Erkrankungen im Vordergrund, daß verkrampfte Muskeln entspannt, daß bestimmte Bewegungen bewußt ausgeführt und geschult werden und daß vor allem die Durchblutung gefördert wird. In diesen drei Komponenten liegt der besondere therapeutische Wert der Bewegungsübungen bei Rheumatismus.

Die meisten Übungen führt man im Sitzen aus; dies bietet dem Patienten die Möglichkeit, sich ganz auf den jeweiligen Bewegungsablauf zu konzentrieren. Ein weiterer Vorteil ist, daß man diese Übungen ohne Schwierigkeiten auch in den Berufsalltag einflechten kann; der Schreibtisch ist hier kein Hindernis. Erfolg haben die Übungen jedoch nur dann, wenn man sie regelmäßig macht.

Für jede der acht am meisten von rheumatischen Erkrankungen befallenen Stellen des Körpers ist hier eine wichtige Übung dargestellt.

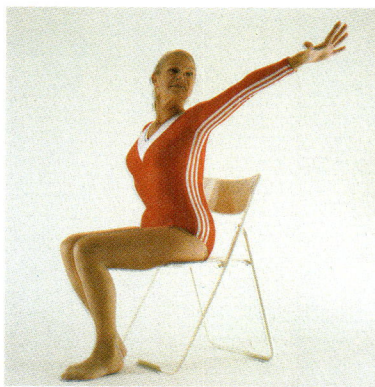

Finger *Einen Arm läßt man seitlich hängen, der andere Arm wird angewinkelt, so daß die zur Faust geballte Hand sich in Schulternähe befindet. Diesen Arm zur Seite strecken und die Finger weit spreizen. Arm wieder anwinkeln und die Hand zur Faust ballen. Fünfmal mit jedem Arm*

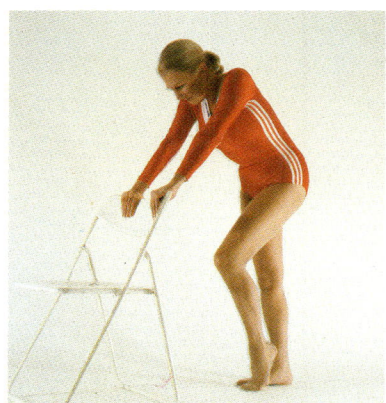

Hüften *Mit beiden Händen auf die Rückenlehne aufstützen. Rechtes Bein seitlich nach außen heben, neben das Standbein stellen. Erneut heben, jedoch vor dem Standbein nach links schwingen, zurückstellen. Mit dem linken Bein ebenso üben*

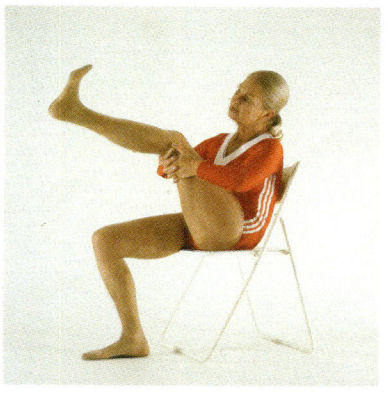

Knie *Man hebt im Sitzen das eine Bein hoch und verschränkt die Finger unter dem Oberschenkel, so daß das Bein Halt hat. Dann streckt man den Unterschenkel des angehobenen Beins weg und läßt ihn wieder fallen. Mit zunehmender Lockerung zum Schleudern steigern. Zehnmal mit jedem Bein*

Zehen *Man stellt sich hinter einen Stuhl und stützt die Hände auf die Rückenlehne. Die Füße sollen beisammen stehen. Dann hebt und senkt man die Fersen, wobei man die Beine ent- und die Arme belastet, so daß die Fußgelenke arbeiten können. Insgesamt 20mal über die ganzen Fußsohlen abrollen*

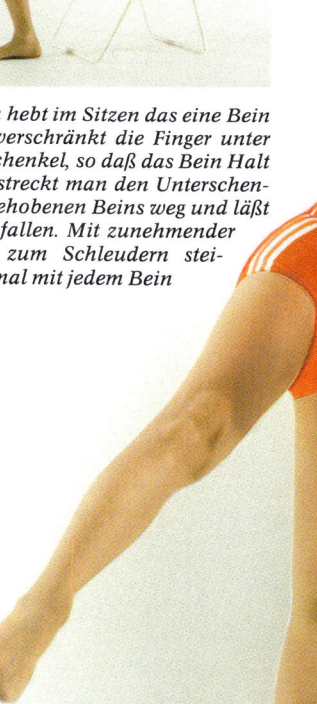

Übungen für die Knie

Einer Bewegungstherapie für die empfindlichen Kniegelenke kommt besondere Bedeutung zu. Denn ohne Zweifel werden gerade diese Gelenke jahraus, jahrein mehr belastet als andere. Hinzu kommt, daß sie besonders anfällig und empfindlich sind und schnell negativ auf Kälte und Zugluft reagieren. Ferner kann es durch falsche Ernährung zu störenden Ablagerungen kommen.

All diese Faktoren summieren sich im Lauf der Jahre, und eines Tages treten die ersten Beschwerden auf. Viele Menschen sprechen dann von „ersten Alterserscheinungen" und neigen dazu, sich resigniert damit abzufinden, anstatt aktiv etwas dagegen zu unternehmen. Und so kommt es eines Tages so weit, daß man entzündungshemmende und schmerzlindernde Mittel braucht.

Gezielte Bewegungsübungen können auch hier vorbeugend und heilend wirken. Treten Beschwerden auf, so sollte man vor allem den Ursachen auf den Grund gehen. Sind es Nachwirkungen einer Knieverletzung, oder hat man die Kniegelenke durch Übergewicht schon lange überlastet und überfordert, oder ist ein Fehlverhalten, meist ein extremer Bewegungsmangel, schuld an den Beschwerden? Der nächste Schritt ist, durch gezielte Bewegungsübungen die Funktionsfähigkeit der Knie wiederherzustellen, indem man anfangs die irritierten Gelenke in unbelastetem Zustand bewegt und bei fortschreitender Besserung zu Übungen in belastetem Zustand übergeht.

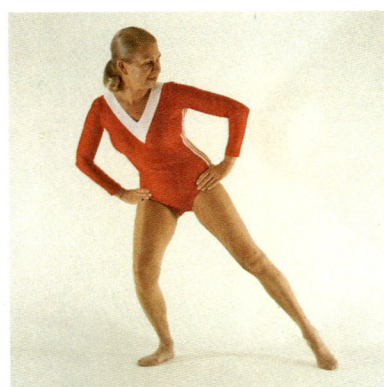

In belastetem Zustand *Man steht zunächst mit geschlossenen Beinen und stützt die Hände auf die Hüften. Dann macht man mit dem linken Bein einen großen Schritt seitwärts, stößt sich mit dem seitwärts gestellten Bein federnd ab und schließt die Beine wieder. Nach fünf Wiederholungen das Bein wechseln*

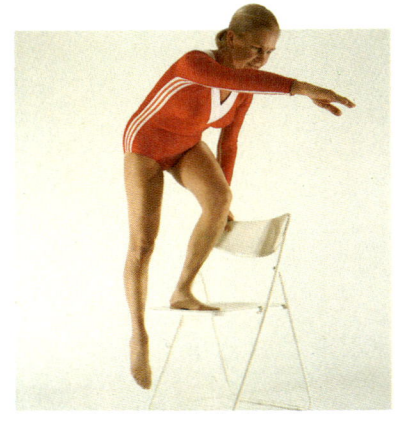

In belastetem Zustand *Ein Fuß wird auf einen sicher stehenden Stuhl gestellt, an dessen Rückenlehne man sich mit einer Hand festhalten kann. Mit dem auf dem Boden stehenden Bein wegschnellen, als ob man den Stuhl ersteigen wollte. Zehnmal mit jedem Bein üben*

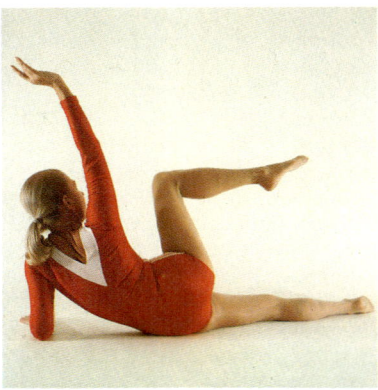

In unbelastetem Zustand *Man liegt auf der linken Seite, beide Beine sind ausgestreckt. Mit dem linken Unterarm stützt man den Oberkörper ab, den rechten Arm hebt man in die Höhe. Dann winkelt man das rechte Bein an, streckt es in die Höhe und senkt es langsam wieder auf das liegende Bein. Fünfmal auf jeder Seite*

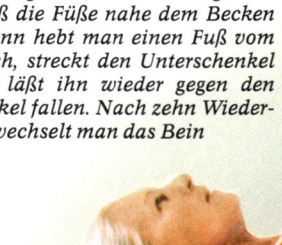

In unbelastetem Zustand *Man liegt auf dem Rücken, die Hände werden unter den Kopf gelegt und die Beine angewinkelt, so daß die Füße nahe dem Becken stehen. Dann hebt man einen Fuß vom Boden hoch, streckt den Unterschenkel hoch und läßt ihn wieder gegen den Oberschenkel fallen. Nach zehn Wiederholungen wechselt man das Bein*

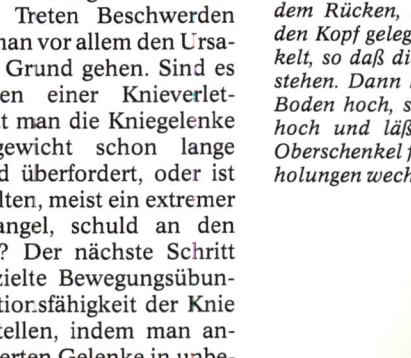

Übungen bei Darmträgheit

Wenn man bedenkt, daß jede Bewegung der Bauchmuskulatur wie eine Massage auf den Darm wirkt, dann ist auch verständlich, daß eine Bewegungstherapie sehr wohl gegen Darmträgheit helfen kann.

Meist ist es der Mangel an körperlicher Bewegung, der die Darmträgheit fördert. Weitere Gründe sind eine falsche Ernährung, die zu wenig Ballaststoffe enthält, eine altersbedingte Ermüdung des Darms sowie die Gewöhnung an Abführmittel. Da tagelang anhaltende Funktionsstörungen des Darms, allgemein Verstopfung genannt, gesundheitlich sehr schädlich sind, ist es überaus sinnvoll, durch gezielte Bewegungsübungen diesem Übel vorzubeugen.

Neben den hier gezeigten vier Übungen ist noch das sogenannte Bauchschnellen zu empfehlen, eine Übung, die man immer und überall machen kann. Am besten gelingt sie im Stehen, da auch die Sitzmuskeln mitbewegt werden sollten. Man spannt ruckartig die Bauch- und zugleich auch die Sitzmuskeln an, atmet dabei aus und hält diese Muskelspannung gut 4 Sekunden durch. Dann entspannt man ebenso ruckartig die Muskeln wieder und atmet dabei tief ein. Diese Übung wiederholt man mehrmals. Dadurch erreicht man nicht nur die gewünschte Massagewirkung auf den Darm, sondern aktiviert darüber hinaus auch noch jene Muskulatur, die die Beckenhaltung korrigiert und ein Hohlkreuz verhindert.

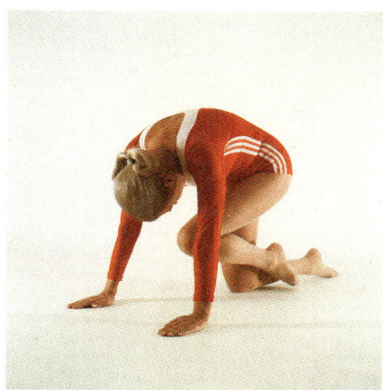

Man kniet sich hin und stützt die Hände vor sich auf den Boden. Man zieht das linke Knie zur gesenkten Stirn vor, macht einen Katzenbuckel und spannt die Bauchmuskulatur an; dabei atmet man aus. Dann streckt man das Bein nach hinten aus und hoch, hebt zugleich den Kopf und atmet ein. Viermal wiederholen, dann mit dem rechten Bein üben

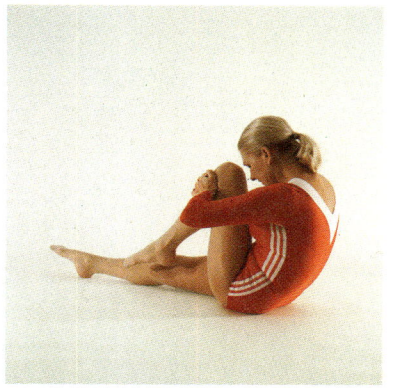

Man liegt flach auf dem Rücken, die Beine sind ausgestreckt, die Arme seitlich ausgebreitet. Mit einem Schwung der Arme richtet man sich zum Sitzen auf, winkelt zugleich ein Bein an und hält mit beiden Händen das Knie fest; dabei atmet man aus. Dann senkt man den Oberkörper wieder zum Liegen, streckt Arme und Bein aus und atmet ein. Beim nächstenmal winkelt man das andere Bein an

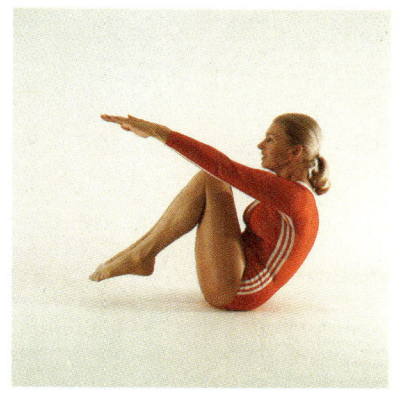

Man sitzt auf dem Boden, die Beine liegen ausgestreckt, die Arme werden parallel nach vorn gehalten oder – für Ungeübte – seitlich auf den Boden gestützt. Beide Knie werden in Richtung Oberkörper angezogen, dabei atmet man kräftig aus. Dann streckt man die Beine wieder aus und senkt sie zu Boden, richtet den Oberkörper auf und atmet ein

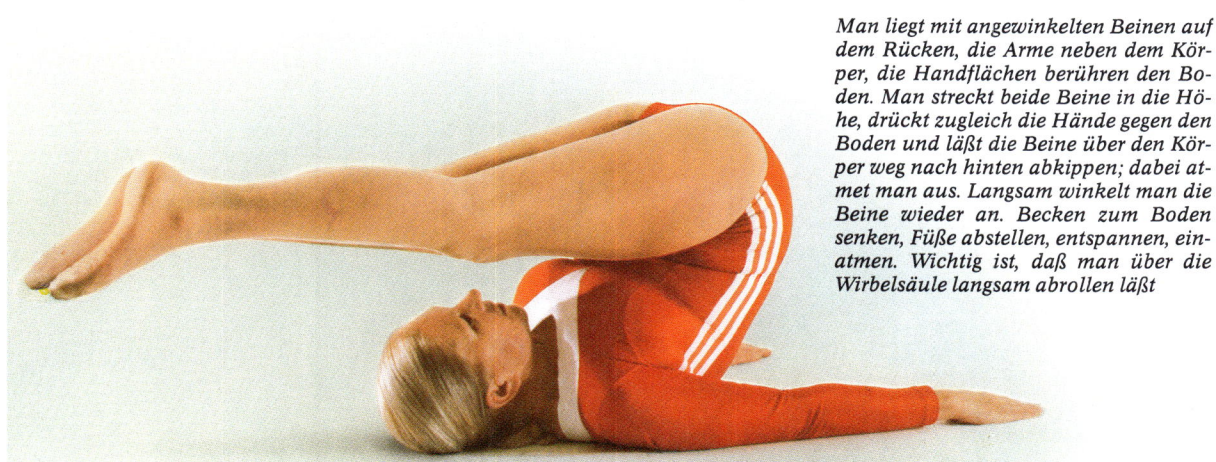

Man liegt mit angewinkelten Beinen auf dem Rücken, die Arme neben dem Körper, die Handflächen berühren den Boden. Man streckt beide Beine in die Höhe, drückt zugleich die Hände gegen den Boden und läßt die Beine über den Körper weg nach hinten abkippen; dabei atmet man aus. Langsam winkelt man die Beine wieder an. Becken zum Boden senken, Füße abstellen, entspannen, einatmen. Wichtig ist, daß man über die Wirbelsäule langsam abrollen läßt

Übungen nach Brustamputation

Hier sollen einige Anregungen für eine Bewegungstherapie nach dieser Operation gegeben werden.

Ziel der Bewegungstherapie ist es, der betroffenen Körperseite langsam den ursprünglichen Bewegungsumfang zurückzugeben und Arm und Schulter wieder normal funktionsfähig zu machen. Auch kommt es nach einer Brustamputation mitunter zu Lymphödemen, zu Flüssigkeitsansammlungen im Lymphbereich, die ein Anschwellen der betroffenen Körperseite bedingen. Bewegungsübungen können hier vorbeugen.

Zumindest genauso wichtig wie diese physischen Auswirkungen sind die psychischen Vorteile, denn langfristig fördern die Bewegungsübungen auch Selbstsicherheit und Selbstvertrauen. Mit zunehmender Beweglichkeit gewinnt die Patientin eine ausgeglichene Körperhaltung zurück, mit zunehmender Funktionstüchtigkeit des Arms und der Schulter steigen die Leistungsfähigkeit und das Gefühl, den bisherigen Wirkungskreis wieder ausfüllen zu können.

Wichtig ist, daß man anfangs langsam und nur wenige Minuten lang übt und sich zwischen den einzelnen Bewegungsabläufen immer wieder entspannt. Hilfreich ist auch, vor einem Spiegel den Bewegungsablauf zu kontrollieren, denn beide Arme sollen möglichst gleichmäßig beansprucht werden, man darf also weder nach der gesunden Seite ausweichen noch die betroffene Seite besonders beanspruchen.

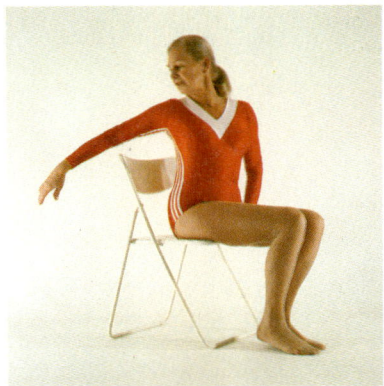

Ohne Hilfsmittel *Man sitzt auf einem Stuhl, die Arme hängen neben dem Körper. Man hebt einen Arm an und versucht ihn mit einer Wendung des Oberkörpers rückwärts über die Stuhllehne zu bringen; dabei atmet man ein. Dann holt man den Arm wieder nach vorn und atmet aus. Viermal mit jedem Arm*

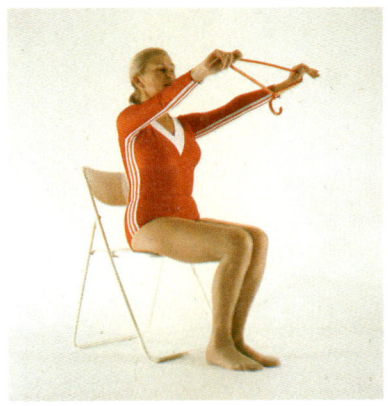

Mit einem Kleiderbügel *Man sitzt auf einem Stuhl und hält mit beiden Händen einen Kleiderbügel vor den Knien. Dann hebt man mit dem Kleiderbügel beide Arme in die Höhe und atmet dabei ein. Langsam senken und ausatmen. Die Arme jedes Mal höher heben*

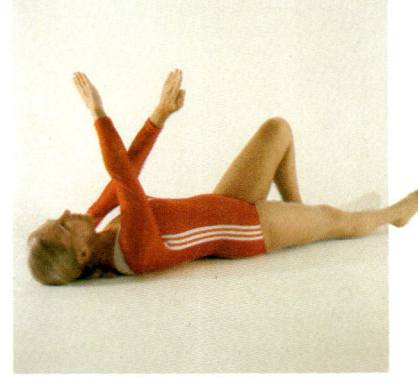

Ohne Hilfsmittel *Man liegt auf dem Rücken, ein Bein wird angewinkelt, die Arme liegen zunächst zur Seite ausgebreitet und entspannt. Dann hebt man die Arme senkrecht hoch und kreuzt sie zweimal übereinander; dabei atmet man aus. Man legt die Arme wieder seitlich ab, entspannt und atmet ein*

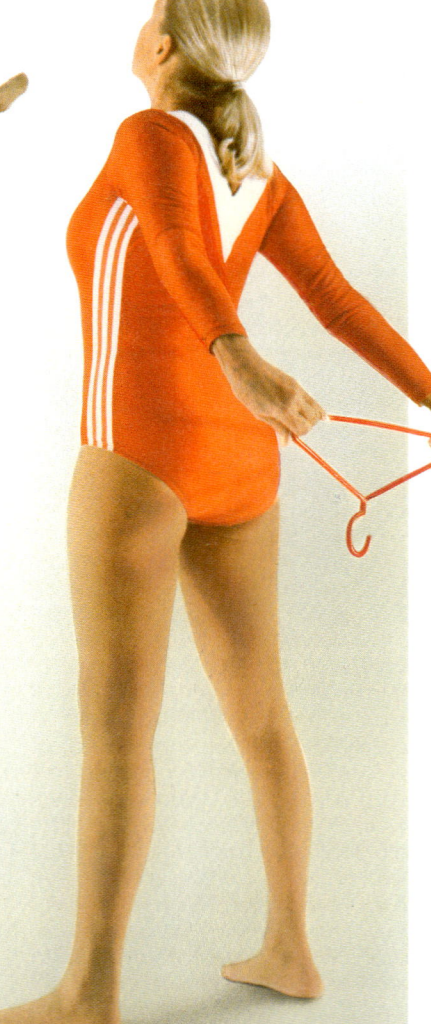

Mit einem Kleiderbügel *Man stellt sich breitbeinig hin und hält hinter sich, etwa in Höhe der Oberschenkel, mit beiden Händen einen Kleiderbügel. Ohne den Oberkörper vorzuneigen, versucht man, die Arme etwas zu heben und wieder zu senken. Beim Heben atmet man ein, beim Senken atmet man aus. Eine Variationsmöglichkeit ist, den Bügel mit einer Hand hinter dem Körper wieder in die andere Hand abzugeben und vorne wieder zurückzureichen. Diese Übung sollte man viermal in der einen Richtung wiederholen und dann viermal in umgekehrter Richtung ausführen*

Übungen für den Kreislauf

Immer wieder warnen Ärzte davor, schon beim ersten Weckerläuten aus dem Bett zu springen und den Tag mit wilden Kniebeugen und mit Rumpfkreisen zu beginnen. Dieser „Überfall" auf den Kreislauf ähnelt einem rasanten Lospreschen mit dem Auto, wenn der Motor noch kalt ist. Seinem Auto mutet dies kaum jemand zu, wohl aber dem eigenen Körper. Allgemeines Unbehagen, Schwindelgefühle und heftiges Herzklopfen sind die Folge.

Sinnvoller ist es, durch gezielte Bewegungsübungen den Kreislauf langsam in Gang zu bringen. Es fängt damit an, daß man den Wecker nicht erst im letzten Moment klingeln läßt, sondern so rechtzeitig, daß man ausreichend Zeit hat, sich gründlich und mit Genuß im Bett zu dehnen und zu strecken. Dann kann man mit leichten Übungen beginnen; wichtig ist dabei, auf die richtige Atmung zu achten und möglichst tief ein- und auszuatmen. Auf diese Weise tankt man Sauerstoff, regt die Blutzirkulation an und aktiviert Muskeln und Gelenke.

Vor allem für Menschen mit niedrigem Blutdruck empfiehlt sich diese Art der morgendlichen Gymnastik, denn so vermeidet man Übelkeit und Schwindelgefühle, die mehr Menschen, als man annimmt, und selbst Kindern das Aufstehen jeden Morgen zur Qual machen. Doch auch Menschen mit zu hohem Blutdruck oder mit extremen Blutdruckschwankungen ist diese Einleitung des Tages anzuraten.

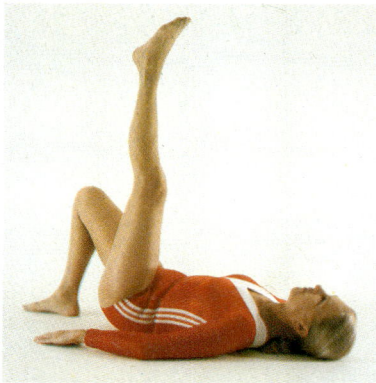

Man liegt auf dem Rücken, winkelt die Beine an und stellt die Füße nahe dem Becken auf; die Arme liegen neben dem Körper. Dann schleudert man abwechselnd erst das eine, dann das andere Bein in die Höhe und stellt es wieder ab. Beim Hochstrecken des Beins ausatmen, beim Abstellen einatmen

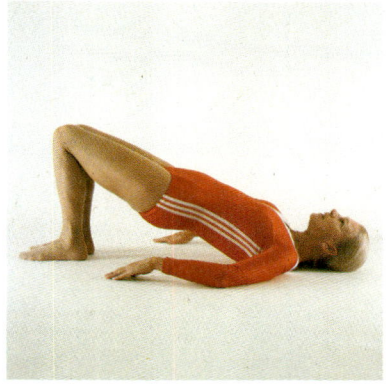

Man liegt mit angewinkelten Beinen auf dem Rücken, die Arme neben dem Körper ausgestreckt, die Handflächen nach unten. Man spannt die Bauch- und Sitzmuskeln an, hebt das Becken in die Höhe und atmet aus. Dann senkt man das Becken wieder und atmet ein. Dies wirkt auch gegen Darmträgheit

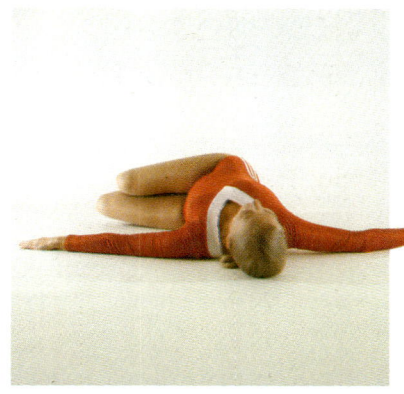

Bei gleicher Ausgangshaltung (Rückenlage, angewinkelte Beine) sind jetzt die Arme seitlich ausgestreckt. Man läßt die angewinkelten Beine nach links, dann nach rechts fallen. Die Beine sollen beisammenbleiben. Zehnmal hin- und herrollen, Beine strecken, dann nochmals beginnen

Noch immer liegt man auf dem Rücken, das rechte Bein ist ausgestreckt, das linke Bein angewinkelt. Mit einem Armschwung richtet man den Oberkörper auf, umklammert das linke Knie mit beiden Händen und hebt zugleich den Kopf; dabei atmet man aus. Dann läßt man sich wieder zurücksinken und atmet ein. Diese Übung wiederholt man viermal, danach wechselt man die Beinstellung

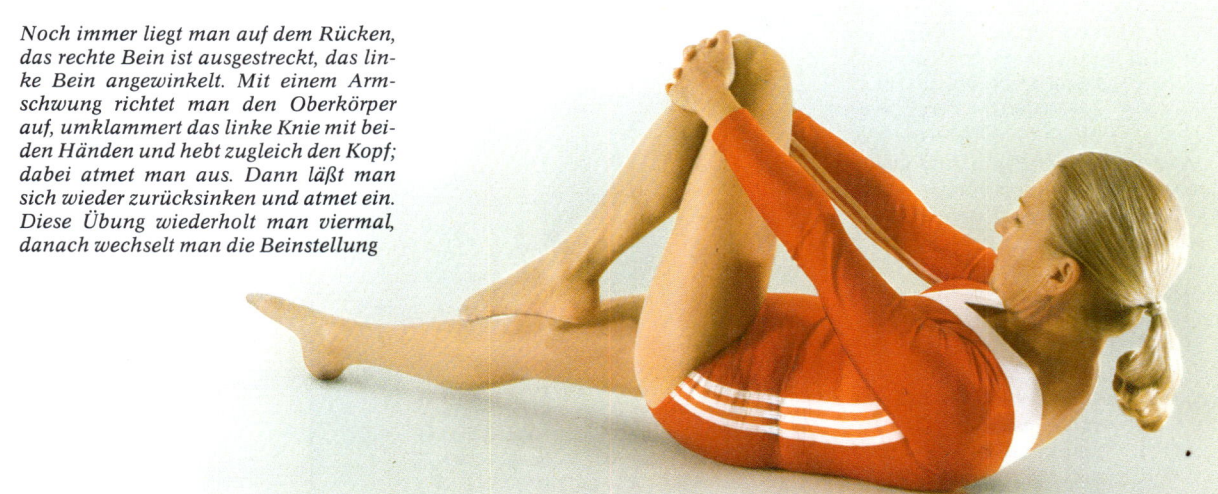

Übungen bei Krampfadern

Krampfadern sind die Folge einer meist ererbten Schwäche der Gefäßwände, die dazu führt, daß das Blut in den Venen nicht mehr ausreichend zirkuliert, sondern sich staut.

Doch oft ist es nicht nur die ererbte Veranlagung, sondern auch falsches Verhalten, das die Bildung von Krampfadern begünstigt. Übergewicht, fettreiche Ernährung und Nikotin sind gleichsam Gift für denjenigen, der für Krampfadern anfällig ist. Vermeiden sollte man auch, stundenlang in gleichbleibender Haltung zu sitzen, denn auch der nur geringe Druck der Sitzkante von unten an die Oberschenkel fördert den Blutstau in den Venen. Auch stehende Tätigkeiten sind ungünstig, besser ist noch herumzugehen. Ein weiterer kritischer Punkt ist das Schuhwerk; dabei ist weniger die Höhe der Absätze wichtig als vielmehr die Frage, ob die Form des Schuhs bequem ist und ob man sich darin sicher und wohl fühlt. Vermeiden sollte man auch einengende Hüftmieder oder Strumpfbänder, die die Blutzirkulation in den Beinen hemmen können. Und wenn die Beine stark belastet werden, sei es durch langes Stehen oder auch während einer Schwangerschaft, sollte man den Arzt fragen, ob man nicht Stützstrümpfe tragen sollte.

Um mögliche Stauungen in den Beinen wieder abzubauen, sollte man tagsüber immer wieder die Beine hochlegen. Und regelmäßige Gymnastik hilft, die Zirkulation in den Beinen anzuregen und Stauungen zu vermeiden.

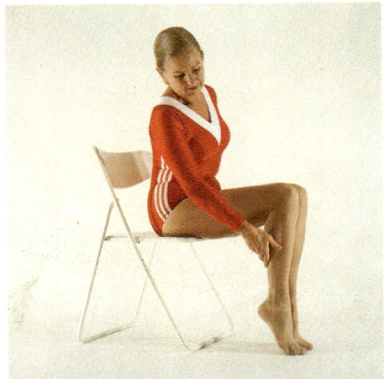

Man sitzt auf einem Stuhl, die Füße stehen beisammen und die Unterschenkel im rechten Winkel zum Boden. Dann hebt und senkt man die Fersen, indem man ganz bewußt von der Ferse zur Fußspitze und zurück die Füße abrollt. Legt man die Finger an die Wade, spürt man die Muskelbewegung

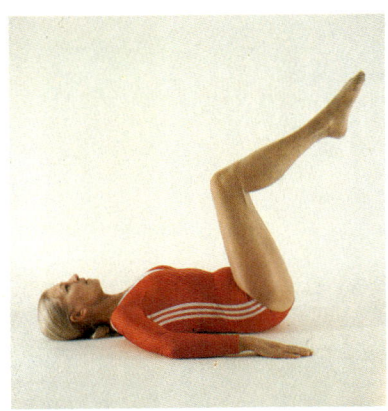

In der Rückenlage hebt man die Beine angewinkelt hoch. Die Unterschenkel zehnmal hochschleudern und wieder gegen die Oberschenkel fallen lassen. Sind die Bauchmuskeln noch zu schwach, kann man auch nur mit einem Bein (je zehnmal) üben

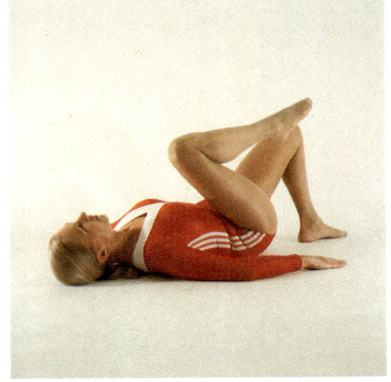

Man liegt auf dem Rücken, die Beine sind angewinkelt, die Füße stehen nahe beim Becken. Man zieht ein Knie schwungvoll in Richtung zum Oberkörper hin an, stellt den Fuß zurück auf den Boden und läßt das Bein in eine gestreckte Haltung gleiten. Viermal mit jedem Bein

Wieder liegt man auf dem Rücken, beide Beine werden senkrecht in die Höhe gestreckt. Dann kippt man die Füße auf und ab, wobei man die Ferse betont nach oben drückt. Hat man beide Füße zehnmal auf- und abgekippt, stellt man die Füße ab und entspannt sich, bevor man die Übung wiederholt

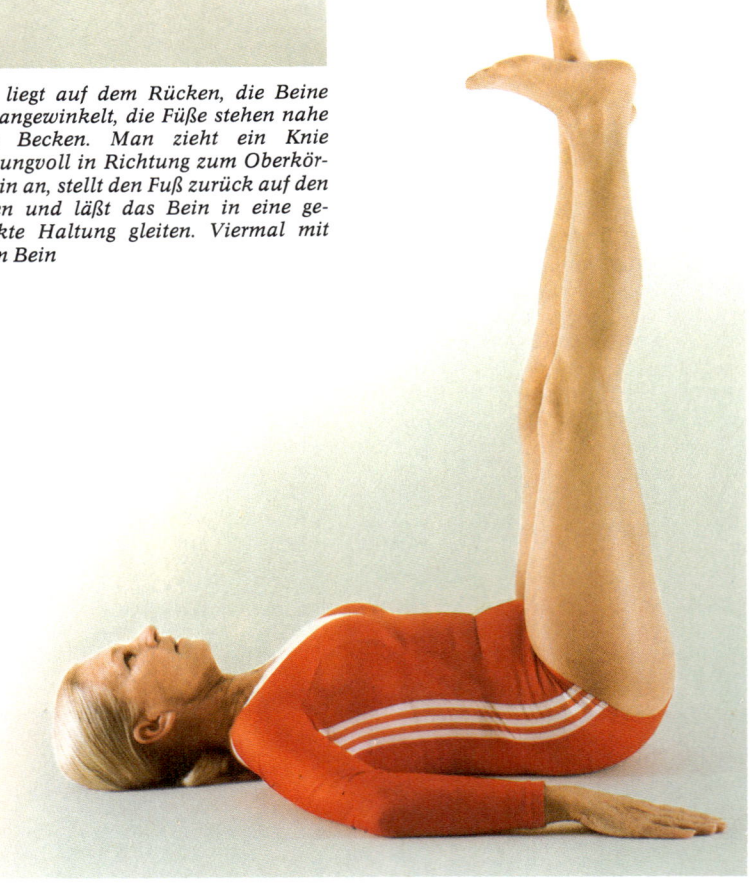

Übungen für Zuckerkranke

Bedenkt man, daß bereits 2 Prozent der Bevölkerung bei uns an dieser Stoffwechselkrankheit leiden, daß sich 10 Prozent in einem Frühstadium der Zuckerkrankheit befindet und daß immer mehr Kinder zu dieser Krankheit neigen, so scheint die Frage durchaus berechtigt, wieweit auch in diesem Fall eine Bewegungstherapie von Nutzen sein kann.

Die Störung des Stoffwechsels führt dazu, daß der Zuckerkranke sich in ständigem Kampf gegen den Fettansatz befindet. Ein gewisses Maß an Selbstdisziplin in Verbindung mit ärztlich verordneter Diät und ein vernünftiges Maß an körperlicher Bewegung sind daher außerordentlich wichtig. Es ist keineswegs so, daß Diabetiker auf sportliche Betätigung verzichten müßten, im Gegenteil; wichtig ist nur, daß die Sportart auf Ausdauer und nicht auf kurzfristige Höchstleistung mit äußerstem Kraftaufwand ausgerichtet ist. Geeignet sind Wandern, Radfahren, Skilanglauf, Waldlauf, Schwimmen, Rudern und Gymnastik (siehe auch S. 98 bis 139). Man sollte darüber mit dem Arzt sprechen.

Mit den vier Übungen kann man den ganzen Körper durcharbeiten. Sie haben den Vorteil, daß durch ausdauernde Muskelarbeit die Gelenke elastisch bleiben, die Körperhaltung korrigiert und das allgemeine körperliche Wohlbefinden gefördert wird. Um das Übungsprogramm abwechslungsreicher zu gestalten, kann man auch Anregungen von den vorausgegangenen Seiten aufgreifen.

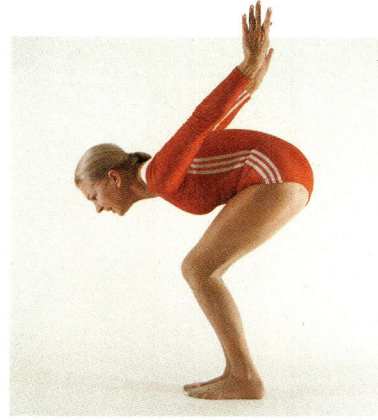

Tiefatmung *Mit geschlossenen Beinen aufrecht stehen, Arme hochstrecken. Im Vorneigen des Oberkörpers die Arme an den Beinen vorbei weit nach hinten schwingen, Knie etwas beugen, ausatmen. Aufrichten, Arme heben, hoch oben zweimal nach hinten federn, einatmen*

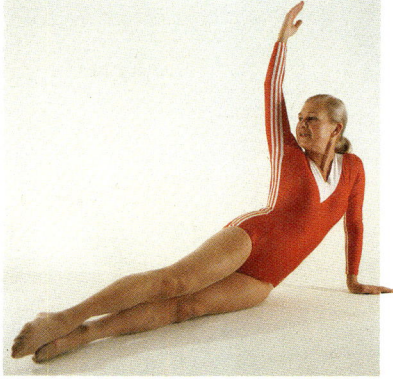

Gegen Fettansatz *Man sitzt mit vorgestreckten Beinen auf dem Boden. Zunächst rollt man sich nach links, stützt sich dabei mit der linken Hand ab und schwingt den rechten Arm hoch, das Becken wird vorgedrückt. Dann rollt man sich ebenso auf die rechte Seite. Diese Übung wiederholt man 20mal*

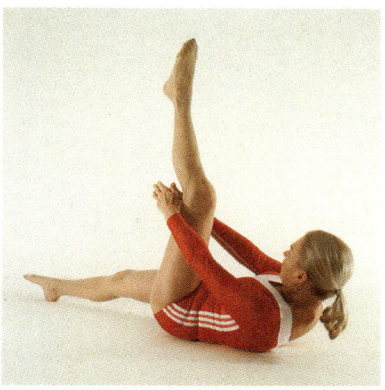

Bauchmuskeln *Mit ausgestreckten Beinen auf dem Rücken liegen, Arme neben dem Kopf ausstrecken. Ein Bein hochschwingen, Kopf dabei heben, Arme vorschwingen und unter dem Bein in die Hände klatschen, ausatmen. In die Ausgangslage senken, einatmen. Links und rechts je zehn Beinschwünge*

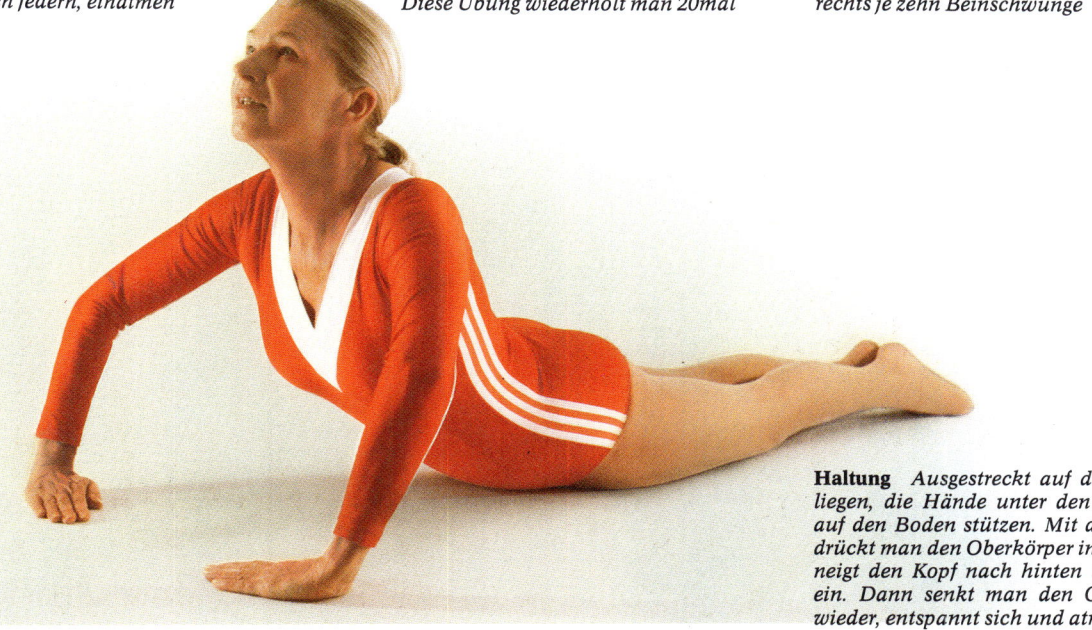

Haltung *Ausgestreckt auf dem Bauch liegen, die Hände unter den Schultern auf den Boden stützen. Mit den Armen drückt man den Oberkörper in die Höhe, neigt den Kopf nach hinten und atmet ein. Dann senkt man den Oberkörper wieder, entspannt sich und atmet aus*

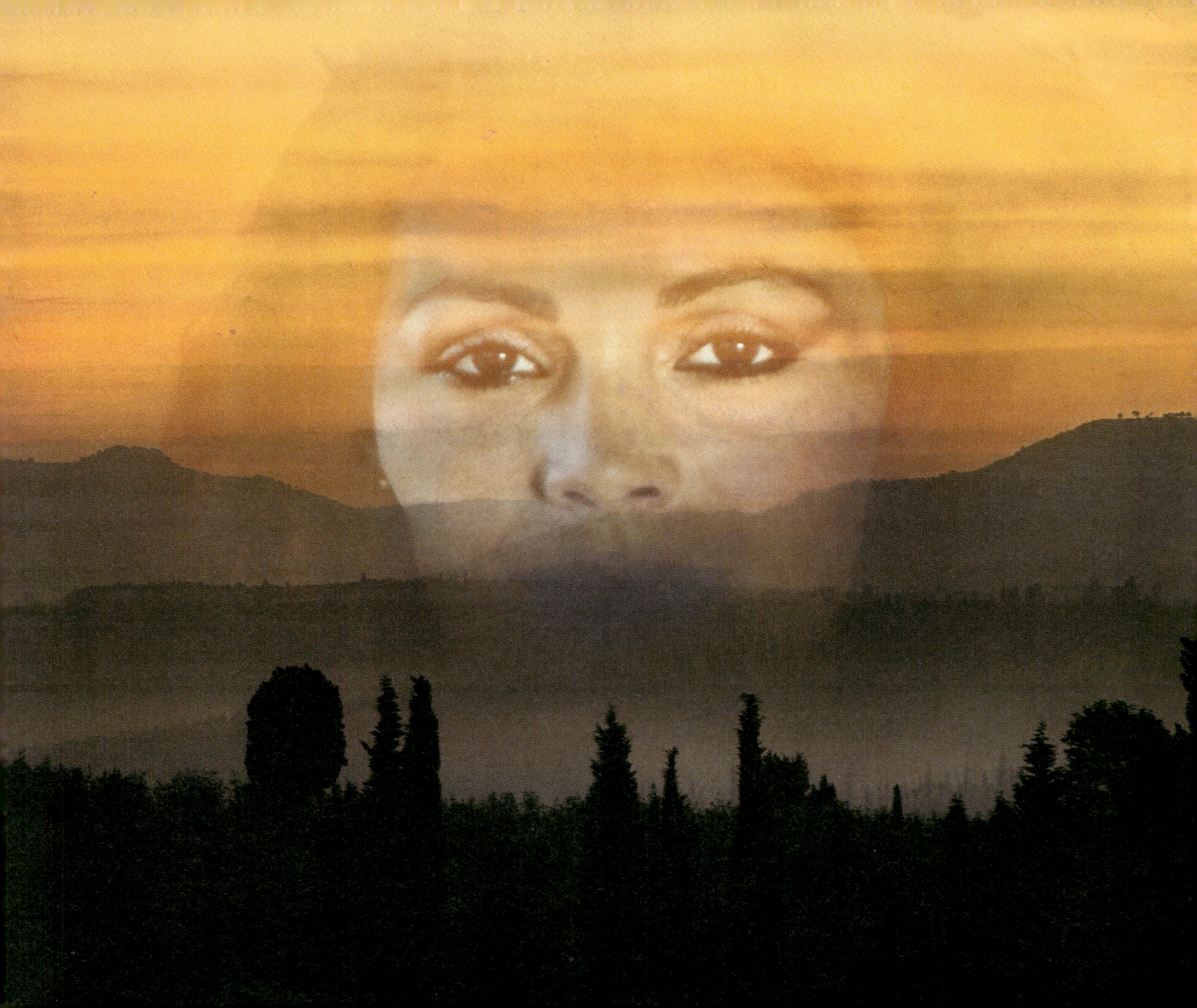

Gleichgewicht der Seele

Die äußeren Lebensbedingungen verunsichern und beängstigen heute viele Menschen. Daraus kann seelische Not entstehen, aus der man von sich aus nicht mehr herausfindet. Die Hilfe des Psychotherapeuten kann Auswege aufzeigen

Es häufen sich die Anzeichen, daß es mit der seelischen Gesundheit in unserer Gesellschaft nicht zum besten steht. Immer größer wird die Zahl der Menschen, die in eine seelische Krise geraten, denen das innere Gleichgewicht abhanden gekommen ist und die darunter derart leiden, daß sie ohne Hilfe nicht mehr zurechtkommen. In die Praxen der Ärzte gehen immer mehr Menschen, die über unklare, diffuse, schlecht beeinflußbare Beschwerden klagen, über Kopfschmerzen, Nervosität, Schlafstörungen, Druckgefühl und Schmerzen in der Magengegend, Gliederschmerzen und vieles mehr. Mit diesen Beschwerden sind oft Angstgefühle, Erschöpfung, Unlust, Mißmut und Minderwertigkeitsideen verbunden. Die Ärzte erweisen sich meist als überfordert. Sie stellen zwar Diagnosen, sie versuchen, den Pa-

Die Grenze zwischen psychischer Krankheit und Gesundheit ist fließend. Jeder kann in eine seelische Krise geraten

tienten mit Ermutigungen zu stützen, sie verordnen Medikamente, die oft wirkungslos bleiben oder nur vorübergehend helfen, doch im Grunde überspielen all diese Maßnahmen nur die Unsicherheit der Ärzte.

Ein Blick auf unsere äußeren Lebensbedingungen zeigt, daß man sich über die geschilderten Umstände eigentlich nicht besonders wundern muß. Stichworte wie ökologische Krise, Versiegen der Rohstoffe, atomare Bedrohung, Arbeitslosigkeit, Konkurrenzdruck machen deutlich, wie sehr sich der einzelne Mensch durch Kräfte, die er nicht persönlich bekämpfen oder beeinflussen kann, bedroht fühlt. Jeder kann am eigenen Leib die Auswirkungen des sich gegenwärtig vollziehenden sozialen Wandels spüren. „Wahrheiten" und „Werte", die als unerschütterlich galten, hergebrachte Formen des Zusammenlebens, traditionell gültige hierarchische Gliederungen erscheinen heute vielen Menschen sinnentleert und werden in Frage gestellt.

Wachstum und Fortschritt werden nicht mehr uneingeschränkt als erstrebenswerte Ziele angesehen, vielmehr lösen sie zwiespältige Reaktionen aus. Viele flüchten sich in eine Utopie, suchen Zuflucht in Drogen oder in Sekten aller Art.

Was ist normal, was krankhaft?

Die Grenzen zwischen psychischer Gesundheit und Krankheit zu bestimmen ist auch für Nervenärzte nicht leicht. Ein bestimmtes Verhalten ist nämlich nicht von vornherein krankhaft. Es wird lediglich als krankhaft empfunden und so bezeichnet, wenn es deutlich von der herrschenden Norm abweicht. Ein bei uns als abnorm geltendes Verhalten kann in einer anderen Kultur als durchaus angepaßt, unauffällig und normal angesehen werden. Erst wenn eine anhaltende seelische Notsituation vorliegt, die das gesamte Wohlbefinden des Menschen beeinträchtigt, wird man von krankhaftem Geschehen sprechen.

Jeder ist gelegentlich einmal depressiv verstimmt, fühlt sich niedergeschlagen und matt, macht sich aus irgendeinem Grund Selbstvorwürfe, leidet gar an unbestimmten Ängsten. Um festzustellen, ob eine solche Depression als krankhaft bezeichnet werden kann, muß man untersuchen, ob Tiefe und Dauer der Verstimmung dem Anlaß angemessen sind. Gab es einen erkennbaren Anlaß für die Depression? Warum ist sie mit den üblichen Mitteln nicht zu beheben? Warum werden alle Erlebnisse immer nur durch eine negative Brille betrachtet? Werden die Angehörigen in Mitleidenschaft gezogen? – Mit solchen und ähnlichen Fragen nähert man sich der Grenze zwischen gesund und krank.

Einfacher ist die Diagnose natürlich, wenn es plötzlich zu einer für jedermann erkennbaren schweren Veränderung des Seelenlebens kommt, etwa zu einer Wahnerkrankung. Hier soll es aber weniger um die schweren psychotischen und hirnorganischen Krankheiten gehen. Ihnen ist mit psychotherapeutischer Behandlung allein nicht beizukommen. Anders bei neurotischen Erkrankungen und abnormen Reaktionen, die man grundsätzlich psychotherapeutisch behandeln kann, doch gibt es hier fließende Übergänge zwischen gesund und krank. Vom Arzt wird eine subjektive Entscheidung verlangt, deren Qualität von seiner theoretischen und praktischen Erfahrung abhängt. Man geht heute davon aus, daß einer Erkrankung, einer körperlichen ebenso wie einer psychischen, ein Bündel von Ursachen zugrunde liegt, die es zu ermitteln gilt.

Was macht uns nervlich krank?

Mitte des vergangenen Jahrhunderts vertraten die meisten Ärzte die Auffassung, daß psychischen Krankheiten organische Hirnschäden zugrunde liegen. Dabei dachten sie vor allem an Geisteskrankheiten wie etwa die Schizophrenie. Man erforschte deshalb insbesondere erbliche Einflüsse, aber auch erworbene Veränderungen des zentralen Nervensystems, wie sie beispielsweise durch Vergiftungen, Verletzungen, Entzündungen oder Stoffwechselstörungen entstehen können. Es liegt auf der Hand, daß das komplexe Geschehen bei psychischen Störungen auf diese einfache Weise nicht befriedigend erhellt werden konnte.

Bis heute spielt aber im Bereich der sogenannten biologischen Psychiatrie die Hirnforschung eine bedeutsame Rolle. Vor allem werden Untersuchungen angestellt, die über die biochemische Wirkungsweise der Psychopharmaka Aufschluß geben sollen, über jene Medikamente also, die zur Behandlung psychischer Störungen eingesetzt werden. Dabei ist man sich selbstverständlich darüber im klaren, daß hier nur ein mitwirkender Teilfaktor erfaßt und erforscht wird. Die Bedeutung dieses rein organischen Faktors wird allerdings von den Psychiatern im Blick auf die verschiedenen seelischen Erkrankungen sehr unterschiedlich eingeschätzt, denn obgleich man seit Jahrzehnten mit großem Aufwand Untersuchungen durchführt, haben sie noch keine bahnbrechenden Erkenntnisse erbracht.

Der Frage nach den organischen Ursachen steht die nach den seelischen gegenüber; ihr geht vor allem der Psychotherapeut nach. Er sucht nach dem Zusammenhang von seelischer Krankheit und Lebensgeschichte des Patienten, denn er versucht die seelische Krankheit als Reaktion auf vergangene und aktuelle Erlebnisse zu verstehen.

Der Einfluß der Kindheit
Besondere Bedeutung wird den Eindrücken und Erlebnissen der frühen Kindheit zugeschrieben. Das Kind durchläuft in seiner Entwicklung und in der Beziehung zu seinen engsten Bezugspersonen, vor allem den Eltern, verschiedene Abschnitte, die durch Konflikte belastet sein können. Übermäßige Verwöhnung oder Enttäuschung, Unausgewogenheiten

im Verhalten dem Kind gegenüber können eine gesunde Entwicklung beeinträchtigen und schließlich eine seelische Schädigung, ein sogenanntes Trauma, bewirken. Das Kind wird in seinem Reifungsprozeß gehemmt, die soziale Entwicklung und die Triebentwicklung bleiben an frühe Entwicklungsstufen gebunden. Der Betroffene erlangt in Teilbereichen seiner Persönlichkeitsentwicklung nicht die Stufe erwachsener Reife, sondern verharrt auf einer kindlichen Entwicklungsstufe.

Die Art und die Symptomatik der neurotischen Störungen hängen davon ab, in welche Phase der Entwicklung die traumatisierenden, schädigenden Einflüsse gefallen sind. Die Erfahrungen der eigenen Vergangenheit werden immer wieder auf die Gegenwart übertragen, ob sie passend

Was führt zu seelischen Erkrankungen?

Die moderne Psychotherapie sieht in der Art der zwischenmenschlichen Beziehungen den Auslöser für seelische Erkrankungen. Der Patient macht mit seinen Symptomen nur noch auf das eigentliche Problem aufmerksam, das auf der Ebene der Beziehungen zu seinen Mitmenschen, z. B. in der Familie, liegt.

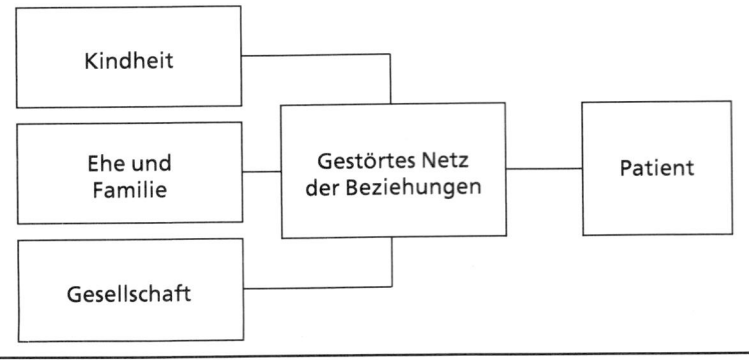

sind oder nicht. Sie bilden eine Hypothek, die immer wieder neu zu Konflikten und seelischem Leid führen kann.

Krank durch die Gesellschaft

Daß gesellschaftliche und kulturelle Umstände am Zustandekommen psychischer Erkrankungen mitwirken, wird nicht mehr ernsthaft bestritten. Der vorherrschende Erziehungsstil, mögliche Behinderungen der Entfaltungsmöglichkeiten des einzelnen, die Unausweichlichkeit von Streß in der Arbeitswelt sind nur einige der Faktoren, die für ein mehr oder weniger krankheitsbegünstigendes Klima verantwortlich sind. Die Möglichkeiten, hier Abhilfe zu schaffen, sind allerdings begrenzt. Der Psychotherapeut kann Gefahren erkennen, beraten, aber die ganze Gesellschaft therapieren kann er nicht.

Seelische Erkrankungen entstehen nach Ansicht der meisten Psychiater und Psychotherapeuten also auf vielschichtigem Boden. Dabei gehen die dargestellten Auffassungen sämtlich davon aus, daß es ein krankes Individuum gibt. Ein einzelner Mensch wird demnach durch ungünstige Einflüsse geschädigt, in seiner Entwicklung behindert, und er erkrankt. Es kommt nun darauf an, die Herkunft der Krankheitsursachen – seien sie körperlicher, seelischer oder sozialer Art – zu erfassen und daran die Therapie anzupassen.

Die Familie als Patient

Die Frage, warum eine noch so differenzierte Behandlungsweise in sehr vielen Fällen erfolglos bleibt bzw. warum die einmal erreichten Erfolge keinen Bestand haben, läßt viele Therapeuten neuerdings daran zwei-

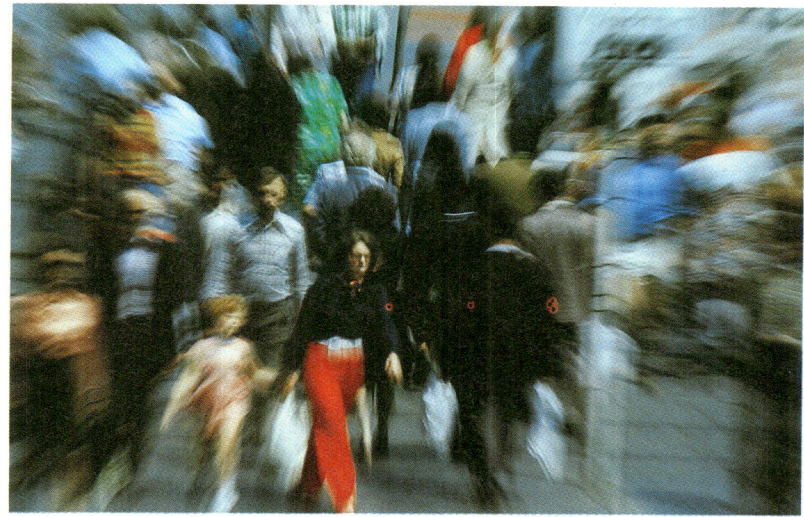

Wer seinen Alltagsgeschäften in Ballungsgebieten nachgehen muß, gerät nicht selten dabei in Streß

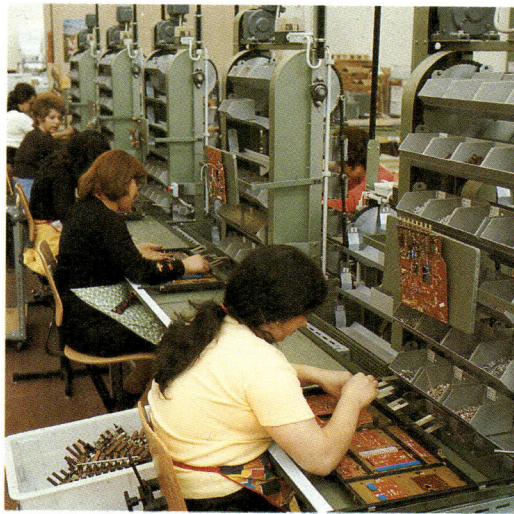

Monotonie am Arbeitsplatz kann ebenfalls zu Nervenanspannung führen

feln, daß lediglich der einzelne Mensch erkrankt. Viele Patienten empfinden sich nicht als Träger einer eigenen individuellen Krankheit, vielmehr fassen sie ihre seelischen Störungen als Ausdruck von Schwierigkeiten in der Beziehung zu ihren nächsten Bezugspersonen, vor allem in Ehe und Familie, auf. Sie spüren, daß eine Behandlung allein ihrer Person nur einen Teil der Probleme lösen kann, weil ihre Angehörigen am Zustandekommen der Konflikte mitwirken. Gelegentlich kommt es dazu, daß Angehörige und Therapeuten einander wie Gegner gegenüberstehen im Kampf um die Einflußnahme auf den Patienten. Vielfach ist festzustellen, daß nicht nur der Patient psychisch auffällig ist, sondern auch andere Familienmitglieder. Oder es kann

vorkommen, daß ein anderes Familienmitglied erkrankt, sobald der erste Patient der Familie gesundet.

Gestörte Beziehungen

Diese Umstände haben seit den 50er Jahren viele Therapeuten – zunächst in den Vereinigten Staaten, dann aber auch zunehmend in Europa – zu einem radikalen Wandel ihres Krankheitsbegriffes und zu einem Bruch mit vertrauten Denkgewohnheiten bewegt. Die Vorstellung vom seelisch kranken einzelnen wurde besonders im Bereich der neurotischen Störungen als zu eng empfunden und weitgehend aufgegeben. Statt dessen entwickelt sich die Auffassung, daß nicht die Menschen gestört sind, sondern die Art ihrer Beziehungen zueinander. Die Spielregeln, nach

welchen die Beziehungen ablaufen, sind es, die krank machen; in der Art und Weise des Umgangs miteinander ist die Krankheit zu suchen.

Aus dieser Sicht kann es eigentlich keine individuellen Patienten mehr geben. „Patient" ist das Beziehungsnetz, etwa einer Ehe oder Familie, in das die Personen eingebettet sind. Der ursprüngliche Patient, dessen seelische Störung Anlaß zur Behandlung gab, wird deshalb allenfalls noch „Indexpatient" oder „identifizierter Patient" genannt. Damit soll zum Ausdruck gebracht werden, daß der „Patient" nur noch die Person ist, die mit ihren Symptomen auf das eigentliche Problem, das auf der Ebene der Beziehungen liegt, aufmerksam gemacht hat.

Psychotherapie – was ist das?

Psychotherapie ist die Beeinflussung von Leidenszuständen mit rein psychischen Mitteln. Unabhängig von den sehr unterschiedlichen und auch kontroversen theoretischen Standpunkten der psychotherapeutischen Schulen läßt sich eine Grundeinstellung beschreiben, die von den meisten Psychotherapeuten akzeptiert und praktiziert wird.

Der Psychotherapeut bemüht sich im Gespräch um ein gefühlsmäßiges Verstehen des Patienten. Er überläßt sich zunächst ganz dessen Führung, hört zu, stimmt sich auf den Patienten ein und registriert dabei sorgfältig die in ihm selbst ausgelösten Gefühle und Phantasien. Er versucht, dem Patienten das Gefühl zu vermitteln, daß er als Person angenommen, akzeptiert ist. Was immer der Patient zur Sprache bringt, wird zunächst wertfrei hingenommen. So kann der Patient, der sonst eher wertbehaftete Reaktionen gewöhnt ist, entlastet und entspannt werden. Wichtig ist, daß der Therapeut überzeugend ruhig, sicher und kompetent wirkt. Nur so entwickelt sich die Vertrauensbasis zwischen Patient und Arzt, die Vorbedingung für eine geglückte Therapie ist.

Ziele der Psychotherapie

Natürlich möchte der Therapeut zunächst erreichen, daß der Patient von seinen Beschwerden befreit wird. Es sollen die Hindernisse beseitigt werden, die der Selbstverwirklichung des Patienten im Wege liegen. Ziel der Therapie ist es also, daß noch kind-lich gebliebene Persönlichkeitsanteile nachreifen. Die Behandlung will die Entwicklung des Patienten da fördern, wo er noch gebunden ist an kindliche Abhängigkeiten und unangemessen passive Wünsche und Erwartungen. Am Ende der Behandlung wünscht sich der Therapeut einen eigenständigen, selbstverantwortlichen, entscheidungs- und genußfähigen Menschen, der mit seinen Mitmenschen solidarisch zu handeln vermag. Auf dem Weg dahin soll der Patient sich und sein Wesen besser kennenlernen, mehr Einsicht in die Natur seiner Ängste und Schwierigkeiten gewinnen. Dazu gehört auch ein Verständnis für das Zustandekommen von Störungen in den Beziehungen zu den Menschen, mit denen er innerhalb und außerhalb der Familie zusammenlebt.

Beratung oder Therapie?

Im Hinblick auf die angestrebten Ziele erscheint es allerdings zweckmäßig, zwischen Therapie und Beratung zu unterscheiden. Jemand, der sich in psychischen Schwierigkeiten befindet, hat in der Regel von den Menschen seiner Umgebung schon jede Menge guter Ratschläge gehört. Dem Süchtigen wurde Abstinenz angeraten, dem Depressiven das Leben so schwer zu nehmen. Doch solche guten Ratschläge haben wenig Sinn. Die psychische Störung bestünde ja gar nicht, wenn der gutgemeinte Rat angenommen und auf diesem Wege eine konstruktive Lösung gefunden werden könnte.

Berufsmäßige Berater halten sich deshalb auch mit direkten Ratschlägen zurück. Sie fühlen sich zudem nur dann zuständig, wenn sich die vom Ratsuchenden dringlich darge-stellte schwierige Lebenssituation thematisch genau eingrenzen läßt. Dementsprechend bieten die Beratungsdienste der Kommunen meist nur ganz gezielte Beratungen an, etwa Erziehungs-, Ehe- oder Studentenberatung.

Eine Beratung ist nützlich und angebracht bei psychischen Krisen, die im Zusammenhang mit wichtigen Entwicklungsschritten beim Übergang in eine neue Lebensetappe auftreten, z. B. der Einschulung, der Pubertät, der Berufs- und Partnerwahl. Die Umstellung bei der Aufgabe des Gewohnten und dem Erwerb des Neuen bringt auch eine Änderung im Beziehungsgefüge zu den Mitmenschen mit sich. Dieser Wandel bereitet oft große Mühen.

Sollte sich im Lauf einer Beratung herausstellen, daß der Ratsuchende unter tiefer gehenden psychischen Störungen leidet, so wird ihm der geschulte Berater eine psychotherapeutische Behandlung empfehlen.

Die Einzeltherapie

Alle klassischen Psychotherapiemethoden wurden zunächst als Einzelbehandlung entwickelt. In der Regel werden fünf bis 30 Sitzungen vereinbart bei ein oder zwei Terminen pro Woche. Das geschieht bei Patienten, bei denen ein gut umschriebenes Problem faßbar ist. Liegen dagegen tiefgreifende Störungen vor, gelten solche Kurztherapien nicht als ausreichend. Besonders bei psychoanalytischen Behandlungen sind 240 Sitzungen und mehr nichts Ungewöhnliches. Man geht davon aus, daß der Patient infolge seines Leidensgefühls über eine aufrichtige Motivation verfügt, regelmäßig bei seinem Psychotherapeuten zu erscheinen, daß er aber in der Zwischenzeit einigermaßen gut allein zurechtkommt.

Bei Patienten aber, die sich in einer tiefen Krise befinden, die unter schweren Angstgefühlen leiden, die akut selbstmordgefährdet sind, kommt unter Umständen eine Einweisung in eine Klinik zur stationären Psychotherapie in Betracht.

Therapie in der Gruppe

Bei der Gruppenpsychotherapie behandelt ein Therapeut – gelegentlich auch ein Therapeutenpaar – mehrere Menschen gleichzeitig. Ihre eigentliche Bedeutung als eigenständiges Instrument erfährt die Gruppentherapie vor allem darin, daß sie Hilfesuchenden die Gruppe als angemessenen Rahmen für das Verständnis ihrer gestörten Beziehungsformen anerkennen. Die Therapie in der Gruppe überzeugt mehr, da sie der problemreichen sozialen Bezogenheit des Menschen Rechnung trägt. Dem Gefühl der Vereinsamung und der Beziehungslosigkeit kann in der Gruppe das „Wir-Erlebnis", das Erleben von Gemeinsamkeit, Zusammenhalt und Geborgenheit, entgegengesetzt werden.

Im Spiegel der Reaktionen der anderen Gruppenmitglieder kann der neurotisch Gestörte sein Fehlverhalten verschärft wahrnehmen. Die Schwierigkeiten, die ein Patient in den realen Gruppen seiner Familie, am Arbeitsplatz oder bei der Freizeitgestaltung hat, können in der Gruppentherapie schneller und besser erfaßt werden. Der Gruppenteilnehmer nimmt gewissermaßen die anderen Mitglieder für seine vergangenen und aktuellen Bezugspersonen und kann sich mit ihnen noch einmal oder probeweise auseinandersetzen.

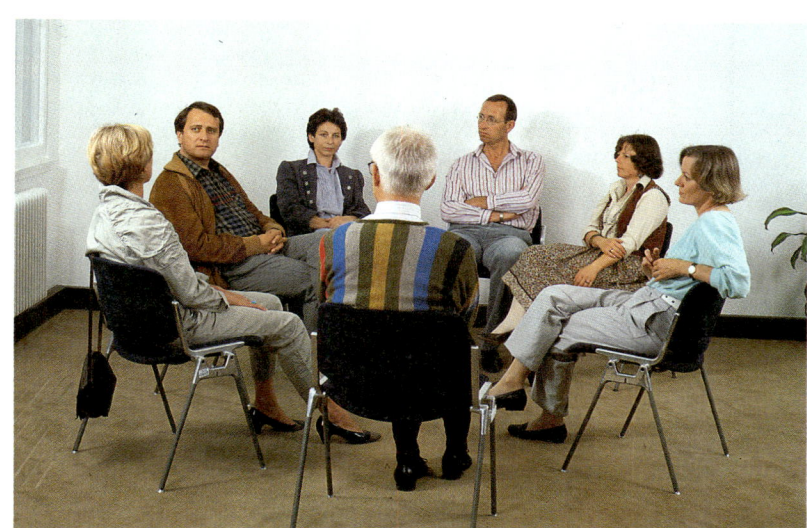

Das Gespräch in der Gruppentherapie läuft in einer ruhigen und vertrauensvollen Atmosphäre ab, die es den Patienten ermöglicht, ganz aus sich herauszugehen

In der therapeutischen Gruppe werden auf diesem Wege Konfliktsituationen wiederholt und neu durchlebt, mit der Chance zu schneller und offener Rückmeldung (Feedback). Dies ist in Anwesenheit des Sicherheit gebenden Gruppenleiters leichter möglich als in der Wirklichkeit. Auch kann der Patient mehr über sich selbst erfahren, z. B., woran die anderen Anstoß nehmen oder welche seiner Eigenschaften auf positive Resonanz stoßen. Insofern bietet die therapeutische Gruppe die Möglichkeit, mit sich selbst im sozialen Raum Erfahrungen zu machen, Konflikthintergründe aufzudecken und nach neuen Verhaltensweisen zu suchen. Diese können dann im Feld der Gruppe ausprobiert werden.

Ein guter Gruppenpsychotherapeut braucht eine solide Ausbildung und reiche Erfahrung, um die komplexen Vorgänge in einer therapeutischen Gruppe zu überblicken und im Griff zu behalten. Seine Aufmerksamkeit muß gleichzeitig dem Kollektiv wie dem einzelnen gelten. Er muß eine abwartende Distanz wahren, damit sich der Gruppenprozeß entwickeln kann.

Familientherapie

Psychiater haben im allgemeinen ein Interesse daran, Beziehungspersonen des Patienten, etwa Ehepartner und andere Familienangehörige, zu dessen Verhalten und Vorgeschichte zu befragen. Dabei setzen sie voraus, daß die Mitteilungen des Patienten nicht genügend verläßlich sind und der Korrektur durch gesunde „objektive" Berichterstatter bedürfen. Auch die Angehörigen haben oft ein Inter-

esse, dem Arzt allein bestimmte Informationen zu geben. Man kann sich aber die Gefühle des Patienten vorstellen, die entstehen, wenn hinter verschlossener Tür über ihn verhandelt wird. Diese entmündigende Vorgehensweise ist leicht geeignet, die vertrauensvolle psychotherapeutische Beziehung zum Patienten zu untergraben. Viele Psychiater sind deshalb dazu übergegangen, Angehörige nur in Gegenwart des Patienten zu sprechen.

Im Gegensatz dazu sind viele Psychotherapeuten, vor allem Psychoanalytiker, überhaupt nicht daran interessiert, die Angehörigen des Patienten kennenzulernen. Sie beschäftigen sich ausschließlich mit dem Individuum, seiner verinnerlichten Vergangenheit, seinem Unbewußten. Die Realität seiner Mitmenschen, die Frage, wie diese wirklich sind oder waren, ist weniger wichtig. Es interessieren nur die beim Patienten bestehenden Meinungen und Phantasien. Diese sollen sich in der Therapie verändern, da sie darüber entscheiden, wie der Patient die Wirklichkeit aufnimmt und dann handelt.

Ausgehend von der Erfahrung, daß aber gerade die Beziehung zu den nächsten Angehörigen Ursache des Konfliktes sein kann, begannen Psychotherapeuten die Familien ihrer Patienten wissenschaftlich zu untersuchen. Erfahrungen aus der Kinder- und Jugendpsychiatrie kamen ergänzend hinzu. In diesem Bereich zeigt sich besonders deutlich, daß psychische Störungen auch mit den Eltern und der Familie zu tun haben. Wenn ein Kind zum Bettnässer wird, von zu Hause wegläuft, extreme Aggressionen oder Depressio-

nen zeigt, übermäßig oder gar nicht ißt, macht es damit darauf aufmerksam, daß in seinem Umfeld, in seiner Familie etwas nicht stimmt. Ein Kind von seinen nächsten Beziehungspersonen isoliert psychotherapeutisch behandeln zu wollen ist unergiebig.

Die dargestellten Zusammenhänge führten zu einer Etappe in der Psychotherapieentwicklung, während der die Familienangehörigen, vor allem die Eltern, als die wahren Schuldigen am Schicksal des Patienten angesehen wurden. Man sah die scheinbar gesunden Angehörigen als die eigentlich Kranken an, die dem Patienten die Krankheitsrolle zuschieben. Der Patient wird sozusagen stellvertretend für alle anderen krank. Die ungelösten Beziehungskonflikte bleiben verdeckt.

Es zeigte sich aber bald, daß es therapeutisch unfruchtbar war, nur in den Angehörigen des Patienten einseitig die wahren Schuldigen zu sehen. Eltern, die ein psychisch erkranktes Kind haben, und Familien mit psychisch Auffälligen leiden im allgemeinen latent oder offen an Schuldgefühlen. Wenn der Therapeut sie mit Vorwürfen belastet, ist ihnen sowenig geholfen wie den Patienten. Ein Ausweg aus der Sackgasse der Schuldzuweisung ergibt sich erst, wenn man nicht nur fragt, was die Angehörigen am Patienten verbrochen haben, sondern zugleich im Blick hat, was der Patient mit seinen Angehörigen tut. Warum und mit welchen nachfolgenden sekundären Vorteilen hat gerade er die Patientenrolle in dieser Familie übernommen? Im Ergebnis muß die Familie oder die Ehe als ein Ganzes betrachtet werden, auch hinsichtlich der Entstehung von psychischer Krankheit.

Methoden der Psychotherapie

Die Zahl der psychotherapeutischen Schulen, die mit immer neuen Methoden arbeiten, ist kaum mehr zu überblicken.

Für viele Menschen ist Psychotherapie ein angemessenes Mittel, um Mißbefindlichkeiten, Beziehungsstörungen und psychische Krisen aller Art zu überwinden. Immer mehr Menschen möchten sich selbst und ihre Lebensbedingungen verändern, um reibungsloser mit der bestehenden Gesellschaft zurechtzukommen oder um Wege zu einer andersgearteten Existenzform zu finden. Sie wollen Hilfe in Anspruch nehmen, um sich selbst besser zu verstehen und um neue Lebensziele zu entdecken.

Diesem Bedürfnis kommt das breite Spektrum an Hilfsangeboten natürlich entgegen. Allerdings darf man nicht übersehen, daß die Grenze zwischen seriöser, wissenschaftlich fundierter Psychologie und Scharlatanerie fließend ist. Schon ein Begriff wie „Psychoboom" bringt deutlich zum Ausdruck, daß sich hier auch ein lukrativer Markt eröffnet hat. Es liegt eine Wechselwirkung vor: Das wachsende Bedürfnis nach therapeutischer Hilfe hat die Angebotspalette inflationär wachsen lassen, andererseits belebt das ständig wachsende Angebot auch die Bedürfnisse. In diesem Rahmen können und sollen die zahllosen, zum Teil eher sektenähnlichen Therapiemodelle nicht besprochen werden. Hier sollen lediglich die wesentlichen und wissenschaftlich fundierten Methoden kurz vorgestellt werden.

Psychoanalyse

Die Psychoanalyse gilt auch heute noch als die tiefgreifendste Theorie über die Persönlichkeitsentwicklung des Menschen sowie über das gesunde Seelenleben und seine Störungen. Darüber hinaus ist die Psychoanalyse zugleich eine Behandlungstechnik.

Sigmund Freud, der Begründer der Psychoanalyse, stellte um die Jahrhundertwende die Theorie auf, daß der Mensch in seinem Fühlen, Denken und Handeln weitgehend von unbewußten Vorgängen beeinflußt wird. Durch seine Forschungen auf dem Gebiet des Unbewußten gelang es Freud, dem rätselvollen Geschehen des Traumes und den zufällig anmutenden Fehlleistungen des Alltags – des Sichversprechens oder -verschreibens, des Vergessens usw. – einen Sinn zu geben.

Die Bedeutung des Unbewußten
Nach Freuds Ansicht lassen sich neurotische Störungen auf frühkindliche Erfahrungen zurückführen, denn frühe Enttäuschungen und Traumatisierungen des Kindes in seiner Beziehung zur Mutter, später in Dreiecksbeziehung zu Mutter und Vater bzw. in Konkurrenz und Rivalität mit den Geschwistern wirken im Leben des Erwachsenen weiter. Dies ist den Betroffenen allerdings nicht bewußt, sie haben das früher Erlebte ins Unbewußte abgedrängt. Diese Erlebnisse und Konflikte können jedoch ihre Wirksamkeit behalten und das bewußte Erleben beeinflussen.

Freud erkannte die Heilsamkeit des Sicherinnerns. Seine Therapie bestand darin, die früheren Erlebnisse aus dem Bereich des Unterbewuß-

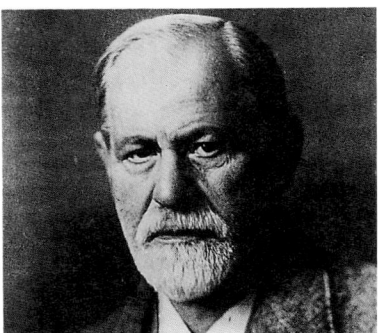

Sigmund Freud (1856–1939), der Begründer der Psychoanalyse

ten wieder ans Tageslicht zu heben und zu bearbeiten.

Der Patient muß alles erzählen
Der Psychoanalytiker läßt den Patienten frei assoziieren und seine Träume berichten. Der Patient liegt entspannt auf einer Couch und wird angehalten, alle Gedanken und Gefühle mitzuteilen, die ihm gerade durch den Kopf gehen. Der Analytiker untersucht die Aussagen des Patienten auf ihren verborgenen Sinn hin und deutet sie.

Dabei hilft ihm ein weiterer wichtiger Umstand. Jeder Mensch erlebt aktuelle Situationen gewohnheitsmäßig im Lichte vergangener Erfahrungen. Kindliche Gefühle und Strebungen, die früher den ersten Beziehungspersonen gegolten haben, werden später in den Therapiesituationen unbewußt auf den Therapeuten übertragen. Der Analytiker erkennt z. B., daß er als eine „böse" Person gefürchtet und verkannt wird, daß sich also der erwachsene Patient nach der Wahrnehmungsweise eines Kindes verhält.

Übertragung findet natürlich nicht nur im Rahmen der Psychoanalyse statt, sondern in allen gefühlsmäßig wichtigen menschlichen Beziehungen. Der Patient wird auch im Alltagsleben übertrieben angstvoll und aggressiv auf Vorgesetzte, Lehrer und ähnliche Personen reagieren, er fällt einem „Wiederholungszwang" anheim und erlebt bestimmte Personen infolge seiner Übertragungsbereitschaft immer wieder gleich, unabhängig davon, wie diese wirklich sind. In der psychoanalytischen Therapie kann dem Patienten dieser Übertragungsvorgang am aktuellen Beispiel der Beziehung zum Therapeuten bewußtgemacht werden.

Der Patient leistet Widerstand
Dem Wiederbewußtwerden verdrängter unbewußter Vorgänge setzt der Patient unbewußt einen Widerstand entgegen, der die psychoanalytische Arbeit behindert. Der Widerstand kann sich darin äußern, daß der Patient beharrlich schweigt, auf der Couch einschläft, belangloses Zeug redet, das Thema wechselt, zu spät oder gar nicht zur Stunde kommt und vielem anderen mehr. Der Widerstand wird vom „Ich" ausgelöst, das wünscht, daß die Triebansprüche nicht erneut eine beunruhigende, angsterregende Wirkung entfalten. Die Analyse des Widerstandes gilt als Kernstück der Behandlung.

Phasen der Triebentwicklung
Zu den wesentlichen Entdeckungen Freuds gehörte, daß es bereits im Kindesalter ein differenziertes Trieb- und Sexualleben gibt.

Die erste Triebregung des Säuglings ist der Nahrungstrieb. Es bereitet ihm Lust, gestillt oder mit der Flasche genährt zu werden und dabei Wärme und Geborgenheit zu empfinden. Das Organ, das ihm das Gefühl der Befriedigung und Beruhigung schafft, ist der Mund. Für das Kind ist nur von Bedeutung, was es in den Mund nehmen bzw. sich einverleiben kann; daher die Bezeichnung „orale" Phase.

Im 2. und 3. Lebensjahr wird das Ende des Darmtraktes, der Anus, zur wichtigsten Stelle von Triebspannungen und Sexualempfinden. Das Kind verbindet mit dem Ausstoßen von Darminhalt das Gefühl einer stolzen Befriedigung. Zur gleichen Zeit gewinnt es an Selbständigkeit, es lernt sich frei zu bewegen, erwirbt die Sprache und ergreift Besitz von seiner Umgebung. Bei der Reinlichkeitserziehung kann sich das Kind durch Hergeben des Stuhls nachgiebig und gefügig zeigen oder seinen sich entwickelnden Willen den Wünschen und Absichten der Eltern trotzig entgegensetzen. Diese Entwicklungsphase wird als „anale" Phase bezeichnet.

Erst in der nächsten Entwicklungsstufe – vom 4. bis 6. Lebensjahr – nimmt das Genitale die führende sexuelle Stellung ein und behält sie dann im Normalfall. Der Knabe fühlt sich zur Mutter hingezogen, wirbt um sie und will sie besitzen (Ödipuskomplex). Im Vater sieht er eifersüchtig einen Rivalen, den er verdrängen möchte, dem er sich aber zugleich unterlegen fühlt. Er fürchtet, der Vater könne ihm zur Strafe den Penis abschneiden (Kastrationsangst).

Das Mädchen entdeckt bei sich das Fehlen des Penis und haßt die Mutter, von der es sich so unvollständig ausgestattet glaubt (Penisneid). Es neigt dazu, den Vater zu idealisieren, und wirbt um seine Zuneigung; die Mutter wird zur Rivalin. Diese sogenannte phallisch-ödipale Phase endet im Normalfall für beide Geschlechter mit der Verdrängung der Wünsche ins Unbewußte.

Nach Abschluß dieser Phase folgt die sogenannte Latenzzeit, die vor allem der „Ich-" und „Über-Ich"-Entwicklung dient; erst in der Pubertät kommt es zu einer Neuauflage des Ödipuskomplexes.

Nach Freuds Lehrmeinung hängt die Art einer späteren Neurose davon ab, in welche der beschriebenen Entwicklungsphasen ein traumatisches Erlebnis fällt. Jede Phase hat ihre typischen Konfliktmöglichkeiten; je nachdem, ob die Eltern eine verwöhnend-lockere oder einengend-versagende Erziehungshaltung einnehmen, kann die kindliche Triebentwicklung behindert werden. Es kann eine Fixierung an die entsprechende Entwicklungsphase entstehen. Der betroffene Mensch bleibt dann auf die für diese Etappe charakteristische Form der Befriedigung festgelegt.

Verhaltenstherapie

Die Verhaltenstherapie geht davon aus, daß seelische Störungen erlernte Reaktionen sind, die sich durch Fehlanpassung entwickelt haben. Der Verhaltenstherapie liegen demgemäß die Forschungsergebnisse der Lernpsychologie zugrunde.

Die Lernpsychologie zeigt, daß der Mensch mit sehr gering ausgebildeten Fähigkeiten in eine komplizierte Welt hineingeboren wird. Sein Verhalten ist nicht wie bei den Tieren weitgehend durch vererbte Instinkte bestimmt. Zwar gibt es auch beim Menschen biologisch vorgeformte, anlagemäßige Reaktionen, z. B. im Bereich der Sexualität. Man kann dabei aber nur von sehr lockeren Verhaltensbereitschaften sprechen. Das Verhalten des Menschen ist ganz überwiegend durch seine Umwelt geprägt. Durch Anpassung an diese Umwelt werden Verhaltensweisen erworben und gelernt, was im allgemeinen durch die Einflüsse der Erziehung geschieht.

Angelerntes Fehlverhalten
Wenn es dem Kind beispielsweise an nachahmenswerten Vorbildern fehlt, kann es sein, daß es sich verschiedene Arten des Fehlverhaltens aneignet. Ungünstige Lernbedingungen liegen auch vor, wenn die Erziehung zu streng ist, wenn zu häufig gestraft wird oder wenn im Gegenteil dazu übermäßige Nachgiebigkeit vorherrscht. Problematisch ist auch ein inkonsequenter Erziehungsstil, der ein und dieselbe Verhaltensweise einmal lobt, ein andermal bestraft.

Die psychischen Instanzen bei Freud

Sigmund Freud versuchte, seelische Vorgänge durch psychische Instanzen anschaulich zu machen: durch „Es", „Ich" und „Über-Ich".

Dem „Ich" fällt die Aufgabe zu, die Wünsche des „Es" der äußeren Wirklichkeit und den Normen des „Über-Ich" anzupassen und sie im Leben durchzusetzen. Es steht somit in der Spannung gegensätzlicher Forderungen. Mit Hilfe unbewußter Abwehrmechanismen kann sich das „Ich" gegen Gefahren wehren, die ihm von beängstigenden Triebregungen oder dem Druck und den Strafen des Gewissens drohen. So wird z. B. durch den Abwehrmechanismus „Verdrängung" verhindert, daß ein unerwünschter Impuls ins Bewußtsein dringt.

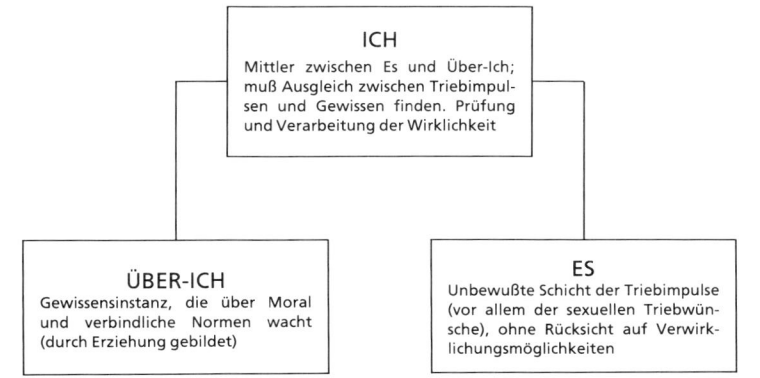

ICH
Mittler zwischen Es und Über-Ich; muß Ausgleich zwischen Triebimpulsen und Gewissen finden. Prüfung und Verarbeitung der Wirklichkeit

ÜBER-ICH
Gewissensinstanz, die über Moral und verbindliche Normen wacht (durch Erziehung gebildet)

ES
Unbewußte Schicht der Triebimpulse (vor allem der sexuellen Triebwünsche), ohne Rücksicht auf Verwirklichungsmöglichkeiten

Mit Hilfe der Verhaltenstherapie wird nun versucht, dieses angelernte Fehlverhalten zu korrigieren. Dabei bedienen sich die Therapeuten verschiedener Methoden; sie versuchen im Patienten eine Aversion gegenüber dem Fehlverhalten zu entwickeln, sie helfen dem Patienten seine Ängste schrittweise abzubauen, sie trainieren die Selbstsicherheit und den Selbstbehauptungsanspruch.

Zunächst analysiert der Therapeut das Verhalten des Patienten sehr sorgfältig. Dann folgt die Untersuchung der auslösenden Bedingungen. Unter Berücksichtigung der Besonderheiten der Persönlichkeit des Patienten wird danach das Therapieverfahren bestimmt.

Die Aversionstherapie

Sie ist die einfachste Methode der Verhaltenstherapie. Dabei soll dem Patienten das krankhafte Symptom gewissermaßen vergällt werden. In der Praxis sieht das so aus, daß beispielsweise einem Alkoholabhängigen ein Medikament verabreicht wird, das in Verbindung mit Alkohol sofort Erbrechen auslöst. Schließlich reagiert er schon reflexartig mit Übelkeit, wenn er nur Alkohol sieht. Die Erfahrung zeigt jedoch, daß es meist nicht ausreicht, die Symptomatik nur durch Strafreize beseitigen zu wollen, zugleich muß auch das statt dessen erwünschte Verhalten aufgebaut und gestärkt werden.

Ängste schrittweise abbauen

Ein anderes Instrument der Verhaltenstherapie ist die systematische Desensibilisierung. Patienten, die auf alltägliche Gegebenheiten mit unangenehmen Ängsten reagieren, die an Platzangst (die Angst, z. B. freie

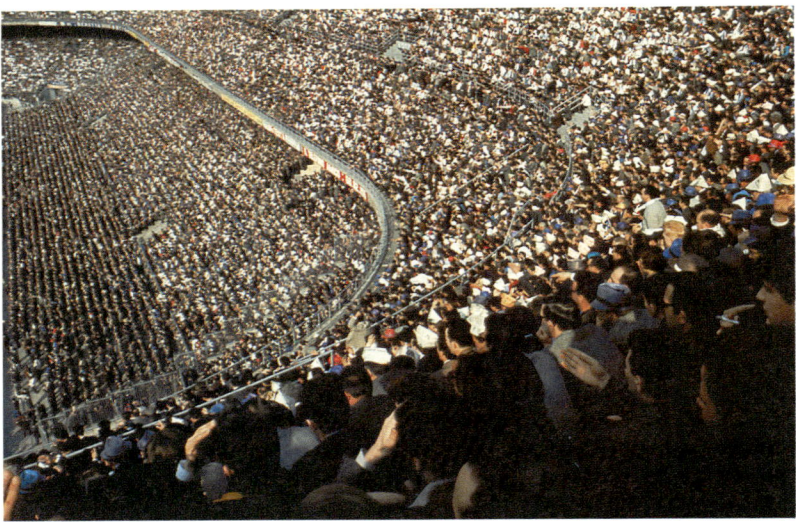

Große Menschenansammlungen, wie z. B. in Fußballstadien, können Angstzustände auslösen, denen man aber mittels der Verhaltenstherapie begegnen kann

Plätze zu überqueren), Klaustrophobie (die krankhafte Angst vor dem Aufenthalt in geschlossenen Räumen) oder an unüberwindlicher Angst vor Hunden oder Spinnen leiden, können so behandelt werden.

Zur Vorbereitung der Behandlung lernt der Patient zunächst eine Methode der seelischen und körperlichen Entspannung, z. B. autogenes Training (siehe S. 154 bis 169). Dann erarbeiten Patient und Therapeut eine Liste graduell gestaffelter angstauslösender Situationen.

In der Therapie stellt sich der Patient nun die angstauslösenden Situationen in sich langsam steigender Intensität vor. Der entstehenden Angst wird durch die erlernte Entspannungsübung begegnet, bis der Patient sich die Situation angstfrei und entspannt vorstellen kann.

Training der Selbstbehauptung

Das Selbstbehauptungstraining soll dem Patienten helfen, soziale Angstreaktionen, Unsicherheit und Gehemmtheit zu überwinden. Auch hier wird ein hierarchisch geordneter Katalog von Situationen erarbeitet, in denen der Patient zunehmend fürchtet zu versagen, also z. B. Befangenheit oder Nervosität entwickelt. Ferner geht es um Situationen, in denen der Patient gehemmt ist, seine Ansprüche durchzusetzen, Angst hat, Bitten abzuschlagen oder sich gegen ungerechtfertigte Kritik zu wehren.

Die Behandlung besteht darin, im Rollenspiel die gefürchteten Situationen wiederholt darzustellen. Der Therapeut führt den Patienten durch Lob und positives Feedback allmählich zum gewünschten selbstsicheren Verhalten.

Systemtherapie

Die Systemtherapie stützt sich auf die Feststellung, daß eine Einzelperson nicht für sich allein hinreichend verstanden und beschrieben werden kann, sondern nur als ein Wesen, das seine Umgebung beeinflußt und von dieser zugleich beeinflußt wird, das also in einem System lebt.

Die Familie als System

Das System, mit dem sich die Psychotherapie in erster Linie zu befassen hat, ist die Familie. In einem funktionierenden Familiensystem besteht eine Rangordnung, eine Hierarchie einander über- und untergeordneter Positionen; ferner bilden sich Untergruppen.

Probleme können entstehen, wenn beispielsweise die Hierarchie im Familiensystem nicht stimmt, wenn unklare, sich auflösende oder zu starre Grenzen bestehen.

Keine Schuldigen, keine Opfer

Dem Systemtherapeuten kommt es darauf an, einen Zusammenhang herzustellen zwischen der Symptomatik seines Patienten und der Beziehungsstruktur des Familiensystems, aus dem der Patient kommt. Das krankhafte Verhalten wird weniger als Besonderheit des Erkrankten angesehen, sondern vielmehr als Ausdruck von Beziehungsstörungen in der Familie. Dabei spielt die Ursache keine Rolle.

Die Feststellung, „die Ehefrau ist mürrisch und verstimmt, weil sich der Ehemann zurückzieht", kann man auch umgekehrt treffen: „Der Ehemann zieht sich zurück, weil die Ehefrau mürrisch und verstimmt ist."

Es ist unfruchtbar, nach dem Verursacher zu suchen. Viel wichtiger ist die Erkenntnis, daß solche Verhaltensfolgen nach einem immer gleichen Muster ablaufen. Dieses Muster zu erkennen ist Aufgabe des Therapeuten.

Die in der Familie ausgebildeten Verhaltensregeln dienen zunächst dazu, den herrschenden Zustand aufrechtzuerhalten. Damit ein Familiensystem funktionieren kann, müssen aber zwei Voraussetzungen erfüllt sein: Die Familienmitglieder müssen eine Fähigkeit zu Erhalt, Konstanz und Stabilität, aber auch zur Weiterentwicklung und zur Veränderung haben. Ohne die erste Fähigkeit würde sich das System schnell auflösen. Die zweite ist notwendig für die Wechselfälle des Lebens.

Damit ein System wandlungsfähig ist, muß es über intakte innere Strukturen verfügen. Liegen Störungen vor, gelingt die Anpassung nicht, die beharrenden Kräfte leisten Widerstand gegen die Veränderung – es kann passieren, daß ein Familienmitglied psychisch krank wird.

Neue Spielregeln

Der Therapeut hat nun die Aufgabe, das vom Patienten aufgeworfene Problem in seiner Vernetzung mit der Familie zu begreifen und zu verstehen. In der Therapie übernimmt er gegenüber der Familie eine aktive verantwortliche Rolle. Seine Eingriffe suchen falsche Hierarchien neu zu ordnen, Grenzen zu ziehen oder zu lockern und die Selbständigkeit aller zu fördern. Ziel der Therapie ist es, das Beziehungsgefüge der Familie so zu verändern, daß es für den Patienten überflüssig wird, seine Symptome aufrechtzuerhalten.

Kognitive Therapie

Kognitive Therapiemethoden bauen auf der Überzeugung auf, daß seelische Störungen durch irriges Denken und daraus folgende unangemessene Gefühle zustandekommen. Der Begriff des „Kognitiven" bezeichnet das verstandesmäßige Erkennen und Verarbeiten von Tatbeständen. Dazu gehört zunächst die Wahrnehmung, dann aber auch das Durchdenken und Beurteilen des Wahrgenommenen, das dazu führt, daß man eine Einstellung zu den Dingen und eine bestimmte Sichtweise der Ereignisse gewinnt. Dem Kognitiven stehen das Fühlen, die Emotion, der Affekt gegenüber.

Richtiges und falsches Denken

Dem kognitiven Therapiemodell zufolge ist die Art und Weise, „wie" der Mensch denkt, der primäre Vorgang, sekundär sind die das Denken begleitenden Gefühle. Die Bedeutungen, die dem Wahrgenommenen zugeschrieben werden, und die daraus gezogenen Schlußfolgerungen bestimmen die begleitenden Gefühle. Daraus folgt, daß emotionale Störungen durch fehlerhafte kognitive Vorgänge bedingt sein können, das heißt, es kann bereits eine verzerrte Wahrnehmung stattfinden, es können aber auch stereotype, unbewegliche und unlogische Denkvorgänge vorliegen oder irrige Überzeugungen herrschen.

Um depressive oder überängstliche Gefühle zu verändern, bedarf es einer vorausgehenden Veränderung der kognitiven Vorgänge. Depressive Pa-

tienten werden nämlich nicht durch die Ereignisse selbst beunruhigt, sondern durch die Bedeutungen, die sie ihnen geben. Sie erleben sich beispielsweise als unzulänglich auch in Situationen, in denen sie es objektiv gar nicht sind. Sie sehen Gefahren in tatsächlich ungefährlichen Situationen. Depressive Patienten sind demgemäß häufig beunruhigt und unglücklich ohne äußeren Grund.

Aufgabe des kognitiven Therapeuten ist es folglich, die Wahrnehmungsfähigkeit des Patienten zu verbessern. Er muß dem Patienten helfen, anders zu denken und automatisch erfolgende, gewohnheitsmäßige Fehlinterpretationen seiner Erlebnisse aufzuspüren und zu korrigieren. Dem Patienten muß klargemacht werden, daß die Gestörtheit seiner Gefühle auf korrekturbedürftige, irrige Denkvorgänge zurückgeht. Die kognitiven Fähigkeiten des Patienten werden dann in einem Klima freundlichen Einfühlens und geduldiger Durcharbeitung trainiert, damit er lernt, anders zu denken.

Die kognitive Therapie hat also einen aufklärerischen Anspruch. Der Patient soll merken, daß er eine Tendenz zu falschem Denken hat, und dazu gebracht werden, sein bisheriges Denken immer mehr durch ein wirklichkeitsnäheres Denken zu ersetzen. Wenn das gelungen ist, hat z. B. ein Patient seine Depression nicht mehr nötig und kann die depressiven Verstimmungen in einem zweiten Schritt aufgeben und fallenlassen.

Unbewußte Vorgänge sind ohne Gewicht für die Therapie. Um die einzelnen kognitiven Gewohnheiten und Haltungen des Patienten zu verändern, bedarf es keiner Untersuchung ihrer Entstehung.

Gesprächspsychotherapie

Die Gesprächspsychotherapie stützt sich nicht auf ein selbstentworfenes Modell der seelischen Entwicklung und Persönlichkeit des Menschen, sie ist vielmehr eine Theorie des Umganges und der Beziehungsgestaltung zwischen Klient und Psychotherapeut. Gesprächstherapeuten vermeiden die Bezeichnung „Patient", da sie ihrer Meinung nach unmündige Passivität und nicht Verantwortlichsein für die Beschwerden signalisiert. Der Klient dagegen ist ein Auftraggeber. Er trägt Mitverantwortung bei der Lösung seiner Probleme und ist von seinem Therapeuten, der für ihn eine fachlich spezialisierte Dienstleistung erbringt, weniger abhängig.

Der Therapeut muß sich in das Erleben des anderen so einfühlen können, daß er es nachvollziehen kann, als sei es sein eigenes Erleben. Um dieses einfühlende Verstehen zu erreichen, muß der Therapeut seine persönlichen Meinungen, Urteile und Wertvorstellungen beiseite lassen, er muß den Klienten vorurteilsfrei annehmen, ganz gleich, wie dieser sich verhält. Der Klient macht so die Erfahrung, daß er anerkannt und wertgeschätzt wird, so wie er ist.

Entscheidend ist natürlich, daß die positive Zuwendung des Therapeuten echt ist. Sie darf nicht vorgespielt oder aufgesetzt sein.

Im Rahmen einer solchen Beziehung kann der Klient korrigierende Erfahrungen machen und Schritt für Schritt zu sich selbst finden und sich selbst akzeptieren.

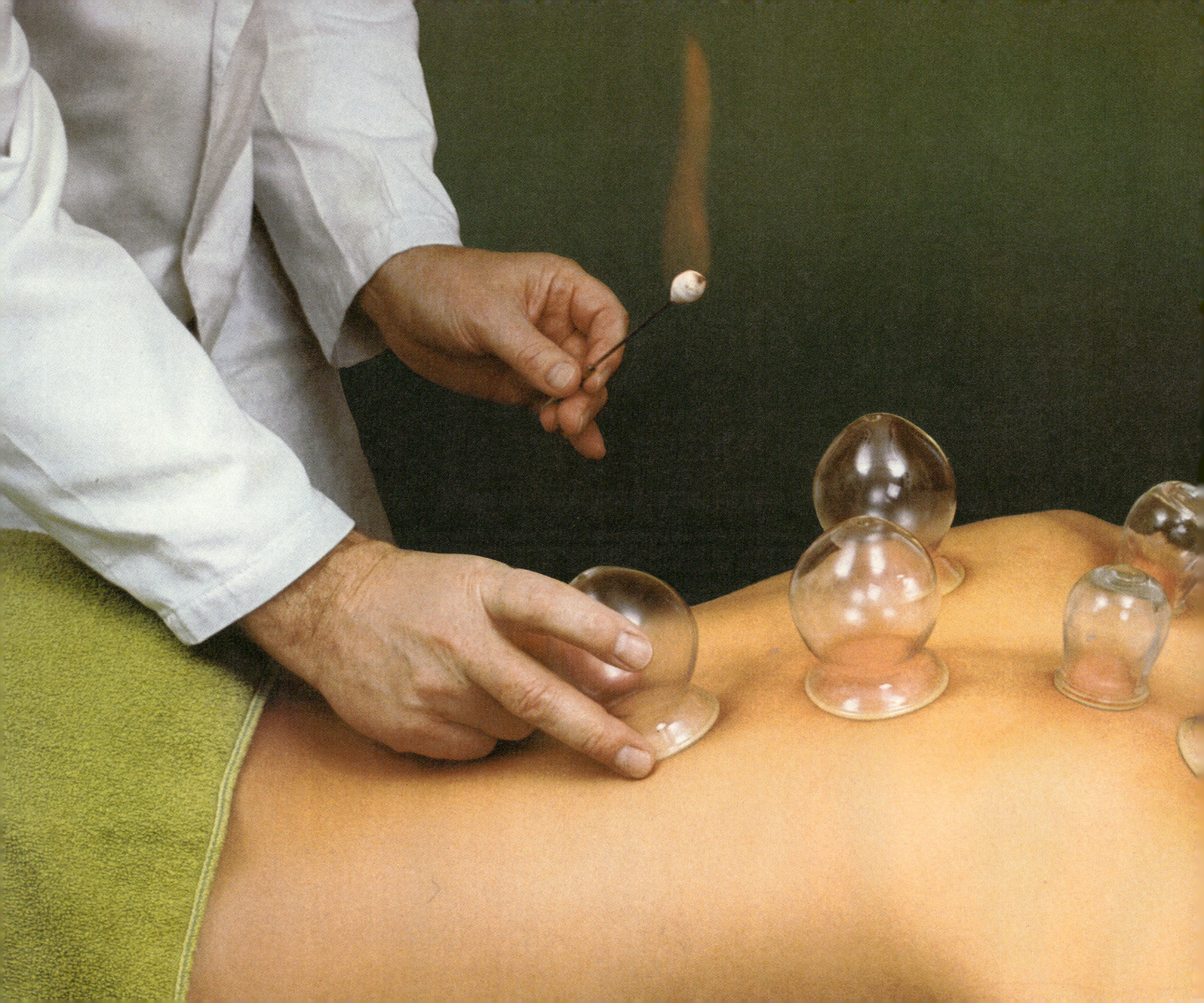

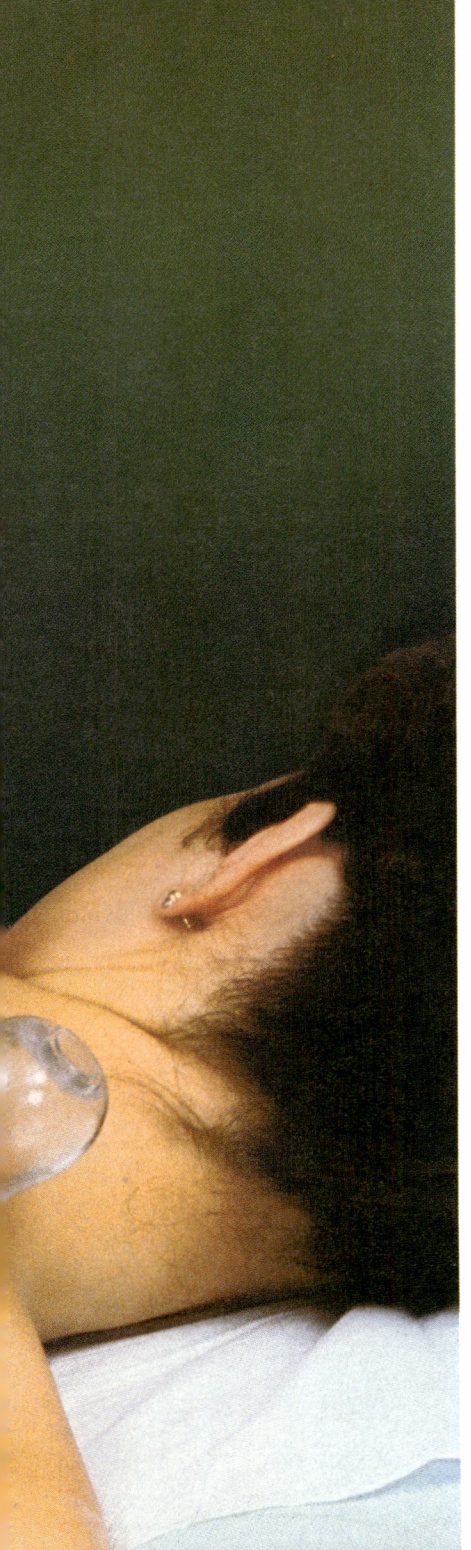

Als Patient in der Praxis

Neben allgemein anerkannten Methoden werden in der naturheilkundlichen Praxis auch Therapien eingesetzt, die bei der Wissenschaft auf Skepsis stoßen, weil ihre tatsächliche Wirksamkeit bislang nicht eindeutig nachzuweisen ist

Die meisten naturheilkundlichen Methoden werden heutzutage auch von der Schulmedizin anerkannt und von vielen Ärzten zusätzlich oder gar ausschließlich verwendet. Oft war es nicht einfach, bis sich die eine oder andere Methode allgemein durchgesetzt hatte. Langjährige Erfahrungen mit dieser oder jener Therapie, über deren Wirkungsweise sich die Wissenschaft nicht einigen konnte, führten dann oft dazu, daß auch die größten Skeptiker nachdenklich wurden.

Seriöse medizinische Untersuchungen haben ergeben, daß heute mit dem gesamten Medikamentenbestand, der in unseren Apotheken verfügbar ist, nur ein Drittel aller bekannten Krankheiten zu heilen ist. Die Pharma-Industrie arbeitet ständig daran, neue Medikamente zu entwickeln, doch das braucht Zeit. Die

Beim Schröpfen, einer typischen Behandlungsmethode des Heilpraktikers, wird dem Körper Blut entzogen

Kranken, denen deshalb nicht geholfen werden kann, suchen verständlicherweise einen anderen Weg, ihre Gesundheit wiederzufinden – und diesen Weg bietet oft die Naturheilkunde. In vielen Fällen hat sie erstaunliche Heilvorgänge zustande gebracht.

Naturheilverfahren sind freilich keine Lückenbüßer, auf die man zurückgreift, wenn die Medikamente der Schulmedizin den Patienten im Stich lassen. Nachdem man die anfängliche Begeisterung über das Wunder der Chemie überwunden hat und kritischer denkt, weiß man inzwischen, daß Naturheilverfahren oft denselben Heileffekt zeitigen wie die schweren Geschütze chemischer Arzneien: Warum sollte man dann nicht bewußt zu den natürlichen und harmlosen Mitteln unserer Natur greifen und erst im äußersten Fall zum Arsenal der chemischen Medikamente, die allesamt auch die Gefahr von Nebenwirkungen mit sich bringen?

Es gibt aber auch eine Reihe von naturheilkundlichen Methoden, die nach wie vor um ihre allgemeine Anerkennung kämpfen. Teilweise haben diese Verfahren ihre Wurzeln in der Geschichte. Es wird ihnen nachgesagt, daß sie wirken; in den meisten Fällen aber gibt es keinen wissenschaftlichen Beleg dafür. Solche Außenseitermethoden betrachtet die Schulmedizin mit Skepsis oder lehnt sie manchmal auch heftig als gefährlich oder gar als Quacksalberei ab. Dieses Buch stellt die allgemein anerkannten natürlichen Heilmethoden dar, es möchte aber auch jene nicht ganz verschweigen, über deren Bedeutung und tatsächliche Wirksamkeit heftige Meinungsverschiedenheiten herrschen. Der Leser erfährt viel über jene Behandlungsweisen durch die Tages- und Wochenpresse, durch das Fernsehen. Aus diesem Grund soll hier auch ein Blick auf diese mehr am Rande angesiedelten Therapiemöglichkeiten geworfen werden.

Die Untersuchung

Auch der nicht approbierte Naturheilkundler – der Heilpraktiker also, der nicht die wissenschaftliche Ausbildung eines Schulmediziners genossen, sondern sich sein Wissen im Selbststudium und auf speziellen Kursen angeeignet hat – gebraucht die klassischen Untersuchungsmethoden aus der Praxis der Schulmedizin.

Der Heilpraktiker versucht, sich zuerst – wie der Arzt – genau über den Patienten und die Vorgeschichte seiner Krankheit zu informieren. Diese Anamnese wird im Gespräch zwischen Heilpraktiker und Patient gewonnen. Der Patient schildert seine Beschwerden, berichtet über frühere Krankheiten und andere Besonderheiten aus seinem Leben. Neben solchen Auskünften, auch über Krankheiten in der Familie, interessiert den Behandelnden auch die Stellung des Patienten innerhalb seiner Familie und im Beruf, also seine soziale Situation.

In der naturheilkundlichen Praxis – beim Arzt oder Heilpraktiker – wird gerade der psychischen Seite der Krankheit, also der seelischen Verfassung des Patienten, große Bedeutung zugemessen. Diese Methode praktizieren heute auch die meisten Schulmediziner wieder. In vergangenen Jahren war dies nicht immer der Fall, da die Schulmedizin mehr den Körper des Patienten im Blickfeld hatte und seine Psyche vernachlässigte. Bei naturheilkundlich orientierten Ärzten und Heilpraktikern sind Ausdrücke wie Fall, Fallzahl, Krankengut und andere unpersönliche Wörter verpönt, wie man sie heu-

te noch in großen Klinikbetrieben hört. Naturheilkundler wollen Körper und Psyche gleichermaßen behandeln, denn oft haben viele Krankheiten ihre Ursache in Ärger und Belastung in Familie oder Beruf. Aus diesem Grund ist das erste Gespräch mit dem Patienten besonders wichtig. Der Heilpraktiker versucht dabei aber auch, eine persönliche Beziehung und ein Vertrauensverhältnis zum Patienten herzustellen, die für die spätere Behandlung von entscheidender Bedeutung sind.

Nach der Anamnese wird der Untersuchende den Körper des Patienten sehr aufmerksam betrachten, um mögliche Veränderungen zu erkennen. Manche Patienten, verwöhnt durch den oft gigantischen Aufwand an Apparaten in großen Arztpraxen und Krankenhäusern, glauben, daß eine fundierte Diagnose nur mit solchem technischen Aufwand möglich ist. Dies ist ein Irrtum. Ein medizinisches Diagnosegerät kann die persönliche Erfahrung des Arztes oder Naturheilkundigen niemals ersetzen, wobei nichts gegen die Nützlichkeit moderner Untersuchungsapparaturen gesagt ist, wenn diese sinnvoll eingesetzt werden.

Mit dem Hörrohr, dem Stethoskop, kann sich der Untersuchende ein grobes Bild vom Inneren des Körpers machen. Diese Untersuchungsmethode nennt man Auskultieren; auskultiert werden können unter anderem die Lunge, die Gefäße, das Herz und der Darm. Bei der Perkussion, das heißt dem Abklopfen der Körperoberfläche, wird aus dem erzeugten Schall auf Beschaffenheit und Größe der Organe geschlossen. Schließlich wird der Körper des Patienten noch ausgiebig abge-

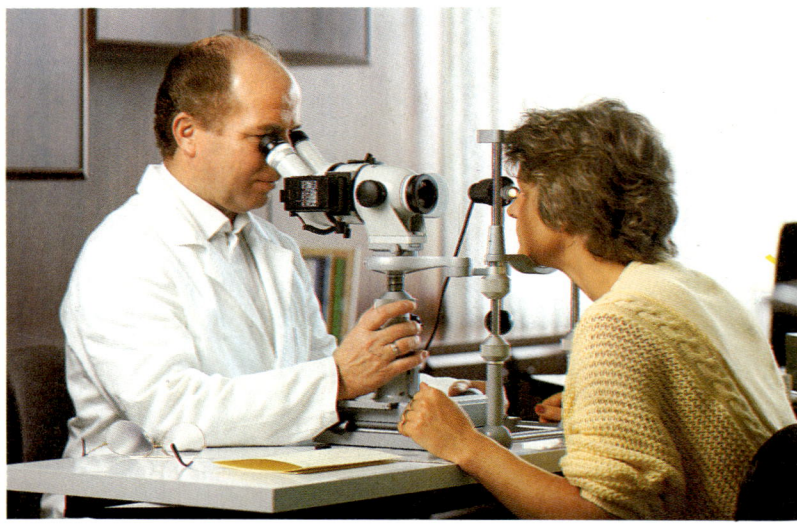

Mit Hilfe eines binokularen Mikroskops betrachtet der Heilpraktiker die Iris des Patienten und fotografiert sie zu dokumentarischen Zwecken

tastet. Diesen Untersuchungsvorgang nennt man Palpieren. Die geübte Hand des Untersuchenden gewinnt dadurch genauen Aufschluß über die Beschaffenheit des Gewebes und die Lage und Größe der Organe. Mit dem Blutdruckmeßgerät wird der Blutdruck festgestellt; auch dies ist ein grundlegender Teil der Gesamtuntersuchung.

Die Krankheit im Gesicht

Auch aus der genauen Betrachtung des Gesichtes ist der geübte und erfahrene Arzt und Heilpraktiker in der Lage, körperliche Störungen zu erkennen. Diese Diagnosemöglichkeit heißt in der Fachsprache Pathophysiognomik, was soviel bedeutet wie Krankheitserkennung aus dem Gesicht. Die Pathophysiognomik ist zweifellos eine der ältesten Formen

der Diagnosestellung. Sie war schon im alten Ägypten bekannt.

Man kennt etwa 400 pathophysiognomische Zeichen, aus denen man Schlüsse auf organische Störungen und Krankheiten ziehen kann. Bereits Hippokrates, der Ahnherr aller Ärzte, beschrieb das eingefallene, hohlwangige, schweißnasse und erschöpfte Gesicht bei ernsthaften Erkrankungen des Oberbauchs. Selbst der Laie zieht unwillkürlich aus dem Gesicht seines Gegenübers Schlüsse auf dessen körperliche und seelische Verfassung.

Der Untersuchende achtet genau auf Hautveränderungen – Hautfarbe, Hautekzeme, Beschaffenheit der Haut, auf die Augen, die Nase, die Wangen, die Lippenform, die Haare. Besonders wichtige Aufschlüsse gibt die Zunge.

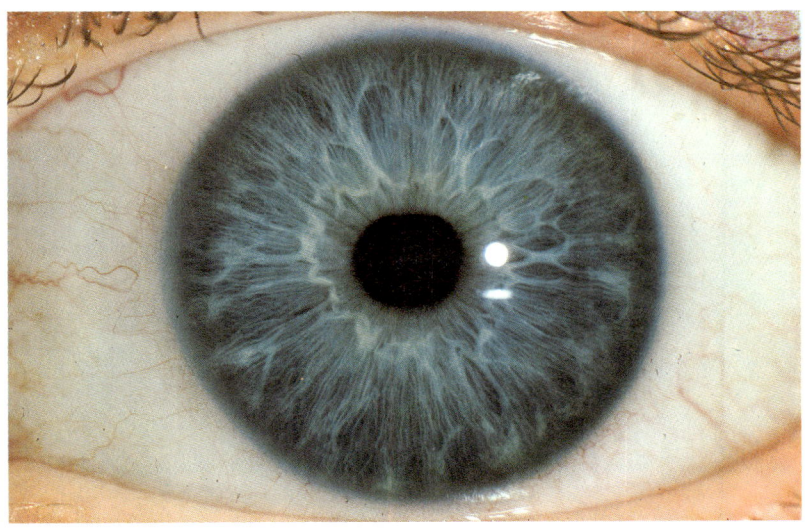

Diese Iris wurde mit einer Kleinbildkamera über das Mikroskop aufgenommen. Aus den Veränderungen der Iris versucht man organische Veränderungen zu erkennen

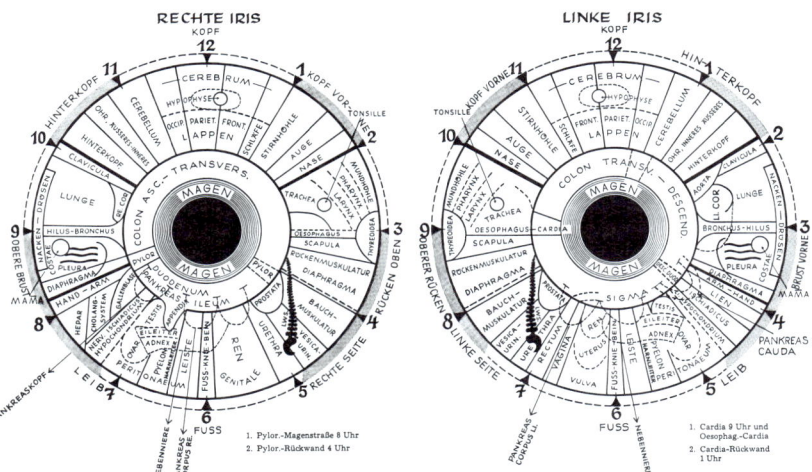

Der Irisdiagnostiker geht davon aus, daß Veränderungen in der Iris an bestimmten Stellen Rückschlüsse auf die erkrankten Organe zulassen. Als Hilfsmittel stehen dem Diagnostiker für beide Augen Schemata zur Verfügung

Die Irisdiagnostik

Die bei Laien populärste Diagnosetechnik der Außenseitermedizin ist die Irisdiagnose. Daß sie in weiten Kreisen der Schulmedizin auf große Ablehnung stößt, ist sicher auch der Tatsache zuzuschreiben, daß die Irisdiagnostik von manchen Heilpraktikern überschätzt wird. Als eines unter vielen diagnostischen Hilfsmitteln kann sie den Untersuchenden auf die Spur einer Krankheit führen. Nur darf man nicht glauben, daß ein Blick in die Augen des Patienten dessen körperlichen Zustand schlagartig offenbare und daß damit die Diagnose gestellt sei.

Die Beobachtung von Veränderungen im Auge reicht weit in die Geschichte zurück. Die Anfänge der Irisdiagnostik lassen sich auf das 1. Jahrtausend v. Chr. zurückdatieren. Systematischer schildert zum ersten Male ein Autor namens Meyen in seinem Werk *Chiromatica Medica*, das im Jahr 1670 erschien, die Merkmale der Iris und ihre Beziehungen zu körperlichen Störungen und Krankheiten. Der ungarische Arzt von Peczely veröffentlichte 1881 seine Erkenntnisse, nach denen sich jedem Organ eine bestimmte Stelle auf der Iris zuordnen läßt. Dabei projiziert sich die rechte Körperhälfte in die rechte Iris und die linke Körperhälfte in die linke Iris.

Um die Lagebeschreibung der einzelnen Organe zu vereinfachen und eine exakte Diagnose zu ermöglichen, wurde sie wie ein Zifferblatt in Stunden und Minuten eingeteilt. Außerdem teilte man die Iris von der Pupille bis zum Außenrand in drei konzentrische Zonen ein, und diese wurden wiederum unterteilt (siehe Abb. links).

Der Augendiagnostiker betrachtet die Iris seines Patienten durch ein Mikroskop. Heute benützt man dazu ein binokulares Mikroskop, durch das man mit beiden Augen schauen kann. Bei der Betrachtung soll die Iris zusammengezogen sein. Um dies zu erreichen, wird sie mit einer starken, punktförmigen Lichtquelle beleuchtet. Normalerweise wird mit einer 20- bis 40fachen Vergrößerung gearbeitet. Manche Mikroskope sind mit einer Kleinbildkamera kombiniert, so daß sich bei der Untersuchung ein Farbdia von der rechten und linken Iris anfertigen läßt. Diese Dias werden später vergrößert auf eine Leinwand projiziert, und so kann der Diagnostiker in Ruhe das Bild interpretieren.

Bei der Diagnosestellung sind die Farbe der Iris und die sogenannten Iriszeichen von Bedeutung. Man unterscheidet als Iriszeichnung kreisförmige Ringe, strahlenförmige Linien, bunte Zeichen (Toxinflecken), dunkle tupfenförmige Zeichen, ebenso helle Zeichen. Hier lassen sich natürlich nur Beispiele nennen, aus denen hervorgeht, wie die Irisdiagnostik gehandhabt wird. Die dunklen Zeichen können auf eine verringerte Organfunktion hinweisen, weiße Zeichen lassen dagegen eine Entzündung vermuten. Findet der Diagnostiker beispielsweise im Segment der rechten Iris, das der Leber zugeordnet ist, einen hellen Fleck, so besteht der Verdacht, daß in der Leber entzündliche Prozesse ablaufen.

Die Augendiagnostik allein erlaubt sicherlich keine endgültige Diagnose. Man muß diese Methode im Zusammenhang mit anderen Untersuchungsmethoden sehen.

Behandlungsarten

Die Behandlungsmethoden, die dem naturheilkundigen Arzt bzw. dem Heilpraktiker zur Verfügung stehen, sind recht zahlreich. Grundsätzlich handelt es sich um Heilmethoden, die natürlich sind, bei denen also nur in der Natur vorkommende Substanzen verwendet und ebenso natürliche Mechanismen eingesetzt werden. Die Naturheilkunde greift nicht direkt in die Funktionen des Organismus ein – wie dies beispielsweise chemische Mittel tun –, sie möchte sehr viel behutsamer vorgehen, nämlich krankheitsauslösende Faktoren erkennen und den leidenden Organismus mit sanfter Hilfe befähigen, selbst neue Kräfte zu gewinnen, um die Krankheit aus eigener Kraft zu überwinden.

Die Homöopathie beruht beispielsweise auf diesem Grundsatz: Der Arzt führt dem kranken Körper Natursubstanzen in spezieller Verdünnung zu, durch die körpereigene Abwehrkräfte mobilisiert werden. Eine mechanische Heilmethode, die ebenso nur ganz behutsam ins Körpergeschehen eingreift, ist etwa der Aderlaß oder das Schröpfen.

Ganz so streng halten sich die Heilmethoden der naturheilkundlichen Praxis freilich nicht an diese Beschränkung. So verwendet man beispielsweise bei der Neuraltherapie das chemische Mittel Procain.

Aderlaß

Eine klassische Methode der naturheilkundlichen Behandlung sind die blutentziehenden Verfahren wie Aderlaß, Schröpfen und das Ansetzen von Blutegeln

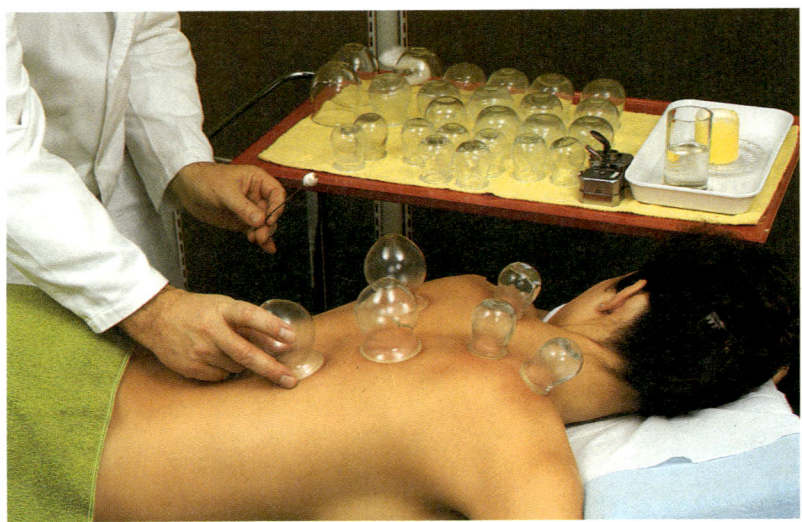

Beim unblutigen Schröpfen reizt das Vakuum in den Glasglocken das Gewebe. Ist die Haut vorher angeritzt, wird Blut in die Glasglocke abgesaugt

Diese Behandlungsweise hat eine jahrhundertealte Tradition und gehörte in früheren Jahrhunderten zur Standardbehandlung eines jeden Arztes. Indem dem Körper Blut entzogen wird, sollen Organe und Gewebe entlastet werden. Mit dem Aderlaß will man drei Ziele erreichen: Einmal den Kreislauf entlasten (dies besonders bei Patienten mit hohem Blutdruck), weiterhin sollen die Fließeigenschaften des Blutes verbessert werden (dies ist vor allem wichtig für die Durchblutung des Gehirns als Vorsorge gegen einen Schlaganfall), und schließlich läßt sich mit dem Aderlaß eine allgemeine Reiztherapie durchführen.

Wenn der Behandler den Patienten zur Ader läßt, soll sich der Patient auf einer Liege entspannen. Aus gestauten Ellbogenvenen fließt das Blut in ein Gefäß ab. Sensible Patienten schließen besser die Augen oder schauen auf die andere, nicht betroffene Körperseite. Wie oft man den Aderlaß anwendet und wieviel Blut aus der Vene fließt, ist sehr unterschiedlich und hängt von der Verfassung des Patienten ab; in der Regel ist es weniger als ½ l Blut, der bei einer Behandlung aus der Vene fließen darf.

Nicht angebracht ist der Aderlaß beispielsweise bei Patienten mit zu niedrigem Blutdruck oder unmittelbar nach schweren Erkrankungen. Bei schwangeren Frauen ist ebenfalls Vorsicht geboten.

Der Aderlaß ist natürlich kein Allheilmittel, wie man früher oft meinte. Durch übertriebene Anwendung wurde dieses Heilverfahren vielmehr eine Zeitlang in Mißkredit gebracht.

Schröpfen

Auch das Schröpfen ist eine blutentziehende Maßnahme.

Der Arzt setzt eine kleine Glasglocke auf die Haut des Patienten und entzieht dem Gefäß die Luft. Bevor die Glasglocke angelegt wird, ritzt der Arzt die Haut ein. Durch das Vakuum in der Glasglocke wird nun aus dem Gewebe Blut in die Glasglocke abgesaugt (blutiges Schröpfen). Beim unblutigen Schröpfen begnügt man sich mit der lokalen Reizwirkung auf die angesaugte, vorher nicht geritzte Haut.

Blutegel

Während beim Aderlaß der Blutentzug den ganzen Körper betrifft, ist die Behandlung mit Blutegeln eine gezielte örtliche Therapie. Man verwendet sie daher zumeist bei örtlichen Stauungen, Schwellungen und Knotenbildung, die man bei Entzündungsvorgängen in den Venen, besonders bei Krampfadern, findet.

Die Blutegelbehandlung wirkt Stauungen und Entzündungen entgegen, löst Krämpfe und wirkt durch den örtlichen Blutverlust entgiftend und blutreinigend.

Nachdem der Behandler den Blutegel auf die Haut gesetzt hat, öffnet das Tier mit einem Biß, der kaum schmerzt, die Haut des Patienten. Das Tier bringt in die winzige Wunde das sogenannte Hirudin ein. Es hemmt die Blutgerinnung, so daß der Blutegel sich vollsaugen kann.

Da manche Menschen eine Behandlung mit Blutegeln unappetitlich finden, kann der Arzt auch einen ähnlichen Stoff wie das Hirudin des Blutegels als Salbe verwenden. Ein solcher Salbenverband hat fast dieselbe Wirkung.

Eigenblutbehandlung

Die Eigenblutbehandlung ist ein typisches Verfahren der Naturheilkunde, da der Arzt mit einem körpereigenen Stoff, dem Blut nämlich, eine Reizwirkung erzielen kann, die in erster Linie die Abwehrkräfte des Patienten steigern hilft. Die Eigenblutbehandlung wendet man besonders bei fieberhaften Infektionskrankheiten oder bei Infektanfälligkeit an. Mitunter lassen sich damit auch allergische Krankheiten vorteilhaft beeinflussen.

Bei der Eigenblutbehandlung entnimmt der Arzt zuerst Blut aus der Vene und spritzt es anschließend in den Gesäßmuskel. Man nimmt an, daß vor allem die örtliche Konzentration der Bluteiweißstoffe an der Einspritzstelle im Muskel einen Reiz ausübt und daß durch öfter wiederholte Behandlung daraus eine allgemeine Reizwirkung entsteht.

Eine Variante der Eigenblutbehandlung ist, wenn das Blut vor der Injektion ultravioletten oder kurzwelligen Strahlen ausgesetzt oder mit Sauerstoff, Ozon oder sterilen Heilkräuterextrakten angereichert wird.

Neuraltherapie

Obwohl bei der Neuraltherapie ein chemisches Mittel verwendet wird, nämlich das Procain, hält sich diese Heilmethode dennoch an die Prinzipien der Naturheilkunde. Der Neuraltherapeut spürt im Körper des Patienten ein sogenanntes Störfeld auf und neutralisiert dies durch eine Procain-Injektion, womit das Hindernis für eine natürliche Heilung beseitigt ist.

Das Procain (Procainhydrochlorid) wird normalerweise zur örtlichen Betäubung verwendet. Weil es in geringen Mengen ungiftig und ge-

websfreundlich ist, setzt man dieses Mittel in der Praxis gerne dann ein, wenn örtliche Schmerzempfindungen ausgeschaltet werden sollen.

Die schmerzausschaltende Wirkung beruht auf einer kurzfristigen Beeinflussung des in der menschlichen Zelle herrschenden Spannungspotentials. Die Eigenspannung des Procains liegt über der einer Zelle. Bei der Injektion in das Gewebe kommt es in den Zellen zu einer Überladung. Etwa 20 Minuten lang wird die Schmerzleitung blockiert; so lange hält die erhöhte Spannung der Zellen an.

Diese Blockade macht man sich nun bei der Neuraltherapie zunutze. Wenn das Procain nicht auf eine gesunde Zelle mit normaler Eigenspannung trifft, lädt es durch seine hohe Eigenspannung die kranke Zelle wieder mit elektrischem Potential auf; dadurch wird diese Zelle wieder funktionsfähig.

Das vegetative Nervensystem steuert und reguliert durch seine Impulse Hormon- und Wärmehaushalt, Atmung, Stoffwechsel und den Kreislauf. Aus diesem Grund ist das vegetative Nervensystem ein Transportweg, über den Wirkungen auch an weit von der Einstichstelle der Injektionsnadel entfernte Körperstellen getragen werden können: In Sekunden wird über den Reizweg des Nervensystems der Impuls von der Injektionsstelle an den gewünschten Zielort übertragen.

Die Quelle einer Erkrankung sieht der Neuraltherapeut in sogenannten Störfeldern. Das können beispielsweise kranke Mandeln, vereiterte Zähne oder Narben sein. Selbst kleine Störfelder können Impulse hervorrufen, die im Lauf der Zeit Verän-

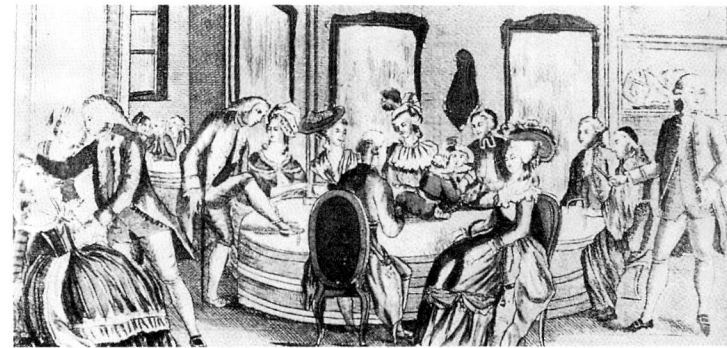

derungen und Störungen im gesamten menschlichen Organismus bewirken. Spritzt man nun Procain in diese Auslösestelle, dann legt man sie still. Oft sind die Patienten von der blitzartigen Beschwerdefreiheit beeindruckt. Der Behandler nennt diese Wirkung Sekundenphänomen. Häufig reicht eine einzige Behandlung natürlich nicht aus, um die Ursache für den Schmerz auszuschalten. Ähnlich wie die Akupunktur, die durch Nadelstiche Krankheiten lindert, wirkt die Neuraltherapie. Ein erfahrener Neuraltherapeut benötigt meist nur geringe Dosen Procain.

Entscheidend für den Erfolg der Therapie ist, daß der Arzt gründliche anatomische Kenntnisse besitzt und die Injektionstechnik perfekt beherrscht. Für eine Linderung oder Heilung ist es notwendig, den richtigen Injektionspunkt zu finden und zu treffen.

Die Neuraltherapie beeindruckt durch ihre große Anwendungsbreite. Schwerpunkte sind vor allem chronische und schmerzhafte Erkrankungen aller Art. Dazu zählen unter anderem Kopfschmerz, Migräne, rheumatische Erkrankungen, Arthrosen, Arthritiden, weiter Durchblutungsstörungen, Entzündungen des Nasen-Rachen-Raumes, Magen- und Gallenerkrankungen, nachoperative Symptome wie Phantomschmerzen, ferner Gürtelrose, Trigeminusneuralgie und andere Nervenschmerzen, Schulter-Arm-Syndrom, Unterleibserkrankungen, durch Störfelder ausgelöste Allergien usw.

Auch die Neuraltherapie hat natürlich ihre Grenzen. Infektionskrankheiten, psychische Erkrankungen und schwere Verletzungen lassen sich mit ihr nicht heilen.

Ozontherapie

Ozon ist eine Schicht in unserer Erdatmosphäre. Sie entsteht in etwa 35 km Höhe infolge der UV-Strahlung der Sonne. Die Ozonsphäre bildet einen wichtigen Schutzmantel gegen die lebensfeindlichen ultravioletten Strahlen der Sonne und sorgt dafür, daß das biologische Gleichgewicht auf der Erde erhalten bleibt. Eine Verminderung des Ozongehaltes der Ozonsphäre hätte zur Folge, daß mehr ultraviolette Strahlen auf die Erde gelangten. Dies würde unter anderem eine Zunahme teilweise bösartiger Hauterkrankungen bewirken. Wissenschaftliche Untersuchungen haben ergeben, daß eine Ozonverminderung von 1 Prozent die Häufigkeit von Hauterkrankungen um 2 Prozent erhöhen könnte.

Auf unserem Planeten entsteht Ozon, wenn sich elektrische Funken in Luft oder in reinem Sauerstoff bilden. Bei Gewittern oder beim Betrieb künstlicher Höhensonnen kann der Mensch Ozon am Geruch wahrnehmen. Bei einer Reihe chemischer Reaktionen entsteht ebenfalls Ozon. Ozon ist eine Sonderform des Sauerstoffs. Das 1840 vom Basler Chemiker Schönbein entdeckte Gas läßt sich durch seinen charakteristischen Geruch noch in einer Verdünnung von fünf Millionstel Prozent in der Luft nachweisen.

Die therapeutische Wirkung eines Ozon-Sauerstoff-Gemisches besteht darin, daß in der Blutbahn Ozonide bzw. Peroxide gebildet werden, die aktiven Sauerstoff abspalten können und die Oxidationsprozesse in den Geweben beschleunigen. Dies bedeutet, daß mangelhaft durchblutete Gewebsbezirke besser mit Sauerstoff versorgt werden.

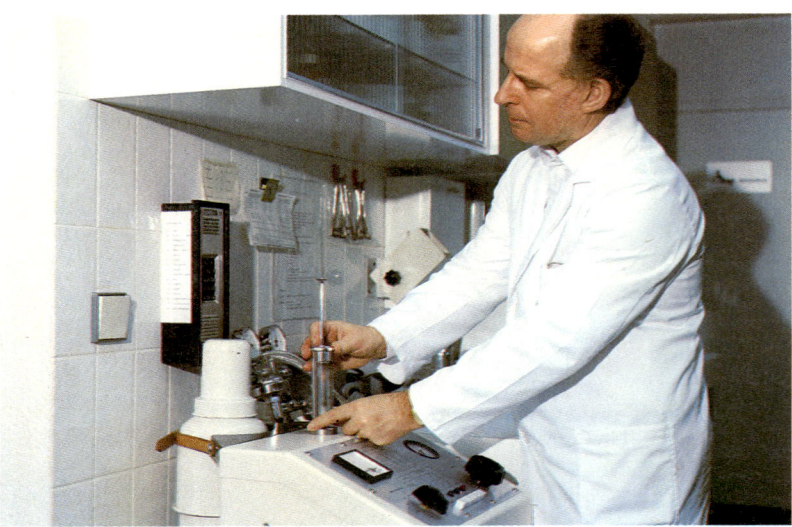

Das für die Behandlung benötigte Ozon wird mit Hilfe eines Gerätes erzeugt. Die Ozonkonzentration läßt sich genau regulieren

Die Ozontherapie eignet sich also besonders bei Durchblutungsstörungen der Gliedmaßen. Jede örtliche Störung der Blutzirkulation durch einen arteriosklerotischen Prozeß bedeutet, daß die Gefäßwand mit lebenswichtigem Sauerstoff unterversorgt wird. Die Folgen sind verheerend, denn im letzten Stadium der Erkrankung sterben ganze Gewebsbezirke ab. Eine konsequente Behandlung mit einem Ozon-Sauerstoff-Gemisch kann hier Heilung bringen.

In der Praxis des Arztes wird Ozon mit Hilfe eines Gerätes hergestellt. Durch elektrische Entladung wird dort medizinischer Sauerstoff teilweise in Ozon verwandelt. Das Ozongerät ermöglicht es, die gewünschte Ozonmenge für die Therapie auf Milliliter genau zu dosieren.

Wenn Gliedmaßen mit Ozon behandelt werden sollen, werden diese in einen besonderen Kunststoffsack oder in eine Unterdruckkammer gesteckt und luftdicht abgeschlossen. Dann saugt man den Sauerstoff ab und leitet Ozon um das kranke Glied. Diese sogenannte Begasung durch Ozon tötet alle Keime auf der Körperfläche ab und verbessert die Durchblutungseigenschaften des kranken Gewebes.

Bei Entzündungen beispielsweise der Leber oder des Gefäßsystems wendet man die Blutwäsche an. Dabei wird dem Patienten eine gewisse Menge Blut aus der Vene genommen, ähnlich wie wenn er Blut spenden würde. Dieses Blut wird mit Ozon angereichert und dem Patienten anschließend wieder langsam in die Blutbahn gespritzt.

Inzwischen wird die Ozontherapie nicht nur bei Durchblutungsstörungen der Gliedmaßen, sondern bei vielen anderen entzündlichen Zuständen im Körper angewandt.

Frischzellentherapie

Der Schweizer Arzt Professor Paul Niehans gilt als Entdecker der modernen Frischzellentherapie. Ende der 30er Jahre unternahm Niehans die ersten Versuche. Er wollte menschliche Organe, die durch Krankheit oder den natürlichen Alterungsprozeß geschwächt und nicht mehr leistungsfähig waren, dadurch regenerieren, daß er Organe ungeborener Lämmer zerkleinerte und daraus einen Zellbrei herstellte. Diese Substanz wurde dem Patienten eingespritzt. Die regenerierende Wirkung der Therapie beruht nun darauf, daß die Embryonalzellen den kranken menschlichen Organen neue Zellersatzbausteine zuführen und das kranke Gewebe dadurch anregen, sich selbst zu erneuern und damit die alte Leistungsfähigkeit zurückzugewinnen.

Heute hat sich die Frischzellentherapie in Naturheilpraxen, aber auch bei Schulmedizinern durchgesetzt. Da sich ihre Wirkung nicht in jedem Fall wissenschaftlich nachweisen läßt, sondern im subjektiven Empfinden des Patienten gründet, steht diese Methode nach wie vor in der Diskussion. Bei den heutigen Herstellungsverfahren der Zellsubstanz ist die Frischzellentherapie allerdings problemlos anzuwenden und zeigt wenig Risiken.

Man setzt die Frischzellentherapie bei altersbedingten Abbauerscheinungen ein, aber auch bei jüngeren Menschen, die sehr streßbelastet

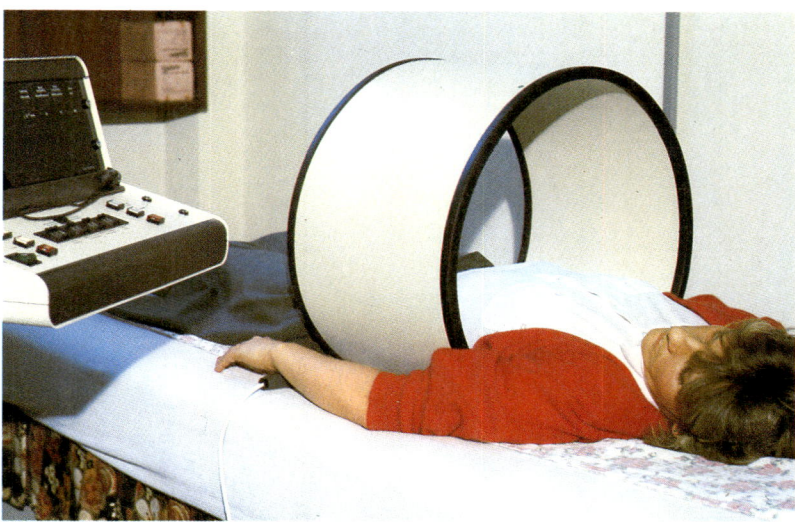

Auch elektromagnetische Wellen werden zur Behandlung eingesetzt. Man glaubt, daß sie bei gewissen Erkrankungen vorteilhaft auf das Gewebe wirken

sind. Ebenso sinnvoll ist diese Methode nach schweren Erkrankungen, um eine allgemeine Regeneration des Körpers zu erzielen.

Die Behandlung selbst verläuft ganz undramatisch. Der Patient erhält von seinem Arzt eine Reihe von Injektionen mit der Zellsuspension in den Gesäßmuskel. Nach der Behandlung sollte sich der Patient schonen, 3 Tage Bettruhe pflegen und auf Kaffee, Zigaretten und Alkohol verzichten. Allerdings darf der Patient keine akute Krankheit haben, wenn die Therapie einsetzt. Um dies auszuschließen, wird der Arzt den Patienten vorher genau untersuchen.

Die Wirkung setzt nicht unmittelbar nach der Therapie ein. Es braucht etwas Zeit, bis der Patient eine Besserung verspürt. Man darf aber auch nicht meinen, daß der Erfolg garan-

tiert ist, denn ein Wunder- und Allheilmittel ist die Frischzellentherapie nicht.

Elektroheilverfahren

Hauptsächlich wird die Elektrotherapie heute in Massagepraxen angewandt, aber auch in der Naturheilpraxis ist sie zu finden. Man nutzt bei dieser Therapieform elektrische Energie zur Behandlung gesundheitlicher Störungen. Man unterscheidet in Nieder-, Mittel- und Hochfrequenztherapien, je nach Art der verwendeten Ströme. Daneben gibt es noch einige Sonderformen.

Der Strom wird dem Körper durch Elektroden zugeführt. Dazu verwendet man Schwachströme, galvanische und pharatische und Hochfrequenzströme, letztere in Form von Langwellen und Kurzwellen.

Ein galvanischer Strom ist ein Gleichstrom, der die Stoffwechselvorgänge im Körper verstärkt, Schmerzen stillt, entzündliche Vorgänge hemmt und Erregungszustände regulieren hilft. Pharatische Ströme sind niederfrequente Reizströme, die nicht gleichmäßig verlaufen, sondern impulsartig. Sie wirken auf die quergestreifte Muskulatur; diese zieht sich zusammen, wenn der Stromimpuls wirkt, und entspannt sich in der Pause zwischen den Impulsen. Pharatische Ströme fördern die Durchblutung des Gewebes, regen den Stoffwechsel an und lindern Schmerzzustände.

Hochfrequente Ströme setzt man bei der Ultraschallbehandlung ein. Indem man einen Quarzkristall einem elektrischen Feld aussetzt, dehnt sich der Kristall rasch und zieht sich wieder zusammen. Dabei entstehen Geräuschdruckwellen von hoher Frequenz, die das menschliche Ohr nicht mehr wahrnehmen kann. Im Gewebe rufen diese Wellen Wärme hervor, die man gegen Verstauchungen und Prellungen, zur Erhöhung der elektrolytischen Leitfähigkeit und zur Förderung des Stoffwechsels einsetzt.

Ströme können auch mittels Wasser auf den Körper des Menschen übertragen werden. Beim hydroelektrischen Vollbad liegt der Patient in einer Wanne, die etwa 600 l Wasser faßt. Seitlich an seinem Kopf und an den Fußenden sind Elektroden angebracht, über die der Strom fließt.

Es gibt auch noch eine Reihe anderer Methoden, Strom über Wasser auf den Körper wirken zu lassen. Alle elektrischen Bäder fördern die Durchblutung und wirken schmerzlindernd.

Hausmittel auf einen Blick

Körperliche Beschwerden sind Zeichen des Organismus, die auf funktionelle Störungen oder Abweichungen hinweisen. Sie können Befindlichkeitsstörungen ohne tiefere Bezüge zu Krankheiten sein, die dann mit einfachen Behandlungsmethoden zu beeinflussen sind. Sie können aber auch Hinweis auf eine Erkrankung sein, die einer genauen Diagnostik und der ärztlichen, ja fachärztlichen oder klinischen Behandlung bedarf. Die folgenden Ratschläge zur Selbstbehandlung sollen so verstanden werden.

Bestehen trotz einfacher Behandlungsmaßnahmen mit Hausmitteln die Beschwerden fort, muß unbedingt ein Arzt aufgesucht werden.

Da es sich bei Befindlichkeitsstörungen aber in hohem Maße um zwar unangenehme, aber zunächst harmlose Störungen handelt, kann man sie in vielen Fällen mit einfachen Maßnahmen und ohne großen Aufwand erfolgreich behandeln.

Symptom	Mögliche Ursachen	Abhilfe	Anwendung und Zubereitung
Akne (Die Anlage ist erblich)	Hautstörung, die meist in der Pubertät beginnt und in Schüben verläuft. Fettige Haut führt besonders in der Pubertät zu Verstopfung von Haarfollikeln und Schweißdrüsenausgängen (siehe Abb. S. 189). Im Stau bilden Bakterien Hautreizungen und Entzündungen. Hinter verhärtetem Talgpfropf sammelt sich Eiter, der die Entzündung unterhält	Gründliche Hautreinigung mit Reinigungsmitteln für fette, unreine Haut; Gesichtsdampfbäder und Kompressen öffnen die Poren und erleichtern den Talgabfluß; spezielle Cremes lassen Hautunreinheiten rascher abklingen; Sonnenbäder (siehe S. 94 bis 97), Vitamin A (siehe S. 25); Schokolade, Nüsse, Fett, Alkohol, scharfe Gewürze, Nikotin meiden	Reinigungsöl (siehe S. 195); Salbeigesichtswasser, Huflattichadstringens oder Klettenwurzelgesichtswasser (siehe S. 198); Traubenkerncreme, Propoliscreme, Heilsalbe für unreine Haut (siehe S. 201); Gesichtsmasken (siehe S. 204); Gesichtsdampfbäder und Kompressen (siehe S. 205); Tinktur *Bellis perennis* (Gänseblümchen) auf die Hautpartien tupfen; Aknetee (siehe S. 334); Teemischung mit Augentrost (siehe S. 310)
Appetitstörung Bei längerer Dauer ist eine ärztliche Untersuchung erforderlich	Begleitsymptom vieler Erkrankungen; psychisch, durch Belastungen, Ärger, Rauchen, *Anorexia nervosa* (psychogen bedingte Appetitlosigkeit bei jungen Mädchen); Schwangerschaft; durch Medikamente wie Digitalis, Appetitzügler usw.; Nierenstörungen, Diabetes, Leber-Galle-Erkrankungen; Eisenmangel; Alkohol	Mehrere kleine Mahlzeiten am Tag, am besten in Gesellschaft; zur Appetitanregung Bitterstoffe wie aus Enzian, Artischocke, Tausendgüldenkraut, Wermut, Schafgarbe usw.; durch den Arzt Vitamingaben, homöopathische Arzneien; Psychotherapie (siehe S. 406 bis 415)	Tee mit Echtem Thymian (siehe S. 329), Gelbem Enzian (siehe S. 311), Pomeranze (siehe S. 304 bis 305), Schafgarbe (siehe S. 298) oder Tausendgüldenkraut (siehe S. 303)
Bindehautentzündung des Auges *(Konjunktivitis)* Bei sichtbarer Verletzung unbedingt den Augenarzt aufsuchen!	Zugluft; Infektionen mit Bakterien oder Viren, kleine Verletzungen (durch Staub, Insekten); Allergie	Kamille; Blätter des Augentrosts in homöopathischer Zubereitung oder in Augentropfen; Augenbad mit isotonischer Kochsalzlösung; Homöopathie: bei dicken, milden Sekreten Küchenschelle (*Pulsatilla* D_4), bei dickem Anschwellen der Lider mit stechendem Schmerz und Lichtscheu Honigbiene (*Apis* D_6); bei starker Bindehautentzündung sind anfangs antibiotikahaltige Tropfen unvermeidlich	Augentrosttee (siehe auch S. 310): 1 Eßlöffel Augentrostblätter auf ½ l Wasser. 10 min kochen lassen, dann Mull oder frisch gebügeltes Taschentuch darin tränken und auflegen. Auch die Mischung mit Kamillentee ist sinnvoll

Symptom	Mögliche Ursachen	Abhilfe	Anwendung und Zubereitung
Blähungen Wenn keine Besserung, unbedingt zum Arzt gehen!	Diätfehler, falsche Eßgewohnheiten; mangelnde Magensäure; Leber- und Gallestörungen; Störung der Bauchspeicheldrüse; Luftschlucken; kohlensäurehaltige Getränke	Kostumstellung (blähende Speisen wie Hülsenfrüchte, Kohl usw. weglassen); Suche nach dem Grundübel; Behandlung evtl. fehlender Magensäure; viel Bewegung	Bewegungstherapie (siehe S. 401); Laufen (siehe S. 106 bis 107); Radfahren (siehe S. 108 bis 109); Schwimmen (siehe S. 114 bis 115); Gymnastik mit Anziehen der Beine an den Rumpf im Liegen oder Sitzen; autogenes Training (siehe S. 154 bis 169); Atemübungen (siehe S. 140 bis 153); Massage des Leibes im Uhrzeigersinn mit der flachen Hand bei Rechtsseitenlage; Tee gegen Blähungen (siehe S. 305), Tee für Magen und Darm (siehe S. 302), Fencheltee bei krampfartigen Blähungen (siehe S. 310)
Bluterguß	Starker Druck oder Schlag auf einen Körperteil. Es kommt dann zur Blutung durch Gefäßzerreißung in das umgebende Gewebe; das Blut kann z. B. auch in einer Extremität absinken und dann an einer der Verletzung entfernten Stelle eine Verfärbung bewirken; Blutkrankheiten; Verhärtung, besonders kleinerer Adern, bei älteren Leuten; Gerinnungsstörungen des Blutes unter Medikamenteneinwirkung; Leberschaden	Kalte Auflagen und Umschläge; den betroffenen Körperteil ruhigstellen, wenn möglich hochlagern; Einreiben mit kühlenden Pasten, Ölen; zur Nachbehandlung vorsichtige Streichmassagen, auch Lymphdrainagen (siehe S. 377) des umgebenden Gewebes	Eisbeutel mit Eisstückchen auflegen; Kaltwasserumschläge machen, die rasch gewechselt werden (Arnikatinktur, kühlende Pasten oder Hydrogele zusetzen); Einreiben mit Johanniskrautöl (siehe S. 314), Eukalyptusöl, Rosmarinöl oder Wacholderbeeröl
Brustwirbelsäule, Schmerzen in diesem Bereich Ärztliche Untersuchung erforderlich, da sich auch ernstere Erkrankungen hinter diesem Symptom verbergen können, wenn es längere Zeit anhält	Degenerative oder entzündliche Veränderungen an den Wirbelkörpern (nach Unfällen, Stauchungen); Entkalkung der Wirbelsäule; Veränderungen durch Erweichung eines Wirbelteiles, wodurch Verformungen auftreten können; bei jüngeren Menschen (unter 16 Jahren) häufiger beobachtet (Scheuermann-Krankheit); Ausstrahlung von Schmerzen anderer Organe (Magen, Galle, Herz)	Wirbelsäule vor Belastungen schützen, vor allem einseitige Belastungen vermeiden (siehe S. 384 bis 385); Gewichtsreduktion (siehe S. 348 bis 363); statischer Ausgleich durch orthopädisches Schuhwerk; Bindegewebsmassage und Lymphdrainage (siehe S. 374 und 377); Moorbäder (siehe S. 287); Einreibungen und Packungen; Entspannung und Bewegung	Heublumenpackung (siehe S. 253 bis 254); Einreibungen mit Wacholderöl, Rosmarinöl, Roßkastanie; Gymnastik (siehe S. 132 bis 137); Schwimmen (siehe S. 114 bis 115) und Wassergymnastik; Bewegungstherapie (siehe S. 397); autogenes Training (siehe S. 154 bis 169)

Symptom	Mögliche Ursachen	Abhilfe	Anwendung und Zubereitung
Durchfall Chronischer Durchfall gehört in ärztliche Behandlung!	**Akut:** meist durch Nahrungsgifte, wobei auch ein Zuviel an Nahrung Gift sein kann für die Verdauung; durch Bakterien oder Viren (oft Reisediarrhoe); durch Einnahme von Antibiotika (vor allem Tetracycline); **Chronisch:** Funktionsstörung der Schilddrüse; Störung der Magenfunktion oder der Bauchspeicheldrüse, der Leber und Galle oder auch des gesamten Darmes; auch seelisch bedingt; Alkoholmißbrauch; entzündliche Veränderungen im Dünn- oder Dickdarmbereich; Unverträglichkeit von Nahrungsmitteln; Mangelernährung	Zunächst symptomatisch durch Teefasten; Heublumenpackung; Medizinalkohle; bei Gärungsdurchfall Moor innerlich; Infektionen mit schwerem Verlauf werden mit Sulfonamiden und Antibiotika behandelt. Hierbei wird aber die normale Bakterienflora vernichtet und muß regeneriert werden	Teefasten: bei Bettruhe Schwarztee schluckweise einnehmen, dazu pro Tag 2 l Flüssigkeit (am besten Mineralwasser) trinken. Bei viel Flüssigkeitsverlust durch den Durchfall Arzt verständigen, da dann Elektrolyte wie Kochsalz und Kalium ersetzt werden müssen; Tees mit Blutwurz (siehe S. 323), Echtem Thymian (siehe S. 329) oder Heidelbeere (siehe S. 332) trinken; Heublumenpackung (siehe S. 253 bis 254); bei Gärungsdurchfall (Stuhl riecht sauer und ist blasig) hilft es oft, kurmäßig 1 Eßlöffel Moor auf 1 Glas Wasser zu trinken
Erkältung	Bakterieller oder durch Viren bedingter Infekt bei schlechter Abwehrkraft des Körpers Erkrankung des ganzen Menschen, sollte daher nicht nur örtlich behandelt werden	Diät: kleine, reizlose Mahlzeiten ohne Fleisch und tierisches Eiweiß; heiße Getränke schluckweise; Waschungen, Bäder, Wickel, Kopfdampfbad	Milch mit Honig; Tee mit Lindenblüten (siehe S. 330) oder Spitzwegerich (siehe S. 322); Ganzwaschungen (siehe S. 256), evtl. mit Essigwasser; temperaturansteigende Teilbäder (siehe S. 243); **bei Halsbeschwerden:** heiße Wickel und Packungen (siehe S. 249 bis 254), z. B. Lehmhalswickel (siehe S. 253) oder Kartoffelbreipackung (siehe S. 254); Kopfdampfbad (siehe S. 257 und 296) mit Kamille, Pfefferminze oder Latschenkiefernöl
Erschöpfung, psychovegetativer, also organisch nicht faßbarer Art	Nach Belastungen körperlicher oder seelischer Art; Störungen der vegetativen Rhythmik (Ost-West-Flüge, Schichtarbeit, Nachtarbeit); nach Schockerlebnissen; bei andauerndem Distreß	Für geordnete Biorhythmik sorgen (Schlaf-Wach-Wechsel, Wechsel von Belastungen und Ruhe), zunächst Ausruhen, sich ablenken, dann die oben erwähnte Rhythmik wieder einführen	Entspannen im Sole-Latschenkiefern-Bad (drei- bis viermal wöchentlich 1 Vollbad mit 35 bis 38 °C Badetemperatur) oder Fichtennadel-Luftperl-Bad (10 min bei 35 bis 38 °C Badetemperatur); autogenes Training (siehe S. 154 bis 169)

Symptom	Mögliche Ursachen	Abhilfe	Anwendung und Zubereitung
Fieber bei banalen Erkrankungen Fieberhafte Erkrankungen ohne ersichtlichen Grund, die länger als 4 bis 6 Tage anhalten, gehören in ärztliche Behandlung Temperaturen über 38 °C (bei Vorschulkindern über 38,5 °C), im Darm gemessen, nachdem der Kranke ½ h im Bett gelegen hat, werden als Fieber bezeichnet. Temperaturen über 40 °C gefährden das Leben des Kranken!	Am häufigsten durch Infektionen: lokale Eiterungen, Blutvergiftungen, Virusinfektionen; Parasitenerkrankung	Herz- und Kreislauf entlasten: Bettruhe; wenig essen, nur leicht verdauliche Speisen (z. B. Brei und Suppen); am besten fasten; viel trinken; Obstsaft, Buttermilch, Molke; Wadenwickel; Salzverlust ausgleichen, insbesondere wenn erbrochen wird (gesalzene Bouillon trinken; Kinder können Salzstangen essen)	Tee mit Schwarzem Holunder (siehe S. 326), Tausendgüldenkraut (siehe S. 303), Sonnenhut (siehe S. 307) oder Wasserdost (siehe S. 309); Wadenwickel anlegen (siehe S. 250)
Frostbeulen	Das Erlahmen der Gefäßelastizität durch Kälteeinwirkung, bei schlechter Durchblutung der Haut oder Druck auf eine Körperstelle (z. B. zu enge Schuhe)	Teilbäder mit Eichenrinde, Zinnkraut oder Tormentillwurzeln	Teilbad mit Eichenrinde: 200 g Eichenrinde in 2 l Wasser 15 min kochen; unverdünnt verwenden. Dauer: 15 bis 20 min
Füße, kalte	Kreislaufschwäche, niedriger Blutdruck, Blutumlaufstörungen der Venen; Stoffwechselstörungen (Zuckerkrankheit); Gefäßschäden durch Erfrierungen; Verbrühungen; Einfluß von Medikamenten; Durchblutungsmangel bei Rauchern	Der Arzt gibt kreislaufanregende Mittel und verbessert die Sauerstoffnutzung im Gewebe durch Sauerstoffbehandlung und Arzneien Bei Blutumlaufstörungen der Venen keine heißen Anwendungen! Fußbäder; Tau- und Schneetreten (siehe S. 246); Essigstrümpfe (siehe S. 250); Bürstungen der Beine in Herzrichtung; Fußgymnastik; durch den Masseur örtliche Fußmassagen, Bindegewebsmassage des Rückens und über die Reflexzonen (siehe S. 374 bis 377)	Wechselfußbad (siehe S. 241, 242 und 247); temperaturansteigendes Fußbad (siehe S. 243); Fußbad mit Senfmehl: 2 Eßlöffel in ½ Eimer körperwarmem Wasser auflösen, Dauer etwa 5 min, Füße mit lauwarmem Wasser abspülen; Fußbad mit Rosmarin oder 1 Spritzer Eukalyptusbadeöl (siehe S. 206)

Symptom	Mögliche Ursachen	Abhilfe	Anwendung und Zubereitung
Fußschmerzen	Fußdeformitäten und Stellungsanomalien (Klumpfuß, Knick-, Spreiz-, Senkfuß, Hohlfuß, dabei dann auch Hammerzehe, Krallenzehe usw.); Schmerzen im Fersenbereich bei Entzündungen oder Reizung der Achillessehne, bei Schleimbeutelentzündungen, Fersensporn usw.; akut auftretende Schmerzen nach langem Lauf (Marschfraktur); bei Stoffwechselstörungen im Kalziumhaushalt (Osteoporose); Harnsäuregicht (vorwiegend im Großzehenbereich) Fußbeschwerden mit Schwellungen können Hinweis auf eine Herz- oder Nierenerkrankung sein	Einlagen tragen; Fußgymnastik; trockenes Bürsten; Massage, auch Unterwassermassage; Wechselbäder; feuchte Packungen; Diät halten, um optimales Körpergewicht zu erreichen; Korrektur von Stoffwechselstörungen durch den Arzt	Wechselfußbad (siehe S. 241, 242 und 247); Fußbad mit Senfmehl: 2 Eßlöffel in ½ Eimer körperwarmem Wasser auflösen, Dauer etwa 5 min, Füße mit lauwarmem Wasser abspülen; Fußgymnastik: häufig auf die Zehen stellen und auf den Zehen gehen; Bürstungen: täglich morgens und abends mit mittelharter Bürste (Naturborsten) herzwärts erst linkes, dann rechtes Bein bürsten
Gelenkschmerzen	Stoffwechselstörungen; Herde (z. B. beherdete Zähne, Mandeln, Kieferhöhlen); Folge von Pilz- und Bakterienbefall; rheumatische Gelenkentzündungen; Verschleißerscheinungen	Diät nach ärztlicher Verordnung; ärztliche Untersuchung auf Entzündungsherde; Wickel und Packungen; Teufelskralle in Drageeform oder als Teeaufguß; statisch bedingte Beschwerden durch Schuheinlagen ausgleichen sowie Höhenausgleich bei ungleicher Beinlänge	**Bei akuter Entzündung:** wärmeentziehende Wickel (siehe S. 248); Quarkwickel (siehe S. 253); **bei chronischen Verlaufsformen:** heiße Wickel mit Fango (siehe S. 249), Heublumenpackung (siehe S. 253 bis 254), Kartoffelbreipackung (siehe S. 254)
Gesichtsschmerzen	Zahnschmerzen; Nervenreizungen; Trigeminusneuralgie einseitig (auch als Folge einer Herpeserkrankung); Folge von Eingriffen an Zähnen, Kiefer, Nase, Ohren usw.; bei Entzündungsprozessen der Nasennebenhöhlen; nach Erkrankungen der Ohrspeicheldrüse; beginnende Furunkulose	Zunächst ist bei diesem Beschwerdebild die exakte Diagnose durch den Arzt erforderlich. Naturheilmittel können die ärztliche Therapie dann unterstützen Packungen und Auflagen; Teil- bzw. Vollbäder; Massage der Wirbelsäule	Kartoffelbreipackung (siehe S. 254); Heublumenpackung (siehe S. 253 bis 254); Quarkwickel (siehe S. 253); temperaturansteigende Teilbäder bis zu Vollbädern (siehe S. 243); Leinsamensäckchen, heiß aufgelegt (siehe S. 316)

Symptom	Mögliche Ursachen	Abhilfe	Anwendung und Zubereitung
Hämorrhoiden Wenn bei einfachen Anwendungen keine Besserung eintritt, auf jeden Fall den Arzt aufsuchen	Äußere Hämorrhoiden: sichtbar und tastbar, außerhalb des Schließmuskels gelegen; innere Hämorrhoiden machen sich durch Blutauflagen am Stuhl, wäßrigen oder wäßrig-blutigen Ausfluß bemerkbar, mit Endoskopie (Spiegelung) nachweisbar Venenschwäche bei langem Sitzen und Stehen, bei schwachen Venenwänden; enge Kleidung; während und nach der Schwangerschaft; bei Tumoren im Becken- und im Dickdarmbereich; am häufigsten bei Stuhlverstopfung nach Durchfällen	Ballaststoffreiche Diät, die den Stuhl weich und reizlos hält (siehe S. 348 bis 363); Gewürze und Alkohol meiden; Liegen und Laufen sind günstig, langes Stehen und Sitzen ungünstig; pflanzliche Hämorrhoidenmittel; Sitzbäder; Waschungen; Auflagen; Beine und Becken hochlagern; Tiefatemübungen (siehe S. 140 bis 153); entstauende Bindegewebsmassagen, auch Lymphdrainage (siehe S. 374 bis 377); homöopathische Arzneien	Sitzbad mit Kräutern (siehe S. 296), am besten Kamille, Roßkastanie, Eichenrinde oder Zinnkraut; kalte Waschungen nach dem Stuhlgang; kühle Heilerdeauflagen (siehe S. 252 bis 253)
Hautjucken	**Akut:** Insektenstiche, Würmer, Krätze; Lebensmittel-, Medikamenten- oder Kontaktallergie; Sonnenbrand; **chronisch:** Ausscheidungsstörungen der Nieren; Lebererkrankungen; Magen-Darm-Störungen (Parasiten); Herderkrankungen; in der Schwangerschaft; Zuckerkrankheit; Bluterkrankungen; Juckflechte; **degenerativ:** als *Pruritus senilis* bei alten Menschen, vorwiegend im Genitalbereich; **durch Pilzinfektionen:** Ekzeme, Kontaktallergie, Austrocknung der Haut; Unterfunktion der Schilddrüse (selten)	Erkennen und Behandlung der Grundkrankheit durch den Arzt Fasten und Diät (siehe S. 348 bis 363) nach ärztlicher Verordnung (Rohkost, Lacto-vegetarische Ernährung, siehe S. 356); homöopathische Arzneien; bei Juckreiz durch Hämorrhoiden siehe dort; Bäder, Wickel, Güsse	Kleiebad (siehe S. 207); temperaturansteigende Teilbäder (siehe S. 243); warme Teilbäder (siehe S. 242); kühle Güsse (siehe S. 236) oder Wickel (siehe S. 248)
Herzbeschwerden, nervöse **Herzklopfen**	Überforderung; Nervosität; Schilddrüsenüberfunktion; Magnesiummangel	Bewegung an frischer Luft; regelmäßiger Tag-Nacht-Rhythmus; kein Kaffee; Baldriantee oder -tinktur; Baldrian-, Melissen- oder Sole-Latschenkiefern-Bad; Magnesium als Dragees oder besonders magnesiumhaltiges Mineralwasser	Melissenbad (siehe S. 318); Baldrian (siehe S. 332 bis 333)

Symptom	Mögliche Ursachen	Abhilfe	Anwendung und Zubereitung
Husten Der einfache Husten ist eine Schutzreaktion des Körpers. Er reinigt Bronchien und Lungen von Schleim und Fremdkörpern Bei länger anhaltenden Beschwerden unbedingt den Arzt aufsuchen!	**Obere Luftwege:** Erkrankung der Nasennebenhöhlen; Rachenkatarrh; Luftröhrenentzündung; **untere Luftwege:** Bronchitis; Lungenentzündung; Lungenabszeß; raumfordernder Prozeß; Emphysem (Lungenblähung); Lungenerweiterung; psychisch bedingter Husten; Raucherhusten	Erkältungen vermeiden; Atmen in frischer Luft (siehe S. 140 bis 153); Kopfdampfbad; Tees; Schlechte Luft meiden (Abgase, aktives und passives Rauchen)	Kopfdampfbad mit Kamille und 1 Eßlöffel Kochsalz (siehe S. 257 und 296); Tee mit Echtem Thymian (siehe S. 329), Eibisch (siehe S. 298), Huflattich (siehe S. 330), Isländisch Moos (siehe S. 304), Königskerze (siehe S. 333), Salbei (siehe S. 326), Spitzwegerich (siehe S. 322), Süßholz (siehe S. 312), Wilder Malve (siehe S. 316); 1 schwarzen Rettich oberflächlich aushöhlen und mit Kandiszucker füllen; den Rettich mit einer Stricknadel nach der Spitze durchbohren; den bald fließenden Saft in einem Gefäß auffangen und trinken
Insektenstiche Den Arzt sofort hinzuziehen bei Atemstörungen, Bewußtseinsstörungen, Bewußtlosigkeit oder Hautausschlägen am Körper!	Meist harmlose Insekten im Inland; gefährlich bei Überempfindlichkeit: Allergie, aber auch Infektionen	Kalte Auflagen; Kernseife auftragen oder eine Salbe, die Antihistaminika enthält; den in der Haut sichtbaren Stachel mit einer Pinzette oder notfalls mit dem Fingernagel entfernen; bei Infektionsverdacht antiseptisch behandeln	Taschentuch oder Handtuch in Leitungswasser tauchen, tropfnaß auflegen, bei Anwärmen wechseln (5 min bis 1 h lang); kalte Wickel (siehe S. 248); Eisbeutel auflegen; frische, zerdrückte Spitzwegerichblätter auflegen (siehe S. 322)
Knochenschmerzen Wenn sie nicht unmittelbar mit einem harmlosen Ereignis zusammenhängen, müssen sie ärztlich untersucht werden	Prellung; Verrenkung; Knochenbruch; Röhrenknochenschmerzen (manchmal beim Wachsen des jungen Menschen); Ernährungsstörungen des Knochens; Stoffwechselstörungen; Gicht (kleine Gelenke); Umbauvorgänge an Knochen; Osteoporose (Knochenschwund); Kalziumstörungen; Schilddrüsenstörungen	Chirurgische Versorgung durch Gipsverband bei Brüchen; innerlich Arnika; Umschläge; Lacto-vegetarische Kost (siehe S. 356); viel trinken; Massagen; Bewegungstherapie (siehe S. 394 bis 405)	Bei Gichtanfall kalte Kompressen und Heilerden (siehe S. 248); **chronisch:** heißer Fango, Heublumenpackung (siehe S. 253 bis 254); Überwärmungsbäder (siehe S. 242); Sauna (siehe S. 258 bis 265); Dampfbäder (siehe S. 256 bis 257); Teilbäder mit Kiefernnadelöl; Umschläge mit Arnikatinktur (1 : 3 mit Wasser), mit Kohlblättern; Salbenumschläge mit Roßkastanie

Symptom	Mögliche Ursachen	Abhilfe	Anwendung und Zubereitung
Kopfschmerzen Bei Kopfschmerz nach Verletzung unbedingt klinische Diagnose!	**Akut:** bei echter Migräne auftretend; familiär gehäuft; oft halbseitig; bei hohem Blutdruck; als Folge einer Schädelverletzung; durch Nervenreizung (z. B. nach Ziehen eines Zahnes, bei Erkältung usw.); **chronisch:** Folge von Schlaflosigkeit; Alkoholmißbrauch; Wetterwechsel; Durchblutungsstörungen; Medikamentenmißbrauch; Blutarmut; als Folge einer Schädelverletzung; Störungen im Halswirbelsäulenbereich; Störungen im Hals-, Nasen-, Ohrenbereich; ernährungsbedingt; Sehstörungen bei falscher Brille; seelische Belastungen (Streß); Leber-Galle-Störung	Eingehende Diagnose durch den Arzt erforderlich, um die verursachende Erkrankung festzustellen Wenn eine verursachende Erkrankung ausgeschlossen ist: Ableitung bzw. Beeinflussung des Gefäßtonus durch temperaturansteigende Arm- und Fußbäder; Wechselfußbäder; Kneippgüsse; Wassertreten; kalte Nackenauflagen; Sauna; Versuch mit Akupressur (siehe S. 390 bis 391) und Akupunktur; ernährungsabhängigen Kopfschmerz mit galletreibenden Mitteln behandeln	Temperaturansteigendes Teilbad (siehe S. 243); Wechselfußbad (siehe S. 241 und 242); Güsse (siehe S. 236 bis 240); Wassertreten (siehe S. 246); Sauna (siehe S. 258 bis 265); Fußbad mit Senfmehl: 2 Eßlöffel in ½ Eimer mit körperwarmem Wasser auflösen, Dauer etwa 5 min, Füße mit lauwarmem Wasser abspülen
Körpergeruch Wenn Ursache unklar, unbedingt ärztlich untersuchen lassen	Übermäßige Schweißsekretion; durch das Besiedeln der Haut mit Bakterien; bei feuchter Haut, wobei es zu bakterieller Zersetzung kommt; besonders bei alkalischer Hautreaktion; Stoffwechselstörungen	Verminderung der Schweißsekretion; Verminderung der Keimbesiedlung, für gute Verdunstung sorgen; Körperhygiene durch oft gewechselte luftdurchlässige Kleidung aus Naturfasern (siehe S. 225 bis 229); kühle Waschungen; Wechselbäder; Sauna; Waschen mit medizinischer Seife; Knoblauch, Zwiebeln, Alkohol meiden	Natürliche Körperpflege (siehe S. 209 bis 211); Bäder mit Eichenrinde, Zinnkraut, Salbeitee; Wechselbäder (siehe S. 242); Sauna (siehe S. 258 bis 265)
Krampfadern Wenn keine Behandlung erfolgt, Neigung zur Verschlimmerung mit zunehmendem Alter	Konstitutionelle Venenschwäche (Mißverhältnis aus Anlage und Belastung); Zustand nach Venenentzündungen; Thrombosen; Schwangerschaft; Verletzungen; langes Sitzen auf Reisen oder im Beruf	Der Arzt verordnet Kompressionsverband oder Strumpf, Neuraltherapie (siehe S. 421), Blutegelbehandlung nach Thrombosen (siehe S. 420) Bein- und Fußgymnastik; Korrektur von Senk- und Knickfuß durch den Orthopäden; Beingüsse; Wassertreten und Tautreten; Barfußlaufen; Wickel mit Heilerde; Umschläge mit essigsaurer Tonerde	Bewegungstherapie (siehe S. 404); kalte Beingüsse (siehe S. 238 bis 239); Wassertreten und Tautreten (siehe S. 246); Lehm- oder Heilerdewickel (siehe S. 252); Tee mit Buchweizenkraut (siehe S. 323)

Symptom	Mögliche Ursachen	Abhilfe	Anwendung und Zubereitung
Lendenwirbelsäule Schmerzen in diesem Bereich erfordern die ärztliche Untersuchung, da sich hinter dem Symptom ernsthafte Erkrankungen verbergen können	**Akut:** Blockierung der Wirbelgelenke; Zerrung der Rückenmuskulatur; Bandscheibenvorfall; **chronisch:** Überanstrengung durch Schwerarbeit oder Zwangshaltung; örtliche Abkühlung nach Schwitzen; degenerative Entkalkung der Wirbelkörper; entzündliche Erkrankungen im Knochenbereich	Ärztliche Behandlung durch Chirotherapie (siehe S. 378 bis 385) und Akupunktur (siehe S. 388 bis 389); Bestrahlungen; Packungen und Bäder; Streichmassagen (siehe S. 370); Elektrotherapie (siehe S. 423)	Heublumenpackung (siehe S. 253 bis 254); Fangopackung (siehe S. 249); Moorbäder zu Hause (20 min, Temperatur nach Vorschrift, danach unbedingt Bettruhe); Einreibungen mit Kalmus-, Wacholder- oder Rosmarinöl, Arnikatinktur; Rotlichtbestrahlungen
Lymphstauung	Nach Verletzungen; nach entzündlichen Erkrankungen; bei Durchblutungsstörungen infolge von Venenentzündungen usw.; nach Operationen (vor allem Brustoperationen); Unterentwicklung der Lymphbahnen, die die Gliedmaße versorgen	Hochlagern des betreffenden Körperteils; lokale Auflagen mit Lymphsalben; Lymphdrainage (siehe S. 377); Kompressionsverbände; Neuraltherapie (siehe S. 421)	Behandlung durch den Arzt bzw. den speziell ausgebildeten Physiotherapeuten
Magenverstimmung, akute	Folge von Magenüberladung; Folge von fieberhaften Erkrankungen; übermäßiger Alkoholgenuß; Arzneimittel; Gifte in Nahrungsmitteln; bei Viruserkrankungen als Begleiterscheinung; bei Infektionskrankheiten wie Typhus oder Ruhr	Fasten (siehe S. 358 bis 363); Teetage; Leibauflage; Heublumenpackung	Leibauflage (siehe S. 251 bis 252); Heublumenpackung (siehe S. 253 bis 254); Magentee (siehe S. 300) oder Schwarztee kurmäßig zwei- bis dreimal täglich über 3 bis 4 Wochen trinken
Müdigkeit, dauernde	Niedriger Blutdruck, Blutarmut; Herzerkrankungen (z. B. Aortenfehler), Herzjagen, Rhythmusstörungen des Herzens; Zuckerkrankheit; Folge von Medikamenten; Alkohol; Begleiterscheinungen bei Depressionen, Angstneurose; Nierenerkrankung mit erhöhten harnpflichtigen Substanzen (Selbstvergiftung des Körpers); chronische Infektionen mit und ohne Fieber (auch Herderkrankungen); Tumorerkrankungen	Der Arzt muß die Diagnose stellen und die Ursache behandeln Körperliche Bewegung, frische Luft; Bürstenbäder; Wechselgüsse; geregelter Schlaf-Wach-Rhythmus; Rauchen einstellen, kein Alkohol; Lacto-vegetarische Kost (siehe S. 356); autogenes Training (siehe S. 154 bis 169); Gewicht reduzieren, wenn nötig; 1,5 bis 2 l Flüssigkeit pro Tag in Form von Mineralwasser und Fruchtsaft trinken	Bürstenbad: bei Badetemperatur von etwa 37 °C mit einer kräftigen Wurzelbürste oder anderen Naturborsten zunächst vorsichtiges, dann kräftiges Bürsten der Haut jeweils herzwärts, wobei erst die Außenseiten, dann die Innenseiten der Extremitäten behandelt werden; Wechselgüsse (siehe S. 236 bis 240)

Symptom	Mögliche Ursachen	Abhilfe	Anwendung und Zubereitung
Mundgeruch	Mangelnde Mundhygiene; schlecht sitzender Zahnersatz; Zahnfleischentzündung mit Infektionsherden in den Zahnfleischtaschen; eitrige Erkrankungen der Luftwege (Nasennebenhöhlen, Rachen, Mandeln, Bronchien, Lunge); Magenkrankheiten; Hunger; Stoffwechselstörungen; Arbeit mit Metallen, besonders bei Verhüttung; chronischer Alkoholismus	Inspektion der oberen Luftwege und der Mundhöhle, evtl. auch des Magens, durch den Arzt Frische Petersilie oder einzelne Kaffeebohnen kauen; mit warmem Kamillentee gurgeln; Zahnpflege; Chlorophylltabletten	Kamillentee (siehe S. 317)
Muskelhärten (Verspannungen, Myogelosen)	Einseitige Belastung bestimmter Muskelpartien durch Beruf und Sport; nach Verletzungen; durch falsche Haltung	Massage (siehe S. 364 bis 377); bei frisch entzündlichen, schmerzhaften Muskelpartien: kalte Auflagen (Kryotherapie); sonst Wärmebehandlung mit Kartoffelbreipackung; Neuraltherapie durch den Arzt (siehe S. 421)	Kalte Auflagen, z. B. Quarkwickel (siehe S. 253); Kartoffelbreipackung (siehe S. 254)
Muskelschmerzen Wenn keine baldige Besserung, Untersuchung durch den Arzt erforderlich	Überanstrengung; Muskelrheumatismus; andere entzündliche Muskelerkrankungen	Vegetarische Kost (siehe S. 356); Bäder	Sole-Latschenkiefern-Bad: dreimal wöchentlich ein Vollbad mit 35 bis 38 °C, Dauer 15 min, anschließend mindestens 30 min Bettruhe
Nasenbluten	Verletzung des Venengeflechts in der Nase, meist an der Scheidewand; hoher Blutdruck; Schleimhautreizung durch Schneuzen oder Virenbefall; Verletzung der Nase oder des Kopfes; Entzündungen der Nasennebenhöhlen; Blutkrankheiten	Kopf zurücklegen; Nase mit Daumen und Zeigefinger unterhalb der knöchernen Nase zusammendrücken und mindestens 5 min unter Druck setzen; kalte Kompresse in den Nacken; durch den Mund atmen, Blut ausspukken, nicht schneuzen; für genügend Luftfeuchtigkeit, besonders in geschlossenen Räumen, sorgen	Feuchte Tücher auf Heizkörper auflegen oder Wasserverdunster aufstellen; Topfpflanzen zur Verbesserung des Raumklimas

Symptom	Mögliche Ursachen	Abhilfe	Anwendung und Zubereitung
Oberbauch, Schmerzen im Unbedingt durch den Arzt untersuchen lassen, da ernsthafte Erkrankungen Ursache sein können Bei Verdacht auf Blutungen im Bauchraum keine Wärmeanwendungen!	**Im mittleren Oberbauch:** Magenschleimhautentzündung; Magengeschwür; Zwölffingerdarmgeschwür; Zwerchfellbruch am Mageneingang; Speiseröhren- oder Magenkrebs; **im rechten Oberbauch:** Gallenkolik; Gallenblasenentzündung; Reizung der Leberkapsel; **im linken Oberbauch:** Bauchspeicheldrüsenentzündung; Niereninfarkt oder -einriß nach Unfall; Geschwüre der Magenhinterwand; Zwerchfellbruch; Schmerz bei Dickdarmentzündung; Blähungen	**Mittlerer Oberbauch:** feuchte Wärme; Heublumenpackung; Rollkur mit Kamille; Gewichtsreduktion; kleine Mahlzeiten; **rechter Oberbauch:** feuchte Wärme; Heublumenpackung; nach ärztlicher Diagnose entzündungshemmende Diät; Krampflösung; **linker Oberbauch:** feuchte Wärme; Heublumenpackung; Gewichtsreduktion; kleine Mahlzeiten; Einläufe mit Reisschleim; medizinische Kohle; Kamillentee bei Verdacht auf Dickdarmentzündung	Wärmeflasche mit feuchtem Handtuch umwickeln; Heublumenpackung (siehe S. 253 bis 254); Rollkur mit Kamillentee (siehe S. 317); Frischpflanzensaft aus Schafgarbe, Schöllkraut, Mariendistel, Pestwurz, Löwenzahn; Diät bei Gallenerkrankung: vor allem kein Eigelb, kein Fett, keinen Kaffee, keinen Sekt, sondern 1 bis 2 Teetage, Schleim, dann Schonkost (siehe S. 348 bis 363)
Parodontose (Zahnfleischschwund)	Veranlagung; mangelnde Mundhygiene; Fehlstellung der Zähne; hormonelle Einflüsse in Pubertät und Schwangerschaft; Stoffwechselstörungen wie bei Zuckerkrankheit; falsche Ernährung (zu süß, zu weich); Bildung von Zahnstein; Einfluß von Nikotin; Medikamente, die einen trockenen Mund machen	Rohkost (siehe S. 353); regelmäßige Reinigung der Zähne durch Putzen, aber auch durch Kauen von Äpfeln; Zahnstein vom Arzt ablösen lassen; Hals-Nasen-Ohren-Bereich sowie Zähne und Mundhöhle vom Arzt untersuchen lassen	Pinseln des Zahnfleisches mit einem mit Myrrhen- oder Beinwelltinktur getränkten Wattestäbchen; spezielle Zahncreme gegen Parodontose verwenden
Schlafstörungen	Gestörte Schlafvoraussetzungen: z. B. Streit, aufregendes Fernsehprogramm; Anregende Genußmittel (Tee, Kaffee, Nikotin); unbequemes Nachtlager; schlecht gelüftetes Zimmer; Störung des Schlaf-Wach-Rhythmus; Ortswechsel; Ruhestand; nicht verarbeitete Tagesprobleme; **organisch:** Herzbeschwerden oder -schwäche; Atemstörungen; Wirbelsäulenbeschwerden; Bluthochdruck; Harnabflußstörungen; Psychosen	Bei nicht organisch bedingten Schlafstörungen: Einhalten eines Schlaf-Wach-Rhythmus (regelmäßiges Zubettgehen und Aufstehen); Wassertreten vor dem Einschlafen; Bewegung an frischer Luft; ab mittags keine anregenden Mittel oder Genußmittel mehr; abends lesen oder Musik hören, Tagesprobleme abschließen; Schlaftee; nasse Strümpfe; autogenes Training (siehe S. 166)	Melissentee (siehe S. 318); Schlaftrunk mit Baldrian (siehe S. 333); Schlafkissen mit Hopfen (siehe S. 313); Hopfentee (siehe S. 313); Wassertreten (siehe S. 246); nasse Strümpfe (siehe S. 250); autogenes Training (siehe S. 166); Wärmflasche in feuchtes Tuch einschlagen und auf den Oberbauch legen

Symptom	Mögliche Ursachen	Abhilfe	Anwendung und Zubereitung
Schnupfen	Infekt der oberen Luftwege; bei schlechter Abwehrlage des Körpers; Entzündung der Nasenschleimhäute	**Bei kalten Füßen:** Wechselfußbad; heiße Kompressen in den Nacken; Sauna (siehe S. 258 bis 265); Kopfdampfbäder; **bei ausgeprägtem Krankheitsgefühl:** Flieder- oder Holunderblütentee; Ganzpackung; reizlose, fleischlose vitaminreiche Vollwertkost (siehe S. 54 bis 57) Alkohol meiden: für ausreichende Luftfeuchtigkeit in geschlossenen Räumen sorgen	Wechselfußbad (siehe S. 241 und 242); Kopfdampfbäder mit Kamille, Eukalyptus, Pfefferminze (siehe S. 257 und 296); Ganzpackung (siehe S. 249); Tees mit Spitzwegerich (siehe S. 322), Salbei (siehe S. 326), Eibischwurzeln (siehe S. 298)
Schulter-Nacken-Schmerz Akut auftretende Schmerzen gehören in ärztliche Behandlung	Zugluft; Muskelverspannungen; Verrenkung der Halswirbelsäule; Gelenkblockierung; Bandscheibenschäden; Stoffwechselstörungen; Herde; Haltungsfehler, Verkrampfung; seelische Faktoren; Übergewicht; sportliche oder berufliche Fehlbelastung; ungleiche Beinlänge; unphysiologische Sitz- und Liegegelegenheiten (Autositz, Matratze usw.)	Gymnastik; Thermalbäder (siehe S. 278 bis 282); Wärmebehandlung mit Wärmflasche, Heizkissen, Rotlicht (nur bei chronischen Beschwerden); Massagen; Packungen; Einreibungen; richtiges Sitzen und Liegen (siehe S. 384 bis 385)	Gymnastik (siehe S. 132 bis 137); Massage (siehe S. 372); Packungen (siehe S. 248); Akupressur (siehe S. 391)
Sodbrennen	Durch Rückfluß der Magensäure in die Speiseröhre oder durch mangelnden Schutz der Magenschleimhaut bedingt; begleitend bei Magen- oder Zwölffingerdarmgeschwüren	Untersuchung von Magensäure und Schleimhaut durch den Arzt Meiden von Kaffee, Tee, Alkohol, Nikotin, Streß; verschlimmert sich der Zustand beim Hinlegen, bedeutet das den Rückfluß der Säure in die Speiseröhre, dann den Oberkörper hochlagern; keine enge Kleidung; etwa 2 h vor dem Schlafen die letzte Mahlzeit; nur kleine Mahlzeiten zu sich nehmen; Heilerde oder Kräutertabletten	Tee für Magen und Darm (siehe S. 302), Verdauungstee (siehe S. 318), Tee mit Thymian (siehe S. S. 329)

Symptom	Mögliche Ursachen	Abhilfe	Anwendung und Zubereitung
Sonnenbrand Nur die Verbrennung 1. Grades (evtl. noch 2. Grades), also die Hautreizung bis zur beginnenden Blasenbildung, darf selbst behandelt werden	Zu lange oder zu intensive Sonneneinwirkung auf die Haut (siehe S. 86 bis 97)	Kalte Auflagen machen oder Wasser flächenhaft über die betroffenen Hautpartien laufen lassen (Auflagen etwa 5 min liegen lassen, dann wechseln); Blasen nicht öffnen, geplatzte Blasen nicht entfernen; Haut nicht reiben oder abdecken, sondern der Luft aussetzen	Dem Hauttyp angepaßtes Sonnenschutzmittel mit Sonnenschutzfaktor vor jedem Sonnenbaden auftragen (siehe S. 97); Leinölliniment (siehe S. 316)
Stuhlverstopfung (Stuhlgang hart, trocken) Muß diagnostisch vom Arzt abgeklärt werden, da sich dahinter ernstere Erkrankungen verbergen können, wenn die Beschwerden anhalten	Mangelnde körperliche Bewegung; einseitige ballaststoffarme Kost; zu wenig Flüssigkeit; längere Einnahme von Abführmitteln; Kaliumverluste; Anwendung von wassertreibenden Mitteln; Schwangerschaft **Akut:** Verengung des Darmes durch Verwachsungen nach Operation; Tumoren; verlagerte Organe; entzündliche Veränderungen; Schleimhautrisse am Schließmuskel; Hämorrhoiden; Geschwüre; **chronisch:** psychische Ursachen; Medikamente, die die Darmtätigkeit beeinflussen; durch Umweltgifte (Blei, Thallium, Barium)	Ballaststoffreiche Kost (siehe S. 54 bis 57) und viel Flüssigkeit; Leinsamen, Backpflaumen, Senna; viel körperliche Bewegung (siehe S. 98 bis 139); Darmklistiere oder Darmspülungen (siehe S. 361); jeden Tag etwa zur gleichen Zeit die Darmentleerung versuchen	Leinsamen (siehe S. 316); Tee mit Sennesblättern (siehe S. 302); Backpflaumen: abends 5 bis 7 Backpflaumen einweichen, morgens essen; 1 geriebenen Apfel unter 100 g Magerquark mischen, 1 Teelöffel Honig oder Milchzucker zugeben und abends vor dem Schlafengehen einnehmen
Übelkeit Bei Verdacht auf Gehirnerschütterung Bettruhe und Untersuchung durch den Arzt	Magen-Galle-Störungen nach fettem Essen; Erkrankungen von Leber und Galle (z. B. Gallensteine); Störungen der Funktion der Bauchspeicheldrüse; Schwangerschaft; Reisekrankheit; Gehirnerschütterung nach Unfällen	Pfefferminztee; Fasten; Bettruhe; Heublumenpackung; homöopathische Arzneien nach ärztlicher Verordnung	Pfefferminztee (siehe S. 318); Heublumenpackung (siehe S. 253 bis 254)

Symptom	Mögliche Ursachen	Abhilfe	Anwendung und Zubereitung
Überanstrengung und Distreß	Augenblickliche Überforderung oder ständiger Ärger, Belastung, Mißerfolg, Angst, Konfliktsituationen	Entspannung; Atemübungen; Bewegung an frischer Luft; Essen in kleinen Mahlzeiten; Bäder mit beruhigenden Zusätzen; Sauna (siehe S. 258 bis 265)	Autogenes Training (siehe S. 154 bis 169); Atemübungen (siehe S. 140 bis 153); Bad mit Baldriantinktur (siehe S. 333); Bad mit Rosenblüten (siehe S. 208)
Unterbauch, Schmerzen im Ärztliche Diagnose immer erforderlich, damit gezielt behandelt werden kann!	Blinddarmentzündung; Dickdarmentzündung; einseitige Harnleitersperre durch Steinleiden oder ähnliches; Blasenentzündung; Überdehnung der Blase bei Vergrößerung der Vorsteherdrüse; Frauenleiden; von Nerven ausgehend; seelisch bedingt; von der Wirbelsäule ausgehend	Bei bekannter Erkrankung mit chronischem Verlauf: Wärme, Wickel, Heublumenpackung	Wickel und Packungen (siehe S. 249 bis 254); Tees mit Baldrian (siehe S. 332), Melisse (siehe S. 318), Hopfen (siehe S. 313); wassertreibende und krampflösende Drogen: Löwenzahn (siehe S. 328), Goldrute (siehe S. 328)
Verstauchung (Fuß, Knie oder Hand) Bei Verdacht auf Bänderriß (Blutungen mit Bluterguß) unbedingt den Arzt aufsuchen!	Fußvertreten (Umknicken)	Verletztes Glied hochlagern, ruhigstellen; kalter Wickel mit Eis oder Leitungswasser; elastischer Verband; Arnikaumschlag; essigsaure Tonerde	Einreibung mit Johanniskrautöl (siehe S. 314); wärmeentziehende Wickel (siehe S. 248)
Wassersucht Ärztliche Diagnose und Behandlung erforderlich	Vom Herzen oder der Niere her; Behinderung der Blutzirkulation; Lymphabflußbehinderung oder Zerstörung der Lymphbahnen; Eiweißmangel; Medikamente, Hormone; nach Unfällen; Infekte (Insektenstiche), Allergie	Untersuchung und Behandlung durch den Arzt; in Absprache dazu: Hochlagern der Extremitäten; Diät; Wechselfußbäder, Güsse, Wasser- und Tautreten, Lehmwickel	Wechselfußbad (siehe S. 241 bis 242); Güsse (siehe S. 236 bis 240); Wasser- und Tautreten (siehe S. 246); Lehmwickel (siehe S. 252 bis 253)
Wunden, banale (ohne Komplikationen) Tiefere Wunden stets ärztlich untersuchen lassen!	Frische Verletzungen; Schürfungen; Schnitt- oder kleine Stichwunden; Verbrühungen	Mit abgekochtem Wasser reinigen; Wundfläche abdecken; Ringelblumentee; Johanniskraut	Ringelblumentee (siehe S. 301); Johanniskraut (siehe S. 314)

448

Bildnachweis

Umschlagvorderseite:
F. Pahlke/Joachim Kinkelin
Einklinker: Ulrich Hohloch

Umschlagrückseite:
v. li. n. re.: Winfried E. Rabanus,
Prof. Hannelore Pilss-Samek, Ulrich
Hohloch, Prof. Hannelore Pilss-Samek

Innenteil
12/13 Kalt/Zefa
14 Kornelia Erlewein
16 BEG (Kornelia Erlewein)
20, 21: Kornelia Erlewein
22 mit frdl. Genehmigung des Margarine Instituts für gesunde Ernährung, Ballindamm 37, 2000 Hamburg
25 Kornelia Erlewein
30, 31: Historia-Photo
33 BEG
35 Jahreszeiten-Verlag
36 Ulrich Kerth/Meine Familie & ich
38 Hackenberg/Mauritius
39 mit frdl. Genehmigung der Centralen Marketinggesellschaft der deutschen Agrarwirtschaft mbH (CMA), Koblenzer Str. 148, Bonn-Bad Godesberg
40 Pictor International
41 mit frdl. Genehmigung des Auswertungs- und Informationsdienstes für Ernährung, Landwirtschaft und Forsten e. V. (ATD), Konstantinstr. 124, Bonn
42 Klaus Kerth/Zefa
43 BEG (Studio Döbbelin)
44 Kornelia Erlewein
45 Jahreszeiten-Verlag
46 Centrale Marketinggesellschaft der deutschen Agrarwirtschaft mbH (CMA)
48 Ulrich Kerth/Meine Familie & ich
49 BEG (Stuio Döbbelin)
50 Kornelia Erlewein
51 Grasser/Mauritius
52 Holz + Wunsch/Meine Familie & ich
53 Nüttgens/Gruner & Jahr
54 Damm/laenderpress
58/59 C. P. Fischer/Zefa
60–63 Studio Döbbelin
65 Gewürzkrämer, aus Hausbuch der Mendelschen Zwölfbrüderstiftung, Bd. I, fol. 75ʳ, Stadtbibliothek Nürnberg
66 Südwest-Verlag
69 Kornelia Erlewein
71 oben v. li. n. re.: Karl F. Wolfstetter, Greiner/Photo-Center, F. u. M. Greulich/Bavaria, Dr. E. u. H. de Cuveland unten v. li. n. re.: Dr. E. u. H. de Cuve-

land, Schrempp/laenderpress, Trapp/Bavaria, Greiner/Photo-Center
72/73 Gary Braasch/Photo Unique
74 Bandelin/GDT-Tierfoto/Silvestris
75 Kornelia Erlewein
76 o.: Dr. Krügler
   u.: Kornelia Erlewein
77 Hiroshi Higuchi/Bavaria
78 Kornelia Erlewein
79 Dr. Krügler
80 Nacivet/Schapowalow
81 Meyers/Zefa
82 Thonig/Mauritius
83 Breig/Silvestris
84 Gerolf Kalt/Zefa
86/87 Nägele/Mauritius
89 NASA
90 Horst Munzig/Anne Hamann
91 Kornelia Erlewein
92 o.: Sören Hallgren/Antikvarisk-Topografiska, Arkivet (ATA), Stockholm
   u.: Michael Holford
92/93 Bruce Coleman
93 Erich Lessing/laenderpress
94 Kornelia Erlewein
95 Blumebild
96 li.: Techniker-Krankenkasse
   re.: Königsteiner Gruppe/Kaufhof AG
98/99 Eric Bach/Mauritius
101, 103: Kornelia Erlewein
106 Radelt/Huber
107 Kornelia Erlewein
108 li.: Riedmiller/Huber
   re.: Uselmann-Archiv
109 Presse-Foto Baumann
110 Radelt/Huber
111 li.: Presse-Foto Baumann
   re.: Werner/Mauritius
112 Alexander Hubrich/Zefa
113 Hardenberg/Bavaria
114 Presse-Foto Baumann
115 Kornelia Erlewein
116 L. Schroeter/Zefa
117 Lothar Schröter/Mauritius
118 E. M. Bordis/Mauritius
119 Presse-Foto Baumann
120 Uselmann-Archiv
121 Kornelia Erlewein
122 Schmidt/Prenzel
123 Lauer/Prenzel
124 Presse-Foto Baumann
125 li.: Kornelia Erlewein
   re.: Damm/Zefa
125 Daily Telegraph/Silvestris
127, 128: Presse-Foto Baumann
129 Hardenberg/Bavaria
130 li.: Bilderdienst Süddeutscher Verlag
   re.: Historia-Photo
131 li.: Archiv für Kunst und Geschichte
   re.: Historia-Photo
132–137 Ulrich Hohloch
138 o., u. re.: Presse-Foto Baumann
   u. li.: Bremshey Sport GmbH

139 Kornelia Erlewein
140/141 Techniker-Krankenkasse
142, 144: Kornelia Erlewein
146–153 Prof. Hannelore Pilss-Samek
154/155 Landschaft: Materfile/Zefa, Mensch: Ulrich Hohloch
157 Ulrich Hohloch
159, 163: Kornelia Erlewein
164 Ullstein Bilderdienst
166 Kornelia Erlewein
170–179 Ulrich Hohloch
180 li.: Bildarchiv Preußischer Kulturbesitz
   re.: Bilderdienst Süddeutscher Verlag
181 li.: Bildarchiv Preußischer Kulturbesitz
   o. re.: Bilderdienst Süddeutscher Verlag
   u. re.: Streichan/laenderpress
182–184 Ulrich Hohloch
186/187 Studio Döbbelin
189, 190: Kornelia Erlewein
192 Studio Döbbelin
193 Erich Lessing/laenderpress
194 Winfried E. Rabanus
197, 198: Kornelia Erlewein
199 Winfried E. Rabanus
201 Kornelia Erlewein
202 Winfried E. Rabanus
203–208 Kornelia Erlewein
209 Winfried E. Rabanus
210, 211: Kornelia Erlewein
212 li.: Manfred Kage
   Mi., re.: Alfred Pasieka
213, 214: Kornelia Erlewein
218/219 Bio-Haus von FERMO, Studio Graeber/Werbe-Team Reichert
220 Manfred Riepert
221 Fritz/Blok Verlag
222 Blunck/Blok Verlag
223 aus der Schriftenreihe „Gesundes Wohnen", Institut für Baubiologie + Oekologie
224 Wulf Hill/Prenzel-IFA
226, 227 o.: Paulus J. Lehmann
227 u.: Bert Leidmann/Bavaria
234/235 Siegfried J. Gragnato
236–239 Jörg Kühn
240 li.: Bildarchiv Preußischer Kulturbesitz
   re.: Archiv für Kunst und Geschichte
241, 243: Jörg Kühn
244 o.: Bilderdienst Süddeutscher Verlag
   u.: Thomas Pfündel
245 li.: Bildarchiv Preußischer Kulturbesitz
   re.: Thomas Pfündel
247–253 o.: Jörg Kühn
253 u.: Kornelia Erlewein
254–257 Jörg Kühn
259 Bildarchiv Preußischer Kulturbesitz
261 Jörg Kühn, nach einer Vorlage der Firma Klafs-Sauna GmbH + Co., 7170 Schwäbisch Hall
262 Kornelia Erlewein

263 Jörg Kühn
266/267 Pictor International
271 Kornelia Erlewein
272 Nowitz/Prenzel
273 Kornelia Erlewein, mit frdl. Genehmigung der Mineralbrunnen Überkingen-Teinach AG, Betrieb 7264 Bad Teinach-Zavelstein 1
274 Reinbacher/Bavaria
278/279 Werner Hartz
279 o.: aus „Wunderbares Wasser", AT-Verlag, Aarau (Schweiz)
   u.: Landesdenkmalamt Baden-Württemberg
280 Ernst Baumann/Kur- und Verkehrsverein e. V., Bad Reichenhall
281 li.: Bade- und Kurverwaltung GmbH, Bad Bellingen
   re.: Kur- und Bäderamt Stuttgart
282 L. Hackmann/Zefa
283 li.: Kur- und Salinenbetriebe der Stadt Bad Kreuznach
   re.: Kurverwaltung Bad Eilsen
284 o.: Archiv für Kunst und Geschichte
   u.: Bilderdienst Süddeutscher Verlag
286 Prof. Dr. med. Husmann
287 li.: Studio Sorgend/Kurverwaltung Bad Abbach
   re.: W. Jogschies/Städt. Kurverwaltung Bad Waldsee
288 o.: T. Takahara/Focus
   u.: Hotel Völser Heubad, I-Völs am Schlern (BZ)
290/291 Thonig/Mauritius
294, 295: Rausch/Silvestris
296 Kornelia Erlewein
298 li.: GHP (Maurice Espérance)
   re.: GHP (Guy Michel)
299 GHP (Jean Coladon)
300 GHP (Denise Weber)
301 GHP (Daniel Moncla)
302 GHP (Maurice Espérance)
303 GHP (Annie Le Faou)
304 GHP (Paul Turmel)
306 GHP (Luc Bosserdet)
308 GHP (Marie-Claire Nivoix)
309 li.: GHP (Luc Bosserdet)
   re.: GHP (Françoise Bonvoust)
310 GHP (Françoise Bonvoust)
311 li.: GHP (Luc Bosserdet)
   re.: GHP (Guy Michel)
312, 313: GHP (Ian Garrard)
314 GHP (Françoise de Dalmas)
315 li.: GHP
   re.: GHP (Madeleine Huau)
316 GHP (Nadine Liard)
317 li.: GHP (Jean Coladon)
   re.: GHP (Jean-Paul Turmel)
318 GHP (Jean Coladon)
319 GHP (Luc Bosserdet)
320 GHP (Josiane Lardy)
321 GHP (Denise Weber)
322 GHP (Odette Halmos)
323 GHP (Madeleine Huau)

324 GHP (Josiane Lardy)
325 li.: GHP (Daniel Moncla)
325 re.–327 li.: GHP (Denise Weber)
327 re.: GHP (Luc Bosserdet)
328 li.: GHP (Annie Le Faou)
   re.: GHP (Mette Ivers)
329 GHP (Denise Weber)
330 GHP (Madeleine Huau)
331 li.: GHP (Françoise Bonvoust)
   re.: GHP (Denise Weber)
332 li.: GHP (Charles Pickard)
332 re., 333: GHP (Françoise Bonvoust)
334 GHP (Josiane Lardy)
335 GHP (Guy Michel)
336 Archiv für Kunst und Geschichte
338/339 Siegfried J. Gragnato
342, 343: Deutsche Homöopathie-Union
345 Bildarchiv Preußischer Kulturbesitz
348/349 GFG
350 Kornelia Erlewein
353 Photofile/Zefa
362 Kornelia Erlewein
364/365 Ulrich Hohloch
368–371 Jörg Kühn
372–373 Kornelia Erlewein
374 Jörg Kühn
375 li.: Bildarchiv Preußischer Kulturbesitz
375 re., 376: Kornelia Erlewein
378/379 Ulrich Hohloch
381 Kornelia Erlewein
382 Jörg Kühn
383 li.: Arthur G. Scofiled
   re.: British School of Osteopathy
384, 385: Kornelia Erlewein
386/387 Winfried E. Rabanus
388 o.: Bildarchiv Preußischer Kulturbesitz
389–391 u.: Kornelia Erlewein
391 o., 392 o.: Winfried E. Rabanus
392 u., 393: Kornelia Erlewein
394–405 Prof. Hannelore Pilss-Samek
406/407 Landschaft: Thonig/Zefa, Gesicht: Blume/Zefa
409 li.: W. H. Müller/Zefa
   re.: Deinhart/Mauritius
411 Siegfried J. Gragnato
412 Archiv für Kunst und Geschichte
414 Daily Telegraph/Silvestris
416–418 Siegfried J. Gragnato
419 o.: Renate Brenner/Willy Hauser
   u.: Josef Deck, Institut für Grundlagenforschung der Irisdiagnostik
420 Siegfried J. Gragnato
421 Historia-Photo
422, 423: Willy Hauser
Einige der Abbildungen in diesem Buch sind bereits in den folgenden Reader's-Digest-Publikationen erschienen:
BEG Bewußt ernähren — gesund leben
GFG Gut gekocht für meine Gäste
GHP Geheimnisse und Heilkräfte der Pflanzen